utb.

utb 6607

Eine Arbeitsgemeinschaft der Verlage

Brill | Schöningh – Fink · Paderborn –
Vandenhoeck & Ruprecht · Göttingen – Böhlau · Wien · Köln
Verlag Barbara Budrich · Opladen · Toronto
facultas · Wien
Walter de Gruyter · Berlin · Boston
Haupt Verlag · Bern
Verlag Julius Klinkhardt · Bad Heilbrunn
Mohr Siebeck · Tübingen
Narr Francke Attempto Verlag – expert verlag · Tübingen
Psychiatrie Verlag · Köln
Psychosozial-Verlag · Gießen
Ernst Reinhardt Verlag · München
transcript Verlag · Bielefeld
Verlag Eugen Ulmer · Stuttgart
UVK Verlag · München
Waxmann · Münster · New York
wbv Publikation · Bielefeld
Wochenschau Verlag · Frankfurt am Main

Serge K. D. Sulz, Prof. Dr. phil. Dr. med., Dipl.-Psych., ist Facharzt für Psychiatrie und Psychotherapie, für Psychosomatische Medizin (Psychoanalyse), Psychologischer Psychotherapeut sowie Kinder- und Jugendlichenpsychotherapeut. Er lehrt an der Katholischen Universität Eichstätt-Ingolstadt und ist Ehrenpräsident der Deutschen Ärztlichen Gesellschaft für Verhaltenstherapie. Als Lehrbuchherausgeber und Fachbuchautor hat er zahlreiche Werke veröffentlicht. Sein Forschungsschwerpunkt liegt in der Mentalisierungsfördernden Verhaltenstherapie.

Serge K. D. Sulz

Praxis der Verhaltenstherapie

2., überarbeitete und erweiterte Auflage

Psychosozial-Verlag

Digitale Ausgabe erhältlich unter utb.de

Bibliografische Information der Deutschen Nationalbibliothek
Die Deutsche Nationalbibliothek verzeichnet diese Publikation
in der Deutschen Nationalbibliografie; detaillierte bibliografische Daten
sind im Internet über http://dnb.d-nb.de abrufbar.

2., überarbeitete und erweiterte Auflage 2026

Gesetzlich vertreten durch die persönlich haftende Gesellschaft Wirth GmbH,
Geschäftsführer: Johann Wirth
Walltorstraße 10, 35390 Gießen, Deutschland
06 41 96 99 78 0
info@psychosozial-verlag.de
www.psychosozial-verlag.de

Einbandgestaltung: siegel konzeption | gestaltung, Stuttgart
Umschlagabbildung: © AdobeStock/loreanto
Druck und Bindung: CPI books GmbH, Birkstraße 10, 25917 Leck
Printed in Germany

utb-Nummer 6607
ISBN 978-3-8252-6607-3 (Print)
ISBN 978-3-8385-6607-8 (E-Book)
https://doi.org/10.36198/9783838566078

Inhalt

Vorwort zur Einführung in die Praxis

Wenn Sie im Theorie-Band (utb 6501) gelesen haben, welches Wissen notwendig ist, um eine gute konzeptionelle Grundlage für psychotherapeutisches Handeln zu haben, können wir nun zur Praxis schreiten. Sie erhalten hier einen umfassenden und systematischen Leitfaden, der Ihnen von der ersten Minute Ihrer ersten Therapiestunde an hilft, eine für Ihre PatientInnen stimmige Vorgehensweise wählen zu können. Bevor Sie verschiedene Theorien und Therapien vergleichen und sogar eklektisch vorgehen, ist es hilfreich, überhaupt erst einmal einen sicheren Standort zu finden, von dem aus Sie perspektivisch die PatientIn, ihre Beziehungen und ihr Leiden betrachten. Wir schlagen hierzu die Strategisch-Behaviorale Therapie vor, die alle wichtigen Aspekte der Psyche eines Menschen und seiner Beziehungen einbezieht und so zu einem klaren und ganzheitlichen Bild des Menschen führt, analytisch-systematisch klar einerseits und empathisch-verstehend-mitfühlend andererseits. Diese verhaltenstherapeutische Störungs- und Therapietheorie entspricht im Wesentlichen Klaus Grawes (1998, 2004) Ausarbeitung psychotherapeutischer Theoriebildung. Wenn Sie zu früh die Perspektive wechseln, geben Sie viel Verständnis wieder verloren. Sie wenden das Verfahren der Verhaltenstherapie an. Sie folgen unserem Vorschlag, dabei die strategisch-behaviorale Perspektive einzunehmen, sodass Sie eine Fallkonzeption und eine Therapiestrategie aus einem Guss erstellen, maßgeschneidert und persönlich für Ihre PatientInnen und Sie. Dabei bleibt Ihr Konzept flexibel bis zum Therapieende, da sich mit fortschreitender Therapie auch die Realität Ihrer gemeinsamen Arbeit ändert. Neue Informationen, neues Verständnis, neue Erfahrungen, neue Beziehungen und neue Handlungsweisen Ihrer PatientInnen verändern alles so sehr, dass am Ende der Therapie nur wenig vom ursprünglichen »Fall« übrig bleibt. Das ist aber auch zugleich ein Zeichen bedeutsamer Veränderungen vom behandlungsbedürftigen Menschen zum sein Leben meisternden gesünderen Menschen.

Lesen Sie in Kapitel 1.1 (»Eine affektiv-kognitive Therapietheorie für die Verhaltenstherapie«), wie von Grawes Systemtheorie ausgehend die psychischen Strukturen aufgebaut sind, wie Wechselwirkungen zu psychischen Störungen führen und schließlich wie aus diesem kognitiv-behavioralen theoretischen Ansatz wirksame Interventionen ableitbar werden, die sechs Therapiestrategien bzw. Therapiemodulen zugeordnet werden können.

Aus Kapitel 1.2 (»Therapiethemen«) geht hervor, dass diese sehr differenzierte Theorie des psychischen Systems eine große Zahl von Störungsmöglichkeiten und damit auch eine ebenso große Zahl von Therapiethemen aufzeigt.

Kapitel 1.3 (»Die therapeutische Beziehung«) befasst sich mit dem Therapiemodul, das zeitlich und bedeutungsmäßig an erster Stelle steht. Auch wenn in der Verhaltenstherapie nicht ständig auf Übertragung und Gegenübertragung abgehoben wird, bleibt heute das Beziehungsangebot der PatientIn und damit deren Übertragung konsequent im Bewusstsein. Von TherapeutInnenseite aus können zwar Gegenübertragungsprozesse wie eine bei sich entdeckte untypische auffällige Hilfsbereitschaft oder ein Ärger diagnostisch aufgegriffen werden, aber es geht vor allem um die Nutzung der therapeutischen Beziehung und sicheren Bindung zur Förderung des Therapieprozesses.

Kapitel 1.4 (»Gesprächsführung in den verschiedenen Phasen der Therapie«) legt dar, wie in der Verhaltenstherapie der basalste Prozess der Behandlung abläuft. Da die Verhaltenstherapie kein junges Therapieverfahren mehr ist, gibt es heute auch mehrere Arten der Gesprächsführung, zwischen denen je nach aktueller Zielverfolgung gewechselt wird (kognitiv, emotiv inkl. Embodiment, metakognitiv).

Kapitel 1.5 (»Der Therapieprozess«) führt in

eine Betrachtungsweise ein, die oft unbeachtet bleibt, solange mit den Inhalten der Therapie gute Fortschritte erzielt werden. Erst wenn Stagnation eintritt, fällt der Blick auf einen der vielen Schritte des Therapieprozesses. Deshalb ist es lohnend, sich ein ständiges Prozessmonitoring wie aus den Augenwinkeln anzugewöhnen. Der Prozess kommt so seltener ins Stolpern.

Und damit haben wir auch schon die übergeordneten Aspekte der Therapie erarbeitet und wir können uns im zweiten Teil des Buches der praktischen Durchführung der Behandlung zuwenden. Wir gehen in den folgenden Kapiteln die diagnostischen und planerischen Maßnahmen durch – vom Erstgespräch über Befunderhebung, Syndromdiagnose, ICD-Diagnose, Indikationsstellung, Prognose, Anamnese über die Verhaltens- und Bedingungsanalyse und die Zielanalyse bis zum Behandlungsplan.

Die Klärung der Motive findet in der Formulierung der dysfunktionalen Überlebensregel ein prägnantes Ergebnis und das Achtsamkeitstraining initiiert eine den Prozess optimierende Aufmerksamkeitshaltung der PatientIn, die den eigenen Körper einbezieht.

Darauf folgen im dritten Teil des Buches die Therapiekomponenten der eigentlichen Säule 1 der Therapie (die drei Säulen sind Symptomtherapie, Fertigkeitentraining und Motivklärung inkl. Überlebensregel) – zunächst störungsübergreifend, dann störungsspezifisch (Depression, Angst und Zwang, Alkoholismus, Schmerz, Essstörungen und Trauma).

Nach einer allgemeinen Darstellung des Fertigkeitentrainings folgen im vierten Teil Kapitel zu den spezifischen Kompetenzbereichen: Ressourcenmobilisierung, Stressbewältigung, Emotionsregulation und Umgang mit Bedürfnissen, soziale Kompetenz, kognitives und Metakognitives Training, Kommunikationstraining, Selbstständigkeitstraining, Körperkompetenz inkl. Embodiment, ethische und spirituelle Kompetenz und zuletzt noch Stuhlübungen zur Bearbeitung der Selbstmodi und Imaginationen.

Besonderen Stellenwert hat im fünften Teil des Buches »Psychotherapie als Entwicklung oder Entwicklung als Psychotherapie« inne. Ausgehend von Piagets Stufenlehre menschlicher Entwicklung und Bowlbys Bindungstheorie wird davon ausgegangen, dass die PatientIn in ihrem Denken, Fühlen und Handeln in den problematischen und zur Symptombildung führenden Aspekten ihrer Lebens- und Beziehungsgestaltung noch auf der Affekt-Stufe steht, auf der ihr ihr präfrontaler Cortex nicht oder völlig unzureichend zur Verfügung steht, um eine Lösung ihres Problems zu finden. Das wird ihr erst gelingen, wenn sie es geschafft hat, auf die Denken-Stufe zu schreiten, sodass kausales Denken ihr hilft, die Ursachen von Problemen und die Folgen ihres Handelns in ein zielgerichtetes Vorgehen einmünden zu lassen. Vor der Verhaltensänderung steht also die affektiv-kognitive Entwicklung, sodass die PatientIn ihre Emotionen steuern kann. Sie bleibt dabei egozentrisch und erst der Schritt auf die Empathie-Stufe, die die Fähigkeit zu abstraktem Denken und Perspektivenwechsel voraussetzt, ermöglicht es ihr, durch Mitgefühl ihre Beziehungen auch langfristig stabil zu halten.

Nahezu alle Interventionen, die in diesem Buch dargestellt werden, können sowohl in Einzeltherapie-Sitzungen als auch in Gruppensitzungen durchgeführt werden. Das abschließende sechste Kapitel über Gruppentherapie zeigt die Möglichkeit auf, von einem durchgehenden Gruppensetting ausgehend die Therapie zu entfalten. Zuerst wird in die wesentlichen praxisrelevanten Grundlagen der Gruppenarbeit eingeführt. Dann wird als Anwendungsbeispiel die Emotions- und Mentalisierungsfördernde Gruppen-Verhaltenstherapie (EMVT-G) gewählt und es werden die Gruppenprozesse beschrieben. Bei ihr kommen viele Vorteile des Gruppensettings besonders deutlich zum Tragen. Einerseits entstehen sehr schnell epistemisches Vertrauen und Gruppenkohäsion, sodass die Gruppenarbeit weniger mühsam ist. Andererseits kann sofort mit Rollenspielen und Aufstellungen gearbeitet werden, was das »Reden über« wirksam ersetzt. Und schließlich ist der ressourcenorientierte Aspekt so groß, dass Gruppe und TherapeutIn mit einem sehr guten Gefühl die Gruppensitzung abschließen. Die Nachhaltigkeit der Ressourcenorientierung ergibt sich aus der nachdrücklichen Änderung der Erwartungshaltung an künftige Begegnungen mit der Problemperson.

Da das Buch auch ein Nachschlagewerk sein wird – es wird bei einer konkreten PatientIn und einem spezifischen Therapiethema nur ein bestimmtes Kapitel aufgeschlagen –, ist es mühsam, an zwei bis drei verschiedenen Stellen im Buch eine weitergehende Vertiefung z. B. zum Rollenspiel oder zur Muskelrelaxation oder zu den fünf Schritten der kognitiven Konfrontation von Symptomen, Angst und anderen Gefühlen nachlesen zu müssen. Das sind meist nur zehn bis zwanzig Zeilen, die deshalb wiederholt in den verschieden Kapiteln beschrieben werden. Diese Wiederholungen sind also kein Versehen. All das soll qualifiziert ablaufen und evaluiert werden – was dabei zu berücksichtigen ist, findet sich im Kapitel über Qualitätsmanagement in der Psychotherapie.

Damit bleiben nur wenige Bereiche übrig, die in diesem Buch nicht zur Sprache kommen. Da es aber keine Enzyklopädie sein soll und eben auch kein theoretisches Lehrbuch, sondern eine Einführung in die Praxis der Verhaltenstherapie und eine praktische Anleitung, müssen nicht mehr als 80 % der Anwendungen und Anwendungsbereiche abgedeckt werden.

Für die ersten drei Jahre des psychotherapeutischen Berufs bietet dieses Buch alle notwendigen Handlungsanweisungen und ist auf diese Weise der vollständige Begleiter zum Hineinfinden und konkret-praktischen Hineinarbeiten in die kognitiv-behaviorale Therapie.

Aus der früheren Verhaltensmodifikation mithilfe von Konditionierungstechniken ist heute eine Psychotherapie geworden, die den ganzen Menschen mit seinem Lebensschicksal, seinen gegenwärtigen Lebensbelastungen und seiner einzigartigen Persönlichkeit in seinen zwischenmenschlichen Beziehungen als Gegenüber hat: Verhaltenstherapie heute.

Am Zustandekommen dieses Buches haben vor allem diejenigen Menschen, die als PatientInnen zu mir in psychotherapeutische Behandlung kamen, mitgewirkt. Diejenigen KollegInnen, mit denen ich im Rahmen der psychotherapeutischen Fort- und Weiterbildung Gelegenheit hatte, meine Gedanken auszutauschen, verdanke ich viele Anregungen. Ebenso haben meine KollegInnen an den vielen Schritten der Entstehung des Buches direkt oder indirekt mitgewirkt, wofür ihnen mein herzlicher Dank gilt (Reihenfolge chronologisch):

Ute Gräff-Rudolph, Annette Hoenes, Gernot Hauke, Annette Richter-Benedikt, Beate Deckert, Miriam-Sichort-Hebing, Petra Jänsch, Stephanie Backmund-Abedinpour, Christian Algermissen, Richard Hagleitner.

Aber auch Martin Fegg, Gérard Tchitchekian, Veit-Uwe Hoy, Susanne Graßl, Iris Liwowsky, Esther Haidle, Alexandra Kendler, Susanne Schönwald, Jan Spreemann, Thomas Kaufmayer, Manuel Peters, Florian Sedlacek und Sandra Peukert, Maria Schreiner, Lars Theßen und Silke Ahrend.

Und schließlich danke ich meiner Frau Dorothea, meinem Sohn Julian und meiner Tochter Aline.

1
Fall- und Therapiekonzeption

1.1 Eine affektiv-kognitive Therapietheorie für die Verhaltenstherapie[1]

Obwohl sich der theoretische Teil dieses Kapitels bereits im Theorie-Band befindet, soll hier die Strategisch-Behaviorale Störungstheorie noch einmal als Grundlegung der sich aus ihr ergebenden Therapietheorie wiedergegeben werden.

1.1.1 Theorie

Die affektiv-kognitive Entwicklungs- und Systemtheorie psychischer Störungen (Sulz, 2012c)

- enthält explizit eine Therapietheorie für die kognitive Verhaltenstherapie,
- hat als Essenz die emotionale Entwicklung des Kindes im Vorschulalter,
- formuliert als Ziel die Entwicklung des Selbst und seiner zentralen Beziehungen und ist zugleich eine Störungs- und eine Therapietheorie.

1.1.1.1 Annahmen

Drei Annahmen liegen zugrunde:

1. Die menschliche Psyche reguliert autonom im Sinne einer Homöostase (Selbstregulation und Selbstorganisation) menschliches Empfinden, Wahrnehmen, Fühlen, Denken und Handeln (vgl. Sulz, 1987; Bischof, 1995; Grawe, 1998). Die Autonomie meint, dass

Eine affektiv-kognitive Therapietheorie für die Verhaltenstherapie (vgl. Abb. 1.1.1)

- Angelehnt an die Therapietheorie von Grawe (1998) gehen wir davon aus, dass die menschliche Selbstregulation durch implizite Homöostase- und Homöodynamikprozesse erfolgt, sodass die Psyche ständig in Veränderung ist und zugleich so konstant, dass eine stabile Identität entstehen kann.
- Hierzu werden homöostatische Sollwerte der Bedürfnisbefriedigung, der Beziehungsqualität, innerer Normen und Werte angestrebt.
- Die Begegnung mit den Menschen der sozialen Umwelt erfolgt zunächst durch Wahrnehmung.
- Sie aktiviert motivationale Schemata wie Wut, Angst, positive Zuwendung. Diese wiederum erzeugen Reaktionen mit Gefühlen, Gedanken und Handlungskomponenten.
- Diese wirken auf die soziale Umwelt, deren Antwort wiederum wahrgenommen und mit den Sollwerten verglichen wird.
- Die Interaktion kann aber auch damit beginnen, dass die soziale Umwelt Wünsche mobilisiert und Anreize schafft.
- Bei psychischen Störungen ist die Selbstregulation entgleist, sodass ein Symptom als Notfallmaßnahme hinzukommen muss.
- Psychotherapie versucht, die bisherige Selbstregulation wieder so herzustellen, dass kein Symptom mehr notwendig ist.

1 Verändert aus Sulz, S. K. D. (1998b). Strategische Kurzzeittherapie – Ein Weg zur Entwicklung des Selbst und der Beziehungen. In S. K. D. Sulz (Hrsg.), Kurz-Psychotherapien: Wege in die Zukunft der Psychotherapie (S. 165–172). CIP-Medien.

das Bewusstsein als »willkürliche Psyche« keinen ständigen steuernden Einfluss auf die Selbstregulation (Kanfer, Reinecker & Schmelzer, 2012) hat, sondern lediglich im Sinne der Kybernetik als Mess- und Stellgröße in diesem Regelsystem dient. Dabei entstehen Verhaltensziele nicht nur durch Sollwerte übergeordneter Systemebenen, sondern auch bottom-up aus der Konstituierung neuer Ordnungsmuster durch das Zusammenwirken unterer Systemebenen.

2. Der Mensch hat eine inhärente Tendenz zur lebenslangen Entwicklung seiner Emotionalität (Piaget & Inhelder, 1980) und seiner zwischenmenschlichen Beziehungen (Kegan, 1986). Diese Entwicklung erfolgt zwar hauptsächlich vor Beginn der Pubertät, insbesondere im Vorschulalter. McCullough (2007) weist darauf hin, dass Menschen sich nur partiell weiterentwickeln. Ihre Psyche operiert in schwierigen wichtigen Situationen auf einer niedrigeren Entwicklungsstufe. Die Entwicklung kann aber jederzeit z. B. mithilfe von Psychotherapie fortgesetzt werden (Sulz, 2010e, 2012c). Entwicklung von einer Stufe zur nächsten folgt den Gesetzen der Selbstorganisation. Der Ordnungsparameter ändert sich. Es bildet sich ein neuer Attraktor heraus.
3. Lebens- und Beziehungsgestaltung des Menschen erfolgt weit mehr nach dem Prinzip der Konstruktion und Selbstorganisation als nach demjenigen der Kausalität. Dies ist die Hypothese des Konstruktivismus der Palo-Alto-Schule (Watzlawick et al., 1974). Genau genommen enthält das homöostatische Prinzip bereits im Sinne einer Zielgerichtetheit und einer Instrumentalität und Funktionalität diese Annahme (Sulz, 2012c). Allerdings entstehen aus der Selbstorganisation untergeordneter Teilsysteme der Psyche neue Ordnungsmuster, die auch die soziale Außenwelt konstruieren.

1.1.1.2 Zur Homöostaseannahme

In den ersten drei Lebensjahren funktioniert die menschliche Selbstregulation als »somato-psychische« Homöostase, ausgehend vom Primat des somatischen und dann auch des psychischen Überlebens. Für das Kind ist eine mittelfristige Überlebensstrategie angezeigt: »Ich muss einigermaßen heil durch meine Kindheit kommen.« Dies impliziert, dass daraus erwachsende erhebliche Nachteile im Erwachsenenalter in Kauf genommen werden müssen. Die Psychotherapie des Erwachsenen hat es mit diesen Nachteilen einer erfolgreichen Überlebensstrategie der Kindheit zu tun. Diese Überlebensstrategien bringen auch erhebliche Vorteile für das Erwachsenenleben, und es gibt sicher nicht wenige Menschen, bei denen die Vorteile überwiegen – vielleicht lebenslang, vielleicht aber auch nur z. B. bis zum Ende einer Sportlerkarriere oder bis zur Midlife-Crisis des Karrieristen, der den Durchbruch nicht schafft, oder bis zur Pensionierung des im Beruf wirklich Erfolgreichen.

Eine der Hauptschädigungen kindlicher Homöostase erfolgt dadurch, dass das Kind viel zu früh zu einer »psychosozialen« Homöostase gezwungen wird – der primären Regulierung des Wohlbefindens und der Zufriedenheit seiner sozialen Umwelt, d. h. seiner Eltern und seiner Familie. Das Kind ist in seinem Denken und Handeln hierzu noch lange nicht in der Lage und muss deshalb mithilfe aversiver Gefühle wie Angst, Schuld, Scham und Ekel sein eigenes Verhalten regulieren – nicht zu seinem Besten, sondern zum Besten der sozialen Umwelt.

Beispiel: Da eine Mutter kein instinktives Gefühl für das Bedürfnis ihrer noch nicht zweijährigen Tochter nach Geborgenheit und Schutz hatte und diese bedrohlich oft und nicht bewältigbar lange sich allein überließ, um ihre eigenen geselligen Bedürfnisse zu befriedigen, war die Tochter gezwungen, eine außergewöhnliche Begabung für die Wahrnehmung der Zugehörigkeitsbedürfnisse ihrer Mutter und später anderer Menschen zu entwickeln. Darüber hinaus lernte sie, sobald ihre Entwicklung es zuließ, rasch im Gespräch eine intensive emotionale Begegnung herzustellen, die die andere Person auf eine für diese sehr befriedigende Weise band. Die Überlebensstrategie hat funktioniert: Alleinsein wurde so oft wie möglich erfolgreich vermieden.

Erst im Erwachsenenalter entstand eine Agoraphobie mit Panikattacken. Ihre exzellente kindliche Überlebensstrategie hatte den Nachteil, dass sie nie wieder wirklich die Erfahrung von Alleinsein machen musste und deshalb ihr Selbstbild nicht dahingehend korrigieren konnte, dass sie allein sehr wohl lebensfähig ist. Psychotherapie kann ihr zu Erfahrungen verhelfen, die das Selbstbild bleibend korrigieren.

Abb. 1.1.1 zeigt das strategische Modell der Selbstregulation. Selbstregulation dient der Balancierung der *Homöostase* und *Identität*. Die *Wahrnehmung* einer Situation, in der anderen Menschen begegnet wird, führt einerseits auf Systemebene zu einem Abgleich mit den *homöostatischen Sollwerten*, somit zur Aktualisierung der eigenen Anliegen an diese Situation und an diese Menschen, sowie zu erfahrungsgeleiteten Erwartungen. Dadurch werden andererseits *motivationale Schemata* aktiviert. Diese können wiederum differenziert werden: Ängstliche Erwartung aktualisiert zentrale Ängste, die in situative Schemata münden, die vielfältige Vermeidungsmanöver zur Verfügung stellen. Ist die Situation oder die Person durch zurückliegende Erfahrungen mit Wut assoziiert, werden Schemata aktiviert, die zu Angriffen führen können. Wird Bedürfnisbefriedigung in der konkreten Situation und von dem betreffenden Menschen erwartet, so wird ein Schema aktiv, das zu positiver Zuwendung führt. Ob bei einem Konflikt statt dieser drei Schemaarten ein weiteres Schema, nämlich ein konflikthaftes aktiviert wird, wie Grawe postuliert, oder ob einfach gleichzeitig in Konflikt stehende Schemata aktiviert werden, sei dahingestellt.

Der nächste Schritt ist die *Reaktion* in der konkreten Situation, die in den Modi des Denkens, Fühlens, Handelns und der körperlichen Begleitreaktionen untersucht werden kann. Wir können die Reaktion auch als Umgang mit Bedürfnissen, mit Angst, mit Wut, mit Werten, mit Beziehung, mit Situationen bezeichnen und haben damit das Motiv in die Benennung miteingeschlossen. Oder wir haben damit die Funktion des Handelns berücksichtigt bzw. können beurteilen, ob das Verhalten funktional oder dysfunktional ist.

Das Verhalten wirkt auf die Menschen der *sozialen Umwelt* ein, und es kommt deren Antwort, die wiederum wahrgenommen wird. Diese *Antwort* ist das Ergebnis des instrumentellen Verhaltens. Es kann sein, dass das Verhalten so effektiv war, dass die intendierte Bedürfnisbefriedigung eingetreten ist bzw. die Bedrohung erfolgreich vermieden wurde bzw. die aufgestaute Wut abreagiert werden konnte. Es kann aber auch sein, dass konflikthafte Schemata zu einem Handeln führten, das ineffektiv war. So war die positive Zuwendung nur halbherzig, weil entweder Angst vor der anderen Person Zurückhaltung gebot oder weil noch zu viel Ärger und Groll gegen sie gehegt wurde. Es kann aber auch sein, dass ein Angriff ineffektiv war, weil die andere Person zu sehr gemocht wird und der Ärger nur sehr abgebremst herauskonnte. Auch Angst vor dem anderen lässt einen Angriff im Keim ersticken oder ineffektiv werden.

Die Umwelt ist nicht nur antwortend. Sie fordert auch von sich aus zu Aktionen heraus, wünscht oder erfüllt Wünsche, fordert oder geht auf Forderungen ein, droht oder fühlt sich bedroht, greift an oder wird von dritter Seite angegriffen, schützt oder braucht Schutz, schenkt oder will beschenkt werden, liebt oder will geliebt werden. Der durch sie signalisierte *Anreiz* wird wahrgenommen, und es erfolgt wieder der oben geschilderte Ablauf. Dabei können wir davon ausgehen, dass auch der Wahrnehmungsprozess durch Schemata optimiert ist, die helfen, die besondere Art einer Situation blitzschnell zu erkennen, noch bevor unsere höheren kognitiven Funktionen durch die Aktivität des Großhirns sie erfasst haben. Oft wird aber dieses Erkennen gar nicht an das Großhirn weitergeleitet. Es gelangt uns nicht ins Bewusstsein, dass z. B. die andere Person genauso subtil dominierend und abwertend ist wie die Problemperson unserer Vorerfahrungen. Noch bevor sie etwas gesagt hat, haben wir unwillkürlich ihr gegenüber eine Haltung eingenommen, die defensiv ist und so tatsächlich diesem dominanten und abwertenden Verhalten Raum gibt, d.h, unsere Wahrnehmung produziert nicht selten im Sinne einer selbst erfüllenden Prophezeiung ein für uns schädliches Verhalten. Dieses Muster kann auch gehäuften Missbrauch bei einer Person erklären. Es findet sicher auch das Gegenteil statt: Unsere Wahrnehmung führt zu einer wohlwollenden, ein-

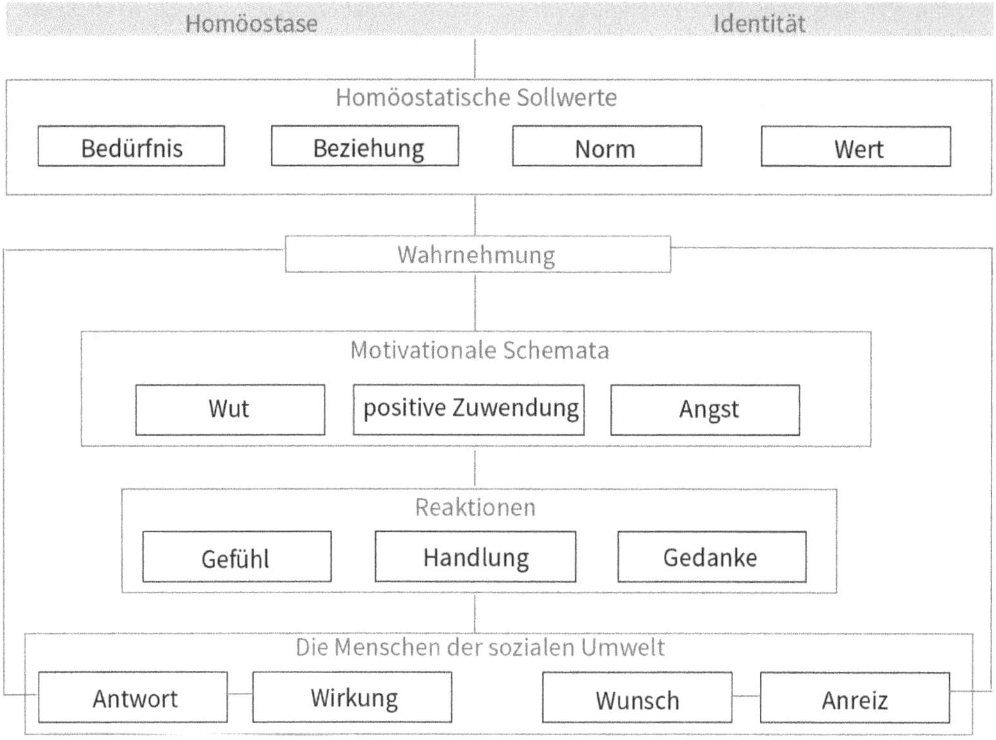

Abbildung 1.1.1: Eine affektiv-kognitive Therapietheorie für die Verhaltenstherapie

ladenden Geste (die wir nicht bewusst herstellen und auch nicht an uns wahrnehmen), die zu einer herzlichen Zuwendung des anderen führt.

1.1.1.3 Zur Entwicklungsannahme

Piagets Stufenmodell der emotionalen Entwicklung (Piaget & Inhelder, 1980) ist eine ausgezeichnete weitere Basis der kognitiven Psychotherapie. Ihre Grundannahmen stimmen am ehesten mit dem Selbstorganisationsprinzip überein. Das so kontrovers diskutierte Modell der stufenweisen Entwicklung bekommt durch die Selbstorganisationstheorie eine neue Bestätigung. Denn obgleich Kontrollparameter kontinuierlich zunehmend einwirken, ist zunächst keine zunehmende Wirkung zu beobachten. Bis auf einmal ein qualitativer Sprung geschieht und ein neuer Ordnungsparameter gebildet wurde. Genau das wird in einem Stufenmodell der Entwicklung beschrieben. In der Formulierung Kegans (1986) wird deutlich, dass die Stufen Entwicklungstableaus mit relativer emotionaler Stabilität darstellen, die derjenige nur ungern verlässt, den das Erreichen des derzeitigen Niveaus aus einer schlimmen Krise gerettet hat. Das Wechseln auf die nächsthöhere Stufe bedeutet Instabilität, für nicht wenige eine vorübergehende emotionale Krise. Sowohl die Angst vor Veränderung als auch ein tatsächliches Defizit im emotionalen, kognitiven oder Handlungsbereich kann den Schritt zur nächsten Entwicklungsstufe vereiteln. Lieber werden die Nachteile und Begrenztheiten des gegenwärtigen Entwicklungsniveaus in Kauf genommen, als ein Scheitern auf dem nächsthöheren Niveau zu riskieren. Die Devise heißt: Die Kindheit überleben geht vor Entwicklung. Oder: Durch Entwicklungsstagnation überleben. EntwicklungspsychologInnen gehen heute vermehrt davon aus, dass Entwicklung vielfach nicht stufenweise, sondern kontinuierlich abläuft. Sie befassen sich vielleicht eher mit denjenigen Kindern, deren Entwicklung so ungestört ist, dass phänomenologisch Kontinuität beobachtet wird (Abb. 1.1.1).

Piaget (Piaget & Inhelder, 1980) sieht Entwicklung als Equilibration, als Wechselspiel zwischen Selbsterhaltung (Assimilation) – das ist das oben genannte Prinzip der Homöostase – und Selbstveränderung (Akkommodation) – das ist der Schritt zur jeweils nächsten Entwicklungsstufe im Sinne der Emergenz durch Selbstorganisation.

Kegan (1986) sieht Piagets Stufen als Stadien der Bedeutungsentwicklung, in der jeweils neu definiert wird, welchen Teil das Kind zum Selbst und welchen zum Objekt erklärt, mit dem es in Beziehung tritt. Entwicklung ist für ihn die Veränderung vom Eingebundensein zur Beziehung.

Ein Beispiel: Ein Kind, das eine sehr bemächtigende Mutter hatte, musste möglichst rasch die beiden frühesten Entwicklungsphasen verlassen:

- die einverleibende Phase, in der es auf das maßvolle Geben der Mutter angewiesen war und sich nur schwer gegen deren Übermaß wehren konnte,
- und auch die impulsive Phase, in der die Mutter seine trotzigen, aggressiven Impulse niederbügelte und in der es gar kein Verlangen nach der Mutter entwickeln konnte, da ihre Nähe zu häufig und zu lange war.

Erst als das Mädchen sich auf die souveräne Stufe hinaufgerettet hatte, in der es fähig war, das Verhalten der Mutter so zu steuern, dass diese ihm möglichst selten zu nahe kam, bekam es ein gutes Selbstgefühl. Sie wurde eine beruflich sehr erfolgreiche Frau und sie hatte wirklich sehr gut gelernt, mit Menschen umzugehen. Was beruflich im Leben zu erreichen war, hatte sie erreicht. Trotzdem entwickelte sie eine Depression, als sie ihre erste wichtige Liebesbeziehung einging. Sie nahm durch ihre Liebe erstmals wieder ihre Zugehörigkeitsbedürfnisse wahr, und zwar so vehement, dass sie diese nicht mehr auf ihre »souveräne« Art der Beziehungsgestaltung zurückdämmen konnte, war andererseits aber auch nicht in der Lage, sich emotional der Beziehung hinzugeben. Sie konnte weder ohne Beziehung (Differenzierung/Autonomie) noch ausschließlich in Beziehung (Abhängigkeit) weiterleben.

Weder auf die alte Weise noch auf eine neue konnte ihr Leben weitergehen. So blieb nur die Depression. Psychotherapie kann ihr helfen, den zur Konfliktlösung erforderlichen Entwicklungsschritt zur nächsthöheren »zwischenmenschlichen« Entwicklungsstufe zu tun. Genau dieser Schritt und kein bisschen mehr ist die therapeutische Aufgabe.

1.1.1.4 Zur Konstruktions- und Selbstorganisationsannahme

Diese Annahme ist besonders deshalb wichtig, weil klassische Ansätze sie zu wenig berücksichtigen. Sie besagt, dass sich unsere autonome Psyche im Sinne einer aktiven Lebens- und Beziehungsgestaltung die Welt schafft, die uns glücklich oder unglücklich macht. Der Mensch konstruiert sich sein Leben selbst gemäß eines inneren Konstruktionsplans seiner autonomen Psyche. Ereignisse des Erwachsenenalters sind allein deshalb bedeutungsvoll, weil sie das Symptom auslösende Lebenssituationen darstellen (auslösend, aber nicht verursachend). Dagegen ist die Konstruktion eines Lebens, das in die Brüche gehen muss, ein Machwerk, das während des gesamten bisherigen Erwachsenenlebens errichtet wurde.

Zwei Beispiele

Pathogene Lebensgestaltung: Wer alles darauf anlegt, im Beruf entweder ganz oben anzukommen oder ganz tief zu stürzen, begibt sich in einen auslaugenden Dauerstress, der sich mit jedem Meter an Höhengewinn vergrößert, da der Absturz damit auch tiefer wird. Der größere Stress führt zu häufigerem Taumeln und Stolpern etc.

Pathogene Beziehungsgestaltung: Wer sich eine abhängige Beziehung konstruiert, erzeugt eine ähnliche Eskalation: Die übermäßige Anpassung an den Geborgenheit und Wärme vermittelnden dominierenden Lebenspartner entzieht der Ehe die für gegenseitige Attraktion notwendige Spannung, sodass der Partner sich Interessanterem zuwendet. Mehr desselben (Anpassung) führt zu weiterer Abnahme der Attraktivität für den Partner. Das chronische Unglück wird allmählich zur Depression.

1.1.1.5 Entstehung und Funktion des Symptoms

Wir können aus diesen drei Annahmen die Symptombildung erklären: Das Symptom ist eingebettet in

- eine pathogene Lebensgestaltung,
- eine pathogene Beziehungsgestaltung und eine spezifische Auslösesituation.

Das Symptom ist damit eine Notfallreaktion der autonomen Psyche,

- als einzige Möglichkeit, eine Verletzung der Überlebensregel der psychischen Homöostase zu verhindern (Selbsterhaltung durch Assimilation),
- als letzte Möglichkeit, eine bedrohlich erscheinende Veränderung des Selbst (Akkommodation) und des psychosozialen Systems zu verhindern.

Der betroffene Mensch hatte in seiner Kindheit die individuell bestmögliche Überlebensform gefunden, eine großartige Anpassungsleistung erbracht. Aufgrund seiner großen Bedrohtheit in seiner Kindheit und des Erfolgs seiner Überlebensstrategie entstanden eine Rigidität und Eingeschränktheit seines Erlebens und Handelns, die zu dem Versäumnis führten, den Wechsel von der Welt der Kindheit zur Erwachsenenwelt auch in der psychischen Homöostase zu vollziehen. Da die mitgebrachte Überlebensstrategie aber im Erwachsenenleben ausreichend war, bestand lange Zeit kein zwingender Grund, sie aufzugeben. Für das Alltagsleben und die Alltagsprobleme reichten die Problemlösungsstrategien der Kindheit aus, zumal sie durch Vernunft, Wissen und Erfahrung des Erwachsenen elaboriert werden konnten. Erst die symptomauslösende Lebenssituation brachte das Versagen der kindlichen Homöostase, offenbarte ihre Dysfunktionalität. Es bleibt nur noch eine Chance: die kreative Erfindung eines Symptoms, das wie ein Schlüssel das Schloss der Problemsituation öffnet, ohne Veränderung des Selbst und der Welt. Wiederum ein beachtlicher Erfolg. Die bedrohliche Destabilisierung des psychosozialen Systems konnte verhindert werden. Die Symptombildung selbst lässt sich auf der Mikroebene durch das Selbstorganisationsprinzip erklären. Die hier beschriebenen Destabilisierungen des psychosozialen Systems führten durch Emergenz zu einem qualitativ neuen Ordnungsprinzip, dem Symptom, das als Attraktor die Bedürfnisspannung reduzierte und das alte System stabilisierte (Grawe, 1998, 2004).

Beispiel: Ein Lehrer hatte durch Selbstunsicherheit und Zwanghaftigkeit seine impulsiven Tendenzen zivilisiert, war ein verträglicher und zuverlässiger Ehemann geworden. Für die Frau war dies nach mehreren Jahren zu unbefriedigend, sie nahm sich einen Liebhaber und zog aus. Als nach einer sechswöchigen Trennung und Versöhnung seine Frau zu ihm zurückzog, entstanden bei ihm so große Wutgefühle, dass er den starken Impuls verspürte, mit einem Messer, das er gerade in der Hand hatte, auf sie einzustechen. Er war so entsetzt über sich, dass der Impuls verschwand. Von dieser Stunde an blieben ihm aber große Befürchtungen, er könne sich selbst mit einem spitzen Gegenstand ins Herz bohren. Die Versöhnung mit seiner Frau wurde aber nicht weiter gestört.

Um seiner Frau ein ebenbürtiger Partner zu sein, müsste er mit seinen aggressiven Gefühlen im Sinne einer größeren Wehrhaftigkeit umzugehen lernen, d. h. sein Selbst ändern. Seine Überlebensregel prophezeit ihm dafür aber endgültigen Liebesverlust und verbietet diese Änderung. Die symptomauslösende Lebenssituation überfordert diese so gesteuerte Homöostase. Mangels Entwicklung eines zivilisierten Umgangs mit seiner Aggressivität entsteht ein inadäquat intensiver Impuls, der natürlich niedergekämpft werden muss. Das Symptom war die hierzu einzig verfügbare Notfallmaßnahme.

1.1.1.6 Der Prozess der Symptombildung

Obiges Beispiel lässt den allgemeinen Prozess der Symptombildung als *Reaktionskette zum Symptom* deutlich werden. In einer konkreten Situation (Rückkehr der Ehefrau) entsteht

- ein primäres natürliches Gefühl (Wut, dass ihn die Frau sitzen ließ), dies führt zu einem

- primären natürlichen Handlungsimpuls (Angriff, hier inadäquat infolge lebenslanger Unterdrückung und dadurch nicht möglicher Zivilisierung aggressiver Impulse).

Die Antizipation bedrohlicher Handlungskonsequenzen (endgültiger Liebesverlust, subjektiv wichtiger als die strafrechtlichen Folgen) führt zu

- sekundären gegensteuernden Gefühlen (Angst, Schuldgefühle), diese zum
- Unterdrücken natürlichen Copings und Vermeidung von dessen Folgen (von wehrhafter konstruktiver Auseinandersetzung, um eigene Belange deutlicher zu vertreten, denn diese würden subjektiv zu erneutem Verlassenwerden führen).

Vier sekundäre verhaltenssteuernde Gefühle (hier Spannung, »discomfort«, Angst) sind die inneren Auslöser, die das Symptom (hier Zwang) in Gang bringen. Nur das Symptom hilft, die Überlebensregel einzuhalten. Diese ist eine Systemregel, die die homöostatische Selbstregulation gewährleistet.

1.1.1.7
Die Therapieziele

Psychotherapie hat demnach zwei zentrale Therapieziele:

- Veränderung der psychosozialen Homöostase der autonomen Psyche im Sinne einer besseren Meisterung der bisher symptomauslösenden Lebenssituation (Selbsterhaltung bzw. Assimilation)

Falls dies nicht ausreicht, wird als zweites zentrales Therapieziel formuliert:

- Entwicklung der autonomen Psyche zur nächsthöheren Entwicklungsstufe (Selbstveränderung bzw. Akkommodation)

Beispiel: Der Patient kann auf seinem alten Entwicklungsniveau, dem impulsiven Niveau, bleiben, wenn er lernt, seine Gefühle spontan zu äußern, seine Bedürfnisse zu artikulieren, sodass seine Frau bereit ist, auf ihn einzugehen. Verhaltenstherapeutisch könnte das durch Training sozialer Kompetenz und durch Üben des Gefühlsausdruckes erzielt werden. Wenn aber seine Frau nicht auf der Basis von Freiwilligkeit genügend auf ihn eingeht, sondern jemanden braucht, der ihr auch Grenzen setzt und steuernd auf sie einwirken kann, so benötigt der Patient einen Entwicklungsschritt zur souveränen Entwicklungsstufe, auf der er als neue Errungenschaft die Erfahrung macht, dass und wie er das Verhalten seiner Frau in seinem Sinne und im Sinne einer besser funktionierenden Beziehung beeinflussen kann. »Indem ich auf eine ihr wohltuende Weise mit ihr umgehe, wird sie bereit sein, gerne die Zeit mit mir auf eine uns beiden angenehme Weise zu verbringen.«

Psychotherapie ist demnach zunächst ein Versuch, die Selbstregulation zu optimieren. Dies kann in der Optimierung der exekutiven Maßnahmen zur Erreichung eines beibehaltenen Ziels bestehen, kann aber auch in der Optimierung der Zielrichtung bzw. des Zielorts bestehen (Selbstregulationstherapie).

Die Therapie kann auch darin bestehen, dazu zu verhelfen, ein individuelles oder soziales System von einem Zustand pathologischer Stabilität und Erstarrung in einen neuen, lebendigen Zustand übergehen zu lassen, oder auch nur zu helfen, den gerade ablaufenden und mitten im kritischen Phasenübergang befindlichen Veränderungsprozess zu unterstützen, ohne dass von therapeutischer Seite der neue Zustand vorgedacht ist (Selbstorganisationstherapie).

1.1.1.8
Die Therapiestrategie

Die folgende Darstellung des strategischen Ablaufs einer Therapie zeigt, wie bei PatientInnen eine Entwicklung in Gang gesetzt werden kann, die nach der Therapie ihre Fortsetzung findet. Dieser strategische Therapieablauf, der eine konsequente Umsetzung einer affektiv-kognitiven Entwicklungstheorie ist, wird in der Verhaltenstherapie überlagert von störungsspezifischen Zielen und Therapieinterventionen. Ohne diese störungsspezifischen Therapieinhalte ist die hier dargestellte strategische Durchführung einer behavioralen Therapie ein elaborierter Therapieansatz zur Behandlung von Persönlichkeitsstörungen.

Wichtige Bestandteile bestehen deshalb darin, die psychosoziale Homöostase des Menschen, die bisher durch den dysfunktionalen »Sollwert« einer kindlichen Überlebensregel blockiert war, wieder zu befähigen, ein gesundes Fließgleichgewicht herzustellen. Hierzu ist die Balancierung von Abhängigkeits- und Autonomiebedürfnissen notwendig (motivationale Therapiestrategie).

Außerdem muss der Zugang zu den blockierten Gefühlen ermöglicht werden (affektive Therapiestrategie). Diese sind mit zugehörigen Kognitionen zu affektiv-kognitiven Bedeutungen zu verknüpfen (affektiv-kognitive Therapiestrategie). Schließlich müssen die kindliche Selbst- und Weltsicht und die Grundannahme über das Funktionieren der Welt korrigiert und die dysfunktionale Überlebensregel falsifiziert werden (kognitive Therapiestrategie). Letztendlich ist der Abbau der dysfunktionalen Verhaltensstereotypien erforderlich (Handlungs-Therapie-Strategie).

Sind diese Blockierungen der psychosozialen Entwicklung behoben, so kann der Übergang zur nächsten Entwicklungsstufe ermöglicht werden (Entwicklungsstrategie).

Das Vorgehen ist direktiv mit ständigen kognitiven Klärungen und Konfrontation mit den »pathologischen bzw. pathogenen« Gefühlen der Angst, des Schuldgefühls oder der Scham sowie den unterdrückten »primären bzw. gesunden« Gefühle wie Ärger, Freude, Trauer, Liebe. Das Vorgehen ist eine Übertragung des ursprünglich bei Angst, Zwang und Trauer angewandten Expositionsverfahrens auf Emotionen allgemein:

a) Emotionsexposition, gefolgt von der konsequenten
b) Verknüpfung des Gefühls mit Kognitionen zur affektiv-kognitiven Bedeutung. Dies schafft die Voraussetzung für ein Handeln entgegen der alten Überlebensregel, um diese zu falsifizieren und zu beweisen, dass ein Überleben auch anders möglich ist. So ist die Strategisch-Behaviorale Therapie der Beginn einer Entwicklung, die vom Überleben zum Leben führt.

Außer diesen prozessimmanenten Therapiestrategien werden noch zwei Rahmen gebende Strategien verfolgt:

a) die Achtsamkeitsstrategie, die es ermöglicht, überselektive Aufmerksamkeitsfokussierung zurückzunehmen und dadurch eine erste Emotionssteuerung zu erreichen. Sie schafft eine optimale Basis für die Sammlung psychischer Energien und wird deshalb an den Anfang des therapeutischen Prozesses gestellt.
b) die Akzeptanzstrategie verhindert frustrane Änderungsbemühungen aus der Haltung der Ablehnung der eigenen Person und der Problemsituation heraus.

1.1.2 Therapiepraxis

Die Therapiepraxis erfolgt in sechs Therapiestrategien oder Arbeitsmodulen (Abb. 1.1.2):

1. Die *Patient-Therapeut-Beziehung* therapeutisch nutzen
2. Meine heutige Persönlichkeit aus meinen Kindheitserfahrungen verstehen und diese Erfahrungen emotional verarbeiten *(Motivklärung)* und erkennen, wie ich noch heute meine kindlichen Überlebensstrategien anwende, und erfahren, dass mich meine Erwachsenen-Realität ohne diese Überlebenskämpfe leben lässt (dysfunktionale Überlebensregel)
3. Mir eine Haltung von *Achtsamkeit und Akzeptanz* aneignen
4. Lernen mit meinem Symptom umzugehen *(Symptomtherapie)*
5. Experimentieren mit mir und den anderen, um meine Ressourcen, meine Lebenstüchtigkeit spüren zu können *(Fertigkeiten und Kompetenzen)*
6. Mein *Entwicklungsniveau* erfassen und die Weiterentwicklung meines Selbst und meiner Beziehungen in Gang bringen

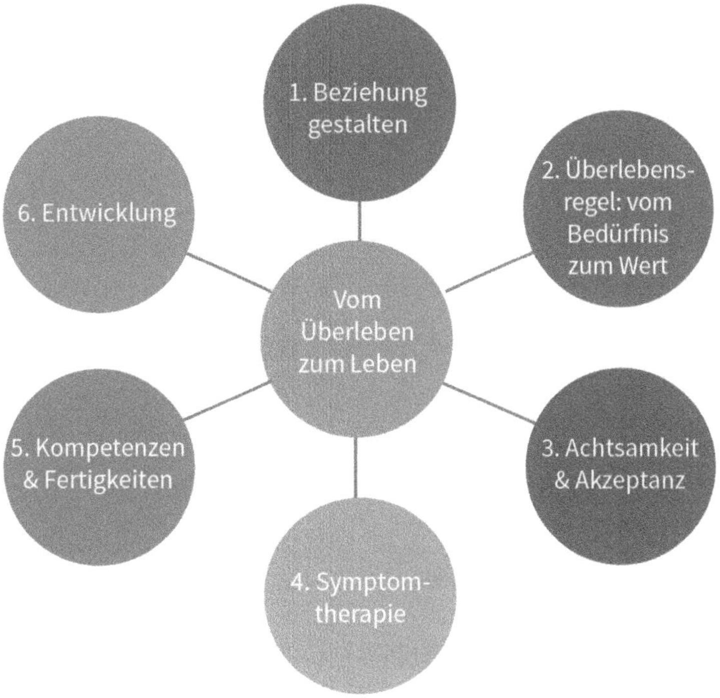

Abbildung 1.1.2: Sechs Therapiestrategien und Arbeitsmodule der Strategisch-Behavioralen Therapie (SBT)

1.1.2.1 Die therapeutische Beziehung – die therapeutische Interaktion

1.1.2.1.1 Die therapeutische Beziehung – Maximen

Die Beziehung zur PatientIn wird aktiv von der TherapeutIn nach folgenden Gesichtspunkten gestaltet:

- Die Direktive liegt bei der TherapeutIn.
- Das Klima ist geprägt von Respekt vor der Würde der PatientIn, egal wie schwer die psychische Störung und wie schwer ihr Defizit in der Persönlichkeitsentwicklung ist.
- Es wird ein Kontrakt mit der gesunden Seite der PatientIn geschlossen, diese ist Ansprechpartnerin auf der Ebene der Entscheidungen und Handlungen. Sie wird bestätigt, gefördert und gefordert.
- Die unentwickelte Seite der PatientIn erfährt unbedingte Akzeptanz und Empathie. Sie erfährt ebenso viel Sympathie wie die kompetente Seite.
- Übertragungsphänomene werden durch die Gegenübertragungsreaktion der TherapeutIn identifiziert und als gleichwertige Interaktions- und Beziehungsgestaltungsbeispiele neben den mit in die Therapiestunde gebrachten Beispielen bearbeitet.

1.1.2.1.2 Die Entwicklung der therapeutischen Beziehung im Laufe der Therapie

Die therapeutische Beziehung entfaltet sich, indem die Zugehörigkeitsbedürfnisse der PatientIn in Art und Ausmaß einer erwachsenen emotionalen Beziehung befriedigt werden:

- willkommen sein
- Wärme
- Zuverlässigkeit
- gemocht werden
- Aufmerksamkeit
- Empathie
- Wertschätzung

Die therapeutische Interaktion und Zusammenarbeit vermitteln zunehmend die Erfahrung von:

- selbst machen und selbst können
- Selbstbestimmung
- Grenzen gesetzt bekommen
- gefördert werden
- gefordert werden
- ein Vorbild haben
- Responsivität bezüglich der geschlechtlichen Identität der PatientIn
- ein Gegenüber haben

1.1.2.1.3 Das Symptom als Beziehungsstifter und primärer Therapieauftrag

Da die PatientIn ausschließlich aus Anlass ihres Leidens unter ihrem Symptom den Kontakt mit der TherapeutIn aufnimmt, gebührt ihrem Anliegen auch die erste gründliche Zuwendung durch ausführliche Exploration:

- der Beschwerden,
- des Befundes,
- der Syndromdiagnose,
- der symptomauslösenden Situation,
- der Funktion des Symptoms,
- des Umgangs mit dem Befindlichkeitssymptom,
- des Umgangs mit dem Verhaltenssymptom und
- der Ablösung des Symptoms durch neue Lösungen.

Da das Symptom eine kreative Leistung in einer sonst nicht zu bewältigenden Situation ist, gilt es, ein alternatives Verhalten zu finden, mit dem diese Situation zu bewältigen ist – ohne die Nachteile des Symptoms. Schlüssel zum Verständnis der Erkrankung ist die Reaktionskette von der Situation zum Symptom.

1.1.2.2 Thematische Rekonstruktion der kindlichen Entwicklung und des Verharrens in kindlichen Überlebensstrategien

Es erfolgt nun eine systematische Exploration der Entstehungsgeschichte derjenigen Aspekte der Persönlichkeit, die zur Symptombildung beitrugen, sei es, dass sehr große Bedürfnisse und Ängste zu einer sehr großen Rigidität des Erlebens und Verhaltens führten, sei es, dass die emotionale Entwicklung blockiert wurde. Die Rekonstruktionsschritte sind:

- Ableitung kindlicher Eigenschaften aus den Eigenschaften von Mutter und Vater:
- Identifizierung mit dem Vater oder mit der Mutter?
- Partnerwahl nach dem Vorbild des Vaters oder der Mutter?
- Erinnerung an wichtige frustrierende bzw. traumatisierende Elternverhaltensweisen
- Erinnerung der häufigen Gefühle in der Kindheit
- Wahrnehmung zentraler Bedürfnisse im Erwachsenenalter
- Rückverfolgung der Fährte von den heutigen zentralen Bedürfnissen über die häufigen Gefühle in der Kindheit zu den frustrierenden bzw. traumatisierenden Elternverhaltensweisen
- Wahrnehmung der zentralen Angst
- Erinnern der gebotenen oder nützlichen Verhaltensweisen gegenüber der Mutter und gegenüber dem Vater
- Erinnern der verbotenen oder schädlichen Verhaltensweisen gegenüber der Mutter und gegenüber dem Vater
- Den bisherigen Umgang mit Gefühlen betrachten: Welche Gefühle waren geboten oder nützlich? Welche Gefühle waren verboten oder schädlich?
- Das bisherige Selbstbild rekonstruieren
- Das bisherige Weltbild rekonstruieren
- Die bisherige Homöostase anhand der bisherigen Überlebensregel rekonstruieren
- Die bisherigen Verhaltensstereotypien, d. h. die bisherige Persönlichkeit beschreiben
- Das emotionale Entwicklungsniveau erfahren
- Das emotionale Erleben wichtiger Beziehungen als Kriterium der emotionalen Entwicklung
- Der bisherige Umgang mit Konflikten
- Mich aus meiner Lebensgeschichte heraus verstehen und akzeptieren

1.1.2.3 Entwicklung der Veränderungsstrategie

Nachdem die Konstruktion der Gegenwart aus der Vergangenheit so deutlich gemacht wurde, dass daraus auch in der Regel eine Umschreibung der eigenen Historie erfolgte, kann nun auch eine neue Zukunft konstruiert werden – ausgehend von den Grundhaltungen der Achtsamkeit und der Akzeptanz:

- Sammeln persönlicher Ziele und Werte
- Unterscheiden extrinsischer und intrinsischer Widerstand (Umdefinition des Widerstands)
- Mobilisieren von Ressourcen
- Loslassen verzichtbarer Ziele, Abschiednehmen von regressiven Wunscherfüllungen, Trauern um endgültig Verlorenes
- Umgang mit der Angst vor Veränderung
- Meine Fähigkeiten der Angstbewältigung entwickeln
- Meine Fähigkeiten der Stressbewältigung entwickeln
- Mich bisher vermiedenen Gefühlen stellen (Exposition)
- Lernen, mit Gefühlen umzugehen (emotionales Lernen)
- Durch Niederlagen wehrhaft werden
- Konflikte durch Integration und Wertorientierung lösen lernen
- Neue Lebensgewohnheiten entwickeln
- Neue Beziehungsformen entwickeln

In einer psychoedukativen Variante der Strategisch-Behavioralen Therapie (Sulz, 2009a) bereitet sich die PatientIn auf jede Sitzung mithilfe eines oder mehrerer Arbeitsblätter, die obige Themen haben, auf die jeweils nächste Therapiesitzung vor. Die Nachbearbeitung des Themas bzw. der Versuch, mit diesem im realen Leben zu experimentieren, erfolgt anhand zahlreicher definierter Experimente zur strategischen Entwicklung.

Obige Veränderungsstrategie steht unter dem Motto »Vom Überleben zum Leben« und umfasst die Arbeitsmodule *Achtsamkeit & Akzeptanz* sowie Fertigkeiten- und Kompetenztraining, aber auch diejenigen Veränderungsschritte, die aus der Motivklärung hervorgehen. Sie mündet in die sechste Therapiestrategie ein: die Strategie der Entwicklung.

Die *Strategische Kurzzeittherapie* mit der *Strategisch-Behavioralen Therapie* als deren Langzeitform ist ein kognitiv-behavioraler Therapieansatz, ausgehend vom Selbstregulationsansatz (Kanfer, 2000; Carver & Scheier, 1998), Piagets kognitiver Entwicklungspsychologie (Piaget & Inhelder, 1980) in der Weiterentwicklung von Kegan (1986) unter Einbeziehung des Selbstorganisationsprinzips (Haken & Schiepek, 2005) und des Konstruktivismus der Palo-Alto-Gruppe (Watzlawick, 1986). Sie baut auf der hier beschriebenen affektiv-kognitiven Entwicklungs- und Systemtheorie psychischer Störungen auf, definiert eine Therapietheorie und verfolgt eine konsequente Strategie der Optimierung der psychosozialen Homöostase des Menschen und der Entwicklungsförderung zur jeweils nächsten Stufe der Entwicklung der Emotionen und der Beziehungen. Sie ist anwendbar bei allen psychogenen, psychischen und psychosomatischen Störungen und insbesondere auch bei Persönlichkeitsstörungen.

Das Vorgehen ist keine eigenständige Methode, die von der kognitiven Verhaltenstherapie abweicht wie die DBT oder CBASP oder Schematherapie. Sie ist vielmehr wie der Selbstmanagementansatz von Kanfer et al. (2012) eine Betonung der Therapiestrategie, die bei Kanfer aus sieben Schritten besteht. Der Unterschied zu Kanfers Selbstmanagementansatz besteht darin, dass das Hauptaugenmerk auf die emotionsgesteuerte Strategie des Symptoms gelegt wird, die durch Funktionsanalyse und biografische Analyse auf Mikro- und Makroebene offengelegt wird. Auf diese Weise gelingt ein tiefgehendes Fallverständnis. Dabei meinen Strategie und Funktion dasselbe, wobei eine Nähe zum systemischen Denken besteht. Die Funktionsanalyse ist eine Brücke zum systemischen Ansatz. Funktion des Symptoms und Strategie des Symptoms meinen dasselbe: den Vermeidungsaspekt des Symptoms. Beide beziehen sich auf die Instrumentalität des Symptoms, das durch negative Verstärkung aufrechterhalten wird. Wenn wir die Strategie des Symptoms verstehen, können wir sie mit weniger Mühe umlenken zu einer Strategie der Therapie.

Weiterführende Literatur

Grawe, K. (1998). Psychologische Therapie. Hogrefe.
Sulz, S. K. D. (2011a). Therapiebuch III – Von der Strategie des Symptoms zur Strategie der Therapie. CIP-Medien.

1.2 Therapiethemen

Sulz (2011a) weist darauf hin, dass über die verschiedenen Psychotherapieansätze hinweg TherapeutInnen im Laufe der Therapie mit einer PatientIn ganz ähnliche inhaltliche Themen bearbeiten. Diese ergeben sich aus obigen Ausführungen zum grundsätzlichen Verständnis der Psyche des Menschen und seiner Beziehungen. Wir haben unterschieden zwischen motivationalen und emotionalen Parametern einerseits und dem Verhalten, das entweder aus einem Motiv oder einer Emotion resultiert oder gegen diese gerichtet ist. Dieses Verhalten bezeichnen wir als »Umgang mit …«. In dieser Bezeichnung steckt auch schon die Möglichkeit des steuernden Eingreifens der willkürlichen Psyche im Sinne einer Verhaltensänderung als Selbstmanagement (Kanfer et al., 2012). Dies bedeutet nicht, dass das Ziel, den Umgang mit einem Motiv zu verändern, ganz auf der rechten Seite des Rubikons (Heckhausen & Heckhausen, 2010) abgehandelt wird. Vielmehr gilt es wiederum, beim Verhaltensmotiv zu beginnen, d. h. motivationale Klärung z. B. mit intensiver emotionaler Arbeit zu leisten und erst dann den Rubikon zu überschreiten, wenn ein dezidierter Änderungswunsch besteht und dieser zum Änderungswillen wird. Störungsübergreifend ergeben sich die im Kasten aufgezählten Therapiethemen (Sulz 2011a).

Gehen wir von einer dreifach ansetzenden Therapie aus (Sulz, 2011a), so können wir erstens Symptomtherapie, zweitens Fertigkeitentraining/Kompetenzaufbau und drittens Motivationsklärung/Persönlichkeitsentwicklung als die drei Säulen der Psychotherapie betrachten (Abb. 1.2.1).

Zur Symptomtherapie gehören der *Umgang mit dem Symptom*, mit der symptomauslösenden Situation und mit den symptomaufrechterhaltenden Bedingungen. Zur Verhaltensänderung wird z. B. bei der kognitiv-behavioralen Vorgehensweise mithilfe von Fertigkeitentraining ein neuer Umgang mit … erarbeitet (in anderen Therapieformen geschieht diese Veränderung auf deren jeweils eigene Art).

Das Thema des Symptoms wird zumindest von der PatientIn immer wieder als ihr zentrales An-

Therapiethemen

1. Symptomtherapie: Umgang mit dem Symptom
2. Symptomtherapie: Funktionale Beziehungsgestaltung
3. Symptomtherapie: Funktionale Lebensgestaltung
4. Fähigkeiten aufbauen – Ressourcenmobilisierung 1
5. Probleme in der Beziehung und persönliche Defizite bearbeiten
6. Umgang mit wichtigen schwierigen Situationen
7. Umgang mit zentralen Bedürfnissen
8. Umgang mit zentraler Angst
9. Umgang mit zentraler Wut
10. Umgang mit Gefühlen
11. Umgang mit Ressourcen – Ressourcenmobilisierung 2
12. Umgang mit Werten und Normen
13. Umgang mit Konflikten
14. Umgang mit Persönlichkeit
15. Umgang mit Entwicklung

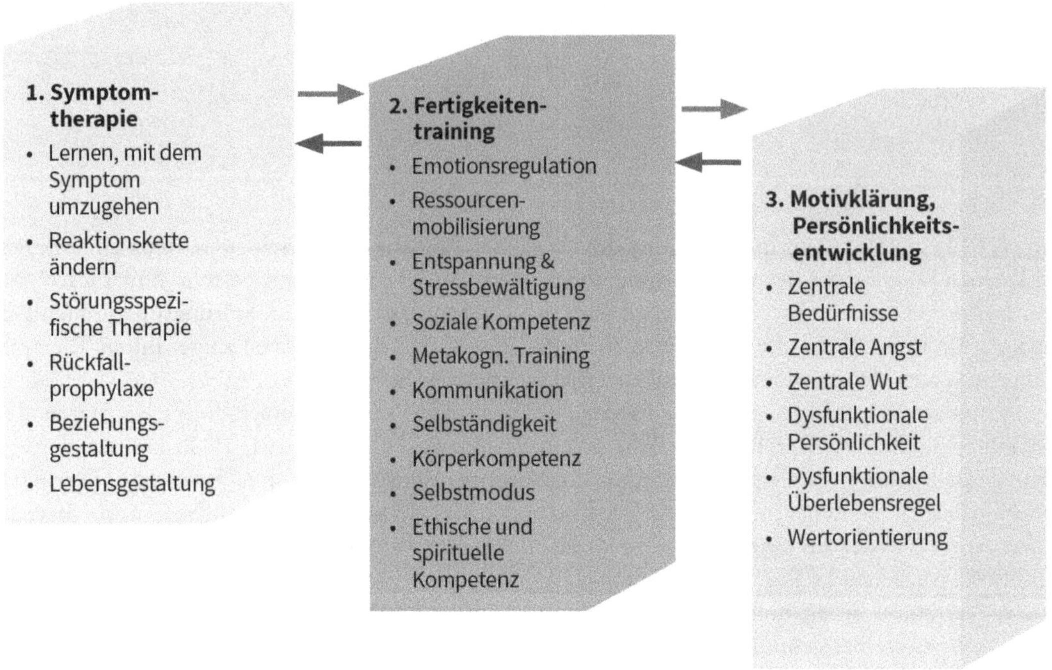

Abbildung 1.2.1: Die drei Säulen der Therapie und ihre Strategien

liegen in die Therapiestunde gebracht, denn sie sieht die TherapeutIn – ob diese es wahrhaben will oder nicht – als SymptomheilerIn. Es ergibt sich explizit oder implizit ein hilfreicher Umgang mit dem Symptom. Achtet die TherapeutIn nicht darauf, weil ihr andere Themen viel wichtiger sind, muss sie damit rechnen, dass die PatientIn das Symptom bis zum Ende der Therapie konserviert und die großen Energien und Kräfte, die das Symptom aufrechterhalten, in der Therapie nicht angegriffen werden. Denn für die PatientIn ist die schonendste Lösung, die TherapeutIn in ihre psychosoziale Homöostase einzubauen, sie als Hilfsaggregat zur Stützung ihrer Selbstregulation zu verwenden, sodass ihr psychisches System und ihr soziales Beziehungsgefüge gestützt werden und sich nicht ändern müssen.

Das Thema der *gesund erhaltenden Beziehungsgestaltung* geht darauf ein, dass oft eine pathogene Beziehungsgestaltung zur Symptombildung beitrug, und durchzieht alle anderen Themen, bzw. alle Themen sind Teilaspekte der Beziehungsgestaltung. In ihr manifestieren sich die bisher angesprochenen Therapieinhalte. So ergibt die Beziehungsanalyse (Sulz, 2008a: VDS36) eine präzise Zusammenfassung der homöostatischen Selbstregulation. Sie zeigt, worum es der PatientIn in ihren wichtigen Beziehungen geht und auch wie sie versucht, ihre Anliegen in diesen Beziehungen umzusetzen. Gelingt es, die PatientIn dazu zu bringen, ihre Beziehung so zu gestalten, dass sie und ihre Bezugsperson eine stabile Bindung aufrechterhalten können, dass sie sowohl ihre Zugehörigkeits- als auch ihre Selbst- bzw. Differenzierungsbedürfnisse befriedigen und gegenseitig die individuelle Weiterentwicklung zulassen und fördern können, so ist damit die größte denkbare Therapiearbeit neben der Symptomtherapie geleistet. Beziehungsarbeit vollzieht sich zweigleisig: zum einen ressourcenorientiert durch gegenseitiges Geben und Fördern, zum anderen problemorientiert durch Reduktion dysfunktionaler Beziehungsstrategien (Sulz, 2011a).

Das Thema der *gesund erhaltenden Lebensgestaltung* bezieht sich darauf, dass nicht selten eine pathogene Lebensgestaltung zur Symptombildung beitrug. Ihm wird in ähnlicher Weise Rechnung getragen, indem einerseits dysfunktionale oder gar pathogene Formen der Lebensgestaltung modifiziert werden und andererseits Ressourcen, die das Leben der PatientIn zu bieten hat, freigelegt und einer regelmäßigen habituellen Nutzung zugeführt werden (Sulz, 1995, 2009a). So wird darauf geachtet, dass die zentrale Beziehung bzw. Bezugsperson nicht der ganze Lebensinhalt bleibt, sondern ein Eigenleben entwickelt wird, das von dieser Beziehung unabhängige Werte und Erfüllungen bringen kann. Neben einer Vergrößerung der Zahl wichtiger Ressourcen ist auch die Förderung der Tiefe der Erfüllung durch einen wichtigen Lebensbereich bedeutsam, damit echte Gegenpole entstehen, die die Lebensqualität steigern und die Vulnerabilität bezüglich psychischer Störungen reduzieren. Die Betrachtung der Lebensgestaltung kann aber auch als höchste Stufe einer ganzheitlichen, die Beobachtungen und Erkenntnisse integrierenden Zusammenschau verstanden werden. Ist ein Weg eingeschlagen, der die PatientIn dauerhaft von ihrer Erkrankung und deren Bedingungen entfernt? Geht sie in ein gesundes und gesund erhaltendes Leben hinein (Becker, 1995)? Ist dies der Fall, so kann die TherapeutIn sich als WegbegleiterIn von der PatientIn verabschieden – gesünder wäre es, wenn der Abschied von der selbstständig gewordenen PatientIn eingeleitet wird.

Das Thema der *Fertigkeiten (Skills) und Kompetenzen* wird in der kognitiv-behavioralen Psychotherapie direkt und aktiv angegangen. Als erster Schritt der Ressourcenmobilisierung wird der Einsatz vorhandener Fertigkeiten gefördert, sodass die PatientIn kurzfristig Erfahrungen macht, die ihr die Verfügbarkeit dieser persönlichen Ressourcen zeigen und ihr Selbsteffizienzgefühl stärken. Andere Therapierichtungen fördern dies eher indirekt, indem sie emotionale Haltungen ändern und dadurch die Motivation zum Einsatz der Skills entsteht, ohne dass dies explizite Vereinbarung zwischen PatientIn und TherapeutIn ist. D. h., durch motivationale Klärungen und Änderungen wird die Wahrscheinlichkeit des Einsatzes der Fähigkeiten vergrößert. Grawe (1998) weist allerdings darauf hin, dass diese Nondirektivität in nicht wenigen Fällen dazu führt, dass Trägheit und Vermeidung zu lange verhindern, dass Verhaltensänderungen in Gang kommen, weshalb er empfiehlt, zusätzlich explizite Änderungsorientierung auch in diese Therapien zu bringen.

Das Thema der *Beziehungsprobleme* und der persönlichen Defizite wird in psychodynamischen und humanistischen Therapieformen durch emotional-motivationale Therapiearbeit im Sinne eines Bewusstmachens, Erfahrens, Verstehens und Verarbeitens behandelt. Der kognitiv-behaviorale Therapieansatz befasst sich im Rahmen eines Problemlösens mit Problemdefinition und -konkretisierung, Zieldefinition und Lösungsplanung und -realisierung. Auch hier empfiehlt Grawe (1998), beide Vorgehensweisen zusammenzufügen, um auf diese Weise einer größeren Anzahl von PatientInnen gerecht zu werden.

Das Thema des *Umgangs mit schwierigen Situationen* ist eine der hauptsächlichen Steuerungsmöglichkeiten der TherapeutIn. Nicht wenige Therapien verlaufen so, dass die PatientIn zu Beginn der Therapiestunde über eine besonders schwierige Situation der vergangenen Woche berichtet und PatientIn und TherapeutIn gemeinsam diese Situation, die Interaktion, die Beziehung zu der anderen Person, das Beziehungsproblem, den Konflikt erörtern. Zumindest zwischen den Zeilen erfährt die PatientIn, wie sie künftig mit dieser Situation verfahren kann und welche Ressourcen sie hierzu einsetzen kann und darf. Die PatientIn ist mit der Therapiestunde zufrieden. Neben Trost, emotionaler Unterstützung und Ermunterung hat sie eine emotionale Klärung erfahren, kann sich und den anderen Menschen besser verstehen, kann spüren, was sie will, und hat eine Vorstellung, wie sie das konkret beim nächsten Auftreten der Situation erreichen kann. Auch die TherapeutIn ist zufrieden. Sie hat wieder einmal ein Problem erfolgreich gelöst und darf hoffen, dass ihre PatientIn das nächste Mal berichten wird, dass es ihr gleich nach der Stunde viel besser ging und dass sie es tatsächlich schaffte, mit der schwierigen Situation auf eine neue Weise umzugehen. Die kognitiv-behaviorale TherapeutIn wird sich freuen, dass die PatientIn das, was erarbeitet wurde, so konsequent umgesetzt hat. Die psychodynamische und die humanistische TherapeutIn wird sich freuen, dass die PatientIn anscheinend ganz von selbst eigene Schlüsse aus der therapeutischen Arbeit zog und diese ohne Anweisungen der TherapeutIn auf ihre realen Beziehungen übertrug. Wie auch immer dies zustande kam, Hauptsache ist, dass der Transfer erfolgte. Kanfers Selbstmanagementansatz (Kanfer et al., 2012) achtet darauf, dass nicht die TherapeutIn der Problemlöser bleibt und sich kein langfristiges gleichbleibendes Therapieritual einstellt, das Rollen festschreibt, die die Weiterentwicklung und Selbstständigkeit der PatientIn verhindern. Es geht nicht darum, die konkrete Situation zu meistern, sondern darum, dass die PatientIn die Fähigkeit aufbaut, ihr eigener Problemlöser zu werden (vgl. Sulz, 1987). In dieser Weise wird in der Strategischen Kurzzeittherapie vorgegangen (Sulz, 1994, 1995, 1998) sowie in der Strategisch-Behavioralen Therapie (Sulz, 2009c).

Das Thema des *Umgangs mit zentralen Bedürfnissen* kann einerseits im Rahmen einer emotionalen Arbeit oder einer motivationalen Klärung in einer Therapiestunde Gestalt annehmen und zum Fokus der Stunde werden. Oder es wird von der TherapeutIn als höchst bedeutsame Zielvariable (in der psychosozialen Homöostase) einer systematischen Analyse unterzogen (Sulz, 2008a: VDS27) und motivationale oder Verhaltensänderungen vereinbart (Sulz, 2008a: VDS42) und konsequent erarbeitet. Ein dysfunktionaler Umgang mit zentralen Bedürfnissen (Verstärkern) kommt dadurch zustande, dass die Bedürfnisbefriedigung an sich oder die Art der Bedürfnisbefriedigung in Konflikt mit anderen Motiven, Werten, Normen, Regeln oder der sozialen Umwelt stehen. Deshalb kann dieses Thema ebenso wenig wie die anderen Themen isoliert betrachtet und behandelt werden. Aber es kann das ausgesprochene Ziel bleiben, dessen Verfolgung konkret geplant wird, dessen Erreichung geprüft und evaluiert wird.

Ähnliches gilt für das Thema des *Umgangs mit der zentralen Angst/Vermeidung*. Das systematische Herangehen an dieses Thema (Sulz, 2008a: VDS28) hat den Vorteil, dass der Hauptwiderstand der PatientIn nicht erst zufällig bei deren unübersehbaren Anwachsen zum Inhalt des Therapiegesprächs wird, sondern von Anfang an transparent ist, sowohl in seiner Erscheinungsform in Alltagsbeziehungen als auch in der therapeutischen Beziehung und angesichts des gerade zu bewältigenden therapeutischen Schrittes bzw. der therapeutischen Veränderung insgesamt (Sulz, 2008a: VDS43). Früh genug können therapeutische Strategien entwickelt werden, die der PatientIn helfen, ihrer zentralen Bedrohung/Angst so zu begegnen, dass Bewältigungserfahrungen sich häufen und die Bedrohung ihren Schrecken verliert, z. B. die Angst vor Kontrollverlust oder die Angst vor Ablehnung.

Das Thema des *Umgangs mit der zentralen Wut* wird traditionell in den meisten Psychotherapien vernachlässigt. Dies gilt für nahezu alle Therapieansätze. Es hängt lediglich von der Persönlichkeit der TherapeutIn ab, von deren eigenen Fortschritten im Umgang mit ihrer Wut. Und dieser Fortschritt ist wegen mangelnder oder mangelhafter Selbsterfahrung oft nicht groß – die Selbsterfahrungsleiter sind in ihrer Selbstentwicklung auch noch nicht freier geworden. In welch großem Ausmaß ein dysfunktionaler Umgang mit eigenen Aggressionstendenzen zu einer unteroptimalen Persönlichkeitsentwicklung und zu Symptombildungen beiträgt und wie verbreitet in der Umwelt der PatientIn ein ebenfalls dysfunktionaler Umgang mit Wut ist bzw. gar zur Norm geworden ist, kann durch systematische Analyse dieses Themas erfasst werden (Sulz, 2008a: VDS29). Die Veränderung des Umgangs mit zentralen Wuttendenzen wird in vielen Therapien unterlassen. Ähnlich wie das Thema Sexualität bleibt auch dieses vitale Thema oft ausgespart. Wie viele positive Energien und Ressourcen gerade aus dieser Arbeit heraus mobilisierbar sind, ist eine Erfahrung, die – nachdem die TherapeutIn ihre eigene Angst davor überwunden hat – der therapeutischen Arbeit wertvolle Impulse gibt (Sulz, 2008a: VDS44).

Zum Thema des *Umgangs mit Emotionen* haben die humanistischen Therapien lange Zeit die konkreteste Vorgehensweise gepflegt. Das Wahrnehmen des Gefühls in der Therapiestunde und das Begleiten durch eine tiefe emotionale Erfahrung sind der Fokus dieser Therapien (Greenberg, 2000, 2007; Sachse & Sachse, 2016). In der Verhaltenstherapie war der Ansatz von Marsha Linehan (2016a, b) zur Behandlung von Borderlinestörungen eine bahnbrechende Erneuerung der Therapie emotionaler Dysregulation und dysfunktionalen Umgangs mit Gefühlen. Die therapeutische Interaktion enthält zahlreiche emotionale Begegnungen und hat u. a. deren unmittelbare Modifikation zum Ziel. Während der Therapiestunde vorhandene, zum Teil sehr intensive Gefühle erfahren eine prompte Bearbeitung im Sinne eines Aufbaus funktionalen Umgangs mit diesen Gefühlen. Weniger dramatisch verläuft die emotionale Arbeit von Kohlenberg (Kohlenberg et al., 2000), der u. a. emotionale Reaktionen durch eine Metakommunikation zum klinisch relevanten Verhalten (clinically relevant behavior CRB) erklärt und deren Veränderung (wiederum in der therapeutischen Begegnung) zu einem Therapieziel macht. Sulz (1995, 2009b) hat Leitfäden entwickelt, um einen umfassenden Prozess des Lernens, mit Gefühlen umzugehen, in Gang zu bringen. Neben der Wahrnehmung der Gefühle, dem Erfassen des bisherigen Umgangs mit diesen sowie dem Erarbeiten der Funktionalität der Gefühle und des Umgangs mit ihnen (Sulz, 2008a: VDS32) sind die Exposition als tiefe emotionale Erfahrung und die Modifikation ihrer verhaltenssteuernden Wirkung ein wichtiger Interventionsschritt (Sulz, 1995, 2008a: VDS45). Gefühle, die noch fest mit unverarbeiteten traumatischen Kindheitserfahrungen verknüpft sind, werden mithilfe der therapeutischen Arbeit zu befriedigendem und zu frustrierendem Elternverhalten gut zugänglich und in der Therapiestunde intensiv spürbar. Ziel ist es, das aktive Gefühlsrepertoire der PatientIn auf seinen ursprünglichen Umfang zu erweitern und den Gefühlen ihre ursprüngliche Funktion zurückzugeben.

Das Thema des *Umgangs mit Ressourcen* sollte möglichst bald zur Bearbeitung kommen. Das erfolgreiche Lösen von Aufgaben vermittelt in der Verhaltenstherapie früh die Erfahrung des Vorhandenseins von Ressourcen. Diese Wirkung hat jede therapeutische Arbeit mit den bislang diskutierten Themen. Doch sind damit die Möglichkeiten der Ressourcenutilisierung nicht ausgeschöpft. Die bewusste Planung und Pflege einer bedürfnisbefriedigenden und förderlichen therapeutischen Beziehung ist ein sehr wichtiger Schritt (Grawe, 1998). Die lange Tradition der verstärkerorientierten Depressionstherapie (Lewinsohn, 2010) bringt es mit sich, dass VerhaltenstherapeutInnen gezielt Ressourcen der PatientIn aufspüren und ihre Utilisierung systematisch betreiben. Sowohl die Fähigkeit und die Erlaubnis, genussvolle Erlebnisse und Aktivitäten zur gesundmachenden und gesund erhaltenden Gewohnheit zu machen (Lutz, 1996), als auch die Fähigkeit zur Selbstverstärkung (Kanfer, 1977) sind Ressourcen, die durch gezielte Interventionen aufgebaut werden können. Ob ausreichend Ressourcenorientierung in einer Therapie stattfindet, hängt von der Persönlichkeit der TherapeutIn ab, so lange diese nicht Bestandteil der psychotherapeutischen Ausbildung ist. Wenn ihre habituellen kognitiven und emotionalen Strategien eher problem- oder gar defizitorientiert sind, besteht die Gefahr, dass sie vor lauter tiefschürfender Problem- und Konfliktsuche das Tageslicht nur wenig erblickt und durch das grelle Sonnenlicht geblendet die Flucht in die Arbeit unter Tage antritt. Es besteht jedoch der Verdacht, dass Therapien nicht durch Defizitminderung, sondern durch Ressourcenmobilisierung wirksam werden (Grawe, 1998).

Zum Thema des *Umgangs mit Werten und mit Normen* gelangen manche TherapeutInnen nur dann, wenn dieses offensichtlich den Fortgang der Therapie blockiert. Wenn bei einer PatientIn ein Wert zum absoluten Imperativ wird, sei es z. B. Vermögen, Erfolg oder Friedfertigkeit, so kann dies notwendige therapeutische Veränderungen blockieren (Sulz, 2008a: VDS33). Da es die psychotherapeutische Berufsethik verbietet, der PatientIn sein eigenes Wertesystem überzustülpen, geraten wir dort, wo es um ethische oder moralische Entscheidungen geht, an einen äußerst diffizilen Punkt. Hier hilft eine Selbstmanagementhaltung (Kanfer, 1977) oder auch eine klientenzentrierte Haltung (Rogers, 1961, 1989), die nötige Zurückhaltung und den Respekt vor dem anderen Menschen zu bewahren. Das Therapiemodell des Dialogs und der menschlichen Begegnung bewahrt davor, in die Falle eines falschen Verständnisses der therapeutischen Einflussnahme analog zum hirnchirurgischen Eingriff zu treten. Dadurch bleibt trotz Zieldefinition und Therapieplanung das inhaltliche Ziel der Therapie offen. Es wird das Ergebnis des Wechselwirkungsprozesses sein, dessen Richtung überraschende Wendungen nehmen kann. Die Therapie muss der Möglichkeit solcher überraschenden Wendungen genügend Raum geben. Denn gerade diese bedeuten nicht selten die eigentlichen qualitativen Veränderungen, während so manche vorgeplante Veränderungen nur graduelle Verschiebungen sind, die das psychosoziale System der PatientIn in seiner Funktionsweise nicht wirklich ändern.

Das Thema des *Umgangs mit Persönlichkeit* kann auch schon in der Kurzzeittherapie zum Inhalt werden. Allerdings nicht im Sinne einer Veränderung der Persönlichkeit, sondern in dem Sinne, dass die wiederkehrenden Nachteile der dysfunktionalen Persönlichkeitszüge abgemildert werden. Ich bleibe zwar selbstunsicher, aber in den Situationen, in denen es für mich bisher höchst nachteilig war, weil es zu unerträglichen Frustrationen und Selbstwertminderungen kam, lerne ich kompensatorische Kompromisse zu erreichen, die für mich akzeptabel sind. Oder ich bleibe narzisstisch, aber ich lerne mit meinen narzisstischen Niederlagen so umzugehen, dass sie mich nicht mehr tage- und wochenlang depressiv machen. Im Rahmen einer Langzeittherapie hingegen können weitergehende Veränderungen der Erlebens- und Verhaltensstereotypien einer Persönlichkeit zum Ziel werden. Da sich diese gut als konkretes Verhalten in konkreten Situationen operationalisieren lassen (Sulz, 2008a: VDS30), können Interventionsstrategien angesetzt werden, die die Modifikation meist sozialen Handelns zum Inhalt haben (Sulz, 2008a: VDS46). Da die dysfunktionalen Interaktionsmuster durch intermittierende unregelmäßige Verstärkung aufrechterhalten werden, sind sie sehr veränderungsresistent. Oft kommt zu der ursprünglich negativen Verstärkung (als Vermeidungsverhalten) eine positive Verstärkung hinzu (im Sinne einer Bedürfnisbefriedigung), sodass es schwer ist, alternative Verhaltensweisen zu finden, die motivational vergleichbare erwünschte Effekte haben. Zudem ist ein dysfunktionaler Persönlichkeitszug die konkrete Umsetzung der impliziten Überlebensregel, sodass erst eine Modifikation dieser Regel die Erlaubnis zu einem alternativen Verhalten gibt.

Das Thema des *Umgangs mit Entwicklung* ist für die meisten TherapeutInnen neu und ungewohnt. Am ehesten berücksichtigen noch psychodynamische TherapeutInnen die Entwicklungspsychologie. Die therapeutisch am weitesten reichende Entwicklungstheorie der Psychoanalyse (Erikson, 1965) ist aber heute bei den wenigsten tiefenpsychologisch orientierten PsychotherapeutInnen eine angewendete Heuristik. Das derzeit in der Psychoanalyse vorherrschende Entwicklungsmodell (Kernberg, 1980, 1988) vernachlässigt zugunsten früher Störungen der Entwicklung spätere Entwicklungsstadien, die aber für ambulante Psychotherapien eine große Rolle spielen (Kapfhammer, 1995). Die dadurch aufgeworfenen Probleme führten dazu, dass die Arbeitsgemeinschaft Operationalisierte Psychodynamische Diagnostik OPD (1996, 2009) in ihrem diagnostischen Ansatz sogar auf die Entwicklungsperspektive verzichtet hat. Dies ist ein Tribut an die Wissenschaftlichkeit, da die Messung des emotionalen Entwicklungsstandes methodisch sehr schwierig ist (Sulz & Theßen, 1999). Legt man jedoch die kognitive Entwicklung zugrunde, wie das Piaget und Inhelder (1980) und Kegan (1986) machten, so lässt sich der Entwicklungsstand leichter operationalisieren. Die Ergebnisse von Sulz und Theßen (1999) weisen darauf hin, dass durch die getrennte Erfassung von Entwicklungserrungenschaften (entwickelten Fähigkeiten) und Entwicklungsdefiziten (noch nicht Entwickeltes, noch nicht vorhandene Fähigkeiten, noch vorhandene Bedürftigkeiten, noch existierende Bedrohungen) klinisch relevante Aussagen über die emotionale und Beziehungs-Entwicklung eines Menschen gemacht werden können (Sulz, 2008a: VDS31). Ein dysfunktionaler Umgang mit Entwicklung kann darin bestehen, den längst fälligen Entwicklungsschritt zu unterlassen oder diesen Schritt unbedingt tun zu wollen, bevor die Entwicklung hierzu gereift ist. Im einen Fall werden entwicklungsfördernde Maßnahmen (Kegan, 1986) ergriffen (Frustration alter Bedürfnisse, Unterstützung des Schrittes, in der Nähe bleiben nach getanem Schritt). Im anderen Fall werden Bedingungen geschaffen, die den Druck zur vorzeitigen Entwicklung nehmen (Befriedigung stufenspezifischer Bedürfnisse, Erfolgserfahrungen mit stufenspezifischen Fähigkeiten, Reduktion stufenspezifischer Bedrohungen; Sulz, 2008a: VDS35; vgl. Sulz, 2012b, c).

Das Thema des *Umgangs mit Konflikten* (Sulz, 2008a: VDS35) ist einerseits abhängig vom Entwicklungsstand. Wenn Ambivalenz entwicklungsbedingt noch nicht ertragen werden kann, so müssen stufenspezifische, unreifere Konfliktlösungen gefördert werden, z. B. unter Beibehaltung einer dichotomen Denkweise (Entweder-oder-Entscheidungen) optimiert werden. Die TherapeutIn kann nicht künstliche

Integrationsleistungen herbeiführen, die die Psyche der PatientIn überfordern. Wer es nicht aushalten kann, dass ein geliebter Mensch sowohl liebenswerte als auch hässliche Seiten hat, muss entweder mit diesem Menschen brechen (was oft nicht geht, weil eine emotionale Abhängigkeit besteht) oder die Wahrnehmung der hässlichen Seite ignorieren bzw. eine gute Entschuldigung für diese finden. Besteht dagegen Ambivalenzfähigkeit, so kann die Lösung eines Konflikts darin bestehen, die eindimensionale polarisierende Betrachtung des »Entweder-oder« zu erweitern durch eine zweite Dimension – das »Und« bzw. »Sowohl-als-auch«. Ein funktionaler Umgang mit Konflikten kann aber auch darin bestehen, die Bereitschaft zu fördern, den Preis für die Vorteile einer Entscheidung zu zahlen, d. h. ihre Nachteile zu tragen.

Für unser therapeutisches Vorhaben können wir uns das anschauliche Therapiekonzept zu eigen machen, das in Abb. 1.1.2 im letzten Kapitel dargestellt ist.

Für unser Fallverständnis ist zentral, dass wir die *Strategie des Symptoms* erforschen, verstehen und aufgreifen, um daraus die individuell passende Strategie der Therapie zu machen. Werden z. B. starke Schwindelsymptome von der autonomen Psyche eingesetzt, damit die zu groß erscheinende Lust, die Welt zu erobern, ausgebremst wird, so können wir diese Strategie aufgreifen und daraus eine Therapiestrategie machen. Der Schwindel hat die Funktion, verbotene bzw. zu riskant erscheinende Verhaltensweisen zu verhindern. Die PatientIn kann überhaupt nichts mehr unternehmen. Sie hat keinerlei Unternehmungslust mehr. Ihre dysfunkionale Überlebensregel wacht über ihr emotionales Überleben und hat so viel zentrale Angst erzeugt, dass diese in ein psychosomatisches Symptom mündete. Diese verbietende und gebietende *Überlebensstrategie* greifen wir therapeutisch auf und machen aus ihr eine Erlaubnis gebende Lebensstrategie, in der Unternehmungslust bejaht wird und keine Angst auslöst. So wird das Symptom überflüssig, es hat seine Funktion verloren, dient keiner impliziten Strategie mehr und kann verschwinden.

Damit gelangen wir zu der Rosette unserer Therapiestrategie und der Arbeitsmodule, in deren Zentrum die Änderung der *Überlebensstrategie* steht: vom Überleben zum Leben – von der zu frustrierenden Ergebnissen führenden dysfunktionalen Überlebensstrategie zur befriedigenden Gestaltung der Beziehungen und des Lebens (siehe Abb. 1.1.2 »Sechs Therapiestrategien und Arbeitsmodule der Strategisch-Behavioralen Therapie (SBT)« im vorigen Kapitel):

Erste Aufgabe ist die Etablierung einer förderlichen *Patient-Therapeut-Beziehung*. Durch früh beginnendes *Achtsamkeitstraining* als zweite Aufgabe wird die bestmögliche Grundhaltung der PatientIn entfaltet und *Akzeptanz* ermöglicht. Wir beginnen mit der *Symptomtherapie* als dritter Aufgabe und führen parallel die *motivationale Klärung mittels Schemaanalyse* und Formulierung der dysfunktionalen Überlebensregel durch. Bald wird sich ergeben, dass *Kompetenzen und Fertigkeiten* unzureichend sind und geübt werden müssen. Diese Module sind bereits sehr gute Vorbereitungen für die *emotional-kognitive Entwicklung* der PatientIn.

Um den Überblick und die Orientierung im Therapiegeschehen zu behalten, ist es sinnvoll, immer wieder einen Blick auf die Rosette von Abb. 1.1.2 in Kapitel 1.1 zu werfen.

Weiterführende Literatur

Grawe, K. (1998). Psychologische Therapie. Hogrefe.

Sulz, S. K. D. (2005b). Prozessuale und inhaltliche Therapiestrategien. In E. Leibing, W. Hiller & S. K. D. Sulz (Hrsg.), Lehrbuch der Psychotherapie. Band 3: Verhaltenstherapie (S. 103–122). CIP-Medien.

Sulz, S. K. D. (2011a). Therapiebuch III – Von der Strategie des Symptoms zur Strategie der Therapie. CIP-Medien.

1.3
Die therapeutische Beziehung in der Verhaltenstherapie heute: Von der Strategie der Übertragung zur heilenden Beziehungserfahrung

Die Gestaltung der PatientIn-TherapeutIn-Beziehung ist als mit der wichtigste Wirkfaktor der Psychotherapie ein erstes Vorhaben, dessen Gelingen über den Ausgang der Therapie entscheidet. Entsprechend ist sie ein definitives Modul der Therapiestrategie (Abb. 1.3.1).

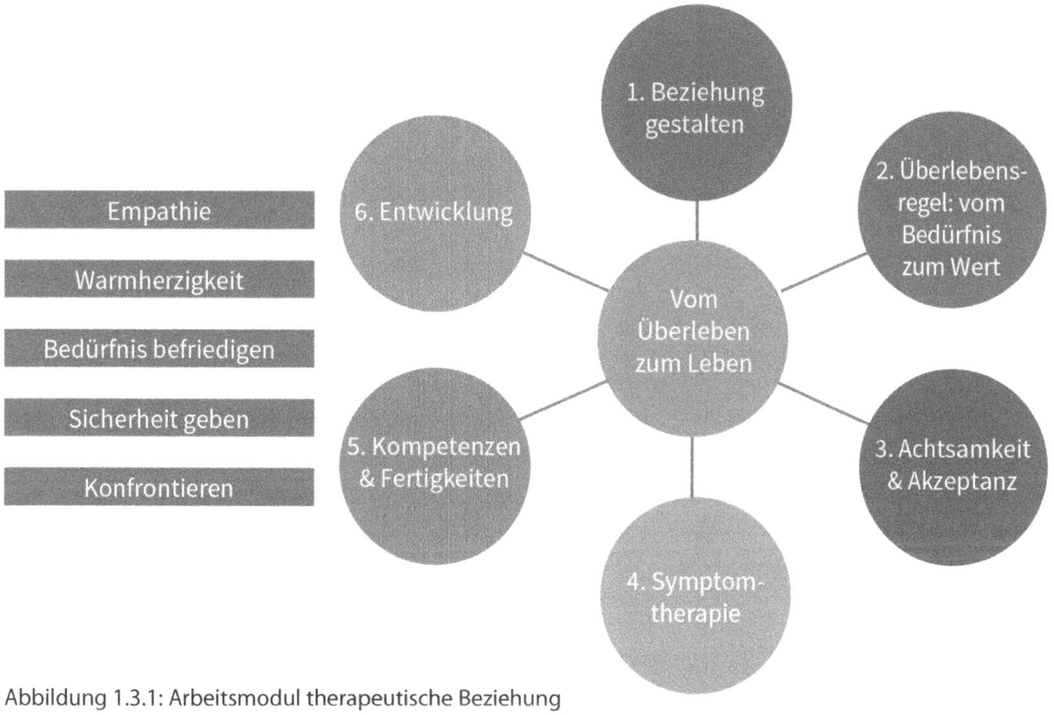

Abbildung 1.3.1: Arbeitsmodul therapeutische Beziehung

Die therapeutische Beziehung

Die therapeutische Beziehung ist mit der wichtigste Wirkfaktor der Psychotherapie neben der Passgenauigkeit von PatientInnenmerkmalen mit TherapeutIn und Therapie.

Dabei kommt es insbesondere darauf an, wie es der PatientIn gelingt, in eine tragfähige Beziehung hineinzufinden und diese aufrechtzuerhalten.

An zweiter Stelle steht, ob und wie die TherapeutIn der PatientIn hilft, Vertrauen zu haben und Misstrauen abzubauen. Dazu gehört auch, dass die implizite Strategie des Beziehungstests erkannt wird, die die PatientIn eine Wiederholung früherer gescheiterter Beziehungen konstruieren lässt. Sichere Signale hierfür sind Gefühle und Reaktionstendenzen der TherapeutIn in Interaktion und Beziehung, die sie sonst nicht von sich kennt.

Durch die regelmäßige gemeinsame (metakognitive) Reflexion des Beziehungsgeschehens kann dafür gesorgt werden, dass therapiehemmende Fehlentwicklungen erkannt, benannt und gemeinsam korrigiert werden.

Als ich vor 40 Jahren meine ersten PatientInnen mit Verhaltenstherapie behandelte, war diese noch ein reiner Abkömmling der Lernpsychologie. Wir hatten die lernpsychologischen Grundlagen mit Skinner, u. a. mit dem programmierten Lehrbuch von Holland und Skinner (1971) erlernt, in dem kaum von Experimenten mit Menschen, sondern überwiegend mit Tauben und Ratten berichtet wurde. In den USA hatte sich jedoch schon eine Entwicklung zum Menschen hin gebildet, was auch in dem fortan zur Bibel gewordenen Lehrbuch von Kanfer und Philipps (1970) deutlich zum Ausdruck kam. Der Mensch mit seinem Innenleben war jedoch zuerst noch eine Blackbox, über die keine wissenschaftlichen Hypothesen gebildet wurden, da diese nicht experimentell erfasst werden konnten. Zwar waren Ängste und Phobien die hauptsächlichen psychischen Störungen, die verhaltenstherapeutisch behandelt wurden, aber das änderte sich schnell. So enthielt das störungsbezogene Lehrbuch von Yates (1970) schon mehr als eine Handvoll Störungen und beschrieb deren verhaltenstherapeutische Behandlung.

Das Wort Therapie wurde anfangs nur zögerlich ausgesprochen, es ging nicht um die Behandlung eines kranken Menschen. Der Mensch war nicht krank, sondern er zeigte ein störendes Verhalten. Deshalb musste nur dieses eine Verhalten geändert werden. Vielen erschien deshalb der Begriff Verhaltensmodifikation am zutreffendsten. Erst als das Gesundheitssystem der Gesellschaft auf klinische PsychologInnen zukam und um Hilfe bat, ging es de facto doch um Therapie. In Deutschland war es die Klinische PsychologIn, die Verhaltensmodifikation ausübte. Der Begriff Psychotherapie war ausschließlich für die psychoanalytische Behandlung reserviert.

Die Lernpsychologie hatte sich inzwischen auch den sprachlichen Prozessen zugewandt. Sie untersuchte die Konditionierung von Sprachverhalten. Dieses wurde wie die Gedanken und Gefühle verdeckte Variable genannt, da sie sich unsichtbar in der Blackbox befanden. Zunächst erweiterte nur Ellis (1962) den Horizont um Gedanken und Gefühle.

Schließlich trat mit Meichenbaum (1979), Mahoney (1977), Bandura (1977) und Kanfer (1977) die kognitive Strömung der Verhaltenstherapie in Erscheinung und Beck (1979) wandte sich der Verhaltenstherapie zu.

Es gab nun kognitive, emotionale, beobachtbar handelnde und körperlich-physiologische Verhaltenskomponenten (Lazarus, 1976).

Mein Behandlungszimmer war, dem direkten Vorbild Niels Birbaumers (1973) folgend, auch mit Videokamera und einem umgebauten EKG, das den psychogalvanischen Hautreflex, das Elektromyogramm und EEG-Hirnströme des Frontallappens aufzeichnen konnte, ausgestattet. Für diese Messungen wurde auch ein Entspannungssessel benötigt. Die PatientIn war aber immer noch keine PatientIn, eigentlich auch keine KlientIn. Letzteres war ein Begriff aus Rogers' (1961, 1989) Gesprächstherapie, die damals schon viel weiter war als die Verhaltenstherapie (Tausch & Tausch, 1979).

Wer war das also, der zur Klinischen PsychologIn zur Verhaltensmodifikation kam? Krankenkassen bezahlten für dieses Vorgehen nur im Ausnahmefall etwas, was auch zeigt, dass es nicht um PatientInnen gehen konnte. Zur experimentalpsychologischen Grundhaltung hätte eigentlich der Begriff des Probanden gepasst. Kanfer (1977) hatte dann den Begriff des Klienten übernommen. Dies entsprach auch dem damaligen Schwerpunkt des Counceling in der Klinischen Psychologie der USA.

Ein Ratgeber lässt noch viel mehr Verantwortung beim Klienten als der Therapeut beim Patienten, ein Experimentalpsychologe jedoch noch weniger als dieser. Denn er befindet sich ja im Labor und nicht im Beratungszimmer. Er wendet lernpsychologische Prinzipien an, mit denen er das Verhalten der Versuchsperson bzw. des Probanden ändert. Er spricht mit diesem über dessen Verhalten und über die Situationen, in denen das Verhalten auftritt, und solche, in denen es nicht auftritt. Und in den ersten Jahren gehörte noch zwingend die Verhaltensbeobachtung in der verhaltensauslösenden Situation und am Ort (z. B. zu Hause oder im Bus) dazu.

Die Kommunikation beschränkte sich auf das Notwendige: die Anamnese und Exploration bezüglich Situation und Verhalten, die Erläuterung des Vorgehens, die wiederholte Frage nach dem momentanen Stand bezüglich der erfassten Variablen (Qualität der Imagination,

Intensität der Angst bzw. der körperlichen Anspannung) und das Ergebnis am Ende der Intervention. Dass ein Einverständnis mit der Art des Vorgehens bestand, wurde vorausgesetzt, solange kein Protest kam. Und es wurde auch nicht nachgefragt, ob alles klar ist oder ob etwas noch nicht verstanden wurde bzw. ob die PatientIn sich zu der Intervention in der Lage fühlt.

Aus diesen Schilderungen ist ersichtlich, wie weit wir damals von unserem heutigen Verständnis der therapeutischen Beziehung entfernt waren. Und nicht wenige PsychotherapeutInnen, die ein anderes Verfahren durchführen, sehen VerhaltenstherapeutInnen noch so.

Auch wenn all dies von der TherapeutIn nicht bewusst reflektiert und kommuniziert wurde und auch wenn es nicht gelehrt und explizit gelernt wurde, hatte sie implizit einen guten und für das Gelingen der therapeutischen Maßnahmen förderlichen Umgang mit der PatientIn. Ohne Worte stellte sich die Art der Beziehung ein, die einerseits für den Fortgang der Behandlung und andererseits für das Wohlbefinden von KlientIn und TherapeutIn optimal war. Rückblickend war vielleicht diese gute Beziehung oft für den Therapieerfolg entscheidender als die angewandten Techniken. Denn die verhaltenstherapeutischen Techniken waren noch simpel und nicht maßgeschneidert für die einzelne Persönlichkeit. Es gab allerdings nicht wenige VerhaltenstherapeutInnen, die zuvor oder parallel in klientenzentrierter Gesprächstherapie ausgebildet waren. Für sie war die Arbeit mit und an der therapeutischen Beziehung eine Selbstverständlichkeit (vgl. Sachse & Sachse, 2016).

Zimmer (1983, 2011, 2013) berichtete schon 1983 über eine Studie, die die hohe interaktionelle Kompetenz von VerhaltenstherapeutInnen zeigte: die Fähigkeit, sich auf die verschiedenen Beziehungsangebote von PatientInnen einzustellen, Warmherzigkeit, Unterstützung, Offenheit (auch bezüglich eigener modellhafter Erfahrung), systematische Aufmerksamkeitslenkung und Strukturierungsfähigkeit. Und 1992 gaben Margraf und Brengelmann ein Buch mit dem Titel *Die Therapeut-Patient-Beziehung in der Verhaltenstherapie* heraus (vgl. auch Scholz, 2002).

Zimmer schreibt über den heutigen Stand: »Ein hoher Anteil der präsentierten Symptome steht in engem Zusammenhang mit mangelnder Bewältigung zwischenmenschlicher Konflikte.

Entsprechend wichtig sind die kognitiv-emotionalen und interaktionellen Schemata, die auch in der therapeutischen Interaktion sichtbar werden. VerhaltenstherapeutInnen beobachten wie andere TherapeutInnen das Verhalten des Patienten in der Therapie und nutzen ihre eigene Reaktion als Hinweisreize auf zwischenmenschliche Bedürfnisse bzw. Befürchtungen. Die Nutzung solcher Beobachtungen ist eine Anregung zur Generierung von Arbeitshypothesen für die eigene Fallkonzeption. Sie bedürfen natürlich kritischer Prüfung« (Zimmer, 2011, S. 39). Zugleich weist der Autor darauf hin, dass verhaltenstherapeutische Störungstheorien den Beziehungsaspekt lange Zeit vernachlässigten.

Zimmer (2011, S. 41) hält folgende Aspekte der therapeutischen Interaktion für wesentlich:

a) Geduldig und behutsam die Muster gemeinsam erarbeiten.
b) Das unbefriedigte zwischenmenschliche Bedürfnis erschließen und sich mit dem Wunsch nach Befriedigung verbünden.
c) Auch die oftmals starken Ängste sollten validiert und zunächst akzeptiert werden.
d) Vor diesem Hintergrund kann oftmals rekonstruiert werden, welche früheren Beziehungserfahrungen das (überlebte) Problemlöseverhalten verstehbar machen, um dann
e) PatientInnen auch zu frustrieren und zu konfrontieren.

Kanfer (Kanfer et al., 2012) hat im Rahmen seines Selbstmanagementansatzes die phasengerechte Interaktion zwischen TherapeutIn und PatientIn herausgearbeitet. Beginnend mit der gemeinsamen Klärung der Rahmenbedingungen und der Motivation, gefolgt von der immer wieder neu erfolgenden Abstimmung der Vorgehensweise, in der die TherapeutIn Führung und Aktivität immer mehr zugunsten von Eigeninitiative der PatientIn zurücknimmt, mündet die Interaktion und Kommunikation in der Schlussphase in das wörtliche Selbstmanagement der PatientIn, während die TherapeutIn verfügbar bleibt.

Zwar gehen wir auch in der Verhaltenstherapie davon aus, dass die therapeutische Beziehung zu den Common Factors (Norcross, 2002) bezüglich der Wirksamkeit von Psychotherapien gehört, aber die Gestaltung von Interaktion und Beziehung ist auch verfahrensspezifisch, indem die Orientierung an obigen Maximen speziell für die Verhaltenstherapie notwendig ist – nicht nur, dass die Maximen an sich wichtig sind, sondern wie und wann sie in der Verhaltenstherapie eingesetzt werden.

Insgesamt entsteht häufig der Eindruck, dass VerhaltenstherapeutInnen einerseits implizit die therapeutische Beziehung auf kompetente Weise optimieren und dass sie andererseits erst dann explizit darauf eingehen, wenn das Therapiegespräch schwierig und die PatientIn zur ProblempatientIn wird – manchmal ist das zu spät (Lutz et al., 2004b; Kowarowsky, 2005; Jacob, Lieb & Berger, 2009).

1.3.1 Gestaltung der therapeutischen Beziehung[1]

Die Therapieforschung konnte wiederholt belegen, dass die Qualität der therapeutischen Beziehung einer der wesentlichen Wirkfaktoren der Psychotherapie ist (Orlinsky et al., 2013).

Welche Funktion hat die Patient-Therapeut-Beziehung? Zu allererst ist sie der Beginn der Hilfe in einer akuten Not. Sie lässt Hoffnung schöpfen und bringt oft bereits eine Linderung der Beschwerden. Sie ist durch die Asymmetrie der Beziehung zwischen einem kranken Menschen und einem kompetenten Heiler zunächst eine Möglichkeit, Verantwortung abzugeben und sich anzuvertrauen. Sie ist anfänglich die Gelegenheit, eine emotionale Abhängigkeit entstehen zu lassen, die emotionales Nähren ermöglicht, die Befriedigung zentraler Bedürfnisse durch die TherapeutIn. Sie ist die Chance, eine bislang nicht mögliche oder verbotene Rolle in einer nahen Beziehung einzunehmen und korrigierende Beziehungserfahrungen (Alexander & French, 1946; Alexander, 1950; Fürstenau, 1994, 1998) zu machen.

Und sie ist der Schauplatz von Reinszenierungen alter dysfunktionaler Interaktions- und Beziehungsmuster, Fehlwahrnehmungen, Missinterpretationen, Konfliktaktualisierungen, Beziehungstests (Weiss et al., 1986) und zentraler Vermeidungstendenzen. Dadurch ist sie ein wertvolles Anschauungs- und Übungsfeld für die oft wichtigsten Veränderungen neben der Symptomtherapie. Da sich die therapeutische Beziehung im Laufe der Therapie erheblich verändert, ähnlich der Beziehung zwischen Eltern und Kind im Laufe von Kindheit und Jugend, ist sie auch ein Modell für Beziehungsentwicklung. Erst durch ihre Entwicklung wird sie eine förderliche Beziehung. Zur Beziehungsfähigkeit gehört nicht nur, sich aufeinander einzustellen – das gelingt den meisten –, sondern Veränderungen und Entwicklungen der PartnerIn wahrzunehmen, zuzulassen bzw. zu fördern, sich selbst zu verändern und zu entwickeln und dann wieder ein neues Beziehungsgleichgewicht herzustellen. Die meisten Ehen scheitern gerade an diesem zweiten Aspekt, an ihrer Unfähigkeit zur Beziehungsentwicklung. Ähnlich ist es bei der Patient-Therapeut-Beziehung. Neben dem richtigen Umgang mit Beziehungstests ist die Fähigkeit der TherapeutIn, ihr Beziehungsverhalten den Veränderungen und Entwicklungen der PatientIn und der Phase des Therapieprozesses anzupassen, eine Bewährungsprobe. Sowohl Anfänger als auch erfahrene TherapeutInnen laufen Gefahr, ein Beziehungsstereotyp zu entwickeln, das zu vielen PatientInnen zu oft und zu lange angeboten wird. Dagegen steht das subtil wahrnehmende Einstellen auf die aktuelle Person, auf ein Gegenüber, dessen Aufgabe nicht darin besteht, sich dem Interaktionsstereotyp der TherapeutIn anzupassen.

Beziehungsgestaltung beginnt mit einer Begegnung. Ich begegne dem Menschen, der zwar mein Patient ist. Aber wesentlich für den Aufbau unserer Beziehung ist, was er für ein Mensch ist und wie die Begegnung zwischen uns abläuft, wie aus unseren Begegnungen Beziehung entsteht. Da läuft etwas ab, das wir anfänglich mehr wahrnehmen denn steuern können. Der Beziehungsaufbau geschieht prozesshaft und viel schneller, als wir ihn gedanklich erfassen können. Wir ertappen uns bei Gedanken, Gefühlen, Aussagen

1 Verändert aus Sulz, S. (2011a). Das Therapiebuch III. CIP-Medien, S. 47–64.

und Gesten, die nicht zu unseren häufigsten gehören, und wundern uns über uns selbst. Da hat die PatientIn quasi zwischen den Zeilen durch nonverbale Signale auf eine sehr komplexe Weise auf unsere Psyche so eingewirkt, dass wir, ohne es frühzeitig zu bemerken und steuern zu können, wie ein anderer Mensch reagieren. Sie macht jemand anderen aus uns. Genau so kann es natürlich der PatientIn mit uns gehen. Hier geht es um Vorgänge, die in der Psychoanalyse Übertragung und Gegenübertragung genannt werden. Ohne die theoretischen Erklärungen der Psychoanalyse bei den weiteren Ausführungen übernehmen zu müssen, können wir diese gut eingebürgerten Begriffe verwenden. Übertragung ist demnach ein unbewusstes nonverbales Beziehungsangebot, durch das uns die PatientIn eine bestimmte Rolle anbietet. Wir gehen unbewusst auf dieses Angebot ein und es kommt bei uns eine ganzheitliche Antwort als Gegenübertragung zustande. Wir haben die uns angebotene oder zugewiesene Rolle übernommen. Oft wird uns so ein Angebot gar nicht bewusst. Es bedarf der therapeutischen Schulung, um eine ausreichende Wahrnehmung für Übertragungs- und Gegenübertragungsprozesse zu entfalten. Selbst erfahrene TherapeutInnen geraten immer wieder in Situationen, die eventuell über Monate hinweg die PatientIn in eine Gegenübertragung führten und so den therapeutischen Prozess zum Stagnieren brachten. Manchmal kann nur eine KollegIn oder SupervisorIn, die von außen auf die Patient-Therapeut-Beziehung sehen kann, die besondere Art der Übertragungs-Gegenübertragungs-Konstellation erkennen.

1.3.1.1 Welche Aspekte sind wichtig für die Gestaltung der therapeutischen Beziehung?

Wovon ich zunächst nur Notiz nehmen kann – konstatieren, dass es so ist –, werde ich allmählich mehr verstehen lernen, wenn ich mehr von der PatientIn weiß (und natürlich auch von mir selbst). Hierzu verhelfen uns die umfangreichen Untersuchungen während der diagnostischen Phase.

Sie geben Aufschluss:

- über die Geschichte der PatientIn, die im Wesentlichen eine Beziehungsgeschichte ist,
- über ihre zentralen Bedürfnisse in Beziehungen,
- über die Art ihres Umgangs mit ihren zentralen Bedürfnissen – wie sie anderen Menschen gegenüber diese zu befriedigen sucht und wie sie eventuell immer wieder an deren Befriedigung scheitert,
- über ihre zentralen Ängste in Beziehungen,
- wie sie versucht, diese entsprechenden Bedrohungen laufend zu verhindern und wie sie vielleicht trotzdem immer wieder diesen Ängsten ausgeliefert ist,
- in welchen Beziehungskontexten sie mit welchen Gefühlen reagiert,
- wie sie versucht, durch ihren Umgang mit ihren Gefühlen, die Beziehung zu steuern,
- über ihre dysfunktionalen Persönlichkeitszüge als Verhaltens- und Erlebensstereotypien, durch die sie in Beziehungen nicht anders sein kann, auch wenn es zu ihrem Schaden gereicht,
- über ihre situationsübergreifenden kognitiven Bewertungen und Erwartungen, die einer Beziehung keine Chance geben, sich anders als erwartet zu entwickeln,
- über ihre dysfunktionale Überlebensregel, die wie ein ehernes Gesetz über ihr Beziehungsverhalten wacht, um vermeintlich ihr Überleben in Beziehungen zu gewährleisten,
- über ihre gegenwärtigen wichtigen Beziehungen und deren Gestaltung, deren partielles oder vollständiges Scheitern und die Art, in der dieses Scheitern abläuft,
- über ihre Werte und Normen, die Eckpfeiler für ihr Verhalten und ihren Umgang mit Beziehungen setzen,
- über die Konflikte, die in ihren Beziehungen auftreten, und über ihren Umgang mit diesen Konflikten,
- über ihre Ressourcen, durch die sie ihre Beziehungen bereichert oder bereichern könnte,
- über ihre Entwicklungsstufe, die ihren Beziehungen eine stufenspezifische Bedeutung gibt, und über ihre Entwicklungsdefizite, die verhindern, dass sie ihre Beziehungen weiterentwickelt.

Jeder dieser Aspekte wirkt auch auf die Beziehungsgestaltung in der Therapiesituation. Eine Planung der Beziehungsgestaltung berücksichtigt sie, indem Beobachtungen und Hypothesen über die Art ihres Einflusses auf die therapeutische Beziehung festgehalten werden. Welcher Umgang damit hat sich in den Therapiesitzungen bereits gezeigt und welcher ist unter welchen Umständen zu erwarten? Nach diesen Verhaltensbeobachtungen und Verhaltensvorhersagen kann aufgrund des Gesamtverständnisses der PatientIn erarbeitet werden, welches TherapeutInnenverhalten bezüglich welchen Aspekts förderlich und welches schädlich ist (Sulz, 2008a: VDS39).

1.3.1.2 Konkrete Planung der Beziehungsgestaltung

Wollten wir alle relevanten Aspekte in einer Therapiesitzung berücksichtigen, so wären wir völlig überfordert. Das Beziehungsgeschehen ist zu komplex, als dass wir es simultan kognitiv auch nur annähernd erfassen und steuern könnten. Wir sind immer ein bisschen verspätet dran. Deshalb greifen wir uns die drei wichtigsten Aspekte heraus und planen diesbezüglich die Beziehungsgestaltung. Hierzu eignen sich vor allem das zentrale Beziehungsbedürfnis und die zentrale Beziehungsangst, da sie erfahrungsgemäß einen hohen Prozentsatz des Beziehungsverhaltens determinieren. Als Kriterien der konkreten Planung verwenden wir (teils einer Empfehlung Grawes (1998) folgend):

- das Motiv (Bedürfnis),
- das instrumentelle Annäherungsverhalten, das zur Bedürfnisbefriedigung führen soll,
- das Vermeidungsverhalten, das vor einer schmerzlichen Frustration schützen oder den Schmerz der Frustration verringern soll,
- das Verhalten, zu dem die TherapeutIn verleitet wird.

Wenn ich weiß, was die PatientIn in einer wichtigen Beziehung braucht, kann ich viele ihrer Reaktionen besser verstehen. Ich kann zahlreiche Verhaltensweisen in konkreten Beispielsituationen als instrumentelle Annäherungen identifizieren, die die betreffende Bedürfnisbefriedigung herbeiführen sollen. Ihre Beziehungsgeschichte hat sie gelehrt, welche Verhaltensweisen zur Bedürfnisbefriedigung führen können und dürfen. Die eine PatientIn wird versuchen, Geborgenheit durch wortarmes »Anschmiegen« zu erlangen, die andere durch wortreiches aktiv-freundliches Gesprächsverhalten. Da oft andere Verhaltensweisen verboten sind, muss sie bei ausbleibender Befriedigung dieses Verhalten intensivieren – mehr desselben, das so zu viel des Guten wird und die Frustration besiegelt. Um dieser Frustration vorzubeugen, tritt ein Vermeidungsverhalten hinzu oder ein vermeidender Verhaltensaspekt, der sich mit dem annähernden so vermischt, dass daraus eine Doppelbindungsbotschaft resultiert, z. B.: »Bitte gib mir Verständnis, aber du kannst mich nie verstehen!« Vor diese unlösbare Aufgabe gestellt, wird die TherapeutIn, noch ehe sie auf bewusster Ebene die Botschaft dekodiert hat, spontan vor eindeutig befriedigendem Verhalten zurückschrecken und die selbsterfüllende Prophezeiung der PatientIn wahrmachen. Nur wenn sie sich auf solche Situationen vorbereitet und in ihrer Wahrnehmung eine aktive Suchhaltung aufgebaut hat, die dieses Beziehungsangebot der PatientIn bewusst wahrnehmbar werden lässt, erkennt sie rechtzeitig, worum es geht, und kann die Transaktion steuern und für eine korrigierende Beziehungserfahrung nutzen. Da mich das Beziehungsangebot der PatientIn einfängt, fällt mir nicht schnell genug der richtige förderliche Satz ein, der einfach darin bestehen kann, das implizite Motiv der PatientIn oder ihren Konflikt auszusprechen, z. B.: »Sie brauchen Verständnis und fürchten, dass ich Sie nicht verstehen kann.« Ich muss ihn mir vorher überlegen und z. B. schriftlich festhalten. Bei Sulz (2008a: VDS39) findet sich eine praktische Möglichkeit dieser Planungsschritte.

Analog wird beim zweiten Schritt, der zentralen Angst in Beziehungen, vorgegangen. Besteht diese Angst z. B. in der Angst vor Kontrollverlust über das Verhalten des Gegenübers, so werden wir viele Reaktionen der PatientIn erleben, die wir als aktiven Widerstand gegen die therapeutischen Interventionen interpretieren, und leicht verärgert direktiver werden. Dies erhöht die Angst der PatientIn vor Verlust der Kontrolle, sie sieht sich in der Bedrohlichkeit der Situation bestätigt und kann noch weniger die Kontrolle abgeben. Ihr Vermeidungsverhalten wird uns verständlich, wenn wir ihre Angst beim Namen nennen können. Dass aus einer Angst eher ein Annäherungsverhalten resultieren kann, erscheint nur auf den ersten Blick abwegig. So führt Angst vor Alleinsein zu aktivem, Schutz suchendem Verhalten. Angst vor Verlust der Kontrolle über die InteraktionspartnerIn führt nur zum Teil zu defensivem Verhalten. Es führt auch zu einer Annäherung durch ein Angebot einer gleichberechtigten Kooperation, in der keine Seite die Direktive hat. Gerade dieser annähernde Aspekt hilft, das richtige TherapeutInnenverhalten zu finden, wie dies gerade bei dieser Angst eine Untersuchung von Grawe et al. (1990) nahelegt. So kann die TherapeutIn die PatientIn einladen, mit ihr gemeinsam das weitere Vorgehen zu planen.

Oft reicht es für den Anfang, diese beiden Aspekte zu berücksichtigen, und es gesellt sich nach und nach ein weiterer Aspekt wie z. B. die Überlebensregel oder der dysfunktionale Persönlichkeitszug hinzu, der sich in der therapeutischen Beziehung am deutlichsten manifestiert. Hier ist zu fragen: Wozu verhält sich die PatientIn mir gegenüber z. B. selbstunsicher, worin besteht die Instrumentalität dieses Verhaltens? Welchen Annäherungs- und welchen Vermeidungsaspekt enthält es (vgl. Grawe, 1998)? Und zu welcher Antwort tendiere ich spontan? Der förderliche Satz könnte darin bestehen: »Sie wissen, was Sie wollen. Ich vertraue darauf.« Dabei können uns diese Sätze übertrieben oder pathetisch vorkommen. Aber bei so viel Bedürfnis kommen sie genauso beim Gefühl der PatientIn an, wie diese es braucht. Es ist wie, wenn wir mit Kindern sprechen. Das ist eine ganz andere Sprache als mit Erwachsenen. Wir sprechen quasi über die Erwachsenen- oder Verstandesseite der PatientIn hinweg mit ihrer Kind- oder Gefühlsseite. Und diese legt völlig andere Maßstäbe an. Denken wir nur an Komplimente, die uns gemacht werden. Sie sind meist überzeichnet und doch tun sie uns gut. Auch wenn wir amerikanische TherapeutInnen hören, mit welcher Expressivität sie auf die PatientIn eingehen, wie da eine Bestätigung oder ein Lob das Gefühl und nicht nur den Verstand erreicht. Es geht unter die Haut, wir hören nicht nur die wohltuenden Worte, wir spüren die positive affektive Botschaft. Also sollten wir darauf achten, an wen wir uns mit unserem Satz wenden. Ist es der Techniker, der Buchhalter, der Philosoph oder seine fühlende, bedürftige Seele? Therapeutische Beziehungsgestaltung achtet darauf, an wen sie welche Botschaft richtet. Sie verwendet eine je verschiedene Sprache und verschiedene nonverbale Signale.

In der Verhaltenstherapie haben sich Kohlenberg und Mitarbeiter (2000) systematisch mit dysfunktionalen Interaktionsmustern innerhalb der Therapiesitzung und den therapeutischen Umgang mit ihnen befasst.

1.3.1.3 Konkrete Vorbereitung auf Beziehungstests

Neben den häufigen Übertragungs- und Gegenübertragungsreaktionen, die auf subtile Weise den Verlauf der Beziehung zu steuern versuchen, gibt es »große« Beziehungsmanöver, die als Liebesbeweise angelegt sind und für den Prüfling (die TherapeutIn) eine große Gefahr des Scheiterns beinhalten. Jemand, der unvoreingenommen und unbedacht in diese Prüfungssituation gerät, muss scheitern. Zum Leidwesen sowohl der PatientIn als auch der TherapeutIn sind diese Prüfungen so angelegt, dass der Prüfling sie im Normalfall nicht besteht. Die PatientIn hat sich und der Welt wieder einmal bewiesen, dass das Paradies verloren bleibt, dass auch die TherapeutIn nicht diejenige ist, die das Tor zum Paradies zu öffnen vermag. Dass also auch sie die Falsche ist. Diese Beweisführung hat Schutzfunktion. Sie schützt davor, sich dem anderen anzuvertrauen und hinzugeben, sich dadurch sehr verletzbar zu machen, um mitten in diese ungeschützte Verletzbarkeit hinein retraumatisiert zu werden. Die Enttäuschung »davor« ist leichter zu verkraften als die Enttäuschung »mittendrin«.

Die Psychoanalyse erklärt diese Prüfungen durch Wiederholungszwang. Immer wieder versucht die Psyche ein unerledigtes Problem zu lösen. Immer wieder versucht sie dies in untauglichen Kontexten mit den gleichermaßen untauglichen Personen – so untauglich, wie in der Kindheit eine problematische Elternperson war. Da es um eine Reparatur der Kindheit geht und nicht um heutiges Glück, muss auch eine ähnliche Person und eine ähnliche Situation wie damals ausgesucht werden. Glück ist nicht die Bescherung durch eine unproblematische Person, sondern die glückliche Wendung der problematischen Person in der problematischen Situation. Es geht um die Wunscherfüllung durch genau die Person, von der Wunscherfüllung bisher vergeblich ersehnt wurde. Das Glück besteht nicht in einer sehr positiven Erfahrung aus einem neutralen Motivationszustand heraus, sondern im Beenden eines höchst aversiven Leids durch Änderung des Beziehungsverhaltens des Verursachers des Leids. Gerade diese Wendung des Verhaltens des Täters ist aber sehr unrealistisch, wenn die im Wiederholungszwang eingesetzte Person von ihrer Persönlichkeit her eine große Affinität zu dem Täterverhalten hat. Wirkt der Wiederholungszwang also bereits bei der Wahl der Bezugsperson, sei es des Ehepartners, sei es der TherapeutIn, so ist eine Auflösung äußerst schwierig.

Also muss sich die TherapeutIn, die sich sehr gut kennen muss, zuerst fragen, wie viel Ähnlichkeit sie mit der Elternperson hat, von der aus der Wiederholungszwang seinen Ausgang nahm, und ob sie zu genau diesen enttäuschenden Antworten neigt. Tatsächlich ist die Auswahl der TherapeutIn manchmal bereits unter diesen Gesichtspunkten erfolgt und die Therapie verspricht dadurch sehr schwierig zu werden. Die sorgfältige Planung der Beziehungsgestaltung ist in diesem Falle die wichtigste therapeutische Arbeit.

Sampson und Weiss (1986) nannten diese Prüfungen Beziehungstest. Die konkrete Vorbereitung auf den Beziehungstest, den uns die PatientIn stellen wird, ist nicht nur klug, sondern auch sehr ökonomisch.

Welches Motiv ist das, das immer wieder traumatisch frustrierte, wichtige Beziehungen wie ein roter Faden auf gleiche Weise markierte? Welche Enttäuschungen, welches Trauma wiederholte sich in den bisherigen Beziehungen? Welche analoge Situation in der Therapie kann sich beispielhaft ergeben? Durch welches Annäherungsverhalten wird die PatientIn der PsychotherapeutIn gegenüber versuchen, dem Motiv zu folgen und um welche Anliegen oder Bedürfnisse zu befriedigen? Durch welches Vermeidungsverhalten wird sie diese Annäherung unwirksam machen bzw. welches frustrierende Verhalten bei der TherapeutIn evozieren? Welches TherapeutInnenverhalten wäre schädlich, weil es welche Wirkung auf die PatientIn hat und dadurch in dieselbe Kerbe schlägt wie Reaktionen bisheriger enttäuschender Personen? Gibt es ein förderliches Verhalten, das aus diesem Beziehungsmuster oder dieser Beziehungsfalle heraustritt? Ideal wäre eventuell – sofern es ein irdisches, wiederholbares Verhalten wäre – ein Verhalten, das das Tor zum Paradies öffnet. Doch es hängt sehr vom Einzelfall ab, ob dies überhaupt möglich ist. Andererseits ist es schwierig, ein Verhalten zu finden, das weder frustrierend noch befriedigend ist. Die Fortsetzung der Kommunikation auf einer Metaebene muss behutsam erfolgen, sonst wirkt sie wie das Aufwecken aus einem intensiven Traum kurz vor der (Er-)Lösung.

1.3.2 Entwicklung der therapeutischen Beziehung im Therapieverlauf

Auch die Beziehungsentwicklung sollte im Einzelfall von Beginn an bewusste Betrachtung finden. Je schwieriger es ist, eine tragfähige, förderliche Beziehung aufzubauen, umso größer ist die Gefahr, dass diese zu einem unflexiblen Muster erstarrt, das Entwicklung verhindert. Man ist so froh, es geschafft zu haben, dass man den erfolgreichen Weg nicht mehr verlassen mag. Anfänglich braucht die PatientIn auch die Festigkeit und Zuverlässigkeit des Beziehungsangebots, um sich auf die emotionale Arbeit einlassen zu können. Später muss die Beziehung ihr aber zunehmend mehr Raum geben. Die von Sulz (1994, 1995, 2008a, 2011a, 2012c) beschriebene und empirisch gewonnene Bedürfnisreihe (Sulz & Tins, 2000) eignet sich auch, um die Beziehungsentwicklung zu verstehen (Tab. 1.3.1).

Tabelle 1.3.1: Bedürfnisse in den Phasen der therapeutischen Beziehung

Bedürfnis	Phase	Thema
Willkommen sein, dazugehören Geborgenheit, Wärme	Bindung	Zugehörigkeit zu einer Beziehung
Schutz, Sicherheit, Zuverlässigkeit Liebe, Zuneigung Beachtung, Aufmerksamkeit Empathie, Verständnis Wertschätzung	Selbstwert	
Selbst machen, selbst können	Autarkie	Selbst, Differenzierung
Selbstbestimmung, Freiraum Grenzen gesetzt bekommen	Autonomie	
Gefordert und gefördert werden Ein Vorbild, jemand zur Idealisierung haben Intimität, Hingabe, Erotik Ein Gegenüber zur Auseinandersetzung	Identität	

Die PatientIn will zunächst bei der TherapeutIn willkommen sein, zur entstehenden Therapiebeziehung gehören. Sie will dann jemanden haben, der ihr Geborgenheit und Wärme gibt. Sie braucht Schutz und Sicherheit sowie zuverlässige Verfügbarkeit. Dies ist die Phase des Beziehungsaufbaus, die der Entwicklung einer sicheren Bindung dient (Bowlby, 1975, 1976). Der Blick ist ganz auf den Versorger gerichtet.

Ist die Beziehung etabliert, so will die PatientIn der TherapeutIn etwas wert sein. Sie will von ihr Liebe und Zuneigung erhalten. Sie sucht Aufmerksamkeit und Beachtung. Sie erhofft Empathie und Verständnis und sie braucht Wertschätzung, Bewunderung und Lob. Dies ist die Phase des Selbstwerts. Das Selbst erhält Wert durch den gebenden Anderen, die Selbstwert spendende TherapeutIn.

Diese beiden Phasen der Beziehungsentwicklung stehen ganz unter dem Vorzeichen von Beziehung. Man könnte sie als Beziehungsphasen bezeichnen. Es geht um »Beziehung haben« und um »Wert durch Beziehung haben«. Die nächsten beiden Phasen könnte man als Selbstphasen bezeichnen. Es geht um das Herausschälen des Selbst aus der Beziehung, um die Differenzierung des Selbst von der Bezugsperson (TherapeutIn). Es geht darum, ein abgegrenztes Individuum mit einer eigenen Identität zu werden, als abgegrenzte Person einer ebenso abgegrenzten Person zu begegnen, in dieser Beziehung ein Du zu finden.

Die einzelnen in diesen Phasen zu befriedigenden Bedürfnisse können deshalb auch Selbst- oder Differenzierungsbedürfnisse genannt werden. Es beginnt mit dem Bedürfnis nach Selbsteffizienz (selbst machen, selbst können). Es geht weiter mit dem Bedürfnis nach Selbstbestimmung und Freiraum. Hierzu gehört als Gegenpol das Bedürfnis, Grenzen gesetzt zu bekommen (das eher selten bewusst wahrgenommen wird, dem aber instrumentelle Verhaltensweisen zugeordnet werden können). Die PatientIn braucht die Bezugsperson, die TherapeutIn, um in ihrem eigenständigen, selbstbestimmten Projekt gefordert und gefördert zu werden. Und sie braucht für seine Selbstentwicklung die TherapeutIn als Vorbild und als jemanden zum Idealisieren, damit Erstrebenswertes am Horizont erscheint und Veränderungsmotivation gefördert wird. Jede TherapeutIn muss sich bewusst machen, dass zur Identitätsbildung das Mannsein bzw. das Frausein gehört. Selbstsicherheit und Selbstbewusstsein als Mann bzw. als Frau muss auf förderlichen Beziehungserfahrungen aufbauen. Der männliche Patient braucht das Feedback männlich zu sein, die weibliche Patientin braucht die Spiegelung, eine Frau zu sein. Das Bedürfnis nach Intimität, Hingabe und Erotik weist auf diese wichtige Funktion auch der therapeutischen Beziehung hin. Intimität heißt, dass beide um die Erotik der PatientIn wissen und dass die TherapeutIn zuverlässig die

Intimitätsgrenzen achtet. Erst dann kann Hingabe geschehen mit der Sicherheit, sich frei im erotischen Spannungsfeld bewegen zu können, selbst steuernden Einfluss auf dieses Wechselspiel nehmen zu können. Erotik ist diese Spannung zwischen bewahrter Intimität und Hingabe (als Möglichkeit). Bedürftige, deprivierte männliche Therapeuten sind dieser Aufgabe manchmal nicht gewachsen, sodass es zum Missbrauch kommen kann.

Ein Therapeut, der in seiner Selbstentwicklung nicht zu erotischem Mannsein, eine Therapeutin, die nicht zu erotischem Frausein gefunden hat, kann diesen Schritt nicht durch eine spezifische Beziehungsgestaltung fördern. Deshalb ist zu fordern, dass in der psychotherapeutischen Ausbildung diesem Aspekt, u. a. in der Selbsterfahrung, große Aufmerksamkeit gewidmet wird. Wie kann Erotik auf eine förderliche Weise in die therapeutische Beziehung Eingang finden, z. B. indem einfach die Selbstwahrnehmung die eines erotischen Wesens ist und der/die andere als erotisches Wesen wahrgenommen wird? Wie kann die Grenze zum Missbrauch gehandhabt werden, z. B. wenn die PatientIn zur Befriedigung eigener noch so subtiler Bedürfnisse benutzt wird? Dies ist eine sehr schwierige Aufgabe für die TherapeutIn. Leider wird der gekonnte Umgang mit den Grenzen manchmal nicht geübt, sondern prüde die Geschlechtlichkeit aus der Beziehung herausgehalten, aus der unbewussten Angst heraus, missbräuchlich zu werden. Gerade dies ist aber oft genug eine Wiederholung früherer Beziehungserfahrungen, wie sie z. B. eine Tochter mit ihrem verantwortungsvollen Vater erlebte. Diese Beziehungserfahrung erneut zu machen, bedeutet, dass die eigene Geschlechtlichkeit in einer wichtigen, nahen Beziehung keinen Platz hat, dass sie tabu ist, dass sie nicht als schätzenswerter Teil der eigenen Persönlichkeit in diese integriert werden darf. Ein erotischer Mann oder eine erotische Frau sein scheint dann in der Therapie oder generell kein erstrebenswertes Entwicklungsziel zu sein. Diese beschneidende Quintessenz ist therapeutisch schädlich und für die Weiterentwicklung der PatientIn hinderlich.

Das siebte Selbstbedürfnis ist das Bedürfnis nach einem Gegenüber, das sich stellt, damit ich ihn aktiv lieben kann und mich emotional mit ihm auseinandersetzen kann. Hier geschieht der abschließende Schritt der Selbstentwicklung. Nach dem spielerischen erotischen Annähern und wieder Entfernen erfolgt nun die Hinwendung des abgegrenzten Selbst zu einer Person, die auch abgegrenzt ist. Beide bleiben in der Begegnung abgegrenzt. Die sich jetzt bildende Beziehung ist die Beziehung zwischen zwei abgegrenzten Individuen, die sich aus ihrem Verschiedensein heraus begegnen. Die PatientIn übt dabei, bewusst steuernden Einfluss auf die Beziehungsgestaltung zu nehmen, ihr eine von ihr erzeugte Prägung zu geben, selbst GestalterIn der Beziehung zu sein. Die TherapeutIn muss befähigt sein, dies mit sich geschehen zu lassen. Sie muss dies in die therapeutische Beziehung investieren, um der PatientIn die für ihre Selbstentwicklung und für ihre Identitätsbildung notwendige Beziehungserfahrung zu vermitteln.

Die Therapiematerialien VDS36 (Beziehungsanalyse) und VDS39 (Planung der Beziehungsgestaltung) aus der VDS Verhaltensdiagnostik-Materialmappe (Sulz, 2008a) sind diagnostische Leitfäden zur Konzeptualisierung der therapeutischen Beziehung. Ein wesentlicher Bestandteil der Beziehungsdiagnostik ist das interpersonelle Circumplex-Modell (Kiesler, 1983; Horowitz et al., 1994; Benjamin, 2001). Seine horizontale Achse hat die beiden Pole Liebe versus Feindseligkeit, seine vertikale Achse die Pole Dominanz versus Unterwürfigkeit. Zwei Menschen verhalten sich oft komplementär bezüglich der Dominanz-Achse, während bezüglich der Achse Liebe – Feindseligkeit oft gleichsinnig reagiert wird. Legt man zwei Kreismodelle zugrunde, wie Benjamin (2001) dies machte, so kann im ersten Modell abgebildet werden, wie aktiv mit der anderen Person umgegangen wird, und im zweiten Modell, wie auf Aktivitäten eines anderen reagiert wird. Dies kann mit Benjamins (2001; vgl. Tress, 2002) SASB-Analyse, für die eine Computerauswertung zur Verfügung steht (Tscheulin & Harms, 2002), geschehen und es kann als Screening grob dargestellt werden, wie Abb. 1.3.2 zeigt.

So gingen wir bisher miteinander um (1 = aktiver Modus): »Ich mache etwas mit dem anderen.«

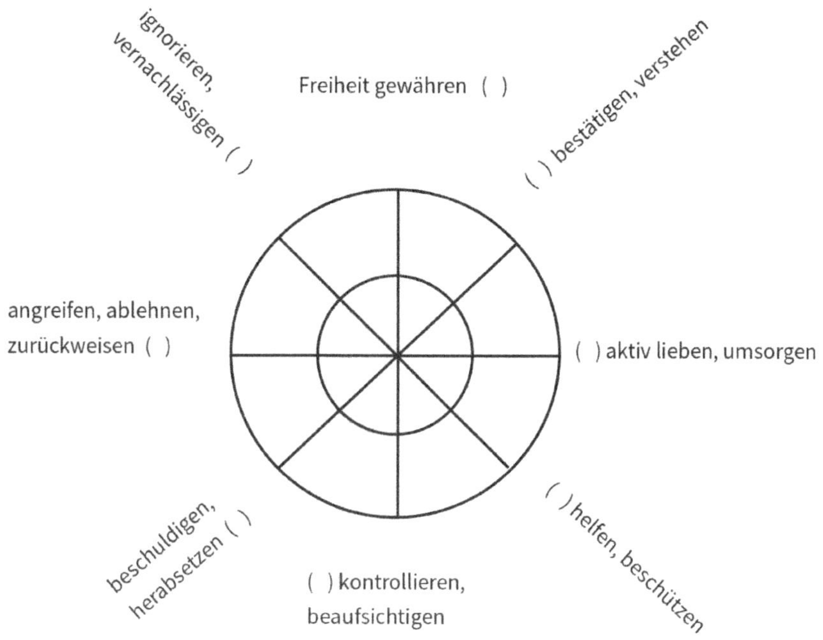

Tragen Sie in die Klammern ein (P) ein, wenn Patient/in dieses Verhalten zeigt, tragen Sie ein (B) ein, wenn die Bezugsperson dieses Verhalten zeigt. Oder wählen Sie einen anderen Buchstaben für die betreffende Person (z.B. V = Vater, M = Mutter, E = Ehepartner, S = Sohn etc.).

So gingen wir bisher miteinander um (2 =reaktiver Modus): »Ich reagiere auf das, was der andere mit mir macht.«

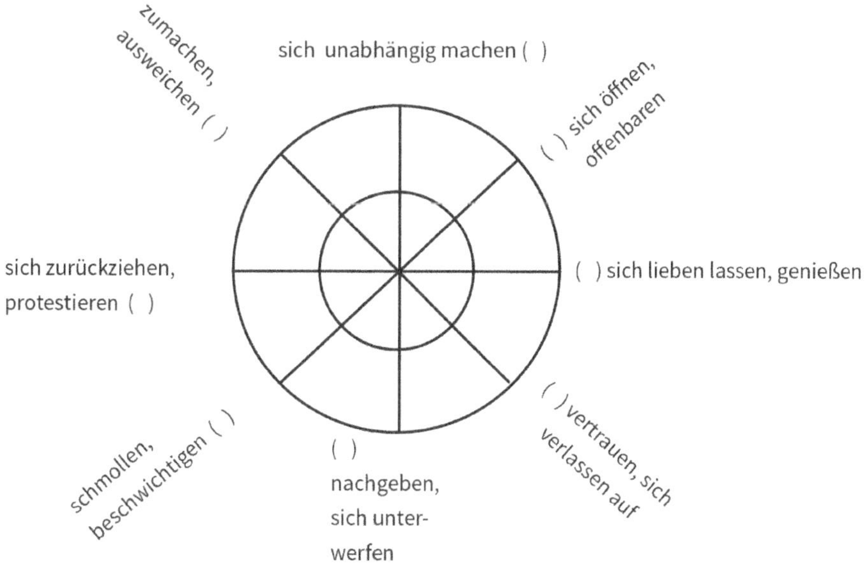

Abbildung 1.3.2: Beziehungsanalyse: Grafische Auswertung im Beziehungskreis

1.3.2.1 Analyse der therapeutischen Beziehung im Therapieprozess

In einer zusammenfassenden evaluierenden Betrachtung stellen sich mehrere Fragen zur therapeutischen Beziehung:

1. Kenne ich die zentralen Beziehungs- und Selbstbedürfnisse der PatientIn?
Die PatientIn versucht, auch der TherapeutIn gegenüber ihre zentralen Beziehungs- und Selbstbedürfnisse zu befriedigen. Wer viel Anerkennung braucht, wird sich so verhalten, dass die TherapeutIn ihn lobt. Wer Geborgenheit braucht, versucht, die TherapeutIn zu warmherzigem, emotional versorgendem Verhalten zu bewegen. Wem Selbstbestimmung sehr wichtig ist, wird sich nur dann auf ein Vorhaben einlassen, wenn es seine eigenen Entscheidungen sind. Wenn Abhängigkeits- und Autonomiebedürfnisse im Konflikt stehen, wird vielleicht zuerst ein schützendes, führendes TherapeutInnenverhalten bewirkt. Deren Initiative frustriert dann aber das Bedürfnis nach Selbstbestimmung und wird deshalb abgelehnt. Sie weiß nicht, wie ihr geschieht, wenn sie nicht beide Botschaften wahrnehmen und entziffern kann. Die TherapeutIn kann also im günstigen Fall an ihrer Gegenübertragung erkennen, welches Bedürfnis die PatientIn hat. Sicherer ist es, die Bedürfnisse mit VDS27 »Meine Bedürfnisse« zu erfassen (VDS-Materialmappe: Sulz, 2008a). Daraus geht auch hervor, wie die PatientIn typischerweise mit ihren Bedürfnissen umgeht: Zeigt sie sie oder lässt sie sich nichts anmerken? Gibt sie anderen, was sie selbst brauchte? Nur wenn ich auch den typischen Umgang mit zentralen Bedürfnissen kenne, kann ich als TherapeutIn von ihrem Verhalten auf ihre Bedürfnisse schließen.

2. Befriedige ich berechtigte Bedürfnisse der PatientIn?
In der Therapieforschung gilt die therapeutische Beziehung als einer der wichtigsten Wirkfaktoren in der Psychotherapie (vgl. Grawe, 1998). Vor allem zu Beginn der Behandlung sollte die TherapeutIn zentrale Bedürfnisse der PatientIn befriedigen. Wie geschieht dies? Wie befriedige ich in der Therapiesitzung ein Bedürfnis nach Geborgenheit, nach Schutz, nach Liebe oder nach Bewunderung? Wie kann ich Bedürfnissen nach Selbstständigkeit, Selbstbestimmung, nach Grenzen, nach einem Vorbild oder nach einem authentischen Gegenüber gerecht werden? Und wie soll mit dem Bedürfnis nach Erotik, Hingabe und Zärtlichkeit umgegangen werden? Einige Bedürfnisse muss die TherapeutIn erfüllen und sie muss herausfinden, welche. Auch wenn sie ein Bedürfnis der PatientIn nicht befriedigen kann, darf oder will, akzeptiert sie ausdrücklich diese Regung der PatientIn. Will die TherapeutIn ein Bedürfnis nicht befriedigen, so sollte es möglich sein, darüber so zu sprechen, dass sich die PatientIn nicht schämen muss. Kann und will die TherapeutIn das Bedürfnis befriedigen, so besteht dadurch die Chance zu einer korrigierenden Erfahrung (Alexander, 1950). Die PatientIn erfährt berechtigte Bedürfnisbefriedigung, ohne dafür Bedingungen erfüllen zu müssen.

3. Kenne ich zentrale (Beziehungs-)Ängste der PatientIn?
Ein großer Teil des Beziehungsangebots der PatientIn ist durch die Vermeidung einer zentralen Bedrohung gekennzeichnet. Wenn ich weiß, was die PatientIn von mir fürchtet, verstehe ich viele Reaktionsweisen besser. Wenn ich weiß, dass für sie eine große Gefahr in unserer Beziehung lauert, die sie unbedingt bannen muss, kann ich ein Gefühl dafür entwickeln, welche meiner Reaktionen ihre Angst ansteigen lassen, sodass sie sofort etwas tun muss, um die Angst zu verringern. Wenn ich mit der PatientIn über problematische Beziehungsepisoden spreche, wird aus ihren Schilderungen ihre zentrale Angst meist ersichtlich. Gezielter kann dies mit VDS28 »Meine zentrale Angst« erfasst werden. Hat die PatientIn Angst vor Trennung und Allein-gelassen-Werden, so wird sie sich mir gegenüber vielleicht sehr dependent anpassen und keinen gegensätzlichen Standpunkt vertreten. Fürchtet sie, die Kontrolle über die Situation und über mich zu verlieren, so kann sie sich mir nicht wirklich anvertrauen und auf meine Vorschläge eingehen. Große Angst vor Hingabe kann dazu führen, dass keine stabile und tragfähige Beziehung in der Therapie entstehen kann.

4. Kann ich Befürchtungen der PatientIn bezüglich der therapeutischen Beziehung entkräften?
Die zentrale Angst der PatientIn ist nicht die realistische Befürchtung des Erwachsenen, in welcher Weise die Beziehung ein ungutes Ende nehmen könnte, sondern eine aus der Kindheit verbliebene irrationale Angst und Bedrohung, deren Wahrscheinlichkeit und Ausmaß überschätzt wird. So droht bei einem wütenden Disput eventuell Vernichtung oder massive Gegenaggression, beim Aussprechen einer berechtigten Forderung vielleicht endgültiger Liebesverlust. Statt die PatientIn mit Samthandschuhen anzufassen, kann die TherapeutIn zeigen, dass ihr Ärger begrenzt und vorübergehend ist und die Beziehung danach stabil bleibt. Es sollte also auf keinen Fall gemeinsam mit der PatientIn vermieden werden, dass die zentrale Angst aktualisiert wird. Vielmehr sollten solche Situationen bewusst dazu verwendet werden, dass die PatientIn in diese Situationen geht, sich ihrer zentralen Angst stellt und dadurch die Erfahrung macht, dass das Gefürchtete nicht eintritt. Die korrigierende emotionale Erfahrung führt schließlich zur Löschung der Angst in der betreffenden Situation bzw. des betreffenden PatientInnenverhaltens.

5. Kenne ich seine/ihre Art des Umgangs mit Ärger in unserer Beziehung?
Es kann lange dauern, bis eine TherapeutIn diese Frage bejahen kann. Wenn sie sehr behutsam mit der PatientIn umgeht, hat diese nie Grund zum Ärger. Nimmt sie umgekehrt subtile Hinweise auf Unmut nicht sensibel wahr, so kann die PatientIn lange Zeit ihren Ärger vor ihr verstecken. Eine gemeinsame Erkundung der Art der Ärgerreaktionen, der Ärger auslösenden Situationen und des typischen Umgangs mit Ärger stellt die Fähigkeit und Bereitschaft auf beiden Seiten her, Ärger ganz selbstverständlich zu thematisieren. Ob die PatientIn aus Ärger einsilbig wird oder verstummt, ob sie traurig wird, ob sie behauptet, nicht sie selbst, sondern die TherapeutIn ärgere sich gerade, ob sie sehr vernünftig wird oder die TherapeutIn sehr gut verstehen kann oder ob sie zur PokerspielerIn wird, kann leicht erfasst werden. Natürlich können vegetative Symptome oder deren Folgen wie Blutdruckerhöhung, Kopfschmerz, eine Migräneattacke, starke Müdigkeit ebenso auf Ärger hinweisen und zeigen, dass die PatientIn Ärger und Wut somatisiert. Nicht selten sagt die PatientIn einfach die nächste Therapiestunde ab oder vergisst sie – es sei denn, ein Ausfallhonorar wurde vereinbart.

6. Kann ich seinen/ihren Umgang mit Ärger in unserer Beziehung thematisieren und therapeutisch nutzen?
»Ihr Gesichtsausdruck hat sich verändert. Wollen Sie mir sagen, was für ein Gefühl gerade da ist?« oder »Wie geht es Ihnen mit dem, was ich gerade sagte?« Der Gesichtsausdruck und die Körperhaltung verändern sich leicht, oder der Körper gerät in Bewegung. Es kann auch sein, dass uns die Augen die Emotion verraten. Wenn wiederholt die Aufmerksamkeit darauf gelenkt wird, lernen TherapeutIn und PatientIn schnell, Ärger zu erkennen, und das Thematisieren wird eine unspektakuläre Selbstverständlichkeit. Wenn zuvor vereinbart wurde, dass Umgang mit Ärger ein Therapieziel ist, fühlt sich die PatientIn nicht ertappt, sondern kann selbst mit einer Verhaltensanalyse ihrer Ärgerreaktion beginnen: »Was macht mich denn ärgerlich? Ist der Ärger situationsadäquat? Ich entscheide mich jetzt, ihn auszusprechen. Ich sage, welches TherapeutInnenverhalten ich mir stattdessen wünsche.« Die PatientIn lernt so, ihren Ärger schneller bewusst wahrzunehmen, sich bei ihrem bisherigen Umgang damit zu beobachten und ihr Verhalten zu korrigieren. Sie macht diese Abläufe für die TherapeutIn öffentlich und kann z. B. mitteilen, dass sie gerade wieder einen stark erhöhten Muskeltonus in Armen und Beinen verspürt. Ärger kann der TherapeutIn zeigen, dass sie einen wesentlichen Aspekt noch nicht verstanden hatte und deshalb der PatientIn nicht gerecht wurde. Sie kann sich dafür entschuldigen und von der PatientIn wieder etwas lernen.

7. Nehme ich meine Gefühle in der Therapiesitzung wahr?
Möglicherweise konzentriere ich mich als TherapeutIn so sehr auf den Inhalt des Gesprächs, dass mir meine Gefühle lästig bei der Arbeit sind oder sie mir nicht der Beachtung und Rede wert erscheinen. Macht mich ein Ereignis sehr betroffen, ärgert mich die Distanzlosigkeit, ängstigt mich

eine unausgesprochene Aggressivität, reagiere ich deprimiert angesichts des als ausweglos geschilderten Gefühlschaos meiner PatientIn, freut mich die Veränderung in Kleidung und Auftreten, bin ich traurig, weil der Abschied von einem lieb gewonnenen Menschen ansteht? Das in der Therapiestunde auftretende Gefühl der TherapeutIn ist oft ihr wichtigstes Diagnostikum. Es ist auch Zeichen von »in Beziehung mit der PatientIn sein«, indem die TherapeutIn durch ihre Gefühle auch mit sich selbst in Beziehung steht. Es kann mir als TherapeutIn auch auffallen, dass ich mich auf die nächste Therapiestunde freue, da die PatientIn zu meinem Sonnenschein geworden ist.

8. Kann ich aus meinem Gefühl ableiten, wozu die PatientIn mich bringen möchte?
Da Gefühle die Funktion haben, den Menschen zu einem Handeln zu bewegen, kann es sein, dass die PatientIn die unbewusste Absicht verfolgt, dieses Handeln bei mir als TherapeutIn zu evozieren. Oft wird eine Wiederholung früherer Beziehungserfahrungen inszeniert, sei es eine erhoffte wie das Umschwärmt-Werden, sei es eine gefürchtete wie das Abwenden aus Langeweile. TherapeutInnen, die nicht tiefenpsychologisch geschult sind, halten ihre Gefühle nicht selten für ein Zeichen ihrer unprofessionellen Seite und nehmen sie nicht wichtig genug. Dabei sind sie das, was die PatientIn mit uns gemacht hat, die psychische Bewegung, die sie in uns hervorgerufen hat, ihr Beziehungsangebot. Sie hat sich in eine Rolle begeben, z. B. in die des unfähigen Lehrlings, und weist mir dadurch die Komplementärrolle zu, etwa die des unzufriedenen, strengen Lehrmeisters. Ihre unbewusste Regie will mich zu einem bestrafenden Verhalten bewegen, sie z. B. zu kritisieren oder abzuwerten oder wegzuschicken. Oder sie stellt sich als armes, leidendes Opfer dar, das mein Herz erweicht, mein Mitgefühl erweckt und mich zu Trost und hilfreicher Fürsorge motiviert.

9. Kenne ich dysfunktionale Beziehungsmuster der PatientIn aus ihren früheren Beziehungen?
Die durch die Anamnese bekannte Geschichte der wichtigen Beziehungen im Leben der PatientIn lassen in mir die Vermutung aufkommen, dass sich oftmals wiederholende, sehr ähnliche und markante Beziehungserfahrungen überzufällig häufen. Diese Häufungen lassen sich nicht durch das Kausalitätsprinzip erklären. Das ist Konstruktion des eigenen Unglücks im Sinne von Watzlawick (Watzlawick et al., 1969, 1979) oder Wiederholungszwang im Sinne Freuds. Wie und wozu macht die PatientIn das? Doch zunächst: Wie lässt sich das dysfunktionale Muster beschreiben und benennen? Da kann eine wiederkehrende Erfahrung von Unwichtigsein stattfinden, ein Unbeachtetbleiben oder einfach ein Vergessenwerden. Oder immer als die kleine Dumme hingestellt werden. Oder Kronprinz sein, den die anderen mit ihrem Neid verfolgen. Oder in einem Beziehungsdreieck die Betrogene sein – oder die immer wieder Misshandelte oder Missbrauchte. Es kann auch sein, dass ungeachtet großer innerer Not die Rolle des Pflegeleichten eingenommen wird oder die Rolle des Tüchtigen, der es schon selbst schafft, obgleich es gar nicht zu schaffen ist. Dysfunktionale Beziehungsmuster führen definitionsgemäß zu einem frustrierenden Erlebnis, das ein immer wieder gleiches Unglück herstellt.

10. Kann ich dysfunktionale Anteile des Beziehungsangebots mir gegenüber erkennen?
In der therapeutischen Beziehung können sich durch die Neuartigkeit der Therapiesituation zwar ganz neue dysfunktionale Interaktionsmuster einstellen, aber meist wiederholt die PatientIn ihre alten dysfunktionalen Interaktions- und Beziehungsstereotypien. Innerhalb kurzer Zeit gelingt es ihr unbewusst, die Patient-Therapeut-Beziehung ganz individuell auszugestalten, sodass die TherapeutIn sich ihr gegenüber anders verhält als anderen PatientInnen gegenüber. Es mag mir schmeicheln oder mich in meiner Haut unwohl fühlen lassen, wenn eine PatientIn mich idealisiert. Wenn dies aber eine für sie immer wiederkehrende Konstellation ist, die stets in unerträgliche Enttäuschung mündete und depressiv machte, wird es auch in unserer Beziehung so ablaufen, wenn wir es nicht therapeutisch aufgreifen. Oder Wünsche werden nicht angesprochen, aber es wird erwartet, dass die TherapeutIn diese erfüllt. Es kann auch eine Übergefügigkeit sein oder eine freundliche Anpassungsbereitschaft, durch die wichtige Beziehungsaspekte ausgeklammert werden. Da kann eine durchgängige Passivität der

PatientIn in eine sehr aktive Rolle drängen. Oder eine Patientin füllt den Raum nicht nur wegen ihrer Leibesfülle so sehr aus, dass sich die TherapeutIn an die Wand gedrängt fühlt. Da kann aber auch ein Herr hereinschreiten, demgegenüber die TherapeutIn sich klein und inkompetent fühlt, sodass es für den Patienten schwierig wird, sich anvertrauen zu können.

11. Kann ich erkennen, was die PatientIn durch ihr dysfunktionales Interaktionsangebot Positives erreichen will?

Die Verhaltensweisen der PatientIn vereinen nicht selten drei Motive: positive Zuwendung, ängstliche Vermeidung und Aggressivität. Bei dysfunktionalen Beziehungsangeboten kann vor allem die positive Zuwendung nur noch schwer zu entdecken sein. Beispielsweise beschwert sich ein Patient bei seinem Hausarzt über mein langes Verweilen bei der Biografie. Sein positives Anliegen kann sein, einen aktiven Therapieprozess in Gang zu setzen. Ein anderer Patient attackiert mich, weil ich ihm vorschlage, sich gesundschreiben zu lassen. Er will vor diesem Schritt erst einmal das Gefühl bekommen, sich von mir versorgt und geschützt fühlen zu können. Eine Patientin berichtet aufgebracht, wie sie zu Unrecht von ihrem Vorgesetzten gemaßregelt wurde. Sie will meine Bestätigung ihrer Sichtweise und meine Parteinahme für sie. Ein Patient erwähnt, dass er in seiner Abteilung Monatsbester war. Er will sich ein großes Lob auch von der TherapeutIn holen. Oder eine Patientin ist ratlos, wie sie die Einladung zum Abendessen bewältigen soll. Durch ihren Ausdruck von Inkompetenz will sie mich motivieren, ihr kompetenter Helfer und Ratgeber zu sein.

12. Kann ich erkennen, was die PatientIn durch ihr dysfunktionales Interaktionsangebot vermeiden will?

Es ist spannend, die unzähligen Vermeidungen im Interaktionsverhalten der PatientIn zu entdecken. Das viele Reden soll oft verhindern, dass die TherapeutIn den aktiven Part übernimmt und den weiteren Ablauf steuert. Beispielsweise soll ganz lieb sein auch mich ganz lieb machen und Strenge verhindern. Charmante Gesprächsaufnahme soll vielleicht mein Weggehen verhindern. Seine Schwächen hervorkehren soll eventuell verhindern, dass ich neidisch mit dem Patienten rivalisiere. Eine verbindliche Art verhindert Gegnerschaft. Auch ein grob bissiges Verhalten soll mich von einer verletzenden Attacke abhalten. Sehr freundliches Verhalten will verhindern, dass ich unfreundlich werde. Sehr taktvolles Benehmen soll mich in den Grenzen des Taktgefühls halten. Betont intim-vertrauliches Sprechen soll mich abhalten, ungeschützte Öffentlichkeit herzustellen. Vernunftbetonte Kommunikation will verhindern, dass es zwischen uns zu emotional wird. Einsilbig-langweilendes Erzählen hält mich davon ab, durch emotionale Beteiligung zu nahe zu kommen. Die beispielhaft genannten Vermeidungstendenzen können das Motiv der betreffenden Verhaltensweisen sein. Im Einzelfall können sie aber ganz andere Intentionen haben.

13. Kann ich die Beziehung so gestalten, dass weder ein pathogenes Beziehungsmuster aus der Biografie der PatientIn wiederholt, noch forciert dessen Gegenteil produziert wird?

Meist folgen wir unwillkürlich dem unbewussten Auftrag der PatientIn. Dieser besteht häufig darin, so zu sein, wie der frustrierende Elternteil früher war. Also verhalten wir uns ebenso bestimmend oder vernachlässigend, kontrollierend oder ignorierend. Manchmal kommt aber auch die Botschaft bei uns an »Mich darfst du nicht überfordern!« oder »Verletze mich nicht!«. Also ertappen wir uns dabei eine PatientIn mit Samthandschuhen anzufassen, weil sie ja so Schlimmes erlebt hat. Ob ich nun unreflektiert meinen Gegenübertragungsgefühlen folge und in die Fußstapfen des wichtigen Elternteils trete oder ob ich betont das Gegenteil tue, ich bin unfrei in meiner Beziehungsgestaltung. Wie gelingt es mir also, mich aus dieser Beziehungskonstruktion herauszulösen? Was ist die befreiende dritte Alternative? Thematisieren und Verhandeln helfen, den richtigen Weg zu finden. So kann zunächst das Bedürfnis nach Schonung validiert werden. Dann können die Ressourcen der PatientIn mobilisiert werden, die ihr Kraft geben, sich selbst zu schützen. Bleibt dann noch Schutzbedürftigkeit übrig, so kann die TherapeutIn sich bereit erklären, diesen Teil vorläufig und zugleich zuverlässig zu übernehmen.

14. Kann ich eine Prognose stellen über den zu erwartenden Beziehungstest?

Bei den meisten PatientInnen laufen wir nicht Gefahr, in eine beziehungszerstörende Falle zu geraten. PatientInnen mit schweren Persönlichkeitsstörungen oder emotionalen Entwicklungsdefiziten (Frühstörungen bzw. strukturelle Defizite im Sinne der psychoanalytischen Objektbeziehungstheorie) neigen jedoch dazu, ihr destruktives Kindheitstrauma auch in der therapeutischen Beziehung zu wiederholen. Weiss und Sampson (1986) nannten diese als Wiederholungszwang auftretende Reinszenierung Beziehungstest. Die Psychoanalyse erklärt diesen Prozess durch den Vorgang der projektiven Identifizierung (z. B. Slipp, 1973). Am eindrücklichsten müssen wir dies mit Borderline-PatientInnen erfahren. Die zentrale Beziehungsangst der PatientIn weist auf die Bedrohung hin, auf die der Beziehungstest hinsteuert. Die PatientIn konstruiert einen dysfunktionalen repetitiven Interaktions- und Beziehungsstereotyp (DRIBS), der die TherapeutIn immer mehr in eine Rolle einbindet, die extrem frustrierend oder gar retraumatisierend auf die PatientIn wirkt. So kann eine sehr geduldige und gewissenhafte TherapeutIn sich monatelang mit Schuldgefühlen und Angst um das Leben ihrer suizidalen PatientIn quälen, bis sie es schließlich nicht mehr aushält und sagt: »Dann bringen Sie sich eben um!« Endlich ist es ausgesprochen – die PatientIn war schon lange überzeugt, dass die TherapeutIn so eine ist.

15. Habe ich eine Intervention vorbereitet, die den Beziehungstest nutzen kann, sodass eine korrigierende emotionale Erfahrung erfolgt?

Die TherapeutIn tritt sehenden Auges in die Falle. Ihr ist bewusst, worauf es bei der PatientIn ankommt, und genau der Fehler, der nicht hätte sein dürfen, passiert. Sie weiß beispielsweise, welche Bedeutung für einen Patienten ihre Zuverlässigkeit hat. Sie bemüht sich sehr um ihn. Sie gibt ihm ausnahmsweise noch einen Termin nach der normalen Sprechstundenzeit. Und sie vergisst diesen Termin, obwohl sie am Morgen noch daran gedacht hat. Beides geschieht höchst selten, der Ausnahmetermin und das Vergessen eines Termins. Warum gerade bei diesem Patienten? Die PsychoanalytikerInnen nennen den Vorgang projektive Identifizierung. Zumindest ist es eine Fehlleistung, die wohl überzufällig häufig dann passiert, wenn man besonders darauf achten wollte, dass es nicht geschieht. Idealerweise hat die TherapeutIn dann ihren »Notfallkoffer« gut bestückt, um das Richtige tun zu können. Es gilt, sich der maßlosen Wut des zutiefst gekränkten Narzissten zu stellen, denn man hat ja die Kränkung tatsächlich verursacht. Seine Wut muss validiert werden und sie muss wirksam sein, nicht im ursprünglich destruktiven Sinne, sondern indem sie eine sehr spürbare Wirkung auf die TherapeutIn hat. Sie zeigt Betroffenheit und rechtfertigt sich weder mithilfe ihrer Psycho-Interpretationen, noch spiegelt sie dem Patienten seine Charakterpathologie. Es ist geschehen, die TherapeutIn hat Schaden angerichtet, sie ist sehr betroffen angesichts dieses Schadens und sie sagt sehr deutlich, dass es ihr Fehler war. Sie bespricht mit dem Patienten, wie sie künftig diesen Fehler verhindern kann, und bittet ihn darum, ihr dabei zu helfen. Das könnte so ablaufen: Der Patient beschwert sich, dass am Ende der Sitzung die zugewandte Freundlichkeit und Wertschätzung abrupt endet und er sich unsanft rausgeworfen fühlt. Das habe größte Wut bei ihm ausgelöst. Die TherapeutIn unterlässt eine Rechtfertigung und sagt, dass sie im Nachhinein die Wahrnehmung des Patienten bestätigt, dass er gar nicht anders kann, als sich rausgeworfen zu fühlen. Sie bedankt sich für die Rückmeldung und sagt, dass das ein Fehler war, der nicht wieder vorkommen soll. Sie bittet ihn, dabei zu helfen, dass sie solche Fehler frühzeitig bemerkt.

16. Fördert die therapeutische Beziehung ausreichend die Veränderungsmotivation der PatientIn?

Alle bisher betrachteten Aspekte der therapeutischen Beziehung münden in den Prozess der Förderung oder der Hemmung von Veränderung und persönlicher Entwicklung der PatientIn. Betrachtet man die Akzeptanz des Selbst und des Istzustandes als notwendige Voraussetzung für weitreichende und stabile Veränderungen, so hat die TherapeutIn damit auch einen Gradmesser für ausreichende Förderung der Veränderungsmotivation. Um Selbstakzeptanz zu erreichen, ist wiederum eine Beziehung notwendig, die die zentralen Bedürfnisse der PatientIn befriedigt. Bedingungslose Bedürfnisbefriedigung ist Ausdruck der Akzeptanz, und damit ist die TherapeutIn Modell für diesen basalen Prozess. Aber auch die Reduktion der zentralen Ängste durch die therapeutische Beziehung lässt ihn Veränderungen wagemutiger anpacken. Wenn die Patient-Therapeut-Beziehung zudem Raum für den Ausdruck von Wut auf die Verursacher und Auslöser seines Missgeschicks gegeben hat und diese nicht mehr als Hindernis im Wege steht, weil sie noch nach Vergeltung schreit, hat die therapeutische Beziehung den dritten Teil ihrer wegbereitenden Aufgabe ebenfalls erfüllt. Sie hilft damit, die Ressourcen der PatientIn freizulegen und für die anstehenden Veränderungsschritte zu utilisieren.

17. Ist die Therapiebeziehung ausreichend stützend/fördernd?

Stützen ist da erforderlich, wo die PatientIn aus eigener Kraft eine Erfahrung nicht emotional bewältigen kann, Fördern bezieht sich mehr auf ihr handelndes Meistern. Wenn es der PatientIn sehr schlecht geht, wenn sie einen Misserfolg erlitten hat, wenn sie enttäuscht ist oder von jemandem sehr unfair behandelt wurde, so ist die empathische Resonanz vonseiten der TherapeutIn eine große Stütze. In welchem Ausmaß lasse ich die PatientIn also die Last ihres Problems und ihrer Veränderungsbemühungen allein tragen und bin nur Kommentator und Lotse? Oder gebe ich ihr immer wieder das Gefühl, dass ich in der Not für sie da bin und sie emotionale Last bei mir abladen kann, um danach wieder gestärkt den Widrigkeiten ihres Lebens trotzen zu können? Das rechte Maß an Stützung zu finden, ist manchmal schwer, zu viel lässt vermehrt die Anlehnung suchen, zu wenig überanstrengt. Ähnlich ist es mit dem Fördern von veränderungsorientierten Aktivitäten der PatientIn. Zu viel Fördern nimmt der PatientIn die eigene Arbeit ab, zu wenig bürdet ihr Aufgaben auf, denen sie allein noch nicht gewachsen ist. Zu früh abverlangte Verselbstständigung kann die therapeutische Beziehung überstrapazieren. Das Weggeschickt-Werden, um etwas zu meistern, ohne Wegweisung und Proviant mitzubekommen, kann zentrale Beziehungsbedürfnisse über Gebühr frustrieren. Viele wollen nicht hinausgeschickt werden, sondern sie wollen zuerst ankommen und auftanken dürfen und erst dann wieder gehen, wenn sie selbst den Wunsch dazu verspüren. Sie wollen Art und Zeitpunkt der ersten Veränderungsschritte selbst bestimmen. »Machen Sie mal« ist für sie anfangs zu direktiv. Erörtern, welcher Schritt dran ist, ob die Ressourcen reichen, welche Folgen Niederlagen hätten, wie denen begegnet werden könnte, sich sammeln, Mut fassen, um dann den Schritt zu wagen: All das ist für sie ein innerer Prozess, den die TherapeutIn zwar stützend und fördernd begleiten kann, ohne aber den emotionalen und zeitlichen Takt der PatientIn durch ihre Direktive zu stören.

18. Ist die Therapiebeziehung ausreichend konfrontierend/herausfordernd?

Eingelullt in eine verwöhnende Therapiebeziehung könnte manche PatientIn lange Zeit verweilen, ohne die anstehenden therapeutischen Veränderungen anzupacken. Ihre sehr starke Vermeidungstendenz sorgt dafür, dass sie eventuell von sich aus zu lange eine entlastende Pause nehmen möchte. Hat aber ausreichend Befriedigung von zentralen Bedürfnissen stattgefunden, wurden zentrale Beziehungsängste reduziert und ist damit die Therapiebeziehung so tragend geworden, dass die persönlichen und sozialen Ressourcen der PatientIn verfügbar sind, kann sie mit ihrem Vermeiden und dessen Auswirkungen konfrontiert werden, um ihre Sicht der Realität zu korrigieren und sie hat immer weniger Rechtfertigung, sich so wie bisher zu verhalten. Die Konfrontation kann durchaus so provokativ sein, dass die PatientIn Schauder und Frösteln befallen, oder mit Humor und Witz gewürzt, sodass die emotionale Bewegung durch das gemeinsame Lachen erfolgt. Die alte Weltsicht der PatientIn kann so weitgehend falsifiziert werden, dass sie verwirrt ist. Dies alles wird getragen durch die zuvor aufgebaute stabile therapeutische Beziehung. Herausfordern durch Verlocken, aber auch durch Widerspruch; durch Anstacheln des Ehrgeizes, aber auch durch Einladen; durch Wecken der Neugier, aber auch durch Nachweis bewährter Fähigkeiten. Ist eine deutliche emotionale Begleitreaktion bemerkbar, während die PatientIn ihre Entscheidung trifft, so kann die TherapeutIn sicher sein, dass ein wirklich neuer Schritt erprobt wird.

19. Bietet die Therapiebeziehung ausreichend Nähe und Warmherzigkeit?

Geborgenheit, Wärme und Schutz sind in der Notsituation der PatientIn, die durch Symptombildung in ihrer Lebens- und Beziehungsgestaltung gescheitert ist, nicht selten zu Beginn der Therapie ein großes Bedürfnis. Ist die TherapeutIn in dieser Therapiephase kühl und sehr vernunftbezogen, wirkt sie auf die PatientIn wie ein ungeheizter Ofen. Es bleibt eine zu große Distanz, um sich vorübergehend anlehnen zu können, und es fehlt die Wärme, um sich öffnen zu können. Die PatientIn fühlt sich eher allein und bleibt in ihren Zugehörigkeits- und Bindungsbedürfnissen unbefriedigt. Also gehört es zu den »basic skills« der TherapeutIn (Kanfer, 2000), zeitweise einer PatientIn das Ausmaß an Nähe anbieten zu können, ohne dass bei ihr eine Bearbeitung wichtiger emotionaler Probleme nicht möglich ist. Intime Selbstaussagen in einer distanzierten Beziehung wecken Schamgefühle, die signalisieren, dass das Intime nicht zu dieser »öffentlichen« Beziehung passt. Ebenso kann die PatientIn Warmherzigkeit benötigen, die ihr hilft, sich auf schmerzliche Themen einzulassen. Denn die Beziehung heilt die aufgerissene Wunde schnell wieder. Nähe und Warmherzigkeit schaffen für nicht wenige PatientInnen die Bedingungen eines Biotops, die optimale Voraussetzung für gesundes Wachstum sind. Kein künstliches Gewächshaus, das zum maximalen Treiben anregt, sondern ein Zulassen und Verfügbarsein, das eigenen Antrieben der PatientIn Raum gibt.

20. Bewahrt die Therapiebeziehung ausreichend Abstand und Professionalität?

Ein Entweder-Oder ist nicht die Lösung beim Umgang mit Nähe und Distanz, mit authentischer Warmherzigkeit und Professionalität. Die Lösung liegt auch nicht in einem Mittelwert oder Kompromiss. Vielmehr muss beides Platz haben, eventuell sogar in derselben Therapiesitzung. Da kann zunächst ein nahes, einfühlsames Begleiten eines intensiven emotionalen Prozesses stattfinden, und es kann nach dessen Abschluss der Abstand wieder vergrößert werden. Da kann ein warmherziges Begrüßen und Willkommenheißen die Therapiestunde eröffnen, die der PatientIn das Gefühl gibt, angenommen und gemocht zu werden. Und da kann etwas später auf einen Versuch der PatientIn, die Beziehung privat werden zu lassen, ein professionelles Abgrenzen erfolgen. Das Jonglieren mit Nähe und Distanz, mit Warmherzigkeit und Professionalität kennzeichnet das Besondere und die Einmaligkeit der Patient-Therapeut-Beziehung im Vergleich zu anderen Beziehungen. Die PatientIn darf die TherapeutIn nicht in ihr psychosoziales System einbauen, sonst verliert diese ihre therapeutische Wirksamkeit. Die TherapeutIn muss sich trotz ihres emotionalen Einlassens der Professionalität der Beziehung bewusst bleiben. Sonst läuft sie Gefahr, eigene Bedürfnisse in der Beziehung zur PatientIn zu befriedigen. Ist sie sich ihrer eigenen Beziehungsbedürfnisse bewusst, so kann sie sich fragen, ob und inwieweit die PatientIn diese befriedigt oder wie befriedigend für sie die Befriedigung der Bedürfnisse der PatientIn ist.

21. Verändert sich die Therapiebeziehung gemäß der Entwicklung der PatientIn?

Eine PatientIn, die zu Beginn der Therapie Wärme und Geborgenheit braucht, sucht später Verständnis dafür, dass sie anders denkt und fühlt als die TherapeutIn, und braucht deren Wertschätzung für ihren individuellen Umgang mit sich und ihrer sozialen Umwelt. Sie will endlich selbstständig sein und selbst bestimmen, wie es mit ihr weitergeht. Und dann braucht sie schließlich die TherapeutIn als Gegenüber, das sich ihr auf einer gleichberechtigten Ebene stellt. Die 14 von Sulz formulierten Beziehungs- und Selbstbedürfnisse (Sulz, 1994; Sulz & Tins, 2000) zeigen in ihrer Abfolge die typischen Entwicklungsschritte der PatientIn, die eine jeweils anders interagierende TherapeutIn benötigen. Behält die TherapeutIn stattdessen ihre gewohnten und durchschnittlich bewährten Interaktions- und Beziehungsstereotyp bei, so kann dies nicht entwicklungsfördernd sein. Ihr Typus ist vielleicht in der Anfangsphase optimal. Aber sie verschenkt die Chance, durch passende Begleitung die Entwicklung der PatientIn zu fördern. Entwicklungsförderung heißt, die Bedürfnisse der jeweiligen Entwicklungsstufe zu befriedigen und die Fähigkeiten dieser Stufe herauszufordern. Geht die PatientIn auf die nächste Entwicklungsstufe zu, so sollte die TherapeutIn sie in ihren bisherigen Bedürfnissen dosiert frustrieren und Anreiz schaffen für die

Errungenschaften und neuen Freiheitsgrade der nächsthöheren Stufe.

1.3.3 Störungen in der therapeutischen Beziehung[2]

Die therapeutische Beziehung muss nicht nahtlos bedürfnisbefriedigend und harmonisch sein. Aber sie sollte jederzeit tragfähig bleiben. Wenn die TherapeutIn die Betrachtung des Beziehungsgeschehens vernachlässigt und auch nicht regelmäßig mit der PatientIn über die Beziehung spricht, kann aus einer natürlichen Störung in der Beziehung eine Störung der Beziehung entstehen, die der Therapie das Fundament entzieht. Natürliche Störungen in der Beziehung sind dagegen ein willkommener Anlass zur Entwicklung der Beziehungsfähigkeit der PatientIn. Zugleich sind sie ein für die TherapeutIn notwendiges Training ihrer eigenen Beziehungsfähigkeit (Kowarowsky, 2005).

Wir können uns folgende Fragen zur Beziehungsstörung stellen: Wie erlebe ich die PatientIn in der gegenwärtigen schwierigen Therapiesituation im Vergleich zu anderen Menschen? Welche Gefühle treten bei mir auf, zu welchen Handlungen oder Interaktionen tendiere ich? Was habe ich bisher (vielleicht ohne es zu merken) getan, um diesen schwierigen Zustand zu korrigieren? Was habe ich getan, um die Beziehung in diesem Zustand aushalten zu können (evtl. um nichts ändern zu müssen)? Was habe ich nicht getan, obwohl es aus jetziger Sicht notwendig gewesen wäre? Wie wünsche ich mir gerade jetzt diese Beziehung? Was müsste dazu alles anders werden? Was müsste die PatientIn Konstruktives tun? Was müsste ich Konstruktives tun? Was bin ich bereit zu tun? Welcher Änderungsbeitrag meinerseits würde jetzt gleich eine spürbare Entlastung bringen?

Dieselben Fragen kann sich auch die PatientIn stellen. Nach den Fragen kommen die gemeinsam zu treffenden Änderungsvereinbarungen. Es wird konkret erarbeitet, in welcher Situation wer von beiden ab jetzt wie reagieren wird. Und beide achten darauf, ob das Ergebnis dieses neuen Umgangs miteinander für beide das gewünschte Ergebnis bringt. Wenn nicht, wird weiter am Beziehungsproblem gearbeitet. Die Modellfunktion der therapeutischen Beziehung wird genutzt, indem einerseits das Sprechen über die Beziehung und andererseits das Problemgespräch geübt wird.

1.3.3.1 Das Beziehungs-Problemgespräch zwischen PatientIn und TherapeutIn

Es geht bei diesem Gespräch nur zum Teil um die Lösung des aktuellen Problems. Das könnten wir auch kürzer und einfacher handhaben. Es geht vielmehr darum, gemeinsam mit der PatientIn den Umgang mit Beziehung und den Umgang mit Beziehungsproblemen zu üben. Und dies nicht nur einmal, sondern so oft, dass eine Beziehungskultur daraus geworden ist, dass die PatientIn umfassende Erfahrung mit einer konstruktiven Beziehungsgestaltung gewinnen konnte und dass sie die Fähigkeit aufgebaut hat, selbst gestaltend die Beziehung zu steuern.

1.3.3.1.1 Die Beziehungs-Kampfstrategie ersetzen durch eine neue Beziehungsgestaltung

Hat sich seit Längerem (z. B. seit Monaten) eine Beziehungskonstellation eingestellt, die ein Gegeneinander oder ein Tauziehen geworden ist, so ist es hilfreich, die unbewussten Kampfstrategien zu entdecken. Beide fragen sich:

- *Wogegen kämpfe ich an, wogegen sträube ich mich?*
- *Welche Eigenschaften fehlen mir bei meinem Gegenüber?*
- *Welche Verhaltensweisen vermisse ich?*

Fazit ist meist, dass ich darum kämpfte, dass mein Gegenüber endlich so wird, wie ich es haben wollte, und dass mein Kämpfen erfolglos war bzw. das Gegenteil erreichte.

Erste Konsequenz kann für beide sein, den Entschluss zu fassen, eine »Waffenstillstands-

2 Verändert aus Sulz, S. K. D. (2011a). Das Therapiebuch III. CIP-Medien, S. 249–262.

erklärung« abzugeben: *Bis zum Ende der Therapie werde ich nicht mehr gegen das mich störende Verhalten des anderen ankämpfen und nicht mehr fehlende Verhaltensweisen zu erzwingen versuchen (Akzeptanz statt Kampf).*

Es wird deutlich, dass das bewusste Betrachten automatisierter Interaktionsmuster auch in der therapeutischen Beziehung wertvolle Beziehungsarbeit möglich macht.

1.3.3.1.2 Alte Rollenspiele ersetzen durch Einnehmen neuer Rollen

Kanfer (1998) versucht, die TherapeutInnenrolle mit anderen beruflichen und zwischenmenschlichen Rollen zu vergleichen, und kommt zu dem Ergebnis, dass jede dieser bekannten Rollenverteilungen therapieabträgliche Merkmale aufweist. Wir stellen diesen Vergleich zu einem Zeitpunkt an, an dem eine Störung in der Beziehung festgestellt wurde. D. h. wir prüfen, in welche Rollenmuster die therapeutische Beziehung abgeglitten ist. Ist daraus eine Eltern-Kind-Beziehung geworden oder eine Seelsorger-»armer-Sünder«-Beziehung, eine Beziehung zwischen Opfer und Täter, zwischen Held und Angsthase, zwischen Altruist und Egoist?

Einmal identifiziert, können von PatientIn und TherapeutIn Änderungsentscheidungen getroffen werden. Statt Opfer bin ich jetzt Täter – zumindest werde ich mich so fühlen, wenn ich anfange, mich zu wehren.

1.3.3.1.3 Alte Interaktionsmuster entdecken und durch neue ersetzen

Wir können davon ausgehen, dass bei einer anhaltenden Beziehungsstörung persönlichkeitsspezifische Häufungen von konkret beobachtbaren Interaktionsmustern auftreten. Diese können als Überlebens- oder Kampfstrategien betrachtet werden. Das Interaktionskonzept von L. S. Benjamin (2001) gibt ein diagnostisches Instrument an die Hand, das sehr differenzierte Verhaltenskategorien aufweist. Folgt man ihrem Auswertungssystem, so ist eine komplexe Computerauswertung erforderlich. Man kann jedoch die Skalen als grobes Screening verwenden (Sulz, 2015a), wie dies auch in der Operationalisierten Psychodynamischen Diagnostik geschieht (Arbeitskreis OPD, 1998, 2014). Sowohl die PatientIn als auch die TherapeutIn füllen die ersten beiden Skalen aus (Tab. 1.3.2).

Die erste Skala spiegelt das aktive Beziehungs- und Interaktionsangebot wider (Tab. 1.3.2 Teil 1).

Anschließend wählen beide ihre häufigsten oder intensivsten Verhaltensweisen aus, z. B. 5 und 6. Dieses Vorgehen ist ein relativ grobes Screening im Vergleich zu der sophistischen Computerauswertung von Benjamin (Tress, 2002; Tscheulin & Harms, 2002).

Der zweite Teil der Erfassung der interpersonellen Interaktionsmuster bezieht sich darauf, wie auf das Interaktionsangebot des anderen reagiert wird (Tab. 1.3.2 Teil 2).

Dabei wird für jedes der sechzehn Interaktionsmuster beurteilt, ob man selbst oder/ und der andere es auffallend häufig oder intensiv anwenden. Ergebnis sind je Person acht Transaktionsstrategien: vier, die das eigene Verhalten charakterisieren, und vier, die dasjenige der anderen Person beschreiben. Da Selbst- und Fremdwahrnehmung oft auseinanderklaffen, ergibt der Vergleich der Ergebnisse Widersprüche, die durch eine gemeinsame Interaktionsanalyse erklärbar werden – z. B. durch das Auffinden von Projektionen (dem anderen wird etwas zugeschrieben, das man von sich selbst kennt) oder das Erkennen von Verleugnen bzw. einfachem Nichtwahrnehmen eigener Muster.

Wichtig ist, dass auf die PatientIn nicht unverhältnismäßig mehr dysfunktionale Interaktionsmuster und Bewertungen attribuiert werden. Es sollte nicht Fazit sein, dass die Beziehungsstörung nur deswegen zustande kam, weil die PatientIn eine krankhafte soziale Wahrnehmung und pathologische Interaktionsmuster hat. Bezüglich der tatsächlich gefundenen dysfunktionalen Interaktionsmuster kann versucht werden zu klären, was sie schädlich macht und durch welche Reaktionen sie ersetzt werden können. Ein Rollenspiel zu einer Beispielsituation hilft, den größeren Nutzen des neuen Verhaltens zu bewerten. Für die nächsten zehn Situationen kann beobachtet und z. B. durch eine Strichliste festgehalten werden, wie oft noch das alte und wie oft das neue Inter-

Teil 1: Die ersten 8 Interaktionsmuster sind aktive Beziehungsangebote an die andere Person, aus eigenen Motiven heraus. Sie bringen diese in die Position des Reagierenden, Antwortenden: »Ich mache etwas mit dem anderen.« Beantworten Sie die Fragen vom Gefühl her. Das geht am besten, wenn Sie sich die jeweilige Person vorstellen, sodass Sie die gefühlsmäßige Beziehung zwischen Ihnen spüren können.

(1) So gingen wir bisher miteinander um (aktiver Modus)

0 = gar nicht, 1 = kaum, 2 = wenig, 3 = mittel, 4 = sehr, 5 = extrem	*Ich machte das:*	*Person ... machte das:*
1. Dem anderen Freiheit gewähren	*0 1 2 3 4 5*	*0 1 2 3 4 5*
2. Den anderen bestätigen, verstehen	*0 1 2 3 4 5*	*0 1 2 3 4 5*
3. Den anderen aktiv lieben, umsorgen	*0 1 2 3 4 5*	*0 1 2 3 4 5*
4. Dem anderen helfen, ihn beschützen	*0 1 2 3 4 5*	*0 1 2 3 4 5*
5. Den anderen kontrollieren, beaufsichtigen	*0 1 2 3 4 5*	*0 1 2 3 4 5*
6. Den anderen beschuldigen, herabsetzen	*0 1 2 3 4 5*	*0 1 2 3 4 5*
7. Den anderen angreifen, ablehnen, zurückweisen	*0 1 2 3 4 5*	*0 1 2 3 4 5*
8. Den anderen ignorieren, vernachlässigen	*0 1 2 3 4 5*	*0 1 2 3 4 5*

Teil 2: Die folgenden 8 Interaktionsmuster sind Reaktionen auf das Verhalten der Bezugsperson, Antworten auf dessen Interaktionsangebot. »Ich reagiere auf das, was der andere mit mir macht.« Beantworten Sie die Fragen vom Gefühl her. Das geht am besten, wenn Sie sich die jeweilige Person vorstellen, sodass Sie die gefühlsmäßige Beziehung zwischen Ihnen spüren können.

(2) So gingen wir bisher miteinander um (reaktiver Modus)

0 = gar nicht, 1 = kaum, 2 = wenig, 3 = mittel, 4 = sehr, 5 = extrem	*Ich machte das:*	*Person ... machte das:*
9. Sich vom anderen unabhängig machen	*0 1 2 3 4 5*	*0 1 2 3 4 5*
10. Sich dem anderen öffnen, offenbaren	*0 1 2 3 4 5*	*0 1 2 3 4 5*
11. Sich vom anderen lieben lassen, genießen	*0 1 2 3 4 5*	*0 1 2 3 4 5*
12. Dem anderen vertrauen, sich auf ihn verlassen	*0 1 2 3 4 5*	*0 1 2 3 4 5*
13. Dem anderen nachgeben, sich ihm unterwerfen	*0 1 2 3 4 5*	*0 1 2 3 4 5*
14. Schmollen, den anderen beschwichtigen	*0 1 2 3 4 5*	*0 1 2 3 4 5*
15. Sich zurückziehen, protestieren	*0 1 2 3 4 5*	*0 1 2 3 4 5*
16. Zumachen, dem anderen ausweichen	*0 1 2 3 4 5*	*0 1 2 3 4 5*

Tabelle 1.3.2: Beziehungs- und Interaktionsmuster in wichtigen zwischenmenschlichen Beziehungen (verändert nach L. S. Benjamin, 2001)

aktionsmuster auftritt. Trat das neue acht von zehn Mal auf, so gilt die Änderung als gelungen.

1.3.3.1.4 Motivationale Klärung dysfunktionaler Interaktions- und Beziehungsmuster

Um die Herkunft der Beziehungsstörung und der dysfunktionalen Interaktionsmuster zu verstehen, kann eine Motivationsanalyse durchgeführt werden. Wenn die hierzu verwendeten Variablen bereits in der diagnostischen Phase der Therapie für die PatientIn erfasst wurden, ist dies nicht zeitaufwendig (Sulz, 2015a). Um das Ergebnis für die TherapeutIn vorhersehbar werden zu lassen, empfiehlt es sich, Imaginations- und Wahrnehmungsübungen zwischen den Therapiesitzungen durchzuführen, d. h., die TherapeutIn beantwortet für sich die Fragen so offen, wie sie nur kann. So entsteht für sie eine Selbsterfahrung, die ihr Aufschluss gibt über ihren Beitrag zur Entstehung der Beziehungsstörung. In den folgenden Therapiestunden versucht sie, die gemeinsame Problemanalyse so zu gestalten, dass keine zu große Asymmetrie entsteht. Die PatientIn sollte sich gleichberechtigt und gleichwertig fühlen, nur dann können die therapeutische Beziehung und der Umgang mit dieser Beziehung Modellfunktion haben. Die TherapeutIn offenbart aber nur den Teil ihrer Psyche, der für das Verständnis der Entstehung der Beziehungsstörung notwendig ist (vgl. McCullough, 2007; siehe auch Sulz, 2007c). Sie kann Fehler eingestehen, sie kann Gefühle aussprechen, sie kann sagen, dass sie ein Verhalten der PatientIn ganz anders interpretiert hat, als es von dieser gemeint war. Die PatientIn muss sich dann nicht um der Beziehung willen selbst die Schuld geben oder sich selbst für unfähig erklären, wie sie das in ihren bisherigen Beziehungen zu oft getan hat. Die TherapeutIn kann sich als Mensch zu erkennen geben, der in seiner Position als TherapeutIn Bedürfnisse, Befürchtungen und Gefühle hat, deren Berücksichtigung zur wachsenden Beziehungskompetenz der PatientIn gehört. Art und Ausmaß der motivationalen Klärung muss auf den Entwicklungsstand der Therapie und den Stand der emotionalen Entwicklung der PatientIn abgestimmt sein. Ähnlich sind die Selbstoffenbarungen der Eltern beim Kindergartenkind anders als beim Schulkind und als beim Jugendlichen. Wenn Selbstoffenbarungen der TherapeutIn die Hoffnung auf die Wirkung der Therapie noch mehr schmälern als die zu behebende Beziehungsstörung, so war die Beziehungsarbeit nicht nützlich. Wenn die Selbstoffenbarung der TherapeutIn der PatientIn die Möglichkeit nimmt, von nun an die therapeutische Beziehung zur Befriedigung zentraler Bedürfnisse zu nutzen, so demontiert sie deren Tragfähigkeit und nimmt der PatientIn wichtige Ressourcen. Andererseits kann die PatientIn ihre soziale Wahrnehmung nur dann verbessern, wenn sie durch Selbstoffenbarung der TherapeutIn verstehen lernt, aus welchen Beweggründen heraus diese ihr gegenüber so gehandelt hat. Hier sei auch auf die Vorschläge von Linehan (2016a, b) zum Umgang mit Beziehungsstörungen bei Borderline-PatientInnen verwiesen. Borderline-Therapie besteht ja aus dem Management permanenter Beziehungsstörungen.

Selbst wenn die TherapeutIn das dringende Bedürfnis hat, die Beziehung zu korrigieren, nachdem sie Einblick in die Beziehungsfantasie der PatientIn erhalten hat, muss sie stattdessen zunächst die PatientIn in ihrer Wahrnehmung und ihren Gefühlen validieren (Linehan, 2016a, b). Die PatientIn kam mit einer Beziehungswunde zur Therapie. Die TherapeutIn stellt nun fest, dass diese Wunde falsch zusammengewachsen ist, und will sie wieder aufreißen. Das Ergebnis ist, dass wieder eine Beziehungswunde entsteht. Sie wiederholt das Trauma der PatientIn. Aufgabe der Beziehungsklärung ist nicht die rasche Desillusionierung der PatientIn. Es reicht, wenn die TherapeutIn dosiert neue Beziehungserfahrungen vermittelt, die wie die steten Tropfen den Stein aushöhlen.

Sofern erforderlich, folgen anschließend Übungen zu den zentralen Bedürfnissen, Ängsten und zur zentralen Wut in der therapeutischen Beziehung (Sulz, 2009a, 2011a, 2012b).

Gerade der *Wut in der Beziehung* muss anlässlich der vorausgegangenen Störung in der Beziehung Raum gegeben werden. Ungeachtet der eventuell irrationalen Herkunft der Wut muss die TherapeutIn diese würdigen und schätzen. Die PatientIn hat ein Recht auf ihre Wut und sie hat Recht mit dieser Wut. Die Validierung der Wut ist zwingend notwendig. Die Vernunft der TherapeutIn ist oft ihr Mittel, ihre eigene Angst vor der Wut zu vermeiden. Wenn wir mit der PatientIn in ihre innere Welt hineingehen, so können wir nicht anders, als ihre Wut zur richtigsten und wichtigsten Reaktion in diesem Moment zu erklären. Imagination des anderen und dessen frustrierenden Verhaltens hilft, die Wut zu spüren.

Je weniger ängstlich wir sind und je weniger verletzbar wir der PatientIn erscheinen, umso eher darf sie ihre Wut spüren, umso weniger muss sie diese mithilfe von Schuldgefühlen in Schach halten. Wir ermutigen sie, die Wut zu spüren, ihr Ausmaß wahrzunehmen und den Impuls zu registrieren, der aus der Wut heraus entstehen will. Wir sprechen auch diesem Handlungsimpuls seine Daseinsberechtigung zu, auch wenn er unmäßig heftig erscheint. Wir geben der PatientIn das Selbstgefühl, dass sie und wir uns darauf verlassen können, dass ein Impuls nicht automatisch zur Handlung wird bzw. dass ein Impuls legitim über eine Wutfantasie abgeführt werden kann und dass diese Fantasie für die Psyche gesünder ist als die Unterdrückung der Wut und des Impulses und dass sie in der Lage ist, den angenommenen Ärger sprachlich in die Interaktion zu bringen.

Die *Beziehungsbedürfnisse* der PatientIn der TherapeutIn gegenüber werden ebenso wenig infrage gestellt. Sie hat sie und sie hat ein Recht darauf, sie zu haben. Also werden auch sie validiert. Sich mit geschlossenen Augen wahrnehmend wird erspürt, welches der Bedürfnisse zutrifft.

Wie sie der TherapeutIn gegenüber mit ihren Bedürfnissen umgeht, wird dagegen Thema eines eventuellen Änderungsvorhabens als Bestandteil der Behebung der Beziehungsstörung sein.

Die TherapeutIn wird nicht so umfassend alle zentralen Bedürfnisse der PatientIn befriedigen, dass diese sich nicht mehr an ihre wichtigen Bezugspersonen wenden muss. Sie wird existierenden Beziehungen keine Energie entziehen, sondern sie wird es fördern, dass die PatientIn funktionale Umgangsweisen mit ihren Bedürfnissen, die sie in der therapeutischen Beziehung erprobt hat, auf ihre realen Beziehungen überträgt. Im Sinne der Entwicklungsförderung ist zur Zeit des Übergangs von einer Entwicklungsstufe zur nächsten die dosierte Frustration der zur alten Stufe gehörigen Bedürfnisse ein Anreiz, sich auf die neue Stufe zu begeben.

Von größter Bedeutung sind die *Beziehungsängste* der PatientIn. Die eingetretene Beziehungsstörung ist Ausdruck der zentralen Angst der PatientIn. In deren Vorfeld haben dysfunktionale Interaktionsmuster vergeblich versucht, die Angst der PatientIn zu reduzieren, und auf dem Höhepunkt der Beziehungsstörung hat sie auch ihr Maximum erreicht. D.h., sie hat maximale Wirkung auf Erleben und Verhalten der PatientIn, auch wenn sie ihr nicht bewusst ist. Eine Imaginationsübung hilft, sie wahrzunehmen.

Wieder wird die PatientIn in ihrer zentralen Angst validiert. Ihr Umgang mit dieser Angst wird untersucht und modifiziert. Ziel ist, dass sie den Vermeidungsaspekt zahlreicher Transaktionen erkennen lernt und entscheiden kann, wann sie auf die eine oder andere verzichten kann, um so zu lernen, auf eine für sich und die Beziehung hilfreiche Weise mit ihrer Angst umzugehen.

Die Beziehungsstörung mobilisiert vermehrt die *dysfunktionalen Persönlichkeitszüge in der Beziehung*. Da ihr manifestes Auftreten in diesem Moment so prominent ist, ist es eine gute Gelegenheit zur Selbstwahrnehmung bezüglich dieser automatischen Reaktionstendenzen als einem ersten Schritt einer selbstkontrollierten Veränderung. Die PatientIn hat ja schon die Persönlichkeitsskalen (VDS30) zu Beginn der Therapie ausgefüllt. Noch einmal die angekreuzten Erlebens- und Verhaltensweisen durchlesend, kann nachgespürt werden, in welchem Ausmaß diese auch in der therapeutischen Beziehung auftraten.

Auch die *Stufe der Beziehungsentwicklung* der PatientIn ist während der Beziehungsstörung viel konturierter wahrnehmbar. Je schwieriger die Situation, umso deutlicher bewegt sich die PatientIn auf dieser Stufe, umso weniger kann sie auf gelernte differenziertere Verhaltensweisen zurückgreifen. Entsprechend ist es wichtig, dass die TherapeutIn ihr auf dieser Stufe validierend begegnet. Vielleicht kam die Störung zustande, weil die TherapeutIn den Entwicklungsstand der PatientIn falsch eingeschätzt hat. Gerade Menschen, die zahlreiche kognitive und soziale Kompetenzen erlernt haben, werden leicht bezüglich ihrer emotionalen Entwicklung überschätzt. Da die Beziehungsstörung auch eine Überforderung der TherapeutIn zumindest hinsichtlich ihrer Wahrnehmungsfähigkeit ist und sie deutlich emotional auf die Störung reagiert, kann sie auch ihren eigenen Entwicklungsstand reflektieren.

Voraussetzung ist die Kenntnis der Entwicklungspsychologie Piagets (1976) und Kegans (1986). Vielleicht versteht die TherapeutIn ihr unteroptimales Erleben und Verhalten aus der Begrenzung ihrer Entwicklungsstufe. Dann gelten Veränderungsentscheidungen ihren eigenen Transaktionsmustern. Ohne mit der PatientIn ihre eigene Entwicklungsstufe zu thematisieren, benennt sie ihr dysfunktionales Verhalten und bespricht mit ihr, welches TherapeutInnenverhalten förderlich für die Beziehung ist, die die PatientIn gerade braucht. Es geht hierbei nicht um ein schuldbewusstes Eingeständnis, einen vermeidbaren Kunstfehler begangen zu haben. Vielmehr ist die Therapie ein ständiges Aufschließen von Behältern und Kammern in der Psyche der PatientIn. Die TherapeutIn hat einen großen Schlüsselbund (Therapieinterventionen) und wenn sie mit einem falschen Schlüssel ein bestimmtes Schloss aufzuschließen versucht, dann ist das nicht falsch, sondern ein notwendiges Probieren, das jedes Mal mehr Wissen erzeugt.

Die Beziehungsstörung kann auch im Lichte der *Überlebensregel in der therapeutischen Beziehung* betrachtet werden. Wenn das Verhalten der TherapeutIn die psychische Homöostase der PatientIn erheblich stört, so beginnt diese mit Anstrengungen, das emotionale Überleben in der therapeutischen Beziehung zu sichern. Die TherapeutIn missinterpretiert diese als gegen sie oder gegen die Therapie gerichtete Manöver und steuert energisch dagegen. Dieses gefährdet die Homöostase der PatientIn noch mehr, sodass diese alarmiert mit äußerster Kraft den Transaktionen der TherapeutIn entgegenwirken muss. Nun ist auch deren psychische Homöostase gefährdet, sie reagiert emotional und bestätigt damit die von der PatientIn wahrgenommene Gefahr. Statt heftiger Kampfaktionen kann auch ein Stellungskrieg entstehen, der zum Verschanzen in der Sicherheit von Gräben und Bunkern führt, sodass nur noch wenig geschieht. Die TherapeutIn kann ihre eigene Überlebensregel und die der PatientIn reflektieren.

Da eine Störung der Beziehung vorliegt, ist eine Kommunikation über die Auswirkungen dieser Homöostase-Bemühungen notwendig. Es wird versucht, der PatientIn ihre Überlebensregel noch einmal (es ist ja früher schon in der Therapie geschehen) ins Bewusstsein zu rufen, die sie einsetzt, um die Disbalance zu beheben, die durch das vorausgegangene TherapeutInnenverhalten entstanden ist.

Wenn es gelingt, die PatientIn dazu zu bringen, ihre eigenen Homöostase-Bemühungen bewusst wahrzunehmen und die Disbalance erzeugenden Wirkungen des Versuchs, Balance herzustellen, zu erkennen, hat die Störung in der Beziehung sehr viel zur Weiterentwicklung der PatientIn beigetragen.

Ich stelle mein Gleichgewicht her, indem ich mein Gegenüber aus dem Gleichgewicht bringe.

Die affektive Bewertung dieser Selbsterkenntnis sollte wiederum in Selbstakzeptanz einmünden, die durch die Validierung der TherapeutIn gefördert wird.

Auf der gegenseitigen Akzeptanz aufbauend kann versucht werden, den künftigen Umgang mit Störungen zu verhandeln und konkret festzulegen, wie wer worauf zu reagieren versucht:

Ich stelle mein Gleichgewicht her, ohne dass ich mein Gegenüber aus dem Gleichgewicht bringe.

Obige Ausführungen sollen auf keinen Fall in dem Sinne missverstanden werden, dass die TherapeutIn sich wie in einer Paartherapie auf einen Prozess der Selbsterfahrung in Anwesenheit der PatientIn einlässt und ihre persönlichen Motive als Privatperson offenbart. Vielmehr bleibt sie in dieser Beziehungsarbeit das professionelle Gegenüber und gibt als dieses klares Feedback über die Reaktionen, die die PatientIn auslöst – in der Art und in dem Umfang, wie dies eine therapeutisch wirksame Intervention erfordert (McCullough, 2007; siehe auch Sulz, 2007c).

Es ist eine schwierige Gradwanderung: Störung oder gar Krise in der therapeutischen Beziehung ruft in der TherapeutIn intensive Gefühle hervor, macht sie rat- und hilflos. Sie fühlt sich gar nicht mehr professionell. Das ist ihr Empfinden in der Beziehungsstörung. Ihre therapeutische Arbeit im Umgang mit dieser Störung muss beides integrieren – ihre persönliche Betroffenheit und ihre Professionalität.

Der absehbare Ertrag der Arbeit an der Beziehungsstörung lässt diese in einem neuen Licht erscheinen, sofern die TherapeutIn sich kompetent im Umgang mit dieser Störung fühlt. Die Störung verliert dadurch die Bedeutung einer Störung der Therapie. Sie wird vielmehr zu einem der wichtigsten Bereiche der therapeutischen Arbeit. Durch sie wird manchmal erst verständlich und erst bearbeitbar, was Symptom auslösend und Symptom aufrechterhaltend war.

1.3.4 Empirische Studien zur therapeutischen Beziehung

Sulz, Herrmann, Kammerl und Wollenhaupt (2003b, S. 226f.) haben im Rahmen der Münchner Qualitätsmanagementstudie u. a. Beziehung und Beziehungsstörungen zwischen PatientInnen und TherapeutInnen untersucht:

> »Siebzehn niedergelassene VerhaltenstherapeutInnen führten sechs Monate lang mit 51 PatientInnen ein praxisinternes Qualitäts-

management durch und besuchten in dieser Zeit einen Qualitätszirkel. Sie erprobten ein komplexes Qualitätsmanagement-Inventar, das als Basismessung Skalen zur Erfassung dysfunktionaler Persönlichkeitszüge, zur Prä-post-Messung eine strukturierte Befunderhebung, die SCL-90-R, Zielannäherungs-Kurzskala und Zielerreichungsskalierung sowie zum Prozessmonitoring Feedbacks des Patienten zur Sitzung und zum Prozessverlauf und Ratings der Therapeuten zur Sitzung, zur therapeutischen Beziehung und zum Prozessverlauf umfasste.

Sie kamen dabei zu folgenden Ergebnissen:

›Der Fragebogen zum Rating der therapeutischen Beziehung durch den Therapeuten (QMT06) umfasst die 4-faktoriellen Dimensionen 1. Dysfunktionales Beziehungsangebot erkennen, 2. Warmherzigkeit, Stützung, Förderung, 3. Ärger, Ängste und Beziehungstest kennen und darauf eingehen und 4. Bedürfnisse und Ängste kennen und darauf eingehen.

Korrelationen der Faktoren mit anderen Variablen: Nur Faktor 2 (Warmherzigkeit, Unterstützung) korrelierte mit Therapie-Outcome-Variablen Besserung beim SCL90-R (.45***) und Zielannäherung (.39*), dem Prozessfaktor Änderungsorientierung im Therapeutenrating (.35*), dem Faktor Zukunftsorientierung des Sitzungsratings des Therapeuten (.40**, n = 44) und mit der Therapeuten-Zufriedenheit (.40**). Signifikanzniveau: * = sign. auf dem 5-%-Niveau, ** = sign. auf dem 1-%-Niveau, sign. auf dem 1-‰-Niveau.

Eindimensionale Beziehungsskala – Reliabilität: Aus diesem Ergebnis wurden die Konsequenzen gezogen: Die im zweiten Beziehungsfaktor (Warmherzigkeit-Unterstützung) hochladenden sieben Items (Bedürfnisbefriedigung, Förderung der Änderungsmotivation, Stützung durch Beziehung, Herausforderung durch Beziehung, Nähe, Warmherzigkeit, Abstand, Professionalität, Entwicklung der Beziehung) können zu einem Summenwert Beziehungsqualität, also zu einer eindimensionalen Skala zusammengefasst werden. Dessen innere Konsistenz bzw. Reliabilität beträgt .79 (standardisiertes Alpha) – eine für eine so kurze Skala sehr gute Reliabilität.

Einzelfallanalyse: Wir können den Verlauf der Beziehungsqualität bei einzelnen PatientInnen verfolgen. Als Beispiel sei eine Patientin gewählt, bei der es zu keinerlei Fortschritten kam. Die vom Therapeuten eingeschätzte Qualität der Patient-Therapeut-Beziehung sinkt rapide auf einen Minimalwert in der dreizehnten Sitzung (Abb. 1.3.3). Dies ist ein starkes Abweichen vom durchschnittlichen Verlauf bei den anderen PatientInnen (obere Linie).

Zusammenfassend zeigt sich, dass die Beziehungsqualität (Warmherzigkeit und Unterstützung) ein wichtiger Parameter des Therapieprozesses ist, der auch mit Outcome-Variablen korreliert.‹ «

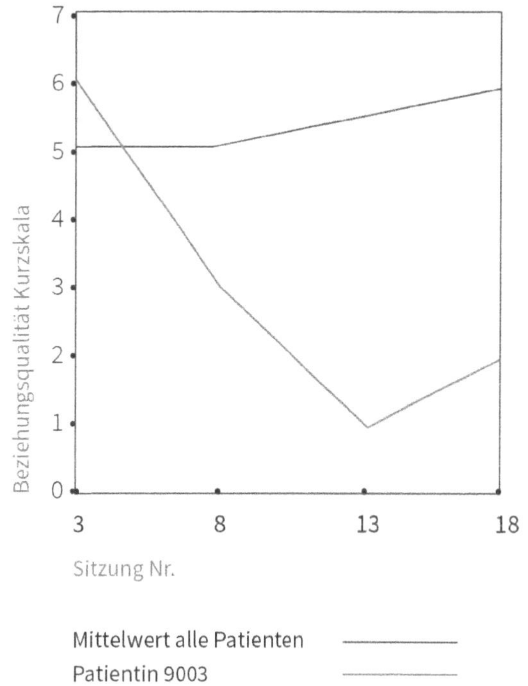

Abbildung 1.3.3: Verlauf der Beziehungsqualität Patientin 9003, Sulz et al. (2003b, S. 238)

Daraus resultiert als Empfehlung folgende Kurzskala zur Erfassung der therapeutischen Beziehungsqualität (entspricht den sieben auf dem Faktor Warmherzigkeit hochladenden Items):

1. Bedürfnisbefriedigung
   0 ... 1 ... 2 ... 3 ... 4 ... 5
2. Förderung der Änderungsmotivation
   0 ... 1 ... 2 ... 3 ... 4 ... 5
3. Stützung durch Beziehung
   0 ... 1 ... 2 ... 3 ... 4 ... 5

4. Herausforderung durch Beziehung
   0 ... 1 ... 2 ... 3 ... 4 ... 5
5. Nähe, Warmherzigkeit
   0 ... 1 ... 2 ... 3 ... 4 ... 5
6. Abstand, Professionalität
   0 ... 1 ... 2 ... 3 ... 4 ... 5
7. Entwicklung der Beziehung
   0 ... 1 ... 2 ... 3 ... 4 ... 5

Weiterführende Literatur

Bronisch, T. & Sulz, S. K. D. (2015). Therapeutische Beziehung. CIP-Medien.

1.4 Gesprächsführung in den verschiedenen Phasen der Therapie

Der strategisch-behaviorale *Therapieprozess* entspricht in der Klärungsphase nach Grawe (1998) durchgängig dem Konzept der Metakognition (Reflexion von Gedanken, Gefühlen, Bedürfnissen) und ebenso der mentalisierten Affektivität:

- Etablierung einer therapeutischen Beziehung, die Sicherheit gewährleistet und Vertrauen schafft, um spielerisches Experimentieren mit der inneren und äußeren Realität zu ermöglichen
- Erlernen von Achtsamkeit
- Erlebnisorientierte Arbeit mit den Schritten der Emotionswahrnehmung, Verstehen der motivationalen Bedeutung des Gefühls, Emotionsmodulierung und Gefühlsausdruck, zunächst im Schonraum der Psychotherapie, dann in realen Beziehungen
- Übung der Fähigkeit, über Gedanken und andere Bewusstseinsinhalte nachzudenken (ein Gedanke ist nur ein Gedanke, ein Gefühl ist nur ein Gefühl) und mit diesen auf einer metakognitiven Ebene umgehen zu können
- Aufgreifen und Nutzen der DRIBS-Muster der PatientIn (Dysfunktionaler Repetitiver Interaktions- und Beziehungs-Stereotyp) in der therapeutischen Beziehung (Identi-

Dreifache Gesprächsführung: Emotiv – kognitiv – metakognitiv

1. Emotive Gesprächsführung

Die PatientIn kommt mit emotionalem Leid und braucht einfühlendes Zuhören. Die TherapeutIn nimmt ihre Gefühle wahr, zum Teil durch somatische Marker. Sie spiegelt ihr diese und nennt dazu den Kontext, der das Gefühl hervorrief. Einerseits zeigt sie Mitgefühl mit ihrem schmerzlichen Erleben, andererseits hilft sie ihr, die emotionale Bedeutung der geschilderten zwischenmenschlichen Situationen zu reflektieren. Beides – das bewusste Erleben des Gefühls und das Reflektieren der Zusammenhänge – ergibt die tiefe emotionale Erfahrung, die Grawe als Problemaktualisierung bezeichnet.

2. Kognitive Gesprächsführung

Vor lauter Emotionen und Symptomen fehlt der PatientIn Ursachen-Wirkung-Denken. Ihre Gefühle beherrschen ihr Denken. Sie erzeugen dysfunktionale automatische Gedanken, die zu maladaptiven Interpretationen und dysfunktionalen Reaktionen führen. Deshalb wird entweder mit sokratischer Gesprächsführung, aber auch mit anderen Reattribuierungstechniken oder mit gezielten Fragen interveniert: So fragen, dass sie logisch denken muss, um Ihre Frage beantworten zu können, z. B.: »Wodurch wurde Ihre Reaktion genau ausgelöst?« oder »Was genau war die Folge Ihres Verhaltens und war es das, was Sie erreichen wollten?«

3. Metakognitive Gesprächsführung

Die PatientIn hat noch keine elaborierte Theory of Mind, die ihr helfen würde, ihre Bedürfnisse, Gefühle, Gedanken und Handlungen im Kontext zwischenmenschlicher Beziehung zu reflektieren und zu verstehen – ebenso wenig wie die anderer Menschen. Deshalb ist auch hier eine spezielle Fragetechnik erforderlich, die ihr zum Perspektivenwechsel verhilft: »Was bewog M. so zu handeln?«, »Was fühlte sie auf Ihre Antwort hin?«, »Was hätte sie gebraucht?«, »Welche Befürchtung hatte sie?« Dadurch werden die Empathie und das Mitgefühl gebahnt.

fizierung, emotionales Feedback, gemeinsames tiefes Verständnis, Unterstützung bei alternativen Interaktionsangeboten)

1.4.1 Dreifache Gesprächsführung: emotiv – kognitiv – metakognitiv

Wir benötigen drei Arten, ein Gespräch mit der PatientIn zu führen:

- *Emotiv:* Wir konzentrieren uns völlig auf die Gefühle, die die PatientIn im Moment des Gesprächs hat, und helfen ihr, diese wahrzunehmen und in ihrer inneren und äußeren Kontextbedingtheit zu verstehen (Greenberg, z. B. Elliott et al., 2008; Sachse & Sachse, 2016; Pesso, 2008a, b).
- *Kognitiv:* Wir stellen der PatientIn Fragen, die sie nur beantworten kann, wenn sie anfängt, kausal zu denken, sich logische Gedanken über die Verursachung eines Ereignisses macht oder die Wirkungen und Folgen ihres Verhalten reflektiert (McCullough, 2000, 2007; Sulz, 2011a). Hier ein Beispiel: »Was genau bewog Sie dazu, sich zurückzuziehen?« oder »Was war die Folge Ihres Zornausbruchs?« oder »Durch welches Verhalten hätten Sie erreichen können, was Sie wollten?«
- *Metakognitiv:* Wir stellen der PatientIn Fragen, deren Beantwortung einen Perspektivenwechsel erfordern. Sie muss sich in die andere Person, nach der gefragt wurde, hineinversetzen und nachempfinden, was diese fühlt, denkt, braucht oder beabsichtigt. Das ist Metakognition, Mentalisierung und Theory of Mind.

Dadurch wird die egozentrische Sichtweise relativiert und verlassen und die Beziehung in den Vordergrund gerückt (Fonagy & Bateman, 2008; McCullough, 2000, 2007; Sulz, 2011a).

Empathie, Mitgefühl und Verständnis des anderen sind die psychischen Prozesse, die dadurch angestoßen werden. Obgleich TherapeutInnen die PatientIn dazu bringen würden, dass sie besser und klüger mit ihren Bezugspersonen umgeht, *ist diese Art der Gesprächsführung erst der dritte Schritt.* Zunächst braucht die PatientIn, dass sie selbst von der TherapeutIn verstanden wird, dass ihre eigenen Bedürfnisse, Ängste und Nöte mitfühlend wahrgenommen und benannt werden. Wenn sie eine therapeutische Beziehung erfährt, die dies reichlich sättigt, und sie dabei noch egozentrisch bleiben darf, kann sie den nächsten Schritt tun. Das ist aber noch nicht die Empathie für die andere Person und deren Belange, sondern ein realistischer Blick auf die Realität, auf Ursachen und Wirkungen, der durch kausales Denken ermöglicht wird. Deshalb verweilen wir in einer zweiten Etappe der Gesprächsführung noch in der Förderung des logischen Denkens, das im Sinne von Piaget (1995) eine »Dezentrierung« ermöglicht.

Wir müssen uns nur die innere und äußere Situation der PatientIn vergegenwärtigen, wenn sie zu uns zur Therapie kommt. Sie ist in großer Not, sie leidet, sie weiß sich nicht mehr selbst zu helfen. Sie hat die Erfahrung machen müssen, dass die Menschen um sie herum, Partner, Freunde, Angehörige ihr nicht helfen können, eventuell. kein Verständnis haben. Da ist es eine Invalidierung ihrer Gefühle, wenn wir mit metakognitiver Gesprächsführung beginnen, damit sie mehr Empathie für die anderen empfinden kann. Und da ist ihr auch nicht danach, durch unsere kognitive Gesprächsführung kluge Überlegungen über die Ursachen ihrer Erkrankung anzustellen. Sie braucht jemanden, der gefühlvoll auf sie eingeht, so mit ihr spricht, dass sie sich in ihren Gefühlen und ihrer Not gehört, gesehen und verstanden fühlt. Die Reihenfolge der drei Arten von Gesprächsführung ergibt sich also von selbst: emotiv – kognitiv – metakognitiv.

1.4.1.1 Emotive Gesprächsführung

Also ist die erste Fertigkeit, die eine TherapeutIn lernen muss, die emotive Gesprächsführung – gerade die Art zu sprechen, die am anspruchsvollsten und schwierigsten ist. Dabei reicht es nicht, einfach nur mitfühlend und empathisch zu sein. Mit Empathie ist schon viel gewonnen, aber es bleibt zu viel von der Gefühlswelt der PatientIn verborgen, wenn wir ihre Gefühle nur mit Empathie erschließen. Wir müssen eine exakt beobachtende Haltung einnehmen, die uns körperliche Signale wahrnehmen lässt, die zeigen, dass jetzt im Moment eine bestimmte Emotion vorhanden ist.

Um das therapeutische Vorgehen nachvollziehen zu können, muss Damasios (1990, 1995, 2000, 2003) Konzept des somatischen Markers bekannt sein: (Noch) nicht bewusst wahrgenommene Emotionen zeigen sich durch Körperausdruck und Bewegungen. Es bedarf allerdings der *Schulung der Emotionswahrnehmung*, um diese Marker richtig einschätzen und das Gefühl benennen zu können, das sie signalisieren. Ein erster simpler Zugang sind die 43 Fotografien von Gesichtern, die die wichtigsten Gefühle ausdrücken (Sulz & Sulz, 2005). Es gibt weitere Möglichkeiten der Schulung des emotiv-diagnostischen Blicks, z. B. artnatomy.com.

Nach dem Erkennen des Gefühlsausdrucks im Gesicht eines Menschen kommt das *Benennen dieses Gefühls*. Da es nicht nur die erwähnten 43 wichtigen Gefühle gibt, sondern hunderte, geht uns ganz schnell die Sprache aus, wenn wir versuchen, der PatientIn zurückzumelden, welches Gefühl wir gerade sehen. Das ist ein häufiger Grund, weshalb TherapeutInnen das Gespräch auf kognitive Weise weiterführen, denn da fühlen sie sich nicht mehr unsicher und überfordert. Es gilt also, sich bei dieser »kognitiven« Vermeidung zu ertappen und zurück zum emotiven Gespräch zu kehren. Es dauert zwar einige Zeit, bis ausreichend Treffsicherheit in der Wahrnehmung und Sicherheit im Benennen des momentanen Gefühls entstehen, aber ohne Übung wird dieses Hindernis nicht überwunden.

Die *emotive Gesprächsführung*, die der Aktualisierung und Bearbeitung eines komplexen affektiv-kognitiven Schemas dient, kann eng angelehnt an das Mikrotracking von Pesso (2008a, b) als erster Schritt eines metakognitiven Prozesses bzw. einer affektive Mentalisierung im Sinne von Fonagy und Bateman (2008) (gedankliches Vergegenwärtigen eines im Moment vorhandenen Affekts) z. B. so ablaufen (Sulz et al., 2012):

- Die PatientIn berichtet über ihr häufiges Unglücklich-Sein in einer wichtigen Beziehung oder über eine Situation, in der das Symptom auftritt.
- Die TherapeutIn nimmt möglichst jedes während des Berichts von Minute zu Minute neu auftretende Gefühl in den Gesichtszügen der PatientIn als somatischen Marker wahr.
- Die TherapeutIn benennt das Gefühl im Sinne einer prompten Affektspiegelung mit einfachen, im Konkreten bleibenden Worten.
- Die TherapeutIn nennt den berichteten Kontext als Auslöser des Gefühls und ermöglicht es so der PatientIn, Herkunft und Funktion ihres Gefühls affektiv und kognitiv zu erfassen.
- Die PatientIn prüft, während sie in dem Gefühlszustand bleibt, ob das Gefühl richtig benannt wurde. Wenn nicht, korrigiert sie die Benennung. Bei ihr gibt es parallel zwei Bewusstseinszustände – einerseits denjenigen, in dem sie sich in einem inneren Bild oder Film emotional in der berichteten Situation und Begegnung mit dem wichtigen Menschen befindet, andererseits denjenigen, in dem sie sich mit der TherapeutIn unterhält und diese ein korrigierendes Feedback gibt.
- Die PatientIn konzentriert sich weiter auf die Wahrnehmung des Gefühls, das Kristallisationspunkt ihres weiteren Berichtens ist und sie allmählich zur umfänglichen Vergegenwärtigung und Erfassung der emotionalen Bedeutung der berichteten Beziehungsepisode(n) führt (dem Bedürfnis der PatientIn gerecht werdend,ihre Affekte zu verstehen).
- Die TherapeutIn bleibt in ihrer Suchhaltung nach somatischen Markern und benennt das von ihr angezeigte Gefühl (Kontinuität der kontingenten Affektspiegelung).
- Die TherapeutIn ermöglicht es der PatientIn durch ihre unterstützende Begleitung, das Gefühl intensiver werden zu lassen, sodass seine Intensität den wirklichen Umfang der emotionalen Bedeutung ausdrückt (Akzeptieren negativer Gefühle in schützendem Rahmen).
- Die PatientIn vertieft sich in die szenische Vergegenwärtigung und erlebt sich ganz in der Situation und Beziehung (begleitetes Durchspielen des erinnerten Kontexts im Als-ob-Modus).
- Die TherapeutIn signalisiert einerseits ihr empathisches Mitfühlen mit dem Affekt der PatientIn, andererseits strahlt sie in einer ru-

higen Präsenz ihre Zuversicht und Fähigkeit aus, den intensiven Affekt zu begrenzen (Markierung der Affektspiegelung).

- Es gibt im Bericht der PatientIn immer wieder einen Punkt größter Bedürftigkeit und Frustration, den die TherapeutIn nutzt, um ihr zu spiegeln, was sie in diesem Moment am meisten gebraucht hätte. Zum Beispiel: »Sie hätten jemanden gebraucht, der Ihnen zugetraut hätte, dass Sie das schaffen, und der stolz gewesen wäre, wenn es Ihnen gelungen wäre!«
- Auch an diesem Punkt prüft die PatientIn, ob das therapeutische Angebot mit ihrem Gefühl übereinstimmt, und korrigiert oder ergänzt die Aussage der TherapeutIn notfalls (gemeinsames Mentalisieren).
- Wenn es stimmt, rutscht die PatientIn unwillkürlich in ein inneres Bild der Wunscherfüllung, und ihr Gesicht hellt sich auf und zeigt Züge der Zufriedenheit oder des Glücks (Stärkung positiver Gefühle).
- Oft gesellt sich zu diesem Glück rasch ein Weinen und ein Schmerz, dass es nicht so ist oder war. Ein Moment, in dem die empathische Spiegelung dieses Affekts die PatientIn aus ihrer im realen Kontext erfahrenen Einsamkeit befreit und ihr das aktuelle Geborgensein in der therapeutischen Beziehung Erleichterung schafft (Affektmodulierung). Indem sie sich dies bewusst macht, gelangt sie zum Verständnis der erlebten Gefühlsmischung.
- Die PatientIn macht zudem die Erfahrung, dass sie durch ihre Gefühlswahrnehmung und ihren Gefühlsausdruck einen anderen Menschen berührt, dass ihr Affektausdruck eine Wirkung auf andere Menschen hat, dass es ihr gelingt, Empathie und Verständnis hervorzurufen, dass sie soziale, intentionale und repräsentationale AkteurIn ist und diesbezüglich Kompetenz gezeigt hat.

Ergebnis des Gesprächs kann sein, dass die PatientIn

- ihr Symptom versteht, akzeptiert, es hergeben kann
- ihr Gefühl besser bewusst wahrnehmen kann
- ihr negatives Gefühl akzeptieren kann
- ihr Gefühl verändern kann
- ihre Selbstwahrnehmung verändern kann
- ihre Bezugsperson anders wahrnehmen kann
- der Beziehung eine andere Bedeutung geben kann
- sich weniger abhängig von der Bezugsperson fühlt und definiert
- weniger Vermeidung im Umgang mit sich und den anderen aufrechterhalten muss
- ihre Mentalisierungsfähigkeit (metakognitive Fähigkeit) geübt und verbessert hat

Auch wenn andere Themen Inhalt der Therapiestunde sind, wird z. B. auf obige Weise das emotionale Erleben der PatientIn angesichts des betreffenden Themas herausgearbeitet, sodass nur in wenigen Passagen der Therapieprozess rein kognitiv oder handlungsorientiert ist. Nicht Gedankeninhalte oder konkrete Handlungen stehen im Mittelpunkt (sie sind hier nur emotionsauslösender Kontext oder Verhaltenskomponente der Emotion), sondern Emotionen und Motive in einer wichtigen Beziehung und deren Auswirkungen auf das Gelingen der Beziehungsgestaltung. Weitere erlebnisorientierte und damit emotive Vorgehensweisen werden von Hauke (2010) beschrieben.

Eine behaviorale Therapie ist aber damit nicht beendet. Ausgehend von Grawes (1998) Einteilung der Therapie in eine Klärungs- und eine Änderungsphase, wird mit obigem Vorgehen die Klärungsphase bestritten und es werden Änderungen der Affektregulierung und der Entwicklung der Mentalisierung angestoßen. Die Änderungsphase befasst sich zusätzlich mit den konkreten Schritten, Situationen und Beziehungen metakognitiv zu analysieren, die wichtigen Beziehungen neu zu gestalten, Interaktionen zu optimieren, die Beziehungsfallen der DRIBS rechtzeitig zu erkennen und durch adaptive Interaktionsangebote zu ersetzen. DRIBS meint Dysfunktionaler Repetitiver Interaktions- und Beziehungs-Stereotyp – das ist das, was die Psychoanalyse Wiederholungszwang oder Projektive Identifizierung nennt, also das nicht bewusste wiederholte Herbeiführen unbefriedigender Begegnungen als eine Serie unglücklich machender Beziehungserfahrungen, stets in der Hoffnung, dieses Mal das zu bekommen, was ersehnt und gebraucht wird. Jeder dieser Schritte trägt dazu bei, dass die PatientIn auf das Symptom allmählich verzichten kann. Erst diese neuen, erfolgreichen Erfahrungen in ihrer realen Beziehungswelt verfestigen die neuen affektiven und kognitiven Haltungen, lassen die PatientIn zu der AkteurIn werden, die ihre Beziehungen und ihr Leben erfolgreich gestaltet.

Nachfolgend finden Sie eine Zusammenfassung der Sequenzen der emotiven Gesprächsführung:

Emotion Tracking – emotive Gesprächsführung (den Gefühlen auf der Spur)

- *Hören*, was berichtet wird
- *Verstehen* des Gehörten
- *Inneres Bild/inneren Film* in sich selbst entstehen lassen
- *Sehen*, was im Gesicht zu erkennen ist → somat. Marker
- *Spüren*, also die eigene emotionale Reaktion empathisch oder sympathisch wahrnehmen
- *Prüfen:* Kommt mein Gefühl von meiner eigenen Geschichte oder gehört es zum Berichtenden?
- *Sprechen 1:* Das zum somat. Marker gehörende Gefühl aussprechen
- *Sehen*, ob bejahender 2. somat. Marker in Sekundenbruchteilen entsteht
- *Wenn ja,*
  - *Sprechen 2:* Den Kontext dazu aussprechen, d. h. das, was im Bewusstsein war, unmittelbar bevor das Gefühl auftrat
- *Wenn nein,*
  - *Fragen:* Welches Gefühl ist wirklich da?
  - *Sprechen 1:* Wiederholen dieses Gefühls
  - *Sprechen 2:* Den Kontext dazu aussprechen, d. h. das, was im Bewusstsein war, unmittelbar bevor das Gefühl auftrat
- *Warten:* Nicht selbst das Gespräch vorantreiben, sondern warten, bis aus dem erlebten Gefühl und dem erkannten Auslöser heraus eine neue Reaktion entsteht
- *Hören und sehen:* Entsteht ein Gefühl? Entsteht ein Gedanke? Entsteht eine Erinnerung als inneres Bild? Entsteht eine Fantasie als inneres Bild?
- *Empathisch/sympathisch mitgehen* und dabei eigenes inneres Bild entstehen lassen
- *Wenn Gefühl:* Sprechen 1 und 2
- *Wenn Gedanke:* Prüfen, ob er dysfunktional und schädlich ist und externalisiert werden muss oder ob es ein konstruktiver Gedanke ist, der wertzuschätzen ist
- *Externalisieren* dysfunktionaler Gedanken: »Dieser Gedanke gehört nicht zu Ihnen. Er kommt zwar aus Ihren bisherigen Erfahrungen, schadet Ihnen aber. Wir geben ihn wieder nach außen. Es ist, als ob jemand zu Ihnen sagen würde: …«
- *Prüfen:* »Wie ist das, wenn Sie das von außen hören (Zustimmung? Protest? Niedergestimmtes Gefühl?)?«
- *Vorbereiten:* »Wir müssen Sie schützen vor solchen schädlichen Aussagen. Wie könnte das geschehen? Was für ein Mensch könnte so etwas gesagt haben oder sagen? Wir könnten uns einen anderen Menschen vorstellen, der solche Aussagen stoppt und etwas sagt, was stimmt.«
- Diese Person könnte z. B. sagen: »… Wie fühlt sich das an, wenn Sie diese Worte hören?«
- *Wertschätzen* konstruktiver Gedanken: Das ist ein wichtiger, wertvoller Gedanke: …
- Wenn Erinnerung/Fantasie mit innerem Bild: *Ermuntern*, zu berichten und dabei in der Fantasie bzw. Erinnerung zu behalten → Sehen des somat. Markers etc.
- Wenn der Sachverhalt ausreichend berichtet wurde, der frustriert bzw. unglücklich macht,
- *Empathisch spüren*, was vermisst wurde, was von welcher Person auf welche Weise dringend gebraucht wird, was also im Sinne von Pesso Antidot wäre
- *Hypothese aussprechen:* »Du hättest gebraucht/Du brauchst …« (ohne Rücksicht auf die Grenzen des Machbaren)
- *Sehen:* Wenn es stimmt, taucht in Sekundenbruchteilen ein Erhellen des Gesichts auf, eventuell ein Entspannen des Körpers; wenn kein somat. Marker kommt, ist es kein Treffer
- *Ermuntern* zum Fantasieren, was noch Erfüllendes, Befriedigendes dazu gehören würde
- *Sprechen 1:* Welches gute Gefühl entsteht?
- *Sprechen 2:* Wodurch wurde dieses gute Gefühl ausgelöst?

Dieses Übergehen vom reinen Emotion Trackings in die Einladung zu einer Imagination kann am

Beispiel von Pessos Ideale-Eltern-Übung veranschaulicht werden.

Imaginationsübung Ideale Eltern
Nachdem soeben deutlich wurde, was Sie von Elternseite so schmerzlich vermisst haben, können wir uns die Freiheit nehmen, eine Fantasie herzustellen von *Eltern, die Sie gebraucht hätten*, um in dieser Fantasie spüren zu können, wie sich »ideale Eltern« angefühlt hätten. Wenn die PatientIn einverstanden und neugierig ist, können Sie sie erst noch einmal den negativen Aspekt von Vater und Mutter vergegenwärtigen lassen:

Reale Eltern

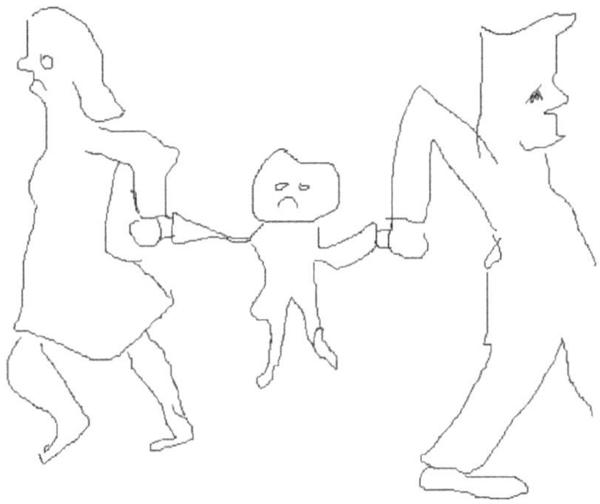

Meine Mutter war leider
1. ...
2. ...
Mein Vater war leider
1. ...
2. ...
(mitschreiben, weil das ja nachher gebraucht wird)

Wenn die Beziehung der Eltern nicht so gut war, wie war sie leider?
1. Leider ... (z. B. stritten sie oft)
2. Leider ... (z. B. demütigte V. die M.)

Wie hätten Sie sich die Beziehung Ihrer Eltern zueinander gewünscht?
1. ... (z. B. dass sie liebevoll miteinander umgegangen wären)
2. ... (z. B. dass sie zueinander gehalten und sich geholfen hätten)

A
Imagination der idealen Eltern

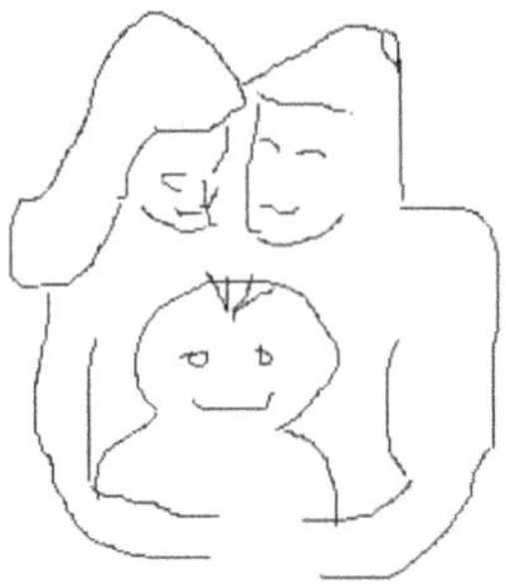

- ➢ Sie können sich jetzt vorstellen, dass die Mutter, die Sie gebraucht hätten, hier im Raum steht. Wo wollen Sie sie sehen?
- ➢ Wie sieht sie aus?
- ➢ Steht sie, sitzt sie? Wie zugewandt, wie nah ist sie? Stellt sie eventuell mit Händen Kontakt her, z. B. die Schulter berührend (falls dahinterstehend) oder die Hand gebend (falls danebenstehend)?
- ➢ Falls die ideale Mutter gegenüber aufgestellt wird und auch noch 1,5 m entfernt ist: Wie wäre es, wenn sie hinter Ihnen steht? Beschreiben Sie den Unterschied, aber entscheiden sie selbst, wo sie letztlich sein soll.
- ➢ Nun können Sie sich vorstellen, dass Sie selbst im Kindergarten- oder Grundschulalter sind. Wie alt sind Sie?
- ➢ Wie schaut sie Sie an?
- ➢ Was sagt sie?

B
Ideale Eltern sprechen lassen
Die *ideale Mutter* verneint jetzt die Eigenschaften der realen Mutter:
1. z. B.: »Ich wäre nie aufbrausend gewesen. Ich wäre sanft und verständnisvoll gewesen.«
2. Ich wäre nie ... Ich wäre ...

Der *ideale Vater* verneint jetzt die Eigenschaften des realen Vaters:
1. z. B.: »Ich wäre nie ungerecht gewesen. Ich wäre gerecht gewesen.«
2. Ich wäre nie ... Ich wäre ...

C
Die idealen Eltern nochmal sprechen lassen (ohne Verneinungen)

Die *ideale Mutter* sagt warmherzig und überzeugend:

1. z. B.: »Ich wäre sanft und verständnisvoll gewesen.«
2. Ich wäre …

(Wie ist es, das zu hören? Wie fühlt sich das an?)

Der *ideale Vater* sagt warmherzig und überzeugend:

1. z. B.: »Ich wäre gerecht gewesen.«
2. Ich wäre …

(Wie ist es, das zu hören? Wie fühlt sich das an?)

D
Beide Eltern sagen über ihre Beziehung zueinander:

1. Wir wären nie/hätten nie … (z. B. gestritten). Wir wären/hätten … (z. B. liebevoll miteinander umgegangen).
2. Wir wären nie/hätten nie … (z. B. demütigte V. nie die M.). Wir wären/hätten … (z. B. zueinander gehalten und sich geholfen).

(Wie ist es, das zu hören? Wie fühlt sich das an?)

Oft entsteht Freude, Glück, Entlastung, Ruhe und dazu gesellt sich die Traurigkeit, dass es nicht so war. In diesem Fall sollte die TherapeutIn Verständnis und Mitgefühle für die Trauer zeigen und dann wieder die Aufmerksamkeit auf das fantasierte Glück lenken, genau die Eltern zu haben, die gebraucht worden wären, damit die Übung mit einem guten Gefühl ausklingt.

Der PatientIn kann die Empfehlung gegeben werden, diese Imagination täglich morgens und abends kurz ins Bewusstsein zu holen. Fünf Minuten reichen.

Es sei noch einmal daran erinnert, dass das Therapieziel der emotiven Gesprächsführung darin besteht, dass die PatientIn ihre Gefühle wahrnehmen und benennen lernt und erfährt, welcher äußere Kontext sie auslöst (welches Verhalten welcher Person in welcher Situation) angesichts welches inneren Kontexts (welches Bedürfnis, welche zentrale Angst und welche zentrale Wut, welche durch ihre dysfunktionale Überlebensregel gesetzten Gebote und Verbote).

Wer als tiefenpsychologische PsychotherapeutIn die Mentalisierung fördernde Gesprächsführung nach Fonagy (Fonagy & Bateman, 2008) gelernt hat, z. B. in einer MBT-Ausbildung, hat sich die hier beschriebene emotive Gesprächsführung ebenfalls nicht angeeignet. Ebenso wie wir kognitive VerhaltenstherapeutInnen gehen die MBT-TherapeutInnen zu schnell zum kognitiven und metakognitiven Teil des Gesprächs über. Nur Ansätze wie z. B. Greenbergs EFT (Elliott, Watson, Goldman & Greenberg, 2008), Pessos PBSP (1969, 2008a, b) und Gendlins Focusing (1998) stellen die Emotion ausreichend lange in den Fokus. Die von Greenberg (2000), Sachse (Sachse & Sachse, 2016) und Grawe (1998) als unverzichtbarer Schritt bezeichnete, im therapeutischen Prozess stattfindende »tiefe emotionale Erfahrung« (von Grawe Problemaktualisierung genannt) setzt voraus, dass eine tiefe Erfahrung nur möglich ist, wenn die betreffende Emotion im Moment des Gesprächs deutlich vorhanden ist. Gelingt das nicht, ist es wie, wenn Sie die Erfahrung von Ofenwärme in einem kalten Zimmer durch Sprechen darüber vermitteln wollen oder müssen. Eine nur gedachte Emotion ist keine Emotion. Also ist während des Gesprächs keine Emotion vorhanden, sodass im MBT und in der KVT zu oft über etwas nicht Erlebtes gesprochen wird. Erfahrung braucht aber das Erleben. Das ist der Grund, weshalb wir in unserem therapeutischen Ansatz die emotive Gesprächsführung an den Anfang stellen.

1.4.1.2 Kognitive Gesprächsführung

So wie bei der emotiven Gesprächsführung Damasios (1990) Emotionstheorie als Hintergrundwissen verfügbar sein muss, benötigen wir bei der kognitiven Gesprächsführung Piagets Theorie der kognitiven Entwicklung als Verständnisgrundlage. Beck (2004) hat zwar auch die kognitiven Verzerrungen, die bei depressiven PatientInnen typisch sind, auf den unreifen Entwicklungsstand des Denkens im Vorschulalter zurückgeführt, aber den Entwicklungsaspekt hat erst McCullough (2000, 2007) so deutlich herausgearbeitet, dass wir die kognitive Entwicklung als Heuristik für unsere kognitive Gesprächsführung verwenden können. Bereits zehn Jahre bevor sein Konzept in Deutschland bekannt wurde, habe ich in meinem Buch *Strategische Kurzzeittherapie* (1994, 2012b) das gleiche theoretische Verständnis und nahezu das identische Vorgehen beschrieben.

Therapieziel ist (nach der Etappe der emotiven Gesprächsführung) das unzureichend entwickelte Denken der PatientIn (soweit es die schließlich zur Symptombildung führenden schwierigen Situationen und Beziehungen betrifft) in zwei Schritten so weit zu entwickeln, dass sie

a) fähig ist, zutreffende kausale Reflexionen über die Folgen ihres Verhaltens anzustellen, die ihr helfen, durch neues wirksames Verhalten ihre konkreten Interaktionen in ihren wichtigen Beziehungen befriedigend zu gestalten (mittels kognitiver Gesprächsführung);
b) anschließend fähig wird, auch die Gefühle und Bedürfnisse des Gegenübers durch Perspektivenwechsel empathisch nachzuempfinden und zu berücksichtigen, sodass auch ihre Bezugsperson mit ihr Befriedigung in gemeinsamen Interaktionen erleben kann (mittels relativer bzw. metakognitiver Gesprächsführung).

Diese Befähigungen erwirbt die PatientIn nicht allein durch Lernprozesse, sondern dadurch, dass sie sich auf eine höhere Entwicklungsstufe begibt. Wir haben die PatientIn im emotiven Gespräch noch weitgehend auf der impulsiven Entwicklungsstufe gelassen. Wir haben sie dort abgeholt und sind auf diese emotionale Erlebensweise eingegangen.

Jetzt stellen wir ihr Fragen, die sie auf dieser Entwicklungsstufe nicht beantworten kann. Wir fragen nach dem Warum und dem Wozu, nach den Folgen ihres Verhaltens, ob ihr Verhalten die von ihr erwünschte Wirkung erzielte, wenn nicht, durch welches alternative Verhalten dies möglich würde. Wir zwingen sie durch diese Fragen, sich auf Piagets konkret-operative oder konkret-logische Stufe (Kegans (1986) *souveräne Stufe*) zu begeben.

Das Vorgehen in diesem Gespräch entspricht dem *sokratischen Dialog*, der dazu führt, dass die PatientIn selbst auf die gedankliche Lösung kommt und sie nicht von der TherapeutIn zuvor angeboten wurde. Der Unterschied ist die entwicklungstheoretische Begründung für dieses Vorgehen. Dies impliziert aber auch ein weitergehendes Therapieziel. Während der sokratische Dialog sich damit begnügt, eine realitätsgerechte Begründung für ein Ereignis zu finden, also eine falsche Interpretation zu korrigieren, wird hier systematisch das kausale Denken der PatientIn so lange gefordert und gefördert, bis sie auf der konkret-logischen bzw. souveränen Stufe sicher genug angekommen ist. Während sie auf der emotional-impulsiven (prälogischen) Stufe sich noch nicht selbst helfen konnte, kann sie nun durch wirksames Verhalten souverän ihr Geschick in die Hand nehmen und so die Erfahrung von Selbstwirksamkeit machen.

Wir können Fragen zu Situation, Reaktion und Konsequenzen stellen:

Situation S

1. Ich bin mit dem sich wiederholenden Ergebnis von bestimmten Situationen unzufrieden. Es geht um die frustrierende Situation.
2. Welche Bedeutung haben die Situation und die Person für mich?
3. Was brauche ich von der anderen Person in dieser Situation?
4. Was macht der andere stattdessen mit mir? Wie geht er/sie mit mir um? Welche Bedeutung hat dieses Verhalten für mich?
5. Ist meine Einschätzung der Situation richtig?
6. Wenn nicht, weshalb nicht?
7. Welche Einschätzung ist richtig?

Reaktion R

1. Was ist die richtige Einschätzung der Situation?
2. Welches Gefühl wird dadurch zuerst ausgelöst?
3. Zu welchem primären Handlungsimpuls führt das Gefühl?
4. Welche Folgen dieser Handlung fürchte ich?
5. Zu welchem sekundären Gefühl führt die Vergegenwärtigung dieser Folgen?
6. Führt dieses sekundäre Gefühl zur Unterdrückung des Impulses? JA/NEIN
7. Wie handle ich aus dem zweiten Gefühl heraus?
8. Ist meine Furcht realistisch? JA/NEIN
9. Wenn NEIN, was ist realistischerweise als Folge zu erwarten?

Konsequenz C
1. Wie handelte ich bisher?
2. Welche Folgen hatte mein Verhalten?
   - In der Situation?
   - Nach der Situation?
   - Für mich?
   - Für die andere Person?
   - Für die Beziehung zwischen uns?
3. Sind die Konsequenzen meines bisherigen Verhaltens das, was ich gebraucht hatte? JA/NEIN
4. Wenn NEIN, was hätte ich gebraucht?
5. Gibt es ein Verhalten, durch das ich erhalten hätte, was ich brauche?

Danach: Wirksamkeitsanalyse
Es handelte sich um welche frustrierende Situation?
Ich hatte mich für welches neue Verhalten entschieden?
Ich erreichte dadurch welches erwünschte Ziel?
1. Wie trug meine richtige Einschätzung dazu bei, dass ich mein Ziel erreichte?
2. Wie trug mein neues Verhalten dazu bei, dass ich mein Ziel erreichte?
3. Was lerne ich aus dieser Erfahrung?
4. Wie kann ich das auf andere Situationen übertragen?

Das genauere Vorgehen wird im Teil IV Kapitel 5 über Kognitives und Metakognitives Training beschrieben.

1.4.1.3 Metakognitive Gesprächsführung

1.4.1.3.1 Prinzipielles zur metakognitiven Gesprächsführung

Wissenshintergrund für die relativ-relationale bzw. metakognitive Gesprächsführung ist wiederum die Entwicklungspsychologie. Einerseits geht es um die Entwicklung von Metakognition und Mentalisierung im Sinne der Theory of Mind (TOM). Andererseits geht es um die Entwicklung des Denkens im Sinne von Piaget von der Stufe des konkret-logischen zum abstrakt-logischen Denken – mit den Worten von Kegan (1986) von der souveränen Stufe, bei der noch egozentrisch kluges kausales Denken eingesetzt wurde, um eigene Bedürfnisse zu befriedigen, auf die *zwischenmenschliche Stufe*, auf der die Beziehung und die Bezugsperson das Wichtigste ist, sodass ohne Mühe auf egozentrische Anliegen verzichtet werden kann (relativ-relational).

Die *Theory of Mind* ist eine gedankliche Konzeption des Kindes, des Jugendlichen und des Erwachsenen bezüglich der Intentionen, die bei uns selbst und bei anderen zu bestimmten Verhaltensweisen führen. Dabei können wir ein Hineindenken in den anderen als frühe Form der TOM (bereits auf der konkret-logischen bzw. souveränen Stufe möglich) von dem Hineinfühlen in den anderen als reife Form der TOM (erst auf der zwischenmenschlichen Stufe durch die Fähigkeit zu abstraktem Denken und zu Perspektivenwechsel möglich) unterscheiden.

McCullough (2000, 2007) systematisiert auch die Gesprächsführung auf dieser therapeutischen Etappe durch Fragestellungen, die die PatientIn zum Perspektivenwechsel zwingen, wenn sie eine angemessene Antwort finden will.

Wie bei allen Beschreibungen des Vorgehens dienen diese nur dazu, das konkrete TherapeutInnenverhalten zu verdeutlichen, und sie müssen nicht exakt umgesetzt werden. Also gilt auch hier das Kredo »Etwa so können Sie das Gespräch führen …«. Viel wichtiger dabei zu beachten ist z. B., dass die Fragen nicht in einem belehrenden oder prüfenden Tonfall ausgesprochen werden, auch nicht als Fragen von jemandem, der die richtige Antwort selbst weiß und nur herauskriegen möchte, ob die PatientIn sie findet. Um dem vorzubeugen, ist die von Fred Kanfer (Kanfer et al., 2012) und Marsha Linehan (2016a) *»Columbo-Methode«* empfohlen, in der die TherapeutIn sich sehr interessiert und dabei eine Spur unwissender und vorübergehend etwas unterlegen zeigt, sodass die PatientIn risikolos antworten kann, ohne etwas Negatives vom Gegenüber fürchten zu müssen. *Columbo* war eine sehr beliebte Krimi-Serie in den 1960er Jahren, in der der Kriminalkommissar so auftrat und damit viel erreichte.

Wenn wir wollen, dass die PatientIn sich das neue Denken nicht nur antrainiert, sondern sich auf diese kognitive Stufe durch Entwicklung hinaufbegibt, müssen wir einerseits die Reihenfolge beachten: zuerst den Schritt von der emotional-impulsiven Stufe auf die souveräne Stufe (kausales Denken in konkreten Situationen) mit der Erfahrung von Selbstwirksamkeit und Selbstbehauptung und erst danach den Schritt auf die zwischenmenschliche Stufe (abstraktlogisches Denken und Perspektivenwechsel als Voraussetzung von Empathiefähigkeit).

Im Kapitel 5.6 (Kognitives und Metakognitives Training mit dem Ziel der Empathiefähigkeit) ist das konkrete Vorgehen in der Therapiesitzung ausführlich beschrieben und durch Beispiele veranschaulicht.

Wir wählen zur Übung eine von der PatientIn berichtete Auseinandersetzung mit einer wichtigen Bezugsperson, in der sie unempathisch geblieben ist. Sie hat zwar Schuldgefühle, die aus ihrer Angst vor Liebesverlust heraus entstehen, aber sie versteht die Bezugsperson nicht, kann nicht nachempfinden, was in ihr abläuft. Die TherapeutIn stellt immer wieder Fragen, die der PatientIn Perspektivenwechsel abfordern, die sie dazu bringen, sich in die Bezugsperson einzufühlen. Sie fragt, was die Bezugsperson gefühlt, gedacht, gebraucht, gefürchtet haben könnte. Und sie fragt, inwiefern ihr eigenes Verhalten darauf Einfluss nahm oder nehmen könnte.

Der zweite Aspekt von Empathiefähigkeit besteht darin, so über eigene Gefühle und Bedürfnisse mit der Bezugsperson zu sprechen, dass diese empathisch sein kann. Ohne Selbstöffnung hat diese keine Chance empathisch zu sein. Also fragt die TherapeutIn, welches Gefühl die PatientIn in der strittigen Situation hatte und mit welchen Worten sie diese mitteilen könnte. Gemeinsam werden Sätze erarbeitet, die dem anderen helfen, sie zu verstehen. Danach soll die PatientIn reflektieren, wodurch genau dieses Gefühl ausgelöst wurde. So kann der Hinweis der Bezugsperson, dass die PatientIn etwas falsch gemacht hat, nur deshalb wütend machen, weil er von oben herab und abwertend geäußert wurde. Die PatientIn kann sagen: »Was mich wirklich wütend machte, war nicht der Hinweis auf meinen Fehler, sondern dass du so gesprochen hast, dass ich mich sehr abgewertet fühlte.« Nun kann die Bezugsperson bedauernd sagen, dass sie nicht abwertend sein wollte, und sich entschuldigen.

Beide Aspekte können auch in der therapeutischen Beziehung auftauchen und genutzt werden – sei es der Ärger der PatientIn über zu wenig Therapiestunden, sei es der Ärger der TherapeutIn über deren Unpünktlichkeit.

Wieder geht es nicht primär um die Verbesserung der Kommunikation. Diese ist das Ergebnis im Sinne einer größeren Beziehungsfähigkeit. Es geht zuvorderst um die Entwicklung der Theory of Mind, um Metakognition, um abstraktes Denken, um Perspektivenwechsel und um die daraus resultierende Fähigkeit zur Empathie.

1.4.1.3.2 Vorgehen beim metakognitiven Gespräch – Theory of Mind entstehen lassen und zur Empathie finden durch reines Fragen und Zuhören

Das Metakognitive Gespräch ist eine Mischung aus Verhaltensanalyse der Reaktionskette (Sulz, 2011a), emotionsaktivierendem Gespräch (Emotion Tracking bzw. Microtracking nach Pesso, 2008a, b) und Fonagys mentalisierungsfördernder Gesprächsführung (Fonagy et al., 2008; Fonagy & Bateman, 2008). Sie entspricht Allens Brückenidee des Mentalisierungskonzepts für psychodynamische und behaviorale Therapien (Allen, 2010).

Es dient dazu, dass die PatientIn zu ihren im Moment vorhandenen emotionalen Reaktionen eine Reflektion hinzufügt, die sie ihre Gefühle und Motive in deren Kontext verstehen und steuern lässt und so der bewussten Emotionsregulation zugänglich macht. Im Gegensatz zum emotiven Gespräch (Emotion Tracking), bei dem es um Bewusstmachen, Erleben und Verstehen von Gefühlen geht, sind hier die Reflexion und die damit verbundene Steuerung der Emotion Hauptgegenstand. Bei ersterem geht es also vom Erleben zum Verstehen, bei letzterem vom Verstehen zum Steuern. Bei beiden geht es um das Elaborieren der Theory of Mind.

Bedingung ist einerseits, dass es für dieses Gespräch eine sichere Beziehung braucht und zuerst geklärt wird, ob ausreichend Vertrauen besteht. Andererseits besteht Übereinkunft, dass von der PatientIn sofort angesprochen wird, wenn das Gespräch so verläuft, dass Sicherheit und Vertrauen verloren gehen, z. B. weil (trotz großer Sorgfalt in der Gesprächsführung) eine nicht verkraftbare Invalidierung stattfand.

Was die PatientIn von der TherapeutIn in der therapeutischen Beziehung braucht, kann durch eine kleine Imaginationsübung erfasst werden. Dazu schließt die PatientIn die Augen und erspürt ihr Befinden in der aktuellen Gesprächssituation. Sie spricht und ergänzt innerlich folgende angefangenen Sätze:

- Ich fühle in mir …
- Ich brauche von Ihnen …
- Ich fürchte von Ihnen …
- Ich will von Ihnen nicht …

Sie schreibt die entstandenen Sätze auf und danach wird darüber gesprochen.

Die PatientIn spricht ein belastendes oder bewegendes Thema an. Darauf geht die TherapeutIn ein:

»Sie haben dieses *Thema* angesprochen. Wir können gern etwas mehr darüber reden, sofern Sie wollen?«

Wenn ja: »Ich möchte verstehen, wie es Ihnen mit dem Thema geht, das Sie gerade angesprochen haben. Dazu würde ich gern einige Fragen stellen. Ist so viel *Vertrauen* zwischen uns, dass Sie darauf eingehen können und wollen?«

Wenn ja: Einladen, etwas mehr über das gewählte Thema zu erzählen und dann bald *mit Fragen beginnen*. Dabei keine langen Pausen entstehen lassen, sondern weiter fragen. Aber so lange Pausen lassen, dass ein auftretendes Gefühl wahrgenommen werden kann.

Darauf achten, dass auf die Frage eingegangen wird, eventuell wiederholen.

Eine *bescheidene Haltung von Nicht-Wissen* einnehmen – die Columbo-Fragetechnik anwenden (wir erfahren erst durch ihre Antwort, wie bei der PatientIn was zusammenhängt).

Keine klugen Meta-Überlegungen oder psychodynamischen Überlegungen – weder von der PatientIn noch von der TherapeutIn.

Laut denken, sodass die PatientIn erkennen kann, wo ich in meinem Versuch des Verstehens gerade stecke.

Am wichtigsten ist *das momentane Gefühl*. Frühere Erlebnisse sind nur Material, auf das jetzt mit Gefühlen reagiert wird.

Eine Reflexion der PatientIn über das Gefühl *aufgreifen*: »Sie sagen, Sie denken, die Frustration war so groß, weil so lange nichts Gutes mehr von ihm/ihr rüber kam. Das kann ich nachvollziehen.«

Zu unrealistischen Interpretationen einerseits sagen, dass man sieht, welchen Zusammenhang die PatientIn sieht. Nicht verneinen, sondern vorsichtig anbieten: »Ich dachte auch daran, dass er das nicht absichtlich gemacht hat, sondern dass er nur unaufmerksam war.« Das aber nur kurz nebenbei, sodass es nicht als Gegenposition aufgefasst wird, die invalidierend wirken würde.

Unausgesprochene Gefühle wahrnehmen und empathisch aussprechen: »Ich habe den Eindruck, dass Sie das sehr bedrückt.«

Wenn die Wahrnehmung oder Vermutung richtig war, ist es wichtig, dass auf diese Weise das Gefühl mehr ins Bewusstsein rückt und dass *dem Gefühl ein Name gegeben* wird, sodass darüber gesprochen werden kann.

Wenn ein *Gefühl sehr heftig* wird, im Gespräch innehalten, *stoppen* und gemeinsam den Auslöser finden.

Wenn mein Gegenüber nahezu alles so anders interpretiert, als ich es (realistischer Weise) wahrnehme, und davon nicht abrücken kann (z. B.: »Ich weiß doch, dass ich für euch alle nur eine Last bin!«), nicht weiter darüber sprechen. *Nicht versuchen, die PatientIn doch noch vom Gegenteil zu überzeugen.* Besser das Thema wechseln und es akzeptierend vorläufig so stehen lassen.

Wenn ich meinerseits eine falsche Überlegung anstellte, gleich sagen, dass ich mich irrte, dass das falsch war.

Für offene Fragen nicht allein eine Antwort finden wollen, sondern in eine *gemeinsame Reflexion* eintreten, gemeinsam versuchen, mehr zu erkennen.

Kein allgemeines Fachwissen von sich geben, keine Psycho-Fachbegriffe verwenden.

Konkret fragen,

- was jetzt gefühlt wird,
- was kurz zuvor ins Bewusstsein trat, also das Gefühl ausgelöst haben kann,
- welches Bedürfnis frustriert wurde (bei positivem Gefühl erfüllt wurde),
- *was stattdessen gebraucht worden wäre,*

- wie er/sie sich vom anderen behandelt fühlt (z. B.: »Er behandelt mich wie ein ... Ich komme mir da vor wie ein ...«),
- welche Befürchtung da ist.

Hierzu *keine eigenen Hypothesen aufdrängen*, höchstens nebenbei aussprechen: »Ich dachte, dass es vielleicht auch die Einsamkeit sein könnte. Aber bleiben wir lieber bei dem, was Sie gesagt haben.«

Metaphern und *Bilder* nur einbringen, wenn deutlich spürbar ist, dass die PatientIn damit was anfangen kann. Sonst weglassen oder zurücknehmen (z. B.: »Das ist ja wie ein Auto ohne Steuerrad«).

Beim *roten Faden* (des Gefühls) bleiben, davon ausgehend die gedankliche Struktur des Verstehen-Wollens weiterführen.

Unterstützend sein (bestätigen, wertschätzen), *wenn* das erwünscht wird. Sonst beim Verstehen, Mitfühlen bleiben. Lieber fragen, was die PatientIn jetzt von der TherapeutIn möchte und *was nicht (siehe oben)*.

Immer wieder *Raum geben für Gefühle*, die aus dem Vergegenwärtigen des Themas herauskommen, und von diesen Gefühlen aus weitersprechen.

Von Gedanken, die vom Gefühl wegführen (z. B.: »Ist ja nicht so wichtig, das macht mir doch nichts aus, er hat ja selbst Probleme.«), *wieder zum Gefühl zurückkehren*: »Sie sagen, dass Sie das sehr traurig macht, wenn er sagt, dass ...«

Im Auge behalten, wie man selbst am liebsten denken und sprechen möchte angesichts der Erzählung und Darbietung des Problems, wie man es anpacken und lösen möchte (auffällig engagiert wird) und dabei von einer verstehenden Haltung wegkommt – hin zu einem *Gegenübertragungsagieren*, das nur negative Wiederholungen produziert.

Ergebnis ist, dass die PatientIn

a) die Erfahrung macht, mit ihren Gefühlen und Bedürfnissen verstanden worden zu sein,
b) ihr eigenes Verständnis vertiefen konnte,
c) sich ihren Gefühlen weniger ausgeliefert fühlt,
d) die Vorstellung entwickelt, künftig mit dem Thema und den damit zusammenhängenden Gefühlen auf eine neue Weise umgehen zu können,
e) allgemein ihre Theory of Mind weiterentwickelt und differenziert hat.

Ein häufiger Fehler ist, dass die TherapeutIn die PatientIn nicht lange genug beim Verstehen der eigenen Bedürfnisse und Gefühle bleiben lässt, sondern sie dahin bringen möchte, dass sie die Perspektive wechselt und sich in ihr Gegenüber hineinversetzt. Das ist zwar ein wichtiger Entwicklungsschritt, aber ein relativ später. Wenn eine PatientIn erst dabei ist, sich von der Vorherrschaft ihrer Affekte zu befreien, und diese modulieren lernt, dann hat sie damit so viel zu tun, dass sie sich nicht auch noch um andere Menschen kümmern kann. Erst wenn sie gut für sich sorgen kann – durchaus noch in gewisser Weise egozentrisch – kann sie es sich leisten, sich um den anderen zu bemühen.

Weiterführende Literatur

Hoyer, J., Jacobi, F. & Leibing, E. (2005). Gesprächsführung in der Verhaltenstherapie. In E. Leibing, W. Hiller & S. Sulz (Hrsg.), Lehrbuch der Psychotherapie Band 3: Verhaltenstherapie (S. 85–102). CIP-Medien.

Sulz, S. K. D. (2011a). Therapiebuch III – Von der Strategie des Symptoms zur Strategie der Therapie. CIP-Medien.

1.5
Der Therapieprozess

> Inhalte bedürfen einer Form,
> Kommunikation bedarf eines Mediums,
> Therapie bedarf eines Prozesses

Während die Inhalte einer Psychotherapie wesentlich davon abhängen, welcher Mensch in welchem Kontext welches Symptom entwickelt hat, ist der Therapieprozess ein quasi gesetzmäßiger Ablauf, der bestimmte Phasen beinhaltet, ohne dass diese explizit von der TherapeutIn geplant und bewusst eingesetzt werden müssen. Allerdings sieht sich eine TherapeutIn schnell einer schwierigen Situation ausgesetzt, wenn sie für das prozessuale Geschehen kein Ohr und kein Auge hat. Die therapeutischen Inhalte werden durch den Prozess transportiert. Stagniert dieser oder bewegt er sich in die falsche Richtung, so kann die Therapie auch inhaltlich nicht zum Ziel gelangen. Deshalb sind Planung und reflektierte Gestaltung des Therapieprozesses unverzichtbar.

1.5.1
Die 20 Schritte des Therapieprozesses

Die Therapieforschung belegt die Bedeutung mehrerer prozessualer Parameter. Andere sind Extrakt klinischer Erfahrung, wie sie von zahlreichen TherapeutInnen verschiedenster Provenienz geteilt wird (Abb. 1.5.1).

Hoffnung und Glaube, dass diese TherapeutIn die erforderliche Kompetenz hat und diese Therapie zu einer erfolgreichen Behandlung führen wird, werden u. a. von Frank (1997) und Orlinsky et al. (2013) als empirisch nachgewiesener Wirkfaktor genannt. Als gezielte Maßnahme wird dieser Vorgang von Grawe (1998) Erwartungsinduktion genannt, mit dem Hinweis, dass dieser

Der Therapieprozess und seine 20 Schritte

1. Aufbau von Hoffnung und Glauben (Erwartung von Therapieerfolg)
2. Aufbau einer förderlichen Beziehung (Bedürfnisbefriedigung mit dem Ziel des Wohlbefindens und des Freisetzens von Ressourcen)
3. Aufbau von Therapiemotivation
4. Herstellen tiefer emotionaler Erfahrung (Achtsamkeit, Exposition)
5. Korrektur der emotional-kognitiven Bewertungen
6. Herstellen von Akzeptanz
7. Ressourcenmobilisierung
8. Herstellen von Änderungsbereitschaft und Änderungsentscheidung
9. Loslassen, Abschied, Trauer
10. Überwinden der Angst vor Veränderung
11. Veränderung des Verhaltens und Erlebens
12. Erfahrung von Selbstwirksamkeit
13. Umgang mit Niederlagen
14. Automatisierung des neuen Verhaltens und Erlebens
15. Generalisierung des neuen Verhaltens und Erlebens
16. Selbstmanagement des Verhaltens und Erlebens
17. Bahnung weiterer Selbstentwicklung
18. Abschied, Beenden
19. Die Zeit nach der Therapie
20. Die Zukunft

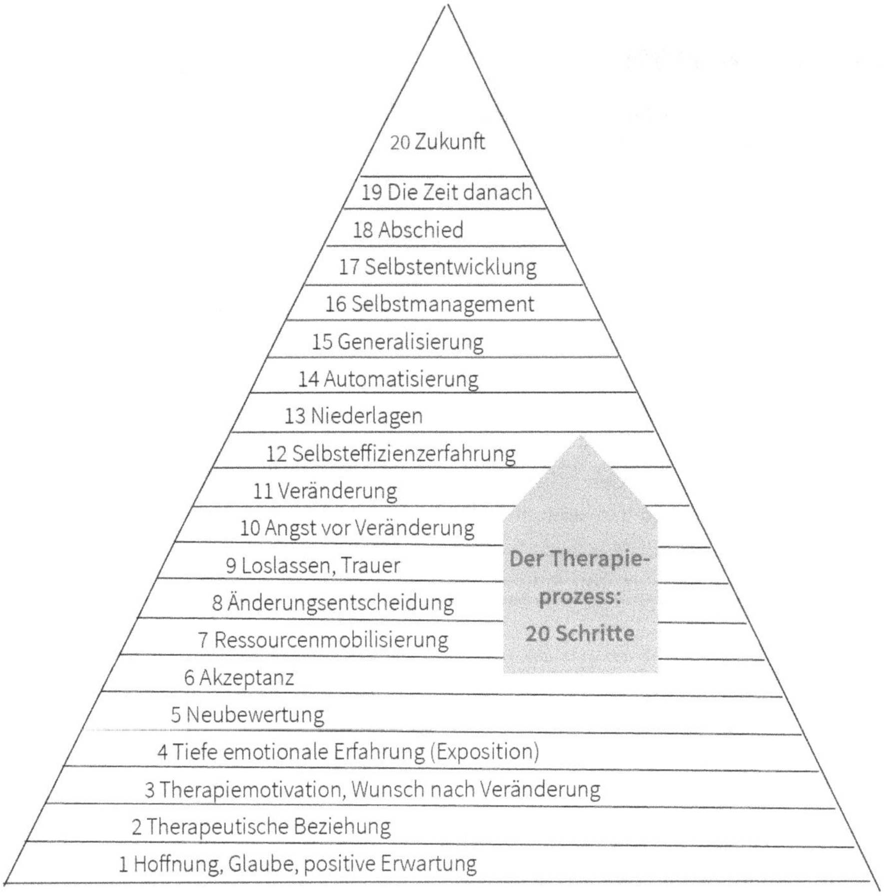

Abbildung 1.5.1: Die Pyramide des Therapieprozesses: 20 Schritte der Therapie

Prozessschritt der Hauptwirkfaktor der Hypnose ist.

Eine *förderliche therapeutische Beziehung* gilt nach Orlinsky et al. (2013) als weiterer wichtiger Wirkfaktor. Ihre Merkmale werden einerseits auf die von Frank (1997) genannten Wirkfaktoren, die Variablen des TherapeutInnenverhaltens in der klientenzentrierten Gesprächstherapie (Rogers, 1951) und andererseits auf die Eigenschaften einer tragfähigen Beziehung, wie sie die Bindungsforschung zeichnet (Bowlby, 1975), zurückgeführt. Volkart (2009) diskutiert die therapeutische Beziehung unter dem Aspekt der Control-Mastery-Theorie. In der Verhaltenstherapie haben Schulte (1996) und insbesondere Kohlenberg et al. (2000) darauf hingewiesen. Kohlenberg setzt die therapeutische Arbeit mit der Patient-Therapeut-Beziehung als wichtigsten Aspekt der Behandlung ein.

Der *Aufbau von Therapiemotivation* ist nach Kanfer et al. (2012) einer der ersten Schritte im psychotherapeutischen Prozess. Die Bereitschaft, an der Therapie mitzuarbeiten, muss oft erst hergestellt werden, da die bisherigen Ziele der PatientIn nicht ohne weiteres mit denen der Therapie zur Deckung gebracht werden können.

Das *Herstellen tiefer emotionaler Erfahrung* im Dienste der Klärung motivationaler Konstellationen ist eines der wichtigsten Elemente vieler Psychotherapien. Ihre Bedeutung wurde besonders durch die Arbeit von Greenberg (2000) sichtbar. Greenberg stellt eine Therapie vor, die er als »Process-Experiencing-Approach« bezeichnet, entwickelt aus der klientenzentrierten Gesprächstherapie und der Gestalttherapie. Sachse (Sachse & Sachse, 2016) fand eine deutliche positive Korrelation zwischen der Tiefe der emotionalen Erfahrung und dem Ergebnis von gesprächstherapeutischen Behandlungen. Die Exposition in der Verhaltenstherapie ist ebenfalls ein Verfahren, das eine tiefe emotionale Erfahrung herstellt. Sie zählt zu den wirksamsten Angsttherapien (Munsch et al., 2003).

Die *Korrektur der emotional-kognitiven Bewertungen* ist der Hauptansatzpunkt der kognitiven Therapie nach Beck (1979) und der rational-emotiven Therapie nach Ellis (1962). Empirische Forschung belegt immer wieder deren Bedeutung (z. B. Richter et al., 2000). Heute gibt es ein elaboriertes Interventionsangebot, das situative und habituelle Kognitionen umstrukturieren hilft. Die Wirksamkeit dieser kognitiven Verfahren ist vielfach untersucht worden und empirisch belegt (Grawe et al., 1995).

Das *Herstellen von Akzeptanz* ist ein Therapieprinzip, das neuere behaviorale Therapieansätze in den Vordergrund stellt und z. B. auf diese Weise in der Paartherapie deutliche Wirksamkeitsvorsprünge vor traditionellem behavioralem Vorgehen erreichte (Jacobson & Christensen, 1992, 1996) bzw. wirksame Therapien bei schwierigen PatientInnen durchführen konnte (Hayes & Batten, 2000; Linehan, 2016a, b).

Die *Ressourcenmobilisierung* ist von der Verhaltenstherapie mit ihren verstärkerorientierten Interventionen ein stets genutzter Aspekt der therapeutischen Veränderung, vor allem in der Depressionstherapie (Lewinsohn, 2010; Lutz, 1996). Je mehr sich jedoch problem- und störungsspezifische Ansätze durchsetzten, umso mehr geriet die Ressourcenanalyse in den Hintergrund. Insbesondere Grawe (1998) bringt Belege für ihre Bedeutung. Sehr einleuchtend ist seine Interpretation der Wirksamkeitsvergleiche von Kognitiver Therapie (Beck, 1979, 2004) und Interpersonaler Psychotherapie IPT (Klerman et al., 1984; Weissman et al., 2000). So profitierten von der Kognitiven Therapie am meisten solche PatientInnen, die nur wenig kognitive Störungen hatten, und deren Stärke im kognitiven Bereich lag. Dagegen waren die Therapieerfolge der IPT am größten bei PatientInnen, deren Kompetenzen vor allem im interpersonellen Bereich lagen. Grawe sieht die Wirkung beider Therapien entgegen ihrer expliziten Problemorientierung deshalb darin, dass sie die Ressourcen der PatientInnen utilisierten, die Kognitive Therapie die kognitiven Ressourcen und die IPT die interpersonellen Ressourcen.

Das *Herstellen von Änderungsentscheidung* ist das Überschreiten des Rubikon in dem Handlungsmodell von Heckhausen und Gollwitzer (Heckhausen & Gollwitzer 1987, s. a. Heckhausen & Heckhausen, 2010). Dieses Handlungsmodell beinhaltet 1. Abwägen von Bedürfnissen und Wünschen, – Rubikon – 2. Planen und Entscheiden, 3. Handeln, 4. Bewerten. Der Rubikon ist ein Fluss in Italien, den Julius Cäsar im Jahr 49 v. Chr. mit seinem Heer überschritt, wodurch es kein Zurück in den Frieden mehr gab. Die vorausgehenden Schritte der Therapie befanden sich noch am linksseitigen Ufer (implizite nicht bewusste Motive). Es ging um Klärungsprozesse. Motive wurden untersucht, Wünsche betrachtet. Das Wählen unter den Möglichkeiten wurde geprobt. Und nun ist das Wollen der Schritt, der über den Rubikon führt. Vielleicht ist es besser zu sagen, dass die Änderungsentscheidung der erste Schritt auf dem festen Boden des rechten Ufers ist. Hingegen ist die Brücke in Heckhausens Modell nicht beschrieben. Es wird eine Dichotomie dargestellt. Es handelt sich um klar unterscheidbare Welten, die durch eine eindeutige Grenzlinie getrennt werden. Weder in Heckhausens Betrachtungen noch in denen von Grawe (1998) taucht das Prinzip der Akzeptanz auf. Gerade dieses können wir uns aber als Brücke zwischen den beiden Ufern vorstellen. Akzeptanz heißt, dass die nötigen Klärungen erfolgt sind, dass die Konflikte ausreichend gewürdigt wurden, sodass ihre Lösung möglich ist, dass es nichts mehr zu erledigen gibt auf dem linken Ufer, dass also zum anderen Ufer geschritten werden kann.

Loslassen, Abschied, Trauer sind Teilprozesse, die auch ohne Zutun der TherapeutIn an dieser Stelle jeder Therapie geschehen. Das Betreten der Brücke bedeutet das Zurücklassen der Welt auf der linken Seite des Ufers. Viel Vertrautes, Liebes, Wertvolles muss zurückgelassen werden, wenn die alte Welt verlassen wird. Entscheidung ist immer Verzicht auf das andere. Konfliktlösung ist so gesehen der Verzicht auf die Vorteile der nicht gewählten Seite. Und wenn das andere zu den bisherigen zentralen Beziehungen gehörte bzw. zur Domäne des eigenen Selbst (Beck, 1979), so ist der Abschied schmerzlich. Der alte Besitz muss aktiv losgelassen werden und das Verlorene muss betrauert werden. Dieser Therapieschritt wird von Sulz (2012b, 2009b) beschrieben.

Die *Angst vor Veränderung* ist ebenso ein Phänomen und ein emotionaler Prozess im Weiterschreiten in der Therapie. Wir können uns wiederum vorstellen, dass mitten auf der Brücke, nachdem vom Alten Abschied genommen wurde, der Blick auf das ungewisse Neue am anderen Ufer Angst macht. Auch wenn sie nicht thematisiert wird und von der PatientIn vielleicht auch nicht bewusst wahrgenommen wird, ist sie eine motivationale Kraft, die zum Widerstand werden kann (Sulz, 2009b, 2012b).

Die *Veränderung des Erlebens und Verhaltens* ist das mehr oder weniger explizierte Ziel jeglicher Psychotherapie. Wirksamkeitsstudien belegen für einige Psychotherapien, dass sie dieses Ziel auch erreichen (Grawe et al., 1994). Gegenwärtig kann dies in umfassender Weise von Verhaltenstherapie, tiefenpsychologischer Psychotherapie, und Gesprächstherapie und systemischer Therapie gesagt werden. In Teilbereichen wiesen auch andere Therapieformen ihre Wirksamkeit nach.

Die Erfahrung von *Selbsteffizienz* mündet in eine Erwartungshaltung ein, die Selbsteffizienzerwartung (»self efficacy expectation«, Bandura, 1977), die sehr großen Einfluss darauf hat, ob eine neue Verhaltensweise entsteht. Denn die Auftretenswahrscheinlichkeit von Verhaltensweisen hängt ab von ihrem erwarteten Erfolg. Zudem wirkt sich die Erfahrung von Selbsteffizienz auf das Selbstwertgefühl eines Menschen aus, ist vielleicht der für die allgemeine Handlungsfähigkeit eines Menschen wichtigere Bestandteil des Selbstgefühls. Die Selbsteinschätzung, was ich kann, welche Fähigkeiten ich habe, verbunden mit der Erinnerung an zurückliegende Erfolge bestimmt wesentlich mehr das Aktivitätsniveau eines Menschen als die Einschätzung, anderen Menschen etwas wert zu sein bzw. an sich wertvoll zu sein. Wie nahezu alle hier betrachteten psychischen Phänomene und Parameter muss dies keine bewusste Erfahrung und Einschätzung sein.

Der *Umgang mit Niederlagen* ist in kognitiv-behavioralen Therapien wesentlicher Bestandteil von Übungsprogrammen, die kognitive Erwartungshaltungen und Reaktionsbereitschaften im Umgang mit Misserfolgen aufbauen (Liberman et al., 1993; Sulz, 2009a). Gerade PatientInnen mit psychischen Störungen verlieren selbst durch kleine Niederlagen schnell wieder ihre Selbstwirksamkeitserwartung und damit den Mut, nach einer Niederlage möglichst bald einen neuen Anlauf zu nehmen. Sie befinden sich noch lange Zeit in einer kognitiven Suchhaltung, die auf eine Bestätigung des alten Selbstbildes ausgerichtet ist.

Die *Automatisierung des neuen Erlebens und Verhaltens* wird von TherapeutInnen oft nicht als notwendiges Zielkriterium berücksichtigt. Solange die PatientIn sich jedes Mal neu überwinden muss, das neue Verhalten zu zeigen, besteht die Gefahr, dass ihr ohne Rückendeckung der TherapeutIn die Entschlossenheit fehlt und die Kraft ausgeht, diese Überwindung aufzubringen. Lernprozesse sind aber erst abgeschlossen, wenn das Verhalten nicht mehr bewusst durch Selbstkontrolle erzeugt werden muss (Kanfer, 1977, 2000).

Die *Generalisierung des neuen Erlebens und Verhaltens* stellt nicht selten ein therapeutisches Problem dar. Denn ein im schonenden Milieu des Therapieraumes gekonntes Verhalten kann die PatientIn oft nicht auf ihre raue Beziehungswirklichkeit übertragen. Oder ein im Kompetenztraining gelerntes Verhalten kann zwar auf den beruflichen, aber nicht auf den familiären Bereich transferiert werden. Der gewünschte Generalisierungsprozess bedarf deshalb oft besonderer Maßnahmen (Kanfer, 1977, 2000; Sulz, 1995).

Das *Selbstmanagement des Erlebens und Verhaltens* ist Ergebnis der Übernahme der fremdgeleiteten Veränderungsinitiativen in die Selbstkontrolle und Selbststeuerung (Kanfer, 1977, 2000). Erst wenn nicht mehr die TherapeutIn InitiatorIn und Kontrollinstanz ist, sondern die PatientIn selbst das Management übernommen hat, kann von einer Stabilität der erreichten neuen Handlungsweisen ausgegangen werden.

Die *Bahnung weiterer Selbstentwicklung* kann in der Therapie explizit eingeleitet werden, oft findet sie aber implizit statt. Die PatientIn befindet sich auf einem individuellen Niveau der Entwicklung ihrer Emotionalität und ihrer Beziehungsgestaltung. Von TherapeutInnenseite wäre oft eine Weiterentwicklung wünschenswert, da dann die Vulnerabilität für psychische bzw. psychosomatische Erkrankungen geringer wäre. Entwicklung ist aber ein zeitlich so langgestreckter Prozess, dass er nicht Inhalt von kürzeren Therapien sein kann. Deshalb kann oft ein Entwicklungsanreiz oder -anstoß gegeben werden (Sulz, 2012b, c, 2009a; Sulz & Theßen, 1999). Die PatientIn wird dem anschließendem Entwicklungsverlauf allein überlassen. Wenn diese zu natürlichen Krisen führt (Erikson, 1993; Kegan, 1986), kann eine erneute Kontaktaufnahme mit der TherapeutIn erforderlich werden. Diese natürlichen Wachstumskrisen dürfen aber nicht mit Krisen verwechselt werden, die eine Pathologie der Person oder eine Pathogenität der Umwelt ausdrücken.

Der Abschied, das *Beenden der Therapie* wird von vielen kognitiv-behavioralen, systemischen und HypnotherapeutInnen relativ cool gehandhabt. Ein sachlich-freundlicher Abschied ist eben der Abschluss einer professionellen Arbeit, die Kooperierenden wenden sich nun neuen Projekten zu. Hier erhält die PatientIn eventuell erstmals eine Korrektur ihrer Wahrnehmung der therapeutischen Beziehung als einer sehr zentralen persönlichen Beziehung, die so positive Qualitäten wie kaum eine andere vorher aufwies. Der rasche tränenlose Abschied ist dann ein abruptes Ende einer Illusion, die zwar sehr viel Kraft für therapeutische Veränderungen gab, aber nun erst einmal allein verkraftet werden muss. Die Rückfälle nach Abschluss der Therapie sind zum guten Teil auf das Versäumnis der TherapeutIn zurückzuführen, die Beendigung der therapeutischen Beziehung emotional ausreichend zu bearbeiten (Sulz, 2012b, 2009a).

Die *Zeit nach der Therapie* gehört noch zur Therapie, deren Ergebnis sich erst nach einem oder zwei Jahren zeigt. Der Anspruch an eine wirksame Therapie besteht u. a. darin, dass die erreichten Veränderungen mindestens zwei Jahre anhalten. Am schwierigsten ist das erste halbe Jahr nach Beendigung der Therapie. Diese Zeit kann noch in der Therapie vorbereitet werden. Maßnahmen zur Rückfallprophylaxe sind fester Bestandteil in der Verhaltenstherapie (Kettl, 2002).

Die *Zukunft der PatientIn* ist das, worauf die Therapie einwirken will. Sie intendiert, dass sie nach dem Verschwinden ihrer Symptome möglichst dauerhaft auf derartige Notfallmaßnahmen zur Bewältigung von Problemen nicht mehr angewiesen ist, dass sie ihr Leben in die Hand nimmt und eine befriedigende Lebens- und Beziehungsgestaltung erreichen kann (Sulz, 2012b; Becker, 1995). Das ist ein Ideal, das wir meist nicht erreichen können und auch nicht müssen. Aber einen vielleicht bescheidenen Beitrag leistet die Psychotherapie doch in Richtung dieses globalen Zieles.

1.5.2 Wie können die 20 Schritte des Therapieprozesses erfolgen?

Die 20 Schritte lassen sich z. B. in drei Prozessphasen einteilen (Jacobson & Christensen, 1992):

1. Klärungsphase
2. Akzeptanzphase
3. Änderungsphase

Oder in zwei Prozessabschnitte mit zwei bzw. drei Prozessphasen (Sulz, 2001) – die Nummern beziehen sich auf oben genannte 20 Prozessschritte:

A) Die Therapie befindet sich in der Klärungs- und Motivierungsphase (1–10)
   1. Startphase (1–3)
   2. Aufbauphase (4–10)

B) Die Therapie befindet sich in der Änderungs- und Stabilisierungsphase (11–20)
   3. Änderung (11–13)
   4. Stabilisierung (14–17)
   5. Abschluss (18–20)

Wir erhalten so ein prozessuales Ablaufmodell der Therapie.

1.5.2.1 Aufbau von Hoffnung und Glaube

Aufbau von Hoffnung (Erwartung von Therapieerfolg) erfolgt

a) durch Informationsvermittlung über:
   - das Wesen der Erkrankung (»Aha, das ist ja schon sehr bekannt!«)
   - die Entstehung der Erkrankung (»Jetzt verstehe ich, wie's begann!«)

- ➢ die Aufrechterhaltung der Erkrankung (»Deshalb geht's nicht weg!«)
- ➢ die Häufigkeit der Erkrankung (»So viele Menschen haben das!«)
- ➢ die Therapierbarkeit der Erkrankung (»Es ist ja behandelbar!«)
- ➢ die einzusetzenden Interventionen und deren empirische Bewährung (»Da gibt es ja doch wirksame Verfahren zu meiner Behandlung!«)

b) durch Vermittlung der eigenen kompetenten Professionalität der TherapeutIn (»Mit deren Hilfe werde ich es schaffen!«)

c) durch die Wahrnehmung der persönlichen Ressourcen (»Die hab ich ja vergessen! Das alles kann ich ja gut, und das hilft mir jetzt!«)

Empirische Untersuchungen (Beck, 1976) zeigen, dass die Erwartungen einer PatientIn zu Beginn der Therapie, dass und wie die Therapie erfolgreich verlaufen wird, deutlich mit dem Therapieergebnis korrelieren. Je mehr Hoffnung eine PatientIn hat, dass die Therapie ihr helfen wird, umso größer wird der Therapieerfolg sein. Da dies einer der mächtigen Wirkfaktoren der Psychotherapie ist, können wir es nicht dem Zufall überlassen, ob die PatientIn die Therapie hoffnungsvoll beginnt oder ob sie in ihrer Hoffnungslosigkeit verharrt.

Kognitiv-behaviorale Therapien setzen hierzu drei Mittel ein: Informationsvermittlung, Ressourcenerfassung und -mobilisierung und kompetente Professionalität der TherapeutIn.

Zusätzlich dient der Aufbau einer hilfreichen und als hilfreich wahrgenommenen Beziehung zur PatientIn auch diesem Ziel. »Ich hatte das erste Mal das Gefühl, wirklich verstanden zu werden. Das habe ich weder bei meinem Mann noch bei meiner Mutter gespürt. Obwohl die mir ja helfen wollten.«

Darauf wird im nächsten Abschnitt eingegangen.

Informationen geben wir über das Wesen der Erkrankung, worin sie besteht, welche Symptome dazugehören, wie sie entsteht (typische Symptomauslöser), warum sie oft nicht von selbst wieder verschwindet (d. h., inwiefern die Psyche das Symptom als Schutz- oder Notfallmaßnahme weiterhin braucht), die Häufigkeit der Erkrankung (d. h., wie viele Menschen dieses Schicksal mit der PatientIn teilen), die therapeutischen Möglichkeiten (z. B. verschiedene Psychotherapien, Psychopharmakotherapie, ambulante oder stationäre Behandlung), welche Interventionen die TherapeutIn bei dieser Erkrankung einsetzen wird und inwiefern diese empirisch wissenschaftlich nachgewiesen sind und sich bewährt haben.

Bereits die Art und Weise der ersten Untersuchungen, die Treffsicherheit der hypothesengeleiteten Fragen und der Informationsvermittlung (ist die Krankheit so beschrieben, dass die PatientIn sich mit ihrem Leiden ganz wiederfindet?) gibt der PatientIn den Eindruck, dass die TherapeutIn ihren Beruf beherrscht und insbesondere mit Diagnose und Therapie ihrer Erkrankung sehr vertraut ist. Sie kann beginnen, an die TherapeutIn und die Therapie zu glauben. Empirisch-wissenschaftlich ausgerichtete TherapeutInnen müssen darauf achten, dass sie so subtile Phänomene wie Hoffnung und Glaube nicht vorschnell als unwissenschaftlich abtun. Wenn diese in der Therapieforschung als Placeboeffekt bezeichnet werden, so ist das nicht mit Unwirksamkeit oder Unseriosität verbunden. Nur die TherapeutIn ist wissenschaftlich, die empirisch nachgewiesene Mittel, die ihr unmittelbar zur Verfügung stehen, auch einsetzt. Unterlässt sie ihre Anwendung, so reduziert sie ihre Erfolgsaussichten um etwa ein Drittel, und dies ist therapeutische Inkompetenz.

Eine PatientIn, die psychisch oder psychosomatisch erkrankt, macht implizit die Erfahrung, dass ihre Fähigkeiten und Ressourcen unzureichend sind und dass sie hilflos der Krankheit ausgeliefert ist. Wenn sie verstanden hat, worauf es bei der Therapie ankommt, kann sie gemeinsam mit der TherapeutIn herausarbeiten, welche Fähigkeiten sie hat, die ihr helfen werden, die Krankheit zu überwinden. Und auf welche Ressourcen sie sich stützen kann, um genügend Kraft für die therapeutische Arbeit aufbringen zu können. Hier kann auch schon die aktive Rolle der PatientIn im Therapieprozess deutlich gemacht werden, allerdings mit so viel Fingerspitzengefühl, dass die PatientIn nicht gleich den entmutigend großen Berg vor sich sieht. Vielmehr erwächst aus der Bewusstheit der eigenen Fähigkeiten und Möglichkeiten eine Zuversicht, es zu schaffen. Und diese gibt die Kraft, die hierzu erforderlich ist.

1.5.2.2 Aufbau einer förderlichen therapeutischen Beziehung

Aufbau einer förderlichen Beziehung erfolgt:
- durch Befriedigung zentraler Beziehungsbedürfnisse
- durch Reduktion zentraler Beziehungsängste
- durch Validierung des Wahrnehmens, Fühlens, Denkens und Handelns
- mit dem Ziel des Wohlbefindens und des Freisetzens von Ressourcen

Eine der in der wissenschaftlichen Literatur (Margraf & Brengelmann, 1992; Orlinsky et al., 1994) genannten Wirkfaktoren der Psychotherapie ist die Patient-Therapeut-Beziehung. Sie muss der PatientIn geben, was sie in diesem Moment der Hilflosigkeit braucht. Sie muss Bedrohungen von ihr fernhalten. Sie muss sie in ihrem Denken, Fühlen und Handeln bestätigen, d.h. ihr das Gefühl geben, dass sie ein Recht darauf hat, so zu sein, wie sie ist, und dass es in Ordnung ist, jetzt so zu sein.

Voraussetzung aufseiten der TherapeutIn ist, dass sie die Beziehungsbedürfnisse der PatientIn kennt, dass sie spüren kann, welches Beziehungsbedürfnis am zentralsten ist und auf welche Weise sie dieses befriedigen kann, ohne dabei in eine untherapeutische Rollenverteilung zu münden. Hilfreich ist eine kurze Exploration der Bedürfnisse in Beziehungen, wie sie von Sulz (1994, 1995, 1999a) vorgeschlagen werden. Empirische Untersuchungen (Sulz & Tins, 2000; Sulz & Müller, 2000) legen eine Differenzierung zunächst in drei Gruppen nahe. Das sind einmal die Beziehungs-, Bindungs- bzw. Abhängigkeitsbedürfnisse. Zu dieser Gruppe gehören die Bedürfnisse nach Willkommensein, nach Geborgenheit und Wärme, nach Schutz, Sicherheit und Zuverlässigkeit, nach Liebe, nach Beachtung und Aufmerksamkeit, nach Verständnis und Empathie und nach Wertschätzung. Die zweite deutlich abgrenzbare Gruppe umfasst das Bedürfnis nach Selbsteffizienz (selbst machen, selbst können), nach Selbstbestimmung und Freiraum, danach, Grenzen gesetzt zu bekommen, nach Gefördert- und Gefordert-Werden; danach, ein Vorbild, jemanden zur Idealisierung zu haben; nach Intimität, Hingabe und Erotik, nach einem Gegenüber, das sich mir aktiv stellt, damit ich ihm Liebe geben und mich mit ihm auseinandersetzen kann. Die dritte Gruppe sind die Homöostasebedürfnisse (eine nicht ängstliche Bezugsperson haben, eine unbedrohliche Bezugsperson haben, eine unbedrohliche Außenwelt haben, eine nicht aggressiv machende Bezugsperson haben, gleich starke Eltern haben, Schuldfreiheit, Missbrauchsfreiheit).

Das zweite wichtige Motiv in Beziehungen sind die Beziehungsängste. Aufgrund bisheriger Beziehungserfahrungen hat jeder Mensch eine gut lokalisierbare zentrale Bedrohung gespeichert. Sein Beziehungsverhalten ist zum großen Teil darauf ausgerichtet, diese Angst zu minimieren. Es sind dies die Angst vor Vernichtung, vor Trennung und Alleinsein, vor Verlust der Kontrolle über die Bezugsperson, vor Verlust der Kontrolle über eigene Impulse, vor Verlust der Zuneigung bzw. Liebe der Bezugsperson, vor Gegenaggression, wenn ich angreife, und vor Hingabe.

Ohne das zentrale Beziehungsbedürfnis und die zentrale Beziehungsangst der PatientIn zu kennen, kann die TherapeutIn das Beziehungsverhalten der PatientIn nicht verstehen und es bleibt dem Zufall überlassen, in welche Richtung sich die therapeutische Beziehung entwickelt. Darüber hinaus muss die TherapeutIn die PatientIn immer wieder in ihrer Art des Erlebens und Verhaltens validieren (Linehan, 1996), so wenig sie selbst auch deren Erlebens- und Sichtweise teilen mag. Diese Validierung führt bei der PatientIn zu der grundlegenden Erfahrung, sich in einer Beziehung zu befinden, in der sie dafür, dass sie sie ist, Akzeptanz findet, sich nicht erst durch die Aufgabe eines großen Teils ihrer ursprünglichen Eigenschaften in die Beziehung hineinarbeiten oder dienen muss.

1.5.2.3 Aufbau von Therapiemotivation

Aufbau von Therapiemotivation
- durch Stärkung des Wunsches
- durch Reduktion der Vermeidung
- durch Utilisieren der Ressourcen
- durch Lösung des Konfliktes
- getragen durch eine förderliche Therapiebeziehung

Die ersten beiden Schritte – Erfolgserwartung und Hoffnung sowie Aufbau einer guten Therapiebeziehung – haben bereits den Weg zur Therapiemotivation geebnet. Die größte Änderungsmotivation, vielleicht die einzige, bezieht sich vor Beginn der Therapie auf die Reduktion des Symptoms. Ohne den Leidensdruck, den das Symptom verursacht, wären wir als TherapeutInnen und die von uns angebotene Therapie für die PatientIn uninteressant. Nur ihr Leiden gibt uns die Legitimation, Veränderungen vorzuschlagen. Deshalb finden auch Therapieziele, die unmittelbar mit der Symptomreduktion assoziiert sind, die größte Motivation. Für weitere Ziele müssen wir die PatientIn erst motivieren, d. h. bei ihm erst einen Wunsch nach Veränderung entstehen lassen.

Was soll warum und wozu in welche Richtung in welchem Ausmaß verändert werden?

Erst die Beantwortung dieser Frage, die eigentlich aus fünf Fragen besteht, bringt uns zum Thema Therapiemotivation. D. h., der inhaltliche Prozess der Befunderhebung, Diagnose und Indikationsstellung muss so weit fortgeschritten sein, dass diese Fragen skizzierend beantwortet werden können. Je überzeugender das Verständnis der Zusammenhänge der Symptomentstehung und -aufrechterhaltung für die PatientIn direkt emotional erfahrbar wurde, umso eher wächst in ihr der Wunsch nach Veränderung. In Heckhausens Rubikonmodell ist also die therapeutische Vorarbeit auf der linken Uferseite, die motivationale Klärung, verbunden mit tiefer emotionaler Erfahrung, eine grundlegende Vorbereitung, um bei der PatientIn den Wunsch zu stärken, zum anderen Ufer zu gelangen. Die Therapiemotivation ist wie ein Feuer, das ich zunächst entfachen, dann aber ständig nachschüren muss. Die Stärkung des Wunsches nach Veränderung ist somit eine fortlaufende Tätigkeit der TherapeutIn. Ist sie diesbezüglich längere Zeit unaufmerksam, so kann das Feuer ausgehen, und es kostet Mühe, es wieder anzuzünden.

Gerade die deutlich über die Symptomreduktion hinausgehenden Therapieziele bleiben nicht gleichermaßen attraktiv. Je näher sie rücken, umso drastischer sind auch die mit ihnen verbundenen Nachteile spürbar, die natürlicherweise vermieden werden.

Was will die PatientIn warum und wozu in welche Richtung und in welchem Ausmaß vermeiden?

Die Vermeidungsmotive der PatientIn zu kennen, ist ebenso bedeutsam wie die Kenntnis ihrer Annäherungsmotive. Der Einfachheit halber können wir jedem Verhalten eine Annäherungs- und eine Vermeidungskomponente zusprechen (Kohlenberg & Tsai, 1991; Kohlenberg et al. 2000): Wozu dient dieses Verhalten? Was soll dadurch erreicht werden? Was soll dadurch vermieden werden? Erfahrene TherapeutInnen weisen darauf hin, dass es keine unmotivierten PatientInnen gibt. Die Frage ist eher, wozu sie motiviert sind (Toman, 1954; Kanfer, 1977, 2000). Kanfer charakterisiert die Einstellung der PatientIn durch Wissen, Können und Wollen.

Die der Therapiemotivation entgegenstehenden Vermeidungsmotive stellen das Hauptthema der Therapie dar. Sie sind Gegenstand wiederkehrender Verhandlungen zwischen PatientIn und TherapeutIn. In der kognitiv-behavioralen Psychotherapie heißt deshalb die Devise: Experimentieren statt Argumentieren. Ausprobieren, ob das Befürchtete geschieht, ob es so schrecklich ist, wie befürchtet, ob es wirklich nicht ausgehalten werden kann. Um sich solchen schwierigen Situationen exponieren zu können, muss die PatientIn ausreichend ausgestattet sein. Oft ist es wie eine Expedition, auf die wir alle Ressourcen mitnehmen, die wir wahrscheinlich benötigen werden. Weiß die PatientIn zu diesem Zeitpunkt schon, welche Ressourcen sie hat, und kann sie auch auf kürzliche Erfahrungen zurückgreifen, die ihr das entsprechende Selbsteffizienzgefühl vermitteln, so ist sie zuversichtlich, dass sie ihre Ressourcen utilisieren kann und wird.

Der Widerstreit von Annäherungs- und Vermeidungstendenzen ist möglicherweise so groß, dass kein nennenswerter Therapieschritt vollzogen werden kann. Ohne Lösung dieses Konflikts kann sich der Wunsch nach Veränderung nicht gegen die Vermeidungstendenzen durchsetzen. Meist handelt es sich um einen doppelten Annäherungs-Vermeidungskonflikt, d. h., beide Entscheidungsalternativen haben so beträchtliche Vor- und Nachteile, dass die Fantasie ihrer Realisierung intensivere aversive Gefühle auslöst. Die PatientIn kann sich für keine der beiden Konfliktseiten entscheiden, da beide mit diesen unerträglichen Gefühlen verbunden sind. Viele PatientInnen haben die Problembetrachtung viel zu schnell dichotomisiert, d. h. die Zahl der möglichen Alternativen zu früh auf zwei reduziert. Die kognitive Komplexität wird gerade in einer schwierigen Situation auf eine einzige Dimension mit den beiden Konfliktpolen reduziert. Schwierige Probleme bedürfen aber eher einer hohen kognitiven Komplexität, um eine gute Lösung sichtbar zu machen. Ein wichtiger Schritt der Konfliktlösung ist deshalb, den Entscheidungsraum auf zwei oder drei Dimensionen zu vergrößern. Eine weitere Quelle fehlender Konfliktlösungsfähigkeit ist, dass die mit einer Entscheidungsalternative verbundenen Erwartungen bzw. Fantasien falsch sind. Irrationale Fantasien zeichnen ein völlig übertriebenes Schreckensbild von den Folgen der Entscheidung. Diese Fantasien können korrigiert werden, indem der Realitätssinn des erwachsenen Menschen die alte, aus der Kindheit verbliebene Perspektive ersetzt. Und die PatientIn kann daran gehindert werden, von der logischen Denkfähigkeit des Erwachsenen auf eine frühe Stufe kognitiver Entwicklung zu regredieren.

Wenn man die zwanzig Schritte des Therapieprozesses als Pyramide darstellt (Abb. 1.5.1), so bilden die Hoffnung und der Glaube an die Therapie die unterste Schicht der Basis und die gute Beziehung zwischen PatientIn und TherapeutIn die zweite Schicht der Basis der Pyramide. Auf diesen aufbauend wird die Therapiemotivation zur dritten Schicht der Basis der Therapie. Die vierte Schicht der Pyramidenbasis ist die tiefe emotionale Erfahrung, die den Prozess der motivationalen Klärung so weit voranbringt, dass die Kindheitsperspektive verlassen wird, die alten Kleider und die alten Schuhe nicht mehr passen.

1.5.2.4 Herstellen tiefer emotionaler Erfahrung (Exposition)

Hier ist nicht die Angst-Exposition bei Phobien und die Zwangs-Exposition bei Zwängen gemeint. Bei diesen situativen Symptomen kann keine tiefer liegende Erfahrung erzeugt werden. Eine tiefe emotionale Erfahrung bezieht sich vielmehr auf zwischenmenschliche Probleme, die nicht unmittelbar mit dem manifesten Symptom verknüpft sind (z. B. der Verlust einer Bezugsperson, die Überforderung an einem neuen Arbeitsplatz, die ungewollte Schwangerschaft, das Fremdgehen des Ehemannes, die Abwertung durch den Vorgesetzten).

Herstellen tiefer emotionaler Erfahrung (Exposition):

a) durch Konfrontation mit der kritischen Situation
b) durch Wahrnehmen des Bedürfnisses
c) durch Spüren des Gefühls
d) durch Verstehen des Zusammenhangs Bedürfnis – Situation – Gefühl
e) durch Erkennen der Auswirkungen
f) durch das Sehen von Bewältigungsmöglichkeiten
g) durch Hoffnung auf Meisterung und Glaube an die Therapie
h) getragen durch eine förderliche Therapiebeziehung

Einer der sich in der Therapieforschung immer wieder als bedeutsam zeigenden Wirkfaktoren ist die tiefe emotionale Erfahrung (Frank, 1961; Greenberg et al., 1993), die Grawe (1995) Problemaktualisierung nennt. Manche sehen diese sogar als notwendige Bedingung bleibender therapeutischer Veränderungen. Sie ist das sichtbare Zeichen, dass wir in unseren gemeinsamen Betrachtungen dort angekommen sind, worum es bei der PatientIn geht, was diesen Menschen bewegt. Und sie ist das Zeichen, dass etwas in Bewegung kommt, dass etwas Bewegendes geschieht.

Kognitiv-behaviorale Psychotherapie gelangt an diesen Punkt durch Exposition. Klientenzentrierte Gesprächstherapie und Gestalttherapie arbeiten durch ihre verfahrenseigenen Interventionen ebenfalls gezielt auf diesen Punkt hin. Untersuchungen ergaben, dass die Tiefe der emotionalen Erfahrung mit dem Therapieergebnis korreliert (vgl. Greenberg et al., 1993; Sachse, 1992).

Greenberg (2000) hat die emotionale Tiefe operationalisiert und Stufen definiert. Sie werden hier in der von Sachse (1992, S. 239) formulierten Variante wiedergegeben:

1. Keine Bearbeitung persönlicher Inhalte anregen
2. Intellektualisierung anregen
3. Bericht anregen
4. Bewertung anregen
5. Persönliche Bewertung anregen
6. Persönliche Bedeutung anregen
7. Explizierung von Aspekten des inneren Bezugssystems/Repräsentationsbildung anregen
8. Integration anregen

Übertragen auf eine kognitiv-behaviorale Sichtweise heißt dies, dass eine erfolgversprechende Emotionsexposition z. B. folgende Schritte beinhalten kann:

a) *Konfrontation mit der kritischen Situation:* In vivo, in sensu oder einfach im Gespräch stellt sich die PatientIn der ihr Problem charakterisierenden Situation, nimmt sie mit allen Sinnen wahr und erlebt sich in dieser Situation. Sie nimmt die wichtige Person in dieser Situation wahr. Und sie bleibt in der Wahrnehmung dieser Situation, dieser wichtigen Person und in der Wahrnehmung der eigenen Person vis-à-vis des anderen (vgl. Hauke, 2010).
b) *Wahrnehmen der eigenen Motive (zentrales Bedürfnis, zentrale Angst):* Sich selbst erspürend kann die PatientIn z. B. den Satz ergänzen »Ich brauche von dir …«, um ihr zentrales Anliegen an diese Situation und die andere Person wahrnehmen zu können. Die Ergänzung des Satzes »Ich fürchte von dir …« gibt Hinweis auf die Bedrohung, die die PatientIn mit Situation und Person assoziiert und die sie zu vermeiden versucht.
c) *Wahrnehmen der eigenen Gefühle:* Nun geschieht das, was typischerweise in der Situation geschieht. Die Person verhält sich auf ihre typische Weise. Und dies löst bei der PatientIn ein primäres Gefühl aus. Sie wird dieses vielleicht nur kurz bewusst wahrnehmen und stattdessen in ein sekundäres Gefühl geraten, das die Bedrohlichkeit der Folgen ihres primären Gefühls zu verhindern versucht. Dann ist es wichtig, rückwärts bis zum primären Gefühl zu explorieren, z. B.: von einem Ohnmachtsgefühl zurück zur Wut. Und die behutsame Exploration sollte ermöglichen, dass dieses Gefühl in seiner ursprünglichen Intensität wahrnehmbar wird.
d) *Verstehen des Zusammenhangs Motiv – Situation – Gefühl:* Dieser Schritt führt von der Intensität der Emotion weg zu einer tieferen Erfahrung, nämlich dem Verstehen des Beziehungskontexts. Inwiefern und weshalb ist diese Situation so wichtig für mich? Wie kommt es, dass ich in dieser Situation diesem Menschen gegenüber dieses Bedürfnis habe und diese Angst empfinde? Warum und wozu verhält sich mein Gegenüber so? Weshalb hat sein Verhalten für mich welche Bedeutung? Warum und wozu reagiere ich mit diesem primären Gefühl, und warum und wozu ersetze ich es durch mein sekundäres Gefühl?
e) *Erkennen der Auswirkungen des Problems, speziell der problematischen Situation:* Wie geht die Situation jeweils aus? Welche Auswirkungen hat dies auf unsere Beziehung und auf mich selbst? Welche Auswirkungen hätte das gegenteilige Verhalten? Was wird also durch diesen Situationsablauf vermieden bzw. was wird im positiven Sinne dadurch erreicht oder bewahrt?
f) *Sehen von Bewältigungsmöglichkeiten:* Wie könnte ich in dieser Situation mit dieser Person anders umgehen, ohne meine zentralen Bedürfnisse zu gefährden und ohne meine zentrale Bedrohung zu riskieren? Welche Ressourcen habe ich, die ich wie dafür einsetzen kann?
g) *Hoffnung auf Meisterung und Glaube an die Therapie getragen durch eine förderliche Therapiebeziehung:* Es sollte hier eine Vorstellung oder bildliche Imagination der Meisterung des Problems entstehen, die den Kreis schließt zu Hoffnung und Zuversicht, der Wahrnehmung der tragenden therapeutischen Beziehung und der Stärkung des Wunsches nach Veränderung.

1.5.2.5 Neubewertung

Korrektur der emotional-kognitiven Bewertungen:

a) durch Definition des Problems und Beschreibung der Problemsituation
b) durch Erkennen und Verstehen des Zusammenhangs von Situation und Verhalten und der Wechselwirkung zwischen Person und Umwelt
c) durch Erkennen und Verstehen der Entstehung des Problems
d) durch Erkennen und Verstehen der Auswirkungen des Problems
e) durch Realisieren der heutigen Ressourcen
f) durch eine neue Bewertung des Problems, getragen durch eine förderliche Therapiebeziehung

Die Neueinschätzung (Lazarus, 1978) einer bislang unbeherrschbar erscheinenden Situation, eines unlösbar imponierenden Problems ist die Weichenstellung zu neuer Bedeutungsgebung, zu neuen Gefühlsreaktionen und zu einem neuen Umgang mit Situation und Problem. Sie kann bereits das Ergebnis des vorausgehenden Schrittes – der tiefen emotionalen Erfahrung – sein, wenn diese nicht nur vage in das schemenhafte Erahnen einer Bewältigungsmöglichkeit mündet. Zumindest überlappt sich die mit beiden Schritten verbundene therapeutische Arbeit in Teilen, die einer problemspezifischen Bedingungs- und Verhaltensanalyse entsprechen.

a) *Zuerst erfolgen eine Definition des Problems und die Beschreibung einer typischen Beispielsituation mit der wichtigen Bezugsperson.*
b) *Dann geht es um Erkennen und Verstehen des Zusammenhangs im Beziehungskontext.* Welche Bedeutung hat diese Situation für mich? Welche Bedeutung hat die Person, mit der das Problem auftritt, für mich? Welches Anliegen habe ich in der Situation? Was brauche ich von der Person? Was fürchte ich von ihr? Wie verhält sich die andere Person? Wie verhalte ich mich? Was ist problematisch an unserer Interaktion? Was müsste anders sein, wer müsste sich auf welche Weise anders verhalten, damit das Problem behoben ist? Was hindert mich, was mein Gegenüber daran, sich anders zu verhalten? Was benötige ich, was mein Gegenüber, um sich anders verhalten zu können?
c) *Weiter folgt der Versuch des Erkennens und Verstehens der Auswirkungen des Problems.* Wie geht die Situation aus? Welche Folgen hat dieses Ergebnis für mich und für unsere Beziehung? Welche Folgen hätte ein gegenteiliges Ergebnis?
d) *Erkennen und Verstehen der Entstehung des Problems:* Diese Betrachtungen lassen erkennen, wie das Problem sich im gegenwärtigen Beziehungskontext entwickelte. Wann war das Problem noch nicht da? Was war damals anders? Was verhinderte damals, dass das Problem entstehen konnte? Wie könnte das wiederhergestellt werden? Welche Vorgeschichte hat das Problem? Wie kam es, dass ich mich in solchen Situationen immer wieder so verstricke und nicht anders damit umgehen kann?
e) *Realisieren der heutigen Ressourcen:* Eine Neubewertung ergibt sich meist aus der Verschiebung des Verhältnisses von äußerer Gefahr oder Schwierigkeit der Situation und den eigenen Fähigkeiten und Ressourcen. Während obige Betrachtung die Schwierigkeit der Situation relativieren kann, legen eine Besinnung und antizipierende oder reale Erprobung der eigenen Copingstrategien und Bewältigungsreaktionen große Gewichte in die Waagschale der Ressourcen, die dem Problem entgegengehalten werden können. Die Ressourcenanalyse in der diagnostischen Therapiephase hat umfangreiches Material geliefert, um hier fündig zu werden.
f) *Neubewertung des Problems:* Das Pendel der Waage hat sich jetzt vom Problempol zum Lösungspol hinbewegt. Das Problem wird nicht mehr als extrem schwierig, die Problemsituation nicht mehr als ausweglos beurteilt. Die Gefahren und Risiken werden jetzt in Ausmaß und Wahrscheinlichkeit realistisch eingeschätzt. Das Ergebnis des neuerlichen Abwägens ist: »Das Problem ist lösbar. Ich habe die Fähigkeit, das Problem zu lösen.«

Mit dieser Aussage sind wir an das Ufer des Rubikons getreten und blicken auf die andere Seite des Flusses. Wir haben die motivationale Klärung abgeschlossen. Was auf dieser Seite des Rubikons zu tun war, ist getan. Wir sind bereit zum Aufbruch. Sollen wir den Fluss durchwaten wie einst Caesars Streiter? Oder bauen wir eine Brücke? Ein

Brückenbau würde Heckhausens Rubikonmodell bedeutsam erweitern. Denn durch die Brücke ist das Überschreiten nicht jedes Mal ein Staatsakt. Es kann immer wieder kurz mal auf die andere Seite gewechselt werden. Dem Abgrenzenden, Trennenden wird zudem etwas Verbindendes entgegengesetzt. Die Grenze verliert die Bedeutung des qualitativen Sprungs. Der Übergang wird fließender. Die aus der Sicht des heutigen kognitiv-behavioralen Ansatzes geradezu notwendige Art der Brücke ist die Akzeptanz des Istzustandes als bestmöglicher erster Schritt zur Änderungsentscheidung (Jacobson & Christensen, 1996; Hayes et al., 1998; Hayes & Batton, 2000; Linehan, 1996).

1.5.2.6 Herstellen von Akzeptanz – oder die Brücke über den Rubikon

Herstellen von Akzeptanz:

a) durch Empathie für das damalige Kind und seine Not
b) durch Verstehen der Notwendigkeit, genauso zu werden
c) durch Erkennen des Überlebenskampfes der Eltern
d) durch Unterscheidung zwischen Verursachung und Schuld
e) durch Loslassen des Bemühens um Reparatur der Kindheit
f) durch Zulassen der Begrenzungen meiner Geschichte
g) durch Annehmen der Begrenzungen meiner Gegenwart getragen durch eine förderliche Therapiebeziehung

Für die meisten PsychotherapeutInnen zumindest explizit ungewohnt ist die relativ strikte Einteilung der Therapie in eine Klärungsphase, eine Akzeptanzphase und eine Änderungsphase (Jacobson & Christensen, 1996). Dieses Therapiemodell kann mit Heckhausens Rubikonmodell (1987) dadurch verknüpft werden, dass die Akzeptanzphase die Brücke über den Rubikon ist, der die Klärungsphase von der Änderungsphase trennt. Jacobson achtet konsequent darauf, ob die PatientIn, die gerade mit Änderungsschritten beschäftigt ist, in einen Zustand von Nonakzeptanz gerät. Sobald dies geschieht, wird zurück zur Akzeptanzphase gegangen, jegliche Änderungsschritte werden gestoppt. Jacobson geht davon aus, dass Änderungen, die durch Nonakzeptanz motiviert sind, scheitern. Die Negativmotivation »Ich/Es darf auf keinen Fall so bleiben, wie ich bin/es ist!« führt zu einer Reaktanz, die in einen schließlich unüberwindlichen Widerstand mündet. Dagegen ist Akzeptanz des Selbst und der Welt das stabile Fundament, auf dem Änderung und Entwicklung aufbauen können. Das kennen wir aus zahllosen Kindheitsgeschichten. Das akzeptierte, geliebte Kind wächst und gedeiht von selbst. Das nicht akzeptierte Kind dagegen verkümmert und stagniert.

a) *Empathie für das damalige Kind und seine Not:* Herstellen von Akzeptanz kann nach dem Betrachten der Biografie beginnen. Wir wecken bei der PatientIn Empathie für das Kind, das sie damals war, und Verständnis für ihre große emotionale Not.
b) *Verstehen der Notwendigkeit, genauso zu werden:* Wir lassen sie verstehen, dass es absolut notwendig war, genauso zu werden, wie sie geworden ist. Es war für diesen Menschen in diesen Kindheits- und Familienverhältnissen die einzige und zugleich beste Möglichkeit, emotional zu überleben, einigermaßen heil durch die Kindheit zu kommen. Mit Hilfe dieser Betrachtungen ist Akzeptanz für ihr Selbst gefördert worden.
c) *Erkennen des Überlebenskampfes der Eltern:* Akzeptanz für die bisherige und jetzige Welt der PatientIn kann hergestellt werden durch das Erkennen des emotionalen Überlebenskampfes der eigenen Eltern, der es ihnen nicht möglich machte, mehr oder Besseres für sie zu tun, ohne selbst zugrunde zu gehen. Vielleicht teilten sie das Wenige relativ redlich mit ihr, und sie überlebten diese Zeit auch nicht besser als sie. Vielleicht hatten sie aber auch so große Überlebensängste, dass sie das Wenige für sich selbst nehmen und der PatientIn nichts übriglassen konnten. Und vielleicht wird diese emotionale Armut, dieser Überlebenskampf von einer zur nächsten Generation weitergegeben und keine Generation schafft es, dem zu entkommen, ge-

schweige denn die eigenen Nachfahren davor zu beschützen. Auch die Aggressivität oder Unberechenbarkeit, unter der Kinder so unsäglich zu leiden haben, kann sich als heftiger Überlebenskampf des betreffenden Elternteils aufzeigen lassen.

d) *Unterscheidung zwischen Verursachung und Schuld:* Mit diesen Betrachtungen fällt es leichter, zwischen Verursachung und Schuld zu unterscheiden. Die unterdrückte Wut auf die Eltern als Schuldige kann aufgelöst werden. Dieser Schritt ist allerdings erst dann sinnvoll, wenn die PatientIn Art und Ausmaß ihrer Wut auf die als Täter apostrophierten Eltern bewusst wahrnehmen konnte, durch diese Wut hindurch zur Trauer um das Verlorene oder Nie-Gehabte gelangen konnte und sich ein Recht auf diese Wut zusprechen konnte. Die vorausgegangene tiefe emotionale Erfahrung zum Thema Wut sollte das Reservoir aufgestauter Wut entleert haben, sodass jetzt eine Versöhnung mit den Eltern möglich wird – eine Akzeptanz, dass sie so waren, wie sie waren.

e) *Loslassen des Bemühens um Reparatur der Kindheit:* Mit der Zurücknahme der Schuldzuweisung ist verbunden, dass keine Wiedergutmachung, kein Ungeschehenmachen, kein Nachholen und keine Reparatur der Kindheit mehr beansprucht werden. Es gibt niemanden, der einem noch etwas schuldet, weder eine einzelne Person noch die Welt an sich.

f) *Begrenzungen meiner Geschichte zulassen:* Erschütternd, zumindest ausgesprochen traurig ist, wie viel so mancher PatientIn in der Kindheit zugefügt oder vorenthalten wurde. Wir müssen ihr großen Respekt dafür zollen, dass sie das alles als wehrloses Kind auf sich nehmen musste und es getragen hat. Ihr bleibt nichts, als diese Begrenzungen ihrer Kindheit zuzulassen: »Es darf sein, dass das geschah. Das Geschehene ist Teil meines Lebens und Teil meines Selbst.«

g) *Begrenzungen meiner Gegenwart annehmen:* Die PatientIn kann nun zur Einsicht gelangen: »Die Weichenstellungen meiner Lebensgeschichte führten zwangsläufig zu den Begrenzungen meines heutigen Lebens. Sie führten dazu, dass ich bis heute nicht anders sein, meine Beziehungen nicht anders gestalten kann, mein Leben nicht weiterreicht als bis zu meinen bisherigen Grenzen. Und sie führen dazu, dass ich mir in bestimmten Problemsituationen nur durch Symptombildung zu helfen weiß.« Diese Realität anzunehmen ist wie Frieden mit sich selbst schließen – und mit der Welt. Die nun folgenden Therapieschritte sind dann kein Kampf gegen einen Widersacher, sondern der Wiederaufbau nach einem beendeten Krieg.

1.5.2.7 Ressourcenmobilisierung

Moderne Psychotherapie ist ressourcenorientiert. Das beginnt bei Kanfers (1977, 2000) Selbstmanagement-Ansatz, geht über Milton Ericksons Hypnotherapie (Erickson & Rossi, 1994), den lösungsorientierten systemischen Ansatz Steve de Shazers (1989), den Fürstenau (1998) mit der Psychoanalyse kombiniert, bis zu Grawes (1998) umfassender Diskussion der Bedeutung der Ressourcenorientierung. Die empirischen Belege und die Argumente sind so überzeugend, dass die Planung der Ressourcenmobilisierung zum notwendigen Bestandteil heutiger Psychotherapie wird.

Ressourcenmobilisierung erfolgt:

a) durch ausführliche Analyse der Ressourcenbereiche
b) durch affektives Vergegenwärtigen der Ressourcen
c) durch Planung des vermehrten Einsatzes der Ressourcen
d) durch Steigerung des realen Einsatzes der Ressourcen
e) durch Planung des Utilisierens der Ressourcen für das therapeutische Problem
f) durch Utilisieren der Ressourcen für die Problemlösung getragen durch eine förderliche Therapiebeziehung

a) *Ausführliche Analyse der Ressourcenbereiche:* Bereits in der diagnostischen Phase der Therapie wird eine ausführliche Analyse der Ressourcenbereiche durchgeführt. Hierzu kann z. B. der VDS-Ressourcenfragebogen

(Sulz, 2008a: VDS26) der PatientIn zum Ausfüllen mit nach Hause gegeben werden. Die nachfolgende Therapiestunde wird ganz der gemeinsamen Nachbesprechung gewidmet.

b) *Affektives Vergegenwärtigen der Ressourcen:* Schon das affektive Vergegenwärtigen ist Ressourcenmobilisierung. Dies bedeutet, dass nicht nur rein gedanklich oder als innere Selbstaussage eine Ressource erwähnt wird. Vielmehr stelle ich mir fünf Minuten lang vor, dass ich z. B. die Fähigkeit der Ausdauer habe, in welcher konkreten Beispielsituation sie mir sehr nützlich war und welches gute Gefühl ich dank dieser Ressource hatte, und spüre das gute Gefühl jetzt im Bewusstsein der jetzigen und künftigen Verfügbarkeit dieser Fähigkeit. Ähnlich wie die formelhafte Vorsatzbildung beim Autogenen Training oder dem Meditieren über einen Begriff im Hatha-Yoga oder das Imaginieren des erfolgreichen Meisterns einer Situation (Lazarus, 1993) gibt diese über das rein kognitive Vergegenwärtigen hinaus durch die spürbare Erfahrung der Ressource mehr Kraft und stellt diese Ressource zur Verfügung.

c) *Planung des vermehrten Einsatzes der Ressourcen:* Nun kann konkret geplant werden. In welcher Situation welcher Person gegenüber werde ich welche Ressource einsetzen, um mit ihrer Hilfe zu welchem positiven Ergebnis zu kommen? Das schriftliche Festhalten dieses Einsatzentwurfs kann die Wahrscheinlichkeit des konkreten Umsetzens erhöhen.

d) *Steigerung des realen Einsatzes der Ressourcen:* In möglichst vielen, zunächst konfliktfreien Lebensbereichen werden nun möglichst vielen Personen gegenüber die bisher schlummernden Ressourcen aktiviert und gezielt eingesetzt. So kann der Einsatz meiner Fähigkeit, auf andere Menschen freundlich und zugleich zielgerichtet zuzugehen (weil ich mir vorher überlegt habe, was ich in der betreffenden Situation will), meine zuletzt Raum greifende Zurückhaltung ablösen. Auf diese Weise kommt es gehäuft zu erfolgreichen Begegnungen, die wiederum die Wahrscheinlichkeit des zukünftigen Einsatzes der Ressource vergrößern, bis ich mich nicht mehr überwinden muss, sondern es von selbst geschieht.

e) *Planung des Utilisierens der Ressourcen für das therapeutische Problem:* Wenn das therapeutische Problem mit äußerst schwierigen Situationen und Personen zusammenhängt, dann wird nicht automatisch ein Transfer von den bisher geübten leichteren Situationen stattfinden. Erfolgversprechender ist die konkrete Planung der Ressourcenutilisierung für das therapeutische Problem. So kann eine Frau planen, immer wenn ihr Mann aus einem Ehestreit heraus anfangen möchte zu trinken, um dann handgreiflich zu werden, ihrer festen Entschiedenheit klar Ausdruck zu verleihen, dass sie von ihm erwartet, stattdessen das Gespräch konstruktiv weiterzuführen, um auszusprechen, was sein Anliegen ist, und einen Kompromissvorschlag zu machen – wohingegen sie das Abgleiten ins Trinken und Schlagen nicht mehr über sich ergehen lassen wird.

f) *Utilisieren der Ressourcen für die Problemlösung:* Nach der Planung wird die Ressource in der Problemsituation eingesetzt. Die Patientin achtet z. B. darauf, dass sie selbst nicht in alte feindselige, ohnmächtige Verhaltensmuster zurückfällt, sondern sich ganz auf den Einsatz ihrer Fähigkeit zur bestimmten konstruktiven Kommunikation konzentriert.

1.5.2.8 Herstellen von Änderungsentscheidung

Bislang ging es nur um Vorbereitungen, z. B. um das Training der Fertigkeiten oder das emotionale Wegbereiten für Änderungsschritte. Jetzt kann die Entscheidung getroffen werden, das zu verändern, was krank machte und was die Krankheit aufrechterhält. Jetzt sind die Fantasien über Bedrohungen, die diese Entscheidung mit sich bringen wird, in eine realistische Erwartung von Risiken oder Nachteilen übergegangen. Jetzt ist ein Bewusstsein für die eigenen Fähigkeiten und Ressourcen entstanden, das den Glauben an die Meisterung der Änderungsschritte gibt und damit die notwendigen Kräfte verfügbar macht.

Herstellen von Änderungsentscheidung:

a) durch Übergang des Wunsches in ein Ziel
b) durch Einsatz des Willens
c) durch Wahrnehmung der eigenen Ressourcen
d) durch Vertrauen in die Befähigung des Selbst
e) durch Vertrauen in die Bereitschaft der Umwelt
f) durch die Erwartung von Erfolg getragen durch eine förderliche Therapiebeziehung

a) *Übergang des Wunsches in ein Ziel:* Der Wunsch nach Veränderung kann nun zu einem definierten Ziel werden. Mit diesem Übergang ist die Entscheidung getroffen. Es bildet sich ein Handlungsentwurf. Aus dem »Ich wünsche mir so sehr« wird ein »Ich werde dorthin gehen«.
b) *Der Einsatz der eigenen Willenskraft beendet das Zögern,* ähnlich wie bei Mutproben wie dem ersten Sprung vom Fünf- oder Zehnmeterbrett. »Ich will. Ich habe mich entschlossen. Ich tue es.«
c) *Das Wahrnehmen der eigenen Ressourcen* stärkt den Rücken, verhindert das Erschrecken vor dem eigenen Mut. »Es ist gar kein waghalsiges Abenteuer. Ich bin gut ausgerüstet. Ich weiß mir zu helfen, wenn es schwierig wird. Ich habe ja (z. B.) gute Freunde, die mich unterstützen.«
d) *Das Vertrauen in die eigene Befähigung zur Meisterung* als überdauernde Eigenschaft meiner Person schafft die Zuversicht, das Können im rechten Moment einzusetzen.
e) Die Zuversicht in das Gelingen vergrößert sich durch das *Vertrauen in die Bereitschaft meiner Umwelt,* angemessen auf mein Handeln zu reagieren. Alte Feindbilder oder Katastrophenfantasien sind durch friedlichere Repräsentanzen ersetzt worden.
f) *Die Erwartung von Erfolg:* Die Entscheidung, der Wille räumt Misserfolgserwartungen aus. Die gute Vorbereitung rechtfertigt es, verunsichernden Gedanken über die Eventualität eines Scheiterns den Weg zum Bewusstsein zu verbieten. »Ich habe mich entschlossen. Ich will es. Ich habe Unterstützung. Ich bin gut vorbereitet. Ich kann es. Die andere Person ist fair. Ich werde es schaffen.«

1.5.2.9 Loslassen, Abschied, Trauer

Um ans andere Ufer zu gelangen, muss ich das alte Ufer verlassen. Ich gehe weg von den Beziehungen, die zurückbleiben, ich trenne mich von den Gütern, die ich am alten Ufer zurücklasse. Um die Hände frei zu haben für Neues, muss ich loslassen, was ich bisher festgehalten habe. Habe ich mich für das Weggehen entschieden, bleibt das Gefühl der Trauer. Therapeutischer Widerstand zeigt sich in der nicht gereiften Bereitschaft, das Alte loszulassen, oder auch nur in dem ausbleibenden Entschluss, es zu tun. In allen Therapien und Therapieformen, in denen Veränderung wirklich stattfindet, geschieht Loslassen, Abschied und Trauer – eventuell jenseits der bewussten Aufmerksamkeit von PatientIn und TherapeutIn. Veränderungsschritte, bei denen nicht bedacht wurde, dass sie einen Abschied implizieren, werden eventuell schnell rückgängig gemacht. Dagegen ist das Bewusstmachen dieser Implikation ein Wegbereiter für Veränderung, wenn es um den affektiven Vorgang des Abschieds und der Trennung geht. Das geschieht:

a) durch Erinnern, wie sehr ich es gebraucht habe
b) durch Wahrnehmen des großen Wertes
c) durch Vergegenwärtigen des großen Verlustes
d) durch Wahrnehmen von Schmerz und Trauer
e) durch Abschiednehmen
f) durch Loslassen
g) durch Spüren, dass es mir fehlt
h) durch Sich-entfernen-Lassen
i) durch Sich-selbst-Wahrnehmen – ohne das Verlorene

a) *Erinnern, wie sehr ich es gebraucht habe:* Dies kann eine Bedürfnisbefriedigung sein wie Geborgenheit und Schutz, und dies kann die Art der Beziehung zu einer Person sein, z. B. als Kind zur Mutter. Dabei wird nicht die Person verloren gegeben, sondern nur die Bedeutung, die der andere Mensch bisher hatte, und die alte Art, wie diese Beziehung bisher gestaltet wurde, welche Rolle bisher eingenommen wurde.
b) *Wahrnehmen des großen Wertes:* Heute noch stellt das, wovon ich mich trennen soll, einen

hohen Wert für mich dar, den loszulassen mir schwerfällt. So wichtig war mir das bis heute, dass ich lieber Symptombildung in Kauf nahm, als mich davon zu trennen.

c) *Vergegenwärtigen des großen Verlustes:* Es hat mir so viel bedeutet, ganz besonders ... Genau dieses Wertvolle soll jetzt hergegeben werden. So groß ist dieser Verlust.
d) *Wahrnehmen von Schmerz und Trauer:* Die Vergegenwärtigung des großen Wertes und des großen Verlustes setzt Gefühle des Schmerzes und der Trauer frei. Trauer nur dann, wenn ich bereit bin, zu verzichten. Es kann zuerst Wut auftauchen darüber, dass die Welt mir abzwingen will, es herzugeben. Und diese Wut kann in ein Verweigern übergehen. Dann kann der Prozess nicht weitergehen, und es muss zurückgegangen werden zum Thema der Veränderungsentscheidung.
e) *Abschied nehmen:* Das Loszulassende ist nun ganz präsent, in der Vorstellung und im Gefühl. Jetzt kann Abschied genommen werden, z. B. durch einige Worte: »Du hast mir viel bedeutet, ich hätte dich so gerne behalten. Es tut weh, mich von dir zu verabschieden.«
f) *Loslassen:* Jetzt wird losgelassen. Ob ich nun in einem Boot bin und die Taue löse, die mich noch am alten Ufer gehalten haben, oder ob ich das Kleinod, den wertvollen Schatz mit meiner Hand umschlossen hielt und die Hand nun öffne – es ist der Moment der Trennung.
g) *Spüren, dass es mir fehlt:* Getrennt, nicht mehr im eigenen Besitz, ist es nun möglich zu spüren, dass es fehlt und dieses Gefühl da zu lassen wie bei der Emotionsexposition – ohne das Verlorene wieder zurückzuholen und ohne Ersatz zu holen.
h) *Entfernen lassen:* Der Wunsch, die Versuchung, es wieder zurückzuholen, ist naheliegend. Stattdessen wird das Entfernen bewusst wahrgenommen, wie ein Boot, das sich vom Ufer immer mehr entfernt, bis dieses nicht mehr zu sehen ist.
i) *Sich wahrnehmen – ohne das Verlorene:* Wie fühlt sich das an? Ein Selbst, das sich von Wertvollem getrennt hat, nach dem Trennungsprozess. Dieser neue Zustand ohne das Alte. Im Sinne von Kegan (1986) ist mein Selbst ärmer geworden und meine Welt reicher. Doch mein Selbst ist stärker geworden, so stark, dass es sich befreien konnte. Was ich in der Welt vorfinde, muss ich nicht ständig mit mir herumschleppen.

Eine Imaginationsübung (Sulz, 2009a) ermöglicht, diesen Prozess zum Therapieinhalt zu machen.

1.5.2.10 Überwinden der Angst vor Veränderung

Kaum ist das alte Ufer am Horizont verschwunden, wird die zweite Bedeutung des Moments gewahr: vorübergehend keinen festen Boden unter den Füßen zu haben und noch nicht zu wissen, was mich am neuen Ufer wirklich erwartet. Dies macht vielen Angst, die Angst vor Neuem, Fremdem, Ungewissem. Diese Angst wird von Kanfer et al. (2012) als einer der fünf Faktoren genannt, die der Therapiemotivation entgegenstehen. Diesen therapeutischen Widerstand richtig zu benennen, weist schon in die Richtung der notwendigen therapeutischen Arbeit. Der Umgang mit der Angst vor Veränderung geschieht:

a) durch Analyse der Angst auslösenden Aspekte des Änderungsschrittes
b) durch Beurteilung des möglichen realen Anteils der Angst
c) durch Umgang mit der irrationalen Angst
d) durch Rücksichtnahme auf den unentwickelten Teil der Psyche

a) *Analyse der Angst auslösenden Aspekte des Änderungsschrittes:* Welcher Teilschritt macht genau Angst? Was ist das Beängstigende daran? Unter welchen Umständen würde er keine Angst machen? Wie kann dies hergestellt werden?
b) *Beurteilung des möglichen realen Anteils der Angst:* Wenn der PatientIn entgegen dem Ergebnis der Diagnostik doch die Ressourcen und Fähigkeiten fehlen, die sie für den Veränderungsschritt benötigt, ist ihre Angst begründet. Die Therapie konzentriert sich

dann darauf, die benötigten Ressourcen verfügbar zu machen bzw. die notwendigen Fertigkeiten zu vermitteln. Wenn das (jetzt) nicht möglich ist, wird der Änderungsschritt im Ausmaß verkleinert. So kann der Auszug aus dem Elternhaus verfrüht sein, während ein eigenes abschließbares Zimmer ein guter erster Schritt ist. Auch die Trennung von der EhepartnerIn mit dem Ziel, ein eigenes Leben zu beginnen, kann gegenwärtig ein die persönlichen Ressourcen weit überfordernder Schritt sein.

c) *Umgang mit der irrationalen Angst:* Meist besteht die Angst vor Veränderung jedoch aus dem Erschrecken über den eigenen Mut. Wissen PatientIn und TherapeutIn, dass der anstehende Änderungsschritt gut zu bewältigen ist, dass sich lediglich eine irrationale Angst eingeschlichen und ausgebreitet hat, so können die bekannten Interventionen eingesetzt werden, die helfen, mit Angst umgehen zu lernen (z. B. Sulz, 2009a).

d) *Rücksichtnahme auf den unentwickelten Teil der Psyche:* Wer PatientInnen mit schwereren Störungen hat, wird jedoch immer wieder zu dem Ergebnis kommen, dass ein Teil der Psyche der PatientIn durch die geplante Veränderung im psychosozialen Bereich überfordert ist. Die Angst ist in diesem Falle ein zuverlässiges Signal, das den Grad der Überforderung anzeigt. Ohne der Angst zum Erfolg zu verhelfen, können dem Teil der Psyche, für den die Veränderungen bedrohliche Nachteile zu bringen scheinen, Erleichterung verschafft werden, die es ihm ermöglicht, der Veränderung zuzustimmen. Dieser Teil ist oft noch von einem dichotomen Alles-oder-nichts-Denken geprägt. Tiefe emotionale Erfahrung kann spürbar machen, dass es nicht um ein Entweder-Oder geht. Es kann auch notwendig sein, den vermutlich nicht erfolgreichen Schritt 9 (Loslassen) zu wiederholen. Allein Wissensvermittlung, die zu konkreten Vorstellungen über das Änderungsergebnis verhilft, ist schon sehr entängstigend.

Andererseits kann die TherapeutIn gewiss sein, dass, wenn Angst vor Veränderung entsteht, sie auf der richtigen Fährte ist. Nebensächliche, oberflächliche Ziele machen keine Angst, da sie keine grundlegenden Veränderungen erfordern. Angst wird ausgelöst durch die Veränderung der Beziehungen und des Selbst. Beziehungslos zu sein oder nicht mehr man selbst zu sein, sind die wesentlichen Befürchtungen, abhängig von der emotionalen Entwicklungsstufe der PatientIn. Sie fürchtet um den Verlust der Befriedigung ihres zentralen Bedürfnisses oder fürchtet das Eintreten ihrer zentralen Bedrohung. Das kann z. B. der Verlust von Sicherheit, von Beachtung, von Wertschätzung oder der Verlust von Kontrolle sein. Es kann sich auch um einen habituellen Reflex handeln, ein unspezifisches Alarmsignal, das Veränderung anzeigt und außerdem Verlust von Konstanz, die es zu bewahren gilt und keine weitergehende Signalfunktion hat.

1.5.2.11 Veränderung des Erlebens und Verhaltens

Prochaska et al. (1994) sehen Verhaltensänderung in vier Schritten (Überlegung, Entscheidung, Handlung und Aufrechterhaltung). Kanfer (1977, 2000, S. 177) bezeichnet die Schritte der Verhaltensänderung mit Wissen, Wollen, Können und Aufrechterhalten. Den Erfolg der Veränderung sieht er gesichert durch »think behavior, think solution, think positive, think small steps, think flexible, think future!«.

Getragen durch eine förderliche Therapiebeziehung erfolgt Veränderung des Erlebens und Verhaltens:

a) durch konkrete Planung von Verhaltensexperimenten
b) durch praktisches Üben des neuen Verhaltens
c) durch Ausformung des Verhaltens bis zur gewünschten Wirksamkeit
d) durch Wahrnehmung der Wirksamkeit und des Erfolges
e) durch wohlwollendes konstruktives Prüfen von Misserfolgen und Korrektur
f) durch Herstellen von Zufriedenheit mit dem Ergebnis

a) *Konkrete Planung von Verhaltensexperimenten:* Nachdem die Entscheidung getroffen wurde, kann der Rahmen abgesteckt werden, in dem die konkreten Änderungsschritte durchgeführt werden sollen. Dies kann durch die Planung von Verhaltensexperimenten erfolgen. Zum Experiment gehören die Operationalisierung und Festlegung (Kontrolle im experimentalpsychologischen Sinn) der wichtigen Variablen, die den Ausgang des Experiments bestimmen. Welche Situation genau, welcher Schwierigkeitsgrad der Situation, welche Person, welches eigene Verhalten, welche Erwartung der Reaktion des Gegenübers, welch eigene Antwort auf dessen Reaktion, welches angestrebte Ergebnis? Die Situation wird in der Therapiesitzung im Rollenspiel ausprobiert.

b) *Praktisches Üben des neuen Verhaltens:* Die PatientIn entscheidet sich, in allen definierten Experimentalsituationen das neue Verhalten zu üben, zunächst nur mit dem Ziel, dass es überhaupt gemacht wird. Sie soll auf keinen Fall eine Wirkung oder einen Erfolg damit herbeiführen wollen. Das Ergebnis soll nur sein »Ich habe es gemacht«, und das ist der Erfolg.

c) *Ausformung des Verhaltens bis zur gewünschten Wirksamkeit:* In der folgenden Therapiestunde wird das Verhalten ausgefeilt, sodass seine Wirksamkeit erwartet werden kann. Jetzt besteht der Erfolg des Experiments darin, dass das Verhalten den gewünschten Effekt hat, d. h. dass die andere Person im gewünschten Sinne reagiert.

d) *Wahrnehmung der Wirksamkeit und des Erfolges:* Zu den letzten Bastionen therapeutischen Widerstands gehört es, stattgefundene Erfolge nicht wahrzunehmen oder nicht gelten zu lassen. Deshalb ist ein sehr wichtiger Lernprozess, nach der erfolgreichen Handlung kurz zu verweilen und sich die Tatsache des Erfolgs zu vergegenwärtigen und die Freude am Erfolg zuzulassen.

e) *Wohlwollendes konstruktives Prüfen von Misserfolgen und Korrigieren:* Misserfolge bleiben nicht aus. Auf diese reagieren PatientInnen emotional viel intensiver als auf Erfolge. Deshalb gilt es, Misserfolgen die alte emotionale Bedeutung zu nehmen. Misserfolge sind keine Katastrophe. Sie sind während des Übens vielmehr erwünscht. Nur sie helfen, noch vorhandene Schwachstellen zu entdecken und das Verhalten nicht nur durch Glück, sondern durch Kompetenz wirksamer zu machen. Statt eines depressiven »Oh je« ist ein neugieriges »Aha« angezeigt, das eine konstruktive Fehleranalyse einleitet, die in eine Optimierung des neuen Verhaltens mündet. Doch nicht nur das Vergrößern der Erfolgsrate gehört zum Ziel des Umgangs mit Misserfolgen – denn dies wäre ja doch wieder ein verstecktes Verbot von Fehlern. Das Zugestehen einer gewissen Fehlerhäufigkeit als Akzeptanz der Begrenztheit meiner Fähigkeiten ist ein ebenso wichtiges Ziel. Wenn es einfach noch viele Monate dauern wird, bis ich meine Selbstunsicherheit in bestimmten Situationen und bestimmten Menschen gegenüber reduzieren kann, so ist das Akzeptieren des Istzustandes ein wichtiges Ziel des Umgangs mit Misserfolgen. Es kann sein, dass die Therapie explizit zum Prozess 6 (Akzeptanz) zurückgeht.

f) *Herstellen von Zufriedenheit mit dem Ergebnis:* Ist das neue Verhalten in der definierten Situation in der Regel wirksam, so ist das Verhaltensexperiment gelungen. Stellt sich eine Zufriedenheit mit diesem Erfolg ein, so kann es abgeschlossen werden. Ohne diese Zufriedenheit fehlt der letzte Schritt. Der Prozess der Verstärkung, der das neue Verhalten aufrechterhält, wird durch Unzufriedenheit empfindlich gestört. Ein objektiv erfolgreiches Verhalten wird vielleicht durch emotionale oder kognitive Fehlhaltungen der PatientIn als nicht ausreichend wirksam eingeschätzt oder das positive Ergebnis wird von ihr abgewertet. Diese Sabotage darf nicht den Abschluss des Experiments bilden. Hier muss noch einmal auf den Teil ihrer Psyche eingegangen werden, der sich der Veränderung entgegenstellt und die Nachteile der Veränderung nicht in Kauf nehmen möchte. Kann diese Seite den Veränderungsschritt mit Vor- und Nachteilen schließlich auch akzeptieren, stellt sich endlich das Gefühl der Zufriedenheit ein.

1.5.2.12
Erfahrung von Selbsteffizienz

Banduras (1977) Konzept der »self efficacy« ist sehr nützlich bei der Arbeit mit Veränderungsprozessen, die wirksames Sozialverhalten aufbauen sollen. Die Erwartung des Ausmaßes von Wirksamkeit bestimmt die Auftretenswahrscheinlichkeit eines Verhaltens. Abstrahiert über sehr viele Situationen und Situationstypen entsteht eine generelle Wirksamkeitserwartung, die mit einem Gefühl des Selbstvertrauens einhergeht. Werden die Erwartungen über lange Zeit immer wieder bestätigt, so prägen sie das Selbstbild. Aus Erfahrungen werden Erwartungen. Und aus Erwartungen formt sich das Selbst- und Weltbild. In konkreten Situationen ergeben sich daraus wieder Erwartungen mit den zugehörigen Verhaltenswahrscheinlichkeiten. Im Kontext des therapeutischen Aufbaus neuer Verhaltensweisen müssen wir in diesen Kreislauf hineingelangen, indem wir die Aufmerksamkeit auf die Erfahrungen lenken.

Erfahrung von Selbsteffizienz bzw. Selbstwirksamkeit geschieht:

a) durch bewusstes Erleben der Wirksamkeit des eigenen Verhaltens
b) durch bewusstes Attribuieren (Zuordnen) der Wirkung der eigenen Fähigkeiten
c) durch Vergegenwärtigen der eigenen Fähigkeiten
d) durch bewusste Erfahrung positiven Feedbacks der sozialen Umwelt

a) *Bewusstes Erleben der Wirksamkeit des eigenen Verhaltens:* Die Aufmerksamkeit muss bewertend auf das Ergebnis des neuen Verhaltens gelenkt werden. »Ich habe durch mein neues Verhalten erreicht, was ich wollte. Mein Verhalten hatte Einfluss auf den anderen Menschen. Mein Verhalten hat bewirkt, dass der andere Mensch in meinem Sinne reagierte. Ich habe es geschafft, das Verhalten der anderen Person zu steuern.«
b) *Bewusstes Attribuieren (Zuordnen) der Wirkung zu eigenen Fähigkeiten:* Rotters (1966) Konzept der internalen versus externalen Attribution von Erfolg wurde vielfach eingesetzt, z. B. bei der Selbstkontrolltherapie der Depression (Roth & Rehm, 1986). Nicht nur Erfolg haben ist bedeutsam, sondern sich als erfolgreichen Menschen definieren. Die Selbsteffizienzerfahrung muss das Selbstkonzept positiv verändern.
c) *Vergegenwärtigen der eigenen Fähigkeiten:* Aus der Erfahrung der Selbsteffizienz wird ein Konzept der Selbsteffizienz, dessen Bestandteile die Fähigkeiten sind, deren Einsatz zuverlässig zur Wirksamkeitserfahrung führte und führen wird. Fünfminütiges Vergegenwärtigen schafft tägliches Bestätigen des Selbstkonzepts der Wirksamkeit.
d) *Bewusste Erfahrung positiven Feedbacks der sozialen Umwelt auf selbsteffizientes Verhalten:* Auch wenn mir mein Verhalten half, meine Interessen gegen die anderen durchzusetzen, habe ich damit nicht feindselig gehandelt. Ich habe sie mir nicht zum Feind gemacht. Daraus resultiert nicht ewige Ablehnung oder gar Ausgestoßenwerden aus der sozialen Gemeinschaft. Oft mündet neues wehrhaftes Verhalten in Strafangst oder in Schuldgefühle. Deshalb ist es wichtig, bewusst zu erfahren, dass meine soziale Kompetenz akzeptiert wurde, kein anhaltender Groll übrigblieb, dass Sympathien nicht abnahmen, sondern dass mein kompetentes Verhalten mir Wertschätzung bringt und meinen Stellenwert in der Gemeinschaft festigt. Das Feedback der sozialen Umwelt ist letztendlich positiv. Selbst wenn der andere bisherige Vorteile dauerhaft verloren hat, weil ich mich nicht mehr ausnützen lasse, wird seine diesbezügliche Unzufriedenheit aufgewogen durch den größeren Respekt, den er jetzt vor mir hat.

1.5.2.13
Umgang mit Niederlagen

Es gibt Menschen, die ihre Aktivitäten so perfekt kontrollieren, dass sie keine Niederlagen einstecken müssen. Sie merken nicht, wie viel Energie durch diese andauernde und vollständige Aufmerksamkeit der Lösung der inhaltlichen Aufgabe entzogen wird. Schon bei Gesellschafts- und Brettspielen zeigt sich derjenige, der nicht verlieren kann, im Nachteil. Niederlagen einstecken können ist eine Fähigkeit, die nicht nur der haben muss, der Meister werden will. Bei SportlerInnen gehört der konstruktive Umgang mit einem verlorenen Zweikampf zum Sport. Die leistungswillige SportlerIn verliert so lange gegen die Besseren, bis sie selbst die Bessere ist. Sie nutzt die Niederlage, um zu lernen, was sie verbessern kann und muss, um es beim nächsten Mal zu schaffen. Niederlagen sind willkommene Gelegenheiten, um Schwachstellen ausfindig zu machen und von dem zu lernen, der es besser kann. Personen, die Versagensangst haben, vermeiden Situationen, in denen sie etwas leisten müssen. Sie gehen nur dann in solche Situationen, wenn sie völlig sicher sind, dass nichts schiefgehen kann. Was sollen diese Menschen lernen? Dass sie die Wahrscheinlichkeit des Versagens viel zu hoch einschätzen? Oder dass sie Niederlagen ohne bleibende Schäden aushalten können? Beides! Zunächst jedoch sollte gelernt werden, Niederlagen einzustecken. Sonst bleibt zu lange ein Selbstbild von großer Verletzbarkeit und die Aufmerksamkeit richtet sich zu sehr auf das, was einem passiert ist bzw. angetan wurde.

Es geht nicht nur um Leistungssituationen, sondern auch um Streit; nicht nur um Misserfolg versus Erfolg, sondern auch um Schlagen versus Geschlagenwerden. Es geht sowohl um Leistungsfähigkeit als auch um Wehrhaftigkeit: Leistung – Sport – Kampf – Streit. Die Niederlage gehört zu Kampf und Streit: »Ich gehe in einen Kampf, weil Verhandlungen erfolglos waren. Ich kämpfe um mein Anliegen. Ich verteidige es und verteidige mich. Ich habe ein Recht darauf. Die Alternative wäre, mich kampflos geschlagen zu geben. Dieses Geschenk will ich meinem Gegner nicht machen. Wenn ich es im Kampf verliere, so habe ich mein Bestes getan. Dann wird es eben eine Niederlage. Diesen Schmerz werde ich verkraften, ebenso wie die Blessuren während des Kampfes. Auf alle Fälle mache ich es dem anderen so schwer wie möglich. Selbst wenn er dieses Mal gewinnt, zögert er beim nächsten Mal doch vor dem Kampf. Doch ich will gewinnen und werde mit aller Kraft und Geschicklichkeit und Klugheit kämpfen, um den Sieg davonzutragen.«

Der Umgang mit Niederlagen kann erlernt werden durch:

a) Situationen aufsuchen, in denen eine Niederlage so gut wie sicher ist
b) Leistungs- und Streitsituationen aufsuchen mit einer gleich starken GegnerIn
c) Situationen aufsuchen, in denen Misserfolg schwer auszuhalten ist
d) Aus Fehlern und Niederlagen lernen

a) *Situationen aufsuchen, in denen eine Niederlage so gut wie sicher ist:* Dies kann bei einem Single die Aufgabe sein, sich hundert Körbe bei als attraktiv empfundenen Personen zu holen. Dies kann jegliche Art von Spiel und Sport mit einer überlegenen GegnerIn sein. Dies kann eine Diskussion mit einer rhetorisch absolut überlegenen GesprächspartnerIn sein. Dies kann ein Streit sein mit der Person, gegen die ich mich noch nie durchsetzen konnte und bei der ich deshalb Streit möglichst vermieden habe. Diese Selbst-Expositionen werden so lange durchgeführt, bis eine Niederlage kein emotionales Problem mehr ist und keine Bedrohung mehr, die mit aller Macht vermieden werden muss. In Leistungssituationen entspricht dies dem Fehlermachen oder Nicht-fertig-Werden.
b) *Leistungs- und Streitsituationen aufsuchen mit einer gleich starken GegnerIn:* Dies ist die natürliche Situation. Die Wahrscheinlichkeit von Erfolg und Misserfolg ist gleich groß. Auf diese Weise gehören Niederlagen zum Alltag und sie können laufend weitergeübt werden. Dabei werden sicher Situationen sein, die mit einem Kompromiss enden, sodass keiner verliert.
c) *Situationen aufsuchen, in denen Misserfolg schwer auszuhalten ist:* Das sind Situationen, deren Ausgang eine so große emotionale Bedeutung für mich hat, dass ich weit davon entfernt bin, den Misserfolg wegzustecken. Es wird nicht zu schaffen sein, schon durch eine Exposition eine Akzeptanz des wenngleich schmerzlichen Misserfolgs zu erreichen. Es ist der Beginn eines langen Prozesses, der darin besteht, das Unabänderliche als gegeben hinzunehmen und anzunehmen, ohne gedanklich und emotional mich als alleinigen Verursacher des Misserfolgs zu attribuieren, bis schließlich diese Misserfolge das Selbstwert- und Selbsteffizienzgefühl nicht mehr schlagartig gegen Null gehen lassen. Statt

»Ich bin ein Versager« heißt dann die Attribution: »In dieser schwierigen Situation hat es nicht geklappt.«

d) *Aus Fehlern und Niederlagen lernen:* Der Lernvorgang besteht darin, eine kognitive Fehleranalyse durchzuführen, Korrektur- und Verbesserungsmaßnahmen zu entwickeln, Vorbereitungen zu treffen, die Fehler weniger wahrscheinlich machen – ein Prozess der differenzierten Kompetenzerhöhung und der kontinuierlichen Verhaltensoptimierung. Dazu gehört auch, Wahrnehmen und Wollen auf die eigene Fähigkeit und Wirksamkeit zu lenken und auf den Inhalt der Aufgabe, statt auf das, was schiefgehen könnte.

1.5.2.14 Automatisierung des neuen Verhaltens und Erlebens

Betrachtet man Verhaltensänderung unter der Perspektive von Kanfers Selbstkontrollmodell (1977, 2000), so geht der Zustand der bewussten Selbstregulation automatischen Verhaltens dann in bewusste Selbstkontrolle über, wenn das automatische Verhalten nicht mehr seine instrumentelle Funktion erfüllt, also nicht mehr erfolgreich ist oder neben dem gewohnten Vorteil zu viele Nachteile mit sich bringt. Durch bewusste Entscheidung wird ein neues Verhalten eingesetzt, das zwar zu weniger kurzfristigen Verstärkungen führt als das alte Verhalten, aber langfristig die erfolgreichere Alternative ist. Es wird also durch bewusste Kontrolle gegen alte Gewohnheiten gehandelt. Das neue Verhalten wird anfänglich nur durch Selbstkontrolle (Willen) aufrechterhalten. Diese überbrückt die fehlende kurzfristige Verstärkung. Ohne Automatisierung hat das neue Verhalten keine Chance auf Bestand. Sollen also die vorausgegangenen therapeutischen Bemühungen nicht vergebens sein, so muss die Automatisierung eingeleitet werden. Automatisierung geschieht umso schneller, je häufiger und je stereotyper der Reaktionsablauf erfolgt. Und je zuverlässiger das Ergebnis vorhersagbar ist, d. h. je stereotyper und weniger überraschend die Verhaltenskonsequenz auftritt. Ich kann sicher mit dem Erfolg meiner Handlung rechnen.

Automatisierung des neuen Verhaltens und Erlebens wird eingeleitet:

a) durch übendes Praktizieren bis zur Gewohnheitsbildung
b) durch Reduktion konkurrierender Verhaltensweisen in der jeweiligen Situation
c) durch Prüfen der Zielerreichung der Automatisierung

a) *Übendes Praktizieren bis zur Gewohnheitsbildung:* Nur häufiges und regelmäßiges Ausüben auf immer gleiche Weise in immer gleichen Situationen führt zu schneller Gewohnheitsbildung. So wird es zu einem stabilen Bestandteil des aktiven Verhaltensrepertoires, zu einer festen Gewohnheit, die nicht – wie viele in der Therapie kurz einige Male ausprobierte Verhaltensweisen – nach kurzer Zeit wieder verschwinden. Es ist ein Mangel vieler Therapien, dass der PatientIn nur gezeigt wird, wie es geht, dass sie es dreimal allein ausprobieren soll und dass weder TherapeutIn noch PatientInnen sich anschließend um die Automatisierung kümmern. Ein Training von Fertigkeiten und Fähigkeiten geht aber weit darüber hinaus und erfordert von beiden eine Ausdauer, die der des Trainings im Sport ähnelt. Deshalb ist dies eine Trainingsphase der Therapie. Ziel ist nicht das Wollen und nicht das Können, sondern das fraglose Selbstverständlichwerden, das jeglichen Willensakt erübrigt.
b) *Reduktion konkurrierender Verhaltensweisen in der jeweiligen Situation:* Die alten Verhaltensweisen konkurrieren anfänglich noch stark mit dem neuen Verhalten. Sie sind durch jahrelange Praxis gebahnt und haben sich lange Zeit durch ihre kurzfristige Verstärkung bewährt. Die Etablierung des neuen Verhaltens können wir wesentlich erleichtern, wenn wir parallel die Auftretenswahrscheinlichkeit des alten Verhaltens modifizieren. Dies kann durch Vergegenwärtigung der langfristig doch erheblichen negativen Konsequenzen bis hin zur Symptombildung geschehen, gefolgt von der Affirmation, das auf keinen Fall mehr zu wollen, z. B.: »Wenn ich jetzt nachgebe, um Streit zu vermeiden, führt das dazu, dass ich wieder zwei Tage lang de-

pressiv bin.« Oder es können aktive Stopp-Impulse eingesetzt werden, sobald man sich beim alten Verhalten ertappt, sodass man mitten in der Handlung abbrechen kann.

c) *Prüfen der Zielerreichung der Automatisierung:* Wiederholt wird geprüft, ob das neue Verhalten automatisiert ist. In der Situation selbst fällt es nicht mehr auf, da mit der Automatisierung die Aufmerksamkeit abgezogen wird und man sein Augenmerk anderen Aspekten der Situation und Interaktion zuwendet. Gerade dieses »ganz vergessen« ist ein Beweis für die Automatisierung: »Ich habe in den letzten Wochen gar nicht mehr darauf geachtet. Jetzt, wo ich zufällig daran denke, fällt mir erst auf, dass ich das ja jetzt immer so mache.« Systematisch kann die Zielerreichung geprüft werden, indem vor dem Beginn der therapeutischen Intervention (Baseline oder Basislinie) und nach dem Ende der Intervention (Ergebnislinie) für je zehn Situationen protokolliert wird, wie oft das neue Verhalten auftrat und ob es automatisch oder willentlich herbeigeführt wurde. Dies ist der experimentalpsychologische Modus der Einzelfallanalyse.

1.5.2.15 Generalisierung des neuen Verhaltens und Erlebens

Um Automatisierung herzustellen, wurde bewusst darauf verzichtet, verschiedenartige Situationen in das Training einzubeziehen. Dies wurde dem nachfolgenden Trainingsabschnitt der Generalisierung vorbehalten. Das gilt für diejenigen Verhaltensweisen, für die Generalisierung erwünscht ist. Einige Verhaltensweisen, die sich die PatientIn schnell in der Therapiesitzung der TherapeutIn gegenüber angewöhnt und die längere Zeit für den Therapieprozess nützlich sind, sollte man besser nicht generalisieren, höchstens auf eine sehr wichtige Beziehung übertragen werden können. Es geht um Art und Ausmaß der Selbstöffnung, des Anvertrauens, des Zulassens der erheblichen Ungleichheit der Rollen in der Beziehung. Andere Verhaltensweisen in der therapeutischen Beziehung sollten unbedingt generalisiert werden, aber TherapeutIn und PatientIn achten vielleicht zu wenig darauf, dass das geschieht. Oder ein neues geübtes Verhalten bleibt auf einen Lebensbereich beschränkt, z. B. auf den Beruf, und wird im anderen Lebensbereich, z. B. der Partnerschaft, nie eingesetzt.

Generalisierung geschieht auf eine natürliche Weise entlang eines Ähnlichkeitsgradienten. Ein Verhalten, das sich in einer Situation bewährt hat, hat gute Chancen, sich auch in einer ähnlichen Situation zu bewähren. Normalerweise führt unsere Psyche Generalisierung von selbst durch. Ohne aufwändige Überlegung und kraftvollen Willensakt greifen wir zu dem bewährten Verhalten. Bleibt Generalisierung aus, so deshalb, weil unsere Psyche die Unähnlichkeit der beiden Situationen in den Vordergrund stellt. Es gibt einen wichtigen Unterschied zwischen den beiden Situationen, der nicht bewusst ist oder nicht beachtet wurde. Welcher Unterschied verhindert Generalisierung? Eventuell muss zu tiefer emotionaler Erfahrung mit Exposition, Neubewertung und nochmaliger Änderungsentscheidung zurückgegriffen werden, um den Unterschied bewusst erfahrbar zu machen und intrapsychisch zu beseitigen. Erst wenn diese emotionale Barriere beseitigt ist, erfolgt Generalisierung in den nachfolgenden beschriebenen Schritten:

a) durch Übertragung der Reaktionen auf ähnliche Situationen
b) durch Definition einer Klasse von Situationen, in denen das Verhalten angebracht und erfolgversprechend ist
c) durch flexible Variation des Verhaltens entsprechend der Unterschiede der geeigneten Situationen

a) *Übertragung der Reaktionen auf ähnliche Situationen:* Das neue Verhalten beginnt mit der Wahrnehmung und Bewertung der Situation und der Person, geht weiter mit Gefühlen, die der neuen Einschätzung der Situation entsprechen, und mündet in die neue soziale Interaktionshandlung. Ergibt die kognitive Einschätzung eine große Ähnlichkeit mit der Situation, in der sich das Verhalten bewährt hat, und gibt es keine konkurrierenden erfolgversprechenderen Verhaltensentwürfe, so wird das Verhalten auf die ähnliche Situation übertragen (Aktualisierung kognitiver, emotionaler und Verhaltensschemata).

b) *Definition einer Klasse von Situationen, in denen das Verhalten angebracht und erfolgversprechend ist:* Schließlich erfolgt ein Prozess der Abstraktion, bestehend in der Definition einer Klasse von Situationen, in denen das neue Verhalten angebracht und erfolgversprechend ist. Diese Definition ist nicht notwendigerweise bewusst, da die während des Fertigkeitentrainings stattfindenden Lernprozesse diese Definition implizit ergeben. Aber das zusätzliche kognitive Erkennen dieser Abstraktion verfestigt den Lernprozess. Diese Definition ist keine reine Generalisierung, sondern enthält den lernpsychologischen Vorgang der Diskrimination. Generalisierungs- und Diskriminationslernen haben diese Definition einer Klasse von Situationen als Ergebnis. Welche die einzelnen Situationen unterscheidenden Merkmale (diskriminativen Stimuli) zeigen mir an, ob mein Verhalten (z. B. energisch – ärgerlich) erfolgversprechend sein wird? Wenn die Person der Chef ist, kann das Verhalten eventuell weniger erfolgversprechend sein als gegenüber einem Kollegen. Oder das eine Mal ist mein Gegenüber ein Erwachsener und das andere Mal ein Kind. Wenn Menschen sich Erwachsenen gegenüber genauso vehement durchsetzen würden wie ihren Kindern gegenüber, dann wäre das ein erheblicher Zuwachs von sozialer Kompetenz. Oder: Wenn Eltern ihren Kindern gegenüber genauso respektvoll »klientenzentriert« wären wie Erwachsenen gegenüber, so wäre das ein erheblicher Zuwachs an Beziehungskompetenz.

c) *Flexible Variation des Verhaltens entsprechend der Unterschiede der geeigneten Situationen:* Die neben der großen Ähnlichkeit doch bestehenden Unterschiede zwischen zwei Situationen legen es nahe, statt eines Entweder-Oder (verhalte ich mich jetzt so oder nicht?) das Verhalten entsprechend flexibel zu variieren, sodass ich der Situation und dem anderen Menschen gerecht werde. Beim neuen Aufbau eines schwer zu erlernenden Verhaltens, z. B. sich durchsetzen, fehlt diese Flexibilität anfangs noch. Dies führt öfter zu Misserfolgen oder übertriebenem Verhalten. Hier ist Geduld vonnöten, um schließlich zu verfeinerten Interaktionen zu gelangen.

1.5.2.16 Selbstmanagement des Verhaltens und Erlebens

Ausgehend von Kanfers Selbstregulationsmodell (1977, 2000) kann Verhaltenssteuerung als quasi automatisierte Selbstverwaltung der eigenen Verhaltensweisen betrachtet werden. Selbstbeobachtung, Selbstbewertung und Selbstverstärkung betrachtet Kanfer als die drei Stadien der Selbstregulation. Ist das Ergebnis eines Verhaltens nicht zufriedenstellend, so wird der Vorgang bewusst gemacht und das Verhalten wird durch bewusste Selbstkontrolle korrigiert. Nach einer gewissen Zeit treten keine Fehler mehr auf, die Aufmerksamkeit kann abgezogen werden und die Selbstregulation läuft wieder unbeachtet und unbewusst ab. Selbstmanagement zielt nach Kanfer auf Selbsttherapie ab (Kanfer et al., 2012). In der Selbstmanagementtherapie soll die PatientIn ihre eigenee TherapeutIn werden. Die PatientIn ist zu Selbstmanagement befähigt, wenn sie Selbstbeobachtung, Einsatz von Bewältigungsstrategien und deren Evaluation beherrscht. In diesem Sinne ist Selbstmanagement auch hier gemeint. In der Therapie sollte so früh wie möglich diese komplexe Fähigkeit als Ressource aufgebaut werden. Spätestens die zweite Hälfte der Therapie soll die Selbstständigkeit und Selbstverantwortlichkeit der PatientIn zum prozessualen Ziel haben.

Selbstmanagement des Erlebens und Verhaltens wird erreicht:

a) durch Ausblenden der therapeutischen Unterstützung
b) durch verantwortliche Übernahme der Änderungsentscheidungen durch die PatientIn
c) durch Selbstbeurteilung und Selbstverstärkung

a) *Ausblenden der therapeutischen Unterstützung:* Wo immer eine Idee, eine Lösungsalternative, ein spontaner Impuls von PatientInnenseite aus kommt, werden diese aufgegriffen. Je schwieriger das therapeutische Problem war, umso eher hat sich in der ersten Therapiehälfte eine Rollenverteilung eingestellt, die Fürsorge, Entscheidung und Leitung eindeutig bei der TherapeutIn lässt. Auch der Satz »Das ist eine gute Idee, betrachten wir die mal genauer« ist noch völlig durch die Direktive der TherapeutIn geprägt. Die TherapeutIn gibt noch zu wenig Führung ab. Sie bestimmt, was jetzt gemacht wird. Sie bietet den nächsten Schritt an und die PatientIn nimmt diese Unterstützung an. Die allmähliche Zurücknahme der Unterstützung ist eine milde Frustration der Abhängigkeitsbedürfnisse der PatientIn, die Anreiz zur Verselbstständigung gibt. Da diese aber Zeit braucht, sollte dieser Prozess so früh wie möglich eingeleitet werden. Geschieht der Wechsel der TherapeutInnenhaltung zu ruckartig, entsteht Angst und Frustration, die der therapeutischen Beziehung schaden kann und eventuell eine biografische Wiederholung darstellt. Jede TherapeutIn muss sich so gut kennen, dass sie weiß, ob sie zu lange führt, zu lange behütet oder zu schnell zu viel fordert.

b) *Verantwortliche Übernahme der Änderungsentscheidungen durch die PatientIn:* Wenn Selbstmanagement explizit als Ziel und therapeutische Aufgabe definiert wurde, können Sitzungssequenzen als Selbstmanagementübung eingeleitet werden, wie der Entscheidungsprozess bezüglich der nächsten Änderungsschritte. Auch hier zeigt die Frage der TherapeutIn »Und was machen Sie als Nächstes?« noch zu viel Führung an, die TherapeutIn ist noch zu sehr ManagerIn der Therapie. Die TherapeutIn muss allmählich kleiner werden, die PatientIn fühlt sich dann größer und sie kommt weniger auf den Gedanken, die TherapeutIn entscheiden zu lassen. Sie nimmt ihr Problem, dem sie sich jetzt gewachsen fühlt, selbst in die Hand, bespricht es mit der TherapeutIn, behält während dieser Unterredung die Verantwortung bei sich und entscheidet schließlich selbst. Je eher die Entscheidung von der von der TherapeutIn präferierten Lösung abweicht, umso eher findet schon Selbstmanagement statt.

c) *Selbstbeurteilung und Selbstverstärkung:* Nach erfolgten Problemlösungen, Aufgabenmeisterungen und Änderungsschritten bleibt auch in der dritten Selbstmanagementphase die eigenständige Initiative und Aktivität bei der PatientIn. Sie evaluiert den Erfolg ihrer Handlungen (»Habe ich erreicht, was ich wollte?«), entscheidet, welche Kriterien sie hierzu anlegt, und prüft selbst die Angemessenheit ihrer Kriterien (eventuell zu streng?). Wenn sie auf ein erfolgreiches Coping zurückblicken kann, so weiß sie auch, dass sie diesen Erfolg wiederholen kann, wenn sie sich selbst dafür verstärkt, während ausbleibende Verstärkung ein Verhalten wieder zum Verschwinden bringt. Sie weiß, dass die Verstärkung nicht gedanklich, sondern emotional-motivational stattfindet. Sie muss beim Gefühl ankommen. Genugtuung, Zufriedenheit, Freude oder gar Stolz sind Zeichen einer stattgefundenen Selbstverstärkung. Nur behelfsweise als Einstieg werden materielle Selbstverstärkungen eingesetzt. Wohingegen selbstbestätigende innere Dialoge durchaus selbstverstärkende Wirkung haben.

1.5.2.17 Bahnung weiterer Selbstentwicklung

Auch wenn im Rahmen einer Psychotherapie die Symptome verschwunden und die grundsätzlichen Probleme gelöst sind, kann noch ein Anreiz zur weiteren Selbstentwicklung gegeben werden (Sulz, 1996). Piagets (1976) und Kegans (1986) Entwicklungsmodelle bieten sich hierfür als hilfreiche Heuristiken an. Diese werden ausführlich im Kapitel 6 in diesem Buch beschrieben.

Nach der Erfahrung einer förderlichen Therapiebeziehung geschieht die Bahnung weiterer Selbstentwicklung:

a) durch Entwicklungsanalyse
b) durch Entwicklungsneugier
c) durch Entwicklungsbereitschaft
d) durch Entwicklungsförderung
e) durch Reduktion von Entwicklungshemmung

a) *Entwicklungsanalyse:* Brachte in der diagnostischen Phase der Therapie die Entwicklungsanalyse den Stand der emotionalen und Beziehungsentwicklung hervor, so wurden im Lauf der Therapie die Errungenschaften und die Begrenzungen der Entwicklungsstufe der PatientIn deutlich (Sulz & Theßen, 1999). Nicht selten stellte die Therapie eine gute Vorbereitung auf den Schritt zur nächsten Entwicklungsstufe dar, wenn er nicht schon durch sie stattfand, ohne dass TherapeutIn und PatientIn die therapeutischen Veränderungen als Entwicklung im Piagetschen Sinne wahrnahmen und attribuierten.

b) *Entwicklungsneugier:* Von der Entwicklungspsychologie her wissen wir, dass mit dem Zu-Ende-Gehen einer Entwicklungsstufe immer mehr Neugier auf die nächste Stufe entsteht. Gedanken, Gefühle und Fantasien sind immer öfter auf diese ausgerichtet. Die Entwicklungsaufgaben der alten Stufe sind erledigt, die entsprechenden Fähigkeiten werden beherrscht, die Errungenschaften der Stufe sind sicher verfügbar. Es ist kein Anreiz mehr auf der alten Stufe vorhanden. Wenn die TherapeutIn diese Neugier merkt und auf sie eingeht, bahnt sie Entwicklung.
c) *Entwicklungsbereitschaft:* Am Ende einer erfolgreichen Psychotherapie besteht zumindest eine Entwicklungsbereitschaft. Die eigenen Ressourcen und Errungenschaften wurden in der Therapie real erfahren, sodass die PatientIn sich für den Entwicklungsschritt gerüstet fühlt.
d) *Entwicklungsförderung:* Entwicklungsförderung geschieht nach Kegan (1986) durch dosierte Frustration der Bedürfnisse der alten Entwicklungsstufe (nicht abruptes Verweigern) und durch »In-der-Nähe-Bleiben«, wenn der Schritt getan wurde (statt beleidigtem Rückzug unter dem Motto »Du brauchst mich ja nicht mehr« oder manipulativem »Jetzt musst du aber auch selbst damit zurechtkommen«). Dadurch wird der Eindruck verhindert, dass Entwicklung mit dem unwiderruflichen Verzicht auf die Gratifikationen der alten Stufe verbunden ist und dass es sich deshalb um einen riskanten Schritt handelt. Dazu gehören Botschaften, die das Gefühl geben, das Alte nicht mehr so zu brauchen, es aber auch nicht ganz hergeben zu müssen, das Neue zu können bzw. es sich aneignen zu können, es aber nicht gleich perfekt können zu müssen, im Hintergrund notfalls Unterstützung zu haben.
e) *Reduktion von Entwicklungshemmung:* Entwicklungshemmung findet statt durch Überfürsorglichkeit, durch verwöhnendes, verführerisches Anbieten von alten Befriedigungen, durch Angstmachen vor dem Neuen, durch eigene Ängstlichkeit und Zaghaftigkeit, durch abrupte völlige Frustration alter Bedürfnisse, durch Abwendung (statt In-der-Nähe-Bleiben). Die TherapeutIn prüft ihre eigene Haltung, ihr eigenes Verhalten, auch ihren eigenen Entwicklungsstand und versucht, daraus resultierende hemmende Einflüsse zu reduzieren. Die gleichen Prüfungen führt sie bei den wichtigen Bezugspersonen der PatientIn durch. Haben sie extrem entwicklungshemmende Tendenzen (meist wird die Entwicklung des anderen als bedrohlich empfunden), so sind Interventionen wie Paar- oder Familientherapie erforderlich.

Zu bedenken ist, dass ein Entwicklungsschritt das alte Gefüge der Persönlichkeit und der Beziehungen so destabilisieren kann, dass eine Entwicklungskrise entsteht, die von Kegan (1986) als natürliche Krise bezeichnet wird und die nicht verwechselt werden darf mit Krisen, die pathologischen Charakter haben. Insofern ist es naheliegend, einen anstehenden Entwicklungsschritt noch in der Therapie ablaufen zu lassen und die PatientIn in die Stabilität und die Herausforderungen der neuen Entwicklungsstufe zu entlassen.

1.5.2.18 Abschied, Trauer, Trennung

Inwiefern das Therapieende etwas mit persönlichem Abschied und Trauer zu tun hat, hängt von der zwischenmenschlichen Beziehung ab, die im Laufe der Therapie entstanden ist. Auf alle Fälle ist vonseiten der PatientIn eine emotionale Bindung entstanden, deren hilfreiche Auflösung eine wichtige, unabdingbare Aufgabe der TherapeutIn zum Ende der Therapie hin ist. Es besteht eine extreme Einseitigkeit der Beziehung:

- Die TherapeutIn hat viele PatientInnen.
- Ihr bedeutet diese eine PatientIn emotional nicht so viel.
- Diese PatientIn ist für sie nicht so wichtig.
- Sie hat kein persönliches Anliegen an die PatientIn.
- Sie braucht die PatientIn nicht dringend.
- Sie setzt keine Hoffnung in die PatientIn, sie aus einer Not zu befreien.
- Sie offenbart sich der PatientIn nicht.
- Sie gibt der PatientIn nicht ihr Innerstes preis, das zuvor niemand erfuhr.

Gerade deshalb muss sich die TherapeutIn bewusstmachen, dass all dies bei der PatientIn ablief: »Noch nie ist ein Mensch so exklusiv mit so ungeteilter Aufmerksamkeit auf mich eingegangen, ist mit so viel Interesse meinen Ausführungen gefolgt. Noch nie habe ich mich so angenommen und verstanden gefühlt. Die behutsame und gefühlvolle Begleitung durch die Momente schmerzhaften Erlebens, das Herausfordern meiner Begabungen und Fähigkeiten, das Fördern meiner Versuche, Neuland zu betreten, das Hinführen zum Erfolg, zur Wahrnehmung meines Könnens und meines Wertseins, von anderen Menschen geliebt zu werden, ist die positivste Erfahrung meines Lebens.«

Abschied, Trauer, Trennung geschieht:

a) durch Spüren der emotionalen Bedeutung der therapeutischen Beziehung
b) durch Trauern um den Verlust, der mit dem Ende der Therapie und dem Ende dieser Beziehung verbunden ist
c) durch die Entscheidung, die Bindung loszulassen
d) durch das Bewahren von Verbundenheit und prinzipieller Verfügbarkeit in Krisenzeiten
e) durch ein bewegendes Ritual des Abschiednehmens
f) durch ständiges Ertappen bei den vielen Versuchen, die damit verknüpften Gefühle zu vermeiden

All dies sowohl vonseiten der PatientIn als auch vonseiten der TherapeutIn. Auch, wenn von Anfang an klar war, dass die Therapiebeziehung befristet ist, haben die Gefühle eine tiefe Bindung geschaffen, die es jetzt zu lösen gilt.

a) *Spüren der emotionalen Bedeutung der therapeutischen Beziehung:* Die Aufgabe, dem Moment des Abschiednehmens gerecht zu werden, ist für die TherapeutIn viel schwerer als für die PatientIn. Für diese ist es evident. Die TherapeutIn muss sich vieles vergegenwärtigen und sich nochmals mit viel Empathie in die Position der PatientIn hineinversetzen, um über ihre sehr begrenzte Perspektive hinaus die Beziehung als Ganzes erfassen zu können. Vielleicht entdeckt sie zwar spät aber doch auch bei sich eine emotionale Bindung, deren Lösung traurig macht. Erst danach sollte sie daran gehen, das Spüren der emotionalen Bedeutung der therapeutischen Beziehung bei der PatientIn zum Thema der Therapiestunde zu machen.
b) *Trauern um den Verlust, der mit dem Ende der Therapie und dem Ende dieser Beziehung verbunden ist:* Das Gefühl der Traurigkeit oder des Schmerzes belegt die vorhandene Bindung. Ihr Fehlen kann Hinweis auf einen dysfunktionalen oder gar pathologischen Umgang mit Trennung sein, der der therapeutischen Bearbeitung bedarf. Unterbleibt diese, so wird ein Einbruch oder Rückfall einige Wochen nach der Therapie wahrscheinlicher, wenn die Vermeidung der bewussten Verarbeitung dieses Prozesses nicht länger aufrechterhalten werden kann. Ähnlich bei Hinterbliebenen, die bis zur Beerdigung und zur Regelung der Erbangelegenheiten gut funktionieren (währenddessen die Trauer vermeiden) und danach zusammenbrechen.
c) *Entscheidung, die Bindung loszulassen:* Diese Entscheidung macht aus der PatientIn den aktiven Teil, der den anderen verlässt, statt wie eventuell in der Biografie vorausgegangen wider Willen verlassen oder weggeschickt worden zu sein. Deshalb sollte im gegebenen Rahmen auch die PatientIn entscheiden, wann sie das letzte Mal kommen will, weder das Stundenkontingent der Krankenkasse noch die TherapeutIn sollten dieses Limit und diesen Countdown setzen. Bei 60 von der Krankenkasse bewilligten Sitzungen ist es eher unnatürlich, dass das Kontingent bis zur letzten Sitzung ausgereizt wird. Viel naheliegender ist es, dass die PatientIn die Thera-

pie nach der 45. bis 55. Stunde beendet. Dies ist dann kein Therapieabbruch, sondern eine selbstständige Entscheidung. Dazu gehört, dass noch 5 Sitzungen für Abschluss und Abschied benötigt werden.

d) *Bewahren von Verbundenheit und prinzipieller Verfügbarkeit in Krisenzeiten:* Die therapeutische Beziehung hat Modellfunktion für andere Beziehungen. Deshalb sollte das Geschehen auf der Beziehungsebene nicht wie eine emotionale Prostitution wirken, was leicht passiert, wenn mit dem Ablauf der Bezahlung die Beziehung weggezaubert ist. Hier sollte eine menschliche Begegnung und eine menschliche Beziehung stattgefunden haben, bei der Verbundenheit nicht mit dem Glockenschlag der Uhr abreißt. Es ist zu fordern, dass die TherapeutIn der PatientIn verbunden bleibt, ihr signalisiert, dass sie in Krisenzeiten für sie da sei. Dazu gehören Boostersitzungen und Katamnesesitzungen nach drei und sechs Monaten und kurze Telefonate nach einem und nach zwei Jahren. Wenn die PatientIn das Wertvolle der Beziehung mitnehmen soll, so sollte die Beziehung an dieser wichtigen Stelle keine technologische Künstlichkeit aufweisen.

e) *Bewegendes Ritual des Abschiednehmens:* Ein bewegendes Ritual hilft TherapeutIn und PatientIn, diesem Moment gerecht zu werden. Es gibt der PatientIn Raum für die anstehenden Gefühle, die jetzt einfach da sind, wenn die TherapeutIn sie nicht nonverbal verbietet. Viele TherapeutInnen mogeln sich am liebsten um diesen Augenblick herum – mithilfe ihrer eigenen emotionalen Vermeidungen –, indem sie sich ihre Professionalität bewusstmachen oder sich über den Abschiedsstrauß freuen oder über die gelungene Therapie. Die Schwierigkeit besteht in der Ungleichheit der Gefühlsintensitäten. Die TherapeutIn will nicht heucheln, also vermeidet sie lieber. Doch dies ist eine der wichtigen Bewährungsproben ihrer therapeutischen Beziehungsfähigkeit – sich jetzt emotional zu stellen und mitzutrauern.

f) *Ständiges Ertappen bei den vielen Versuchen, die damit verknüpften Gefühle zu vermeiden:* Zugleich achtet die TherapeutIn darauf, wie die PatientIn eventuell versucht, sich von dem schmerzlichen Trennungsgefühl zu entfernen, benennt die Vermeidungen und holt die PatientIn zurück zu diesen Gefühlen. Und sie achtet darauf, wie ihre eigenen Vermeidungen es der PatientIn schwerer machen, bei ihren Gefühlen zu bleiben.

1.5.2.19 Die Zeit nach der Therapie

Es finden keine Therapiesitzungen mehr statt. Die Therapie ist zu Ende gegangen. Der Abschied hat stattgefunden. Es sind ein Gespräch in drei Monaten und eine Katamnese nach sechs Monaten vorgesehen. Da wird die ehemalige PatientIn berichten können, wie es ohne Therapie und TherapeutIn geht. Wie es ist, nicht mehr PatientIn zu sein. Die Bestätigung, es richtig gemacht zu haben, fällt weg, auch die Rückendeckung, wenn es galt, einem »schweren« Gegner entgegenzutreten oder eine schwierige Aufgabe zu meistern, der Trost, wenn es schiefging, das Erzählenkönnen und vieles mehr. Der Tag und die Stunde der Therapiesitzung, die Fahrt hin und zurück sind Erinnerung. Die Dialoge finden jetzt mit sich selbst statt oder vielleicht noch in Form von gedanklichen Dialogen mit der TherapeutIn.

Das ist die Bewährungsprobe. Besserungen und Veränderungen während der Therapie sind bedeutungslos, wenn sie nach Therapieende wieder verschwinden. Ob eine Therapie erfolgreich war, weiß am Ende der Therapie noch niemand. Erst die persönlichen Katamnesegespräche nach drei und sechs Monaten sowie telefonische Rückmeldungen nach einem und nach zwei Jahren geben Aufschluss über die Wirkung der Therapie. Also sollte viel mehr Aufmerksamkeit auf die Zeit danach gerichtet werden. Das Bisherige waren nur Trockenübungen, selbst wenn neue Verhaltensweisen im realen sozialen Umfeld der PatientIn auftraten. Oder es waren Proben wie im Theater. Die eigentlichen Aufführungen, auf die es letztlich ankommt, beginnen erst jetzt. Jetzt zeigt es sich, ob die Therapie in Selbstmanagement oder in Selbstentwicklung übergegangen ist:

a) *die TherapeutIn in sich entdecken:* Obgleich es keine Therapie mehr ist, kann die innere

TherapeutIn noch längere Zeit helfen, richtige Entscheidungen zu treffen, auf dem eingeschlagenen Weg zu bleiben, klärende und zielführende (Selbst-)Gespräche zu führen und, wenn es nötig ist, eine gute LotsIn, LehrerIn, AnwältIn oder auch einfach sich selbst eine gute Mutter oder ein guter Vater zu sein.

b) *das Erreichte ausbauen, statt wieder schrumpfen zu lassen:* Wenn es anstrengend gewesen ist, die therapeutischen Veränderungen aufrechtzuerhalten, so ist die Gefahr groß, diese Anstrengungen zu vermindern, nachdem man niemandem mehr Rechenschaft schuldig ist. Der beste Schutz vor diesem Nachlassen ist der – wenn auch geringe – Ausbau des neuen Verhaltensrepertoires. Entscheidend ist nicht das Ausmaß, sondern die Richtung der Bewegung und die weitere Mobilisierung der Ressourcen.

c) *einige Qualitäten der therapeutischen Beziehung auf Bezugspersonen übertragen:* Die therapeutische Beziehung war – abgesehen von der Asymmetrie – ein gutes Modell für künftige Beziehungen. Wenn – auf Gegenseitigkeit beruhend – ähnliche, gewährende, unterstützende, konfrontierende und klärende Gespräche in ausreichender zeitlicher Dichte mit einer guten FreundIn bzw. mit der LebenspartnerIn stattfinden können, so wird dadurch sowohl die Selbst- als auch Beziehungspflege betrieben.

Die vereinbarten katamnestischen Gespräche stellen über einen längeren Zeitraum eine gewisse Verbundenheit und auch Verbindlichkeit her, sodass der Anreiz etwas größer ist, die Veränderungen im Fokus zu halten.

1.5.2.20 Die Zukunft

Die Zeit nach dem abschließenden Katamnesegespräch ist das definitive Leben ohne Therapie. Auf diese Zeit hat die Therapie hingearbeitet. Die Therapie wurde durchgeführt, damit diese Zeit frei ist von Symptomen, die zur Behandlung führten, und frei von sich ersatzweise wiederholt oder chronisch einstellenden gesundheitlichen oder emotionalen Beschwerden. Die Therapie strebte an, dass die Lebens- und Beziehungsgestaltung so wird, dass sie nicht mehr pathogen ist.

Macht man sich diese zukunftsorientierte Funktion der Therapie bewusst, so wird deutlich, dass eine übermäßig problemorientierte Therapie einer überwiegend ressourcenorientierten Therapie gegenüber im Nachteil sein kann. Das Ausmaß und die Wirksamkeit der Ressourcen und Fähigkeiten bestimmen den Erfolg der künftigen Lebensmeisterung.

Sowohl die Fähigkeit des Selbstmanagements als auch die Fähigkeit, sich ein tragfähiges soziales Netz aufzubauen und zu bewahren, sind zukunftsorientierte Ressourcen, denen in der Therapie große Beachtung geschenkt werden muss. Insofern ist Selbst- und Beziehungsentwicklung der Weg zu einer gesunderhaltenden Lebensgestaltung.

1.5.2.21 Empirische Studie zum Therapieprozess

In der Münchner Qualitätsmanagementstudie untersuchten Sulz et al. (2003) den Therapieprozess in seinen hier beschriebenen Komponenten. Eine Faktorenanalyse ergab die zwei Dimensionen Motivationsklärung und -aufbau sowie Änderungs- und Zukunftsorientierung (Tab. 1.5.1).

Tabelle 1.5.1: Dimensionen des Therapieprozesses (TherapeutInnenrating)

N = 45	**Faktor 1: Motivations-arbeit**	**Faktor 2: Änderungs-arbeit**
Aufbau von Hoffnung und Glauben	.756	
Aufbau einer förderlichen Beziehung	.796	
Aufbau von Therapiemotivation	.771	
Herstellen tiefer emotionaler Erfahrung	.779	
Korrektur der kognitiven Bewertungen	.760	
Herstellen von Akzeptanz	.760	
Ressourcenmobilisierung	.820	

N = 45	Faktor 1: Motivationsarbeit	Faktor 2: Änderungsarbeit
Herstellen einer Änderungsentscheidung	.853	
Fördern von Loslassen des Alten, Trauer	.666	
Bewältigung der Angst vor Veränderung u. vor Neuem	.717	
Veränderung des Verhaltens und Erlebens	.426	.571
Erfahrung von Selbsteffizienz	.399	.682
Umgang mit Niederlagen		.694
Automatisierung des neuen Verhaltens		.874
Generalisierung des neuen Verhaltens		.886
Selbstmanagement des Verhaltens		.873
Bahnung weiterer Selbstentwicklung		.829

Der Therapieprozessverlauf wirkte sich sowohl auf das Feedback für die Therapiestunden, die Beziehungsqualität, die PatientInnenzufriedenheit als auch auf die Zielannäherung aus.

Während manche Therapieformen ständig den Prozess im Auge haben und ihn sogar zum eigentlichen Inhalt machen wie Leslie Greenbergs EFT (Elliott et al., 2008) oder Rainer Sachses Klärungsorientierte Psychotherapie (Sachse & Sachse, 2016) taucht das Thema der Prozessschritte in der Verhaltenstherapie höchstens in der Supervision auf (Sulz, 2007c). Dabei ist die Verhaltenstherapie prädestiniert für diese Zwei-Ebenen-Betrachtung von Prozess und Inhalt, da die Prozessebene noch einmal das Wesen der Verhaltenstherapie verdeutlicht. TherapeutInnen sollten deshalb vor jeder Therapiesitzung einen Blick auf die Prozess-Pyramide von Abb. 1.5.1 werfen und sich bewusst Ort und Richtung des Therapieverlaufs ins Bewusstsein holen.

Weiterführende Literatur

Caspar, F. (2005). Psychotherapiemotivation des Patienten, Therapeut-Patient-Beziehung im Psychotherapieprozess und Entscheidungsprozesse des Therapeuten. In E. Leibing, W. Hiller & S. Sulz (Hrsg.), Lehrbuch der Psychotherapie Band 3: Verhaltenstherapie (S. 67–84). CIP-Medien.

Kanfer, F. H., Reinecker, H. & Schmelzer, D. (2012). Selbstmanagement-Therapie (5. Auflage). Springer.

Schmelzer, D. (2005). Rahmenbedingungen der Psychotherapie, Behandlungssetting, Einleitung und Beendigung der Behandlung. In E. Leibing, W. Hiller & S. Sulz (Hrsg.), Lehrbuch der Psychotherapie Band 3: Verhaltenstherapie (S. 49–68). CIP-Medien.

Sulz, S. K. D. (2005b). Prozessuale und inhaltliche Therapiestrategien. In E. Leibing, W. Hiller & S. Sulz (Hrsg.), Lehrbuch der Psychotherapie, Band 3: Verhaltenstherapie (S. 103–122). CIP-Medien.

Sulz, S. K. D. (2011a). Therapiebuch III – Von der Strategie des Symptoms zur Strategie der Therapie. CIP-Medien.

2
Die Therapie-Praxis

2.1
Erstgespräch und Beschwerdeschilderung[1]

Eine PatientIn, die zur PsychotherapeutIn geht, geht zu einer professionellen HelferIn, einer, von der er erwartet, dass sie Diagnostik und Therapie mit ihrer beruflichen Kompetenz und Erfahrung durchführt. Nimmt sie dies bei der TherapeutIn bzw. schon zuvor beim Betreten der Praxisräume wahr, so ist schon der Anfang gemacht, dass die PatientIn sich in guten Händen fühlt.

Die PatientIn erwartet im Erstkontakt primär, dass wir uns mit ihren psychischen Beschwerden, wie Angst, Unruhe, Apathie usw. und mit ihren somatischen Begleiterscheinungen wie Schlafstörungen, Appetitmangel, Kopfschmerzen, Verspannungen befassen.

Diese Beschwerden sind ihr subjektives Leiden und sie erwartet von uns, sie von diesen zu befreien. Deshalb hat sie auch die Erwartung, dass wir im Erstgespräch sehr ausführlich auf diese eingehen. Die PatientIn kann bereits zweierlei schlechte Erfahrungen gemacht haben: Zum einen ist sie einer ÄrztIn begegnet, die sich nur für ihre somatischen Symptome bzw. den symptomproduzierenden Körperteil interessierte und ihre Klagen gar nicht anhörte; zum anderen war es vielleicht eine PsychotherapeutIn, die ebenso wenig ihre Beschwerden hören wollte, sondern sofort auf psychosoziale Hintergründe fokussierte, die der PatientIn völlig uneinsichtig waren. Das Annehmen und Ernstnehmen der PatientIn mit ihren Beschwerden und Klagen ist der erste Grundstein für eine tragfähige Patient-Therapeut-Beziehung (Sulz, 2015a).

Im Erstgespräch lässt man die PatientIn zunächst ohne strukturierende Fragen auf ihre Weise sich als Mensch darstellen und ihre Probleme und Beschwerden äußern. Dies führt dazu, dass neue Hypothesen kreiert werden können, während strukturierende Fragen lediglich bereits vorhandene Hypothesen prüfen. Zu starkes Zurückhalten führt dazu, dass die PatientIn sich nicht angenommen und allein gelassen fühlt. Deshalb ist es wichtig, sich emotional so weit zu öffnen, dass die PatientIn ein angstfreies, förderliches Klima spürt. Die PatientIn braucht es auch, dass ihr Gegenüber nicht zu professionell ist, d. h. dass er als ein fühlender Mensch empathisch auf ihren Ausdruck des Leidens reagiert. Durch die Art und Weise ihrer Beschwerdeschilderung bringt sie die TherapeutIn dazu, ihr das zu geben, was sie braucht. Das kann Trost und Mitgefühl sein. Das kann Erstaunen über ihre Leidensfähigkeit sein. Das kann eine souveräne rationale Analyse

Erstgespräch und Beschwerdeschilderung

- ➣ Der PatientIn wird warmherzig und offen begegnet, sodass sie sich willkommen fühlt und möglichst wenig Angst bleibt.
- ➣ Die PatientIn stellt sich nun auf ihre Weise als Mensch dar.
- ➣ Es werden keine strukturierenden Fragen gestellt.
- ➣ Zu starkes Zurückhalten führt dazu, dass die PatientIn sich nicht angenommen und allein gelassen fühlt.
- ➣ Auch bei der Beschwerdeschilderung bleiben strukturierende Fragen zunächst aus.
- ➣ Die PatientIn schildert auf die für sie charakteristische Weise ihre Beschwerden.
- ➣ Es kann beobachtet werden, wie sie in Beziehung geht, welches Beziehungsangebot sie macht.

1 Verändert aus Sulz, S. K. D. (2015a). Verhaltensdiagnostik und Fallkonzeption (S. 35f.). CIP-Medien.

der Symptomatik sein, die ihr hilft sich von ihrem Leiden zu distanzieren. Die besondere Weise der PatientIn, die Interaktion und die Beziehung zu gestalten, auch indem sie über Gefühle versucht, die TherapeutIn zu einer bestimmten Haltung ihr gegenüber zu veranlassen und eine zu ihrer eigenen komplementären Rolle einzunehmen, sind sehr wichtige diagnostische Informationen. Dabei hilft es der TherapeutIn, in einer Haltung der Selbstaufmerksamkeit zu beobachten, welche für sie untypischen Reaktionen auf gedanklicher, emotionaler und Verhaltensebene sie gerade dieser PatientIn gegenüber ausführt. Diese Selbstbeobachtung ist deshalb so wertvoll, weil in ihrem Lichte viele Berichte der PatientIn über problematische soziale Beziehungen verständlicher werden.

In der zweiten Hälfte des Erstgesprächs treten mehr die Fragen der TherapeutIn in den Vordergrund. Dabei muss sie nicht den Eindruck eines Detektivs und auch nicht den eines Inquisitors erwecken. Um die richtige Haltung zu finden, hilft vielleicht die Vorstellung, dass die PatientIn ja am meisten über sich und ihre Welt weiß, dass sie also die SpezialistIn ist. Die TherapeutIn dagegen ist eine Lernende, die möglichst viel erfahren und verstehen möchte. Auf diese Weise wird der PatientIn eine hohe Wertschätzung vermittelt, die sie weniger unten und die TherapeutIn weniger oben erscheinen lässt. Wenn genügend Zeit eingeräumt wurde, können die symptomauslösenden und die symptomaufrechterhaltenden Bedingungen exploriert werden. Eine Anleitung hierzu ist im Anhang (Erstuntersuchung VDS21 aus der VDS Verhaltensdiagnostik-Materialmappe, Sulz, 2008a) abgedruckt.

Eine erfahrene TherapeutIn kann bereits in der ersten Sitzung so viel emotionalen Rapport herstellen, dass die Beziehung schon tragfähig genug ist, um die folgende Anamnese und Exploration zu den stark belastenden Punkten hinzuführen. Wer dies für unmöglich hält (nicht alles muss mit Gewalt angesprochen und im Detail offengelegt werden) möge bei sich prüfen, ob dies entweder einer generellen Zaghaftigkeit seiner Person entspricht und dem diagnostischen und therapeutischen Prozess eher schadet oder ob er verwundert feststellen muss, wie ungewöhnlich behutsam und schonend er gerade bei dieser PatientIn, wie bei keiner anderen vorgeht. Letzteres legt die Vermutung nahe, dass die PatientIn diese emotionale Einstellung bei der TherapeutIn durch subliminale Hinweisreize induziert. Diese beiden wichtigen Konstellationen müssen von den Fällen unterschieden werden, die das Einfühlungsvermögen und den Respekt der TherapeutIn erfordern, wie z. B. das Thema »sexueller Missbrauch«. Dessen Offenbarung führt manchmal zu suizidalen Tendenzen und noch öfter zum Therapieabbruch.

Das Erstgespräch prägt die therapeutische Beziehung wie keine spätere Sitzung. Indem die PatientIn die Verantwortung für ihr Leiden vorerst bei der TherapeutIn abgeben darf – zumindest subjektiv –, hat sie viel Entlastung bekommen. Bei manchen PatientInnen ist die Entlastung so groß, dass gleich die Symptome verschwinden. Dies zeigt, welch große Wirkung die Installation einer guten therapeutischen Beziehung haben kann. Im Zweitgespräch folgen die systematische Befunderhebung, differenzialdiagnostische Überlegungen und das Stellen der Diagnose.

Weiterführende Literatur

Sulz, S. K. D. (2015a). Verhaltensdiagnostik und Fallkonzeption. Verhaltensanalyse – Zielanalyse – Therapieplan – Bericht an den Gutachter (6. Auflage). CIP-Medien.

2.2 Diagnostische Maßnahmen – die fünf diagnostischen Sitzungen und das Verhaltensdiagnostiksystem VDS

2.2.1 Die fünf diagnostischen Sitzungen

Gehen wir von der heutigen klinischen Praxis aus, so gibt das Diagramm in Abb. 2.2.1 wohl am ehesten den typischen verhaltensdiagnostischen Prozess wieder.

Im *Erstgespräch* (siehe voriges Kapitel) wird die Therapeut-Patient-Beziehung hergestellt und dabei in einem möglichst unstrukturierten Setting der PatientIn die Möglichkeit gegeben, sich auf ihre individuelle Weise als Mensch und mit ihren Beschwerden zu zeigen, in Kontakt und Beziehung zur TherapeutIn zu treten. Diese werden in den weiteren diagnostischen Maßnahmen geprüft, erweitert, abgewandelt und präzisiert. Welche weiteren diagnostischen Maßnahmen erforderlich sein werden, gilt es ökonomischerweise bereits am Ende des Erstgesprächs zu entscheiden:

a) Einholen von Vorbefunden (Klinikaufenthalte, psychiatrische oder andere fachärztliche Behandlungen, frühere Psychotherapien)
b) Notwendigkeit und Möglichkeit einer Fremdanamnese (PartnerIn, Eltern, Kinder etc.)
c) Notwendigkeit und Möglichkeit einer im Lebensraum der PatientIn von der TherapeutIn durchgeführten Verhaltensbeobachtung
d) Anweisung der PatientIn zur Selbstbeobachtung anhand eines quantifizierenden (z. B. Strichliste) oder auch durch qualitative Beschreibungen erfolgenden Selbstbeobachtungsprotokolls

Eine erste hypothetische Fassung eines SORKC-Schemas auf Makroebene wird am Ende der Sitzung als Beginn der Verhaltensanalyse formuliert, z. B.:

- *Situation:* Pat. wird von seinem Chef nicht befördert
- *Organismus:* großer Ehrgeiz bei sozialer Ängstlichkeit
- *Reaktion:* Pat. protestiert nicht
- *Symptom:* Depression
- *Konsequenz:* Vermeidung von Streit

In der *zweiten diagnostischen Sitzung* wird der klinische Befund erhoben, die Syndromdiagnose gestellt und sich für eine ICD-10-Diagnose entschieden. Diese dient einerseits dazu, der Krankenkasse zu belegen, dass eine Erkrankung in der Art und dem Ausmaß vorliegt, dass die beantragte Therapie in den Verantwortungsbereich der Kasse als Kostenträgerin fällt. Zum anderen wird mit dem Befund die deskriptive Diagnose belegt, die ebenso eine Bedingung für die Kostenübernahme durch die Kasse ist. Sie muss inner-

Diagnostische Maßnahmen – die fünf diagnostischen Sitzungen und das Verhaltensdiagnostiksystem VDS

- Sitzung 1: Das Erstgespräch
- Sitzung 2: Befund und Diagnose
- Sitzung 3: Anamnese
- Sitzung 4: Verhaltens- und Bedingungsanalyse sowie Zielanalyse
- Sitzung 5: Behandlungsplan und Therapievertrag

Das Verhaltensdiagnostiksystem enthält alle benötigten Fragebögen und Interviewleitfäden (VDS1, VDS4, VDS14, VDS21, VDS23, VDS24, VDS26, VDS27-VDS33, VDS36, VDS90).

halb des Indikationskatalogs für Verhaltenstherapie liegen. Auf die Befunderhebung (mit VDS90, VDS14, VDDS30 und VDS30-Int) wird nachfolgend genauer eingegangen.

Die *dritte diagnostische Sitzung* ist der Anamnese gewidmet. Es gilt, in der Anamnese die individuelle Lerngeschichte, d.h. die Lebens- und Krankheitsgeschichte (VDS1-Anamnesefragebogen), die zur Entstehung der jetzigen Erkrankung führenden Ereignisse und die aufrechterhaltenden Bedingungen zu erfassen. Bei den früheren einfachen Verhaltenstherapie-

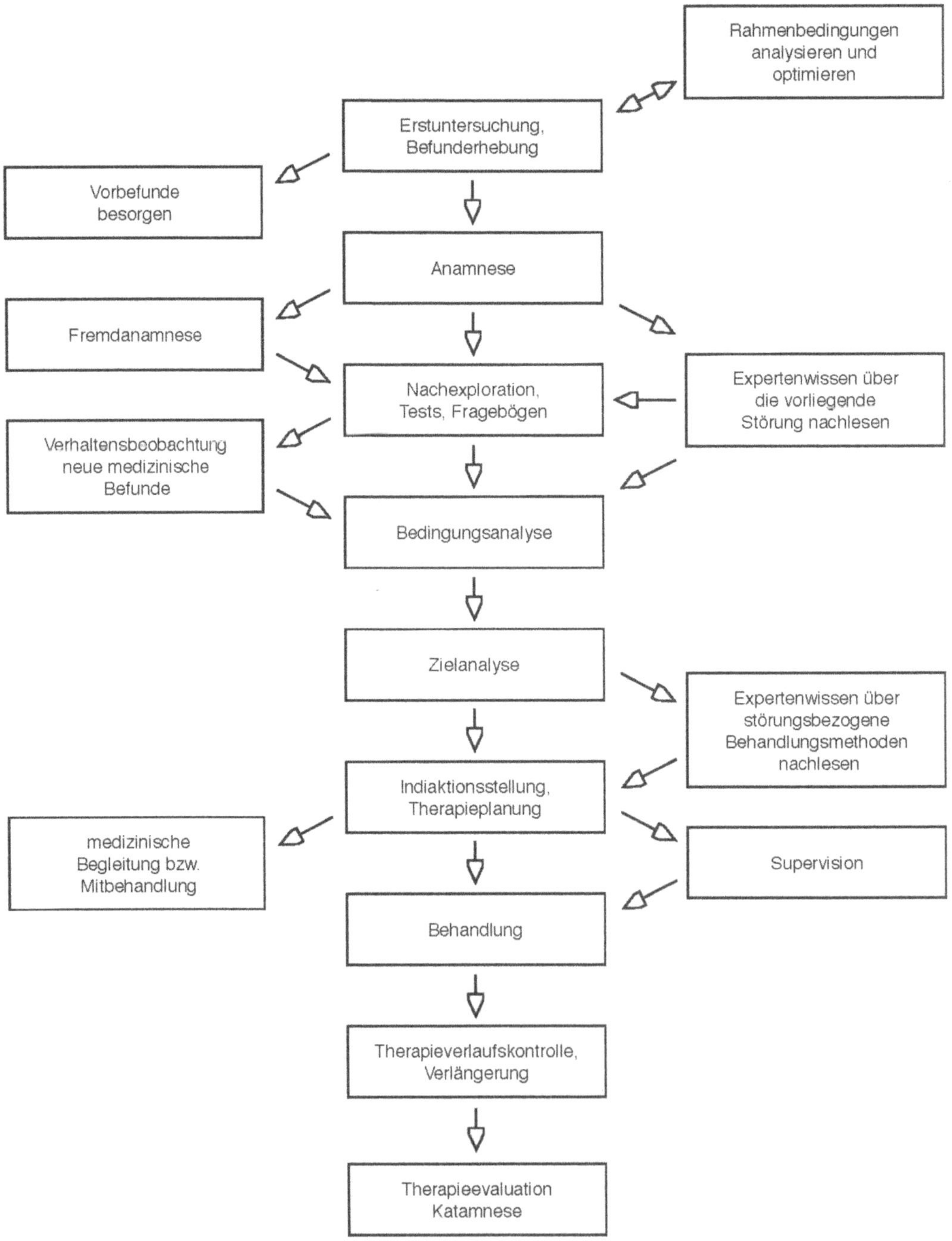

Abbildung 2.2.1: Verhaltensanalyse und verhaltensdiagnostischer Ablauf (aus Sulz, 2015a, S. 14)

techniken, die lediglich die Mikroebene der konkreten Situation berücksichtigen, erschien eine aufwändige Anamnese nicht erforderlich. Auch heute noch steht dies zur Diskussion, wenn höchst effektive direkt symptombezogene Maßnahmen ohne Einbeziehung des psychosozialen Kontexts vorhanden sind und bei einem hohen Prozentsatz der PatientInnen mit der betreffenden Störung ausreichen (Reizexpositionsverfahren bei Phobien). Da in der klinischen Praxis in der Regel kaum Lehrbuchfälle erscheinen, müssen die meist sehr wirksamen Umweltbedingungen der globalen Lebenssituation und die Lerngeschichte miterfasst werden. Nach der ersten Anamnesesitzung, in der die harten Fakten erfragt wurden, ist meist schon der Störungsbereich eingegrenzt, sodass bei Störungen, die die TherapeutIn seltener behandelt, das Nachschlagen in umfassenden störungsspezifischen Monografien notwendig wird, um sich für die weitere Exploration zu rüsten, die zu einem individuellen Störungsmodell führen soll, das mit dem aktuellen Stand wissenschaftlicher Theorien über die Entstehung und Aufrechterhaltung der betreffenden Störung in Übereinstimmung gebracht werden kann. Ausgerüstet mit diesem Expertenwissen, der inzwischen erfolgten Fremdanamnese, der vorliegenden Verhaltensbeobachtungen und Selbstbeobachtungsprotokollen in der zweiten Anamnesesitzung (= dritte diagnostische Sitzung) wird die Nachexploration durchgeführt, die hypothesengeleitet ist und zunehmend auf den auslösenden Faktor und den aufrechterhaltenden Faktor (bzw. möglichst wenige dieser Faktoren) fokussiert.

In der *vierten diagnostischen Sitzung* werden im ersten Teil die Formulierung des SORKC-Schemas auf Makro- und Mikroebene abgeschlossen und zwischen PatientIn und TherapeutIn abgestimmt. Danach werden die Therapieziele der PatientIn mit denjenigen der TherapeutIn verglichen und geprüft, ob sie soweit zur Deckung gebracht werden können, dass ein Zusammenarbeiten sinnvoll und erfolgversprechend erscheint.

In der *fünften diagnostischen Sitzung* erfolgen die Vorstellung des Behandlungsplanes und Schließen des Therapievertrags (Muster siehe Sulz, 2015a) – unter Einbeziehung der geplanten Vorgehensweisen zur Verlaufs- und Erfolgskontrolle (z. B. wiederholte Videoaufnahmen von Verhaltensproben). Der Zeitpunkt des Therapiebeginns wird festgelegt (z. B. nach Bewilligung der Therapie durch die Krankenkassen mit einer Wartezeit von acht Wochen).

Alle notwendigen diagnostischen Schritte und deren Abfolge sind in Abb. 2.2.1 dargestellt.

2.2.2 Das Verhaltensdiagnostiksystem als Instrument der horizontalen und vertikalen Verhaltensanalyse, Makroanalyse und Funktionsanalyse

Die aus der empirischen Forschung und der Verhaltenstheorie und -therapie resultierenden Kernvariablen nähern sich an. Sie entsprechen den Erkenntnissen der Hirnforschung über die Arbeitsweise des Gehirns.

Das motivationale System: Epsteins (2003) Theorie enthält das Postulat von vier Grundbedürfnissen, während Sulz und Müller (2000) sechs Bedürfnisfaktoren extrahierten (Homöostase, Bindung, Orientierung, Selbstwert, Autonomie/Autarkie, Identität).

Das kognitive System: Der Mensch entwickelt eine persönliche Theorie der Realität, die sich u. a. aus intentionalen Postulaten zusammensetzt, die ihm vorgeben, was er tun und was er unterlassen muss, um diese Bedürfnisse zu befriedigen. Sie entspricht den persönlichen Konstrukten Kellys (1955), den Überlebensregeln (Sulz, 2011a) und den kognitiven und motivationalen Schemata (Grawe, 1998). Diesen vorbewussten Teil der Psyche nennt er das experiential system im Gegensatz zum bewussten rationalen System. Diese Einteilung entspricht der Unterscheidung von autonomer und willkürlicher Psyche von Sulz (2012b) und der Einteilung Grawes (1998) in implizit und explizit.

Das Verhaltensdiagnostiksystem (Sulz, 2008a, 2015a) erfasst die für die Therapieplanung wichtigen Parameter des psychischen Systems: Motivationsanalyse (Bedürfnis – Verstärkung, Angst – Vermeidung, Aggression – Angriff), Kognitionsanalyse, Emotionsanalyse, Entwicklungsanalyse, Persönlichkeitsanalyse, Wertanalyse, Konfliktanalyse, Ressourcenanalyse, Situationsanalyse und schließlich die SORKC-Analyse und zeitlich allem vorgeordnet die Symptomanalyse mit Achse I- und II-Diagnostik. Dies ergibt ein umfassendes Diagnosesystem, das sowohl in Papier-und-Bleistift-Form als auch als EDV-Version vorliegt, bei der die PatientIn ihre Angaben direkt am Monitor eingeben kann. Ergänzt durch neuropsychologische, psychophysiologische und neurobiologische Messungen erfolgt eine Informationssammlung und -auswertung, die eine qualifizierte Therapieplanung ermöglicht (Sulz, 2011a).

VDS14 Die *Symptomanalyse* besteht aus der strukturierten Befunderhebung (Sulz, 2008a; Sulz et al. 2002), die zur Syndromdiagnose führt, die in der Therapieplanung eher handlungsleitend ist als die ICD-10-Diagnose. Durch einen hinzugefügten Leitfaden kann der Schritt von der Syndromdiagnose zur ICD-10-Diagnose schnell und reliabel beschritten werden.

VDS21 Im Mittelpunkt steht die *SORKC-Analyse*. Sowohl der symptomauslösende Aspekt der Lebenssituation, die Reaktionen auf diese, als auch die symptomaufrechterhaltenden Bedingungen lassen sich mit dem Leitfaden zur Erstuntersuchung (Sulz, 2008a, 2009b) herausschälen. Dabei wird die typische Reaktionskette auf einen Auslöser hin analysiert: primäre Emotion, primärer Handlungsimpuls, Antizipation negativer Folgen, sekundäres, gegensteuerndes Gefühl, vermeidendes Verhalten, Symptombildung.

VDS22 Zur Vervollständigung können wir eine biografische Anamnese (Sulz, 2008a, 2009b) und eine *Fremdanamnese* (Sulz, 2008a, 2009b) wichtiger Bezugspersonen erheben, die die Subjektivität der Schilderungen der PatientInnen relativieren hilft.

VDS23 Auch die *Situationsanalyse* (Sulz, 2008a, 2009b) als Erfassung schwieriger und wichtiger Situationen vervollständigt unsere Sicht durch externe Fakten. Welche schwierigen Situationen kommen im Leben und in den Beziehungen der PatientIn häufig vor? Welche sind nur schwer zu bewältigen? Welches Problem bringt die Umwelt auf die PatientIn zu? Aus welchen Situationen macht sie ein Problem?

VDS24 Frustrierendes Elternverhalten in der Kindheit ist eine systematische Analyse pathogener Bedingungen in der Familie. Es hilft, aus der Vielfalt der biografischen Informationen gezielt die wichtigsten Bedingungsfaktoren zu extrahieren. Dabei geht es darum, welcher Elternteil wie sehr welche Bedürfnisse frustriert hat.

VDS26 Die *Ressourcen* eines Menschen sind gerade dann wichtig, wenn es Probleme zu lösen oder gar Krankheiten zu behandeln gilt (Grawe, 1998). Die Ressourcen eines Menschen als latentes und manifestes Repertoire an Eigenschaften und Fähigkeiten, an Möglichkeiten des Schöpfens aus materiellen und immateriellen Reserven, um Lebensqualität herzustellen und zu sichern, sind die Habenseite, die seine Lebenstüchtigkeit ausmachen. Eine systematische Ressourcenanalyse beleuchtet die vorhandenen Ressourcenquellen (Sulz, 2008a, 2009b).

VDS27 Die zentralen Bedürfnisse (Belohnungs- und Verstärkungssystem) eines Menschen (Sulz 2008a, 2001; Sulz & Tins, 2000; Sulz & Müller, 2000) steuern sein Beziehungsverhalten. Er versucht, diese Bedürfnisse bzw. eines dieser Bedürfnisse in seinen wichtigen Beziehungen zu befriedigen. Ein großer Teil seiner Transaktionen dient der Befriedigung seiner zentralen Selbst- bzw. Beziehungsbedürfnisse, z. B. nach Geborgenheit, Sicherheit, Zuneigung oder Wertschätzung. PatientInnen können sehr gut zwischen den einundzwanzig im VDS27 vorgegebenen Bedürfnissen differenzieren.

VDS28 Zentrale Ängste und Vermeidungstendenzen sind der dritte motivationale Bereich. Hier geht es um das in der Hirnforschung beschriebene Bestrafungssystem. Auf die Frage »Was wäre bezüglich Ihrer Beziehung zu der Ihnen wichtigen Bezugsperson das Schlimmste, was Ihnen passieren könnte?« oder »Was fürchten Sie am meisten in dieser Beziehung?« gibt es einige wenige typische Antworten, die sich als Antwortkategorien eines Fragebogens eignen, der die zentrale Angst erfasst (Sulz, 2008a, 2001; Sulz & Müller, 2000).

VDS29 Zentrale Aggressionstendenzen lassen sich ebenso gut explorieren. Bittet man Menschen, sich vorzustellen, dass sie die größtmögliche, berechtigte Wut auf eine wichtige Bezugsperson haben, so wiederholen sich einige Wuttendenzen so häufig, dass man sie in einem Fragebogen als Antwortkategorien anbieten kann (Sulz, 2008a, 2001; Sulz & Müller, 2000). Wenn wir wissen, welche Handlungstendenz eine PatientIn im Falle großer Wut in Schach halten und unterdrücken muss, werden einige Verhaltensweisen verständlich, die weder durch den Versuch der Bedürfnisbefriedigung noch der Angstvermeidung erklärbar sind.

VDS30 Im klinischen Kontext erfolgt die *Persönlichkeitsanalyse* nach den ICD-Kriterien. Die von Sulz (2008a, 2009b) vorgeschlagenen Selbstbeurteilungsskalen haben stabile statistische Eigenschaften (Sulz, Gräff-Rudolph & Jakob, 1998; Sulz & Theßen, 1999; Sulz & Müller, 2000; Sulz & Sauer, 2002) und erfassen die für die Psychotherapie häufigsten Dysfunktionalitäten. Inzwischen liegen sie in einer auf elf Skalen erweiterten Form vor: selbstunsicher, dependent, zwanghaft, passiv-aggressiv, histrionisch, schizoid, narzisstisch, emotional instabil, paranoid, schizotyp, dissozial. Ein standardisiertes Interview zur Nachexploration ermöglicht die Diagnose einer Persönlichkeitsstörung (VDS30-Int).

VDS31 Die affektiv-kognitive *Entwicklungsanalyse* lässt sich z. B. mit den VDS-Entwicklungsskalen durchführen (Sulz, 2008a, 2011a; Sulz & Theßen, 1999). Diese enthalten eine auf Piaget (Piaget & Inhelder, 1980) und Kegan (1986) zurückgehende Stufeneinteilung und bringen in vielen Fällen eine weitere Perspektive in die Fall- und Therapiekonzeption. Mit einer Selbstbeurteilungsskala können sechs Stufen des emotionalen und Beziehungsentwicklungsstandes erfasst werden. Noch aussagekräftiger ist die Interview-Form VDS31-Int.

VDS32 Da *Emotionen* wesentlich die Bedeutungsgebung in sozialen Beziehungen determinieren und auch die primären Motivatoren sozialen Handelns sind, gibt ihre Erfassung Aufschluss sowohl über die emotionale Selbstregulation als auch über die Beziehungsregulation. Es ergibt sich eine Liste von 43 Gefühlen, die in die vier Gruppen Freude, Trauer, Angst und Wut eingeteilt werden können (Sulz, 2008a; Sulz & Sulz, 2005). Von großer Bedeutung ist der Umgang mit den einzelnen Gefühlen.

VDS33 Die *Werte*, die ein Mensch internalisiert hat, haben nichts mit den Geboten und Verboten der Überlebensregel zu tun. Eigene empirische Studien führten zu Wertefaktoren, die die Grundlage für einen Wertefragebogen waren (Sulz, 2008a, 2011a), der sieben Faktoren umfasst.

VDS35 Die *Kognitionsanalyse* führt u. a. zu einer impliziten Überlebensregel (Sulz, 2011a). Sie kann folgenden Satzbau haben: »Nur wenn ich immer ... (z. B. mich schüchtern zurückhalte) und wenn ich niemals ... (z. B. vorlaut und frech bin), bewahre ich mir ... (z. B. die Zuneigung der mir wichtigen Menschen) und verhindere ... (z. B. deren Unmut und Ablehnung).« Der Name Überlebensregel weist darauf hin, dass die Psyche einen Verstoß gegen diese Regel für nicht verträglich mit dem emotionalen Überleben in wichtigen Beziehungen hält (Sulz, 2008a, 2011a). VDS35b erfasst den Impact der Überlebensregel vor und nach der Therapie.

VDS37 Eine systematische *Konfliktanalyse* (Sulz, 2008a, 2011a) kann die Zahl, Art und Bedeutung von Konflikten für die Symptomentstehung und -aufrechterhaltung klären helfen, z. B. Versorgung versus Autarkie (Geborgenheit versus selbst machen und können), Abhängigkeit versus Autonomie (Schutz versus Selbstbestimmung), Impuls versus Steuerung (Bedürfnisbefriedigung versus Kontrolle), Hingabe versus Identität (Beziehung versus Selbsterhalt). Hierzu wurde kein Fragebogen in die Mappe aufgenommen. Der Bogen ist jedoch einzeln erhältlich.

VDS90 Symptomliste. Es werden alle wichtigen psychischen und psychosomatischen Symptome erfasst, sodass sehr schnell in der nachfolgenden persönlichen Befunderhebung (z. B. mit dem VDS14) erfasst werden kann, welches Syndrom vorliegt und welche Comorbiditäten existieren. Bereits ein in weniger als einer Minute erfolgendes Sichten der Antworten der PatientIn lässt die wichtigsten Symptombereiche in den Fokus treten. Die systematische Auswertung erfolgt ebenfalls einfach und sicher. Es liegen Referenzwerte sowie Auswertungshilfen mit Excel-Sheets vor. VDS90 ist für die Alltagspraxis nützlicher als SCL90-R oder BSCL.

In der Praxisroutine wird man nur eine Auswahl von Fragebögen verwenden. Als Kern haben sich bewährt: VDS14, VDS21, VDS27-VDS30, VDS32 und VDS90.

Weiterführende Literatur

Sulz, S. K. D. (2008a). VDS Verhaltensdiagnostik-Materialmappe. Das komplette Verhaltensdiagnostiksystem VDS als Kopiervorlage – Fragebögen und Interviewleitfäden mit Auswertungsanleitungen. CIP-Medien.

Sulz, S. K. D. (2015a). Verhaltensdiagnostik und Fallkonzeption. Verhaltensanalyse – Zielanalyse – Therapieplan – Bericht an den Gutachter (6. Auflage). CIP-Medien.

2.3 Befunderhebung, Syndromdiagnose und ICD-10-Diagnose

Psychotherapie ist ein so großes Unterfangen, dass eine gründliche Diagnostik vorausgehen muss. Hierzu müssen auch Messinstrumente Verwendung finden, deren Reliabilität und Validität empirisch geprüft wurde. Dies trifft für die Skalen und Interviewleitfäden des Verhaltensdiagnostiksystems VDS (Sulz, 2008a) zu.

Nachdem die PatientIn bereits im Erstgespräch ihre Beschwerden geschildert hat, geben wir ihr die *VDS90-Symptomliste* mit nach Hause, sodass sie sie zur zweiten Sitzung mitbringen kann. Sie, die TherapeutIn, lassen sie sich von der PatientIn vor der Sitzung geben und gehen sie aufmerksam durch. Ihr Aufbau erlaubt eine treffsichere Sichtdiagnostik, die Ihnen hilft, gezielt nachzufragen. Die neunzig Items enthalten eine so große Zahl von Symptombereichen, dass es zunächst nicht notwendig ist, störungsspezifische Skalen ausfüllen zu lassen. Dies behalten Sie sich zur Evaluation Ihrer störungsspezifischen Symptomtherapie vor.

Allerdings können Sie nicht auf die Durchführung des halbstandardisierten diagnostischen Interviews wie den *VDS14-Befund-Interviewleitfaden* verzichten (Sulz, 2008a; Sulz et al., 2002; Sulz et al., 2011c). Dieses dauert nur 30 Minuten und ergibt die Diagnose des Syndroms (z.B. Zwangssyndrom oder manisches Syndrom) bzw. der Syndrome, unter dem bzw. denen die PatientIn leidet, teilweise auch schon die ICD-Diagnose (z.B. Panikstörung). Der VDS14 erfasst nahezu alle psychiatrischen und psychosomatischen Symptombereiche. Oft können Sie direkt danach zum ICD-10-Leitlinien-Buch (Dilling et al., 1999) greifen und dort die ICD-10-Diagnose herausschreiben. VDS14 ist für die Alltagspraxis geeigneter als SKID.

Wo das schwierig erscheint, können Sie auf die *VDS-Entscheidungsbäume für ICD-10* (Sulz et al., 2011c) zugreifen, die helfen, von der Syndromdiagnose (z.B. Angstsyndrom) zur ICD-10-Diagnose zu kommen (z.B. F40.1 soziale Phobie).

Sie geben auch an, an welche weiteren Diagnosen differenzialdiagnostisch zu denken war, und begründen, weshalb diese ausgeschlossen wurden (weil die ICD-10-Kriterien für diese nicht erfüllt waren).

Damit haben Sie die Diagnostik für Achse-I-Störungen abgeschlossen. Mit Achse I sind Störungen mit Symptomen von Krankheitswert gemeint, wie sie in VDS14 erfragt werden und in ICD-10 definiert sind.

Sie müssen aber auch die Achse-II-Störungen prüfen. Dazu reicht es zunächst, den *VDS30-Persönlichkeitsfragebogen* nach dem Erstinterview zum Ausfüllen nach Hause mitzugeben. Sie lassen sich diesen vor Beginn der Sitzung geben und werten ihn aus. Das geht sehr schnell: für jeden der neun Persönlichkeitszüge den Summenwert ausrechnen (Maximalsumme ist 30). Und dann prüfen Sie wieder per Sichtdiagnostik, bei wie vielen Items die PatientIn den Wert zwei oder drei angekreuzt hat.

Ist das bei fünf Items einer Skala der Fall, müssten

Befunderhebung, Syndromdiagnose und ICD-10-Diagnose

- Über welche Beschwerden berichtet die PatientIn?
- Welche Symptome sind feststellbar?
- Welches Syndrom ergeben diese Symptome?
- Welcher ICD-10-Diagnose entspricht dies?
- Welche Differenzialdiagnosen sind auszuschließen?
- Gibt es weitere Syndrome bzw. Erkrankungen?

Sie in die Achse-II-Diagnostik einsteigen. Hierzu führen Sie ein standardisiertes Interview mit dem *VDS30-Int-Persönlichkeitsstörungs-Interview* durch (Sulz, 2008a; Sulz & Sauer, 2003). Dieses geht von dem zuvor ausgefüllten VDS30-Fragebogen aus, sodass es auch nicht länger als 30 Minuten dauert. Denn es müssen ja nicht alle neun Persönlichkeitszüge abgefragt werden, sondern nur der auffällige. Zusätzlich zu dieser Querschnittsdiagnostik holen Sie Längsschnittbeobachtungen und Fremdangaben ein, um eine eventuelle Persönlichkeitsstörungs-Diagnose zu festigen.

Es reicht nicht, wenn der betreffende Persönlichkeitszug (z. B. Dependenz) zur jetzigen Symptombildung (z. B. Depression) beigetragen hat. Es muss so sein, dass seit Jugendzeit im Erwachsenenalter der betreffende Persönlichkeitszug auf eine unflexible, unangepasste Weise Leiden bei der PatientIn bzw. bei Bezugspersonen verursacht hat (Genaueres siehe Dilling et al., 1999, S. 151). VDS30-Int ist für die Alltagspraxis geeigneter als SKID-II.

Die Prognose der Behandlung einer Achse-I-Störung ist deutlich ungünstiger, wenn zudem eine Persönlichkeitsstörung vorliegt (Hebing, 2012).

Weiterführende Literatur

Hiller, W. (2010). Verbindliche Klassifikationssysteme. In W. Hiller, E. Leibing, F. Leichsenring & S. Sulz (Hrsg.), Wissenschaftliche Grundlagen der Psychotherapie. Lehrbuch der Psychotherapie Band 1 (S. 125–134, 2. Auflage). CIP-Medien.

Stieglitz, R.-D. (2010). Testdiagnostik. In W. Hiller, E. Leibing, F. Leichsenring & S. Sulz (Hrsg.), Wissenschaftliche Grundlagen der Psychotherapie. Lehrbuch der Psychotherapie Band 1 (S. 135–150, 2. Auflage). CIP-Medien.

Sulz, S. K. D. (2008a). VDS Verhaltensdiagnostik-Materialmappe. Das komplette Verhaltensdiagnostiksystem VDS als Kopiervorlage – Fragebögen und Interviewleitfäden mit Auswertungsanleitungen. CIP-Medien.

Sulz, S. K. D. (2015a). Verhaltensdiagnostik und Fallkonzeption. Verhaltensanalyse – Zielanalyse – Therapieplan-Bericht an den Gutachter (6. Auflage). CIP-Medien.

2.4 Indikationsstellung und Prognose

2.4.1 Indikationsstellung

Auch wenn eine PatientIn zur Verhaltenstherapie von einer Ambulanz oder Klinik zu Ihnen geschickt wurde, müssen Sie selbst noch einmal die Indikation für Ihr Therapieverfahren prüfen.

Wenn es Leitlinien der AWMF (Arbeitsgemeinschaft der Wissenschaftlichen Medizinischen Fachgesellschaften – www.awmf.org) für die Erkrankung der PatientIn gibt, dann können Sie sich auf diese berufen. Dort finden Sie Angaben, ob Verhaltenstherapie indiziert ist, ob sie sogar als Therapie der Wahl gilt und auch nicht selten welche verhaltenstherapeutischen Interventionsmethoden empfohlen werden (z. B. Aktivitätenaufbau oder Training sozialer Kompetenz oder Expositionsverfahren).

Wenn Psychotherapie indiziert ist, ist Verhaltenstherapie immer einbezogen. Es gibt keine Leitlinie, die Verhaltenstherapie als Psychotherapieverfahren bei einer psychischen oder psychosomatischen Erkrankung ausschließt.

Sie können folgende Fragen stellen:

- Besteht überhaupt Therapiebedarf – sind also die Symptome so krankheitswertig, dass sie ohne Behandlung nicht verschwinden?
- Differenzielle Indikation
  - Welche Therapie ist indiziert (eher Verhaltenstherapie oder eher tiefenpsychologische Psychotherapie oder klientenzentrierte Gesprächstherapie oder systemische Therapie)?
  - Welche Schwerpunktsetzung muss die Behandlung haben?
  - Welches Therapiesetting ist am angemessensten (Einzel-, Gruppen-, Paar-, Familiensetting)?
  - Welche TherapeutIn ist notwendig (Mann oder Frau, jung oder alt, konfrontierend oder gewährend)?

Es zeigte sich oft, dass diese Anfangsüberlegungen bei vielen PatientInnen nicht sehr ausschlaggebend waren, aber in einigen wenigen Fällen können sie das Therapieergebnis stark beeinflussen (z. B. nach sexuellem Missbrauch).

Es sind jedoch weitere Fragen zur Indikation erforderlich, um Art und Umfang der notwendigen Maßnahmen zu erfassen:

- Liegt neben der psychischen eine somatische Erkrankung vor, die parallel eine Behandlung durch einen Fach- oder Hausarzt erfordert?

Indikationsstellung und Prognose

Es reicht nicht, wenn ich festhalte, dass die PatientIn von selbst zu mir kommt oder zu mir geschickt worden ist. Meine Therapie benötigt eine Rechtfertigung im Sinne einer Indikationsstellung.

- Ist die PatientIn mit ihrer Erkrankung bei mir an der richtigen Stelle?
- Wie kann ich dies begründen?
- Welche Differenzialindikation muss erwogen werden?
- Bin ich ausreichend qualifiziert und spezialisiert für ihre Störung?
- Bei bestehender Indikation ist noch zu klären, ob die Prognose ausreichend ist.
- Was spricht für eine gute Prognose?
- Was ist prognostisch ungünstig?

(siehe auch Sulz, 2015a)

- Ist bei einer psychosomatischen Erkrankung ein Organ bzw. körperliches System somatisch behandlungsbedürftig?
- Ist bei einer psychischen Erkrankung eine psychopharmakologische Therapie notwendig?
- Sind eventuell Rehabilitationsmaßnahmen statt einer Akutbehandlung indiziert?

2.4.2 Prognose

Epidemiologische Untersuchungen und Therapiestudien geben für viele psychische und psychosomatische Störungen spontane und therapiebedingte Heilungsraten sowie die diese beeinflussenden Faktoren an. In einer Falldokumentation sollte die Prognosestellung diesen wissenschaftlichen Erkenntnissen Rechnung tragen und sie in die Abwägungen und Einschätzungen eingehen lassen. Ein diese realen Fakten ignorierender Optimismus der TherapeutIn kann nicht lange aufrechterhalten werden und führt dann eher zu einer Stagnation oder sogar zu einer Krise des Therapieprozesses. Dagegen wirkt ein die realen Grenzen wahrnehmender und berücksichtigender Optimismus für TherapeutIn und PatientIn motivierend.

Grawe et al. (1995) zeigen mit ihren Metaanalysen von Wirksamkeitsstudien in der Psychotherapie, dass die Verhaltenstherapie empirisch gesicherte Wirkung bei einer großen Zahl psychischer Störungen hat. Allerdings sind die Erfolgsraten nur bedingt auf die Alltagspraxis in der Kassenversorgung übertragbar. In der Regel muss davon ausgegangen werden, dass entweder die Erfolgsrate geringer ist, weil nicht die starke PatientInnenselektion erfolgt, wie sie in den wissenschaftlichen Studien stattfindet. Oder die Therapien dauern erheblich länger als in den Studien.

Ob Stichprobenergebnisse auf den Einzelfall übertragen werden können, wird in der Testtheorie untersucht. Wir müssen davon ausgehen, dass die aus einer Stichprobe hervorgehenden Wahrscheinlichkeiten der Heilung nicht auf den Einzelfall übertragbar sind. Sie gelten nur für den Stichprobendurchschnitt, aber nicht für den Einzelfall.

Trotzdem können wir davon ausgehen, dass wir im Einzelfall nicht von deutlich höheren Erfolgswahrscheinlichkeiten ausgehen können, als die empirischen Studien nahelegen. Dies bedeutet, dass wir bei den meisten Störungen mit 30 % unzureichender Besserung rechnen müssen, und bei einigen Störungen wird höchsten bei der Hälfte der PatientInnen mit einer deutlichen Besserung zu rechnen sein.

In diesem Lichte erscheinen Aussagen wie »Die Prognose ist sehr gut« in den meisten Fällen als unrealistisch. Und eine gute Prognose bedarf des Vorhandenseins von eindeutigen »prognostisch günstigen Faktoren« bzw. des Fehlens ungünstiger Faktoren.

Zwei PatientInnen können exakt das gleiche Krankheitsbild mit dem gleichen Schweregrad entwickeln. Die gleiche Therapie wird bei der einen eine völlige dauerhafte Remission der Symptomatik bewirken und beim anderen nur eine gewisse Linderung. Das kann im Rahmen der Qualitätssicherung als professionelles Versagen der TherapeutIn interpretiert werden. Die therapeutische Aufgabe ist gleich groß. Wer weniger erreicht, arbeitet weniger qualifiziert. Deshalb ergibt sich die Frage der Vergleichbarkeit der beiden PatientInnen (Lutz et al., 2004a, b). Genaue Anamnese und Exploration wird ergeben, dass bei der einen PatientIn keine prognostisch ungünstigen Faktoren vorliegen, während beim anderen eine Fülle von erschwerenden Bedingungen gefunden werden. Eine TherapeutIn, die diese fallspezifischen belastenden Faktoren in der Vorgeschichte der PatientIn nicht erfasst, ist einerseits leichtsinnig, denn sie wird die Prognose der Therapie falsch einschätzen. Andererseits wird sie nicht in der Lage sein, zu begründen, warum diese Therapie unteroptimal verlief. Eine eventuelle Kritik wird sie deshalb nicht entkräften können.

Die hier aufgezählten belastenden Faktoren sind nicht die typischen Variablen der Life-event-Forschung, die sich auf das Erwachsenenalter beschränkt, sondern überwiegend Belastungen, die in Kindheit und Jugend stattfinden. Zusätzlich werden Lebensbedingungen festgehalten, die eine Gesundung erheblich erschweren. Es wird also nicht gefragt, was zur Erkrankung beigetragen haben könnte, sondern welche erschwerenden

Bedingungen vorliegen, die eine ungünstige Prognose erwarten lassen.

Der Fragebogen QMP03 des VDS QM-R-Systems (Sulz, 2008b) erfasst wichtige ungünstiger Faktoren:

QMP03-Bel Fallspezifische Belastungen

Belastende Faktoren in der Kindheit und Jugend:

- Erbliche Belastung psychisch (z. B. Psychosen in der Familie oder Alkoholismus)
- Mutter ist in meinen ersten Lebensjahren psychisch krank gewesen (inkl. Sucht)
- Vater ist in meiner Kindheit psychisch krank gewesen (inkl. Sucht)
- Mutter lebte in meinen ersten Lebensjahren unter extrem belastenden Bedingungen
- Ständige massive Auseinandersetzungen der Eltern in meiner Gegenwart als Kind
- Häufige körperliche Gewalttätigkeiten vonseiten der Eltern in meiner Kindheit
- Sexueller Missbrauch in meiner Kindheit
- Ich wurde die ganze Woche bei den Großeltern abgegeben und erst zum Wochenende geholt
- Ich wurde unter der Woche zu Pflegeeltern gegeben
- Ich verbrachte Monate bis Jahre im Heim
- Mutter war in den ersten beiden Lebensjahren längere Zeit im Krankenhaus
- Ich war als Kind in den ersten drei Lebensjahren längere Zeit ohne Mutter im Krankenhaus
- Trennung bzw. Scheidung der Eltern während meiner Kindheit
- Tod eines Elternteils während meiner Kindheit
- Tod eines Geschwisters während meiner Kindheit
- Ich hatte in meiner Kindheit eine schwere körperliche Erkrankung, die mein Leben stark beeinträchtigte
- Ich hatte in meiner Kindheit ein sehr traumatisches Erlebnis, das nicht verarbeitet werden konnte
- Ich musste in meiner Kindheit eine Serie von sehr belastenden Erlebnissen über mich ergehen lassen
- Ich hatte psychische Erkrankung(en) in der Kindheit und Jugend

Belastende Faktoren im Erwachsenenalter:

a) *schicksalhafte Belastungen*
   - Tod der EhepartnerIn
   - eigene unheilbare schwerste Erkrankung (z. B. Karzinom, degenerative oder Autoimmunkrankheit)
   - Frühpensionierung
   - SozialhilfeempfängerIn
   - Leben in einem Heim

b) *eigenes Scheitern*
   - fehlender Berufsausbildungsabschluss
   - in der Vergangenheit fehlende stabile Angestelltenverhältnisse
   - in der Vergangenheit wiederholtes Scheitern von beruflichen Projekten (Umschulung)
   - in der Vergangenheit häufig entlassen werden
   - in der Vergangenheit lange oder wiederholte Zeiten von Arbeitslosigkeit
   - in der Vergangenheit fehlende Partnerschaften
   - in der Vergangenheit häufiges Scheitern von Partnerschaften
   - in der Vergangenheit extrem häufige Wechsel von GeschlechtspartnerInnen
   - in der Vergangenheit Leben in sozial sehr niedrigem Milieu
   - in der Vergangenheit mehrfache kriminelle Delikte

c) *Vorerkrankungen*
   - Chronische körperliche Erkrankungen, die eine Verbesserung der Lebensqualität unmöglich machen
   - Chronische psychische Erkrankungen (ohne Sucht)
   - Suchterkrankung
   - Mehrere schwere Selbstmordversuche
   - Häufige psychische Erkrankungen in der Vergangenheit (zwei oder mehr)
   - Lange Aufenthalte in einer psychiatrischen Klinik (zwei oder mehr)
   - Häufige stationäre psychiatrische Behandlungen (zwei oder mehr)
   - Häufige stationäre psychotherapeutische Behandlungen (zwei oder mehr)
   - Mehrere ambulante psychotherapeutische Vorbehandlungen ohne große Veränderungen

Weiterführende Literatur

Sulz, S. K. D. (1998). Differentialindikation von Kurz- und Langzeittherapie in der Verhaltenstherapie. In S. Sulz (Hrsg.), Kurz-Psychotherapien. Wege in die Zukunft der Psychotherapie (S. 25–42). CIP-Medien.

Sulz, S. K. D. (2015a). Verhaltensdiagnostik und Fallkonzeption. Verhaltensanalyse – Zielanalyse – Therapieplan-Bericht an den Gutachter (6. Auflage). CIP-Medien.

2.5 Anamnese der Lebens- und Krankheitsgeschichte[1]

Für die Verhaltenstherapie ist es erst seit der Einbeziehung kognitiver Faktoren üblich, die lebenslange Lerngeschichte der PatientIn zu berücksichtigen, obwohl die Bedeutung kindlicher Lernprozesse unter anderem von Bandura (1977) schon sehr früh dargestellt worden ist (vgl. Zarbock, 2008). Das ursprüngliche Paradigma experimenteller Fundierung verhaltenstherapeutischen Vorgehens blendete differenzialpsychologische Aspekte aus und verließ sich stattdessen auf die Wirkung der statistischen Durchschnittsbildung. Dass dies zwar bei wissenschaftlichen Gruppenuntersuchungen sinnvoll ist, aber bei der Behandlung des Einzelfalls eine inadäquate Vereinfachung darstellt, wurde früher von wissenschaftlichen ProtagonistInnen der Verhaltenstherapie zum Teil negiert, wird aber heute allgemein anerkannt und muss von der praktisch tätigen VerhaltenstherapeutIn regelmäßig in Erfahrung gebracht werden. Im Sinne einer »differenziellen Verhaltenspsychologie« ist die KlinikerIn gezwungen, die besonderen Gegebenheiten durch Berücksichtigung der individuellen Lerngeschichte mit großer Aufmerksamkeit zu betrachten (Kelley et al., 2011).

Ein Mensch mit seiner individuellen Lerngeschichte ist demnach nicht mehr die unbeschriebene Black Box oder Organismusvariable O, sondern Person, Persönlichkeit, Individuum mit vielfältigen Besonder- und Eigenheiten und muss sowohl im Längsschnitt seiner Lebensgeschichte als auch im Querschnitt seines Eingebundenseins in den psychosozialen Kontext seiner Lebenssituation gesehen werden. Die

Lebensgeschichtliche Entwicklung der PatientIn und Krankheitsanamnese VDS1

Familiäre Verhältnisse:
- Vater, Mutter, Geschwister, weitere Bezugspersonen

Entwicklung von der Kindheit bis ins Erwachsenenalter:
- Sozialverhalten – Rolle in Gemeinschaften – Leistungsverhalten – Umgang mit Emotionen
- Sexuelle Entwicklung und Position in Zweierbeziehungen
- Körperliche Entwicklung – körperliche Erkrankungen
- Besondere Belastungen – Kinderängste und -neurosen – frühere psychische Störungen
- Ambulante psychiatrische und psychotherapeutische Behandlungen
- Psychiatrische und psychotherapeutische Klinikaufenthalte

Jetzige Lebenssituation:
- Berufliche Situation – Ehe/Partnerschaft – Familie
- Veränderungen in den letzten zwei Jahren – Positiva, Ressourcen
- Weshalb gerade jetzt die Therapie? Symptomauslösende Bedingungen der jetzigen Lebenssituation
- Wann genau traten die Symptome erstmals auf? Welche Symptome waren beim erstmaligen Auftreten vorhanden?

1 Verändert aus Sulz, S. K. D. (2015a). Verhaltensdiagnostik und Fallkonzeption (S. 38f.). CIP-Medien.

heutige VerhaltenstherapeutIn beschränkt sich demnach nicht mehr auf die »Phobie« oder den »Zwang«, so wie sich die ChirurgIn beschränkt, die den Menschen beispielsweise nur über die »Galle« oder den »Blinddarm« wahrnimmt. Vielmehr ist die Therapie die Begegnung mit dem ganzen Menschen in seinen funktionalen und systemischen Bezügen, seinem daraus resultierenden Erleben und Handeln (Hand, 2008; Lieb, 2009). Die Kunst der KlinikerIn besteht dann darin, nicht von vorneherein in ihrer Wahrnehmung selektiv alles unmittelbar zum Symptom und seiner Genese Gehörende auszuklammern, sondern hypothesengeleitet von der Gesamtsicht des Menschen rasch und zielgerichtet zu einer Verminderung der Informationskomplexität bis hin zu einfachen heuristischen Modellen zu gelangen, die zu effektivem therapeutischen Handeln führen. Die AnfängerIn verfällt meist in zwei Fehler: Entweder flieht sie zu schnell aus Angst, sich in der Komplexität der Informationen zu verlieren, zu verkürzten Störungsmodellen (z. B. das Ausmaß eines allgemeinen Stresses als plausibel genug empfindend, eine spezifische Störung zu entwickeln), oder sie erliegt der Vielfalt der Informationen und kann sie nicht zu prägnanten Modellen komprimieren.

Diesen Nöten kann ein Anamneseschema abhelfen, das entweder als Kombination von PatientInnenfragebogen (Kurzanamnese) und Nachexplorations-Interview-Leitfaden (VDS1) oder als kompletter Gesamtanamnese-Interview-Leitfaden VDS4 verwendet werden kann.

Gräff (1998) und Schönwald (2015) haben umfangreiche Studien zum VDS1 vorgelegt, die zeigen, wie wichtig die Erfassung des individuellen biografischen Schicksals einer PatientIn ist.

Schönwald (2015) hat die Lebens- und Krankheitsgeschichte von 100 ambulanten PsychotherapiepatientInnen mit dem VDS1-Fragebogen und dem VDS4-Interview erhoben. Sie fasst zusammen:

> »Die qualitative Auswertung ergab über alle Kategorien hinweg ein hohes Ausmaß an Belastungen in der Kindheit der Patienten. Diese beziehen sich insbesondere auf folgende entwicklungspsychologische Variablen: Befriedigung und Frustration zentraler Bedürfnisse durch die primären Bezugspersonen, zentrale Angst- und Wutformen, Entwicklungsniveau, Eltern-Kind-Beziehung, Qualität der Beziehung der Eltern untereinander, Ausmaß an psychischer und sozialer Belastung der Eltern, Beziehungsqualität zu Geschwistern, Interaktionserfahrungen mit Erwachsenen und Gleichaltrigen in der Kindheit, elterlicher Ausdruck von Gefühlen, Art der Gefühle und Umgang der Patienten mit Gefühlen in der Kindheit, elterliche Reaktion auf die Gefühle des Kindes, Umgang der Eltern mit Leistungserwartungen, belastende Lebensereignisse. Die Patienten der vorliegenden Stichprobe weisen bezüglich aller genannten Faktoren ein deutlich erhöhtes Ausmaß an Belastungen auf, die als Hinweise für das Vorliegen eines unsicheren Bindungsstils gelten und darüber die Entstehung psychischer Störungen determinieren. Die Häufigkeitsverteilung bezüglich der Angaben über Belastungen zu den einzelnen Variablen liegt zwischen 70 und 100 Prozent. Es liegen eindeutige Hinweise auf Erfahrungen von körperlichem und emotionalem Missbrauch in der Kindheit der Patienten vor, wie psychische und physische Vernachlässigung, körperliche und sexuelle Gewalt. Die Patienten beschreiben mit einer Häufigkeit von nahezu 100 Prozent gravierende aktuelle Beeinträchtigungen hinsichtlich Emotionsregulation, der Gestaltung interpersoneller Beziehungen und im Leistungsbereich.
>
> Es ist daher davon auszugehen, dass ein Zusammenhang zwischen Art und Ausmaß sowie subjektivem Erleben dieser Belastungen und der Entwicklung der jeweiligen psychischen Erkrankung bei den Patienten der vorliegenden Stichprobe besteht« (Schönwald, 2015, Seite IV).

2.5.1 Themenbereiche des VDS1 Anamnesefragebogens und des VDS4 Anamnese-Interviews zur Lebens- und Krankheitsgeschichte

Zusammenfassend die Themenbereiche der VDS1 (VDS4) Lebens- und Krankheitsgeschichte:

1. Angaben zur spontan berichteten und erfragten Symptomatik (Beschwerdeschilderung)
2. Lebensgeschichtliche Entwicklung der PatientIn und Krankheitsanamnese
   - 2.1. Kurze Schilderung der familiären Verhältnisse: der Vater (Alter, Beruf, Bildung, wichtigste Eigenschaft, wie war die Beziehung? Typische Interaktionsmuster? Z. B.: Der sehr leistungsorientierte Vater nahm durch rüde Übergriffe wie »Geh weg, das kannst du ja doch nicht« das Interesse an Aufgaben orientiertem Verhalten).
   - 2.2. die Mutter (Alter, Beruf, Bildung, wichtigste Eigenschaft, wie war die Beziehung? Typische Interaktionsmuster? Z. B.: Die sehr ängstliche Mutter verhinderte exploratives Verhalten)
   - 2.3. die Geschwister (wie viel älter/jünger, wichtigste Eigenschaft, wie war die Beziehung? Typische Interaktionsmuster?)
   - 2.4. Waren weitere Bezugspersonen wichtig (z. B. Großeltern, Kindermädchen)?
   - 2.5. Entwicklung des Sozialverhaltens (wie reagierte sie auf andere, wie andere auf sie?)
   - 2.6. Welche Rolle nahm sie in sozialen Gemeinschaften (Gruppen) ein (z. B. AußenseiterIn, MitläuferIn, FührerIn)?
   - 2.7. Entwicklung des Leistungsverhaltens (Schule, Beruf; z. B. bei wohlwollenden LehrerInnen/Vorgesetzten sehr gute Leistungen, bei kritischen LehrerInnen/Vorgesetzten große Leistungseinbrüche)
   - 2.8. Entwicklung des Umgangs mit Emotionen (z. B. in traurig machenden Situationen eher gereizt-aggressiv)
   - 2.9. sexuelle Entwicklung (evtl. Schuldgefühle, Ängste, Funktionsstörungen, sexuelle Orientierung, Genussfähigkeit)
   - 2.10. Welche Position nahm sie in Zweierbeziehungen ein (z. B. in der Ehe angepasst-submissiv)? Wie veränderte sich das, wenn ein Dritter hinzukam (z. B. wird sie dann rebellisch)?
   - 2.11. Körperliche Entwicklung (z. B. kleinwüchsig, Stigma, Behinderung, Minderwertigkeitsgefühle wegen eines Körperbereichs)
   - 2.12. Wesentliche körperliche Erkrankungen in Vergangenheit und Gegenwart (z. B. 2002 Magenoperation, seit 2006 Diabetes und Bluthochdruck)
   - 2.13. Besondere Belastungen und Auffälligkeiten in der individuellen Entwicklung und/oder der familiären Situation (Schwellensituation; z. B. Scheidung der Eltern, Übergang zu Oberschule nicht geschafft)
   - 2.14. Kinderängste und -neurosen (z. B. Nachtangst, Bettnässen, Nägelkauen, Stehlen)
   - 2.15. Frühere psychische oder psychosomatische Störungen (z. B. Kopfschmerzen, Schlafstörungen, Phobien, »Nervenzusammenbrüche«, Suizidversuch), deren Anlass, Intensität, Dauer und Behandlungsbedürftigkeit
   - 2.16. Bisherige ambulante psychiatrische und psychotherapeutische Behandlungen
   - 2.17. Bisherige psychiatrische und psychotherapeutische Klinikaufenthalte (Wann? Wo? Wie lange? Warum?)
   - 2.18. Jetzige Lebenssituation, berufliche Situation
   - 2.19. Ehe/Partnerschaft (Beschreibung der EhepartnerIn mit Alter, Beruf, Bildung, wichtigster Eigenschaften, wie ist die Beziehung? Typische Interaktionsmuster?)
   - 2.20. Familie (was daran ist belastend, was stützend?)
   - 2.21. Wie verlief das Leben kurz vor der jetzigen Erkrankung?
   - 2.22. Welche größeren Veränderungen traten in den letzten zwei Jahren auf?
   - 2.23. Welche Positiva, Ressourcen enthält die jetzige Lebensführung?
   - 2.24. Falls die Erkrankung schon länger andauert, welche Veränderungen oder Umstände führten dazu, dass gerade jetzt die Therapie aufgenommen wird?
   - 2.25. Was waren die symptomauslösenden Bedingungen der jetzigen Lebenssituation?

2.26. Entwicklung der jetzigen Störung: Wann genau traten die Symptome erstmals auf?
2.27. Welche Symptome waren beim erstmaligen Auftreten der Störung vorhanden, welche Symptome kamen hinzu, bzw. wie veränderte sich die Symptomatik (z. B. traten anfangs nur nächtliche Herzattacken auf, später kamen agoraphobische Symptome oder Schwäche- und Schwindelzustände oder depressive Verstimmungen hinzu)?

Sehr aufschlussreich ist es, die frustrierenden Verhaltensweisen der Eltern systematisch zu erfassen. Dazu wird eine Imagination eingeleitet, die zurück in das Vorschulalter führt und in der Vater und Mutter visualisiert werden, wie sie damals waren. Danach wird mit dem VDS23-Frustrierendes-Elternverhalten-Fragebogen bezüglich sieben Zugehörigkeitsbedürfnissen und sieben Selbst- oder Autonomiebedürfnissen erfragt, wie groß die diesbezügliche Frustration war und von wem sie ausging (Vater, Mutter oder beide).

Weiterführende Literatur

Schönwald, S. (2015). Biographische Determinanten der Disposition zu psychischer Erkrankung – Evaluation des VDS 1-Fragebogens zur Lebens- und Krankheitsgeschichte. CIP-Medien.

Sulz, S. K. D. (2015a). Verhaltensdiagnostik und Fallkonzeption. Verhaltensanalyse – Zielanalyse – Therapieplan – Bericht an den Gutachter (6. Auflage). CIP-Medien.

2.6 Verhaltens- und Bedingungsanalyse

Es besteht keine einheitliche Verwendung der Begriffe Verhaltens-, Bedingungs- und Funktionsanalyse (Fisher et al., 2011; Madden, 2013; Kahng et al., 2011). Hier soll Verhaltensanalyse für die Diagnostik auf der Mikroebene (konkretes Verhalten in konkreten Situationen, z. B. Auftreten von Panikattacken im U-Bahnhof) verwendet werden. Bei der Bedingungsanalyse betrachten wir die Makroebene, d. h. das störende Verhalten bzw. Symptom, ausgelöst in einer problematischen Lebenssituation (z. B. Entwicklung einer Depression nach Partnerverlust). Funktionsanalyse ist in unseren Betrachtungen die Untersuchung der Zweckgerichtetheit eines Symptoms bzw. eines gestörten Verhaltens, z. B. wenn ein Angstsyndrom den gefürchteten Weg in die Eigenständigkeit verhindert (Betz & Fisher, 2011).

2.6.1 Verhaltensanalyse

Ursprünglich wurde in der Verhaltenstherapie die Symptombildung nach dem lernpsychologischen Paradigma der klassischen Konditionierung erklärt (Lattal, 2013) – ein zufällig mit einem traumatischen Ereignis auftretender neutraler Reiz wird z. B. zum gelernten Angstauslöser.

Beispiel:

- UCS (unkonditionierter traumatischer Stimulus) = Herztod der Tante in der Kirche
- CS (konditionierter Stimulus) = Kirche
- UCR (unkonditionierte Reaktion) = Angstzustand
- CR (konditionierte Reaktion) = Angstzustände bei jedem künftigen Kirchenbesuch

Aus der ursprünglichen Sequenz UCS/UCR wird die gelernte Sequenz CS/CR. Die Aufrechterhaltung des Symptoms erklärte man sich nach dem Paradigma der operanten Konditionierung (R-C). Das Symptom R wird aufrechterhalten, wenn es positiv oder negativ verstärkt wird (durch seine positiven Konsequenzen C(+) oder Wegfallen einer aversiven Bedingung C(–) belohnt). Z. B. wird Fluchtverhalten (auf dem U-Bahnhof) dadurch verstärkt, dass es zum Verschwinden der Angst führt. Vermeidungsverhalten – z. B. nicht in eine volle U-Bahn einsteigen – wird dadurch verstärkt, dass es erst gar nicht zur Angstentstehung kommt. Diese beiden Verhaltensweisen

Verhaltensanalyse – Bedingungsanalyse – Funktionsanalyse

A Verhaltensanalyse (Mikroebene):

- beobachtbare Situation S
- Verhalten R: Kognition – Sozialverhalten und Motorik – Emotion – Physiologie – Symptom
- (k) kontingente Verknüpfung von R und C
- Konsequenz C

B Bedingungsanalyse (Makroebene):

- Lebenssituation S
- Person O
- Symptomatik R
- (k) kontingente Verknüpfung von R und C
- Konsequenzen C mit Funktionsanalyse

führen dazu, dass die beängstigende Situation so gut wie nicht mehr erlebt wird. Darüber hinaus verhindern sie aber auch das Löschen der Angstreaktion. Denn die Angst würde verschwinden, wenn oft genug die Erfahrung gemacht wird, dass in der Kirche nicht wieder etwas sehr Schlimmes passiert. Leider ist mit Einführung des Begriffs S-R-Lernen (Stimulus-Reflex bzw. Reaktions-Lernen) das diagnostische Denken ebenfalls verkürzt worden, denn eigentlich müsste es so heißen:

UCS — UCR
| — Lernen
CS — CR

Und es wäre dann selbstverständlich Aufgabe der Verhaltensdiagnostik, den traumatischen UCS dingfest zu machen und zu benennen. Kaum eine Verhaltenstherapiedokumentation leistet dies.

Deshalb darf auch dem gängigen SORKC-Schema (Situation-Organismus-Reaktion-Konsequenz) keine die Störung erklärende Bedeutung beigemessen werden, lediglich eine die Informationen ordnende. Leider lässt sich darüber hinaus die Mehrzahl psychischer und psychosomatischer Störungen nicht durch einfache klassische oder operante Lernvorgänge erklären, genauer gesagt, sie lässt sich überhaupt nicht durch empirisch gesicherte Störungsmodelle erklären. Alle existierenden verhaltenstheoretischen Störungsmodelle sind mehr oder weniger spekulativ, mehr oder weniger plausibel und bei verschiedenen PatientInnen derselben Störung unterschiedlich schlüssig. Deshalb müssen wir im Folgenden versuchen, lediglich den heuristischen Wert eines S-R-Modells, eines S-R-C-Modells oder eines SORKC-Modells zu verdeutlichen. Der Vorteil liegt in seiner Einfachheit.

2.6.1.1 Verhaltensanalyse-Leitfaden

Der folgende Leitfaden ist eine Hilfestellung beim Erarbeiten der Verhaltens- und Bedingungsanalyse, wie sie zur Planung einer Verhaltenstherapie in der Praxis, aber auch zum Anfertigen einer Falldokumentation (z. B. im Rahmen der Ausbildung oder eines Berichts an die GutachterIn) benötigt wird. Zuvor sollte die Anamnese mit dem Anamnesefragebogen VDS1 erhoben werden. Um das mithilfe dieses Leitfadens gewonnene Störungs- und Bedingungsmodell in eine sprachliche Form zu bringen, kann der Fragebogen zur Antragstellung bzw. Falldokumentationsleitfaden VDS6a verwendet werden. Dieser Leitfaden kann in der Therapiestunde gemeinsam mit der PatientIn bearbeitet werden. Manche PatientInnen können auch zu Hause schon einiges ausfüllen, aber oft ergibt das verhaltensanalytische Gespräch mit der TherapeutIn ein anderes oder komplexeres Bild, sodass Änderungen erfolgen.

Nachdem wir alle wichtigen Informationen in Erinnerung gerufen und gesammelt haben, müssen wir sie so ordnen, dass wir Zusammenhänge erkennen können, die auf die Ursachen, die Auslöser und die aufrechterhaltenden Bedingungen schließen lassen. Alle unsere gedanklichen, gefühlsmäßigen und körperlichen Reaktionen treten in bestimmten Situationen auf und in anderen Situationen nicht. Oder – z. B. im Falle von Stimmungen oder manche chronischen Schmerzen – sie sind in manchen Situationen besonders schlimm und in anderen besser. Diese Unterschiede zu registrieren, ist schon der Beginn des Sehens von Zusammenhängen.

Eine Situation S führt zu einer Reaktion R:

S — R

Nun hat eine Reaktion aber auch eine Wirkung. Ein Gedanke wie »Ich mach ja doch alles falsch« hat eine innere Wirkung, er macht niedergeschlagen. Ein Sozialverhalten (Verhalten in einer sozialen Situation, d. h. in einer Situation, in der mehrere Menschen miteinander zu tun haben, z B. in einem Gespräch, einer Verhandlung) hat Auswirkungen auf andere Menschen. Wenn ich z. B. sehr unterwürfig bin, wird sich der Andere mir überlegen fühlen und mich eher von oben herab behandeln.

Also hat jede Reaktion R eine Konsequenz C:

R — C

Damit können wir nun drei wichtige Aspekte unterscheiden: Die Situation S, unsere Reaktion R und deren Auswirkung oder Konsequenz C:

S — R — C

Nur belohnende Konsequenzen verstärken ein Verhalten und nur dann, wenn sie ohne das Verhalten ausbleiben. Dieses bedingte Eintreten des Ereignisses C nennt man Kontingenz K:

S — R — K — C

Nun fehlt nur noch eine Variablengruppe des SORKC-Schemas (Kanfer & Saslow, 1974): Die Organismus-Variable O, die man heute besser als Person-Variable bezeichnen sollte. Sie umfasst alle psychischen und somatischen Eigenschaften der PatientIn, ihre Gewohnheiten ebenso wie ihre Einstellungen, Werthaltungen, Erinnerungen und Erfahrungen samt ihrer komplexen Lerngeschichte von den ersten Konditionierungen im Mutterleib an bis zum Eintritt in die symptomauslösende Situation. Zur Organismus- oder Person-Variable gehören überdauernde Überzeugungen wie die kognitiven Grundannahmen nach Beck (1979) oder die Oberpläne nach Grawe (1998) und die Überlebensregel (Sulz, 1994) wie z. B.: »Nur wenn ich immer perfekte Leistungen erbringe, bin ich ein akzeptabler Mensch.« In einer aktuellen vorgegebenen Situation reagieren ja nicht alle Menschen symptomatisch, sondern die individuelle Zusammensetzung der Organismus-Variable O determiniert in der Wechselwirkung mit der Umwelt die Symptom-Reaktion R:

S — O — R

Wenn wir alle obigen Variablen berücksichtigen, erhalten wir das SORKC-Schema:

S — O — R — K — C
Situation – Organismus – Reaktion – Kontingenz – Konsequenz

Wir versuchen zunächst für die problematischen zwischenmenschlichen Bereiche, die in Zusammenhang mit den psychischen Belastungen oder psychosomatischen Beschwerden der PatientIn stehen, die wichtigsten Problem-Reaktionen für jede Problem-Situation kurz darzustellen, und zwar getrennt nach

- GEDANKEN,
- GEFÜHLEN,
- SOZIALEM VERHALTEN UND
- KÖRPERLICHEN REAKTIONEN.

Zur Definition der Komponenten des SORKC-Modells wird im VDS-Handbuch (Sulz, 2015a, S. 120) ausgeführt:

- S:
  - a) Pathogene Lebens- und Beziehungsgestaltung der PatientIn in den letzten beiden Jahren
  - b) Der mit hoher Wahrscheinlichkeit auslösende problematische Aspekt der aktuellen Lebenssituation
- O: Die Person, die aufgrund ihrer Lerngeschichte eine spezifische Disposition und Vulnerabilität in dem Sinne entwickelt hat, dass sie bei spezifischen problematischen Situationen keine normalpsychologischen Bewältigungsmechanismen zur Meisterung der Situation anwenden kann, sondern lediglich die Symptombildung als Bestandteil einer insgesamt inadäquaten Lösungsstrategie zur Verfügung hat; eine gute Zusammenfassung ist die dysfunktionale Überlebensregel
- R: Diejenigen Verhaltensweisen, die als Bewältigungsversuche in der unlösbaren problematischen Lebenssituation auftreten, das sind
  - a) meist emotionale Reaktionen, kognitive Problemlösungsversuche und soziale Verhaltensweisen sowie
  - b) die Symptome im engeren Sinne (Panikattacken, Migräne, Depression etc.), die nach dem Scheitern der unter (a) genannten Reaktionen entstehen
- K: (Kontingente Verknüpfung)*
- C: Die Auswirkungen der symptomatischen Reaktionen R auf die Umwelt, sowie die Reaktionen der Umwelt, die das Symptom verstärken oder aufrechterhalten, meist als negative Verstärkung in dem Sinne, dass durch das Symptom etwas sehr Bedrohliches vermieden wird

Beispiel:

- S = sehr unbefriedigende Partnerschaft
- O = selbstunsichere Person mit der Überlebensregel »Wenn ich mich wehre, werde ich verlassen, und dann bin ich verloren«
- R = gelernte Hilflosigkeit, später Depression
- K* (kontingente Verknüpfung von R und C)
- C = lebensnotwendig erscheinende Beziehung bzw. Partnerschaft wird geschont und bewahrt.

**kontingent (K) bedeutet, dass die Konsequenz C nur dann auftritt, wenn R vorausging*

2.6.2 Bedingungsanalyse (O-Variable)

Welche intrapsychischen Parameter und Prozesse zur Person-Variable (O) gehören können, zeigt Abb. 2.6.1. Je nach dem Stand der wissenschaftlichen Erkenntnisse treten neue Variablen in den Vordergrund, wenn die Forschung ergeben hat, dass diese einen größeren Stellenwert bei der Erklärung der Entstehung und Aufrechterhaltung von psychischen oder psychosomatischen Störungen haben. So hatten Sulz (1994, 2012b) und Grawe (1998) einige Variablen benannt und deren Bedeutung aufgrund empirischer Forschungsergebnisse aufgezeigt, die bis dahin wenig berücksichtigt wurden. Dies sind die kognitiven und emotionalen Schemata, die Verhalten determinieren. Aber auch die psychoanalytischen Konzepte des Wiederholungszwangs und der Gegenübertragung erscheinen als vorhersagbare Beziehungstests der PatientIn in der Therapiesitzung zu bedeutsamen Determinanten zu werden. Die von Grawe genannten Person-Variablen stimmen zu einem großen Teil mit den von Sulz (1994) formulierten Variablen überein, die zudem aufwendiger empirischer Forschung entstammen (Sulz et al., 1998; Sulz & Theßen, 1999; Sulz & Tins, 2000; Sulz & Sauer, 2003; Sulz & Becker, 2008; Sulz & Maßun, 2008; Sulz & Maier, 2009; Sulz et al., 2009; Sulz & Schmalhofer, 2010; Sulz et al., 2011a–f).

Ein Kind hat eine angeborene Disposition. Es tritt in Wechselwirkung mit seiner sozialen Umwelt, die wesentlich durch seine Eltern geprägt ist. Die Eltern zeigen befriedigendes (verstärkendes) oder frustrierendes Elternverhalten, das lernpsychologisch als Bestrafung (kontingent oder nicht kontingent) aufgefasst werden kann.

Im Folgenden wird anhand des Anamnese- und Explorationsschemas das Vorgehen bei der Verhaltens- und Bedingungsanalyse gezeigt. Ein Mangel an Befriedigung zentraler Bedürfnisse führt dazu, dass diese als besonders wichtig »erinnert« werden. Es bleibt eine aktive Suchhaltung im Hintergrund vorhanden, die möglichst keine Gelegenheit auslässt, etwas zu tun, was hilft, diese zentralen Bedürfnisse zu befriedigen. Der Erfolg dieser instrumentellen Verhaltensweisen führt zu deren Verstärkung. Die Bedürfnisbefriedigung selbst ist der zentrale Verstärker. Jeder Mensch hat sein Profil von zentralen und weniger zentralen Verstärkern, das sich durch seine Lerngeschichte herausgebildet hat. Zur Beschreibung eines Menschen gehört also, sein Profil von besonders wirksamen Verstärkern herauszustellen. In einer allgemeinen Sprache wird statt von Verstärkern von Bedürfnissen gesprochen.

Allerdings bleibt der Mensch im Laufe der Entwicklung nicht ausschließlich bedürfnisorientiert. Als zentrale Motive gesellen sich die Werte hinzu. Das individuelle Profil zentraler Werte ist die Wertorientierung eines Menschen. Die Erfüllung von Werten wird ebenso verstärkend wie die Befriedigung von Bedürfnissen. Werte werden ebenfalls zu zentralen Verstärkern. Es lohnt sich, darauf zu achten, in welchem Ausmaß ein Mensch bedürfnisorientiert bleibt und in welchem Ausmaß er wertorientiert wird. Oder in welchem Umfang ein Mensch sich noch seine Bedürfnisorientierung bewahren kann.

Der primäre Reflex auf Frustration ist Wut. Diese kann bei großen und protrahierten Frustrationen sehr große Ausmaße annehmen. So große Ausmaße, dass sie sozial unverträglich werden. Deshalb benötigt der Mensch ein zuverlässiges Repertoire an Verhaltensweisen, die ihm helfen, auf prosoziale Art mit seiner Wut umzugehen. Er lernt, seine Impulse zu steuern. Aber wenn die zentrale Wut trotzdem sehr groß ist, dann kann es notwendig sein, weitere Bewältigungsstrategien einzusetzen, um diese Wut unschädlich zu machen. Diese verfestigen sich in Persönlichkeitszügen, die später im Erwachsenenalter zum Teil dysfunktional werden.

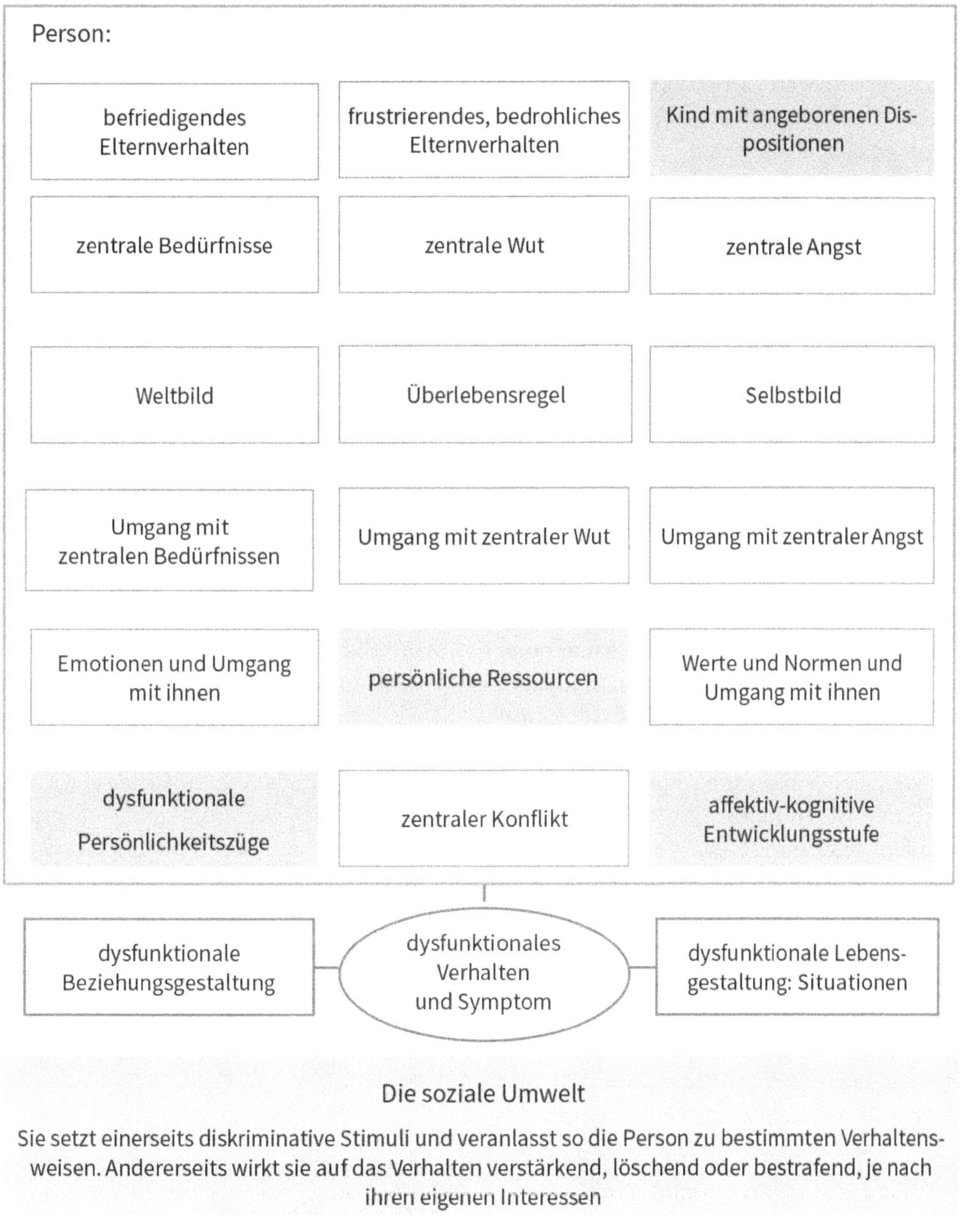

Abbildung 2.6.1: Person-Umwelt-Wechselwirkung als Erklärungsmodell dysfunktionalen Verhaltens und der Symptombildung

2.6.3 Mikroebene

2.6.3.1 Problemsituation S

Auf der *Mikroebene* des konkreten Verhaltens in konkreten Situationen prüfen wir diese Bedingungshypothese, indem wir repräsentative Beispiele von *Problemsituationen S* sammeln und sie detailliert mit der PatientIn durchsprechen. Unter diesen Beispielen sollte sein:

a) die Situation des erstmaligen Auftretens des Hauptsymptoms,
b) die letzte Situation, in der das Hauptsymptom sehr stark auftrat,

c) die typische Situation, in der es meistens auftrat,
d) eine oder mehrere Situationen, die einen weiteren/anderen Symptombereich oder Bedingungsbereich aufzeigen.

Die TherapeutIn schreibt hier nicht im Sinne einer Anamnese die Angaben und Kausalattributionen der PatientIn nieder, sondern ihr eigenes verhaltensdiagnostisches Urteil, das resultiert aus ihren Hypothesen, der Exploration der PatientIn und der sich daraus ergebenden Modifizierung und Differenzierung ihrer Hypothesen. Dies bedeutet, dass die Beschreibung der Situation bereits das bedingungsanalytische Modell wiedergibt und diejenigen Aspekte der Situation nennt, die auslösenden oder diskriminativen Charakter haben (Lattal, 2013; McIlvane, 2013). Wer die Hypothese aufstellt, dass ein bestimmter situativer Reiz bzw. Aspekt der Situation symptomauslösenden Charakter hat, muss durch eigene Beobachtung oder mindestens durch ausgiebige Exploration geprüft haben, was bei Fehlen dieses auslösenden Aspekts statt der Symptombildung von der PatientIn getan wird (Miltenberger & Weil, 2013).

Besonders wichtig ist es, Ausnahmen von der regelhaften Stimulus-Reaktions-Sequenz zu explorieren, da sie wichtige Hinweise für den Therapieplan geben können. Diese Ausnahmen weisen darauf hin, dass das pathogene situative Bedingungsgefüge Lücken hat, die einen ersten Änderungsschritt möglich erscheinen lassen, oder dass die PatientIn persönliche Ressourcen und Fähigkeiten hat, die sie punktuell entgegen der Regel doch einsetzen kann. Dadurch wird die gesunde Seite der PatientIn deutlich, die es zu fördern und zu nutzen gilt.

2.6.3.2 Problemreaktion R

Wir unterteilen die *Problemreaktion R* bzw. das symptomatische Verhalten multimodal (Lazarus, 1976, 2006):

1. Der erste *Gedanke*, der typischerweise automatisch in der Problemsituation auftritt, auf die Bedeutung der Situation und ihre gedankliche Interpretation und Bewertung hinweist
2. Das vorherrschende Gefühl, das einer affektiven Bewertung der Situation entspricht und zugleich ein motivierendes verhaltenssteuerndes Signal ist, weil es bestimmte Reaktionsmöglichkeiten ausschließt und zu anderen motiviert oder sie zwingend macht
3. Das situationsbewältigende Verhalten ist oft eine Form sozialen Handelns, Interagierens oder Kommunizierens, das zumindest teilweise als symptomatisch definiert ist
4. Die körperliche Reaktion; dies kann eine psychovegetative Komponente des dominierenden Gefühls sein (z. B. bei Angst kalte Extremitäten, Schweiß auf der Stirn, Kloßgefühl im Hals, Urin- oder Stuhldrang, ein Hyperventilationssyndrom; oder bei Depression ein Gefühl der lähmenden Schwäche, Ring um den Brustkorb etc.); es kann aber auch ein körperliches Symptom im Rahmen einer psychosomatischen Erkrankung sein (z. B. ein Asthmaanfall, eine Migräneattacke, eine Darmkolik etc.); hier ist das medizinische Fachwissen äußerst wichtig, um einschätzen zu können, wie situative Änderungen eines somatischen Symptoms zu beurteilen sind; wenn etwa neurologische Erkrankungen wie Myasthenia gravis oder Multiple Sklerose oder eine Muskeldystrophie bei gleichzeitig exakter Verhaltensanalyse überpsychologisiert werden, so kann dies eine partielle Inkompetenz der TherapeutIn zeigen, die mit dem Beruf der TherapeutIn nicht vereinbar ist

2.6.3.3 Problemkonsequenz C

Die *Problem-Konsequenzen C* sind an den Reaktionen der an der Problemsituation beteiligten anderen Personen ablesbar. Dabei sollte sowohl deren initiale *kurzfristige* als auch ihre spätere *langfristige* habituelle Reaktion exploriert werden (Catania, 2011; Mace et al., 2011). Wie deren Reaktionen auf die PatientIn wirken, kann diese nur teilweise angeben. Gerade die *positive oder negative Verstärkungswirkung* einer auf den ersten Blick gar nicht angenehmen Reaktion des Anderen kann die PatientIn oft nicht erkennen.

Das alarmierte, erschrockene oder halb ärgerliche Verhalten der Eltern kann bei einem Kind, das bisher glaubte, seinen Eltern gar nicht wichtig zu sein, sehr verstärkend auf sein Problemverhalten, wie z. B. Ladendiebstahl, wirken. Kann die verstärkende Wirkung des Symptoms mit der PatientIn kommuniziert werden, so ist weiter zu fragen, ob sie dieselbe für sie so bedeutungsvolle Reaktion der Eltern auch schon einmal durch ein alternatives, weniger problematisches Verhalten erzielen konnte. Ist dies der Fall, ist zu klären, was sie daran hindert, es wieder auf diese Weise zu versuchen.

2.6.3.4 Verhaltenstyp: zu intensive, zu schwache, qualitative neue Verhaltensweisen

Nach Benennung und Beschreibung des Problemverhaltens erfolgt das *Zuordnen zu drei therapeutisch wichtigen Verhaltenstypen*:

a) ein an sich normales funktionales Verhalten, das nur dadurch dysfunktional wird, dass es zu oft oder *zu intensiv* eintritt (also künftig seltener oder schwächer auftreten soll, z. B. intensiver Ausdruck von Ärger);
b) ein an sich normales funktionales Verhalten, das nur dadurch dysfunktional wird, dass es *zu selten* oder *zu schwach* ausgeprägt auftritt (also künftig häufiger oder stärker ausgeprägt auftreten soll, z. B. Forderungen stellen);
c) *neue* dysfunktionale Verhaltensweisen, die erst mit Beginn der Erkrankung auftraten und weder in schwächerer noch in stärkerer Ausprägung zu funktionalen Verhaltensweisen werden (also wieder gänzlich verschwinden sollen, z. B. Panikattacken).

Bei den beiden zuerst genannten Verhaltenstypen kann die therapeutische Aufgabe darin bestehen, ein Diskriminationslernen einzuleiten, das bewirkt, dass die fragliche Reaktion in möglichst genau der Situation auftritt, in der sie in der richtigen Intensität die größte Funktionalität bzw. den größten Wirkungsgrad erreicht – z. B. Ärger in einer den Anderen stark beeindruckenden Intensität nur noch dann ausdrücken, wenn die andere Person auf sachliches, bestimmtes Verhalten nicht anspricht, oder Forderungen immer dann aussprechen, wenn eigene Interessen sonst nicht berücksichtigt werden.

2.6.4 Makroebene

Der Wechsel zur *Makroebene* führt wieder zurück zum Lebenskontext bzw. der aktuellen problematischen Lebenssituation S, die zur Auslösung der Erkrankung führte, z. B. die Ehescheidung, die Kündigung, der Auszug der erwachsen gewordenen Tochter, die Geburt eines Kindes. Wir schwenken den Blick auf die Organismus- oder Person-Variable O, wenn wir fragen, was die PatientIn daran hinderte, auf eine nichtsymptomatische Weise die problematische Lebenssituation zu meistern. Meist müssen wir die Antwort auf diese Frage erst aus unserer Beurteilung der Persönlichkeit oder durch eine vertikale Verhaltensanalyse erschließen. So muss eine dependente Patientin auf den Verlust des Ehepartners mit Trauervermeidung und Depression reagieren, weil sie die Überlebensregel hat, dass sie alleine nicht lebensfähig ist, demzufolge also den Verstorbenen emotional nicht loslassen darf.

Unsere Hypothese der symptomauslösenden Bedingungen steht und fällt mit dem Nachweis der Reihenfolge von zuerst aufgetretenem Problem und erst danach aufgetretenen Symptomen. Wegen der häufig fehlleitenden Angaben der PatientIn ist eine wiederholte Befragung der Reihenfolge angebracht: »Als das geschah, war da das Symptom schon da?«

2.6.4.1 Zusammenhang Problem-Symptom

Wir können mithilfe des VDS21-Verhaltensanalyse-Fragebogens die Reaktionskette vom situativen Auslöser bis zu Symptombildung explorieren (Abb. 3.2.2).

Beispiel einer Reaktionskette vom situativen Auslöser zum Symptom:

(S)	Situation: Nehmen wir an, ein sehr ehrgeiziger Ingenieur ist, obwohl nach Dienstjahren fällig, nicht befördert worden, sondern sein zehn Jahre jüngerer Kollege.
(O)	Dysfunktionale Überlebensregel: »Nur wenn ich immer den Anforderungen anderer bestmöglich entspreche und nie eigenen Ideen folge, bewahre ich mir deren Anerkennung und verhindere Ablehnung.«
(R-e1)	Primäre Emotion: »Ich bin sehr wütend.«
(R-v1)	Primärer Handlungsimpuls: »Ich will das Büro meines Chefs zerkleinern.«
(R-k)	Antizipation der Folgen: »Er wird mich ablehnen und verachten.«
(R-e2)	Sekundäres Gefühl: Ohnmacht, Angst, Kraftlosigkeit, Schuld
(R-v2)	Beobachtbares Verhalten: Er zieht sich zurück.
(R-sympt.)	Symptom: Nach einer Woche entsteht eine Depression.
(C–)	Konsequenz: Er vermeidet Ablehnung (negative Verstärkung).

So einleuchtend und gut belegt das erarbeitete individuelle Störungsmodell der TherapeutIn auch erscheinen mag, so sind doch die Überzeugung der PatientIn und deren Kausalattribution die reale Arbeitsbasis. Wiederholtes Fragen, zu wie viel Prozent sie das Arbeitsmodell der TherapeutIn für richtig hält, führt meist dazu, dass das Fortführen der Bedingungsanalyse trotz reichlicher Redundanz geboten erscheint, bzw. die TherapeutIn verwendet ein für die PatientIn annehmbares und zugleich funktionales Störungsmodell, das ja zunächst die Funktion hat, die therapeutische Maßnahme plausibel und erfolgversprechend erscheinen zu lassen.

2.6.4.2 Stabilisierungsfunktion der Symptome

Die symptomaufrechterhaltenden Bedingungen entsprechen der Schutz- und Stabilisierungsfunktion der Symptome. Ist das Symptom ein Vermeidungsverhalten, so tritt es vor dem Eintreten eines bedrohlichen Ereignisses ein. Die Herzphobie schützt z. B. vor der Beendigung einer Partnerschaft (negative Verstärkung). Die Stabilisierungsfunktion des Symptoms wird oft durch positive Verstärkung gesteuert. Hilfsbedürftiges, unselbstständiges Verhalten wird belohnt durch die Hilfestellungen der dominanten Bezugsperson, die sich in ihrer Potenz, einem anderen helfen zu können, bestätigt fühlt, also ebenfalls positiv verstärkt wird. Aufrechterhaltende Bedingungen können wir nur belegen, wenn wir gezielt nach Veränderungen in allen wichtigen Lebensbereichen nach Beginn der Erkrankung fragen. So kann beruflich größere Rücksichtnahme erfolgen, in der Ehe wieder wohltuende Einmütigkeit eingetreten sein, die Familie hat sich eventuell auf den Wert der gütlichen Koexistenz besonnen, Freunde haben aufwändige Beweise ihrer Hilfsbereitschaft erbracht, und der Freizeitbereich kann auch infolge anderer Entlastungen wieder (mit besserem Gewissen) mehr zum Zug gekommen sein.

Die zweite wichtige Frage ist, welche Veränderungen die Erkrankung in den wichtigen Lebensbereichen verhindert hat. Beruflich wurde vielleicht eine anstehende Auseinandersetzung mit dem Vorgesetzten oder Rivalen verhindert; in der Ehe wurde eine Trennung vermieden; mit der Familie wäre ein Zerwürfnis entstanden, weil es einfach nicht mehr erträglich war, nach deren Facon zu leben. Ein Teil der Freunde hätte die unbequemere Gangart vielleicht nicht mitgemacht. In der Freizeit wäre ein spießiges Hobby in die Ecke gefeuert worden, um den Mut aufzubringen, das zu tun, was wirklich Spaß macht.

Wir können mithilfe des VDS21-Verhaltensanalyse-Fragebogens die Reaktionskette vom situativen Auslöser bis zu Symptombildung explorieren.

2.6.4.3 Verhaltensaktiva

Verhaltensaktiva sind die Habenseite oder der gesunde Anteil der PatientIn. Im Rahmen der Zielanalyse verdient dieser Bereich einen ebenso großen Aufwand wie die Erarbeitung der Problemseite. Je mehr Aufmerksamkeit wir ihm zollen, umso mehr kann er sich entwickeln und zum Einsatz kommen. Irgendein Aktivum ist bei jeder PatientIn da, sei es nur die Tatsache, dass sie regelmäßig zur Therapiestunde kommt. Auch darauf lässt sich schon etwas aufbauen. Es gibt aber auch Lebensbereiche, die vom Problem nicht oder erst sehr spät tangiert werden. So kann es sein, dass Beruf oder Hobby weiterhin erfüllend sind, während Partnerschaft und Familie durch Problem und Symptom lahmgelegt wurden. Entscheidend ist wiederum die Frage, welche Lebensbereiche Ausnahmen vom regelhaften Auftreten des Symptomverhaltens = S(theta) darstellen. Woran liegt das? Können die Bedingungen der symptomfreien Bereiche auch auf diejenigen Lebensbereiche übertragen werden, in denen das Symptomverhalten besteht? Wie könnte dies bewerkstelligt werden?

2.6.4.4 Selbsthilfemöglichkeiten

Selbsthilfemöglichkeiten können Versuche sein, selbst alternative funktionale Verhaltensweisen anstelle des Symptomverhaltens einzusetzen. Oft wird berichtet, dass es einmal gelungen ist, aber nicht wiederholt werden konnte. Sehr häufig werden Teilerfolge oder Abbrecher im entscheidenden Moment berichtet. Es fehlt dann auch die führende Hand der TherapeutIn, um es beim nächsten Mal ganz zu schaffen. Und solange eine TherapeutIn sagt, dass die PatientIn es tun soll, muss dieser noch keine volle Verantwortung für das alternative funktionale Verhalten übernehmen. Eine Patientin mag berichten, dass es ihr nach der Entscheidung, sich einen Vormittag freizunehmen und die Kinder bei der Freundin abzugeben, besser gegangen sei – die depressive Stimmung habe deutlich abgenommen. Als sie dann aber die Kinder tatsächlich abgegeben habe, habe sie vor lauter schlechtem Gewissen den Vormittag überhaupt nicht genießen können und sei schon nach einer Stunde zurückgekehrt. Als sie dieselbe Aufgabe von der TherapeutIn bekam, hinderte sie das schlechte Gewissen nicht, weil es ja auf deren Anweisung geschah. Für die Therapie ist es ökonomisch, die Selbsthilfeversuche der PatientIn aufzugreifen und sie in eine wirksame Form zu bringen. Neue, der PatientIn fernliegende Verhaltensmuster erzeugen mehr Angst und damit auch mehr Widerstand. Andererseits können gescheiterte Selbsthilfeversuche so intensive aversive Erlebnisse hervorgerufen haben, dass die PatientIn sie nicht erneut aufgreifen möchte.

2.6.4.5 Der Beitrag der sozialen Umwelt zur Aufrechterhaltung der Störung

Der Blick auf das soziale Umfeld – insbesondere auf die wichtigen Bezugspersonen – hilft, mächtige Kräfte zu identifizieren. Wir müssen davon ausgehen, dass die Symptombildung denjenigen Bezugspersonen zugutekommt, von denen die PatientIn funktional abhängig ist, weil sie in ihrem für sie vorteilhaften bequemen Status im Kräftegleichgewicht gelassen werden. Das Symptom der PatientIn ist ihnen zwar lästig, aber das alternative funktionale Verhalten wäre für sie bedrohlich. Der Ehemann einer dependenten, depressiven Patientin müsste erhebliches Terrain abgeben, wenn diese plötzlich ihm gleichziehend eigene Interessen vertreten und ihn dadurch in der Realisierung seiner Interessen einschränken würde. Nicht selten suchen diese PartnerInnen zu einem voraussehbaren Zeitpunkt den Kontakt mit der TherapeutIn der PatientIn und sind dann gerne zu einer Paartherapie bereit.

2.6.4.6 Die vertikale Verhaltensanalyse

Die vertikale Verhaltensanalyse (Caspar & Grawe, 1982) ist eine Systematisierung der Betrachtungsweisen von A.T. Beck (1979). Sie ist eine Analyse der O-Variablen. Sulz (1994, 2015a) hat die zu berücksichtigenden Variablen der Person (O-Variable) erweitert und die vertikale Verhaltensanalyse mit der Funktionsanalyse verknüpft (vgl. auch Abb. 2.6.1). Wie bereits im Abschnitt über die Persönlichkeit dargestellt, ist die vertikale Verhaltensanalyse ein kognitiver Zugang zur Analyse der Primärpersönlichkeit der PatientIn. Obige Persönlichkeitsskalen sind nur eine erste orientierende Annährung an die wichtigen dysfunktionalen Verhaltensstereotypien. Eine wirklich individuelle Analyse der persönlichen Verhaltenstendenzen und der ihnen zugrundeliegenden Überlebensregeln und Grundannahmen über das Funktionieren der sozialen Umwelt liefert erst das Erschließen dieser Überlebensregeln aus den konkreten Verhaltensweisen in konkreten Situationen.

Die kognitive Therapie hat die motivationale Dimension in die Verhaltenstherapie hineingebracht. Sie zeigte, dass situationsübergreifende dysfunktionale Grundmotive (»Sichere dir die Zuwendung einer wichtigen Bezugsperson«), die aus Grundannahmen über das Funktionieren der sozialen Welt und die zum Überleben in ihr unerlässlichen Verhaltensmaximen (z. B. »Nur wenn du eigene Interessen zurückstellst und dem Anderen zustimmst, bleibst du für ihn liebens- und achtenswert«) abgeleitet sind, Patienten charakterisieren, die psychische Störungen entwickeln (Beck, 1979).

2.6.4.7 Entwickeltes versus gelerntes Verhalten

Wir können nicht mehr wie der frühe Behaviorismus davon ausgehen, dass das Gehirn des Menschen bei seiner Geburt eine Tabula rasa ist, die durch Lernprozesse im Lauf des Lebens gefüllt wird. Wir bräuchten tausend Jahre, bis wir unser gesamtes Verhaltensrepertoire durch Konditionierung aufgebaut hätten. Wir haben also eine genetische Ausstattung, die in den ersten Lebensjahren zur Entwicklung unserer allgemeinen und individuellen Art des Erlebens und Verhaltens führt. Dabei müssen wir berücksichtigen, dass Unentwickeltes noch nicht durch Lernen überformt werden kann. Es kann sein, dass wir erst helfen müssen, dass sich dann etwas entwickelt wie z.B kausales Denken und Empathie und dass wir erst danach Lernen im eigentlichen Sinne herbeiführen (Piaget, 1978; Kegan, 1986; Sulz, 1994, 2009a, 2010c; Sulz & Höfling, 2010; Fonagy & Bateman, 2008). McCullough (2000, 2007) konnte zeigen, dass chronisch Depressive auf einer Entwicklungsstufe verharren, auf der konkret-logisches Denken im Sinne von Piagets (1978) Einteilung in Stufen der kognitiven Entwicklung noch nicht verfügbar ist. Dazu gehört auch, dass es nicht möglich erscheint, selbst etwas Wirksames zu unternehmen, was Besserung bringt. Mit dem VDS31-Fragebogen (Sulz & Theßen, 1999) oder dem VDS31-Entwicklungs-Interview (Sulz & Becker, 2008) lässt sich die Entwicklungsstufe der PatientIn erfassen und Entwicklungsziele formulieren.

2.6.5 Noch einmal Frau A. als Beispielfall

Um das Blättern in Band 1 zu ersparen, wird hier noch einmal auf das *Fallbeispiel* von Frau A. zurückgegriffen: Eine 30-jährige Patientin (Frau A.) kommt wegen seit sechs Monaten bestehenden Panikattacken mit agoraphobischen Reaktionen in engen Räumen sowie ausgeprägtem Vermeidungsverhalten zu mir in Behandlung. Sie ist verheiratet und hat einen siebenjährigen Sohn. Seit dessen Geburt ist sie nicht mehr berufstätig. Früher war sie Chemielaborantin.

Auslösende Situation: Nachdem der Sohn eingeschult wurde, bot ein Arzt ihr eine Halbtagstätigkeit in seinem Labor an. Die Patientin hatte sich selbst schon seit längerem mit dem Gedanken getragen und ihr Ehemann hatte sie auch dazu ermuntert. Sie war voll Freude über die neue Selbstständigkeit und malte sich auch aus, dass sie jetzt mehr Geld für hübsche Kleider ausgeben könnte und sich auch mal mit ihrer Freundin zusammen ohne Familie einen Kurzurlaub leisten können würde. Drei Tage vor dem ersten Arbeitstag trat die erste Panikattacke auf, sodass sie die Arbeitsstelle nicht antreten konnte.

Pathogene Lebensgestaltung: Die Patientin hatte sich bisher ganz ihrer Familie gewidmet, vormittags Haushalt, nachmittags Kinderbetreuung, abends mit dem Ehemann vor dem Fernseher sitzend. Sie hatte keine Hobbys, nur eine Freundin, von der sie einmal in der Woche besucht wurde. An eine Berufstätigkeit dachte sie erst, als ihr Sohn eingeschult wurde.

Pathogene Beziehungsgestaltung: Sie pflegte die Beziehung zu ihrem Mann mit liebevollem Einsatz von ideenreichen Verwöhnungen. Er war gern zu Hause bei ihr. Wenn er als Trainer einer Fußballmannschaft samstags unterwegs war, so konnte sie kaum abwarten, bis er wieder zurück war. Ohne ihn ging sie nicht aus.

Was brachte sie als *Persönlichkeit* in diese Lebenssituation mit? Betrachten wir ihre entwicklungsgeschichtliche Disposition: Ihre Entwicklungsgeschichte können wir als Wechselwirkung mit ihrer familiären Umwelt verstehen: Ihren Vater schildert sie als stark, beschützend, jedoch wenig verfügbar. Sie sei gern in seiner Nähe gewesen. Die Mutter war ängstlich, besorgt, launisch. Die Patientin habe nichts unternehmen können, ohne dass die Mutter ein Unglück befürchtete. Die Patientin war als Kind aufgeweckt, sehr gesellig, hatte Angst vor der Dunkelheit.

Ihr kindliches *Selbst- und Weltbild* können wir wie folgt formulieren: »Ich brauche Schutz, Sicherheit, Zuverlässigkeit. Die bekomme ich vom Vater nur, wenn ich die aufgeweckte, gesellige Tochter bin. Von der Mutter bekomme ich dies nur, wenn ich unter ihrer Aufsicht bleibe und alle Gefahren meide.«

Daraus ergab sich die kindliche *Überlebensregel*: »Nur wenn ich immer eine den Eltern angenehme Tochter bin und niemals meine eigenen Wege gehe, bewahre ich mir Schutz und Sicherheit und verhindere es, allein der fremden, bedrohlichen Außenwelt ausgeliefert zu sein.« Diese für das Erwachsenenalter dysfunktionale Überlebensregel führte zu einem eingeschränkten Verhaltensrepertoire.

Ihr dysfunktionaler *Verhaltensstereotyp* bestand in: mit Bezugspersonen stets lebhafte innige Beziehungen eingehen, sich dadurch ihrer zuverlässigen Verfügbarkeit versichern, darauf achten, möglichst nie allein von zu Hause wegzugehen.

Daraus ergab sich im Laufe der Jahre ein zunehmendes *Dilemma (Konflikt)*: Ihre großen Abhängigkeitsbedürfnisse (Schutz, Zuverlässigkeit) konnte sie nur in einer angepassten Beziehungsgestaltung ausreichend befriedigen. Langsam wuchsen aber ihre Bedürfnisse nach Selbstständigkeit und Autonomie, die sich jedoch in der Beziehung nicht verwirklichen ließen: die Dichotomie des Entweder-oder.

Ihre *Reaktionen* in der auslösenden Lebenssituation lassen sich als Reaktionskette explorieren:

- Ihre *primäre Emotion* war ein Gefühl des Eingeengtseins in der Familie und der Freude über die Chance zur Eigenständigkeit durch das Stellenangebot.
- Ihr *primärer Handlungsimpuls* war das Annehmen der Arbeitsstelle, das ein Abwenden von der Familie implizierte.
- Die *antizipierte Konsequenz* war Freiheit, endlich das tun zu können, wozu bisher kein Raum war. Das aber bedeutete Verletzung der Überlebensregel mit der Folge, Schutz, Sicherheit und Zuverlässigkeit zu verlieren. Dies führte zu der *gegensteuernden Emotion* der Angst (bei manchen PatientInnen ist das schon die erste Panikattacke), auch Schuldgefühlen gegenüber der Familie. Diese Emotion zielte auf die *Unterdrückung und Vermeidung* der ursprünglich intendierten Reaktion. Dabei hätte es ohne Symptombildung bleiben können, wenn diese Angst so einschüchternd gewirkt hätte, dass die Patientin ihre Selbstständigkeitstendenzen resignierend ein für alle Mal aufgegeben hätte. Diese bleiben jedoch in ihrer Intensität erhalten. Leben wie bisher geht nicht mehr und die Änderung geht auch nicht. Dieser unerträgliche Konflikt darf nicht bleiben.
- Das *Symptom* der Phobie schafft die benötigte Entlastung. Einige Räume wie Lift, U-Bahn oder ein volles Kaufhaus lösen ebenso Angst aus wie Weite, freie Gegenden, in denen der einzelne Mensch ein kleines, verlorenes Etwas ist. Besonders häufig tritt die Angst auf dem Weg von zu Hause nach draußen auf. Sie vermeidet konsequent alle phobischen Stimuli: schließlich geht sie nur noch mit ihrem Ehemann aus dem Haus.
- *Die Konsequenzen des Symptoms* erhalten die Angststörung aufrecht: die Angststörung wird dadurch aufrechterhalten, dass sie das Verletzen der Überlebensregel und damit schutzloses Alleinsein in einer fremden Welt, die voll Gefahren ist, verhindert. Die Angststörung bewahrt damit eine Beziehung, in der Schutz, Sicherheit und zuverlässige Verfügbarkeit der Bezugspersonen gewährleistet ist.

2.6.6 Zusammenfassung Verhaltens- und Bedingungsanalyse Leitfaden

A

Verhaltensanalyse (Mikroebene):

A1 Situation S, in der das Symptom auftritt

A2 Verhalten R in dieser Situation

- A2.1 Kognition (z. B. Selbstvorwürfe)
- A2.2 Sozialverhalten und Motorik (z. B. Rückzug statt sich zu wehren)
- A2.3 Emotion (z. B. niedergeschlagen, ängstlich)

- A2.4 Physiologie inkl. körperlicher Reaktionen (z. B. Herzrasen)
- A2.5 Symptom (z. B. depressive Verstimmung, Panikattacke, Essattacke)

A3 Konsequenz C, z. B. kurzfristige Vermeidung von Streit (negativ verstärkend)

A4 Zusammenfassung veränderungsbedürftigen Verhaltens

B

Bedingungsanalyse (Makroebene):

B1 Lebenssituation S
- B1.1 Pathogene Lebensgestaltung (was fehlte, was war zu viel?)
- B1.2 Pathogene Beziehungsgestaltung (nicht für sich sorgen, falsch auf andere eingehen?)
- B1.3 Das Symptom auslösende Lebensereignis (wann, wo, wie, wer?)

B2 Person O
- B2.1 Angeborene Disposition (Konstitution, Temperament)
- B2.2 Kindheitsbelastungen (Trauma, Bindung, Selbstwert, Autonomie)
- B2.3 Heutige Grundbedürfnisse, Grundform von Angst und Wut, Persönlichkeitszüge
- B2.4 Theory of Mind, dysfunktionale Überlebensregel
- B2.5 Maladaptive Emotionsregulation und Interaktionsmuster
- B2.6 Entwicklungsstufe in schwierigen Kontexten (impulsive Stufe ohne kausales Denken)

B3 Symptomatik R
- B3.1 Das Verhalten, das das Problem/den Konflikt nicht meisterte
- B3.2 Reaktionskette: primäre Emotion + Impuls – Antizipation negativer Folgen – gegensteuernde sekundäre Emotion – Vermeidungsverhalten – Symptom
- B3.3 Das qualitativ neue Symptom oder Symptomverhalten (Panik, Zwang etc.)

B4 Konsequenzen C mit Funktionsanalyse
- B4.1 Negative Verstärkung (z. B. Vermeidung des Verlusts der Bezugsperson)
- B4.2 Positive Verstärkung (z. B. fürsorgliche Zuwendung anderer)
- B4.3 Bestätigung des Selbst- und Weltbilds und der Überlebensregel (Konsistenz: »Menschen sind so, wie ich es mir dachte«)
- B4.4 Funktionsanalyse (Funktion des Symptoms ist die Vermeidung von …)

B5 Zusammenfassend SORKC-Schema auf Makroebene
- ➢ S: Lebenssituation …
- ➢ O: Person und Persönlichkeit …
- ➢ R: Verhalten und Symptom …
- ➢ C: Aufrechterhaltende Konsequenz …

B6 Verhaltensaktiva und Ressourcen
- B6.1 Fähigkeiten (Selbststeuerung, Abgrenzung, Zielorientierung)
- B6.2 Soziale Vernetzung (tragfähiger Freundes- und Bekanntenkreis)
- B6.3 Erfüllende Beschäftigungen (Musik, Kultur, Sport, Natur, Beruf)

B7 Selbsthilfemöglichkeiten
- B7.1 Richtiger Ansatz des Umgangs mit dem Symptom
- B7.2 Richtiger Ansatz des Umgangs mit dem Problem, das zum Symptom führte

B8 Inwiefern hält die Umwelt die Symptome aufrecht?
- B8.1 Bezugspersonen profitieren von Überanpassung und Symptombildung
- B8.2 Bezugspersonen neigen zu übermäßiger Pflege und Fürsorge

Weiterführende Literatur

Leibetseder, M. & Greimel, K.V. (2005). Verhaltenserklärung. In E. Leibing, W. Hiller & S. Sulz (Hrsg.), Lehrbuch der Psychotherapie Band 3: Verhaltenstherapie (S. 9–18). CIP-Medien.

Sulz, S. K. D. (2005). Fallkonzeption des Individuums und der Familie. In E. Leibing, W. Hiller & S. Sulz (Hrsg.), Lehrbuch der Psychotherapie Band 3: Verhaltenstherapie (S. 25–48). CIP-Medien.

Sulz, S. K. D. (2015a). Verhaltensdiagnostik und Fallkonzeption. Verhaltensanalyse – Zielanalyse – Therapieplan – Bericht an den Gutachter (6. Auflage). CIP-Medien.

2.7 Zielanalyse – der strategische Aufbau der Therapie

2.7.1 Von der Störung zum Therapieziel – idiografische Zielanalyse

Es gibt kaum Psychotherapien, die der Zielanalyse explizit besondere Bedeutung beimessen. Deshalb sind die hierzu notwendigen Gedankengänge auch meist sehr ungewohnt und mühsam. Von unseren PatientInnen wissen wir, dass diese Trägheit zum Widerstand in Form von rationalen Gegenargumenten führt. Nicht anders verhält es sich mit TherapeutInnen.

Wie ist mit diesem Widerstand umzugehen?

Die TherapeutIn könnte sich so äußern:

1. »Sie haben völlig Recht mit Ihren Argumenten. Tatsächlich findet sich das Ziel oft von selbst, wenn man einfach mit den Therapiegesprächen anfängt. Und eine Zielanalyse am grünen Tisch führt zu Zielen, denen die PatientIn in seinem gegenwärtigen Stand nie zustimmen würde. Schließlich sollte eine mündige PatientIn selbst ihre Ziele formulieren. Und natürlich ist das kognitive Ableiten von Therapiezielen aus der Detailstörung einem emotional-intuitiven Erfassen weit unterlegen. Und nicht zuletzt ist ein zielorientiertes Vorgehen ein produktiver Prozess mit Scheuklappen, der Kreativität in der Therapie behindert. Vor allem müssen die anfänglich formulierten Therapieziele im Lauf der Behandlung ohnehin wieder geändert werden, eventuell sogar mehrfach.«
2. Ihre Argumente enthalten ein Entweder – Oder, als ob eine systematische Zielanalyse unweigerlich alle Alternativen unmöglich machen würde. Stattdessen können wir versuchen, ihnen die Vorteile ihres Vorgehens zu lassen. Sie müssen auf nichts verzichten. Stattdessen erfinden wir das Wörtchen »und«:
   a) Die Zielanalyse definiert vorläufige Ziele, die im Laufe der Behandlung ständiger Umformulierung bedürfen (Ehlert, 2003; Kanfer et al., 2012; Sulz, 2011a).
   b) Die Zielanalyse ist ein Verhandlungsangebot der TherapeutIn an die PatientIn. Der kleinste gemeinsame Nenner der Zielvorstellungen von PatientIn und TherapeutIn ergibt schließlich die zu-

---

Zielanalyse

Wir gehen im Dreierschritt voran:

Problem → Ziel → Weg oder Verhalten → Ziel → Therapie

Dabei können wir ganz frei eine Liste von uns wichtig erscheinenden Zielen erstellen. Am Anfang ist das nicht leicht.

Ganz sicher kommen wir zu wichtigen Zielen, wenn wir diese aus der Problem- und Störungsdefinition der Verhaltensanalyse direkt ableiten, indem wir für jedes Glied des S-O-R-K-C-Schemas ein Ziel formulieren. Wir fragen: Was sollte

- bezüglich der symptomauslösenden Situation
- bezüglich der Person (Organismusvariable)
- bezüglich der Reaktionen und des Symptoms und
- bezüglich der Konsequenzen des Symptoms

geändert werden?

---

nächst angestrebten Therapieziele. Gibt es diesen gemeinsamen Nenner nicht, wird die Therapie nicht begonnen (Klerman et al., 1984; Weissman et al., 2000).

c) Die Zielanalyse beinhaltet das ständige empathische Erspüren der PatientIn und das intuitiv-kreative Fantasieren ihrer Entwicklungstendenzen. Die letztlich kognitive Zielformulierung ist nicht das Ergebnis logisch-deduktiver Denkprozesse, sondern der Versuch, das affektiv-kreative »Werk« sprachlich präzise zu fassen.

Dies bedeutet, dass das Verständnis der autonomen Psyche der PatientIn mit ihrer individuellen psychosozialen Homöostase nur möglich ist, wenn die TherapeutIn über die kritisch-logische Informationsverarbeitung ihrer eigenen willkürlichen Psyche hinausgeht und ihre autonome Psyche »befragt«. Empathie kann nur von der autonomen Psyche der TherapeutIn aus geschehen. Es ist nicht die Empathie mit der willkürlichen Psyche der PatientIn, sondern mit deren autonomer Psyche. Dies führt oft zu einem diffusen Gefühl des Verstehens, das nur schwer in Worte gefasst werden kann. Trotzdem ist es für PatientIn und TherapeutIn sehr wichtig, dieses Verstehen sprachlich zu fassen und sprachlich zu kommunizieren. Im Sinne von Kelly (1955) ist die TherapeutIn ohnehin die SchülerIn der PatientIn, die versucht, deren komplexe affektiv-kognitive Theorie der Welt zu verstehen. Indem sie das, was sie bisher verstanden hat, in Worte fasst und der PatientIn sagt, kann deren autonome Psyche erstaunlich exakt die Ungenauigkeiten der Beschreibungsversuche der TherapeutIn rückmelden. HypnotherapeutInnen versuchen diesen Dialog unter Umgehung der willkürlichen Psyche der PatientIn zu optimieren.

Für den diagnostischen Prozess ist die Fähigkeit der TherapeutIn, bewussten Zugang zu ihrer eigenen autonomen Psyche zu haben, unverzichtbar. Diese Fähigkeit ist ein zentrales Kriterium für die Befähigung einer ÄrztIn oder PsychologIn zum Beruf der PsychotherapeutIn. Sie kann durch Selbsterfahrung gefördert werden und es liegt in der Verantwortung jeder PsychotherapeutIn, sich diese Fähigkeit zu bewahren und sie weiter zu entwickeln.

Man kann sagen, dass es zwei Typen von TherapeutInnen gibt: diejenigen, die mit ihrer willkürlichen Psyche in der kognitiven Verhaltensanalyse verharren mit festem Boden unter den Füßen, aber diesem Boden zugleich verhaftet bleiben; und es gibt diejenigen, die unter weitgehender Aussparung der rational-kritischen Fähigkeiten ihrer willkürlichen Psyche sich schwimmend und schwebend in den Gewässern der autonomen Psyche tummeln, allerdings kaum den festen Boden einer kognitiv-sprachlichen Analyse des Problems betretend. Sollten sie einem Dritten sagen, was in der Therapie geschieht, so würden sie keine Worte finden, die einer Metaebene der evaluativen Analyse der Therapie entsprechen würde. Sie betonen, dass ihr Verständnis ganzheitlich sei und deshalb so schwer kommunizierbar.

Durch diese beiden Arten, das Teil mit dem Ganzen zu verwechseln, wird gerade das ganzheitliche Verständnis des Menschen verhindert. Erst beide Arten zusammen ergeben ein wirklich ganzheitliches Verständnis. Dieses »und« erfordert jedoch den Mut des Landbewohners, sich ins Wasser zu begeben und die Mühe des Wassertieres, sich auf dem Land zu bewegen.

Die Schnittstelle zwischen beiden – die Küste – ist die systematische Zielanalyse. So wie Phobiker bereits das Vorfeld der angstauslösenden Situation konsequent vermeiden, meiden auch unsere beiden Therapeutentypen diese Schnittstelle. Die Angst beider macht diese Küste zum Niemandsland. Ihr Betreten bringt für das Landtier die Gefahr, ins Wasser zu fallen, für das Wassertier die Unsicherheit mit der mühsamen Bewegung zu Land nicht schnell genug in den Schutz des Wassers zu finden. Deshalb sei hier die Ermutigung zu ersten Schritten für beide ausgesprochen. Der Anfang könnte so aussehen: Die rationale TherapeutIn darf jede intuitiv-affektive Wahrnehmung durch eine kognitive Analyse paraphrasieren, sodass sie mit einem Bein festen Boden unter den Füßen behält. Die intuitive TherapeutIn darf nach jeder trockenen kognitiv analysierenden Verbalisierung sogleich wieder kurz ins Gewässer tauchen, um die Verbindung dieser Aussage mit dem Erspürten herzustellen.

Wir hätten es tatsächlich einfacher mit der Zielanalyse, wenn das Ziel das logische Gegenteil der Störung wäre. Selbst das würde aber eine sprachlich exakte Formulierung der Störung erfordern. Darüber hinaus wäre erforderlich, dass unsere Sprache eindeutige Zuordnungen von Gegensatzpaaren erlaubt. Beides ist nicht möglich. Deshalb muss selbst in günstigen Fällen der deduktiv aus der Störung ableitbaren Zielformulierung das definierte Ziel recht unscharf bleiben.

Selbst wenn eine klinische Störungstheorie den Zustand der psychischen Gesundheit in ihre Axiome einbezieht – wie zum Beispiel obige affektiv-kognitive Entwicklungstheorie –, bleibt erstens das Hinterfragen dieser Gesundheitspostulate und zweitens das Problem einer gemeinsam akzeptierten menschlichen Ethik. Selbst wenn der Therapieprozess nicht unethisch manipulativ abläuft, kann die Manipulation des Menschen noch in der expliziten Zielformulierung bzw. noch schlimmer in den nicht bewussten impliziten Zielvorstellungen der TherapeutIn liegen.

Wer sich wehrt, Therapieziele zu formulieren, wehrt sich dagegen, sich seine impliziten Zielvorstellungen bewusst zu machen, und wird gerade dadurch eine unethisch manipulative PsychotherapeutIn. Es gibt für die TherapeutIn keinen Ausweg aus dem ethischen Dilemma der Zieldefinition. Es bleibt nur eines: sich dieses Dilemma möglichst immer wieder bewusst vor Augen zu führen. Der sicherste Weg dazu ist eine systematische Zielanalyse, die als permanenter Hintergrundprozess die gesamte Therapie begleitet (Kanfer et al., 2012).

Unter dem Vorbehalt, dass die Zielanalyse mit einer systematischen Erarbeitung von Detailzielen aus den Detailstörungen der PatientIn nur vorläufige Überlegungen der TherapeutIn darstellt, über die später mit der PatientIn verhandelt werden muss, können wir nun den Schritt zur systematischen Zielanalyse wagen.

2.7.1.1 SYSTEMATISCHE ZIELANALYSE: Vom Störungsdetail zum Detailziel

Aufbauend auf den oben ausführlich dargestellten kognitiven Entwicklungstheorien Piagets (1978), Kohlbergs (1974) und Kegans (1986), haben wir im vorigen Kapitel eine allgemeine affektiv-kognitive Entwicklungstheorie psychischer Störungen formuliert, die detailbezogene Zielformulierungen nahelegt, wie sie Sulz (2015a) schon für einzelne psychische Störungen versucht hat.

Die *Lebensgestaltung* wird von pathogenen Beschränkungen und Überwertigkeiten befreit, indem alternative erfüllende Lebensbereiche zusätzlich aufgebaut werden. Die *Beziehungsgestaltung* wird »gesünder«, wenn sie zur Gesundung des Individuums und der sozialen Gemeinschaft beiträgt, d. h. eigene emotionale Anliegen ebenso zur Geltung kommen wie diejenigen der Bezugspersonen und zusätzlich gemeinsame Anliegen entstehen. Für *bisher symptomauslösende Lebenssituationen* sollen künftig effiziente Bewältigungsstrategien verfügbar sein und auch selbstverantwortlich eingesetzt werden.

Angeborene Dispositionen können teils modifiziert, teils kompensiert werden, müssen aber auch in ihren unveränderbaren Anteilen akzeptiert werden. Ein realistischeres Verständnis der *Lerngeschichte* hilft, die emotionalen Auswirkungen frustrierenden oder verängstigenden Elternverhaltens zu erkennen. Aus ihnen lassen sich auch die affektiv-kognitiven Strukturen des *Selbst- und Weltbildes* ableiten – sowie die *Grundannahmen über das Funktionieren der Welt* als logische Schlüsse bzw. Wenn-dann-Aussagen des Kindes mit dessen begrenztem kognitivem Horizont. Diese empirischen Erfahrungen des Kindes und seine auf deren Basis aufgestellten Verallgemeinerungen liefern nicht nur die Prämissen für eine kindliche implizite Theorie der Welt, sondern auch das Verständnis für die *Überlebensregel*, deren Rekonstruktion zu den zentralen Zielen einer Therapie gehört. Die prämorbide Persönlichkeit und ihre *dysfunktionalen Verhaltensstereotypien* sind die Realisierung der Überlebensregel auf der Erlebens- und Handlungsebene. Ihre Modifikation ist ein weiteres Detailziel bzw. bei Persönlichkeitsstörungen das Hauptziel. Das *Dauerdilemma*, das durch die restriktive Überlebensregel entstand, soll durch Befreiung aus dem dichotomen Denken stets neu lösbar werden.

Die *primären Emotionen* in zwischenmenschlichen Interaktionen sollen ihre Funktion der Verhaltenssteuerung wiedererlangen. Die *primären Handlungsimpulse* sollen nicht mehr unreflektiert unterdrückt, sondern bewusst überprüft und in situationsadäquates Verhalten umgesetzt werden. Die *Antizipation der Konsequenzen* soll empirische Erfahrungen des erwachsenen Menschen zur Vorhersage heranziehen anstatt der kindlichen Grundannahmen. *Gegensteuernde Gefühle*, die bisher eine Unterdrückung und *Vermeidung* von effizienten Bewältigungsstrategien hervorriefen, sollen ihre verhaltenssteuernde Funktion verlieren – ebenso wie die *»neuen« verhaltenssteuernden Gefühle* (im Gegensatz zu den primären), die bisher das *Symptom* auslösten. *Sekundäre Verhaltensweisen*, die bisher auf das Symptom folgten, dieses erträglich machten, sollen als symptomerhaltend erkannt und reduziert werden.

Das subjektive *Vermeiden aversiver Konsequenzen* mithilfe des Symptoms sollte gelöscht werden, einerseits indem die Erfahrung gemacht wird, dass auch ohne Symptom das Aversive nicht eintritt, andererseits durch die Erfahrung, dass das Aversive, wenn es doch eintritt, gut ausgehalten werden kann, also nicht traumatisch ist. Das *Bewahren von Verstärkungen* durch das Symptomverhalten ist ebenfalls zweifach aufzulösen: zum einen durch den Verzicht auf die bisherigen (kindlichen) Verstärkungen bzw. Bedürfnisbefriedigungen, zum anderen dadurch, dass diejenigen Verstärker, die auch für den erwachsenen Menschen bedeutend bleiben, durch eigenes selbstständiges, selbstverantwortliches und effizientes Verhalten erreichbar sind. Der bisherige Zwang zur *Bestätigung der bisherigen Selbst- und Weltsicht* (Assimilation) soll einer Lernfähigkeit weichen, die die Akkommodation der affektiven kognitiven Bedeutungen ermöglicht und so eine stimmige Selbst- und Weltsicht ergibt. Die bisherige *positive Verstärkung durch die soziale Umwelt* für die alten dysfunktionalen Verhaltensstereotypien und für das persönliche Opfer der Symptombildung zugunsten des sozialen Systems soll schließlich einer Änderungsbereitschaft auch der Bezugspersonen weichen.

Grob zusammenfassend lassen sich bezogen auf das SORKC-Schema fünf *Hauptziele* formulieren:

- *Situation (S-Ziel):* Die Lebensführung und Beziehungsgestaltung so ändern, dass sie künftig von konstruierten »Sollbruchstellen« frei bleiben. In Problemsituationen künftig nicht mehr symptomatisch, sondern adäquat bewältigend reagieren können.
- *Person (O-Ziel):* Die dysfunktionale Überlebensregel modifizieren (leben statt überleben) und das dysfunktionale Verhaltensstereotyp aufgeben zugunsten von Verhaltenstendenzen, die im Dienst der eigenen Entwicklung stehen.
- *Reaktion (R-Ziel):* Primäre emotionale und Handlungstendenzen zulassen und zivilisieren, d. h. verantwortlich einsetzen.
- *Symptom-Ziel:* Die Funktion des Symptoms erkennen und Alternativen hierzu entwickeln.
- *Konsequenz (C-Ziel):* Die Erfahrung machen, dass neue Problemlösungen nicht zwingend zum Verlust bisheriger Verstärkungen und auch nicht zu nicht bewältigbaren Bestrafungen durch die Umwelt führen.

Sowohl bei der einzelnen PatientIn als auch bei verschiedenen klinischen Störungen müssen die Ziele spezifiziert werden, treten verschiedene Detailstörungen mehr in den Vordergrund. Weiterhin ist der gegenwärtige Entwicklungsstand der PatientIn und der bei ihr anstehenden Entwicklungsschritte zu berücksichtigen.

2.7.1.2 ZIELSPEZIFITÄT: Vergleich der Therapieziele bei verschiedenen Störungen

Um ein Gefühl für eine differenzielle Zielanalyse zu entwickeln, lohnt es sich, die Detailziele der verschiedenen klinischen Störungen gegenüberzustellen. Hier sei auf einige Vergleiche beispielhaft eingegangen:

Lebensgestaltung

*Angst*patientInnen sollen ihre Lebensgestaltung nicht mehr der Absicherung der Verfügbarkeit von Schutz und Sicherheit widmen. *Zwangs*patientInnen sollen in ihrer Lebensgestaltung mehr spontane Impulse, Experimentier- und Risikofreude zulassen. *Depressive* PatientInnen sollen das Primat der Selbstwertregulierung aus ihrer Lebensgestaltung herauslassen. *Bulimie*patientInnen sollen ihre Lebensgestaltung unter Wahrnehmung einer größeren Vielfalt von Eigeninteressen als nur der des emotionalen Hungers betreiben.

Beziehungsgestaltung
*Angst*patientInnen sollen das Einengende der Partnerschaft frühzeitig spüren und Freiraum durchsetzen, diesen angstfrei gestalten. *Zwangs*patientInnen sollen sich dem anderen Menschen emotional öffnen und ihr Beziehungsverhalten durch Emotionen steuern. *Depressive* PatientInnen sollen auf Selbstwertzufuhr von der Bezugsperson verzichten. *Bulimie*patientInnen sollen in Beziehungen Konflikte zulassen, austragen und dadurch riskieren, dass das emotionale Futter ausbleibt.

Bisher symptomauslösende Lebenssituationen
*Angst*patientInnen sollen den Trennungsimpuls als Angstauslöser kennen und statt der Dichotomie ›unerträgliche Enge versus beängstigende Freiheit‹ den dritten Lösungsweg probieren: Freiraum in der Beziehung. *Zwangs*patientInnen sollten eine größere Toleranz gegenüber Risiko, Uneindeutigkeit, Unabwägbarkeit und Verantwortlichkeit entwickeln. *Depressive* PatientInnen sollten zentrale Verluste betrauern können, das Verlorene loslassen und dann wieder frei werden für neue Lebensbezüge. *Bulimie*patientInnen sollen Bedürfnisfrustrationen einerseits mehr tolerieren können, andererseits sich besser dagegen wehren können.

Hier muss wieder betont werden, dass kaum eine PatientIn diese idealtypischen Störungsmuster aufweist. Für die einzelne PatientIn werden einige Details in ausgeprägter Form zutreffen, andere sind bei ihr zu vernachlässigen. Trotzdem lohnt es sich immer wieder, bei den Reflexionen über die individuell vorrangigen Therapieziele einen Blick auf die störungsspezifische Zielübersicht zu werfen. Viel zu oft unterliegen PatientIn und TherapeutIn in unausgesprochener Übereinkunft einem systematischen Diagnosefehler (Sulz & Gigerenzer, 1982a, b). Ein die Störung von ganz neuer Seite zeigendes Detail wird einfach links liegen gelassen und erst viel zu spät in die gemeinsamen Betrachtungen einbezogen – dann vielleicht, wenn nicht mehr genügend Finanzmittel für weitere Stunden vorhanden sind. Die systematische Detail-Zielanalyse lässt »das gemeinsame blinde Auge« von PatientIn und TherapeutIn öffnen.

Wenn bei der PatientIn neben der klinischen Symptomstörung *zusätzlich* eine subklinische oder klinische *Störung ihrer Persönlichkeit* besteht, wird die Störungs- und Zielanalyse durch die Persönlichkeitsstörung recht komplex. Umso wichtiger ist es dann, zunächst beide Störungen zu trennen und eine getrennte Störungs- und Zielanalyse für die Syndromstörung und die Persönlichkeitsstörung durchzuführen. Erst in einem dritten Schritt werden diese zu einer Gesamtanalyse zusammengefügt. Meist wird der Fehler gemacht, sofort diese Störungsbereiche zu mischen. Dadurch verliert das individuelle fallbezogene Störungsmodell seinen Erklärungswert. Denn die Funktionen der verschiedenen Störungsbereiche werden verschleiert.

Folgendes Vorgehen wird deshalb empfohlen:

a) Analyse der Persönlichkeitsstörung
b) Analyse der Symptomstörung
c) Gemeinsame Analyse beider Störungen

Ähnlich problematisch wird es, wenn eine PatientIn *zwei klinische Syndromstörungen* hat, zum Beispiel eine Angststörung und eine Depression. Hier ist folgendes Vorgehen erforderlich:

a) Zuerst findet eine genaue getrennte Exploration der zeitlichen Auslösung, der Entstehung, des erstmaligen Auftretens und des Ablaufs beider Störungen statt.
b) Sobald sich ergibt, dass eine der Störungen ein sekundäres Syndrom ist, das durch das Bestehen der anderen verursacht wurde, genügt es, sich zunächst für die weitere Störungs- und Zielanalyse auf das primäre klinische Syndrom zu konzentrieren. Trotzdem wird vielleicht mit der Behandlung einer sekundären Depression begonnen, weil die PatientIn in ihrem depressiven Zustand für die Behandlung einer primären Angststörung gar nicht geeignet ist.
c) Handelt es sich um zwei eigenständige Syndrome, die unabhängig voneinander eine zentrale Funktionalität in der Lebensgestaltung der PatientIn haben, so sollten sie auch völlig getrennt analysiert werden.

Um selbst eine systematische Zielanalyse bei einer konkreten PatientIn durchführen zu können, kann Tab. 2.7.1 auch als Leitfaden zur Zielanalyse verwendet werden. Er ist auch zu theoretischen Zwecken verwendbar. Man kann mit seiner Hilfe ein eigenes Störungsmodell erarbeiten.

Tabelle 2.7.1: Von der Störung zum Ziel (allgemeines Modell für alle Störungen)

	Was ist gestört?	**Das Therapieziel ist ...**
Die Situation		
Pathogene Lebensgestaltung	Pathogene Lebensgestaltung (Auf welche Weise wird das übrige Leben so gestaltet, dass es unbefriedigend sein oder bleiben muss bzw. scheitern muss?)	Mehrere erfüllende Lebensbereiche aufbauen (Beruf, Hobbys, Freundeskreis, Partnerschaft & Familie)
Pathogene Beziehungsgestaltung	Pathogene Beziehungsgestaltung (Auf welche Weise wird in den aktuellen intimen und näheren Beziehungen mit den anderen Menschen so umgegangen, dass diese Beziehungen unbefriedigend werden müssen oder scheitern müssen?)	In Beziehungen emotional offen sein, eigene Bedürfnisse äußern, sich den nötigen Freiraum schaffen, dabei die Interessen d. anderen berücksichtigen
Auslösende Lebenssituation	Auslösende Lebenssituation (Welche konkreten Ereignisse im letzten Jahr bzw. welche größeren Veränderungen im Leben der letzten zwei Jahre führten zur Symptombildung und damit zur Auslösung der psychischen Erkrankung? Welches Problem konnte nicht anders als durch Symptombildung gelöst werden? – Bei Persönlichkeitsstörungen ist hiermit diejenige ohne fremde Hilfe nicht mehr zu bewältigende Lebenssituation gemeint, die den Leidensdruck so groß machte, dass Psychotherapie begonnen wurde)	Künftig in der symptomauslösenden Problemsituation effiziente Bewältigungsstrategien verfügbar haben, sodass die Symptombildung verzichtbar wird
Angeborene Disposition	Angeborene Disposition körperlicher oder psychischer Art, die anfällig für die Symptombildung macht	Aufbau von Selbstakzeptanz für die eigenen Schwachstellen und Begrenzungen der Lebensgestaltung
Lerngeschichte	Lerngeschichte (Verhalten der Eltern)	Lerngeschichtliches Verständnis der motivationalen und emotionalen Auswirkungen elterlichen Verhaltens auf das kleine Kind
Kindliches Weltbild	Kindliches Bild der Welt: Frustrierendes bzw. traumatisierendes Elternverhalten wird ungeprüft auf die Erwachsenenwelt übertragen	Lernen, dass die Menschen im heutigen Erwachsenenleben meist anders reagieren als früher die Eltern dem Kind gegenüber
Kindliches Selbstbild	Kindliches Selbstbild (eigene Bedürfnisse, Erwartungen, Fertigkeiten)	Erkennen, wie sehr das heutige Selbstbild noch von kindlichen Bedürfnissen und Befürchtungen geprägt ist; deren Einfluss vermindern
Kindliche Grundannahmen	Kindliche Grundannahmen über das Funktionieren der Welt (Erfahrungen mit den Eltern)	Herausarbeiten der kindlichen Logik als Wenn-Dann-Beziehung zwischen Selbst und Welt
Überlebensregel	Überlebensregel (Was muss ich unbedingt tun, was darf ich auf keinen Fall tun, um von der sozialen Umwelt die zum emotionalen Überleben benötigten Reaktionen zu erhalten?)	Abschwächung oder Falsifikation der kindlichen Überlebensregel, sodass effizientes erwachsenes Sozialverhalten erlaubt ist
Dysfunktionale Verhaltens-stereotypien	Dysfunktionale Verhaltensstereotypien (habituelle Erlebens- und Reaktionstendenzen, die in der Kindheit funktionale Copingstrategien waren und jetzt im Erwachsenenalter in den meisten Situationen dysfunktional geworden sind – sie definieren die Persönlichkeit)	Reduktion der dysfunktionalen Verhaltenstendenzen (z. B. selbstunsicher, dependent, zwanghaft oder histrionisch)
Dauerdilemma	Dauerdilemma (Konflikt zwischen den Geboten und Verboten der Überlebensregel und meinen zentralen Wünschen und Bedürfnissen)	Vor- und Nachteile des alten Verhaltensstereotyps und des funktionalen Bewältigungsverhaltens abwägen, verantwortlich entscheiden

	Was ist gestört?	Das Therapieziel ist …
Reaktion/Symptom		
Primäre Emotion	Primäre Emotion, die die natürliche Antwort auf das problematische Ereignis der Lebenssituation S wäre (meist tabuisiert oder bedrohlich, z. B. Wut, Ärger, Trauer)	Die ursprüngliche Emotion wieder wahrnehmen, sie sich erlauben, ihre Funktion als Motivator von Copingverhalten erkennen und nutzen
Primärer Handlungsimpuls	Primärer Handlungsimpuls, der sich aus der primären Emotion ergeben würde a) inadäquat intensiver Impuls (unzivilisiert, daher allgemein sozial abgelehnt) b) adäquates Coping (wegen emotionaler Abhängigkeit zu bedrohlich)	Kognitive Kontrolle über den primären Handlungsimpuls erreichen: inadäquate Impulse ersetzen durch adäquate, effiziente Handlungskonzepte
Antizipation der Konsequenz	Antizipation der Konsequenz dieses primären Handlungsimpulses, die eine extreme Bedrohung des Organismus bzw. der Person bedeuten würde (Ablehnung, Zurückweisung)	Erkennen, dass die dysfunktionale Überlebensregel der Kindheit eine unrealistische Bedrohung vorhersagt (dass emotional nicht überlebt wird)
Gegensteuernde Gefühle	Gegensteuernde Gefühle (Angst, Scham, Schuldgefühle, Ekel), die verhindern sollen, dass der primäre Handlungsimpuls in eine Handlung umgesetzt wird	Den gegensteuernden Gefühlen (Angst, Scham, Schuldgefühle, Ekel) die verhaltenssteuernde Wirkung nehmen (Toleranzvergrößerung)
Vermeidung	Vermeidung: Unterdrückung des primären Handlungsimpulses	Das Vermeidungsverhalten bewusst beobachten und der Selbstkontrolle zugänglich machen: doch noch das funktionale Coping ausführen
Neue verhaltenssteuernde Gefühle	Neue verhaltenssteuernde Gefühle, die unmittelbar zu diskriminativen oder reflexhaft auslösenden Stimuli des Symptomverhaltens werden (z. B. Hilflosigkeit bei Depression, Angst beim Paniksyndrom)	Symptomatische Gefühle, die zeitlich unmittelbar dem Symptom vorausgehen, als konditionierte Symptomauslöser löschen
Symptom	Symptom als qualitativ neues Verhalten, das einerseits eine partielle Problemlösung in der auslösenden Situation bringt, andererseits aber auch nicht die Verbote und Gebote der Überlebensregel verletzt	Ein alternatives, mit dem Symptom unverträgliches Verhalten aufbauen (evtl. als Gegenkonditionierung)
Sekundäre Verhaltensweisen	Verhaltensweisen, die sekundär versuchen, die Auswirkungen des Symptoms abzumildern bzw. deren negat. Auswirkungen entgegenzusteuern	sekundäre Verhaltensweisen stoppen
Konsequenzen		
Vermeiden aversiver Konsequenzen	Vermeiden der aversiven Konsequenzen einer »gesunden« Copingreaktion, also autonomen selbstverantwortlichen Verhaltens, wie das Risiko der Ablehnung, des Unmutes	Die Angst vor Ablehnung und Unmut der anderen während des ›gesunden‹ Copingverhaltens aushalten können
Bewahren von Verstärkungen	Bewahren von Verstärkungen (Gratifikationen aus der Abhängigkeit von wichtigen Bezugspersonen und Beziehungen)	a) Weniger Verstärkung aus Abhängigkeit benötigen b) Diese Verstärkungen sich selbst holen können, bei wem ich sie holen will
Bestätigung der Selbst- und Weltsicht	Bestätigung der alten Selbst- und Weltsicht	Lernfähigkeit aufbauen, um alte Selbst- und Weltsichten durch ständig neue Erfahrungen realitätsgerecht verändern zu können und zu wollen
Positive Verstärkung durch die soziale Umwelt	Zusätzliche positive Verstärkung des Symptomverhaltens durch die soziale Umwelt	Erkennen, welchen Vorteil das Symptom für die soziale Umwelt bringt, um deren verstärkendes Verhalten identifizieren und löschen zu können

2.7.1.3 ZIELPRIORITÄTEN: Von den Detailzielen zum Globalziel

Die systematische Analyse der Störung führte uns über die definitorischen Details der Störung zu den individuellen Detailzielen: Mit 23 Zielen haben wir eine Datenvielfalt erhalten, die zwar dem individuellen Fall und seinem klinischen Syndrom gerecht wird, die aber zugleich der Datenreduktion bedarf. Hierzu bieten sich zwei verschiedene Wege an. Zum einen die bereits oben vorgeschlagene Zielformulierung innerhalb des SORK-Schemas, mit einem S-Ziel, einem O-Ziel, einem R-Ziel, einem Symptom-Ziel und einem K-Ziel. Zum anderen die völlig freie Prioritätensetzung, etwa indem bei jedem *Detailziel* zunächst seine *Wichtigkeit* beurteilt und dichotom entschieden wird:

eher wichtig/eher unwichtig.

Im zweiten Schritt wird eine *Rangordnung* der verbliebenen wichtigen, z. B. acht Detailziele gebildet. Der dritte Schritt ist die Bestimmung der *Zahl der endgültigen Ziele*, z. B. vier oder fünf. Dieses Vorgehen hat den Vorteil, dass das Ergebnis völlig dem individuellen Fallverständnis der TherapeutIn unter Würdigung des von ihr erarbeiteten Störungsmodells entspricht.

Der Nachteil dieses Vorgehens besteht darin, dass ihre subjektive Wertung vielleicht relevante Aspekte außer Acht lässt. Jede TherapeutIn hat ihre Vorlieben. Die eine arbeitet überwiegend kognitiv an einer Änderung der Organismusvariablen, die andere stellt ganz das Verhalten in den Mittelpunkt ihrer Arbeit. Beide vernachlässigen eventuell die Kontingenzen und Bedingungen menschlichen Verhaltens (die klassische Konditionierung und die Verstärkung). Auch wenn es schematisch erscheinen mag, hat die Bestimmung der Zielprioritäten innerhalb des SORK-Schemas große Vorteile. Es wird keine der vier Hauptvariablen der Störung außer Acht gelassen. Wenn als fünftes Ziel jeweils ein Symptomziel hinzugefügt wird, passiert es auch nicht, dass das Symptom links liegen bleibt. Denn das erste Ziel der PatientIn ist stets die Symptomlinderung. Selbst wenn ein Symptomziel nur der PatientIn zuliebe formuliert wird, besteht der Gewinn in der Regel doch darin, ihre Therapiemotivation für die übrigen Interventionen zu fördern oder überhaupt erst herzustellen.

Das SORK-Schema ist eine Grobgliederung der psychosozialen Homöostase des Menschen, darstellbar als ein kybernetischer Regelkreis (Sulz, 1987). Das kybernetische System besteht aus dem Menschen und seiner sozialen Umwelt. Den Regler dieses Systems haben wir als autonome Psyche benannt, da das resultierende Verhalten nicht auf einer bewussten Ebene willkürlich gesteuert wird, die instrumentelle Funktion des Verhaltens nicht bewusst intendiert ist. Für die lernpsychologisch fundierte Verhaltenstherapie ist dies eine Selbstverständlichkeit. Die kognitiv orientierten TherapeutInnen, die sich an eine kognitive Bewusstseinspsychologie anlehnen, laufen jedoch Gefahr, alles der willkürlichen Psyche, die durch bewusste Informationsverarbeitung und bewusst und willkürlich intendierte Reaktionen charakterisiert ist, zuzuschreiben. Wenn sowohl die systemische als auch die Selbstregulation des Menschen bei der Zielsetzung berücksichtigt werden soll, sind Zielsetzungen sowohl bezüglich der Situations- und Konsequenz-Variablen als auch bezüglich der Organismus- und Reaktionsvariablen hilfreich. Wer dies bisher nicht getan hat und es jetzt bei einigen PatientInnen ausprobiert, wird bald merken, welche Aspekte er bisher vernachlässigt hat.

Die Zielbestimmung innerhalb des SORK-Schemas kann folgendermaßen ablaufen:

a) Auswahl der beiden wichtigsten S-Ziele, der beiden wichtigsten O-Ziele, der beiden wichtigsten R-Ziele, der beiden wichtigsten K-Ziele
b) Auswahl der vier wichtigsten Ziele aus diesen acht verbliebenen Zielen
c) Wer möchte, kann auch eine Zwangsauswahl treffen, d. h. zu jeder Variablen des SORK-Schemas genau ein Ziel auswählen
d) Hinzufügen des Symptomziels

Bei Frau A. habe ich mich im ersten Schritt für folgende acht Ziele entschieden:

1. (S) Lebensbereiche aufbauen, die Eigenständigkeit ermöglichen (Lebensgestaltung)
2. (S) Eigene Wünsche nach Freiraum in der Partnerschaft durchsetzen (Beziehungsgestaltung)
3. (O) Neues Selbstbild: Ich kann mich heute selbst schützen.
4. (O) Falsifizierung der Überlebensregel
5. (R) Inadäquate Trennungsimpulse ersetzen durch effiziente interaktionelle Handlungskompetenz
6. (Symptom) Lernen, mit der Angst umzugehen
7. (K) Vermeidungsverhalten reduzieren – in der Situation bleiben

8. (K) Positive Verstärkung durch die soziale Umwelt für die alten Verhaltensmuster reduzieren

Im zweiten Schritt wählte ich folgende vier Ziele aus:

1. (S) Lebensbereiche aufbauen, die Eigenständigkeit ermöglichen (Lebensgestaltung)
2. (O) Falsifizierung der Überlebensregel
3. (R) Inadäquate Trennungsimpulse ersetzen durch effiziente interaktionelle Handlungskompetenz
4. (K) Vermeidungsverhalten reduzieren – in der Situation bleiben

Ich fügte als Symptomziel hinzu:

5. (Symptom) Lernen, mit der Angst umzugehen

Die fünf Ziele können anschließend noch bezüglich ihrer Priorität oder ihrer Reihenfolge in eine Rangreihe gebracht werden:

1. Lernen, mit der Angst umzugehen (Symptom)
2. Vermeidungsverhalten reduzieren – in der Situation bleiben (K)
3. Lebensbereiche aufbauen, die Eigenständigkeit ermöglichen (S)
4. Falsifizierung der Überlebensregel (O)
5. Inadäquate Trennungsimpulse ersetzen durch effiziente interaktionelle Handlungskompetenz (R)

Im Strategieteil des Therapieprotokollheftes (VDS 11; Sulz, 2012e) ist ein *Formblatt zur individuellen Zielanalyse* abgedruckt.

Ein letzter Schritt ist die *Formulierung eines Gesamtziels*, das notwendigerweise abstrakter ist. Wiederum ist eine ungewohnte geistige Disziplin erforderlich, wenn der Wechsel der Abstraktionsebenen nicht zur Diagnoseroutine gehört. Die beiden extremen Grundhaltungen sind dabei das Verlieren im Detail versus die eindimensionale vom Konkreten abgehobene und nicht operationalisierbare Zukunftsutopie. Das Gesamtziel wird einerseits mit Seitenblick auf das Spezifische des klinischen Syndroms (worauf kommt es bei Agoraphobie an?) und andererseits mit Blick auf den gesamten Menschen (worauf kommt es bei genau diesem Menschen an?) formuliert. Es ist eine Abstraktion und Verdichtung der vier Einzelziele. Bei Frau A. formulierte ich als Gesamtziel: »Durch neue Erfahrungen ein Selbstbild entwickeln, das gekennzeichnet ist durch die Fähigkeiten, sich selbst schützen und allein überleben zu können, sodass entsprechende Situationen keine Angst mehr auslösen und deshalb auch nicht mehr vermieden werden müssen.«

Damit lässt sich die Grundrichtung der Therapie immer wieder vor Augen führen. Die einzelnen Ziele erscheinen als Operationalisierungen des Gesamtziels, die immer wieder auf dieses bezogen werden können. Später wird diesem Gesamtziel eine Gesamtstrategie als abstrakte Formulierung des Therapieplanes entsprechen.

2.7.1.4 ZIELE DER THERAPEUTIN: Wo bleibt die PatientIn?

Obige Überlegungen zur Zielanalyse wurden zwischen den Sitzungen mit der Patientin Frau A. angestellt. In den Sitzungen lerne ich von der PatientIn, wie ihre subjektive Welt beschaffen ist, und erlebe sie in der Beziehung zu mir. In der nächsten Sitzung sage ich ihr, was ich bisher verstanden habe. Ausgehend von den für mich bestehenden Ungereimtheiten der letzten Stunde stellen wir weitere gemeinsame Betrachtungen ihrer subjektiven Welt an. Dabei kommen wir beide zu einem immer weiterführenden Verständnis ihres Selbst-Welt-Systems. Die PatientIn bestätigt die vermutliche Richtigkeit meiner Hypothesen, die sich zu einer Theorie über sie und sihre Welt zusammenfügen. Sie versteht sich besser und fühlt sich verstanden. Manchmal scheint es, dass die diagnostischen Sitzungen die wichtigsten Stunden der Therapie sind. Diese Art des diagnostischen Vorgehens verbindet eine umfassende Diagnostik mit dem Aufbau einer stabilen emotionalen Beziehung, die rasch tragfähig genug wird, um die psychischen Belastungen einer intensiven Psychotherapie aufzufangen.

Mit der Kommunikation des individuellen Störungsmodells ist auch der Dialog über die daraus abzuleitenden Therapieziele verbunden. Hier stockt das gemeinsame Verstehen. Niemals ist zu hören: »Ja, genau das will ich!« Höchstens das etwas reserviertere »Was kann ich tun, um das zu erreichen?« und nicht selten »Was kann ich tun, um das zu wollen?«. Dies bedeutet nicht, dass der PatientIn die affektive Einsicht in unsere gemeinsame Störungsdefinition fehlt. Sie spürt aber, dass sie sich innerlich sträubt, die Nachteile der Zielerreichung in Kauf zu nehmen und die Vorteile des Ist-Zustands aufzugeben. Wenn dem nicht so wäre, hätte es keiner Symptombildung bedurft!

Hier wird die gemeinsame Zielanalyse zu einer therapeutischen Intervention, die dem Vermitteln von Problemlösestrategien dient. Die *affektive Bedeutung* der jeweiligen Zielerreichung, d. h. der emotionalen Verluste oder Gefahren, versucht die PatientIn in unserem Gespräch zu erspüren. Die *Wahrnehmung der Gefühle*, die eintreten, wenn sich das Leben im Sinne der Zielerreichung geändert hat, ist nur möglich, wenn aus der sprachlichen Zielformulierung ein Bild bzw. eine Szene entsteht. Die auftretenden Gefühle sind nicht Selbstzweck, sondern ein notwendiges Mittel um die affektive Bedeutung herausarbeiten zu können. Bleiben PatientIn und TherapeutIn in einem sprachlich-kognitiven Dialog, so gelingt es der PatientIn nicht, die wirkliche Bedeutung des Ziels bewusst zu erfassen.

Es tritt Angst (vor Veränderung) oder Trauer (in Antizipation des Verlustes) auf. Es ist hier eine große Hilfe, eine therapeutisch eingeleitete Imagination der Zielerreichung herzustellen. Erst danach sollte wieder zur kognitiv-sprachlichen Ebene der Zielbewertung zurückgekehrt werden.

Die *von der PatientIn selbst genannten Ziele* werden ebenfalls gemeinsam untersucht und bewertet. Sie werden allerdings dahingehend bewertet, ob sie Entwicklungsziele (progressive Ziele) oder »nostalgische« (regressive) Ziele sind. Die progressiven Ziele werden mit obigen parallelisiert und das TherapeutInnenziel durch das bedeutungsgleiche PatientInnenziel ausgetauscht.

Die *regressiven Ziele der PatientIn* bedürfen ganz besonderer Beachtung, denn sie bestimmen den *Widerstand* gegen die therapeutischen Versuche, die progressiven Ziele zu erreichen. Es wäre falsch, die PatientIn »zur Vernunft« oder zur gefügigen Anpassung an die Entwicklungsziele zu bringen. Das verbale Ausformulieren, das Bedenken und Aufzählen der Vor- und Nachteile, das Imaginieren der Zielerreichung mit dem Erleben der dabei auftretenden Gefühle, die die affektive Bedeutung des Ziels signalisieren, ist unbedingt notwendig. Hier wird die Zielanalyse zur »Ziel- und Widerstandsanalyse«.

Ich schließe eine *Exploration der Bedürfnisse* an. Nach einer freien Aufzählung der Bedürfnisse gebe ich einen Bedürfnisfragebogen zum Ausfüllen (VDS27). Die regressiven Ziele lasse ich so auf die zentralen zwischenmenschlichen und selbstbezogenen Bedürfnisse zurückführen. Die PatientIn kann auf diese Weise die kognitive Ebene verlassen, die zwar – die Fähigkeiten der willkürlichen Psyche nutzend – hilft, eine effektive therapeutische Änderung in Gang zu setzen. Aber nicht die willkürliche Psyche beherbergt die wichtigen lerngeschichtlichen Erfahrungen der Kindheit, sondern die autonome Psyche. Diese wird erreicht über das *Wahrnehmen der Bedürfnisse*. Der PatientIn sollte im Gespräch Raum gegeben und der Weg bereitet werden, wirklich zu spüren, was sie braucht, nicht nur zu denken, dass sie es braucht.

Es zeigen sich überwiegend zwei Arten des Widerstands:

1) der absolute Vorrang von Abhängigkeitsbedürfnissen gegenüber Autonomiebedürfnissen,
2) die Befürchtung, die Autonomiebedürfnisse nicht mehr befriedigen zu können und wieder in Abhängigkeit zu geraten.

Mit dem Wahrnehmen und Spüren des Bedürfnisses kommt auch die Erinnerung an die *Geschichte dieses Bedürfnisses*, an das Unglück des Kindes, dem die Befriedigung dieses Bedürfnisses vorenthalten wurde oder das auf die Befriedigung verzichten musste, weil sonst sein emotionales Überleben gefährdet gewesen wäre.

Dafür müssen PatientIn und TherapeutIn gemeinsam *Empathie für den bedürftigen Menschen* aufbringen. Es wäre eine falsch verstandene Zielorientierung, den Istzustand abzuwerten oder der PatientIn das Recht dazu abzusprechen, Probleme zu haben. Ebenso wichtig wie die Empathie der TherapeutIn ist die *Empathie der*

PatientIn für das bedürftige Kind und für den bedürftig gebliebenen Erwachsenen. Wenn ihr Therapie als Entwicklung vermittelt wird, so kann auch verdeutlicht werden, dass Verständnis und Wohlwollen einen besseren Boden für Entwicklung und Wachstum bereiten als Ablehnung und Selbstkritik. Zur therapeutischen Zielorientierung gehört die *Akzeptanz des Ist-Zustandes*, die bei der PatientIn einer Selbstakzeptanz entspräche. Wir können allerdings nicht erwarten, dass die PatientIn schon zu Beginn der Therapie ausreichend *Selbstakzeptanz* aufbringt, müssen also ihre fehlende Akzeptanz akzeptieren. Die TherapeutIn hat hier eine wichtige Modellfunktion, die sie erfüllt, wenn sie immer wieder Verständnis und Akzeptanz für den Istzustand deutlich ausspricht. Wir halten fest, dass Selbstakzeptanz in unserer Definition der Zielorientierung implizit enthalten ist. Widerstand können wir vorläufig als fehlende Kongruenz der TherapeutInnenziele und der PatientInnenziele definieren. Ein wesentlicher Bestandteil der Zielanalyse ist die Benennung und Würdigung der regressiven (»antitherapeutischen«) Ziele der PatientIn. Die affektive Entscheidung gegen die Beibehaltung eines regressiven Ziels ist bereits Therapie, ebenso wie die Entscheidung für ein progressives Ziel.

Erst beides zusammen stellt die *Bereitschaft zur Entwicklung* her. Im therapeutischen Gespräch muss wiederum der PatientIn Zeit und Raum gegeben werden, sich kognitiv und affektiv die Bedeutung der Zielerreichung zu vergegenwärtigen. Ihre Entscheidung hat nur dann therapeutischen Stellenwert, wenn sie das Ziel gefühlhaft erspüren kann. Und ihre Entscheidung ist nur dann eine Entscheidung, wenn sie aus diesem Fühlen heraus die Frage »Wollen Sie das wirklich?« mit ja beantwortet. Die TherapeutIn wiederum muss sich vergegenwärtigen, dass die Zielentscheidung der PatientIn im Bewusstsein der Verletzung ihrer alten Überlebensregel getroffen wird, dass sie also spürt, dass es um ihr emotionales Überleben geht und dass sie sich bereit erklärt, ein Wagnis einzugehen, das mit einem für sie unabwägbaren Risiko behaftet ist. Nur die Verfügbarkeit der TherapeutIn und nur das Vertrauen auf die therapeutische Beziehung helfen ihr, das Ziel zu bejahen.

2.7.1.5 ZIELERWARTUNGEN: Die Richtung stimmt, aber wie weit geht die Reise?

Sowohl die vom Modell abgeleiteten als auch die den Fantasien der PatientIn entspringenden Zielformulierungen klingen nicht selten paradiesisch. So, als wollte und könnte man ein absolutes Maximum erreichen. Bleibt es dabei, so baut die PatientIn entweder zu hohe Erwartungen auf und die Ernüchterung im Laufe der Therapie führt zum großen Rückfall in das Symptomverhalten. Oder das hohe und hehre Ziel erscheint von Anfang an als nicht zu bewältigender Berg: »Das schaffe ich nie!«

Wir müssen uns deshalb vor Augen führen, dass unsere bisherigen Zielformulierungen lediglich *Zielrichtungen* angegeben haben, wie ein Wegweiser ohne Kilometerangabe. Wie weit wir in diese Richtung gehen wollen, bleibt damit ungeklärt. Diese Unklarheit führt dazu, dass PatientIn und TherapeutIn ganz verschiedene Zielvorstellungen entwickeln und dies mangels Kommunikation zu spät merken. Die PatientIn meint vielleicht, es seien zwei Kilometer Weg zurückzulegen, die TherapeutIn geht von zwanzig Kilometern aus. Die TherapeutIn wundert sich über die langsamen und kleinen Schritte der PatientIn und wieder denkt sie an Widerstand.

Hier ist eine gemeinsame Festlegung der *konkreten Zielerwartungen* hilfreich. Im therapeutischen Kontext bietet sich hierzu die *Zielerreichungsskalierung* (Goal-Attainment-Scaling GAS) nach Kiresuk und Sherman (1968) an. Sie wurde in Verbindung mit der strategischen Therapieplanung der Verhaltenstherapie u. a. von Sulz (2015a, S. 235f.) beschrieben.

> »Der Grad der Zielerreichung am Therapieende wird für jedes Ziel auf einer 5-stufigen Skala eingeschätzt:
>
> –2 = Das Ergebnis der Therapie ist *sehr viel schlechter* als erwartet
>
> –1 = Das Ergebnis der Therapie ist *schlechter* als erwartet
>
> 0 = Das Ergebnis der Therapie ist *wie erwartet*
>
> +1 = Das Ergebnis der Therapie ist *besser* als erwartet
>
> +2 = Das Ergebnis der Therapie ist *sehr viel besser* als erwartet

> Der mittlere Skalenwert Null entspricht demnach dem, was in den Augen der TherapeutIn und des Patienten am wahrscheinlichsten zu erreichen sein wird. Schlechtere und bessere Ergebnisse als dieses halten sie für weniger wahrscheinlich. In diese Skalierung geht sowohl die klinische Erfahrung des Therapeuten, als auch ihre Beurteilung des individuellen Falles ein, hängt also sehr von der Person der TherapeutIn und des Patienten ab. Auch die Auswahl der 4 oder 5 wichtigsten Therapieziele (bei einer Kurzzeittherapie wären es nur 1 oder 2 Ziele) ist das Ergebnis der Wechselwirkung der Patient- und Therapeutenvariablen. Die Störungsmodelle des VDS-Systems liefern eine Vielzahl von Zielformulierungen.
>
> Die Operationalisierung der 5 Zielerreichungsstufen je Therapieziel fällt VerhaltenstherapeutInnen sehr viel leichter als TherapeutInnen anderer Psychotherapierichtungen. Deshalb ist der zusätzliche Aufwand zur Zielanalyse der Verhaltenstherapie so gering, dass eine routinemäßige Verwendung möglich ist« (aus Sulz, 2015a, S. 187).

Ein Formblatt »*Kriterien der Zielerreichung (Erwartung)*« zur Verwendung bei eigenen PatientInnen befindet sich bei Sulz (2015a) und im Strategieteil des Therapieprotokollheftes (VDS 11; Sulz, 2012e).

Bei einem depressiven Patienten wurde der Zustand zu Beginn der Therapie für jede Zieldimension beschrieben: Er zog sich sozial zurück, war passiv, konnte aus Angst und Schuldgefühlen heraus seine eigenen Interessen nicht vertreten, schrieb sich die Schuld für Misserfolge zu, während er Erfolge nicht sah oder dem Zufall zuschrieb. Es kam zu keinerlei selbstverstärkenden, bestätigenden oder anerkennenden inneren Dialogen oder Handlungen.

Patient und TherapeutIn einigten sich darauf, dass realistischerweise bezüglich Ziel 1 zu erwarten sei (Zielerreichung Stufe 0), dass er wieder zur Arbeit gehe, wieder soziale Kontakte aufnehme und pflege und diese positiv erlebe.

Bezüglich Ziel 2 erwarteten beide das Äußern von Bedürfnissen und Gefühlen und das Durchsetzen von eigenen Interessen, allerdings noch begleitet von Gefühlen der Unsicherheit, Angst und schlechtem Gewissen. Bei Ziel 3 einigten sie sich auf die Erwartung, die Verursachung von Erfolgen und Misserfolgen zwar schon kognitiv richtig zuordnen zu können, aber dies gefühlsmäßig noch nicht bejahen zu können. Ähnlich auch bei Ziel 4 der kognitive und handelnde Einsatz von Selbstverstärkung, ohne bereits gefühlsmäßig ganz dahinter stehen zu können. In der Regel entsprechen diese Erwartungen einer 75-prozentigen Zielerreichung. Stufe +1 (besser als erwartet) entspricht 100 Prozent und Stufe +2 wäre eine »traumhafte« Entwicklung.

Einige PatientInnen stellen auch in der Therapie so hohe Ansprüche an sich, dass sie zur Selbstakzeptanz erst dann bereit sind, wenn sie das Traumziel erreicht haben. Abgesehen davon, dass die TherapeutIn in ihrer eigenen Persönlichkeitsentwicklung bei den meisten Zielen auch nicht auf Stufe +2 steht, ist bei diesen PatientInnen die Arbeit an konsensfähigen Zielerwartungen eine wichtige therapeutische Intervention. Die kognitiven Schemata einer solchen PatientIn bedürfen der Akkommodation, sonst missbraucht sie die Therapie zur Assimilation der Therapieergebnisse an ihre überzogenen Schemata, d. h., in dieser Hinsicht hat keine Therapie stattgefunden. Die Akkommodation bedarf weniger der kognitiven Intervention. Primär geht es um die Akkommodation der affektiven Bedeutung der verschiedenen Zielerreichungsstufen. Diese PatientInnen wenden noch die dichotome Alles-oder-nichts-Denkweise auf ihre Selbstbewertung an: »Nur wenn ich das Idealziel ganz erreiche, bin ich ein wertvoller Mensch.«

Wieder stoßen wir auf die kindliche Überlebensregel des Menschen, die ihm verbietet, nicht ideal zu sein, wenn ihm sein emotionales Überleben lieb ist. Wieder geht es um das Infragestellen dieser Überlebensregel als einer in der Kindheit zwar zutreffenden Regel, im Erwachsenenalter jedoch ungeprüften und unbewiesenen Hypothese. Und es geht um das Abschiednehmen von dem durch die Überlebensregel vorgegebenen Weg, der zur Erfüllung der Sehnsüchte und Wünsche der Kindheit hinführen sollte. Der Abschied vom bisherigen Weg kommt teils vorläufig, teils endgültig dem Abschied von der Wunscherfüllung gleich. Dies führt zu Trauer und Schmerz. Die TherapeutIn sollte nicht versäumen, der PatientIn die »hautnahe« Wahrnehmung dieser Gefühle zu ermöglichen. Erst Trauern und Abschiednehmen ermöglicht es, die affektive Bedeutung (d. h. das affektiv-kognitive Schema) zu akkommodieren und eine neue Zielerwartung aufzubauen.

Nicht selten ist eine so durchgeführte Zielanalyse im Sinne des therapeutischen Problemlöseparadigmas schon die halbe Therapie. Das Problembewusstsein ist hergestellt, die Therapiemotivation ist aufgebaut und die therapeutische Beziehung ist entstanden.

Trotzdem muss der Weg zum Ziel beschritten werden, dies bedeutet Weggehen vom alten, vertrauten Ort, Betreten des fremden Neulands. Und es gibt zwar das Ziel, aber nicht den Weg. Viele Wege führen nach Rom. Doch nur Entwicklung führt zu Wachstum.

2.7.2 Allgemeine Zieltaxonomien

Neben der oben dargestellten idiografischen Zielanalyse, die sich ausschließlich aus dem individuellen Menschen mit seinem nur durch Symptombildung lösbaren Lebensproblem, seiner Lebenssituation und seiner Lerngeschichte ergibt, können und sollten wir allgemeine Ziele in Erwägung ziehen, die sich aus unseren Vorstellungen von Gesundheit und Wachstum oder aus therapieprozessimmanenten Teilzielen ergeben. Wir können Therapieziele in dreifacher Hinsicht erkunden:

a) inhaltliche störungsbezogene Ziele (idiografisch)
b) prozessuale Ziele (20 Schritte der Therapie)
c) vom gesunden Menschen ausgehende Ressourcenziele

In Bezug auf a) waren dies die oben erarbeiteten individuellen problem- und defizitorientierten Ziele, die sich ganz aus den Problemen der einzelnen PatientIn ergaben.

2.7.2.1 Prozessuale Etappenziele

Zu b) können wir die 20 Etappen des Therapieprozesses als Teilziele formulieren. Prozessuale Etappenziele entsprechen den 20 Schritten der Therapie (Sulz, 2005a, b, c, 2007a, 2011a):

1. Aufbau von Hoffnung und Glauben (Erwartung von Therapieerfolg)
2. Aufbau einer förderlichen Beziehung, Bedürfnisbefriedigung mit dem Ziel des Wohlbefindens und des Freisetzens von Ressourcen
3. Aufbau von Therapiemotivation
4. Herstellen tiefer emotionaler Erfahrung (Exposition)
5. Korrektur der emotional-kognitiven Bewertungen
6. Herstellen von Akzeptanz
7. Ressourcenmobilisierung
8. Herstellen einer Änderungsentscheidung
9. Fördern von Loslassen des Alten, Trauer
10. Bewältigung der Angst vor Veränderung und vor Neuem
11. Veränderung des Verhaltens und Erlebens
12. Erfahrung von Selbsteffizienz
13. Umgang mit Niederlagen
14. Automatisierung des neuen Verhaltens und Erlebens
15. Generalisierung des neuen Verhaltens und Erlebens
16. Selbstmanagement des Verhaltens und Erlebens
17. Bahnung weiterer Selbstentwicklung
18. Vorbereiten auf Abschied, Beenden der Therapie
19. Vorbereiten auf die Zeit nach der Therapie (die ersten Monate)
20. Vorbereiten auf die Zukunft

2.7.2.2 Salutogenetische ressourcenorientierte Therapieziele

Zu c) können wir eine Zieltaxonomie des gesunden Menschen formulieren (aus Sulz, 2014a, S. 54–56):

Wir können im Sinne von Kanfer (2000) dazu zunächst ein *Modell einer gesunden Selbstregulation (Homöostase und Homödynamik)* definieren. Es beinhaltet:

- Angeborene Ausstattung & Lernerfahrungen
- Befähigung zum Beginn eines eigenständigen Lebens

- Als offenes System werden aufgrund neuer Erfahrungen laufend neue Handlungsmaximen entworfen und geprüft
- Wissensspeicher und Fähigkeitsrepertoire wächst laufend
- Veraltetes Wissen wird überschrieben, untaugliches Handlungsrepertoire ersetzt
- Sollwerte werden laufend den aktuellen Notwendigkeiten angepasst
- Dabei wird auf die nötige Stabilität zur Identitätswahrung geachtet
- Veränderung und Bewahren halten sich die Waage

Wir können die geistige Dimension im Sinne von Viktor Frankl (1997) hinzunehmen. Für ihn ist Selbsttranszendenz ein Zeichen psychischer Gesundheit: sich selbst vergessend der Welt zuwenden; statt immer um sich, seine Bedürfnisse und Nöte kreisend, aus sich heraus treten und die Aufmerksamkeit ganz auf Menschen, Aufgaben, die Welt lenken. Es ist eine Antwort auf die Sinnfrage: Was erwartet mein Leben jetzt von mir?

So können wir uns nach der *impliziten Strategie der gesunden Psyche* fragen:

Strategie der Psyche – wo will sie hin?

- Die Welt erkunden, das Leben gestalten

Strategie der Beziehung – wozu dient sie?

Gegenseitig:

- Heimat, Liebe, Unterstützung, Sicherheit, Limitierung, Austausch, …

Strategie der Entwicklung – wohin geht der Weg?

- Begabungen und Erfahrungen verbinden zu einer höheren Stufe des körperlichen, emotionalen, kognitiven, interpersonellen und spirituellen Seins
- von der Bedürfnis- zur Wertorientierung – s. u.
- von der Abhängigkeit zur Autonomie (Freiheit und Verantwortlichkeit)
- vom egozentrischen zum sozialen Wesen
- von der Subjektivität zur Selbsttranszendenz
- von der Privatheit zur Erkenntnis, gebraucht zu sein

Wir fragen weiter: *Wie ist ein gesunder Mensch?*

Er hat die

- Fähigkeit zur Emotionsregulation
- Fähigkeit zur Selbstwahrnehmung
- Fähigkeit zur Selbststeuerung
- Fähigkeit zur sozialen Wahrnehmung
- Fähigkeit zur Kommunikation
- Fähigkeit zur Abgrenzung
- Fähigkeit zur Bindung
- Fähigkeit zum Umgang mit Beziehungen
- Fähigkeit, sich aus einer zu Ende gegangenen Bindung lösen zu können
- Fähigkeit zur Utilisierung von Ressourcen (Begabungen, Kenntnisse, Kreativität, soziales Umfeld)
- Fähigkeit zur Bewältigung krisenhafter Situationen
- Leidenskapazität
- Fähigkeit zur Selbsttranszendenz

Und schließlich die Frage: *Was macht ein gesunder Mensch?*

- Er wendet sich neugierig dem Leben und der Welt zu
- Er lernt begierig, eignet sich Wissen an
- Er eignet sich Fähigkeiten an
- Er reflektiert das Geschehen in der Welt
- Er gestaltet berufliche Projekte
- Er ist musisch und künstlerisch aktiv, rezipiert Kunst und Kultur
- Er besucht die Natur
- Er ist körperlich aktiv
- Er sucht und hat fruchtbare Begegnungen
- Er beginnt und pflegt Beziehungen
- Er geht eine Partnerschaft ein und bewahrt eine dauerhafte liebevolle Beziehung
- Er gründet eine Familie und gibt seinen Kindern, was sie brauchen
- Er stellt sich bewusst der Vergänglichkeit des Lebens und dem Tod (setzt sich mit spirituellen Fragen auseinander)

Um das tun zu können, *braucht ein gesunder Mensch eine Welt,* die ihm das ermöglicht:

- Eingebunden sein in ein stabiles privates Umfeld
- Eingebunden sein in ein stabiles berufliches Umfeld
- Das Gefühl der sinnerfüllten Herausforderung im privaten und beruflichen Umfeld
- Reale Chancen zur Reduktion pathogener Umweltfaktoren

- Reale Chancen zur Entwicklung einer positiven Lebensperspektive

Diese Faktoren können mit dem VDS38-Ressourcen-Defizit-Rating RDR des VDS-Systems erfasst werden (Sulz, 2008a; vgl. auch Graßl, 2013; Hoy, 2014).

Weiterführende Literatur

Sulz, S. K. D. (2015a). Verhaltensdiagnostik und Fallkonzeption. Verhaltensanalyse – Zielanalyse – Therapieplan-Bericht an den Gutachter (6. Auflage). CIP-Medien.

2.8 Der Behandlungsplan: Viele Wege führen nach Rom

Zur Therapieplanung schreibt Sulz (2015a, S. 147):

> »Therapiestudien weisen immer wieder darauf hin, dass die Erwartungen des Patienten an die geplante Therapie prognostisch sehr bedeutsam sind. Bleiben sie unberücksichtigt, so kann das, was in der Therapie geschieht, sich zunehmend von den Heilserwartungen des Patienten entfernen, und der Therapeut sieht sich unüberwindbar werdenden Widerständen gegenüber. Wenn er deren Funktion ebenfalls nicht versteht, kommt es zum Therapieabbruch. Deshalb ist es wichtig, die Erwartungshaltung des Patienten ausführlich zu explorieren und einerseits ihm das mögliche Entgegenkommen im therapeutischen Angebot zu erläutern, d. h. zu klären, inwiefern es dem Therapeuten möglich ist, den Patienten dort abzuholen, wo er sich mit seiner gegenwärtigen Änderungsbereitschaft gerade befindet. Reicht die Brücke, die der Therapeut zum Patienten bilden kann, nicht aus, ist es für den Patienten besser, die Therapie nicht zu beginnen, als einen vorhersehbaren Misserfolg der Behandlung den bisherigen belastenden Erfahrungen hinzuzufügen. Informationen über das Wesen der Psychotherapie, über die Rollenverteilungen und die Aufgaben, die Patient und Therapeut jeweils zu erfüllen haben, müssen dem Patienten hier in so großem Ausmaß vermittelt werden, dass er sich für oder gegen das Unterfangen einer Psychotherapie oder das Zusammenarbeiten mit gerade diesem Psychotherapeuten entscheiden kann – sofern ihm sein Befinden noch solche Freiheiten lässt.«

2.8.1 THERAPEUTISCHE STRATEGIEN: Welche Wege wie begehen?

Wenn die PatientIn sich tatsächlich dazu entschlossen hat, die definierten Therapieziele wirklich erreichen zu wollen, wenn sich also in ihr der Antrieb regt, dorthin gelangen zu wollen, so entwickelt sie auch genügend Kreativität und Ideenreichtum, um begehbare Wege zum Ziel zu erfinden.

Der Begriff der Zielorientierung beinhaltet eine motivationale Komponente: Die Therapiemotivation ist definitorischer Bestandteil der Zielorientierung. Dies bedeutet, dass sich die

Behandlungsplan – Auswahl von Interventionen

Um zwischen verschiedenen Therapie-Interventionen auswählen zu können, müssen Sie diese natürlich kennen (inkl. Indikation und Vorgehen).

Bei störungsspezifischen Interventionen ist es einfach. Sie wenden einfach die Interventionen an, die z. B. in den Leitlinien für eine Störung stehen oder in einer störungsspezifischen Monografie. Störungsspezifische Interventionen für die häufigsten Störungen finden Sie in Kapitel 3.

Sie brauchen aber immer störungsunspezifische Interventionen, die sich nicht nach dem Symptom, sondern nach Ihrem Ziel im Bereich des Handelns, Denkens und Fühlens richten.

Deshalb ist es am einfachsten, wenn Sie zu jedem häufigen Therapieziel eine oder zwei Therapieinterventionen kennen.

Die wichtigsten Therapie-Interventionen finden sie in 2.8.3, in Kapitel 4 werden sie außerdem ausführlich beschrieben.

Eine vollständige Sammlung verhaltenstherapeutischer Interventionen finden Sie im Verhaltenstherapie-Manual von Linden und Hautzinger (2011).

Blickrichtung von der Problemorientierung (ich weiß nicht, was zu tun ist) zur Zielorientierung (ich will dorthin) geändert hat. Damit ist die Voraussetzung dafür geschaffen, dass der Mensch frei wird, die Ressourcen seiner autonomen Psyche auszuschöpfen (Kreativität, Intuition) und die Fähigkeiten seiner willkürlichen Psyche einzusetzen (Intelligenz, Produktivität, Effizienz).

Der Weg vom Problem zum Ziel wird zum Instrument eines zweckbestimmten Handelns oder zum operanten Verhalten, das durch Hoffnung auf Erfolg und durch positive Verstärkung gesteuert wird. Natürlich wird die PatientIn ihren Behandlungsplan nicht ohne Zutun der TherapeutIn aufstellen. Aber sie findet Antworten auf die Frage, was getan werden kann, um ein Ziel zu erreichen.

DER BEHANDLUNGSPLAN – Dreierschritt
Störung – Ziel – Therapie allgemein

Wir haben die vier Störungsbereiche S, O, R und C des SORKC-Schemas. Wir haben für jeden Störungsbereich ein Ziel formuliert. Und wir können nun überlegen, mit welcher Therapie-Intervention wir dieses Ziel erreichen können und wollen.

	STÖRUNG	ZIEL	THERAPIE
S	1. die symptomauslösende **Lebenssituation**	1. Funktionaler Umgang mit der Problemsituation	1. z. B. Stressbewältigungstraining
O	2. die **Person** (Organismus)	2. Modifikation zentraler Verstärkungen und Vermeidungen	2. z. B. empirische Hypothesenprüfung
R	3a. die **Reaktions**kette bis zum **3b. Symptom**	3a. Verhaltensoptimierung, 3b. Symptomreduktion	3a. Kompetenztraining 3b. Symptomtherapie z. B. Exposition
K **C**	4. die **Konsequenzen** und Effekte des Symptoms	4. Modifikation der Kontingenzen d. Verhaltens	4. z. B. Selbstbehauptungstraining

Abbildung 2.8.1: Der Behandlungsplan – Dreierschritt: Störung – Ziel – Therapie allgemein (aus Sulz, 2012a, S. 35)

Wie dies im therapeutischen Kontext umgesetzt werden kann, weiß die TherapeutIn hinzuzufügen und vorzuschlagen. Dabei müssen spezielle Interventionstechniken im Sinne von Verhaltensexperimenten nur dann vorgeschlagen werden, wenn die eigenen Möglichkeiten der PatientIn nicht ausreichen oder unökonomisch sind.

2.8.1.1 Vom SORKC-Schema ausgehende Ziele und Interventionsstrategien

Begeben wir uns zunächst jedoch wieder auf die Metaebene der theoriegeleiteten strategischen Therapieplanung. Der dritte Schritt zur effizienten Psychotherapie ist, nach der

- individuellen Bedingungsanalyse und der
- systematischen Zielanalyse, die
- *strategische Therapieplanung.*

Mit dieser zweidimensionalen Betrachtung erhalten wir eine Acht-Felder-Tafel wie in Abb. 2.8.1.

Die vier Hauptvariablen des SORKC-Modells führen zu vier *Hauptstrategien* (im Beispiel von Frau A. wurden für R zwei Strategien (zusätzlich eine für das Symptom) formuliert):

1) (S) Selbstkontrolliertes Aufsuchen aller bisher vermiedenen Situationen (zum Abbau des Vermeidungsverhaltens)
2) (O) Empirische Hypothesenprüfung nach Beck (zur Falsifizierung der alten Überlebensregel)
3a) (R) Kommunikationstraining (aktives Konfliktlösen statt Trennen)
3b) (Symptom) Angstexposition, um zu lernen, mit der Angst umzugehen (zur Angstreduktion)
4) (C) Aktivitätenplanung: Unternehmungen ohne den Mann (zur Veränderung des Selbst- und Weltbilds)

Für jede dieser Hauptstrategien lassen sich – ausgehend von der allgemeinen kognitiven Entwicklungstheorie psychischer Störungen – von kognitiver und verhaltenstherapeutischer Seite Detailstrategien vorschlagen, die wiederum durch Interventionen individuell praktisch umgesetzt werden können: Tab. 2.8.1 zeigt die Detailstrategien, die hier nur probatorischen beispielhaften Charakter haben sollen. Sie sind nicht als immanenter Bestandteil der in diesem Buch vorgestellten Theorie zu sehen. Vielmehr spiegeln sie einerseits derzeitige kognitive und verhaltenstherapeutische Praxis wider, andererseits die Offenbarung des momentanen Standes meiner bevorzugten therapeutischen Schwerpunktsetzungen, insgesamt also die subjektive Konstruktion meines therapeutischen Selbst-Welt-Systems. Da ich mich in kontinuierlicher Entwicklung befindlich sehe, ist dieser Ansatz als Momentaufnahme im dialektischen Prozess der Assimilation und Akkommodation der Bedeutungsentwicklung im Sinne Piagets und Kegans zu verstehen.

Da die Zielanalyse bereits zu einer Selektion von fünf Detailzielen geführt hat, ist nun kein Auswahlprozess mehr erforderlich.

Sie übernehmen einfach aus Tab. 2.8.1 die Interventionen, die in der ausgewählten Zeile in der rechten Spalte stehen.

Tabelle 2.8.1: Von der Störung zu Ziel und Therapie (allgemeines Modell für alle Störungen)

	Was ist gestört?	**Das Therapieziel ist ...**	**Die Therapie wird sein ...**
Die Situation			
Pathogene Lebensgestaltung	Auf welche Weise wird das übrige Leben so gestaltet, dass es unbefriedigend sein oder bleiben bzw. scheitern muss?	Mehrere erfüllende Lebensbereiche aufbauen (Beruf, Hobbys, Freundeskreis, Partnerschaft & Familie)	Planerisches Problemlösen (z. B. in Sulz, 1987, Psychotherapie in der klinischen Psychiatrie)
Pathogene Beziehungsgestaltung	Auf welche Weise wird in den aktuellen intimen und näheren Beziehungen mit den anderen Menschen so umgegangen, dass diese Beziehungen unbefriedigend werden oder scheitern müssen?	In Beziehungen emotional offen sein, eigene Bedürfnisse äußern, sich den nötigen Freiraum schaffen, dabei die Interessen der anderen berücksichtigen	Training der Wahrnehmung und Kommunikation von Gefühlen und Bedürfnissen, des Führens von Konfliktgesprächen
Auslösende Lebenssituation	Welche konkreten Ereignisse im letzten Jahr bzw. welche größeren Veränderungen im Leben der letzten zwei Jahre führten zur Symptombildung und damit zur Auslösung der psychischen Erkrankung? Welches Problem konnte nicht anders als durch Symptombildung gelöst werden? – Bei Persönlichkeitsstörungen ist hiermit diejenige, ohne fremde Hilfe nicht mehr zu bewältigende Lebenssituation gemeint, die den Leidensdruck so groß machte, dass Psychotherapie begonnen wurde	Künftig in der symptomauslösenden Problemsituation effiziente Bewältigungsstrategien verfügbar haben, sodass die Symptombildung verzichtbar wird	Vermittlung von Stressbewältigungsstrategien, Training sozialer Kompetenz, Vermittlung von Problemlösestrategien
Die Person			
Angeborene Disposition	Angeborene Disposition körperlicher oder psychischer Art, die anfällig für die Symptombildung macht	Aufbau von Selbstakzeptanz für die eigenen Schwachstellen und Begrenzungen der Lebensgestaltung	Affektiv-Kognitive Umstrukturierung des Ideal-Selbstbildes (Reduktion der Ist-Ideal-Diskrepanz)
Lerngeschichte	Verhalten der Eltern	Lerngeschichtliches Verständnis der motivationalen und emotionalen Auswirkungen elterlichen Verhaltens auf das kleine Kind	Bedingungsanalytische Gespräche
Kindliches Weltbild	Frustrierendes bzw. traumatisierendes Elternverhalten wird ungeprüft auf die Erwachsenenwelt übertragen	Lernen, dass die Menschen im heutigen Erwachsenenleben meist anders reagieren als früher die Eltern dem Kind gegenüber	Training sozialer Wahrnehmung

	Was ist gestört?	Das Therapieziel ist …	Die Therapie wird sein …
Kindliches Selbstbild	Eigene Bedürfnisse, Erwartungen, Fertigkeiten	Erkennen, wie sehr das heutige Selbstbild noch von kindlichen Bedürfnissen und Befürchtungen geprägt ist; deren Einfluss vermindern	Selbstkontrollstrategien mit gezielter Selbstbeobachtung und Selbstbewertung
Kindliche Grundannahmen	Kindliche Grundannahmen über das Funktionieren der Welt (Erfahrungen mit den Eltern)	Herausarbeiten der kindlichen Logik als Wenn-Dann-Beziehung zwischen Selbst und Welt, z. B.: »Nur wenn ich Mutters Wünsche erfülle, hat sie mich lieb.«	Kognitive Gesprächsführung nach Beck: Sokratischer Dialog
Überlebensregel	Was muss ich unbedingt tun, was darf ich auf keinen Fall tun, um von der sozialen Umwelt die zum emotionalen Überleben benötigten Reaktionen zu erhalten?	Abschwächung oder Falsifikation der kindlichen Überlebensregel, sodass effizientes erwachsenes Sozialverhalten erlaubt ist	Empirische Hypothesenprüfung nach Beck: »Tu das Gegenteil dessen, was Deine Überlebensregel Dir befiehlt, und sieh, ob die vorhergesagten Folgen eintreten.«
Reaktion/Symptom			
Dysfunktionale Verhaltensstereotypien	Habituelle Erlebens- und Reaktionstendenzen, die in der Kindheit funktionale Copingstrategien waren und jetzt im Erwachsenenalter in den meisten Situationen dysfunktional geworden sind – sie definieren die Persönlichkeit	Reduktion der dysfunktionalen Verhaltenstendenzen (z. B. selbstunsicher, dependent, zwanghaft oder histrionisch)	Definition der Überlebensregel, die das Verhaltensstereotyp determiniert, und Training der sozialen und Emotionswahrnehmung und des Sozialverhaltens
Dauerdilemma	Konflikt zwischen den Geboten und Verboten der Überlebensregel und meinen zentralen Wünschen und Bedürfnissen	Vor- und Nachteile d. alten Verhaltensstereotyps und des funktionalen Bewältigungsverhaltens abwägen, verantwortlich entscheiden	Planerisches Problemlösen als kognitive Strategie des Aufbaues von selbstverantwortlichem Verhalten
Primäre Emotion	Primäre Emotion, die die natürliche Antwort auf das problematische Ereignis der Lebens-Situation S wäre (meist tabuisiert oder bedrohlich, z. B. Wut, Ärger, Trauer)	Die ursprüngliche Emotion wieder wahrnehmen, sie sich erlauben, ihre Funktion als Motivator von Copingverhalten erkennen und nutzen	Übung d. Gefühlswahrnehmung, kognitive Umstrukturierung bisheriger Verbote, Übung der Verhaltenskette primäre Emotion – adäquates Copingverhalten
Primärer Handlungsimpuls	Primärer Handlungsimpuls, der sich aus der primären Emotion ergeben würde: a) inadäquat intensiver Impuls (unzivilisiert, daher allgemein sozial abgelehnt) b) adäquates Coping (wegen emotionaler Abhängigkeit zu bedrohlich)	Kognitive Kontrolle über den primären Handlungsimpuls erreichen: inadäquate Impulse ersetzen durch adäquate, effiziente Handlungskonzepte	Selbstinstruktionsübungen nach Meichenbaum, kognitive Umstrukturierung zu strenger Normen, die adäquates Coping verbieten
Antizipation der Konsequenz	Antizipation der Konsequenz dieses primären Handlungsimpulses, die eine extreme Bedrohung des Organismus bzw. der Person bedeuten würde (Ablehnung, Zurückweisung)	Erkennen, dass die dysfunktionale Überlebensregel der Kindheit eine unrealistische Bedrohung vorhersagt (die emotional nicht überlebt wird)	Empirische Hypothesenprüfung nach Beck: Handeln entgegen der dysfunktionalen Überlebensregel
Gegensteuernde Gefühle	Gegensteuernde Gefühle (z. B. Angst, Scham, Schuldgefühle, Ekel), die verhindern sollen, dass der primäre Handlungsimpuls in eine Handlung umgesetzt wird	Den gegensteuernden Gefühlen (Angst, Scham, Schuldgefühle, Ekel) die verhaltenssteuernde Wirkung nehmen (Toleranzvergrößerung)	Selbstkontrollübungen (immer länger diese Gefühle aushalten lernen, ohne zu tun, wozu sie drängen)
Vermeidung	Vermeidung: Unterdrückung des primären Handlungsimpulses	Das Vermeidungsverhalten bewusst beobachten und der Selbstkontrolle zugänglich machen: Doch noch das funktionale Coping ausführen	Selbstbeobachtungs- und Selbstinstruktionsübungen

	Was ist gestört?	Das Therapieziel ist ...	Die Therapie wird sein ...
Neue verhaltenssteuernde Gefühle	Neue verhaltenssteuernde Gefühle, die unmittelbar zu diskriminativen oder reflexhaft auslösenden Stimuli des Symptomverhaltens werden (z. B. Hilflosigkeit bei Depression, Angst beim Paniksyndrom)	Symptomatische Gefühle, die zeitlich unmittelbar dem Symptom vorausgehen, als konditionierte Symptomauslöser löschen	Emotionsexposition zur Löschung der klassischen und instrumentellen Konditionierungen
Symptom	Symptom als qualitativ neues Verhalten, das einerseits eine partielle Problemlösung in der auslösenden Situation bringt, andererseits aber auch nicht die Verbote und Gebote der Überlebensregel verletzt	Ein alternatives, mit dem Symptom unverträgliches Verhalten aufbauen (evtl. als Gegenkonditionierung)	Bei Depression z. B. Trauerexposition, bei Agoraphobie Angstexposition, bei Ess-Störungen Anti-Diät-Training etc.
Konsequenzen			
Sekundäre Verhaltensweisen	Verhaltensweisen, die sekundär versuchen, die Auswirkungen des Symptoms abzumildern bzw. deren negativen Auswirkungen entgegenzusteuern	Erkennen, dass diese Art, das Symptom erträglich zu machen, für die Aufrechterhaltung des Symptoms sorgt	Durch Selbstkontrolle die das Symptom abmildernden Verhaltensweisen stoppen und ersetzen durch das primär intendierte Bewältigungsverhalten
Vermeiden aversiver Konsequenzen	Vermeiden der aversiven Konsequenzen einer »gesunden« Copingreaktion als autonomem selbstverantwortlichem Verhalten, wie das Risiko der Ablehnung, des Unmutes	Die Angst vor Ablehnung und Unmut der anderen während des ›gesunden‹ Copingverhaltens aushalten können	Unterstützung und Ermunterung, Shaping, Verstärkung von Teilerfolgen
Bewahren von Verstärkungen	Bewahren von Verstärkungen (Gratifikationen aus der Abhängigkeit von wichtigen Bezugspersonen und Beziehungen)	a) weniger Verstärkung aus Abhängigkeit benötigen b) diese Verstärkung sich selbst holen können, bei wem ich sie holen will	a) Affektiv-kognitive Entscheidung zum bewussten Verzicht (z. B. auf so viel Geborgenheit) b) Aufbau neuer sozialer Beziehungen c) Selbstverstärkung
Bestätigung der Selbst- und Weltsicht	Bestätigung der alten Selbst- und Weltsicht	Lernfähigkeit aufbauen, um alte Selbst- und Weltsichten durch ständig neue Erfahrungen realitätsgerecht verändern zu können und zu wollen	Kognitives Lernset durch kognitive Gesprächsführung wie den sokratischen Dialog herstellen
Positive Verstärkung durch die soziale Umwelt	Zusätzliche positive Verstärkung des Symptomverhaltens durch die soziale Umwelt	Erkennen, welchen Vorteil das Symptom für die soziale Umwelt bringt, um deren verstärkendes Verhalten identifizieren und löschen zu können	Familienbeobachtung, Familiengespräche zur gemeinsamen Bedingungsanalyse
Bei der S-Variable	**(z. B. die auslösende Lebenssituation):**		
Auslösende Lebenssituation	Welche konkreten Ereignisse im letzten Jahr bzw. welche größeren Veränderungen im Leben der letzten zwei Jahre führten zur Symptombildung und damit zur Auslösung der psychischen Erkrankung? Welches Problem konnte nicht anders als durch Symptombildung gelöst werden? – Bei Persönlichkeitsstörungen ist hiermit diejenige, ohne fremde Hilfe nicht mehr zu bewältigende Lebenssituation gemeint, die den Leidensdruck so groß machte, dass Psychotherapie begonnen wurde	Künftig in der symptomauslösenden Problemsituation effiziente Bewältigungsstrategien verfügbar haben, sodass die Symptombildung verzichtbar wird	Vermittlung von Stressbewältigungsstrategien, Training sozialer Kompetenz, Vermittlung von Problemlösestrategien

Es bleibt noch der Seitenblick auf diejenigen Therapieinterventionen, die nicht gemacht werden sollen, als Prüfungsschritt einer wirklich stimmigen Auswahl. Diese Prüfung ist zugleich eine Überprüfung des gesamten individuellen Störungsmodells.

Betrachte ich die Detailstrategien als Teilstrecken des gesamten Weges zum Ziel, so muss ich mir vorstellen können, auf diese Weise wirklich

a) mit dieser PatientIn
b) bei ihrer spezifischen Lebenssituation
c) und ihrem klinischen Syndrom
d) in die gewünschte Richtung
e) bis an den gewünschten Ort

gelangen zu können.

2.8.1.2 Die Gesamtstrategie als Kern der Fallkonzeption

Nach einer eventuellen Überarbeitung wird eine mit dem oben formulierten Gesamtziel korrespondierende *Gesamtstrategie* auf relativ abstraktem Niveau genannt, die einerseits eine Zusammenfassung obiger vier Hauptstrategien ist, andererseits angibt, was TherapeutIn und PatientIn tun werden. Ein Beispiel für eine Gesamtstrategie bei einer depressiven PatientIn ist:

»Durch die Erfahrung von Selbsteffizienz (Durchsetzen eigener Vorstellungen am Arbeitsplatz) unabhängig werden von der äußeren Selbstwertquelle (ständige Bestätigung des Vorgesetzten).«

Bevor wir in die detaillierte Therapieplanung eintauchen, ist es also hilfreich, mit etwas Abstand auf die PatientIn und ihre Erkrankung zu blicken. Wir haben so viele Eindrücke gewonnen und so viele Informationen aus der Biografie und aus allen Lebensbereichen der PatientIn erhalten, dass es nicht leicht fällt, die groben Konturen zu zeichnen, sodass ein kurzgefasstes charakteristisches Profil der PatientIn und damit des Behandlungsfalles entstehen kann. So wenig wie möglich Details, so kurz wie möglich den Menschen, sein symptomauslösendes Lebensproblem, seine Erkrankung und deren schützende bzw. vermeidende Funktion benennen.

»Worum geht es bei dieser PatientIn?«

Daraus ergibt sich automatisch ebenso kurz gefasst das globale Therapieziel und daraus wiederum die Art der Therapiemaßnahmen:

Gesamtproblem → Gesamtziel → Gesamttherapiestrategie

In den Beispielberichten des VDS-Handbuchs (Sulz, 2015a) an den Gutachter wurden diese drei Kurzfassungen so oft wie möglich passend eingefügt, wie bei der sozialphobischen jungen Ärztin (ebd., S. 161):

- *Gesamtproblematik:* Viele Jahre lang ist es der Patientin gelungen, Erwartungen an fehlerlose Leistungen mit großem aber nicht überforderndem Aufwand zu erbringen. An ihrem jetzigen Arbeitsplatz ist Fehlerfreiheit nicht mehr zu leisten. Sie erwartet vernichtende Kritik und entwickelt sozialphobische Befürchtungen mit massiven Ängsten.
- *Gesamtziel* ist, dass die Patientin die Relation zwischen Schwierigkeit der Situation und Verfügbarkeit eigener Ressourcen und Fähigkeiten realistisch einschätzen lernt, sodass keine phobische Angst mehr auftritt.
- *Gesamtstrategie* ist auf der Handlungsebene der übende Umgang mit der Angst (Exposition) und auf der kognitiven Ebene die Neueinschätzung der Relation von Situationsschwierigkeit versus Personkompetenz: »Das ist zwar eine schwierige Aufgabe, aber ich kann das und werde es auch diesmal meistern.«

Nicht nur zur Ausarbeitung einer Falldokumentation, wie bei Sulz (2015a) vorgeschlagen wird, sondern auch zu therapeutischen Zwecken ist es notwendig, von der abstrakten Sprache des Modells auf die konkrete Person und ihr konkretes Erleben und Verhalten zurückzukommen, wenn der Behandlungsplan aufgestellt wird. Es ist nicht nur das Problem von GutachterInnen, hinter abstrakten Therapieplänen die konkrete PatientIn nicht mehr wiederzuerkennen. Es ist auch das Problem von PatientIn und TherapeutIn, die Idee in die konkrete Tat umzusetzen. Eine konkrete, auf die individuelle PatientIn bezogene Formulierung der geplanten Behandlung schafft die Brücke zur praktischen Umsetzung der Strategie.

2.8.1.3 Die drei Säulen der Strategisch-Behavioralen Therapie

Beim Festlegen der Prioritäten und der zeitlichen Reihenfolge der Therapiemaßnahmen ist das Drei-Säulenprinzip (Abb. 2.8.2) eine hilfreiche Strategie:

1. Symptomtherapie (weswegen die PatientIn zur Behandlung kommt)
2. Skills Training (fehlende Fertigkeiten aufbauen)
3. Motiv-Optimierung (änderungsfeindliche Motive abbauen, z. B. die dysfunktionale Überlebensregel)

Zuerst wird störungsspezifisch und evidenzbasiert die Symptomatik reduziert. Wenn diese Therapie stockt, wird zur zweiten Säule übergegangen und es werden fehlende Fertigkeiten aufgebaut, um alternatives Verhalten (das die Funktion des Symptoms erfüllt) zur Symptomatik aufzubauen. Wenn Fähigkeiten aufgebaut sind, aber nicht umgesetzt werden, wird zur dritten Säule gewechselt und eruiert, welche Motive den Änderungen entgegenstehen (z. B. Angst vor Verantwortung, vor Alleinsein, Bedürfnis nach Geborgenheit, eine Überlebensregel, die durchsetzendes Verhalten verbietet). Diese Motive entsprechen dem therapeutischen Widerstand. Durch Änderung der Emotionsregulation, die blockierende Gefühle produziert, können diese Motive ihre verhaltenssteuernde Wirkung verlieren. Grawe (1998) empfiehlt die umgekehrte Reihenfolge: zuerst Motivklärung und dann Änderung.

2.8.1.3.1 Säule 1: Symptomtherapie

Es wird mit der ersten Säule, der Symptomtherapie, begonnen (Punkt 3b in Abb. 2.8.1). Hier kann zunächst von der Reaktionskette ausgegangen werden und je Reaktion die für sie spezifische Intervention eingesetzt werden (Tab. 2.8.2).

Tabelle 2.8.2: Reaktionskette zum Symptom mit spezifischen Interventionen

Problem	Ziel	Intervention
Primäre Emotion	Wahrnehmen lernen	Gefühlswahrnehmungstraining
Primärer Impuls	Steuern lernen	Selbstinstruktionstraining
Erwartung der Folgen	Einschätzen lernen	Situationsanalyse und Reattribuierung
Gegensteuerndes Gefühl	Ignorieren lernen	Emotionsexposition
Körperhaltung, -reaktion	Zielführende Körperhaltung	Rollenspiel mit Video-Feedback
Vermeidendes Verhalten	Meistern lernen	Training sozialer Kompetenz
Symptombildung	Damit umgehen lernen	Störungsspezifische Intervention (z. B. Angst-Exposition)

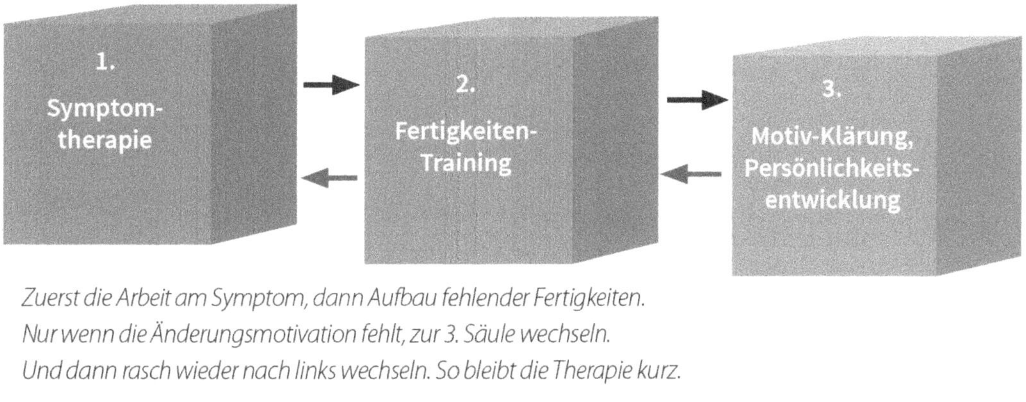

Abbildung 2.8.2: Die drei Säulen der Therapie und die Reihenfolge in der Kurzzeittherapie (aus Sulz, 2012a, S. 39)

Oft ist zusätzlich eine störungsspezifische Behandlung erforderlich. Im VDS-Handbuch (Sulz, 2015a) wird ausführlich auf die Behandlungspläne der jeweils geschilderten klinischen Störungen (Angst und Phobie, Zwang, Depression, Bulimie, Alkoholismus) eingegangen. Auf jeden Fall ist die Lektüre störungsspezifischer Monografien zu empfehlen – besonders den AnfängerInnen und den sehr Erfahrenen. AnfängerInnen wissen vielleicht noch nicht – sehr Erfahrene wissen manchmal nicht mehr –, was der aktuelle Stand der Therapieforschung in den einzelnen Forschungsbereichen ist (vgl. Leibing et al., 2003; Margraf, 2000, 2009; Voderholzer & Hohagen, 2014). Das störungsspezifische Vorgehen wird u.a. beschrieben in Ehlert (2003), Senf und Broda (2011), Senf et al. (2013) und den Therapiebüchern I bis III (Sulz, 1998, 2011a, 2012b).

2.8.1.3.2
Säule 2: Aufbau von Fertigkeiten – Skills Training

Die *zweite Säule* ist das Fertigkeitentraining (Abb. 2.8.3), das sich auf sieben Bereiche beziehen kann (Sozialverhalten, Kognition, Emotion, Beziehung, Körper, Entwicklung, Spiritualität).

Die genannten Interventionen und Übungen sind z.B. in Sulz (2012a) beschrieben. Die umfassendste Sammlung verhaltenstherapeutischer Interventionen findet sich in Linden und Hautzinger (2011). Aber auch in Senf, Broda und Wilms (2013) sind sehr viele, auch integrative Interventionsmethoden beschrieben.

2.8.1.3.3
Säule 3: Motivklärung und Überlebensregel

Die *dritte Säule* ist die Motivklärung, die unmittelbar zur dysfunktionalen Überlebensregel führt: Hauptmotiv ist von Geburt an, emotional zu überleben. Diesem Motiv dient die Überlebensregel, die vorgibt, dass neue von der TherapeutIn vorgeschlagene Verhaltensweisen verboten sind. Der therapeutische Widerstand ist also in der dysfunktionalen Überlebensregel begründet. Ihre Veränderung ist deshalb eine zentrale Therapiestrategie.

2.8.1.4
Individualisierung des Therapieplans

Als Beispiel habe ich den individualisierten Behandlungsplan für Frau A. bezogen auf die jeweilige Störung bei S, O, R und C und das jeweilige Ziel formuliert:

4. Therapie-Interventionen
4.2 Fertigkeitenaufbau (2. Säule)

2. Säule – Fertigkeitentraining in 7 Bereichen:

1. Soziale Kompetenz und Handlungskompetenz
2. Kognitive Kompetenz und Entscheidungskompetenz (Mentalisierungsfähigkeit)
3. Emotionale Kompetenz (Emotionsregulation)
4. Beziehungs-Kompetenz (Bindung, Abgrenzung und Empathie)
5. Körper-Kompetenz (Entspannung, Bewegung, Ernährung, Sexualität)
6. Entwicklungskompetenz (Altes loslassen, Neues aneignen)
7. Spirituelle Kompetenz (sinnerfülltes Leben)

Interventionsmethoden:

1. Tagesplan, Aktivitätenaufbau
2. Entspannung
3. Sport
4. Soziale Kompetenz, Rollenspiel
5. Kommunikation
6. Problemlösen
7. Metakognitive Verhaltensanalyse
8. Selbstinstruktionstraining
9. Imaginationen
10. Genusstraining
11. Emotionsregulation
12. Selbständigkeitstraining
13. Paarübungen, ressourcenorientiert
14. Beziehungs-Kompetenz

Abbildung 2.8.3: Interventionen des Fertigkeitentrainings (aus Sulz, 2012a, S. 60)

1 (S) Selbstkontrolliertes Aufsuchen aller bisher vermiedenen Situationen (zum Abbau des Vermeidungsverhaltens und Aufbau von Selbststeuerung in den S-Bahnsituationen)
2 (O) Empirische Hypothesenprüfung nach Beck (zur Falsifizierung der alten Überlebensregel, die ihr verbot, sich selbstständige Bereiche ohne ihren Mann aufzubauen)
3a (R) Kommunikationstraining (aktives Konfliktlösen statt Trennung vom Partner, sodass sie Ärger gleich ausspricht und klärt und nicht die Wut so lange anwachsen lässt, bis ihr der Kragen platzt und sie sich trennen will)
3b (Symptom) Angstexposition, um zu lernen mit der Angst umzugehen (zur Angstreduktion, während die Patientin mit der S-Bahn zu ihrer Arbeitsstelle fährt)
4 (C) Aktivitätenplanung: Unternehmungen ohne den Mann (zur Veränderung des Selbst- und Weltbildes, sodass sie feststellt, dass sie sich in den meisten Situationen selbst helfen kann)

Zur Verwendung bei eigenen PatientInnen befindet sich ein Formblatt »*Behandlungsplan*« im Strategieteil des Therapieprotokollheftes (VDS 11: Sulz, 2012e).

2.8.2 Planung des zeitlichen, inhaltlichen und prozessualen Ablaufs der Therapie

Bisher haben wir einzelne Interventionen als Maßnahme zur Erreichung einzelner Ziele benannt.

Nun müsste (auch wenn es später doch anders wird) eine Skizze des geplanten Ablaufs der Therapie gezeichnet werden: »Ich stelle mir folgendes Vorgehen vor …«

Hier unterscheiden wir folgende Parameter:

a) inhaltliche (welche Inhalte sollen im Therapieverlauf zum Thema werden?)
b) prozessuale (welche Prozesse sollen angestoßen werden, die die Inhalte tragen und befördern?)
c) zeitliche (wann, wie oft und wie lange erfolgen welche Maßnahmen?)

Tabelle 2.8.3: Säule 2 – Fertigkeitentraining: Zielgerichtete Aktion und inhaltliches Thema

Nr.	Zielgerichtete Aktion	Inhaltliche Themen
1	Erstgespräch	Empfangen des hilfesuchenden Menschen und professionelle Zuwendung im Erstgespräch
2		Hören der Beschwerdeschilderung
3		Explorieren der Entstehung der Symptomatik aus einer problematischen interpersonellen Situation heraus, sowie der zeitlichen Zusammenhänge (VDS21)
4		Gemeinsames Verstehen der subjektiven Unlösbarkeit des emotionalen Konflikts, der zur Symptombildung führte
5	Zweites diagnostisches Gespräch	Befunderhebung, Syndrom- und ICD-10-Diagnose
6	Drittes diagnostisches Gespräch: Anamnese	Anamnese der Lebens- und Krankheitsgeschichte (VDS1)
7	Viertes diagnostisches Gespräch: Verhaltensanalyse, Zielanalyse	SORKC-Schema auf Makro- und Mikroebene fertigstellen, daraus Ziele ableiten
8	Fünftes diagnostisches Gespräch: Abschluss der Behandlungsplanung	Therapieplan und Therapievertrag entsprechend Dreisäulenprinzip 1. Symptomtherapie, 2. motivationale Klärung, 3. Fertigkeitentraining
9	Motivationale Klärung und Schemaanalyse	Erarbeiten der dysfunktionalen Überlebensregel (eventuell erst nach Beginn der Symptomtherapie)
10	Achtsamkeitstraining	Einleitung regelmäßiger Achtsamkeitsübungen
11	Symptomtherapie allgemein	Von der Reaktionskette zum Symptom ausgehende Interventionen
12	Symptomtherapie störungsspezifisch	Leitliniengemäße Interventionen zur Überwindung der spezifischen Symptomatik (z. B. PKP-Karten)

Nr.	Zielgerichtete Aktion	Inhaltliche Themen
13	Ressourcenanalyse und -mobilisierung: Dinge tun, die ich kann und die mir Freude bereiten	a) Innere (Fähigkeiten) und äußere (zwischenmenschliche Beziehungen) Kraftspender hervorholen und aktivieren b) Positive Aktivitäten c) Genusstraining
14	Evtl. Entspannungstraining und Stressbewältigungstraining	Progressive Muskelrelaxation nach Jacobson und kognitive Antistress-Tools als Selbstinstruktionen
15	Emotionsregulationstraining	Umgang mit Emotionen funktionaler werden lassen: Wahrnehmen, Ausdrücken, Teilen
16	Soziales Kompetenztraining	Nein sagen lernen, Fordern lernen, Fehler akzeptieren lernen, mit Kritik umgehen lernen
17	Metakognitives Training (Theory of Mind und Entwicklung von der impulsiven auf die souveräne Stufe)	Neueinschätzung dysfunktionaler Situationsinterpretationen (Handlungen und Gefühle anderer auf deren Bedürfnisse und Ängste zurückführen können, ebenso die eigenen)
18	Kommunikationstraining (Beziehungskompetenz)	Mit anderen konstruktiv sprechen und verhandeln können bezüglich Bedürfnissen, Ängsten, Gefühlen, Reaktionsweisen und deren Wirkungen
19	Selbstständigkeitstraining (bei Dependenz)	Unternehmungen ohne die dominante Bezugsperson planen, eigenen Freundeskreis pflegen
20	Körperkompetenz fördern	Empfindsame Körperwahrnehmung als Bestandteil der Emotionalität und zwischenmenschlichen Bezogenheit einerseits und Sport und Bewegung (evtl. Kampfsport) andererseits
21	Spirituelle Kompetenz aufbauen	Lebensziele, Lebenssinn, Erfüllendes im Leben erkunden und in Erfahrung bringen

Bleiben wir, wie in Tab. 2.8.3 dargestellt, zunächst bei den inhaltlichen Aktionen und Themen im Verlauf einer Behandlung. Hier kommen bereits zu Beginn wichtige Wirkfaktoren zur Geltung, die günstige Ausgangsbedingungen schaffen:

Zu 1 Aufbau von Hoffnung und Glauben, dass mir geholfen werden kann (Erwartung von wirksamer Therapie)

Zu 2 Aufbau einer förderlichen therapeutischen Beziehung

Zu 3 Aufbau von Therapie- und Änderungsmotivation

Zu 4 Herstellen von tiefer emotionaler Erfahrung und von Akzeptanz (Problemaktualisierung im Sinne von Grawe, 1998)

Diese Aufzählung impliziert keine strenge Abfolge. Vielmehr findet in einer einzigen Sitzung mehreres statt, z. B.: soziales Kompetenztraining – Emotionsregulationsinterventionen – Entschärfung der zu strengen Überlebensregel.

Oder: metakognitives Training (Aufbau einer realistischen TOM) und Kommunikationstraining mit Förderung der Körperkompetenz.

Beginnen Sie beim Fertigkeitentraining nicht mit den Schwächen, sondern mit den Stärken. So schaffen Sie schon früh die Erfahrung von Selbstwirksamkeit, die Motivation und Kraft für weitere Veränderungen gibt.

Weiterführende Literatur

Sulz, S. K. D. (2015a). Verhaltensdiagnostik und Fallkonzeption. Verhaltensanalyse – Zielanalyse – Therapieplan – Bericht an den Gutachter (6. Auflage). CIP-Medien.

2.9
Die Überlebensregel und die Klärung der Motive

Wir greifen das Arbeitsmodul »Überlebensregel und motivationale Klärung« auf, mit dem schon früh parallel zur Symptomtherapie begonnen werden kann (Abb. 2.9.1).

Die PatientIn hat sich bisher so verhalten, dass es zu einer Situation kommen musste, in der sie nur noch mit dem Symptom reagieren konnte. Diesem Verhalten liegen Motive zugrunde, deren Art und Herkunft wir klären müssen. Nur dann können wir ihr bisheriges Verhalten verstehen. Grawe (1998) teilt Psychotherapie in zwei Phasen ein:

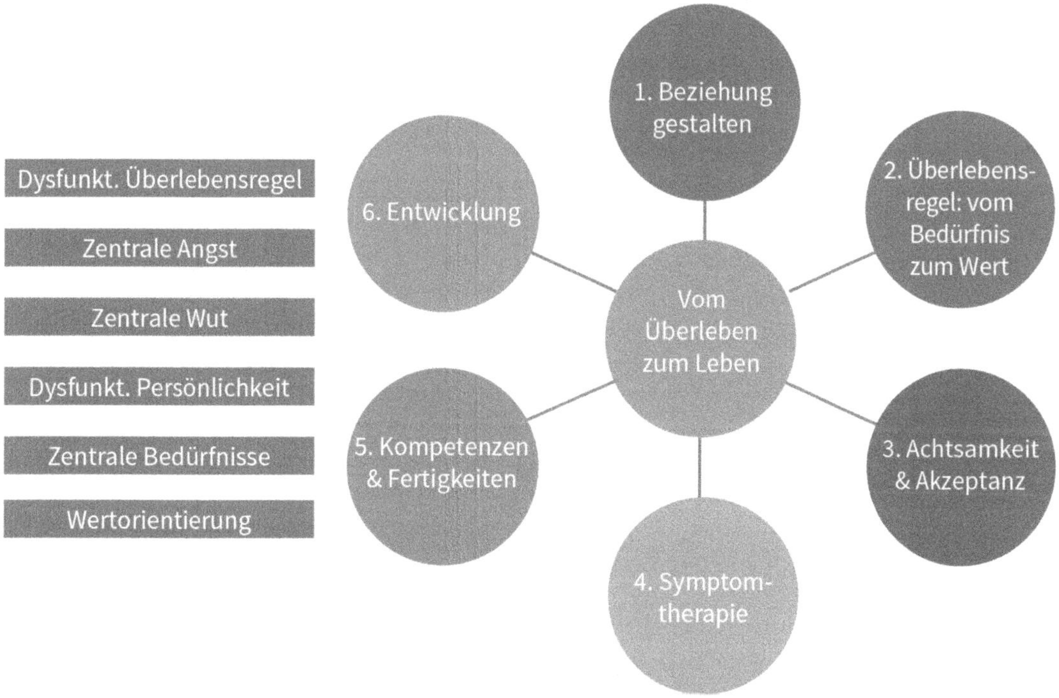

Abbildung 2.9.1: Arbeitsmodul Motivationale Klärung und Überlebensregel

Die dysfunktionale Überlebensregel
als maladaptives komplexes Schema und Systemregel aus der Kindheit

Handlungen:
Nur wenn ich immer ... (Verhaltensgebot)
und wenn ich niemals ... (Verhaltensverbot)
Sollwerte:
bewahre ich mir die Befriedigung meines Bedürfnisses nach ... (Annäherungsmotiv)
Und verhindere ich das Eintreten meiner zentralen Bedrohung/Angst vor ... (Vermeidungsmotiv)

1. Klärungsphase zur motivationalen Klärung des Verhaltens
2. Änderungsphase, in der neues Verhalten aufgebaut wird

Wir befinden uns in der Phase der motivationalen Klärung. Neben dem kognitiven Ziel, die Beweggründe des Verhaltens zu erkennen, erreichen wir durch dieses Verstehen meist auch ein zweites – emotional-motivationales – Ziel: Akzeptanz. Die PatientIn kann sich, ihre Entwicklung und ihre Persönlichkeit danach besser akzeptieren.

Explizite zielorientierte Änderungsmaßnahmen sind erst sinnvoll, wenn wir die impliziten Ziele bzw. Motive der PatientIn ins Bewusstsein gerückt haben. Diejenigen Motive, die wesentlich zur Symptombildung beigetragen haben, können wir in einer Systemregel bzw. einem komplexen motivationalen Schema zusammenfassen. Dieses besteht aus

- einem Verhaltensgebot (Nur wenn ich immer ...),
- einem Verhaltensverbot (und wenn ich niemals ...),

sowie zwei Sollwerten:

- einem Annäherungsmotiv (bewahre ich mir die Befriedigung meines Bedürfnisses nach ...) und
- einem Vermeidungsmotiv (verhindere ich das Eintreten meiner zentralen Bedrohung/Angst vor ...)

Das ist die dysfunktionale Überlebensregel, die in der Kindheit im Versuch, mit den Eltern zurechtzukommen, entstanden ist und die heute noch in schwierigen Situationen auf den Menschen einwirkt, obgleich sie nicht an die Lebensbedingungen der heutigen Erwachsenenwelt adaptiert wurde.

Diese implizite Überlebensregel hat in der das Symptom auslösenden Situation verhindert, sich so zu verhalten, dass die Problemsituation gemeistert werden kann. Gelingt es, sie explizit zu machen, so entsteht die Möglichkeit, sie zu ändern.

Wir helfen der PatientIn, ihre dysfunktionale Überlebensregel als maladaptives komplexes Schema der heutigen sozialen Welt des erwachsenen Menschen anzupassen. D.h. wir helfen ihr, den Schritt von Geboten und Verboten zu Erlaubnis zu gehen. Dadurch wird aus einer Überlebensregel eine Lebensregel, die Erlaubnis gibt, das bisher Verbotene zu tun und das bisher Gebotene zu lassen. Die bei diesem Schritt entstehende Angst wird durch Exposition aufgefangen. Es entsteht die Freiheit, sich auf neue Weise zu verhalten. Da dieses Verhalten mit großer Wahrscheinlichkeit erfolgreich sein wird, führt dies zu der so wichtigen Erfahrung von Selbstwirksamkeit – neben der empirischen »Falsifizierung« der alten Überlebensregel.

2.9.1 Die Erschließung der Überlebensregel aus den heutigen Motiven und Verhaltensweisen

Doch zunächst müssen wir die Überlebensregel erst einmal finden. Hierzu gibt es drei Möglichkeiten:

a) Sie als bestmöglichen Umgang mit äußerst problematischem (frustrierendem/bedrohlichem) Elternverhalten durch biografische Anamnese erkennen (Sulz, 2009b)
b) Sie aus zentralen psychischen Komponenten mithilfe einer Kombination aus Imagination und Fragebogen zusammensetzen (dysfunktionale Persönlichkeit, zentrales Bedürfnis, zentrale Angst; siehe Sulz, 2012c)
c) Sie erlebnisorientiert durch szenische Verdeutlichung der Überlebensnot formulieren (Hauke, 2013)

Wir wollen hier auf die ersten beiden Alternativen eingehen und folgen dem Vorgehen von Sulz und Deckert (2012a, S. 108–112). Sie können die folgenden Arbeitsvorlagen für Ihre anstehende Therapiesitzung nehmen und sie gemeinsam mit der PatientIn bearbeiten. Eventuell wollen Sie sich dafür zwei Sitzungen einräumen.

Sie explorieren zentrale Bedürfnisse (Grundbedürfnis), die zentrale Angst (Grundform der Angst), die dysfunktionalen Persönlichkeitszüge, die frustrierenden Kindheitsbedingungen mit den Eltern und die sich daraus ergebende Überlebensregel.

2.9.1.1 Das biografische Störungsmodell

Davor erläutern Sie das *Störungsmodell* (Abb. 2.9.2):

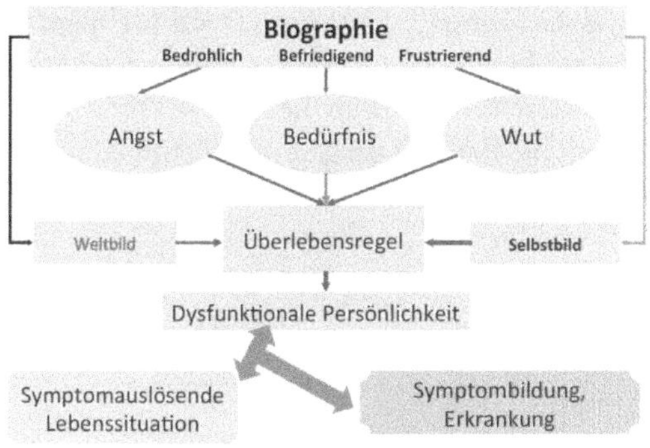

Abbildung 2.9.2: Biografie und dysfunktionale Überlebensregel (verändert aus Sulz, 2012a)

Bedrohliche Aspekte der Eltern führen zu einer zentralen Angst.

Frustrierende Aspekte der Eltern führen zu Wut und der Überwertigkeit der frustrierten Bedürfnisse.

Befriedigende Aspekte haben das gute Rüstzeug für das spätere Erwachsenenleben mitgegeben.

Aus diesen Erfahrungen entstand ein Weltbild im Sinne von Beck (1979), das Informationen bewahrte, wie Eltern in welchen Situationen reagieren, sowie ein Selbstbild, das beinhaltet, was das Kind kann, was es nicht kann, was es braucht und was es zu fürchten hat. Zuerst werden situativ stets aufs Neue gerade nützlich erscheinende Verhaltensweisen im Umgang mit den Eltern erzeugt. Verhaltensweisen, die zu negativen, quasi schädlichen Erfahrungen mit den Eltern führen, werden fortan unterlassen. Wenn diese erfolgreich waren, werden sie wieder angewendet und so kommen ganz allmählich sich auf das Erwachsenenalter hin entwickelnd feste Verhaltensstereotype zustande, die zu Persönlichkeitszügen werden: Das gezeigte Verhalten sagt mehr über den Menschen aus als über die Anforderungen einer konkreten Situation. Wenn wir den Menschen bzw. den Menschen und seine soziale Umwelt als System auffassen, dann lässt sich das in einer Systemregel zusammenfassen – der Überlebensregel. Diese war in der Kindheit höchst funktional, muss aber ohne grundlegende Umformulierung im Erwachsenenalter dysfunktional werden, insbesondere dazu führen, dass in einer sehr wichtigen und schwierigen Lebenssituation dringend benötigtes wehrhaftes Verhalten nicht gezeigt werden darf, sodass schließlich nur noch die Symptombildung übrig bleibt.

2.9.1.2 Heutige Grundmotive (Bedürfnis, Angst) und Verhaltensstereotypien (Persönlichkeit)

Als Arbeitsmaterial für die Therapiesitzung können Sie entweder nachfolgende Tafeln oder die Therapiekarten von Sulz & Deckert (2012b) verwenden.

Sie können das Gespräch so beginnen:

»Wir wollen nun Ihr wichtigstes Bedürfnis, Ihre Angst und Ihre Persönlichkeit zu einer ›Überlebensregel‹ zusammenfassen, die vielleicht erklärt, weshalb Sie depressiv geworden sind.

Füllen wir doch mal diese Tafeln (Karten) aus: Zuerst Ihre Bedürfnisse, dann Ihre Ängste und zuletzt noch Ihre Persönlichkeitszüge. Das brauchen wir alles für die Formulierung Ihrer Überlebensregel.«

2.9.1.2.1 Heutige Grundbedürfnisse/ zentrale Bedürfnisse

»Ich möchte Sie dazu einladen, sich bequem zu setzen, die Augen zu schließen und die von mir gesprochenen Sätze innerlich zu sprechen. Zum Beispiel: ›Ich brauche Willkommensein.‹ Ohne deren Gültigkeit gedanklich zu prüfen, wird bei einigen dieser Sätze ein zustimmenderes Gefühl auftreten als bei anderen. Ich beginne mit den ersten sieben Sätzen und ich sage jeden Satz zweimal: ...«

Zum Schluss kommt noch der Vergleich. Dazu können Sie wieder die Augen schließen lassen und sagen:

»Noch eine kleine Übung, zu der ich Sie einladen möchte: Stellen Sie sich vor, Sie sind im Besitz Ihrer wichtigsten Bedürfnis-Befriedigung von 1 bis 7. Das ist bei Ihnen ...

Und Sie sind zudem im Besitz Ihrer wichtigsten Bedürfnis-Befriedigung von 8 bis 14. Das ist bei Ihnen ...

Sie können Ihre Hände mit den Handflächen nach oben auf ihre Knie legen und sich vorstellen, in einer Hand haben Sie die eine und in der anderen Hand die andere Bedürfnis-Befriedigung. Beide gehören Ihnen. Nun kommen Sie in eine Lebenssituation, in der Sie eine von beiden hergeben müssen.

Welche geben Sie her, wenn Sie dazu gezwungen werden?

Welche wollen Sie spontan behalten und festhalten?

Das ist also Ihr wichtigstes Bedürfnis von 1 bis 14. Nun können Sie noch einen letzten Vergleich anstellen: Prüfen Sie, ob die Befriedigung des wichtigsten Bedürfnisses von HB1 bis HB7 (das ist bei Ihnen ...) eventuell noch wichtiger ist. Oder bleibt es bei dem gerade gefundenen?

Also ist letztendlich heute als erwachsener Mensch die Befriedigung des Bedürfnisses nach ... am wichtigsten, das Bedürfnis nach ... Ihr wichtigstes Bedürfnis von allen. «

Meine Bedürfnisse: Ich brauche ...

Wählen Sie in jeder Spalte das wichtigste (=1) und zweitwichtigste (=2) Bedürfnis.

Zugehörigkeitsbedürfnisse:	Autonomiebedürfnisse:
• 1. ( ) Willkommensein	• 8. ( ) Selbständigkeit
• 2. ( ) Geborgenheit	• 9. ( ) Selbstbestimmung
• 3. ( ) Schutz	• 10. ( ) Grenzen gesetzt bekommen
• 4. ( ) Liebe	• 11. ( ) Gefördert/gefordert werden
• 5. ( ) Beachtung	• 12. ( ) Ein Vorbild
• 6. ( ) Verständnis	• 13. ( ) Intimität
• 7. ( ) Wertschätzung	• 14. ( ) Ein Gegenüber

Vergleichen Sie das wichtigste Zugehörigkeitsbedürfnis (..............................)
mit dem wichtigsten Autonomiebedürfnis (..............................). Welches ist wichtiger? ....

Abbildung 2.9.3: Mein Bedürfnis (aus Sulz et al., 2015b, S. 100)

Meine Bedürfnisse: Ich brauche ...

Wählen Sie in jeder Spalte das wichtigste (=1) und zweitwichtigste (=2) Bedürfnis.

Homöostasebedürfnisse:

HB1 (   ) Willkommensein

HB2 (   ) Geborgenheit

HB3 (   ) Schutz

HB4 (   ) Liebe

HB5 (   ) Beachtung

HB6 (   ) Verständnis

HB7 (   ) Wertschätzung

Vergleichen Sie das wichtigste Zugehörigkeitsbedürfnis (..............................) mit dem wichtigsten Autonomiebedürfnis (..............................) und dieses mit dem wichtigsten Homöstase-Bedürfnis (..............................). Welches ist das wichtigste von allen? ....

Abbildung 2.9.4: Mein Homöostasebedürfnis

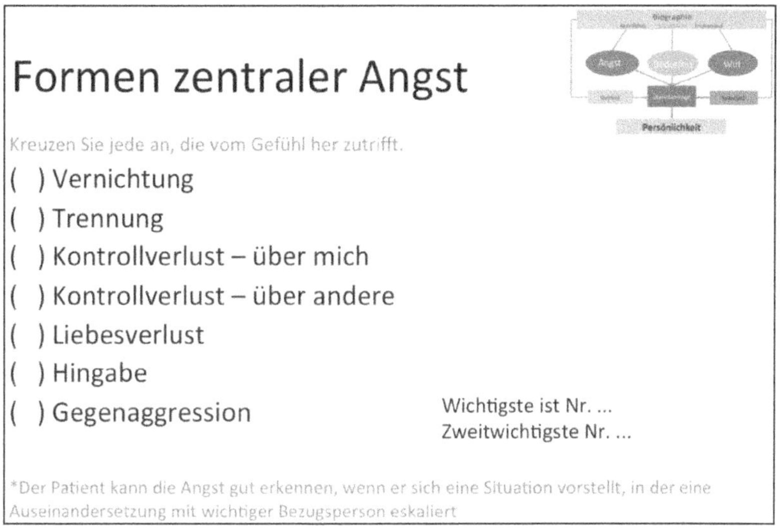

Abbildung 2.9.5: Meine zentrale Angst (aus Sulz et al., 2015b, S. 101)

2.9.1.2.2 Heutige Grundformen der Angst/ zentrale Ängste

Auch hier müssen Sie der PatientIn helfen, indem Sie ihr sagen, sie könne sich mit geschlossenen Augen vorstellen, dass es mit einer wichtigen Bezugsperson zu einer Auseinandersetzung kommt, die so eskaliert, dass im nächsten Moment das geschehen könnte, wovor sie am meisten Angst hat.

»Welche Angst wird spürbar, wenn Sie sich das vorstellen? Ich lese Ihnen jetzt sechs Ängste vor: ...

Beenden Sie nun die Imagination, spüren Sie noch etwas nach und öffnen Sie die Augen, wenn Sie so weit sind. Kreuzen Sie nun die Ängste an, die bei Ihnen in diesem Zusammenhang auftreten oder die Sie von sich kennen. Wenn Sie so weit sind, schreiben Sie vor die stärkste Angst eine große, dicke Eins und vor die zweitstärkste Angst eine große dicke Zwei. Ihre beiden wichtigsten Ängste sind also ... und ...«

2.9.1.2.3 Persönlichkeit heute (dysfunktionale Persönlichkeitszüge)

Sie können die PatientIn anhand folgender Liste direkt die für sie typischsten Verhaltenstendenzen einschätzen lassen. Oder Sie geben ihr in der vorhergehenden Sitzung den VDS30-Persönlichkeitsfragebogen (ein zweites Mal) zum Ausfüllen und Selbst-Auswerten mit nach Hause. Das ist ganz einfach: Sie bildet die Summe der von ihr angekreuzten Werte je Skala und teilt diese Zahl durch zehn.

Meine Persönlichkeitszüge

1.	Ich bin zurückhaltend	0..........1.........2...........3	SU
2.	Ich bin angepasst	0..........1.........2...........3	DE
3.	Ich bin sehr genau	0..........1.........2...........3	ZW
4.	Ich bin passiv-aggressiv	0..........1.........2...........3	PA
5.	Ich bin Beachtung holend	0..........1.........2...........3	HI
6.	Ich meide Beziehungen	0..........1.........2...........3	SC
7.	Ich bin selbstbezogen	0..........1.........2...........3	NA
8.	Ich bin emotional instabil	0..........1.........2...........3	BO
9.	Ich bin misstrauisch	0..........1.........2...........3	PR

Abbildung 2.9.6: Meine Persönlichkeitszüge (aus Sulz, Sichort-Hebing & Jänsch, 2015b, S. 102)

Persönlichkeitszüge werden der PatientIn gegenüber – relativ unpräzise, aber weniger diskriminierend – wie links bezeichnet, für unsere eigene gedankliche Ordnung verwenden wir die Begriffe, die an ICD-10 angelehnt sind:

- zurückhaltend = selbstunsicher
- angepasst = dependent
- sehr genau = zwanghaft, pflichtbewusst
- passiv-aggressiv = dagegen sein, aber nicht offen

- Beachtung holend = histrionisch, Gefühle stark ausdrückend
- beziehungsmeidend = schizoid, auch Gefühle meidend
- selbstbezogen = narzisstisch, andere nutzen, um bewundert zu werden
- emotional instabil = Vorstufe zu Borderline, Verlassenheitsangst
- misstrauisch = paranoid

Fragen Sie:

»Sie haben zu Hause den Persönlichkeitsfragebogen ausgefüllt und für jede der neun Skalen den Summenwert berechnet bzw. den Mittelwert.

Welches waren die drei Skalen mit den höchsten Werten? Welches ist also der wichtigste Persönlichkeitszug, welches der zweit- und welches der drittwichtigste?

1. ...
2. ...
3. ...

Entspricht das auch Ihrem Selbstbild? Welche dieser neun Eigenschaften passen Ihrem Gefühl nach am besten zu Ihnen?«

Und: »Welche passen am zweitbesten zu Ihnen?«

Man könnte es auch bei dieser Erhebung des Selbstbilds belassen, ohne den Fragebogen einzusetzen. Es ist jedoch sehr zu empfehlen, diese Persönlichkeitszüge zuvor mit unserem VDS30-Fragebogen zu erfassen und der PatientIn die Summe je Skala selbst berechnen zu lassen, da unsere direkten Einschätzungen keine große Gültigkeit haben.

Damit haben wir nahezu alles gesammelt, was benötigt wird, um die dysfunktionale Überlebensregel formulieren zu können. Wir haben dann eben die Herkunft dieser Regel aus der eigenen Kindheitsgeschichte nicht nachvollzogen. Das können Sie jetzt machen oder später.

2.9.1.2.4 Frustrierendes Elternverhalten, das zur Überlebensregel führte

Welche Bedürfnisse wurden von den Eltern frustriert? Welche vom Vater, welche von der Mutter? Sie können dies folgendermaßen explorieren:

a) Imagination der Kindheitsjahre (Kindergartenalter und Grundschule)
b) Inneres Nachsprechen der jeweiligen Aussage (Mir fehlte ...)
c) Nach jeweils sieben Aussagen die Augen öffnen und das Ergebnis aufschreiben.
d) Zusammenfassen, was am wichtigsten war

Instruktion: »Ich lade Sie ein, sich in der Erinnerung in die Zeit zurückzuversetzen, in der Sie noch nicht in die Schule gegangen sind (falls Sie sich daran nicht erinnern können, nehmen Sie das Grundschulalter). Am einfachsten ist es, wenn Sie die Augen schließen und die Erinnerungen kommen lassen: In welcher Stadt oder welchem Dorf wohnten Sie? In welchem Haus? Sehen Sie es? Welche Wohnung? Wo sind Sie als Kind gerade in dieser Wohnung? Wo ist Ihre Mutter? Wie sah sie damals aus? Wie ist sie gekleidet? Was macht sie gerade? Lassen Sie ein Bild entstehen. Schaut sie Sie an? Wie schaut sie Sie an? Sehen Sie ihre Augen, ihren Mund, ihr Gesicht. Was sagt sie zu Ihnen? Wie spricht sie? Und was machen Sie gerade als das Kind von damals? Ist der Vater da? Oder kommt er herein? Wie kommt er herein? Wie bewegt er sich? Wie ist er gekleidet? Was macht er zuerst? Wie begrüßt er die Mutter? Wie begrüßt er Sie? Sehen Sie sein Gesicht, seine Augen. Hören Sie seine Stimme. Welche Gefühle stellen sich bei Ihnen ein? Kommen weitere Erinnerungen?

Nun bitte ich Sie, während Sie dieses innere Bild betrachten und darin sich und Ihre Eltern sehen, die Sätze, die ich je zweimal vorspreche, innerlich zu sagen.

Ich beginne:

›Mir fehlte Willkommensein.‹

›Mir fehlte Willommensein – wenn ja, von wem? Von Vater? Von der Mutter? Von beiden?‹

Spüren Sie noch etwas nach und öffnen Sie, wenn Sie so weit sind, Ihre Augen. Nun können Sie auf dieser Tafel für die ersten sieben Bedürfnisse ankreuzen, was für Sie zutrifft. Entscheiden Sie sich anschließend, welches dieser sieben Bedürfnisse am meisten gefehlt hat und welches am zweitmeisten. Lassen Sie Ihr Gefühl antworten. Ihr Verstand weiß das nicht, grübeln Sie also nicht nach.

1. ( ) Mir fehlte Willkommensein
bei Vater ( )? bei Mutter ( )?
2. ( ) Mir fehlte Geborgenheit und Wärme
von Vater ( )? von Mutter ( )?
3. ( ) Mir fehlte zuverlässiger Schutz
bei Vater ( )? bei Mutter ( )?
4. ( ) Mir fehlte Liebe
von Vater ( )? von Mutter ( )?
5. ( ) Mir fehlte Aufmerksamkeit, Beachtung
von Vater ( )? von Mutter ( )?
6. ( ) Mir fehlte Verständnis
von Vater ( )? von Mutter ( )?
7. ( ) Mir fehlte Wertschätzung, Bewunderung, Lob
bei Vater ( )? bei Mutter ( )?

!? Von diesen 7 Zugehörigkeitsbedürfnissen fehlte mir
Am meisten: ....(Nr. ___)
Am zweitmeisten: ....(Nr. ___)

Abbildung 2.9.7: Eltern frustrieren Zugehörigkeitsbedürfnisse

Jetzt machen wir dasselbe mit den Bedürfnissen von acht bis vierzehn. Holen Sie sich wieder mit geschlossenen Augen das innere Bild Ihrer Kindheitssituation mit Ihren Eltern her. Wenn Sie es wieder da haben, heben Sie kurz Ihre Hand, damit ich beginnen kann.

8. ( ) Mir fehlte das Selbstmachen dürfen, das Selbstkönnen dürfen
von Vater ( )? von Mutter ( )?
9. ( ) Mir fehlte Selbstbestimmung,Freiraum
von Vater ( )? von Mutter ( )?
10. ( ) Mir fehlte es, Grenzen gesetzt zu bekommen
von Vater ( )? von Mutter ( )?
11. ( ) Mir fehlte Gefördert werden , Gefordert werden
von Vater ( )? von Mutter ( )?
12. ( ) Mir fehlte ein hilfreiches Vorbild, jemand zum Idealisieren
Vater ( )? Mutter ( )?
13. ( ) Mir fehlte Intimität, Hingabe, kindlicher Erotik
Vater ( )? Mutter ( )?
14. ( ) Wenn ich einen Gegenüber suchte, so wich aus/wies mich zurück – Vater ( )?
Mutter ( )?

!? Von diesen 7 Autonomiebedürfnissen fehlte mir
Am meisten: ....(Nr. ___)
Am zweitmeisten: ....(Nr. ___)

Abbildung 2.9.8: Eltern frustrieren Autonomiebedürfnisse

Und zuletzt kommen die sieben Homöostasebedürfnisse. Schließen Sie wieder Ihre Augen, lassen Sie das Erinnerungsbild kommen und heben Sie kurz die Hand, wenn es da ist, damit ich mit dem Vorsprechen der Sätze beginnen kann.

H1. ( ) Eine zu ängstliche Bezugsperson war
von Vater ( )? von Mutter ( )?

H2. ( ) Eine zu bedrohliche Bezugsperson war
von Vater ( )? von Mutter ( )?

H3. ( ) Eine zu bedrohliche Außenwelt wurde mir vermittelt
Vater ( )? Mutter ( )?

H4. ( ) Extrem wütend machte mich immer wieder
Vater ( )? Mutter ( )?

H5. ( ) Viel zu schwach als Gegenpol zum anderen Elternteil war
Vater ( )? - Mutter ( )?

H6. ( ) zu viele Schuldgefühle machte mir immer wieder
Vater ( )? Mutter ( )?

H7. ( ) Missbraucht für seine eigenen Bedürfnisse hat mich
- Vater ( )? Mutter ( )?

!? Von diesen 7 Homöostasebedürfnissen frustrierten Eltern
Am meisten: ....(Nr. ___)
Am zweitmeisten: ....(Nr. ___)

Abbildung 2.9.9: Eltern frustrieren Homöostasebedürfnisse

Jetzt wollen wir das zusammenfassen. Dazu können wir die Ergebnisse der drei Tafeln in diese Übersicht eintragen:«

Von den 7 Zugehörigkeitsbedürfnissen (1 bis 7) fehlte mir
Am meisten: ....(Nr. ___)
Am zweitmeisten: ....(Nr. ___)

Von den 7 Autonomiebedürfnissen (8 bis 14) fehlte mir
Am meisten: ....(Nr. ___)
Am zweitmeisten: ....(Nr. ___)

Von den Bedürfnissen 1 bis 14 fehlte mir
Am meisten: ....(Nr. ___)
Am zweitmeisten: ....(Nr. ___)

Von den 7 Homöostasebedürfnissen frustrierten Eltern
Am meisten: ....(Nr. ___)
Am zweitmeisten: ....(Nr. ___)

Von allen 21 Bedürfnissen fehlte mir
Am meisten: ....(Nr. ___)
Am zweitmeisten: ....(Nr. ___)

Abbildung 2.9.10: Frustrierendes Elternverhalten

Hier noch einige therapeutische Erläuterungen zur Anwendung und Auswertung

- Wichtig ist, dass keine »Kopf-Entscheidungen« getroffen werden, sondern »Bauch«-Entscheidungen, also vom Gefühl her ohne nachzudenken
- Die Begriffe müssen nicht erklärt werden, jeder nimmt sie so, wie er sie versteht
- Es muss eine Wahl getroffen werden, nichts auslassen, trotz Unschlüssigkeit einfach ankreuzen
- Wir merken uns je Bedürfnisgruppe zwei wichtigste (»Am meisten und zweitmeisten frustrierte ...«), das ist zuverlässiger als nur eines.
- Wir wählen dann noch das wichtigste und zweitwichtigste der ersten 14 Bedürfnisse
- Und zum Schluss wird noch bewertet, ob eventuell eines oder beide Homöostasebedürfnisse noch wichtiger waren – noch mehr frustriert wurden. Wenn nicht, bleibt es bei der vorigen Wahl der beiden meist fehlenden Bedürfnisbefriedigungen

2.9.1.2.5 Liste der persönlichkeitsspezifischen Überlebensregeln

Diese Formulierungen geben nur eine Tendenz an und müssen individualisiert und vor allem noch operationalisiert werden (aus Sulz, 2009a, S. 142).

Selbstunsicher (ängstlich-vermeidend)
Nur wenn ich immer darauf achte, nichts Falsches zu sagen, lieber nichts zu sagen und niemals eigene Wünsche äußere, Forderungen anderer niemals ablehne, niemals den Unmut anderer provoziere, bewahre ich mir die Chance auf Zuneigung und Akzeptanz und verhindere Ablehnung und Zurückweisung.

Dependent
Nur wenn ich immer gemäß den Wünschen meiner Bezugsperson denke, fühle und handle, und niemals eigene Bedürfnisse zulasse, die mit den ihren nicht vereinbar sind, bewahre ich mir den Schutz, die Wärme und die Geborgenheit und verhindere, verlassen zu werden.

Zwanghaft
Nur wenn ich immer den Effekt meines Verhaltens auf perfekte Normerfüllung überprüfe und niemals ungenau, unordentlich, unsauber, nachlässig bin, bewahre ich Kontrolle über die Auswirkungen meines Handelns und verhindere ich nicht wieder gut zu machenden Schaden durch meine aggressiven Impulse.

Passiv-aggressiv
Nur wenn ich immer in innerer Opposition zu Autoritäten bin und dabei niemals offen aggressiv bin, gerade so viel nachgebe wie nötig, bewahre ich mir einerseits meine Selbstbestimmung und andererseits die Chance auf Wohlwollen und verhindere offene Auseinandersetzung und Ablehnung.

Histrionisch
Nur wenn ich immer meine Gefühle und Ausdrucksweisen übersteigere und niemals ungeschminkte Realität vermittle, niemals dem anderen das Aktionsfeld und die Initiative überlasse, bewahre ich mir so große Aufmerksamkeit, Attraktion und dadurch Steuerung des anderen und verhindere Enttäuschung, Missbrauch und Ausgeliefertsein.

Schizoid
Nur wenn ich immer emotions- und beziehungsfrei, rational, distanziert und wach bin und niemals emotionale Nähe entstehen lasse, niemals den anderen brauche, bewahre ich mir meine Existenzberechtigung und die Hoffnung auf Willkommensein und verhindere, dass meine Gefühle mich und die Welt vernichten.

Narzisstisch
Nur wenn ich immer großartig, spitze bin und es schaffe, dass die Welt dies bestätigt und bewundert, und niemals zweitrangig oder gar durchschnittlich bin, bewahre ich mir die Aufmerksamkeit und Wertschätzung und die Hoffnung auf Liebe und verhindere, dass ich zu einem Nichts, ignoriert werde, verkümmere und erlösche.

Emotional instabil
Nur wenn ich immer ganz und gar in ganz gute emotional intensive Beziehungen gehe und niemals vertraue, sondern geringste Anzeichen von Verletzung als Anlass zur Trennung nehme, bewahre ich mir die Hoffnung auf die eines Tages durch und durch gute Beziehung und verhindere, allein und verlassen, innerlich leer zu sein.

Paranoid
Nur wenn ich immer das Schlimmste von meinem Gegenüber erwarte und wenn ich niemals unvoreingenommen und vertrauensvoll bin, bewahre ich mir Sicherheit und Kontrolle und verhindere, Hinterhalt, Überfall und Vernichtung ausgeliefert zu sein.

2.9.2 Ableitung der dysfunktionalen Überlebensregel aus der Lerngeschichte und den Beziehungen zu Vater und Mutter

Auch wenn Sie in der Anamnese schon einmal darauf eingegangen sind, lassen Sie die PatientIn je fünf Eigenschaften von Vater und Mutter zu der Zeit, als die PatientIn im Kindergartenalter oder in der Grundschule war, angeben. Dazu fünf eigene Eigenschaften als Kind und als Erwachsene. Dabei wird deutlich, dass diese Eigenschaften eine Reaktion auf die Eltern zum emotionalen Überleben in der Kindheit waren und heute oft noch sind. Es ist von großem Wert, wenn die PatientIn erkennt, wie sehr ihre Eigenschaften der Anpassung an schwierige Aspekte der Eltern dienten.

Nun wird erarbeitet, welche Verhaltensweisen als Kind geboten, nützlich oder notwendig waren, um mit den Eltern zurecht zu kommen. Und welche befriedigenden Elternverhaltensweisen dadurch erzielt werden konnten.

Umgekehrt wird gesammelt, wie man sich als Kind auf keinen Fall verhalten durfte. Und wie die Eltern sonst bedrohlich oder frustrierend reagiert

Mutter war:	Vater war:
1	1 ....
2	2 ....
3	3 ....
4	4 ....
5	5 ....
Als Kind war ich:	**Heute bin ich:**
1	1 ....
2	2 ....
3	3 ....
4	4 ....
5	5 ....

Abbildung 2.9.11: Eigenschaften von Mutter, Vater und Kind

Gebotenes, nützliches Verhalten gegenüber Mutter /Vater war:	**Verbotenes, tabuisiertes Verhalten** gegenüber M/V war:
1	1 ....
2	2 ....
3	3 ....
M/V Reaktion (befriedigendes) Verhalten war:	**M/V Reaktion (frustrierendes /bedrohendes Verhalten)** war:
1	1 ....
2	2 ....
3	3 ....

Abbildung 2.9.12: Gebotenes, nützliches versus verbotenes, tabuisiertes Verhalten in der Kindheit

hätten. Diese Sammlung von Erinnerungen als biografischem Material dient als Grundlage für das nachfolgende Eruieren des daraus resultierenden kindlichen Selbst- und Weltbildes.

Hinzu kommt noch einmal die funktionale Betrachtung: Mein nützliches Verhalten diente der Befriedigung/Bewahrung meines Bedürfnisses nach ... bzw. der Verringerung meiner Angst vor ...

Welches Selbst- und Weltbild ist entstanden?

Das *Selbstbild* ist geprägt durch

- die vorherrschenden Bedürfnisse: Ich brauche (noch) ...
- Ängste und Bedrohungen: Ich fürchte (noch) ...
- Defizite: Ich kann dies (noch) nicht ...
- Fertigkeiten: Ich kann dies (schon) ...

Das *Weltbild* ergibt sich aus den erwarteten elterlichen Konsequenzen, die auf

- erwünschtes Verhalten folgen (Befriedigung) bzw. auf
- unerwünschtes Verhalten folgen (Frustration/Bedrohung).

Diese kindliche Theorie ist der Beginn einer Theory of Mind (ToM; Flavell, 2011; Premack & Woodruff, 1978; siehe Förstl, 2007).

Nach diesen Vorarbeiten kann nun endlich die Regel, die das emotionale Überleben in der Kindheit sicherte, formuliert werden:

Nur wenn ich immer ...
(entsprechend meines Persönlichkeitszugs handle)
und wenn ich niemals Ärger zeige oder (Gegenteil meines Persönlichkeitszugs) ...
bewahre ich mir ...
(Befriedigung meines zentralen Bedürfnisses)
und verhindere ...
(meine zentrale Angst)

Selbst-Bild	**Welt-Bild**
Ich brauche einerseits	Von Vater/Mutter bekomme ich ....
(Abhängigkeitsbedürfnis)	nur, wenn ich................
Ich brauche andererseits	(erwünschtes Verhalten)
(Autonomiebedürfnis)	Vater/Mutter bedrohte/frustrierte mich jedoch mit
Am meisten brauche ich	....
	wenn ich folgendes unerwünschtes
Ich kann (noch) nicht	Verhalten zeige ....
Ich kann schon	
Ich fürchte (noch)	

Abbildung 2.9.13: Selbstbild und Weltbild in der Kindheit

- Der erste Teilsatz ist das Gebot: »Ich muss mich immer so verhalten.« Wir setzen seinen wichtigsten Persönlichkeitszug ein, z. B. *zurückhaltend*.
- Der zweite Teilsatz ist das Verbot: »Ich darf mich auf keinen Fall so verhalten.« Da können wir einsetzen: *Mich voll Ärger wehren* oder *Meinen eigenen Weg gehen* usw.

- Der dritte Teilsatz ist das höchste Gut, das nicht aufs Spiel gesetzt werden darf, also das wichtigste Bedürfnis, z. B. *Dazugehörigkeit*.
- Der vierte Teilsatz ist die größte Bedrohung, die auf keinen Fall eintreten darf. Wir setzen ihre wichtigste Angst ein, z. B. *Trennung*.
- Und nun kann sie den Satz langsam und deutlich vorlesen.
- Sie fragen: »Wie geht es Ihnen damit, wenn Sie sich vergegenwärtigen, dass das die Leitlinie Ihres bisherigen Lebens war?«

Die PatientIn braucht insbesondere beim zweiten Teilsatz Ihre Hilfe. Bei PatientInnen, die zu wenig Ärger haben oder zeigen, sollten Sie immer reinschreiben lassen: »... und wenn ich niemals meinen Ärger deutlich zeige und mich wirksam wehre ...«

Sie fügen dann noch das Verhalten hinzu, das das Gegenteil ihres dysfunktionalen Persönlichkeitszugs ist. Hilfreich ist auch obige Liste von persönlichkeitsspezifischen Überlebensregeln.

2.9.3 Entgegen der Überlebensregel handeln

Wichtig ist die Frage: Was fühlt die Patient, wenn sie entgegen ihrer Überlebensregel handeln soll? Wenn sie sich vorstellt, dies wirklich zu tun?

- Sie sagen etwa: »Stellen Sie sich vor, Sie müssen ab jetzt zwei Wochen lang genau das Gegenteil dessen tun, was Ihre Überlebensregel gebietet.«
- Jetzt spürt die PatientIn erst die Bedeutung ihrer Überlebensregel. Diese warnt drastisch und macht Angst beim Gedanken, gegen sie zu verstoßen.
- Der innere Konflikt der PatientIn wird jetzt aktiviert, ähnlich wie in der Symptom auslösenden Situation. »Entweder bleibe ich so angepasst und unglücklich in meiner Beziehung, oder ich zeige deutlich was ich brauche und will – riskiere aber Liebesverlust/ Trennung.«

Dies können wir jetzt mit der PatientIn reflektieren (Metakognitive Betrachtung = Mentalisieren). Und danach können Sie mit ihr vereinbaren, dass sie zur Tat schreitet und im Sinne der empirischen Hypothesenprüfung nach Beck (1979) das Experiment wagt.

Planen Sie das ganz konkret:

- In der kommenden Woche, wann genau?
- In welcher Situation?
- Welchem Menschen gegenüber?
- Welches neue Verhalten?

Sie können sie das mit geschlossenen Augen mental üben lassen oder Sie machen ein kurzes Rollenspiel. Empfehlenswert ist, wie die SpitzensportlerInnen, die auch ständig mental üben, täglich die Situation und das neue Verhalten in einem inneren Bild zu praktizieren, sodass es im Ernstfall sicher verfügbar ist.

Entgegen der Überlebensregel handeln

- Stellen Sie sich vor: Jetzt müssen Sie sich entscheiden, ab sofort das Gegenteil dieser Regel zu tun!
- Welches Gefühl entsteht?
- ....
- Welche Gedanken kommen?
- ....
- Was fürchten Sie? ....
- In welchem Konflikt sind Sie?
- ....

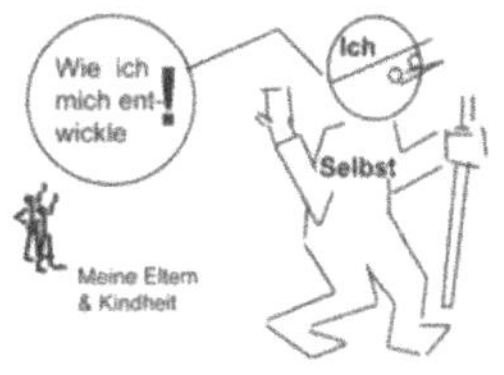

Abbildung 2.9.14: Entgegen meiner Überlebensregel handeln

Vertrag: Entgegen der Überlebensregel handeln

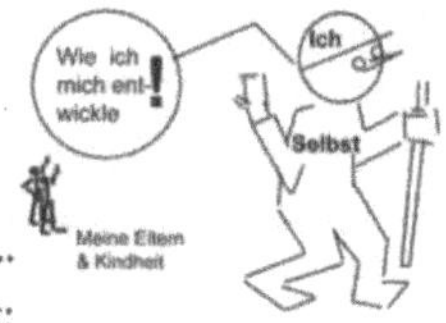

- Die Vertragssituation ist: ....
- Das Handeln entgegen meiner Überlebensregel ist:
- ....
- Meine Überlebensregel sagt voraus, dass folgendes passieren wird:
- ....
- Viel wahrscheinlicher ist folgendes Ergebnis:
- ....
- Ich verpflichte mich deshalb zu meinem neuen Verhalten!

- Datum: Unterschrift:

Abbildung 2.9.15: Vertrag: Entgegen meiner Überlebensregel handeln

Eine weitere Unterstützung für das Commitment ist ein *schriftlicher Vertrag* unter dem Motto *Leben statt Überleben*:

Durch die Nachbesprechung hält die PatientIn die befürchteten Folgen für so unwahrscheinlich, dass sie entgegen ihrer Überlebensregel handeln will. Sie schließen mit ihr einen Vertrag, durch den sie sich unterstützt fühlt.

Es sollte eine sicher in der nächsten Woche auftretende Situation mit einer benannten Bezugsperson sein. Die Situation sollte nur so schwierig sein, dass Sie sicher sind, dass die PatientIn es schafft. Die PatientIn und Sie sollten zuversichtlich sein, dass die gemeinsam formulierte Erwartung auch eintritt.

Ein Handschlag besiegelt den Vertrag.

Einmal gewagt, ist es ein Abenteuer, eine mutige Handlung, auf die Sie begeistert reagieren. Es ist ein Durchbruch, über den Sie sich gemeinsam freuen. Und auch wenn die alte Überlebensregel noch oft siegen wird, ist es Zeit, eine neue Erlaubnis gebende Lebensregel zu formulieren und als neue Verhaltensmaxime zu setzen. Das Bewusstsein konnte sich befreien von dem alten Diktat und hat die Erlaubnis bekommen, so zu handeln, dass die eigenen Interessen, Wünsche und Bedürfnisse nicht mehr zu kurz kommen. Es ist klar geworden, dass die zentrale Angst ein Fehlalarm ist, der noch eine Zeit lang ausgelöst wird, der aber nicht berücksichtigt wird, denn er wird von selbst aufhören, ohne dass getan wird, wozu er auffordert.

Meine neue Lebensregel

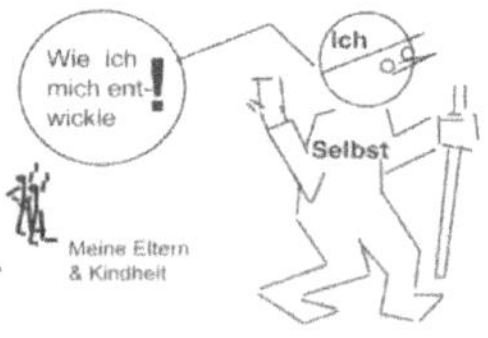

- Auch wenn ich künftig mehr/öfter
- ....
- Und wenn ich künftig weniger/seltener
- ....
- Bewahre ich mir
- ....
- (oder ich brauche gar nicht mehr so viel davon)
- Und muss nicht fürchten, dass
- ....
- (oder das macht mir nicht mehr so viel Angst wie früher)

Abbildung 2.9.16: Meine neue Erlaubnis gebende Lebensregel

2.9.4 Neue Erfahrung: Die neue Erlaubnis gebende Lebensregel

Nachdem die PatientIn einige Male gegen ihre Überlebensregel verstoßen und erfahren hat, dass ihr emotionales Überleben nicht auf dem Spiel stand, kann sie eine neue Lebensregel formulieren.

- Kein Gebot mehr, kein Verbot mehr, sondern Erlaubnis;
- Mit der realistischen Erwartung, dass ihre Bedürfnisse trotzdem befriedigt werden;
- Und dass die vorhergesagten Bedrohungen sehr unwahrscheinlich sind, sodass sie angstfrei handeln kann.

Wie ein neues Morgengebet sollte die PatientIn sich ihre so erarbeitete Lebensmaxime täglich aussprechen – nicht nur lesen, sondern laut sprechen.

Weiterführende Literatur

Sulz, S. K. D. (2009a). Praxismanual zur Strategischen Entwicklung des Selbst und der Beziehungen. Experimentierbuch mit einem 25-Wochenprogramm und 34 Experimenten. CIP-Medien.

2.10 Achtsamkeit und Akzeptanz

Aline Sulz

Das Arbeitsmodul »Achtsamkeit und Akzeptanz« ist nach der Diagnostik die erste Maßnahme in der Therapie, da alle nachfolgenden Interventionen unter dem Vorzeichen von Achtsamkeit effektiver ablaufen können (Abb. 2.10.1).

Heute ist Achtsamkeit ein unverzichtbarer und selbstverständlicher Teil jeder Therapie (vgl. Hauke, 2009b, 2013). Unter Achtsamkeit verstehen wir die nicht bewertende Lenkung der Aufmerksamkeit auf das Hier und Jetzt, ein akzeptierendes Gewahrsein im gegenwärtigen Moment. Wir versuchen der PatientIn nahezubringen, dass dies eine der wirksamsten Aspekte im Therapieprozess ist und sie das gut lernen kann. Sie kann mit dieser neuen Aufmerksamkeitslenkung viel mehr von der Behandlung profitieren und manches kann ohne Achtsamkeit nicht gelingen. Vieles bleibt im Alltag außerhalb der bewussten Aufmerksamkeit, sodass wir es nicht ändern können. Was alles in unserer Psyche abläuft, nehmen wir im Zustand der Achtsamkeit wahr, verstehen so vieles mehr und können uns besser akzeptieren. Gefühle werden besser wahrnehmbar und steuerbar. Allerdings tritt (vorübergehend) auch Schmerzliches stärker ins Bewusstsein. Die Grundhaltung und Übung der Achtsamkeit kommt von der buddhistischen Meditation und wurde z. B. von Jon Kabat-Zinn für die westliche Welt so übertragen, dass jeder Mensch auf sie zugreifen kann. Er schreibt: »Sie lehrt uns, vom Aktionsmodus in den Seinsmodus zu wechseln, Zeit für uns selbst zu beanspruchen,

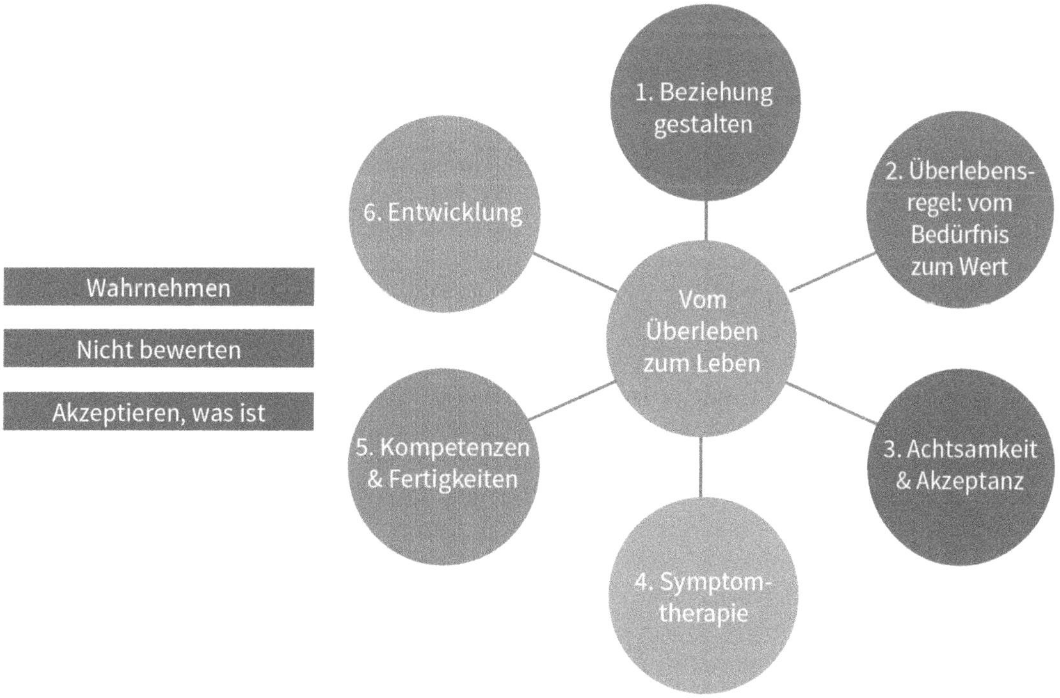

Abbildung 2.10.1: Arbeitsmodul Achtsamkeit und Akzeptanz

unseren Lebenspuls zu verlangsamen, innere Ruhe und Selbstakzeptanz zu pflegen, den Geist in seiner Sprunghaftigkeit zu beobachten, die Gedanken zu beobachten und loszulassen, ohne uns in sie zu verstricken oder von ihnen fortgetrieben zu werden« (Kabat-Zinn, 2013, S. 23). Wir stoßen hier auch auf eine Brücke zur Embodimentperspektive (Einbettung psychischer Funktionen in den Körper), da Achtsamkeit dieser Perspektive entspricht.

Sie kommen als TherapeutIn nicht umhin, selbst Achtsamkeit zu praktizieren, wenn Sie sie Ihren PatientInnen lehren wollen. Beginnen Sie also jetzt mit Ihren täglichen 20-minütigen Achtsamkeitsübungen – morgens vor dem Frühstück oder abends, wenn Ihre Freizeit beginnt, oder in der Mittagspause. Wählen Sie die Vorgehensweise aus, mit der Sie sich am wohlsten fühlen.

Sie können damit beginnen, im Sitzen Ihren Körper, Ihre Atmung, Ihre Bewusstseinsprozesse zu beobachten, so sein zu lassen, wie sie sind, und geschehen zu lassen, was geschieht. Oder Sie können als Body Scan Ihren Körper aufmerksam wahrnehmend durchgehen, sodass er in Ihr Bewusstsein rückt. Jedes achtsame Innehalten in Ihrem Alltag wird sich positiv auf Ihr Wohlbefinden und Ihre Erfahrungen mit Ihrer Umwelt auswirken – sei es beim Zähneputzen, Essen oder Spazierengehen. Sie können mit den nachfolgenden Achtsamkeitsübungen beginnen – diese mit unserer PatientIn anwenden – und zuvor allein für sich selbst einige Wochen lang üben. Später können Sie die von Kabat-Zinn (2013) vorgeschlagenen Übungen praktizieren.

- Erste Übung – den Körper erkunden
- Zweite Übung – Atemübung
- Dritte Übung – Sitzmeditation

Bewährt haben sich auch Achtsamkeitsglocken, die sich über Apps auf dem Handy oder Achtsamkeitsprogramme auf dem Computer einrichten lassen und in gewählten Abständen durch einen Gong oder eine Glocke an ein kurzes achtsames Innehalten erinnern.

Unser wichtigstes Instrument ist der Atem. Er ist uns treuer Freund und Begleiter, den wir immer in jeder Situation an unserer Seite haben. Er kann unser Ankerpunkt sein, der uns hilft, uns mit unserem Körper zu verbinden und immer wieder ins Hier und Jetzt zurück zu kommen, wenn unsere Gedanken abschweifen.

2.10.1 Übung Body Scan

»Durch die Verankerung unseres Gewahrseins im Körper erkennen wir die Ganzheit dessen an, was wir sind: Ein verkörpertes Wesen, nicht bloß ein vielbeschäftigter Kopf, der über einem unbeteiligten Körper schwebt« (Gilbert & Choden, 2014, S. 276).

Bei der Übung des Body Scans bringen wir unseren Körper ganz in das Zentrum der Aufmerksamkeit all unserer Sinne. Wir wandern mit unserer Aufmerksamkeit langsam in kleinen Schritten von den Zehen bis zum Scheitel unseres Kopfes und wenden uns mit neugierigem Interesse und liebevoller Aufmerksamkeit sämtlichen Körperteilen zu, wobei wir uns jeglichen Empfindungen und deren Veränderungen mit der Zeit gewahr werden. Durch das bewertungsfreie Scannen unseres Körpers üben wir achtsames Beobachten und Wahrnehmen und schenken gleichzeitig unserem Körper wohlwollende Güte. Sie sollten sich für einen Body Scan mindestens 20 Minuten Zeit nehmen. Es empfiehlt sich eine liegende Haltung auf einer weichen Unterlage (z. B. auf einer Yogamatte, einem Sofa oder auch Bett) oder, wenn Sie in liegender Haltung Probleme haben oder schnell einschlafen, können Sie den Body Scan auch in aufrecht sitzender Haltung durchführen. Ihre Augen lassen Sie behutsam geschlossen oder leicht geöffnet.

Nehmen Sie eine entspannte Haltung ein, lassen Sie Ihre Arme neben sich auf der Unterlage ruhen, die Handflächen zeigen nach oben, die Füße fallen entspannt nach außen, das Kinn ist leicht zum Brustkorb geneigt, sodass Ihr Nacken flach auf der Unterlage liegen kann. Spüren Sie nun zunächst die Unterlage unter Ihnen, wie Ihr Körper von ihr getragen wird, die Schwerkraft, die Ihren Körper in die Unterlage sinken lässt und nehmen Sie dann drei tiefe Atemzüge. Atmen Sie dazu erst tief in den unteren Bauch ein und spüren dabei wie er sich wölbt, dann weiter in den Brustraum, bis ihr Körper ganz von Luft erfüllt ist, und atmen Sie dann in umgekehrter

Reihenfolge wieder aus. Atmen Sie dreimal auf diese Weise tief ein und wieder aus. Vielleicht können Sie spüren, wie die Luft beim Ausatmen wärmer ist als die Luft beim Einatmen. Spüren Sie, wie der Atem Energie beim Einatmen und Ruhe beim Ausatmen bringt. Gehen Sie dann zu einem normalen Atem über und beobachten Sie eine Weile das Heben und Senken Ihres Brustkorbs und, wie der Atem durch Ihren Körper strömt. Wenden wir uns nun den großen Zehen zu. Gehen Sie mit Ihrer Aufmerksamkeit ganz in die großen Zehen. Wie fühlen sie sich an, ist da ein leichtes Kribbeln zu spüren, Wärme oder Kälte oder fühlen sie sich schwer an? Wandern Sie weiter in die zweiten Zehen, dann zu den mittleren, den vierten und zuletzt zu den kleinen Zehen. Gehen Sie dann mit Ihrer Aufmerksamkeit weiter zu den Fußballen, den Fußgewölben und schließlich zu den Fersen. Vielleicht können Sie Ihren Füßen etwas Dankbarkeit schenken dafür, dass sie Sie tagtäglich durch Ihr Leben tragen. Auf ihnen ruht Ihr ganzer Körper, sie bieten Ihnen eine feste Basis. Vielleicht können Sie sich vorstellen, wie Sie in Ihre Füße hineinatmen und aus ihnen wieder herausatmen. Wandern Sie nun weiter zu den Fußgelenken, wie fühlen die sich in diesem Moment an? Sollte Ihre Aufmerksamkeit abschweifen, werden Sie sich dessen bewusst und kehren behutsam mit Ihrer Aufmerksamkeit zu Ihrem Körper zurück. Aufkommende Gedanken lassen Sie weiterziehen wie Wolken am Himmel, ohne sie zu bewerten. Lassen Sie Ihre Aufmerksamkeit weiter in Ihre Schienbeine und Waden wandern, von dort weiter in Ihre Knie und hinauf in die Oberschenkel. Wenden wir uns nun dem Gesäß zu und spüren, wie es auf der Unterlage aufliegt. Schenken wir auch unserem Gesäß wohlwollende Dankbarkeit dafür, dass es uns ein weiches Polster bietet. Sollten Sie in einem Körperteil eine Spannung oder gar Schmerzen feststellen, so wenden Sie sich diesem Körperteil in besonderer Weise liebevoll zu, atmen Sie in diesen Körperteil ein und aus ihm wieder heraus und umsorgen Sie ihn voller freundlicher Zugewandtheit innerlich. Anstatt uns wie sonst über einen Körperteil, der Unwohlsein bringt, zu ärgern, wollen wir ihm nun Liebe und Zuwendung schenken. Nehmen Sie nun Hüfte und Becken wahr. Wandern wir nun mit unserer Aufmerksamkeit weiter in den unteren Rücken, von dort die Wirbelsäule entlang Wirbel für Wirbel nach oben zu den Schulterblättern und den Schultern. Spüren Sie, wie diese auf der Unterlage aufliegen. Nun wenden wir uns dem Bauch zu, spüren noch einmal, wie er sich mit dem Atem gleichmäßig hebt und senkt, und weiter hoch zum Brustkorb. Wie viele innere Organe hier versteckt sind, die ununterbrochen für Sie arbeiten, ohne dass Sie sich dessen bewusst sind. Vielleicht mögen Sie Ihre Hand auf Ihr Herz legen und spüren dabei das Pochen. Gehen Sie nun mit Ihrer Aufmerksamkeit weiter über die Schlüsselbeine und die Schultern in die Oberarme. Welche Empfindungen können Sie hier wahrnehmen? Wandern Sie weiter über die Ellenbogen zu den Unterarmen, den Handgelenken in die Handinnenflächen und die einzelnen Finger. Werden Sie sich bewusst, welche Dienste unsere Hände täglich für uns tun, wie viel Kraft und Sensibilität in ihnen steckt. Richten Sie nun Ihre Aufmerksamkeit auf Nacken, Hals und Gesicht. Welche Empfindungen tauchen hier auf? Wo gibt es vielleicht Spannungen im Bereich der Stirn, Augenpartie, Wangen, Kinn, Kiefer? Atmen Sie in Bereiche der Spannung hinein und aus ihnen wieder heraus. Nehmen Sie wahr, wie der Atem durch die Nase ein- und wieder ausströmt und sich dabei Ihre Nasenflügel leicht bewegen. Spüren Sie, wie Ihr Hinterkopf auf der Unterlage aufliegt, und wandern Sie mit Ihrer Aufmerksamkeit bis zum Scheitel des Kopfes. Nehmen Sie nun noch einmal Ihren Körper als ganzen wahr, wie er bei jedem Einatmen von frischer Luft erfüllt wird und bei jedem Ausatmen sich wieder völlig leert. Der Körper verbindet sich mit dem Atem, der automatisch ein- und ausfließt. Registrieren Sie nun, wie sich Ihr Körper im Vergleich zu vorher anfühlt. Hat sich etwas verändert? Und wenn ja, was? Nehmen Sie alle Empfindungen und Veränderungen mit einer akzeptierenden offenen Haltung an. Es gibt kein Ziel, das erreicht werden muss, wir nehmen einfach nur wahr, was in und um uns in diesem Moment passiert. Bevor wir langsam zum Ende kommen, lassen Sie noch einmal mit tiefen kräftigen Atemzügen Energie in Ihren Körper strömen, machen Sie kleine Bewegungen mit ihren Füßen und Händen, drehen Sie leicht Ihren Kopf von links nach rechts und öffnen Sie nun Ihre Augen. Legen Sie eine Hand auf Ihr Herz und danken sich selbst für die wohltuende Achtsamkeitspraxis.

2.10.2 Atemübung

Die Arbeit mit dem Atem ist das Kernelement der Achtsamkeitspraxis. Er ist ein wichtiges Hilfsmittel, um den unsteten Geist zur Ruhe zu bringen. Da der Atem uns immer begleitet, egal wo wir sind, können wir in jeder denkbaren Situation auf ihn zurückgreifen, um uns wieder mit unserem Körper zu verbinden und vom Tun-Modus in den Sein-Modus zu gelangen, in dem wir zur Ruhe kommen und einfach nur sind. Sie können Ihren Atem bewusst verändern. Wenn Sie ihn schneller werden lassen, merken Sie direkt wie Sie vielleicht unruhiger und angespannter werden. Wenn Sie ihn verlangsamen, können Sie vielleicht wahrnehmen, wie Ihr Körper dadurch mehr zur Ruhe kommt. Für uns ist es wichtig, bei der Arbeit mit dem Atem nichts zu forcieren, sondern einen Rhythmus zu finden, der sich für Sie angenehm ruhig anfühlt.

Setzen Sie sich für die Atemübung bequem mit geradem Rücken hin. Ihre Füße liegen flach auf dem Boden, Ihre Hände ruhen entspannt auf den Oberschenkeln. Versuchen Sie, eine Sitzhaltung zu finden, die sowohl bequem als auch aufrecht ist, sodass Sie entspannt und zugleich in wacher Haltung in die Atempraxis gehen. Die Augen können sanft geschlossen sein oder Ihr Blick kann vor Ihnen auf dem Boden ruhen. Spüren Sie zunächst in Ihren Körper hinein und wandern mit Ihrer Aufmerksamkeit einmal durch Ihren Körper, beginnend bei den Füßen, wie sie fest auf dem Boden ruhen, weiter über die Beine hoch in ihr Gesäß, wie es auf Ihrer Sitzunterlage aufliegt, dann den Rücken hoch in die Schultern, in den Brustkorb, der sich mit dem Atem hebt und senkt, weiter den geraden Nacken hinauf zum Kopfscheitel. Stellen Sie sich vor, dass ein unsichtbarer Faden Sie am hinteren Kopfende nach oben zieht, sodass Ihre Haltung noch aufrechter wird. Wenden Sie sich nun ihrem Gesicht zu. Sollten Sie in Ihrer Gesichtspartie Spannungen wahrnehmen, versuchen Sie diese loszulassen und zu entspannen, indem Sie den Kiefer leicht fallen lassen. Vielleicht können Sie ein leichtes Lächeln auf Ihre Lippen zaubern, um Ihre Intention der freundlichen Zuwendung zu Ihrem Atem und sich selbst zu bekräftigen.

Konzentrieren Sie sich nun auf Ihren Atem, wie er bei jedem Einatmen in Ihren Körper einströmt und beim Ausatmen wieder hinausströmt. Um den Atem besser zu spüren, nehmen wir zunächst drei tiefe Atemzüge, indem Sie tief in den Bauch, dann weiter in den Brustkorb und zuletzt bis zu den Schlüsselbeinen einatmen, sodass Ihr Körper durch und durch mit Ihrem Atem gefüllt ist. Halten Sie den Atem kurz an und spüren den Empfindungen nach, die sich in Ihrem Körper zeigen. Dann lassen Sie langsam den Atem wieder ausströmen, sodass sich erst der Brustkorb wieder senkt und anschließend die Bauchdecke – bis das letzte bisschen Luft Ihrem Körper entwichen ist, Sie ganz leer sind. Nehmen Sie auf diese Weise zwei weitere Atemzüge. Spüren Sie dabei genau in Ihrem Körper nach, wie die Luft sich langsam in alle Körperteile beim Einatmen ausbreitet und wie die Luft durch Ihre Nasenlöcher beim Ausatmen wieder langsam ausströmt. Vielleicht mögen Sie bewusst ein Atemgeräusch entstehen lassen, sodass Sie auch das Geräusch des Atems beobachten können. Gehen Sie nach den drei tiefen Atemzügen zu einem normalen Atem über. Versuchen Sie zu einem Ihnen angenehmen Atemrhythmus zu kommen, indem Sie zunächst etwa drei Sekunden einatmen, kurz innehalten und dann fünf Sekunden lang ausatmen. Variieren Sie den Atem dann so, dass Sie zu einem sanften Rhythmus finden, der Sie ruhiger werden lässt. Gehen Sie dann mit Ihrer Aufmerksamkeit in den Körperbereich, wo Sie den Atem am besten spüren, und verweilen eine Weile bei Ihrem Atem, lassen ihn ein- und ausströmen, ohne ihn weiter zu beeinflussen. Der Atem fließt ganz von alleine, ohne unser Zutun. Nehmen Sie wahr, welche Empfindungen der Atem im Körper auslöst. Vielleicht merken Sie, wie Sie innerlich ruhiger werden und sich Ihre innere Ruhe mit Ihrem freundlichen Gesichtsausdruck verbindet. Sie werden vielleicht feststellen, wie Ihre Gedanken hin und wieder abschweifen. Das ist normal. Unser unsteter Geist hält nicht inne, springt von einem Gedanken zum nächsten und verweilt niemals im gegenwärtigen Moment. Wenn wir merken, dass wir uns wieder in Gedanken verlieren, registrieren wir das einfach und kehren behutsam zu unserem Atem zurück. Manchen mag es helfen, die Atemzüge zu zählen und bei jeder Unterbrechung durch Gedanken wieder bei eins anzufangen. Dabei sollte kein falscher Ehrgeiz entstehen. Hier gibt es nichts zu erreichen, nur der gegenwärtige Moment zählt, in dem wir ganz bei unserem Atem sind. Sie sind wie ein Berg, über dem Ihre Gedanken wie Wolken vorüberziehen. Manchmal türmen sich große Gedankenwolken auf und verfangen sich in der Bergspitze; lassen Sie sie einfach weiterziehen und kehren zu dem ein- und ausströmenden Atem zurück. Der Atem strömt ganz von selbst durch Ihre Nase ein, füllt Ihre Lungen und strömt dann langsam wieder aus. Nehmen Sie diesen Rhythmus einfach nur wahr. Nehmen Sie sich die Zeit, nun ganz bei sich und Ihrem Atem zu sein, und schenken Sie sich dafür dankbare Anerkennung. Bevor wir zum Ende der Atemübung kommen, lassen Sie Ihren Atem nochmal tief werden, spüren Sie die Unterlage, auf der Sie sitzen, den Kontakt der Fußsohlen zum Boden und öffnen dann langsam die Augen, wenn Sie dazu bereit sind.

2.10.3 Sitzmeditation

In der Sitzmeditation können wir das zur Anwendung bringen, was wir im Body Scan und in der Atemübung gelernt haben. Wir können z. B. unsere Sitzmeditation beginnen, indem wir uns zunächst für ein paar Minuten auf unseren Atem konzentrieren, damit unser Geist zur Ruhe kommt. Dies hilft uns, ganz bei uns anzukommen, uns von dem, was an diesem Tag hinter uns oder noch vor uns liegt, zu lösen. Anschließend können wir uns unserem Körper zuwenden, nachspüren, wie er sich in diesem Moment anfühlt. Und schließlich lassen wir jedes Ziel, jedes Tunwollen los und *sind* einfach nur, kommen zur Ruhe. Wir verweilen achtsam im jetzigen Moment.

Setzen Sie sich in eine angenehme aufrechte Haltung, entweder auf der vorderen Kante eines (Meditations-)Kissens, das linke Bein liegt vor dem rechten Bein auf dem Boden, sodass Ihre Knie nahe am Boden und Ihre Oberschenkel nach unten geneigt sind, oder wahlweise auf einem Stuhl, möglichst auf vorderer Stuhlkante, nicht angelehnt mit aufrechtem Rücken. Ihre Hände ruhen sanft auf Ihren Knien. Wichtig ist, dass Sie so bequem für eine Weile sitzen können und dabei eine wache, aufmerksame Haltung bewahren können. Atmen Sie dann einmal tief durch die Nase ein und hauchen dann durch Ihren Mund den Atem kraftvoll wieder aus. Stellen Sie sich vor, Sie würden mit dem Aushauchen sämtliche Gedanken, die Sie noch vom Tag beschäftigen oder die Sie an Bevorstehendes erinnern, für diesen Moment aus sich hinaus hauchen. Diesen Gedanken können Sie sich später wieder widmen. Wiederholen Sie das tiefe Einatmen und Aushauchen noch ein oder zweimal, so wie Sie es benötigen. Diese Zeit widmen Sie ganz Ihrem achtsamen Gewahrsein des Hier und Jetzt, Gedanken zur Vergangenheit und Zukunft hauchen Sie aus sich heraus und lassen Sie weiterziehen. Gehen Sie dann sachte in einen ruhigen Atemrhythmus über. Beobachten Sie eine Weile das Ein- und Ausströmen Ihres Atems, wie der Atem ganz von selbst ohne Ihr Zutun die Bauchdecke hebt und wieder senkt, wie er Sekunde um Sekunde Ihren Körper mit Leben erfüllt. Nehmen Sie nun Ihren Körper wahr, wie er auf der Unterlage sitzt, entspannt und gleichzeitig wach. Vielleicht mögen Sie eine Hand auf Ihr Herz legen, dabei Ihre Mundwinkel zu einem leichten Lächeln formen und mit bejahender freundlicher Intention sich dem Verweilen in diesem Augenblick zuwenden. Schenken Sie sich Dankbarkeit dafür, dass Sie sich diese Zeit des Innehaltens einräumen. Gehen Sie dann mit Ihrer Aufmerksamkeit in den Raum. Welche Geräusche nehmen Sie wahr? Gibt es vielleicht bestimmte Gerüche, oder können Sie etwas anderes im Raum spüren, wie etwa einen leichten Windhauch, der Ihre Haut berührt, oder Wärme, die auf Ihren Körper trifft? Lassen Sie Ihre Wahrnehmungen durch Ihre Sinne einfach da sein, ohne ihnen weiter nachzugehen oder ihnen besondere Aufmerksamkeit zu schenken. Dann wenden Sie sich wieder ganz sich und Ihrem Körper zu. Vielleicht bemerken Sie einen physischen Stress im Körper. Wo genau ist er zu spüren? Und in welcher Qualität zeigt er sich? Ist es ein Drücken, ein Ziehen oder eher ein Stechen? Spüren Sie in diesen Körperbereich hinein, registrieren Sie den physischen Stress, wo und in welcher Qualität er sich zeigt, und begegnen ihm mit einer liebevollen wohlwollenden Zuwendung, die ihn innerlich umsorgt und ihn da sein lässt, anstatt ihn zu bekämpfen. Vielleicht empfinden Sie auch einen emotionalen Stress, ein Gefühl wie innere Anspannung oder Unruhe, Wut oder etwa Trauer. Versuchen Sie auch hier das Gefühl zu registrieren, zu benennen und nachzuspüren, wie und wo im Körper es zu spüren ist. Entdecken Sie, wie das Gefühl mit Ihrem Atem korrespondiert und auch im Körper in Form von Anspannungen oder anderen sensorischen Manifestationen Gestalt annehmen kann. Begegnen Sie dann auch diesem emotionalen Stress mit einer offenen akzeptierenden Haltung. Wenn Sie bemerken, dass Ihr unsteter Geist Sie ins Denken abdriften lässt, nehmen Sie das einfach zur Kenntnis und kehren zu Ihrem Atem zurück. Nehmen Sie Ihren Atem für eine Weile beobachtend wahr und verbinden Sie sich über Ihren Atem mit sich selbst im Hier und Jetzt. Diese Zeit zum Meditieren gehört ganz Ihnen, Sie müssen jetzt nichts tun, seien Sie einfach da, lassen Sie jeden Drang etwas zu tun los. Ruhen Sie ganz in sich, wach und offen für das, was da ist und noch kommt. Nehmen Sie sich so viel Zeit für das In-sich-Ruhen, wie Sie es benötigen, kehren Sie dabei immer zu dem Anker Ihres Atems zurück, wenn Sie bemerken, wie Sie abschweifen und Gedanken und Gefühle sich aufdrängen, und widmen sich dann wieder dem Ruhen im Hier und Jetzt. Bevor Sie die Meditation beenden, wenden Sie sich noch einmal Ihrem Körper zu, spüren Sie den Kontakt von Ihrem Gesäß und den Füßen auf der Unterlage, öffnen Sie dann sachte Ihre Augen und führen Sie ihre Handflächen zusammen vor ihre Brust. Als Geste der Anerkennung vor sich selbst und allen lebenden Wesen auf dieser Welt.

Weiterführende Literatur

Burkhard, A. (2006). Achtsamkeit. Ein Meditationsbuch für Therapeuten und Klienten. CIP-Medien.

Burkhard, A. (2008). Achtsamkeit II – bewusst leben. CIP-Medien.

3
Die Symptomtherapie

3.1 Beschwerden, Symptome und Symptomtherapie

Wenn Symptome nur Oberflächenphänomene sind, die im besten Fall auf das Eigentliche und Wesentlich hindeuten, und die Beschwerden der PatientIn nur ein Mittel sind, um ihre und meine Aufmerksamkeit vom eigentlichen Problem und Konflikt abzulenken, dann beginnen wir doch nicht mit der Symptomtherapie!

Wenn aber Beschwerden und Symptome definitorischer Bestandteil einer krankheitswertigen Störung der psychischen Gesundheit, also einer ernsthaften Krankheit sind, dann sind wir verpflichtet, uns ihnen vorrangig zuzuwenden.

Auch wenn ein kritischer Geist eine altbekannte Analogie bemüht (»Aha, da wird mal wieder die Galle vom Chirurgen gesehen, der Mensch hingegen nicht.«), explorieren und untersuchen wir gemeinsam mit der PatientIn ihre Symptome, ihre phänomenologischen Merkmale, ihre Verlaufscharakteristik, ihre Auslöser ebenso wie die symptomfreien Zeiten oder Umstände. So wie es bereits im Kapitel über diagnostische Maßnahmen beschrieben wurde. Denn das Gegenargument, dass die PatientIn sich für uns ja gar nicht interessieren würde, wenn ihre Symptome nicht wären, kann man nicht unbeachtet lassen. Ihr Symptom bringt sie zu uns. Und sie vertraut sich uns mit ihrem Symptom an.

Trotzdem bleibt eine Skepsis: Warum doktern wir am Symptom herum, wenn wir eine Krankheit diagnostiziert haben, deren Ursache wir kennen? Reicht es nicht, diese Ursachen zu beheben? Da muss sofort vonseiten der Verhaltenstherapie eingewandt werden, dass wir zweierlei bedingende Faktoren unterscheiden müssen: die auslösenden und die aufrecht erhaltenden Faktoren. Und damit bleiben wir nicht mehr beim Entweder-Oder, sondern erweitern unseren Blickwinkel:

Ein Mensch bildet in einer sehr schwierigen Situation oder in einem sehr schwierigen Umweltkontext ein Symptom oder – wenn es mehrere sind – ein Syndrom, für das wir einen Krankheitsnamen haben wie Agoraphobie. Hinzu kommt, welche Wirkung das Symptom auf den Menschen und auf seine Umwelt hat, also die Konsequenzen des Symptoms. Wenn man nicht bei einem einfachen kausalen Denkmodell bleibt, dann kann man die Funktion des Symptoms hinzufügen bzw. den Zweck, den es in dieser schwierigen Situation oder Umwelt erfüllen soll. Ergebnis ist für die Verhaltenstherapie die Verstärkung, die zur Aufrechterhaltung des Symptoms führt, und für die Tiefenpsychologie der primäre Krankheitsgewinn.

Wenn wir Symptomtherapie machen, dann gehen wir von diesen Betrachtungen und Überlegungen aus. Von vornherein sehen wir das Symptom als eingebettet einerseits in einen psychosozialen Kontext und andererseits in eine Reaktionskette, die Auslösung und Aufrechterhaltung erklärt. Wenn wir das Symptom als Krankheitsphänomen durch ein »gesundes Verhalten« ersetzen, das die gleiche Funktion hat wie das Symptom ohne die Nebenwirkungen des Symptoms (das Leiden), dann wäre das die einfachste Lösung. Wenn wir aber auch die Funktion und den Zweck für pathologisch halten, wird es komplizierter. Es kann z. B. sein, dass eine Angststörung den Zweck hat, nicht selbstständig werden zu müssen, sondern im Schutz der Primärfamilie bleiben zu dürfen. In diesem Fall würden wir einer PatientIn lieber helfen, so selbstständig und selbstbewusst zu werden, dass sie neugierig auf die Welt außerhalb ihrer Familie wird und anfängt, sie zu erkunden und zu erobern.

3.2 Symptomtherapie bei allen Störungen – Mit meinem Symptom umgehen lernen

Das Arbeitsmodul Symptomtherapie entspricht der ersten der drei Säulen der Psychotherapie. Es ist das erste große inhaltliche Projekt von PatientIn und TherapeutIn (Abb. 3.2.1).

Da in der diagnostischen Phase viel Kenntnis und viel Verständnis in Bezug auf das Symptom vorhanden ist, liegt es nahe, daraus einen optimalen Umgang mit dem Symptom als ersten Schritt der Symptomtherapie zu entwickeln. Ziel ist nicht die Beseitigung des Symptoms, sondern den bestmöglichen Umgang mit ihm zu erlernen. Eine Möglichkeit hierzu bietet das Vorgehen der kognitiven Bewältigung in fünf Schritten, wie es z. B. Sulz (1987) für die Angsttherapie und für den Umgang mit Gefühlen und Befindlichkeitssymptomen vorgeschlagen hat (Sulz, 1995, 2009b).

Wir können Befindlichkeits- und Verhaltenssymptome unterscheiden. Verhaltenssymptome sind willkürliche, beobachtbare Verhaltensweisen wie z. B. Kontrollzwang, Alkoholkonsum, Fressattacken oder sozialer Rückzug. Befindlichkeitssymptome sind psychische und psychosomatische Beschwerden, körperliche Missempfindungen, Schmerzen, quälende Gefühle wie Angst und Depressivität.

Wenn wir davon ausgehen, dass das Symptom fluktuiert, mal da ist, mal nicht, mal intensiver da ist, mal nur leicht ausgeprägt, dann können wir uns vornehmen, den frühesten Zeitpunkt der Wahrnehmung des Auftretens des Symptoms herauszugreifen. Das ist der erfolgversprechendste Zeitpunkt, um direkt auf das Symptom Einfluss zu nehmen. Die PatientIn lernt, frühe Symptomsignale wahrzunehmen, indem sie beobachtet, welche Vorzeichen es gibt, welche ersten Signale wo wahrnehmbar sind, wann und wie sich das nächste dazu gesellt.

Jetzt in eine Angst vor dem Symptom zu verfallen oder in ein heftiges Sträuben, intensiviert die Beschwerden und erzeugt einen Zustand des Ausgeliefertseins ebenso wie einen Kontext der Gegnerschaft. Da die PatientIn inzwischen weiß, welche Funktion des Schutzes und der versuchten Problemlösung ihr Symptom hat, kann sie sich darauf besinnen und respektieren, welche

Kognitive Symptom-Konfrontation – AACES

Ich achte auf frühe Symptomsignale und lerne, auf diese Weise zu erkennen, wie mein Symptom anfängt. (Achtsamkeit)

Ich akzeptiere mein Symptom, lasse es da sein, lasse es an mich heran. Ich nehme es an. Es ist verständlich, dass mein Symptom jetzt da ist. (Akzeptanz)

Ich entscheide mich, auf meinem Weg zum Ziel zu bleiben. Ich will lernen, mich nicht mehr gegen mein Symptom zu sträuben, sondern mit ihm umzugehen. Ich will mein Symptom da sein lassen, ihm so viel Zeit und Raum geben, wie es einnehmen mag. (Commitment)

In der Symptom-Situation spüre ich deutlich mein Symptom. Ich lasse es da sein, atme ruhig und langsam. Ich weiß, dass ich jetzt nichts tun muss, um mein Symptom einzugrenzen oder zu hemmen. Je mehr ich es zulasse, um so freier kann es wieder gehen, wenn es Zeit ist zu gehen. Ich greife nicht ein, ich lasse los. (Exposition)

Nachher bestärke ich mich für meinen richtigen Umgang mit dem Symptom. Es war nicht leicht, aber ich bin dabeigeblieben. Für den Anfang war das ganz gut. Wichtig war nur, dass ich diesen neuen Umgang mit meinem Symptom probiere, nicht wie erfolgreich ich das mache. (Selbstverstärkung)

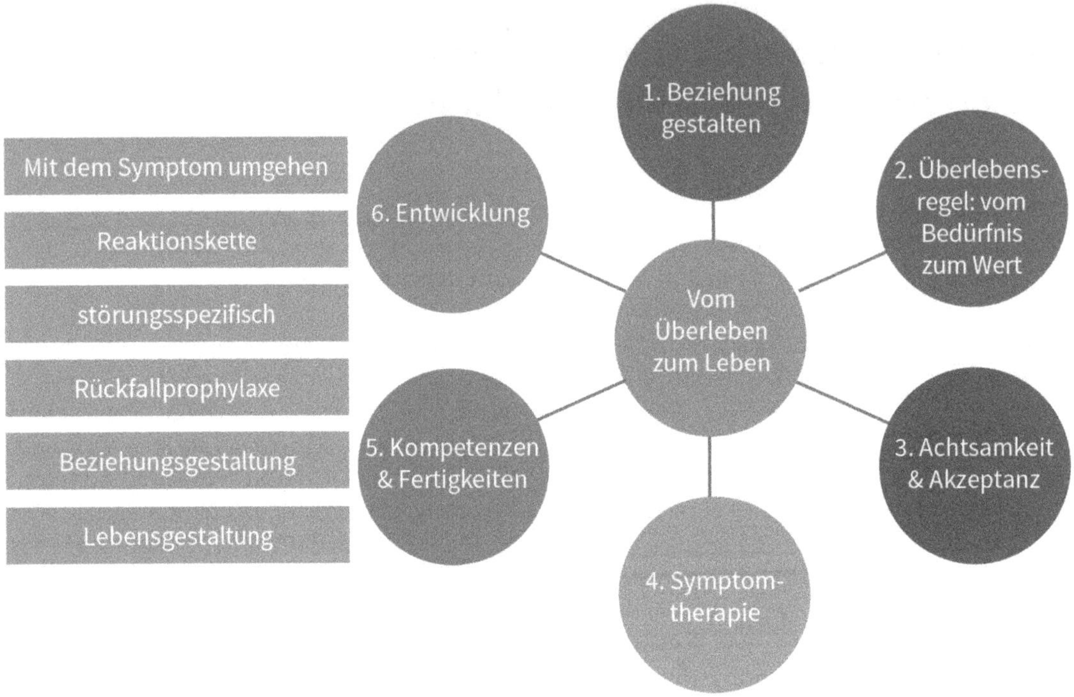

Abbildung 3.2.1: Arbeitsmodul Symptomtherapie

gute Absicht das Symptom verfolgt und dass ihre Psyche gegenwärtig noch kein anderes Mittel gefunden hat bzw. einsetzen kann oder darf als das Symptom. Das hilft ihr, den zweiten Schritt der Symptombewältigung gelingen zu lassen: Akzeptieren, dass das Symptom da ist. Diese Akzeptanz herzustellen, ist eine sehr schwierige Aufgabe. Wie sollen Schmerz und Leid, oft auch Qual, angenommen werden? Oder wie soll sogar in einem inneren Dialog das Symptom eingeladen werden herzukommen, wenn es denn schon kommen muss? Es fällt sehr schwer, die Einladung auszusprechen, sich auszubreiten, intensiver zu werden, da zu bleiben, solange es dableiben will, und erst dann wieder zu gehen, wenn es seine Aufgabe erfüllt hat. Viele PatientInnen berichten, dass dies der schwierigste Teil der Symptombewältigung war und dass sein Gelingen bereits den Erfolg der Bewältigungsstrategie bedeutete – natürlich nur dann, wenn die Akzeptanz wirklich vom Gefühl herkam und nicht nur gedacht oder gesagt wurde.

Auf das affektive Akzeptieren folgt die willentliche Entscheidung, diesen Weg des Umgangs mit dem Symptom beizubehalten. Durch den Einsatz des Willens wird eine Aktivität aus der Symptombewältigung. Es herrscht kein fatalistisches Erdulden vor, sondern ein selbstgesteuertes Verhalten, ein willkürliches Handhaben. Nicht das Symptom hat mich im Griff, sondern ich gehe mit dem Symptom um. Wenn ich bisher geflohen bin vor meinem Symptom, mich abgelenkt habe, um es nicht wahrnehmen zu müssen, schnell Hilfe geholt habe, klagte und jammerte, so stelle ich mich jetzt. Nicht wenige PatientInnen geben an, dass für sie dieser Schritt der wichtigste war. Dass sie von da an mit dem Symptom umgehen konnten. Der Schritt vom Ausgeliefertsein zum Meistern war für sie damit vollzogen.

Auf das affektive Akzeptieren und die willentliche Entscheidung folgt die Exposition. Die PatientIn begibt sich in eine Haltung des zulassenden Begegnens, der bewussten Wahrnehmung, der gewollten Bejahung mit der Zuversicht, dass das Symptom nicht mehr die Lawine ist, die sie mitreißt, sondern dass es sich um einen Vorgang handelt, auf den sie Einfluss nehmen kann. Auch wenn sie den Zeitpunkt des Auftretens, die entstehende Intensität und die Dauer der Beschwerden nicht festlegen kann, so hat sie doch gelernt, mit dem Symptom auf eine neue Weise umzugehen, die das Erleben der Beschwerden sehr verändert. Bei manchen Beschwerden kann die Exposition durch aktives Entspannen wie z. B. die Progressive Muskelrelaxation nach Jacobson begleitet werden, insbesondere bei Schmerzen und bei psychosomatischen Beschwerden.

3.2.1 Kognitive Symptombewältigung

Die kognitive Symptom-Konfrontation AACES (siehe Kasten) überträgt das Expositionsprinzip aus der Angsttherapie auf andere Symptome: Achtsamkeit (frühe Symptomsignale wahrnehmen) – Akzeptanz (Akzeptieren, dass ich das Symptom/die Symptome habe) – Commitment (Entscheidung, sich dem Symptom zu stellen und zu lernen, mit ihm umzugehen) – Selbstverstärkung (Nach der Konfrontationsübung sich anerkennende Worte sagen, z. B. »Es war gut, dass ich die Gelegenheit zum Üben nutzte.«).

Der letzte Schritt dieses neuen Umgangs mit dem Symptom ist die positive Beurteilung der Begegnung mit dem Symptom. Viele PatientInnen neigen dazu, nach einer gelungenen Bewältigungsübung, diese zu entwerten, wieder das alte Gefühl des Ausgeliefertseins und der Hilflosigkeit herzustellen: »Jetzt ist es mir wieder passiert! Das Symptom war schon wieder da! Ich habe wieder nicht geschafft, es zu verhindern! Diese neue Übung wirkt ja gar nicht! Ich werde es doch nicht schaffen!« Diese Bilanz ist genau das, was die Wahrscheinlichkeit des erneuten Auftretens des Symptoms erhöht. Denn sie besagt, dass ich mein Problem nur mithilfe des Symptoms lösen kann, dass ich keine alternativen Mittel zur Hand habe. Deshalb achtet die TherapeutIn darauf, dass die nachträgliche Beurteilung der Bewältigungsübung positiv ist. Die PatientIn vergegenwärtigt sich, dass Ziel der Übung nicht Symptomreduktion oder gar -verhinderung war, sondern im Gegenteil ein Akzeptieren und Einladen des Symptoms. Wichtig war nur, diese Übung gemacht zu haben, und nicht, damit irgendeine Wirkung zu erzielen. Es ist eine äußerst schwere Aufgabe, die zu erledigen eine großartige Leistung ist. Hier wird ein innerer Dialog bei der PatientIn in Gang gesetzt, dessen Wortlaut die TherapeutIn genau beachtet. Die PatientIn neigt dazu, wenn ihr ein Satz vorgeschlagen wird, diesen so zu verändern, dass möglichst wenig positives Feedback übrigbleibt. Notfalls muss die TherapeutIn hart verhandeln, bis die PatientIn zu einer förderlichen Selbstbewertung bereit ist.

3.2.2 Umgang mit dem Verhaltenssymptom

Wenn nicht Missempfindungen, Schmerzen oder quälende Gefühle die Hauptbeschwerden darstellen, sondern willkürliche Verhaltensweisen wie z. B. Essen, Trinken, Ordnen, Kontrollieren, dann sind Maßnahmen zur Modifikation dieser Verhaltensweisen erforderlich. Bei einigen ist das Prinzip der Exposition und Reaktionsverhinderung wirksam. So geht es bei Zwängen wie Kontrollzwang oder Wiederholungszwang darum, die Zwangshandlung zu unterlassen und das dadurch entstehende Gefühl auszuhalten, es da sein zu lassen, ohne die Handlung auszuführen, die dieses Gefühl bewirken will. Die Funktion des symptomatischen Verhaltens besteht kurzfristig darin, dieses aversive Gefühl zu beenden. Die Reaktionsverhinderung mündet also in das Procedere der Emotionsexposition, das beim Befindlichkeitssymptom bereits beschrieben wurde.

Zur Durchführung einer spezifischen Symptomtherapie ist mehr Wissen über die betreffende Störung erforderlich und mehr Kenntnis wissenschaftlich untersuchter und als wirksam erwiesener Therapiemaßnahmen.

3.2.3 Umgang mit der Reaktionskette zum Symptom

Das Symptom in seinem Eingebettetsein in fallspezifisch auslösende und aufrechterhaltende Bedingungen und in seiner Funktionalität zeigt, welche Situationen nicht gemeistert werden können, um welche Beziehungen es geht und welche Bewältigungsstrategien fehlen. Betrachten wir die Reaktionskette Situation – primäre Emotion – primärer Handlungsimpuls – Antizipation bedroh-

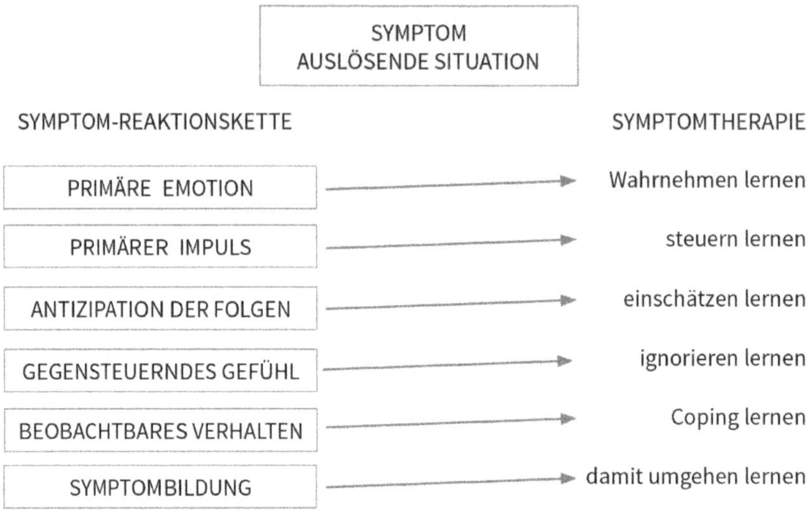

Abbildung 3.2.2: Symptomreaktionskette und Symptomtherapie

licher Folgen der Handlung – sekundäres gegensteuerndes Gefühl – Unterdrückung des primären Handlungsimpulses – sekundäres Verhalten – Symptombildung. Die Symptomtherapie kann an jedem Glied dieser Reaktionskette ansetzen: die primäre Emotion wahrnehmen lernen – den primären Handlungsimpuls bewusst verantwortlich steuern lernen – die Folgen der intendierten Handlung realistisch einschätzen lernen – das sekundäre gegensteuernde Gefühl ignorieren lernen – den primären Handlungsimpuls oder sein zivilisiertes Äquivalent als situativ adäquates Coping ausführen lernen – mit dem Symptom umgehen lernen (Abb. 3.2.2).

Das Lernen, mit dem Symptom umzugehen, kann wie oben beschrieben erfolgen oder es muss ein komplexer störungsspezifischer Ansatz herangezogen werden. Alle anderen Schritte lassen sich individuell erarbeiten.

Die Analyse und Modifikation der Reaktionskette bis zum Symptom erfolgt anlässlich einer konkreten beobachtbaren Situation (Mikroebene) oder anlässlich der symptomauslösenden Lebenssituation (Makroebene).

3.2.3.1 Die primäre Emotion wahrnehmen lernen

Der vielleicht schwierigste Schritt der Symptomtherapie ist das Herausschälen der primären Emotion. Sobald aber die individuelle Bedeutung der Situation verstanden wird, kann die TherapeutIn extrapolieren. Welches Gefühl hätte ich anstelle der PatientIn gehabt? Die PatientIn kann gefragt werden, wie eine vertraute Person, die mit dieser Situation keine Schwierigkeiten hat, reagieren würde und welches Gefühl diese Person vermutlich dabei hätte. Auch wenn zunächst andere Gefühle genannt werden, sollte geprüft werden, ob Ärger und Wut gut passen würden. Enttäuschung und Traurigkeit oder Beleidigtsein sind vielleicht schon Abschwächungen, die von der eigentlichen Bedeutung der Situation wegführen.

Die primäre Emotion wahrnehmen lernen

Eine typische symptomauslösende Situation:

- Worum geht es? Was ist mein Anliegen?
- Wie agiert oder reagiert der/die andere?
- Was macht er/sie da mit mir?
- Was hätte ich stattdessen gebraucht?
- Welches Gefühl spüre ich?
- Wie hätte jemand reagiert, der gut für sich sorgen kann?
- Aus welchem Gefühl heraus hätte er so gehandelt?
- Was ist also das erste natürliche Gefühl, die primäre Emotion? Habe ich ein Recht auf dieses Gefühl in dieser Situation?
- Ich vergegenwärtige mir die Situation und

das Verhalten des anderen: Kann ich dieses Gefühl jetzt spüren?

Die TherapeutIn lässt die PatientIn die Situation nachempfinden, sodass sie in der Therapiesitzung das Gefühl möglichst intensiv spüren kann (gegebenenfalls werden die Situation und das Verhalten des Gegenübers überzeichnet, damit das Gefühl deutlicher spürbar wird, z. B.: »Wenn die andere Person noch rücksichtsloser und egoistischer reagiert, welches Gefühl spüren Sie dann? Wie stark ist das Gefühl jetzt?«). Ist dies gelungen, so kann nach der Berechtigung des Gefühls gefragt werden. Ist es erlaubt, ist es rechtens, in diesem Moment so zu fühlen? Und: Richte ich allein durch Fühlen schon Schaden an? Ziel ist, dass die PatientIn sich die Erlaubnis geben kann, dieses Gefühl zu haben. Darüber hinaus sollte sie die wichtige Funktion dieses Gefühls erkennen und schätzen können. Dieses Gefühl hilft ihr, für ihre Interessen einzutreten.

3.2.3.2
Den primären Handlungsimpuls bewusst verantwortlich steuern lernen

Der primäre Impuls kann situationsadäquates Coping sein oder ein unzivilisierter Impuls, der tatsächlich so nicht ausgeübt werden sollte. Große Wut kann zu dem Impuls führen, dem anderen eine Ohrfeige geben zu wollen oder ihn wegzustoßen oder gar umzubringen. Es ist unbedingt notwendig, diese unzivilisierten Impulse ins Bewusstsein gelangen zu lassen, da sie ohnehin da sind und auf das psychische Geschehen der PatientIn sehr stark einwirken. Nur wenn ich sie mir bewusst mache, kann ich bewusst damit umgehen lernen. Für die PatientIn ist es wichtig, dass nicht nur sie solche Impulse hat, sondern nahezu alle Menschen. Dann ist für sie der Satz »Am liebsten würde ich ihn an die Wand klatschen!« befreiend. In der Therapiesitzung sollte das Vertrauen darauf entstehen, dass das Zulassen des Impulses nicht automatisch zu seiner Ausführung führt. Die PatientIn macht die Erfahrung, dass sie eine steuernde Instanz ist, die frei und verantwortlich entscheiden kann, welchem Impuls sie folgt und welchem nicht.

Den primären Handlungsimpuls steuern lernen

- Wenn Sie dieses erste Gefühl sehr stark haben, was würden Sie dann am liebsten tun? Können Sie den Bewegungsimpuls spüren?
- Wie sehr und wie lange würden Sie das am liebsten tun? Bringt dieser Impuls eine optimale Lösung?
- Wenn nicht, wie können Sie mit ihm umgehen?
- Können Sie sich bewusst entscheiden, dem Impuls jetzt nicht nachzugeben: »Ich werde es jetzt nicht tun!«?
- Könnten Sie innerlich sagen: »Ich würde jetzt am liebsten ...!«? Könnten Sie sich zugestehen, das in der Fantasie zu tun?
- Ist es sinnvoll dem anderen zu sagen: »Ich habe jetzt so sehr das Gefühl ..., dass ich am liebsten ...«?

Vielleicht muss zuerst Steuerungsfähigkeit aufgebaut werden – dann hilft ein innerer Dialog dabei, mit dem Impuls umzugehen. Eine Möglichkeit ist das Fantasieren der impulshaften Handlung, um der Wut einen Teil ihrer Wucht zu nehmen. Eine weitere Möglichkeit ist, dem anderen zu sagen, wie groß die Wut ist und was man am liebsten machen würde. Dadurch kann der andere das Ausmaß der Wut, die er hervorgerufen hat, besser erkennen. Es ist aber zu klären, welchem Menschen gegenüber das ausgesprochen werden kann: Kindern gegenüber ebenso wenig wie dem Vorgesetzten oder dem Beamten in der Schalterhalle.

3.2.3.3
Die Folgen der intendierten Handlung realistisch einschätzen lernen

Ist der primäre Impuls dagegen situationsadäquat und wird er nur durch irrationale Befürchtungen gebremst, so muss der Weg für die entsprechende Handlung freigemacht werden. Durch sokratisches Fragen können die unrealistischen Antizipationen korrigiert werden, sodass in der neuen Einschätzung der PatientIn die positiven Auswirkungen ihrer Handlung die negativen überwiegen. Sie sollte sich auch bewusst machen können, dass ihr die positiven Folgen ihres Handelns so wichtig sind, dass sie bereit ist, die entstehenden Nachteile in Kauf zu nehmen.

Realistische Wirksamkeitserwartung erreichen

- Wenn Sie Ihrem Impuls folgen und ihn eigentlich für berechtigt halten, welche Folgen erwarten Sie?
- Was spricht für diese Auswirkungen? Was spricht gegen diese Konsequenzen? Wie wahrscheinlich sind sie wirklich?
- Wie würde jemand anders ihre Wahrscheinlichkeit einschätzen? Welche Schätzung ist realistischer?
- Für welche Einschätzung können Sie sich jetzt entscheiden?
- Positive Wirkung meines Handelns (aus meinem Impuls heraus): ...
- Negative Wirkung meines Handelns (aus meinem Impuls heraus): ...
- Überwiegen jetzt die Vorteile so sehr, dass Sie bereit sind, so zu handeln?

Da es nicht ausreicht, ein einziges Mal diese Antizipation ad absurdum zu führen, sollte die PatientIn regelmäßig ihre primäre Handlung und den insgesamt vorteilhaften, befriedigenden Ausgang der Situation imaginieren – im Sinne eines mentalen Trainings.

3.2.3.4 Das sekundäre gegensteuernde Gefühl ignorieren lernen

Das sekundäre gegensteuernde Gefühl will verhindern, dass die primäre Handlung (z. B. wehrhaftes Durchsetzen eines zentralen Anliegens) ausgeführt wird. Selbst wenn diese Handlung schon praktiziert wird, tritt es auf, z. B. ein Schuldgefühl oder Scham. Die Gefahr, dass die PatientIn ihr wehrhaftes Verhalten daraufhin wieder aufgibt, ist groß. Deshalb sollte der Umgang mit diesem sekundären Gefühl gesondert geübt werden. Das Motto könnte – begrenzt auf die vereinbarte Situation – heißen: »Tu, was dir Schuldgefühle macht, bis es dir keine Schuldgefühle mehr macht!« Dazu gehört, ein Verhalten zu unterlassen, zu dem dieses sekundäre Gefühl mich bewegen möchte, z. B. nachgeben, mich entschuldigen, mich verstecken, wiedergutmachen etc.

Das sekundäre Gefühl löschen

»Ihre Erwartung von Erfolglosigkeit oder schlimmer Folgen hat bei Ihnen bisher ein zweites – gegensteuerndes – Gefühl (...) ausgelöst, das Sie von Ihrem ersten Handlungsimpuls abgebracht hat (...).

Dieses Gefühl führte bisher zu einem Verhalten (...), das Ihnen nicht half, die Situation zu meistern. Wenn Sie dieses Verhalten nicht mehr wollen, können Sie seinen Auslöser löschen.

Das gelingt Ihnen, indem Sie diesem zweiten Gefühl (...) nicht mehr nachgeben. Lassen Sie dieses Gefühl einfach kommen, da sein, stärker werden, bis es wieder abnimmt und verschwindet, ohne dass Sie getan hätten, wozu es Sie bringen wollte.

Praktizieren Sie dies immer wieder – bis das Gefühl seltener kommt und unbedeutend wird (Gefühlsexposition).«

Das Gefühl (z. B. Schuldgefühl) ist »erfolgreich«, wenn das Verhalten (z. B. kleinlautes Nachgeben) ausgeführt wird, zu dem es den Menschen bewegt. Ein aversives Gefühl wird langfristig (negativ) verstärkt durch das aus ihm resultierende und es kurzfristig beendende Verhalten. Nur wenn dieses (sekundäre) Verhalten unterlassen wird, wird das sekundäre Gefühl auf Dauer gelöscht. Zunächst wird es jedoch intensiver, da es die bisherige Wirkung nicht hatte und durch »mehr desselben« wirksam sein will. Ein derartiges Vorgehen folgt dem Prinzip der Exposition. Die PatientIn exponiert sich dem Gefühl so lange, bis sie gelernt hat, es da sein zu lassen, ohne das Verhalten zu zeigen, durch das das Gefühl beendet wird.

Den primären Handlungsimpuls oder sein zivilisiertes Äquivalent als situativ adäquates Coping ausführen lernen: War der primäre Handlungsimpuls situationsadäquat, so wissen wir schon, was das meisternde Verhalten in dieser Situation ist. Ein Rollenspiel kann zu dessen Ausformung beitragen und die Wahrscheinlichkeit erhöhen, dass es beim nächsten Mal erfolgt.

War der primäre Handlungsimpuls dagegen inadäquat, so muss jetzt erst ein adäquates Bewältigungsverhalten gesucht und aufgebaut werden. Bei der Auswahl eines möglichst von der PatientIn gefundenen Verhaltens achtet die TherapeutIn darauf, dass das Verhalten nicht doch noch halb der Vermeidung dient. Andererseits könnte ein Copingverhalten zwar der Situation am meisten gerecht werden, aber die PatientIn ist nicht der Mensch, der es auf Dauer schafft, sich so zu verhalten.

3.2.3.5 Meisterndes Verhalten aufbauen

»In der symptomauslösenden Situation haben Sie bisher ein Verhalten gezeigt, das nicht half.

Was wäre das optimal meisternde Verhalten? Wie genau müssten Sie sich verhalten?

Können wir das mal spielen? Ich bin Ihr Gegenüber (Rollenspiel). Können Sie sich vorstellen, beim nächsten Mal so zu handeln? Wann wird die nächste Gelegenheit sein?

Können Sie sich entscheiden, diese Gelegenheit zum Üben zu nutzen? Wenn es Ihnen den Rücken stärkt, können wir das als verbindliche Abmachung zwischen uns beiden vereinbaren (Handschlag).«

Neben der Möglichkeit, durch ein Fertigkeitentraining die situative Kompetenz der PatientIn aufzubauen, sollte daran gedacht werden, vorerst ein Verhalten aus dem gegenwärtigen Repertoire der PatientIn auszuwählen, damit ab sofort eine Möglichkeit besteht, die symptomauslösende Situation zu meistern. Später wird die Meisterung optimiert.

3.2.3.6 Umgang mit der symptomauslösenden Situation

Wenn soeben das Augenmerk auf das Symptom und den bestmöglichen Umgang mit diesem gerichtet war, so wird jetzt die Aufmerksamkeit auf die Situation gelenkt und ein guter Umgang mit potenziell symptomauslösenden Situationen erarbeitet. Bisher konnte in dieser Situation nur mit dem Symptom reagiert werden. Die bisherigen Analysen haben Aufschluss gegeben über die emotionale Bedeutung der anderen Person, das eigene Anliegen, den Konflikt und auch über mögliche, aber verworfene Handlungsalternativen. Wenn die PatientIn die Reaktionsmöglichkeiten dichotom sah, nur zwei Wahlmöglichkeiten als ein Entweder-Oder, so kann es sein, dass sie eine dritte potenziell existierende Handlungsmöglichkeit gar nicht in Betracht gezogen hat, die besser als die beiden von ihr erwogenen ist. Vielleicht geht es aber auch um den Mut zur zweiten Reaktion. Die gemeinsame Situationsanalyse führt zu einem Plan des neuen Umgangs mit der symptomauslösenden Situation:

- Welche Situation? (Bedeutung der Situation für mich?)
- Welche Person ist da? (Bedeutung der Person für mich?)
- Mein primäres Gefühl auf ihr Verhalten? (Ist mein Gefühl angemessen?)
- Mein primärer Handlungsimpuls? (Ist mein Handlungsimpuls angemessen?)
- Mein bisheriges gegensteuerndes Gefühl? (Jetzt entscheide ich mich für welche Reaktion?)

Ein Beispiel: Die Situation sei, dass die Tochter ihren Vater im Elternhaus besucht. Es ist ein Wiedersehen nach sechs Monaten. Sie freut sich einerseits auf das Wiedersehen, fährt aber mit gemischten Gefühlen dorthin, weil sie weiß, wie er ihr begegnen wird. Sie wünscht sich, dass der Vater auf ihre Zuneigung positiv reagiert, dass er diese zulässt und sein sprödes abweisendes Verhalten beendet. Sie kommt an, spürt ihre freudige Erwartung, begrüßt ihn, spürt ihre Liebe zu ihm. Kaum, dass er sie so wahrnimmt, gefriert seine Mimik und Gestik ein. Es kommt nur eine einsilbige unbewegte Antwort bei ihr an. Sie spürt Wut und würde am liebsten auf ihn losgehen. Ihr Gesicht verfinstert sich, ihre Stirn zeigt Zornesfalten. Normalerweise geht sie dann schnell zur Mutter, verliert die Wahrnehmung dieses Vorgangs aus dem Bewusstsein und hat eine Stunde später heftige Kopfschmerzen, die ein bis zwei Tage anhalten.

Der neue Umgang besteht darin, die Angemessenheit der Wut zu prüfen. Diese kann bejaht werden. Danach gilt es, den aus der Wut resultierenden Handlungsimpuls wahrzunehmen und dessen Angemessenheit zu prüfen. In seiner Art und Intensität würde er vielleicht nur einen »hysterischen« Ausbruch hervorrufen, der sich in der Vergangenheit als wirkungslos erwies. Doch soll sie auch nicht das anschließend auftretende Gefühl der Ohnmacht zur Verhaltenssteuerung einsetzen, da dieses ein Vorläufer der Kopfschmerzen war. Stattdessen wird in der Therapiestunde vereinbart, dass sie ihrem Vater ihren Ärger und ihre Enttäuschung mitteilt. Und dass sie ihm auch das Gefühl mitteilt, mit dem sie zu ihm kam, ihm ihre Zuneigung zeigt und den Wunsch ausspricht, er möge den Mut haben, sie mit diesem Gefühl anzunehmen und willkommen zu heißen. Und sie wird sich nicht mehr durch seine Sprödigkeit von einer herzlichen Begrüßung abhalten lassen. Er wird vielleicht auch beim nächsten Mal nicht anders können und darf so reagieren, so wie sie ihn umarmen darf, statt wütend zu werden. Die Situation wird anders eingeschätzt als bisher. Ein neues Verhalten führt zu einem neuen Ergebnis, zu dem das Symptom nicht mehr passt.

3.2.4 So beginnt die praktische Umsetzung

Einsicht und Wunsch bauen zwar Veränderungsmotivation auf, aber erst Entscheidungen führen Veränderungen herbei. Also muss noch der zweite Schritt mithilfe der TherapeutIn gemacht werden. Der Wunsch muss zum Willen werden, möglichst gleich.

- Wie heißt die Entscheidung?
- Was will ich erreichen?
- In welcher konkreten Situation?
- Welcher Person gegenüber?
- Wann bietet sich die nächste Gelegenheit?

Praktische Umsetzung des neuen Umgangs mit der symptomauslösenden Situation:
Die nächsten Gelegenheiten werden sein ...

- Wann?
- Wo (Situation)?
- Mit wem?
- Worum wird es gehen?
- So werde ich handeln: ...

3.2.5 Umgang mit den symptomaufrechterhaltenden Bedingungen

Die positiven Konsequenzen des Symptoms zu erkennen, entspricht einem sehr weitgehenden Verständnis der Erkrankung: »Ich weiß, wozu meine Psyche dieses Symptom entwickelt hat, was sie damit erreichen will. Und ich weiß, in welcher Weise das Symptom tatsächlich in der Lage ist, mir das Gute zu bringen oder zu bewahren. Ich weiß auch, wie wichtig das für meine Psyche ist, denn sonst hätte sie nicht den hohen Preis des Leidens bezahlt. Ich wusste das bisher nicht. Ich habe mich kennen gelernt. Ich habe mithilfe der TherapeutIn gelernt, mich als Erfinder und Schöpfer des Symptoms zu bestätigen, zu verstehen und zu akzeptieren. Und ich werde jetzt mit den positiven Konsequenzen, die das Symptom aufrechterhalten, bewusst umgehen.« Ein neuer Umgang mit den symptomaufrechterhaltenden Konsequenzen beinhaltet das Erkennen, welche positiven Folgen in welchem Lebensbereich durch das Symptom auftreten, welche Bedeutung dies hat, was durch das Symptom vermieden wird, inwiefern dieses Vermeiden weiterhin notwendig ist, welche Änderung stattdessen gewagt werden kann und welche Bedeutung diese Änderung hat, schließlich welche Entscheidung hierzu erforderlich ist. Dabei gilt es, das bisherige gegensteuernde Gefühl zu beachten, das zum Symptom führte und das neue Verhalten verhinderte:

- Was waren die positivsten Folgen meines Symptoms? (Welche Bedeutung haben sie für mich?)
- In welchem Lebensbereich? (Welche Bedeutung hat dieser Lebensbereich für mich?)
- Was habe ich vermieden durch die Symptombildung? (Muss ich es auch künftig vermeiden und wie?)
- Welche Änderung kann ich stattdessen wagen? (Welche Bedeutung hat diese Änderung für mich?)
- Was war mein bisheriges gegensteuerndes Gefühl? (Für welche neue Reaktion entscheide ich mich?)

Meist beschränkt sich die Funktion des Symptoms auf einen Lebensbereich oder auf eine

Person, weshalb es wichtig ist, deren Bedeutung kognitiv zu erfassen und affektiv zu spüren. So kann eine Agoraphobie mit Panikattacken der Versuch sein, ein Eheproblem zu lösen. Einer Patientin ist es zu eng in der Partnerschaft geworden, ihre zentralen Bedürfnisse bleiben unbefriedigt. Ihre Psyche sieht die einzige Lösung in einer Trennung. Der Trennungsimpuls wird schließlich so stark, dass seine Realisierung unmittelbar bevorsteht. Da besinnt sich die Psyche darauf, dass sie ohne Beziehung nicht lebensfähig ist – ein unlösbarer Konflikt. In der Beziehung kann sie nicht mehr leben und außerhalb auch nicht. Trotzdem wächst der Trennungsimpuls. So muss die Notbremse per Symptombildung gezogen werden. Diesen Konflikt kann am besten das Symptom der Agoraphobie lösen. Es entscheidet den Konflikt zugunsten der Partnerschaft. Dankbar nimmt die Patientin den Schutz des Ehemannes an, geht ohne ihn nicht mehr aus dem Haus. Das Symptom bewirkt, dass sie vor dem drohenden Alleinsein beschützt wird. Durch das Symptom wurde die Erfahrung vermieden, dass sie selbstständig sein kann, dass sie, wenn es sein muss, auch ohne den Partner leben könnte. Einige PatientInnen können es tatsächlich nicht. Sie sollten es auch weiter vermeiden. Für sie ist der beste Weg, ihre Interaktions- und Beziehungskompetenz zu steigern, damit die Ehe wieder befriedigend wird bzw. ihnen Freiraum gibt, damit sie in der Beziehung ihre zentralen Bedürfnisse befriedigen können. Andere PatientInnen können ihre Selbstständigkeit ausbauen: »Was will und kann ich alles ohne meine PartnerIn machen, ohne deswegen gleich die Beziehung aufgeben zu müssen? Mein gegensteuerndes Gefühl ist die Angst, die mich von selbstständigen Unternehmungen abhält. Diesem Gefühl werde ich ab jetzt nicht mehr folgen. Ich werde gegen dieses Gefühl selbstständige Aktivitäten zu meinen Lebensgewohnheiten machen, allein in Ausstellungen gehen, mit einer Freundin ins Kino gehen, allein einen Abendkurs besuchen, allein gute Freunde in einer entfernt gelegenen Stadt übers Wochenende besuchen. Ich werde allein meine Kleidung einkaufen, werde meine eigene Meinung bilden bezüglich der Einrichtung meines Zimmers, werde versuchen, meine Ideen in der Partnerschaft durchzusetzen, bis es mir in der Ehe nicht mehr zu eng ist.«

Bei einem Schmerzsyndrom ist die positive Konsequenz vielleicht das Vermeiden von massiven Auseinandersetzungen dem Vorgesetzten gegenüber, der rücksichtslos über die Anliegen eines Patienten hinweggeht. Das Symptom bewirkt zugleich dessen Bestrafung, da ihm durch die vielen Krankschreibungen die Arbeitskraft des Patienten entzogen wird. Wie wichtig ist also der innerbetriebliche Frieden? Wird es gleich die Arbeitsstelle kosten? Wie mächtig ist der Vorgesetzter wirklich? Wie stark und einflussreich ist der Patient? Was kann er wagen? Durch welches neue Verhalten kann er sein Verhalten ändern?

3.2.6 Rückfallprophylaxe

Das Symptom ist abgeebbt. Der Patient ist froh, dass er es los ist. Er hätte nicht gedacht, dass es wieder verschwindet. Er traut dem Frieden noch nicht recht. Er fürchtet, dass das Symptom wiederkehrt. Er hat Angst, dass es ihn heimtückisch aus heiterem Himmel überfällt und dass er es dann nie wieder loswird. Schon geringste Anzeichen des Symptoms lassen ihn wieder das Schlimmste fürchten. Wie kann mit diesem Damoklesschwert umgegangen werden? Manche PatientInnen verjagen solche Gedanken und Gefühle einfach, sodass der Himmel heiterer scheint als er ist. Sie sind noch weit von einer wirksamen Rückfallprophylaxe entfernt.

Rückfallprophylaxe beschäftigt sich mit den Symptomauslösern. Das haben wir bereits getan. Es kann noch etwas konsequenter geschehen. Wir prüfen, ob die PatientIn selbst zur Symptombildung beigetragen hat

- durch eine pathogene Lebensgestaltung,
- durch eine pathogene Beziehungsgestaltung,
- durch fehlende Kompetenzen und Ressourcen im Umgang mit dem symptomauslösenden Ereignis.

Bleiben diese drei Entstehungsbedingungen bestehen, so kann damit gerechnet werden, dass die PatientIn bei einem gleichermaßen problematischen Ereignis wieder mit Symptombildung reagiert. Wirksame Rückfallprophylaxe berücksichtigt alle drei Aspekte. Da der Therapieauftrag nicht nur darin besteht, das Symptom zu reduzieren, sondern auch darin, möglichst dauerhaft zu heilen, ist eine so verstandene Rückfallprophylaxe notwendiger Bestandteil der Therapie. Eine Therapie ist unökonomisch, wenn damit gerechnet werden muss, dass es in ein bis zwei Jahren wieder zur Erkrankung kommt.

Inwiefern war also die Lebensgestaltung bisher pathogen? Welche Einseitigkeit, welche Überbetonung enthielt sie? Was war zu viel: zu viel Beruf, zu viel Familie, zu viel Karriere, zu viel Sicherheit, zu viel Äußerlichkeiten? Inwiefern verschlang dieses Zuviel Ressourcen und Energien, statt sie zu geben? Was war zu wenig in diesem Leben? Wurde alles auf eine Karte gesetzt, sodass ein kompensierendes Netzwerk fehlte? Gab es nicht wirklich Erfüllendes, Sinngebendes? War es eine Suche, ohne zu wissen, was gesucht wird?

Was machte die Beziehungsgestaltung pathogen? War es ein ständiges Investieren, ohne je etwas zurückzubekommen? War es ein Dienen in der Hoffnung auf Erhörung? War es eine Rivalität, die sich gegenseitig das Benötigte wegnahm? War es eine ereignislose Harmonie? War es ein permanentes Zudecken explosiver Reizthemen? Oder ein unentwegtes Löschen aufflammenden Feuers? Was war zu viel in der Beziehungsgestaltung, was zu wenig? Welche Beziehung hatte zu hohen Stellenwert, welche wurde darüber vernachlässigt? Gab es zu wenig wichtige Beziehungen? Ist eventuell die TherapeutIn die einzige wichtige Beziehung im Leben der PatientIn?

Problematische Lebenssituationen gehören zum Leben. Nicht jeder Mensch reagiert darauf mit Symptombildung. Wir sollten also dahin kommen, dass die PatientIn künftige Problemsituationen wie diejenige, die ihr Symptom auslöste, nicht mehr mit Symptombildung beantwortet, sondern Bewältigungsstrategien verfügbar hat, die sie die Situation meistern lassen. Wie gehen also Menschen, die nicht erkranken, mit solchen Situationen um, was schützt sie vor Erkrankung? Gibt es bei der PatientIn Defizite im Repertoire interaktioneller, emotionaler und kognitiver Kompetenzen? Welche Fähigkeiten und Ressourcen müssen aufgebaut bzw. nutzbar gemacht werden, damit sie im Ernstfall verfügbar sind? Ist es z. B. die Fähigkeit, sich zu wehren oder Kompromisse schließen zu können oder das Positive am anderen sehen zu können?

In allen drei Aspekten werden in der Therapie prophylaktische Änderungen geplant und realisiert:

Meine Lebensgestaltung	**Sie wird jetzt**
ist bisher pathogen	gesund erhaltend
durch zu viel ...	durch weniger ...
und durch zu wenig ...	und durch mehr ...

Der Umgang mit der symptomauslösenden Situation wurde bereits diskutiert. Auch hier geht es wieder darum, nach dem Aufbau der Änderungsmotivation die Entscheidung zu treffen, die konkrete Durchführung festzulegen, die Übung in der Situation gut vorzubereiten, d. h. das Drehbuch für diese Situation zu schreiben, das gewünschte Ergebnis zu operationalisieren und die Zielerreichung zu messen – wie oft von zehn Malen das neue Verhalten gelang und wie oft es zum gewünschten Ergebnis führte. Da die PatientIn diese Art des Vorgehens in der Therapie schon gelernt hat, sollte sie in eigener Regie vorgehen, d. h. selbst DrehbuchautorIn, RegisseurIn und AkteurIn sein. Die TherapeutIn sollte nur GesprächspartnerIn sein, der erzählt wird, was wie gemacht wurde.

3.2.6.1 Rückfallprophylaxe durch Erlaubnis des Rückfalls

Selbst wenn umfassende Maßnahmen der Prophylaxe getroffen wurden, wenn Lebens- und Beziehungsgestaltung gesund erhaltend sind, kann das Selbstvertrauen immer wieder schwinden und Angst vor dem Rückfall entstehen. Das ist verständlich, denn die Krankheit war ein Trauma, das die alte Welt und das alte Selbst zusammenbrechen ließ. Der Umgang mit der Angst vor der Wiederkehr dieses Traumas sollte deshalb optimiert werden. Dies geschieht analog zur Behandlung von phobischer Angst. Statt sich gegen den Rückfall zu sträuben, wird er zugelassen. Und er wird als ein zeitlich begrenztes Ereignis gewertet. Dabei wird reflektiert, dass durch die Therapie eine bleibende Kompetenz aufgebaut wurde, mit Symptomen umzugehen – auch im Rückfall.

Sich auf den Rückfall emotional einstellen

- Angst vor dem Rückfall beschwört ihn herauf.
- Erlaubnis des Rückfalls nimmt ihm das Bedrohliche.
- Erkennen des Rückfalls als vorübergehende Symptombildung hilft, seine Begrenztheit zu sehen.
- Immer mal wieder an den Rückfall zu denken, hilft, auf ihn gefasst zu sein.
- Den Ernstfall in Gedanken durchzuspielen mit seiner erfolgreichen Meisterung, bereitet mich auf diesen vor.
- Die Erinnerung an die erfolgreiche Meisterung eines Rückfalls hilft mir, das Richtige zu tun.

Wenn das Rückfallgeschehen real in Gang kommt, gilt es, ganz bewusst das Geschehen zu verfolgen, um im rechten Moment die gelernten Bewältigungsstrategien anwenden zu können.

Sich auf den Rückfall kognitiv einstellen

a) Erkennen rückfallauslösender Situationen
   - Welche Situationen können einen Rückfall auslösen?
   - Was ist das Charakteristische an diesen Situationen? Wie kann ich mit ihnen umgehen?

b) Erkennen früher Rückfallreaktionen
   - Welche Reaktionen sind ein beginnender Rückfall? Was ist das Charakteristische an diesen Reaktionen? Wie kann ich mit ihnen umgehen?

Literatur und Praxisanleitungen

Sulz, S.K.D. (2009b). Praxismanual zur Strategischen Entwicklung des Selbst und der Beziehungen. Experimentierbuch mit einem 25-Wochenprogramm und 34 Experimenten. CIP-Medien.

Sulz, S.K.D. (2012a). Psychotherapie-Grundkurs und Praxisleitfaden: Therapiedurchführung in Klinik und Praxis. PKP-Handbuch. CIP-Medien.

3.3 Störungsspezifische Symptomtherapie der Depression

Um zu einem tieferen Verständnis dieser klinischen Störung zu gelangen, sei die Lektüre des Depressions-Kapitels des Verhaltensdiagnostik-Handbuchs (Sulz, 2015a) sehr empfohlen, in dem auf epidemiologische, ätiologische, nosologische Aspekte eingegangen wird und die Fallkonzeption mit Verhaltensanalyse, Zielanalyse, Therapieplan und Bericht an den Gutachter ausführlich dargestellt wird. Wer über die nachfolgende Übersicht hinaus noch konkretere praktische Anleitung zum therapeutischen Vorgehen haben möchte, sei auf die PKP-Therapiekarten Depression (Sulz & Deckert, 2012b) bzw. auf das inhaltlich identische PKP-Handbuch Depression (Sulz & Deckert, 2012a) verwiesen. Hier wird nur die Therapiestrategie so formuliert, dass sie als konkrete Orientierung für die Behandlung des einzelnen Therapiefalls dienen kann.

Neben den allgemeinen Strategien der Symptomtherapie kann bei Depressionen mit störungsspezifischen Interventionen bezüglich depressiven Denkens, Fühlens und Handelns gearbeitet werden. Wenn die Strategie des Symptoms darin besteht, intensive negative Gefühle wie Trauer und Wut zu vermeiden, indem die gesamte Gefühlswelt unterdrückt wird, kann die Therapiestrategie darin bestehen, die Vitalität der PatientIn wieder einkehren zu lassen, indem sie allen Dimensionen ihrer Emotionalität exponiert wird.

Die kognitive Verhaltenstherapie hat in den letzten fünfundzwanzig Jahren ihre Ansatzpunkte erheblich erweitert. Studien (z. B. Solomon et al., 1998) zeigen, dass Menschen, die noch nie eine Depression hatten, ebenso viele dysfunktionale Gedanken haben wie Menschen, die bereits an einer Depression erkrankt sind. Der einzige Unterschied zwischen diesen beiden Gruppen besteht darin, dass die gleichen Gedanken bei den früher depressiven Menschen eine Stimmungsverschlechterung auslösten, was nicht für kognitive Fehlhaltungen, sondern für eine emotionale Dysregulation spricht. Nachdem entdeckt worden war, dass die Kognitionen ein sehr günstiger Ansatzpunkt des Eingreifens in der depressiven Reaktionskette sind, wird nunmehr die direkte Modifikation von Emotionen und des Umgangs mit Gefühlen und mit Beziehungen zunehmend

Symptomtherapie Depression

Depressionstherapie = Gefühl statt Verstimmung: Depressionstherapie soll den Zugang zu den vitalen Gefühlen wiederherstellen. Das geschieht durch Exposition, bewusst in Situationen gehen und dort so reagieren, dass diese Gefühle entstehen.

- Freude-Exposition: Situationen, die Erfolg, Spaß und Genuss bringen – ohne jede Verpflichtung
- Angst-Exposition: Situationen, die anfangs Angst machen, dann aber erfolgreich gemeistert werden
- Ärger-Exposition: Situationen, in denen Ärger auftritt und in denen dann wirksame Wehrhaftigkeit entsteht
- Trauer-Exposition: sich der Situation stellen, dass etwas/jemand verloren wurde – trauern, loslassen, Abschied nehmen

Wichtig ist, dass die PatientIn die Exposition im Vorgehen grundsätzlich versteht. Es wird ihr gesagt, dass sie darin so gut begleitet wird, dass sie es sicher schaffen wird.

zum Inhalt der Therapie. Um den optimalen Angriffspunkt der Therapie zu finden, wird eine Funktionsanalyse der Symptomentstehung und -aufrechterhaltung durchgeführt. Es wird von der Dominanz der kognitiven Betrachtungen abgegangen und Emotionen, Bedürfnisse und Beziehungen werden gleichwertig in den Vordergrund gerückt. Das Verfahren der Exposition, das sich in der Angst- und Zwangstherapie als sehr erfolgreich herausgestellt hatte, wurde auch bei der Modifikation anderer Emotionen eingesetzt, z. B. Schamexposition bei sozialen Phobien, Wutexposition bei Borderline-PatientInnen (Linehan, 2016a, b). Auch bei einem depressiven Menschen verschwindet der depressive Affekt für kurze Dauer, wenn es gelingt, eine ausreichend intensive konkurrierende Emotion zu evozieren. So wurde die Beobachtung gemacht, dass sowohl über Imaginationen als auch bei Rollenspielen das Wahrnehmen von Ärger auf die InteraktionspartnerIn einen antidepressiven Effekt haben kann (Burns et al., 1998).

Man kann die depressive Verstimmung bezüglich ihrer Folgen auf die Psyche des Menschen betrachten. Was verändert die Verstimmung im Handeln und Erleben des Menschen? Diese Konsequenzen können probatorisch als die Funktion der Depression betrachtet werden. Die Verstimmung dient dazu, diese Veränderungen herbeizuführen – sofern sie Vorteile beinhalten.

Was unterscheidet Gefühle und Stimmungen?

Gefühle wie Freude, Wut, Trauer beziehen sich auf ein Ereignis, beziehen sich auf einen Menschen, sind Reaktion auf dessen Verhalten, beginnen rasch, ändern sich schnell, können sehr intensiv werden, und sie haben eine kurze Dauer (Minuten).

Stimmungen wie Depressivität oder Gereiztheit beziehen sich auf kein Ereignis, beziehen sich auf keinen Menschen, sind keine Reaktion auf dessen Verhalten, beginnen nicht rasch, ändern sich nicht schnell, werden nicht so intensiv, und sie haben eine nicht so kurze Dauer.

Sieht man diese Unterschiede nicht kausal, sondern teleologisch bzw. funktional, so kann die heuristische Aussage formuliert werden: Die Funktion einer Verstimmung besteht in der Vermeidung der nachteiligen Folgen von intensiveren Gefühlen. Stimmungen wie Depressivität und Gereiztheit vermeiden den Bezug auf ein Ereignis, vermeiden den Bezug auf einen Menschen, vermeiden die Reaktion auf dessen Verhalten, vermeiden eine rasche Antwort darauf, vermeiden emotionsgeladene Handlungen und vermeiden intensive Gefühle. Dafür dauern sie erheblich länger.

Dies führt zu einer kognitiv-behavioralen Depressions-Heuristik: Depression ist ein Vermeidungsverhalten. Sie dient der Vermeidung von intensiven Affekten (Schmerz, Wut, Trauer) und von affektiven Handlungen. Sie wird aufrechterhalten durch negative Verstärkung (Verhindern eines aversiven Ereignisses).

Und diese Heuristik führt zu folgenden kognitiv-behavioralen Interventionsstrategien: Wenn die Strategie der Depression darin besteht, Gefühle durch Depression zu ersetzen, so besteht die Therapiestrategie darin, Depression durch Gefühle zu ersetzen. Dies erfolgt nach dem Prinzip der Exposition. Wir können, den vier großen Gefühlskategorien folgend, von einer Freude-, Angst-, Ärger- und Trauerexposition sprechen. In einem zweiten Schritt lernt die PatientIn, mit diesen Gefühlen umzugehen, in der Regel durch kognitive Selbststeuerung und durch kompetente Interaktions- und Beziehungsgestaltung. Damit hat die Therapie drei Schwerpunkte (Sulz, 2011a):

- Emotionsexposition
- Aufbau kognitiver Selbststeuerung der Gefühle
- Aufbau kompetenter Interaktions- und Beziehungsgestaltung

Im Vergleich dazu konzentriert sich Kognitive Verhaltenstherapie auf drei Themen (Hautzinger, 2013):

- Aufbau angenehmer Aktivitäten und Planung erfolgreicher Aktivitäten
- Ersetzen depressiver Gedanken durch antidepressive Kognitionen
- Üben von Interaktionsverhalten, das soziale Verstärkung bringt

Bei schwereren Depressionen ist aktivierenden Maßnahmen vor kognitiven Maßnahmen der Vorzug zu geben.

Das Fazit neuerer Tendenzen (nach de Jong-Meyer et al., 2000) ist:

- Das Aufgreifen von vorhandenen Stärken (Ressourcen),
- ein aktiver Umgang mit Gefühlen (emotionale Kompetenz) und
- ein aktiver Umgang mit Beziehung (interaktive Kompetenz) sind Wege und zugleich Ziele der Therapie.
- Hilfreiches Medium ist sehr oft der Einsatz funktionaler Kognitionen.

Davon ausgehend geht unser Störungsmodell von folgender Annahme aus:

- Depression ist ein Vermeidungsverhalten.
- Sie dient der Vermeidung von intensiven Affekten (Schmerz, Wut, Trauer) und von affektiven Handlungen.
- Sie wird aufrechterhalten durch negative Verstärkung (Verhindern eines aversiven Ereignisses).

Im Sinne der Verhaltenstheorie ist Depression ein operantes oder instrumentelles Verhalten. Es wird durch seine Konsequenzen aufrechterhalten. Konsequenz einer Depression ist Vermeidung. Um eine Depression zu verstehen, müssen wir herausfinden, was genau vermieden wird. Meist ist es Wut, Schmerz oder Trauer.

Was wird durch Depression vermieden?

Was geschah unmittelbar bevor Sie depressiv wurden?

Wie hätten Sie oder andere an Ihrer Stelle auf dieses Ereignis reagiert, um es zu meistern?

Was wäre neben der positiven die unangenehme Folge dieses Meisterns gewesen?

Frustrations-Aggressions Depressions-Hypothese

Wut? Wir erinnern uns an die Frustrations-Aggressions-Hypothese der Motivationspsychologie: »Frustration führt zu Aggression.« Dies ist die natürlichste Reaktion!

Welche Frustration, Enttäuschung, Zurückweisung, Benachteiligung widerfuhr Ihnen?

Was war daran ärgerlich?

Wie groß müsste Ihre Wut sein?

Verlust ist eine Form von Frustration. Und Wut ist die natürliche Antwort.

Wut sagt: Ich will es nicht hergeben, ich will es wiederhaben. Wut will die Realität des Verlustes nicht hinnehmen.

Wut will kämpfen.

Wut kann mörderisch sein.

Depression vermeidet mörderische Wut.

Was will diese Wut tun?

Wie sehr will diese Wut das tun?

Wenn alles ungeschehen gemacht werden könnte, wie weit würde diese Wut gehen?

Wut ist auch eine Phase des Trauerprozesses.

Depression ist Trauervermeidung

Wir kennen die Phasen der Trauer: Verleugnung – Wut – Trauer.

Depression vermeidet den Übergang in die nächste Phase der Trauer: das Loslassen. Was ich nicht loslasse, verliere ich nicht.

Oder: Ich kann ohne es nicht leben, also kann ich auch nicht trauernd loslassen. Oder: Loslassen ist so schmerzlich – ich würde diesen Schmerz nicht aushalten.

Was müssten Sie verloren geben?

Was loslassen?

Ohne was müssten Sie leben können?

Welchen Schmerz müssten Sie aushalten?

Das Ziel der Depressionstherapie

- Statt Ohnmacht Gleichberechtigung,
- statt Ausgeliefertsein Kooperation,
- statt Verbote Selbstverantwortlichkeit,
- statt Bedürftigkeit Wollen,
- statt Komplementarität Begegnung und
- statt Polarisierung Beziehungsbalance.

Therapiestrategie	**Der Weg der Depressionstherapie**
Über …	zu
Annehmen + Befriedigung	Verstärkung
Lieben + Geliebtwerden	Selbstwert
Meistern + Bewirken	Selbsteffizienz
Streiten + Wehren	Selbstbestimmung
Verzichten + Loslassen	Selbstständigkeit

Der Gefühlsstern – die Vitalität des Menschen:

Die Vitalität des Menschen ist durch seine Emotionalität in Wahrnehmung und Ausdruck charakterisiert. Wir können vier Hauptdimensionen emotionaler Vitalität annehmen.

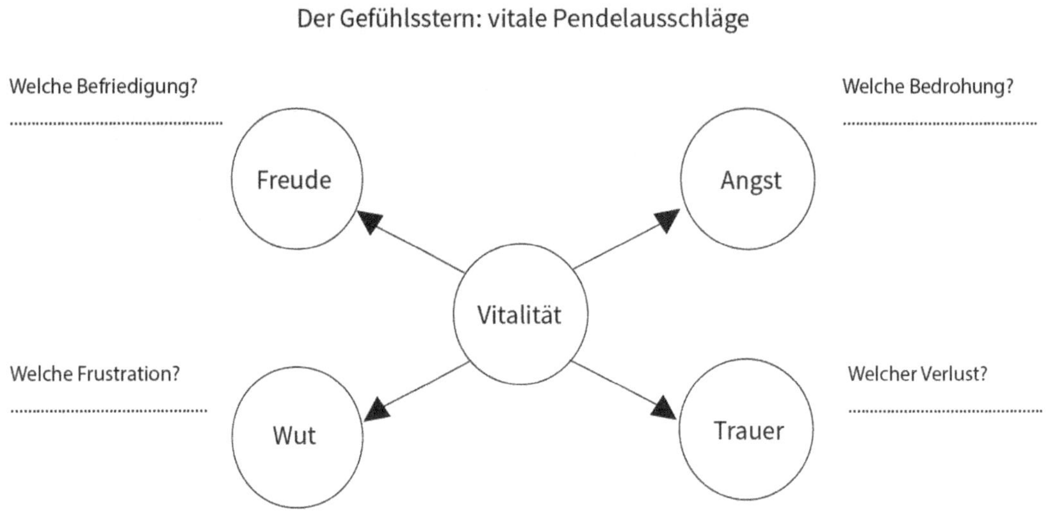

Abbildung 3.3.1: Emotionen und die Vitalität des Menschen (aus Sulz, 2011a, S. 457)

Diese Emotionen werden durch Ereignisse und situative Zustände ausgelöst (Abb. 3.3.1).

Depression »verschlingt« die Gefühle und ersetzt sie durch die Verstimmung. Depressionstherapie hat die Aufgabe, diesen Vorgang wieder rückgängig zu machen (Abb. 3.3.2). Diese Metapher ist ähnlich wie die des großen schwarzen Hundes der WHO-Information.

Diese allgemeine Therapiestrategie mündet in vier auf diese Emotionen bezogene antidepressive Strategien:

a) Freudeexposition
b) Angstexposition
c) Wutexposition
d) Trauerexposition

Welche dieser vier Strategien bei einem konkreten Fall vorrangig ist, hängt von der überwiegenden Funktion der Depression bei der betreffenden PatientIn ab. Zugleich ist die Expositionstherapie die Möglichkeit, den Umgang mit Gefühlen im Sinne eines Auflösens

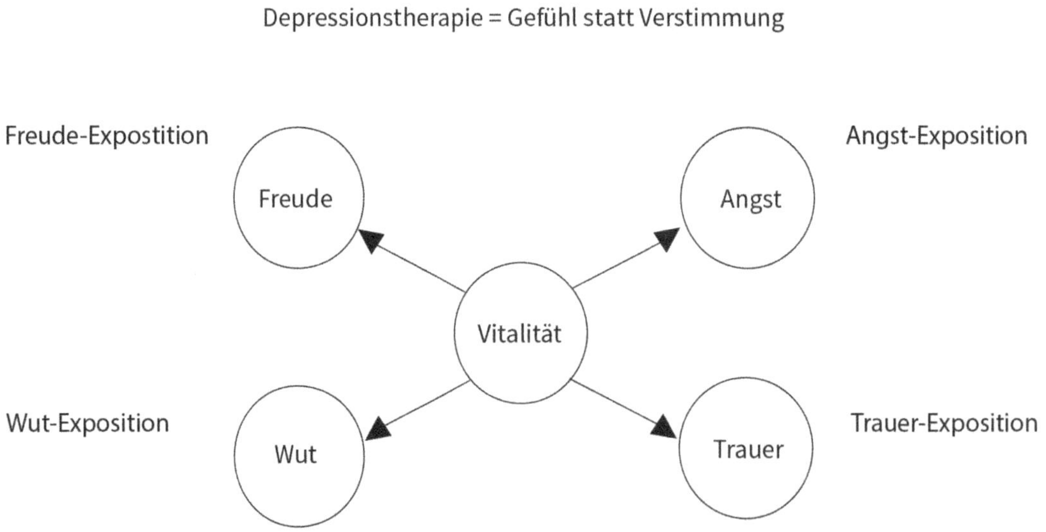

Abbildung 3.3.2: Depressionstherapie als Weg von der Verstimmung zur Emotionalität (aus Sulz, 2011a, S. 457)

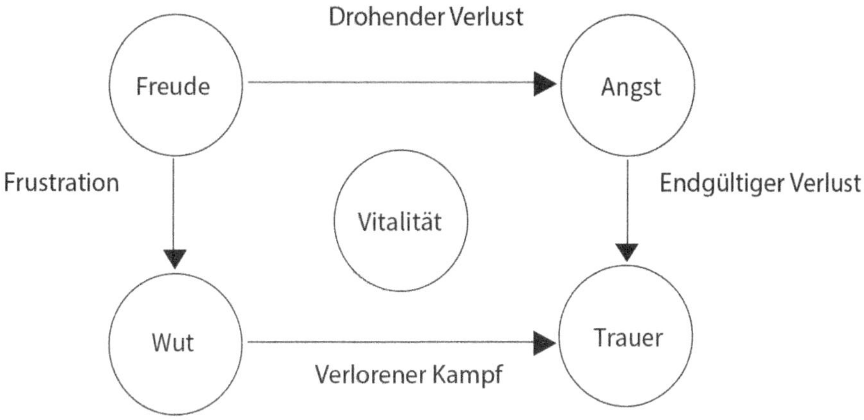

Abbildung 3.3.3: Entstehung von Gefühlen (aus Sulz, 2011a, S. 458)

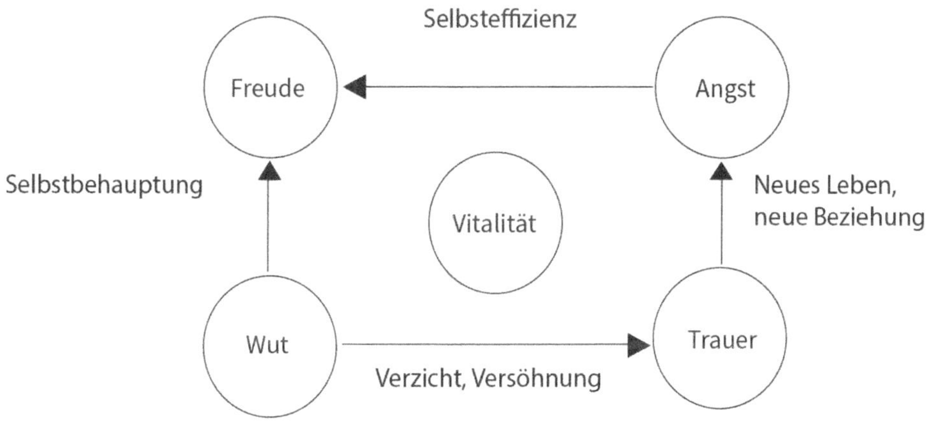

Abbildung 3.3.4: Therapeutische Veränderung von Gefühlen (aus Sulz, 2011a, S. 458)

oder eines Veränderns von Gefühlen auf natürliche Weise zu vollziehen.

Ausgehend von dem erfreulichen Zustand der Befriedigung, entsteht Angst, wenn ein wichtiger Verlust droht. Frustriert jemand die Befriedigung, so entsteht Wut. Ausgehend von Angst, etwas zu verlieren, kann das Gewahrwerden des endgültigen Verlustes zur Trauer führen. Geht man von der Wut aus, so kann der endgültig verlorene Kampf ebenfalls in Trauer münden. Mit den Gefühlen der Angst und Wut wehren wir uns gegen eine Realität in Vergangenheit, Gegenwart oder Zukunft. Das Anerkennen einer nicht zu ändernden Realität kann wiederum zur Trauer führen. Welcher Weg therapeutisch zu gehen ist, entscheidet die konkrete Situation der PatientIn.

Aus dem Zustand von Angst kann ich mich durch wirksames Verhalten befreien, durch das eine Bedrohung beendet wird. Wut wird beendet durch erfolgreiche Selbstbehauptung. Sie kann aber auch beendet werden durch Verzicht und Versöhnung. Ist Trauer abgeschlossen, so kann eine neue Beziehung, ein neuer Lebensabschnitt beginnen. Eine so große Veränderung geht natürlicherweise mit vorübergehend auftretender Angst vor dem Neuen einher. Diese wiederum kann durch die Erfahrung von Selbsteffizienz gemindert werden etc.

Depressionstherapie = Freude statt Verstimmung – Freude-Exposition[1]:

- Genusstraining
- Aufbau positiver Aktivitäten
- Entspannungstraining
- Verwöhnen lassen
- Bewegung und Sport

Depressionstherapie = Angst statt Verstimmung – Angst-Exposition[2]:

- Selbstbehauptungstraining
- Kommunikationstraining
- Selbstständigkeitstraining
- Lust-statt-Pflicht-Training

Depressionstherapie = Wut statt Verstimmung – Wut-Exposition[3]:

- Wahrnehmen von Ärger und Wut
- Zulassen von intensivem Ärger und intensiver Wut
- Diskriminieren von Gefühl und Handeln und von Fantasie und Realität
- Aussprechen von Ärger und Wut
- Prüfen der Adäquatheit von Ärger/Wut
- Konstruktiv verhandeln

Depressionstherapie = Trauer statt Verstimmung – Trauer-Exposition[4]:

- Erinnern an das verlorene Wertvolle/Geliebte
- Spüren, wie sehr ich es brauche
- Vergegenwärtigen des Moments des Verlustes
- Wahrnehmen des Schmerzes, der Verzweiflung und der Trauer
- Das Gefühl dalassen, bis es von selbst verschwunden ist

Rückfallprophylaxe … ist Bestandteil der Therapie
Kriterien:

- Die Symptomauslösung geschieht
- nach einer pathogenen Lebensgestaltung,
- nach einer pathogenen Beziehungsgestaltung,
- in einer problematischen Lebenssituation.
- Rückfallprophylaxe berücksichtigt alle drei situativen Aspekte!

Strategien: Aufbau

- einer funktionalen Lebensgestaltung
- einer funktionalen Beziehungsgestaltung
- der Fähigkeit zur Bewältigung problematischer Lebenssituationen

Das konkrete Vorgehen aller Interventionen wird in den PKP-Depression-Therapiematerialien (Sulz & Deckert, 2012a, b) ausführlich beschrieben.

Fazit: Geht man von Vitalität als affektiv-kognitiv-handelndem Erleben und Reagieren aus und versteht man Depression als Niederdrücken aller vitalen Funktionen, so ist Depressionstherapie die Strategie der Vitalität und Strategie der Gefühle – *als gesunderhaltende Homöostase.*

3.3.1 Fallbeispiel

Anhand eines Beispielfalls lässt sich die störungsspezifische Fallkonzeption veranschaulichen (aus Sulz, 2015a):

3.3.1.1 Fallspezifische Formulierung der Bedingungsanalyse (Makroebene)

Auslösende Lebenssituation S: Frau D. ist wegen der Kinder nicht in ihrem Beruf als Apothekerin tätig. Ihr Mann verlangt wie ein Pascha Rundumversorgung von ihr, sobald er von der Arbeit nach Hause kommt. Er sieht an ihr nichts Schätzens- und Begehrenswertes. Sie ertappt ihn beim Fremdgehen.

Person O: Frau D. neigt in Beziehungen dazu, es dem anderen recht zu machen und auf eigene Bedürfnisse zu verzichten. Auch wenn sie sich oft sehr über ihren Mann ärgert, schafft sie es nie, dies zu zeigen. Es besteht eine selbstunsichere und de-

1 Positive Verstärkung (Bedürfnisbefriedigung, angenehmes Erleben, Erfolg)
2 Verbote und Gebote durch Selbstverantwortlichkeit ersetzen
3 Lernen, mit Wut umzugehen, statt sie zu unterdrücken
4 Loslassen und Abschied nehmen, um frei zu werden für Gegenwart und Zukunft

pendente Persönlichkeit. Ihr Beziehungsverhalten steht unter dem Vorzeichen, so viel wie möglich Zuneigung und so wenig wie möglich Ablehnung zu erhalten.

Reaktionen R: Frau D. ist zunächst empört über das Fremdgehen ihres Mannes. Doch bald schlägt die Wut auf ihn in Ohnmacht und Selbstvorwürfe um. Sie wird depressiv, zieht sich zurück und kann den Haushalt und die Kinder nicht mehr versorgen.

Konsequenzen C, die die Krankheit aufrechterhalten: Frau D. vermeidet durch die depressive Symptomatik die aggressive Auseinandersetzung mit ihrem untreuen Ehemann. Ihre Furcht vor seiner unversöhnlichen Ablehnung lässt ihre wütenden Impulse erlahmen. Stattdessen ist sie die immer noch liebe und nunmehr arme, kranke Ehefrau, die von dem schuldbewussten Ehemann fürsorglich betreut wird.

3.3.1.2 Fallspezifische Formulierung der Verhaltensanalyse (Mikroebene)

Typische Situation S: Frau D. findet in der Jackentasche ihres Mannes ein nach femininem Parfum riechendes Taschentuch.

Person O: Frau D. hat die Überlebensregel »Nur wenn ich immer Streit vermeide und niemals auf den anderen aggressiv losgehe, bewahre ich mir Zuneigung und verhindere Ablehnung und Verstoßenwerden!«.

Reaktionen R: Die primäre Emotion von Frau D. ist Wut. Ihr primärer Handlungsimpuls ist wütender Angriff. Am liebsten würde sie mit Fäusten auf diesen Kerl losgehen. Ihre Kognition (Erwartung) ist: »Wenn ich das mache, ist alles aus!« Ihr sekundäres, der primären Emotion entgegensteuerndes Gefühl ist Ohnmacht. Dieses führt dazu, dass ihr offenes Verhalten ein kraftloses Zusammensinken ist. Hierzu gesellt sich die Symptomatik der Depression mit Niedergeschlagenheit, Hoffnungslosigkeit, Verzweiflung, Passivität und sozialem Rückzug.

Konsequenz C, die das Symptom aufrechterhält: Frau D. kann mithilfe der Depression die aggressive Auseinandersetzung mit ihrem Mann vermeiden. Die Gefahr des endgültigen Zerwürfnisses ist dadurch vorerst gebannt. Sie bewahrt sich die prinzipielle Chance auf die Zuneigung ihres Mannes.

3.3.1.3 Fallspezifische Formulierung der Funktionsanalyse

Das zentrale Anliegen von Frau D. ist, sich die Beziehung zu bewahren, die ihr die dringend benötigte Zuneigung und Wertschätzung verspricht. Auch wenn sie dies längst nicht mehr bekommt, ist dies ihre einzig vorstellbare Quelle dieser Bedürfnisbefriedigung (zentraler Verstärker). Da ihre Wut so groß ist, kann diese nur noch durch eine Depression gebremst werden, die dadurch die Partnerschaft erhält und damit die Hoffnung aufrechterhält, eines Tages doch noch das zu bekommen, was sie von einer nahen Beziehung so sehr braucht.

3.3.1.4 Fallspezifische Formulierung der Therapieziele

Gesamtziel: Frau D. soll sich durch den Aufbau von meisterndem und von selbstverstärkendem, aber auch gezielt beziehungssteuerndem Verhalten aus dem Ausgeliefertsein ihrer dependenten Beziehungsgestaltung befreien können.

Einzelziele:

1. Das depressive Verhalten von Frau D. soll abgebaut werden.
2. Frau D. soll sich entscheiden können, wie sie mit dem kontinuierlichen Fremdgehen ihres Mannes umgeht, wo sie auf welche Weise Grenzen setzt.
3. Frau D. soll ihre eigenen Bedürfnisse und Wünsche deutlich spüren können und das tun, was diese befriedigt.
4. Frau D. soll lernen, sich in Auseinandersetzungen gegen ihren Mann durch gekonnte und kluge Kommunikation durchzusetzen.
5. Frau D. soll sich andere Verstärkerquellen aufbauen, um von ihrem Mann nicht mehr so abhängig zu sein.

3.3.1.5 Fallspezifische Formulierung des Therapieplans

Gesamtstrategie: Frau D. macht Übungen, die ihr helfen, ihre Depression selbst zu bewältigen. Es folgen Übungen, durch die sie ihre Bedürfnisse wahrnehmen und artikulieren kann. Darauf folgen Übungen zur Durchsetzung ihrer Interessen und zur aktiven Steuerung der ehelichen Beziehung.

Interventionsplan:

a) Frau D. protokolliert die positiven Aktivitäten jedes Tages und plant diejenigen für den folgenden Tag.
b) Frau D. macht einmal in der Woche ein Diagramm, das die Korrelation zwischen Aktivitäten und Stimmung aufzeigt.
c) Frau D. macht Übungen zur Wahrnehmung von Bedürfnissen und Gefühlen inklusive Rollenspiele zu deren Äußerung.
d) Frau D. erlernt Problemlösestrategien, um die Verantwortung für die notwendigen Schritte in der Ehekrise in die Hand zu nehmen.
e) Frau D. übt Streitgespräche und Verhandlungen mit ihrem Ehemann im Rollenspiel.
f) Frau D. baut einen Freundeskreis auf und beginnt wieder eine eigene (Halbtags-)Berufstätigkeit, um von ihrem Mann weniger abhängig zu sein.
g) Frau D. übt, sich selbst zu verstärken, sei es kontingent, wenn ihr etwas gelungen ist, oder nicht kontingent, um genießen zu lernen.

Weiterführende Literatur

Sulz, S. K. D. (2017a). Depression: Ratgeber und Manual für Betroffene, Angehörige und alle beruflichen Helfer. CIP-Medien.

Sulz, S. K. D. & Deckert, B. (2012a). Psychotherapiekarten für die Praxis. Depression. PKP-Handbuch. CIP-Medien.

Sulz, S. K. D. & Deckert, B. (2012b). Psychotherapiekarten für die Praxis. Depression. PKP-Therapiekarten. CIP-Medien.

3.4 Therapiestrategien bei Angsterkrankungen

Um zu einem tieferen Verständnis dieser klinischen Störung zu gelangen, empfehle ich die Lektüre des Angststörungs-Kapitels des Verhaltensdiagnostik-Handbuchs (Sulz, 2015a), in dem auf epidemiologische, ätiologische, nosologische Aspekte eingegangen wird und die Fallkonzeption mit Verhaltensanalyse, Zielanalyse, Therapieplan und Bericht an den Gutachter ausführlich dargestellt wird. Wer über die nachfolgende Übersicht hinaus noch praktische Anleitung zum therapeutischen Vorgehen haben möchte, sei auf die PKP-Therapiekarten Angst & Zwang (Sulz, Sichort-Hebing & Jänsch, 2015b) bzw. auf das inhaltlich identische PKP-Handbuch Angst und Zwang (Sulz, Sichort-Hebing & Jänsch, 2015a) sowie Hauke (2009c) verwiesen, die zusätzlich den state of the art der Behandlung von sozialer Phobie und Generalisierter Angst (GAS) enthalten.

Hier wird nur die Therapiestrategie so formuliert, dass sie als konkrete Orientierung für die Behandlung des einzelnen Therapiefalls dienen kann.

3.4.1 Funktionale und dysfunktionale Angst

Angst als Gefahrensignal:
Angst ist ein Gefahrensignal, das uns helfen soll, rechtzeitig Gefahren zu vermeiden. Im Laufe des Lebens ändert sich der Stellenwert der Angst: Mit zunehmender Erfahrung (Wissen) und mit zunehmender Kompetenz wird Angst als Gefahrensignal weniger benötigt.

Furcht als Identifizierung der Gefahr:
Furcht zeigt uns, wo die Gefahr ist: »Ich habe Furcht vor …« Erst wenn Angst in Furcht übergeht, kann ich gezielte Maßnahmen zur Abwendung der Gefahr ergreifen. Solange ich nicht weiß, woher die Gefahr kommt, bin ich ihr ausgeliefert.

Phobie als Erfinden einer Gefahrenquelle:
Phobie beendet die Ungewissheit der Angst ohne Angstobjekt. Sofern unsere Psyche es für besser hält, dass wir die eigentliche Gefahrenquelle nicht bewusst erkennen (z. B. Trennungstendenz in der Partnerschaft), so plagt uns die Angst ohne Objekt weiter, bis uns als Erlösung von der Qual eine Phobie beschert wird.

Phobie als Verschiebung entlang eines Generalisierungsgradienten:
Unsere Psyche arbeitet nach ökonomischen Prinzipien – dem Assoziationsprinzip: was ihr eben als Nächstes einfällt. Und da unser Gedächtnis assoziativ organisiert ist, wird Naheliegendes oder Ähnliches herangezogen. Bei der Agoraphobie ist die Angst vor weiten Plätzen ähnlich der Angst vor der ungeschützten Weite eines Lebens ohne

Symptomtherapie Angst & Zwang

Störungsspezifische Therapie-Systematik:
8. Störungsmodell
9. Selbstbeobachtung
10. Schwierigkeitshierarchie
11. Habituationsmodell
12. Exposition I & II: Vorbereitung
13. Exposition III & IV: Durchführung

- Agoraphobie
- Panik
- Spezifische Phobie
- Soziale Phobie
- Generalisierte Angst
- Zwänge

Partnerschaft. Bei der Klaustrophobie ist die Angst vor der Enge des Lifts ähnlich der Angst vor dem, was in der Enge der Partnerschaft passieren könnte.

Generalisierung als Schutzmaßnahme:
Generalisierung hilft uns, eine Gefahr möglichst früh zu erkennen und rechtzeitig Schutzmaßnahmen zu ergreifen. Nicht erst, wenn unentrinnbar die große Gefahr gegenübersteht, sondern schon, wenn ich noch rechtzeitig umdrehen bzw. flüchten kann, z. B. vor dem bissigen Hund oder vor dem aggressiven Mann oder auch nur vor der rutschigen Eisfläche.

Angstgefühle:
Furcht, Angst, Panik, Aufgeregtheit, Nervosität, Sorge, Anspannung, Verlegenheit, Selbstunsicherheit, Unterlegenheit, Scham, Schuldgefühl, Reue, Sorge, Ekel, Schreck

Angstgedanken:
Schnell weg hier! Der tut mir was an! Jetzt ist alles aus! Ich soll an so vieles gleichzeitig denken! Ob ich das wohl schaffe? Wenn das nur gut geht! Was denkt der jetzt von mir? Der ist stärker als ich, was macht der jetzt mit mir? Oh Gott, ist das peinlich! Da habe ich was angestellt! Wieso habe ich das bloß getan! Wenn ihm etwas passiert ist! Bleib bloß weg von mir, igitt!

Angstkörperreaktionen:
Herzklopfen, Pulsrasen, erhöhter Blutdruck, kalte, weiße Finger, Hände, Zehen und Füße, bleiches Gesicht, Schweißbildung, trockener Mund und Rachen mit Schluckbeschwerden, Kloß im Hals, Atemnot, Hyperventilation, eventuell mit pelzigen Händen, Füßen, Kinn und Mundbereich bzw. Pfötchenstellung und Verkrampfung der Finger und Hände, Zähneklappern, Zittern, aufgestellte Haare, weit geöffnete Augen, suchender, umherirrender Blick, Atemnot, Kraftlosigkeit, weiche Knie, Muskelverspannungen, Stuhldrang, Durchfall, Bauchweh, Übelkeit, Erbrechen, Schwindel

Angsthandlungen:
Flucht, verstecken, zu Hause bleiben, nicht hingehen, wo ich hin sollte, Schutz suchen, um Hilfe bitten, jemand ins Gespräch verwickeln, ganz nahe zu jemandem hingehen, sich ganz brav verhalten, sich ganz korrekt verhalten, ganz tüchtig sein, der Beste sein, sein Licht unter den Scheffel stellen, lieber verlieren als Neider haben, bescheiden sein, unterlegen sein, zurückhaltend sein, schweigsam sein, immer in der Mitte sein, um nicht aufzufallen, Außenseiter sein, um nicht im Mittelpunkt zu stehen, gefällig sein, nachgiebig sein, freundlich sein, eifersüchtig wachsam sein

Angstsyndrome:
- Einfache Phobie (Angst vor ...)
- Agoraphobie (Angst vor engen/weiten Orten)
- Panikattacken (heftige Angstzustände aus heiterem Himmel)
- Soziale Phobie (Angst vor Ablehnung/Kritik)
- Generalisierte Angst (immer/überall Angst)

Angstexploration:
- Wann begann die Erkrankung?
- Jetzt ist das Symptom da, seit wie vielen Monaten und Jahren?
- Auslösende Lebensbedingungen? Welches Ereignis in dieser Lebenssituation hat schließlich zur Symptomauslösung geführt?
- In welchen Situationen tritt Ihr Symptom nicht auf?
- Der Unterschied zu den »Symptom«-Situationen ist: ...
- Wie können Sie die Ausnahmen zur Regel machen?
- Sie können solche Situationen so häufiger werden lassen: ...
- Den Unterschied zu den »Symptom«-Situationen können Sie so herstellen: ...
- Wodurch wird das Symptom aufrechterhalten?

Reaktionskette bis zum Symptom (Beispiel):

Eine konkret beobachtbare Situation:	*Fahrt mit dem Auto zur nächsten Stadt*
Primäre Emotion:	*Unternehmungslust*
Primärer Impuls:	*Raus aus dem engen Nest*
Antizipation der Folgen:	*Dann bin ich allein*
Gegensteuerndes Gefühl:	*Angst*

Eine konkret beobachtbare Situation:	*Fahrt mit dem Auto zur nächsten Stadt*
Beobachtbares Verhalten:	*Schnell zurück*
Symptom:	*Agoraphobie, evtl. Panik*

3.4.1.1 Das lernpsychologische Erklärungsmodell der Phobie

Entstehung der Phobie (Sulz, 1987; Aufdermauer & Reinecker, 2003; Sulz, Sichort-Hebing & Jänsch, 2015): Eine Phobie ist eine gelernte Verknüpfung eines ursprünglich als ungefährlich definierten Gegenstands, Ortes oder Geschehens mit der Erwartung einer so großen Gefahr, dass Flucht oder Vermeidung dringend angezeigt erscheinen. Z. B.: Der Großvater stirbt an Herzversagen während des Gottesdienstes in der Kirche. Da er der einzige war, der mit dem Kind regelmäßig sonntags zur Kirche ging, bleiben von da an Kirchenbesuche aus. 20 Jahre später kommt es zu einem Kirchenbesuch, während dessen eine Panikattacke erfolgt, von da an werden Kirchen konsequent vermieden. Bald machen auch große Säle, Theater- und Konzerthallen Angst.

Der Tod des Großvaters ist die quasitraumatische Situation, der Unkonditionierte Stimulus (UCS).

Die Kirche ist zufällig der Ort des Sterbens, der Konditionierte Stimulus (CS).

Die Angst des Kindes während des Sterbens des Opas ist die Unkonditionierte Reaktion (UCR).

Die Angst des Erwachsenen während eines Kirchenbesuchs ist die Konditionierte Reaktion (CR).

- Zeitpunkt 1: UCS – CS – UCR
- Zeitpunkt 2: CS – CR

Damit haben wir aber erst die Entstehung der Phobie erklärt.

Die Aufrechterhaltung der Phobie: Sie wird durch das Zweifaktorenmodell Mowrers (1966, vgl. Aufdermauer & Reinecker, 2003) erklärt:

1. Faktor: Entstehung der Phobie durch S-R-Lernen (= klassische Konditionierung = Stimulus-Response-Lernen = Pawlowsches Lernen): UCS – CS – UCR ist gefolgt von CS – CR.

2. Faktor: Wenn das Kind weiterhin regelmäßig zur Kirche (CS) gegangen wäre, so hätte diese die traumatische Bedeutung bald verloren. Die Verknüpfung UCS (Tod des Großvaters) – CS (Kirche) wäre gelöscht worden. Wir müssen deshalb erklären, warum diese Verknüpfung nicht gelöscht wurde. Grund ist das Fernbleiben von der Kirche, sei dies nun aus Furcht oder zufällig. Deshalb erklären wir die Aufrechterhaltung der Phobie durch Vermeidung der Exposition mit dem Stimulus bzw. der Situation.

3.4.1.2 Das lernpsychologische Erklärungsmodell der Panik

Panik ist eine überschießende Angstreaktion mit Todesangst und starkem Impuls zu kopfloser Flucht.

Es gibt eine Reaktionsschwelle, deren Überschreitung zur Panikreaktion führt (Abb. 3.4.1). Personen mit einem ständig erhöhten psychophysiologischen Arousal liegen ständig knapp unter dieser Schwelle. Bei ihnen genügt ein geringer Angstreiz zur Auslösung von Panik. Um deren Arousal-Tonus zu verringern, ist deshalb Progressive Muskelrelaxation sinnvoll, wenngleich sie nicht der eigentlichen Panikbehandlung dient.

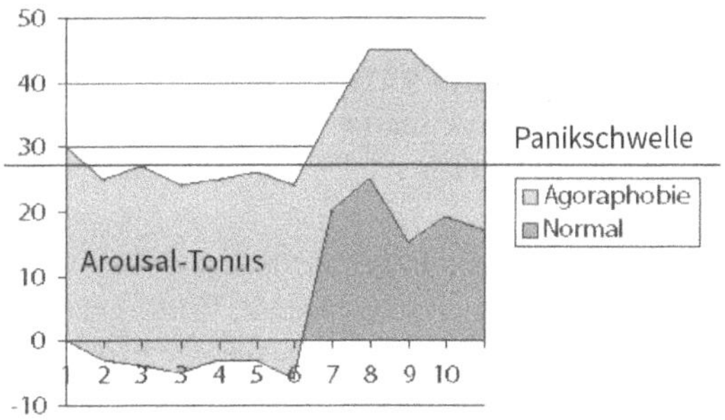

Abbildung 3.4.1: Panikauslösung bei erhöhtem Arousal von AgoraphobiepatientInnen (aus Sulz, 2011a, S. 478)

Körperbezogene Propriozeption als Multiplikator der Angstsignale

Es entsteht ein Teufelskreis der Angst:

1. Wahrnehmung des phobischen Situationsaspektes

2. Kognition: Lebensgefahr
3. Emotion: Angst
4. Vegetativum: erhöhter Puls etc.
5. Propriozeption: Wahrnehmen als unangenehmes Herzgefühl
6. Kognition: Lebensgefahr
7. Emotion: panische Angst
8. Vegetativum: Herzrasen
9. Propriozeption: Wahrnehmen als heftige Herzsensationen
10. Wieder beginnend mit Punkt 1 usw.

3.4.1.3 Welche störungsspezifische Therapie?

Einfache Phobie:	systematische Desensibilisierung, guided mastery, teilnehmendes Modelllernen (Aufdermauer & Reinecker, 2003)
Agoraphobie und Panikattacken:	kognitive Angstbewältigung (Hippler, 2002a, b; Munsch, Schneider & Margraf, 2003; Sulz, 2011a)
Generalisierte Angst:	Entspannung, kognitive Angst-/Sorgenbewältigung, Sorgenprävention (Zubrägel, Bär & Linden, 2003; Becker & Nündel, 2003)
Soziale Phobie:	Angstexposition (Fydrich & Renneberg, 2003), soziales Kompetenztraining (Görlitz, 2002; Ullrich & de Muynck, 1997 2003, 2006)

3.4.2 Mit meiner Angst umgehen lernen – Entspannung als Vorbereitung auf die Systematische Desensibilisierung

Progressive Muskelrelaxation nach Jacobson (Sulz, 2002b, 2011a) hat folgende Wirkungen:

a) fördert den Aufbau einer guten Therapiebeziehung
b) schafft schnell tägliche Beruhigungs-Pausen
c) baut die Kompetenz zur Einflussnahme auf die Angst auf
d) vermindert das Angewiesensein auf Helfer und Arznei

Das Prinzip der Progressiven Muskelrelaxation:

- Zuerst findet eine Schulung der Wahrnehmung des Spannungszustandes der Muskulatur statt.
- Die willkürliche Anspannung der Muskeln vor der Entspannung erleichtert die Wahrnehmung und die nachfolgende Entspannung.
- Es wird ein völlig entspannter Muskelzustand hergestellt. Dieser wirkt sich auf die Psyche relaxierend aus.
- Es finden Konditionierungen statt, die Muskelentspannung mit psychischer Entspannung einhergehen lassen.
- Es wird gelernt, selbst aktiv auf seinen Spannungszustand körperlicher und psychischer Art einzuwirken.
- Die Entspannungsreaktion wird auf Alltagssituationen übertragen.

Das Vorgehen bei der Progressiven Muskelrelaxation:
Im Sitzen oder Liegen werden der Reihe nach alle wichtigen Muskeln zuerst fünf Sekunden angespannt und danach zehn Sekunden entspannt.

Dieser Vorgang wird je einmal wiederholt.

Begonnen wird mit der rechten Hand und dem rechten Unterarm, es geht weiter mit dem rechten Oberarm, danach folgen die linke Hand mit dem linken Unterarm, anschließend die Schultern, darauf der Nacken, es folgen die Stirn, Augen, Nasenpartie, Mundpartie, Kaumuskeln, Füße mit Unterschenkeln, Oberschenkel, Gesäß, Beckenbodenmuskulatur, Bauchmuskeln und abschließend der Brustkorb.

Die Instruktion bei der Progressiven Muskelrelaxation:
Machen Sie es sich bequem. Lenken Sie Ihre Aufmerksamkeit auf die rechte Hand und den rechten Unterarm. Ballen Sie jetzt die Hand zur Faust (fünf Sekunden). Spüren Sie die Spannung in der Faust und im rechten Unterarm. Spüren Sie deutlich die Spannung. Jetzt lassen Sie bitte los, ganz los, damit sich die Muskeln entspannen können. Beobachten Sie, wie die Muskeln sich ganz von selbst entspannen, weiter und weiter entspannen, wenn Sie nur loslassen. Genießen Sie den angenehmen Vorgang der Entspannung. Halten Sie nicht mehr fest, lassen Sie einfach los (zehn Sekunden). Dieser Vorgang wird wiederholt und auf alle folgenden Muskelpartien übertragen.

3.4.2.1 Mit meiner Angst (spezifische Phobie) umgehen lernen – durch systematische Desensibilisierung

Systematische Desensibilisierung bei einfachen Phobien:

a) Erlernen der Progressiven Muskelrelaxation nach Jacobson (siehe oben)
b) Aufstellen einer Hierarchie von zunehmend schwierigen Situationen mit etwa 15 Stufen
c) Üben der Imagination von Situationen mit geschlossenen Augen (anhand nicht ängstigender Situationen)
d) In entspanntem Zustand wird zuerst die leichteste Situation imaginiert; wenn diese mehrfach angstfrei vorgestellt wurde, wird die nächstschwierigere Situation vorgestellt etc.
e) Zeitlich versetzt werden diese Situationen live aufgesucht
f) Von da an ständiges Aufsuchen der gekonnten Situationen, auch nach Ende der Therapie

Zu b) Aufstellen einer Hierarchie von zunehmend schwierigeren Situationen mit etwa 10 bis 15 Stufen: Zunächst wird gesammelt, welche Situationen Angst machen, diese werden auf je einen Zettel geschrieben. Danach werden diese in eine Rangreihe aufsteigender Angst gebracht.

Es werden Prozentzahlen zwischen 0 und 100 vergeben. 0 heißt keine Angst, 100 heißt maximale jemals erlebte Angst.

Die Stufen sollten nicht größer als 10 % sein. Gegebenenfalls werden die Lücken mit Situationen gefüllt, die im Schwierigkeitsgrad 10 % über der nächstniedrigen liegen.

Beispiel einer Angsthierarchie:

1. 10 % Lesen des Wortes Krebs
2. 20 % Lesen eines Artikels über Krebserkrankungen
3. 30 % Hören von der Krebserkrankung eines fremden Menschen
4. 40 % Hören vom Krebstod eines fremden Menschen
5. 50 % Hören von der Krebserkrankung eines Bekannten
6. 60 % Hören vom Krebstod eines Bekannten
7. 70 % Krebserkrankung eines nahen Verwandten
8. 80 % Krebstod eines Verwandten
9. 90 % Differenzialdiagnose einer eigenen Krebserkrankung
10. 100 % Diagnose einer eigenen Krebserkrankung

Dimensionen einer Angsthierarchie:

- Grad der Realität versus Abstraktion (Wort versus Ereignis)
- Grad der Vertrautheit bzw. Nähe eines Menschen
- Erkrankung versus Tod
- andere versus ich

Zu c) Üben der Imagination von Situationen mit geschlossenen Augen (anhand nicht ängstigender Situationen).

Da nicht jeder Mensch gleichermaßen die Fähigkeit besitzt, sich eine Situation bildlich möglichst plastisch vorzustellen, muss dies eventuell vorher geübt werden. Es wird mit sehr einfachen Situationen begonnen, z. B. einem stehenden Auto, das zuvor auf einem Foto gezeigt wurde, dann einem fahrenden Auto, dann damit, wie dieses Auto durch eine Landschaft fährt, deren Merkmale beschrieben werden usw.

Zu d) In entspanntem Zustand wird zuerst die leichteste Situation imaginiert. Wenn diese mehrfach angstfrei vorgestellt wurde, wird die nächstschwierigere Situation vorgestellt etc.

Die PatientIn setzt sich in einen Entspannungssessel, schließt die Augen, entspannt sich und zeigt mit der Hand an, wenn sie sich gut entspannt hat. Die TherapeutIn liest die zuvor gemeinsam formulierte Beschreibung der leichtesten Situation vor. Die PatientIn hebt die Hand, wenn sie sich die Situation gut vorstellen kann. Nach 20 Sekunden bricht die TherapeutIn die Vorstellung ab und fragt, ob Angst aufgetreten ist. Wenn ja, wird die Vorstellung wiederholt, wenn nein, wird zur nächstschwierigeren Situation übergegangen.

Zu e) Zeitlich versetzt werden diese Situationen live aufgesucht.

Nachdem die Imaginationsübungen z. B. drei Stufen abgearbeitet haben, kann mit den Live-

Übungen begonnen werden. So wird z. B. auf ein Blatt groß das Wort KREBS geschrieben und der PatientIn dieses gezeigt. Die PatientIn soll sich vorher nicht entspannen, da sie ja im realen Leben auch keine Vorwarnung erhält, dass jetzt ein beängstigender Stimulus auf sie zukommt.

Aber die PatientIn kann sich währenddessen eine Kurz-Entspannungsinstruktion geben. Noch besser ist es, wenn sie einfach das Bild anschaut, und zwar so lange, bis es ihr nichts mehr ausmacht.

Dann wird die nächstschwierigere Situation live geübt usw.

Zu f) Von da an soll ein ständiges Aufsuchen der gekonnten Situationen stattfinden, auch nach Ende der Therapie: Prinzip der Übungspyramide (Abb. 3.4.2).

3.4.2.2
Mit meiner Angst umgehen lernen – durch kognitive Angstbewältigung

Selbstinstruktion bei auftretender Angst (AACES, aus Sulz, 1987a, 2011a)

a) Ich achte auf frühe Angstsignale (Achtsamkeit)
b) Ich akzeptiere meine Angst (Akzeptanz)
c) Ich entscheide mich, auf meinem Weg zum Ziel zu bleiben (Commitment)
d) In der Angst-Situation spüre ich deutlich meine Angst (Exposition)
e) Nachher bestärke ich mich für meinen richtigen Umgang mit der Angst (Selbstverstärkung)

3.4.2.3
Vorbereitung: Vermittlung eines kognitiven Angstmodells (AACES)

»Ihr Angstsystem ist eine Alarmanlage. Leider kommt es bei Ihnen zum Fehlalarm. Sie wissen das. Aber die schrille Alarmsirene bringt Sie unwillkürlich in Aufruhr. Egal wodurch der Fehlalarm ausgelöst wurde, ist der Alarm für Sie extrem beunruhigend: Die Angst, das Herzrasen, der Schwindel signalisieren Ihnen höchste Gefahr. Sie können diesen Fehlalarm nicht willkürlich abschalten. Er ist das Ergebnis eines sich auf-

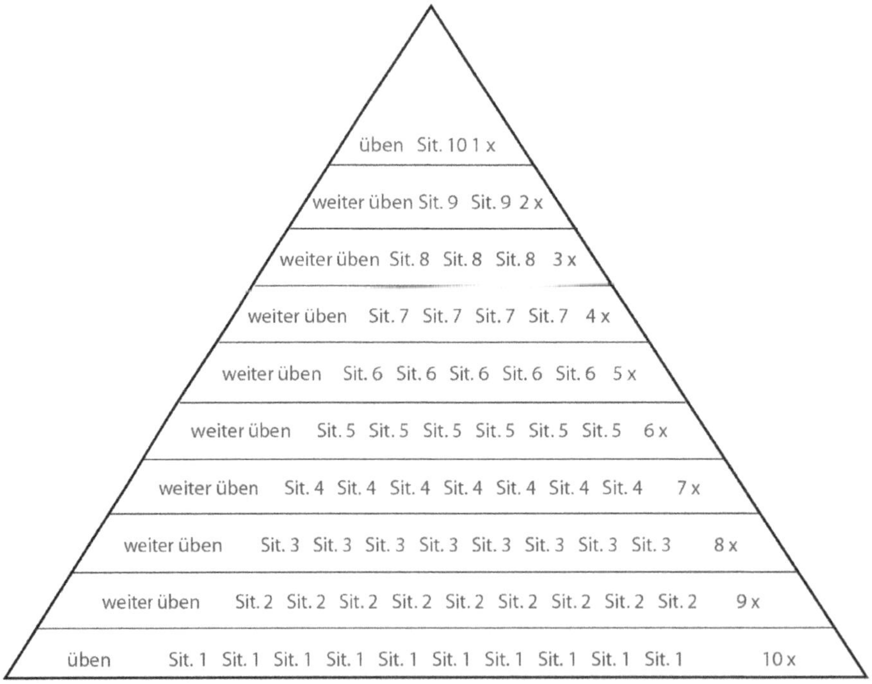

Abbildung 3.4.2: Übungspyramide: Weiterüben bei Phobien nach dem Prinzip des Überlebens

schaukelnden Teufelskreises. Diesen können Sie durchbrechen, indem Sie sich durch den Fehlalarm immer weniger alarmieren lassen. Das geht nur, wenn Sie sich ihm so oft und so intensiv wie möglich aussetzen. Ich kann Ihnen zeigen, wie Sie das schaffen.«

a) *Ich achte auf frühe Angstsignale: Achtsamkeit (A).* Die PatientIn hat bisher das Aufkommen der Angst verleugnet. Sie nahm die Angst erst dann wahr, wenn sie so stark war, dass es zu spät war, sie kognitiv zu bewältigen. Das Achten auf frühe Angstsignale gibt ihr die Möglichkeit, mit der Angstbewältigung zu beginnen, wenn das Angstgefühl noch gut gesteuert werden kann.
b) *Ich akzeptiere meine Angst: Akzeptanz (A).* Bisher sträubte sich alles in der PatientIn gegen das Herannahen der nicht mehr aus dem Bewusstsein fern zu haltenden Angst. Sie verspannte sich, starrte bzw. hörte wie gelähmt auf das Anwachsen der Angst in der Erwartung, dass sie weiter zunehmen wird und sie ihr ausgeliefert ist. Wenn sie zulässt und sich zugesteht, dass sie (noch) Angst hat, gelingt es ihr viel besser, sich auf die eigentliche Aufgabe der Angstbewältigung zu konzentrieren. Doch das fällt am Anfang am schwersten. Gelingt es endlich, geht es von da an ganz leicht.
c) *Ich entscheide mich, auf meinem Weg zum Ziel zu bleiben: Commitment (C).* Bisher hatte die PatientIn nur Flucht und Vermeidung im Sinn. Sie suchte nach Flucht- und Vermeidungsmöglichkeiten. Wenn kein äußerer Fluchtweg sichtbar war, kam es zu kognitiven Vermeidungen. Wenn sie sich mit aller Kraft entscheidet, in der Situation zu bleiben, entfallen diese Bestrebungen. Sie kann ihre Energie einsetzen, um der Angst zu begegnen. Sie hat einen zweiten Schritt getan, um die Steuerung zu übernehmen.
d) *In der Angst-Situation spüre ich deutlich meine Angst: Exposition (E).* Bisher waren, wenn äußere Flucht schon nicht möglich war, einerseits alle Finessen der inneren Angstvermeidung angewandt worden: Ablenkung, flaches Atmen, Verspannung, Ärger: »Die Situation ist gleich vorbei, so lange kann ich es gerade noch aushalten!« »Diesmal ist ja mein Mann dabei, aber wenn ich ganz allein wäre, dann ...« Andererseits schürten Angst- und Katastrophengedanken die Angst. Jetzt konzentriert sich die PatientIn nur auf ihre Angstreaktionen, erspürt diese und studiert sie.
e) *Nachher bestärke ich mich für meinen richtigen Umgang mit der Angst: Selbstverstärkung (S).* Bisher war jedes Angsterleben ein Zeichen des persönlichen Versagens und des Ausgeliefertseins. Selbstvorwürfe folgten. Jetzt ist das Auftreten der Angst erwünscht – ohne sie kann nicht geübt werden. Sie soll nicht zum Verschwinden gebracht werden. Erfolg ist, wenn einzig die Schritte a) bis d) absolviert wurden: »Ich habe das Vereinbarte gemacht. Das war das Ziel. Damit ist die Übung erfolgreich. Ich fange erst an, mit meiner Angst umgehen zu lernen. Dafür war es gut, und ich bin stolz auf mich.«

Beispiel: Eine 30-jährige Ärztin wurde in die Intensivstation versetzt, entwickelte Panikattacken und konnte schließlich nicht mehr zur Arbeit gehen. Mit folgender selbst formulierter Angstbewältigung war sie innerhalb von zwei Wochen angstfrei:

1. Ich darf Fehler machen. Ich bin kompetent genug.
2. Wenn ich Angst spüre: Was ich wahrnehme ist nur meine Angst, keine äußere Gefahr.
3. Meine Angst ist ein Fehlalarm. Ich brauche deshalb nicht zu fliehen.

- A = Bewusst schon früh, wenn die Angst gerade anfängt, die ersten Anzeichen von Angst wahrnehmen.
- A = Akzeptieren, dass ich Angst habe.
- C = Willentliche Entscheidung: Ich mach meinen Job, auch wenn die Angst da ist.
- E = Ich mache jetzt meinen Intensiv- oder Notfalleinsatz, und die Angst darf bleiben, bis sie sich erschöpft hat, und ich lasse mich nicht in Katastrophengedanken reinziehen.
- S = Nach der gemeisterten Situation: Ich habe es gut gemacht. Ich war der schwierigen Situation gewachsen. Ich bin richtig mit meiner Angst umgegangen. Dafür kann und will ich mich loben. Perfektion ist hier fehl am Platz!

Dies ist nicht für jeden unmittelbar einsichtig, da meist doch fehlerfreies ärztliches Handeln auf einer Intensivstation erwartet wird. Da die Patientin sehr kompetent war, ging es nicht darum, sich grobe Fehler zuzugestehen, die den eigenen PatientInnen womöglich den Tod bringen. Vielmehr konnten wir davon ausgehen, dass sie fachlich ihrer Arbeit sehr wohl gewachsen ist und es um übertriebene Angst vor Fehlern ging.

3.4.2.4 Mit meiner Angst umgehen lernen – durch Angstkonfrontation

Während die Systematische Desensibilisierung sich auf den situativen Stimulus konzentriert, der seine angstauslösende Bedeutung durch Gegenkonditionierung (mithilfe der mit Angst inkompatiblen Entspannung) verlieren soll, richtet die Angstexposition oder -konfrontation ihr Augenmerk nicht auf die Situation S (die prinzipiell austauschbar ist), sondern auf die Reaktion R, also auf Angst mit ihren gedanklichen, emotionalen, vegetativen und handelnden Komponenten.

Prinzip der Angstkonfrontation ist ebenfalls die Dekonditionierung der Angstreaktion – durch Löschung der Stimulus-Response-Verknüpfung. Dabei soll der Organismus einer Situation (Konditionierter Stimulus CS) so lange ausgesetzt werden, bis sich zeigt, dass die Angst ein Fehlalarm ist, dass der gefürchtete traumatische Unkonditionierte Stimulus (UCS) gar nicht auftreten wird. Es reichen schon wenige Erfahrungen des Ausbleibens des bedrohlichen Stimulus (Steckenbleiben im Lift, Stehenbleiben der U-Bahn im Tunnelschacht), um zu erreichen, dass die Angst nicht mehr auftritt (Sulz, Sichort-Hebing & Jänsch, 2015).

Natürlich wird nicht das Verhalten als solches gelöscht, sondern nur die Verknüpfung mit dem CS.

3.4.2.5 Praktisches Vorgehen bei der massierten Konfrontation

a) Kognitive Vorbereitung
  - Vermitteln eines psychologischen Erklärungsmodells der Angst
  - Erläuterung des praktischen Ablaufs der Übung
  - einige Tage Bedenkzeit für die PatientIn

b) Massierte Konfrontation
  - konkrete Definition und Beschreibung der Übungssituationen
  - an fünf bis zehn aufeinander folgenden Tagen üben
  - täglich sechs bis acht Stunden üben (falls erforderlich)
  - genügend viel Zeit je Übung
  - so lange in der Situation bleiben, bis Angst von selbst nachlässt
  - wenn nur noch geringe Angst da ist, Übung beenden
  - weitergehen zur nächsten Übung

c) Während der Konfrontation beachten
  - auf die eigenen Körperreaktionen konzentrieren
  - die Körperwahrnehmungen benennen
  - weiter propriozeptive Stimuli beobachten
  - wahrnehmen, wie die Angst ansteigt
  - das Angstausmaß auf einer Skala von 0–100% schätzen
  - alle fünf Minuten diesen Angstwert aufschreiben
  - Angst- und Katastrophengedanken kommen und gehen lassen
  - nicht ablenken
  - beobachten, wann und wie die Angst von allein abnimmt

d) Nach der Konfrontation
  - das Erfolgskriterium der Übung erinnern: Es soll Angst auftreten, sie soll nicht schnell verschwinden, es soll in der Situation geblieben werden. Die Angst muss nicht abnehmen. Entscheidend ist die Konfrontation und nicht die Abnahme der Angst!
  - den Erfolg an diesem Kriterium messen: Ich habe mich konfrontiert, ich bin geblieben.
  - Damit war die Übung erfolgreich!
  - den Erfolg würdigen: Ich habe es geschafft, ich bin stolz darauf, denn es war eine sehr schwierige Aufgabe. Diese zu meistern ist eine große Leistung

3.4.2.6 Soziale Ängste: Mit meiner Angst umgehen lernen – durch Verhaltensexperimente oder soziales Kompetenztraining

Es gibt zwei Stränge der Therapie sozialer Ängste. Lange Zeit gab es die Vermittlung sozialer Kompetenzen durch Rollenspiele und Üben in vivo, bis die Situation keine Angst mehr auslöste und kompetentes Verhalten gezeigt wurde (Ullrich & de Muynck, 1997, 2003, 2006).

Später kam die Angstkonfrontation und -exposition hinzu, die zum state of the art der Therapie der sozialen Phobie wurde und dem oben beschriebenen Vorgehen folgte (Fydrich & Renneberg, 2003; Ginzburg & Stangier, 2012; Sulz, Sichort-Hebing & Jänsch, 2015). Im Unterschied zu anderen Angststörungen wird der Exposition noch die kognitive Strategie der empirischen Hypothesenprüfung nach Beck hinzugefügt. Dies erfolgt durch ein Verhaltensexperiment.

Verhaltensexperimente mit Reattribution bei sozialer Phobie (Sulz, Sichort-Hebing und Jänsch, 2015)
Bei der sozialen Phobie könnte man auch mit Exposition arbeiten wie bei den anderen Angststörungen. Es zeigte sich jedoch, dass das Therapieergebnis besser wird, wenn zusätzlich zur emotionalen Erfahrung der Exposition eine kognitive Erfahrung hinzukommt:

Hypothese: Ich erwartete bisher einen negativen Ausgang der Situation. Ohne mein Sicherheitsverhalten wäre das so gekommen.

Verhaltensexperiment: Ich vergleiche das Ergebnis der Situation, wenn ich ihr einmal mit und einmal ohne mein Sicherheitsverhalten begegne.

Kognitive Bewertung des Verhaltensexperiments: Auch ohne Sicherheitsverhalten ist das gefürchtete Ergebnis nicht eingetreten. Deshalb kann ich künftig auf mein Sicherheitsverhalten verzichten.

Wir gehen jetzt noch auf soziales Kompetenztraining als Therapie sozialer Angst ein, da viele soziale Ängste nicht die Kriterien einer sozialen Phobie erfüllen und soziale Angst auch kennzeichnend ist für Menschen mit einer selbstunsicheren Persönlichkeitsstörung oder mit selbstunsicheren Persönlichkeitszügen, die noch keine Persönlichkeitsstörung sind.

a) Sammeln aller wichtigen und häufigen sozialen Situationen, die Angst auslösen
b) Gemeinsame Analyse des genauen Ablaufs dieser Situationen
c) Erarbeiten von meisternden Verhaltensweisen
d) Rollenspiel mit diesen neuen Verhaltensweisen
e) Anwendung dieses neuen Verhaltens in der betreffenden Situation
f) Nachbesprechen des Ergebnisses, evtl. Nachbessern des Bewältigungsverhaltens
g) Von jetzt an nur noch das neue Verhalten in dieser und ähnlichen Situationen zeigen

Ein ausführliches Fallbeispiel zur sozialen Angst findet sich in Kapitel 3.4.6.

3.4.3 Notfallplan für den Rückfall – Einsatz der gelernten Angstbewältigungsstrategien

- Woran erkenne ich den beginnenden Rückfall?
- Welche Bedeutung hat ein Rückfall?
- Was mache ich als Erstes?
- Wie gehe ich im Weiteren vor?
- Wie lange gebe ich mir Zeit zur Handhabung des Rückfalls?
- Wann hole ich mir Hilfe?
- Bei wem hole ich mir Hilfe? Wie hole ich mir Hilfe?
- Wie arbeite ich mit meiner HelferIn zusammen?
- Wie teile ich ihr mit, welche Hilfe ich genau brauche?

Rückfallprophylaxe durch Erlaubnis des Rückfalls:
- Angst vor dem Rückfall beschwört diesen herauf. Die Erlaubnis des Rückfalls nimmt ihm das Bedrohliche.
- Das Erkennen des Rückfalls als vorübergehende Symptombildung hilft, seine Begrenztheit zu sehen.
- Immer mal wieder an den Rückfall denken hilft, auf ihn gefasst zu sein.

- Den Ernstfall in Gedanken durchzuspielen mit seiner erfolgreichen Meisterung, bereitet mich auf diesen vor.
- Die Erinnerung an die erfolgreiche Meisterung eines Rückfalls hilft mir, das Richtige zu tun.

3.4.4 Therapie weiterer Angststörungen

3.4.4.1 Generalisierte Angststörung (GAS)

Mit generalisierter Angst meinen wir Ängste, die überall und zu jeder Zeit sich auf alles Mögliche beziehen können. Großer Stress lässt die Angst größer werden. Wenn andererseits in einer Ruhesituation keine Ablenkung erfolgt, kommen prompt Sorgengedanken, die die Angst größer werden lassen. Es handelt sich um chronische Ängste, die ohne Behandlung bestehen bleiben. Es handelt sich nicht wie bei der Agoraphobie oder den spezifischen Ängsten um wenige definierbare Angst auslösende Stimuli. Derer sind es vielmehr sehr viele.

»Die exzessiven Sorgen stehen im Mittelpunkt der GAS. Die Betroffenen klagen, sich ständig zu sorgen und darüber keine Kontrolle mehr zu haben. Es gelingt ihnen nicht, sich abzulenken oder an etwas anderes zu denken« (Becker & Nündel, 2003, S. 146; vgl. auch Korn et al., 2012).

Aus dem metakognitiven Modell der GAS (Abb. 3.4.3) ergeben sich Besonderheiten bei der Exposition (Becker & Nündel, 2003, S. 153):

- Angewandte Entspannung (z. B. PMR) zur Reduktion des erhöhten allgemeinen Anspannungsniveaus
- Kognitive Techniken: PatientIn soll lernen, ihre einseitige Aufmerksamkeitsausrichtung zu erweitern
- Sich zu Ende sorgen → Massive Exposition in sensu:
    - Imagination der befürchteten Situation
    - PatientIn schildert bei geschlossenen Augen
    - TherapeutIn lenkt Geschehen zum »schlimmsten« Moment
- Abbau des Vermeidungs-/Rückversicherungsverhaltens
- Sich Zeit zum Sorgenmachen nehmen: feste Zeit, fester Ort

Sorgenexposition in sensu bei Generalisierter Angst

- PatientIn wird gebeten, die Augen zu schließen
- TherapeutIn gibt die Szene vor, die zuvor gemeinsam erarbeitet wurde
- TherapeutIn baut längere Pausen ein an den Stellen, an denen Angst auftreten sollte
- PatientIn soll ein Signal geben (evtl. Hand heben), wenn es ihr nicht gelingt, die Szene vor Augen zu halten
- TherapeutIn wiederholt dann die letzte Sequenz

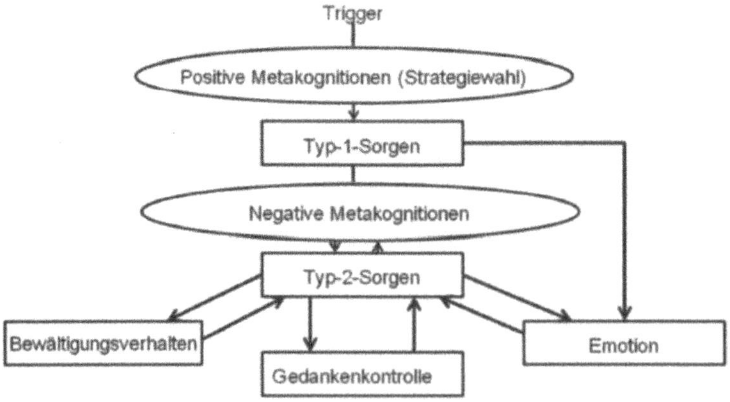

Abbildung 3.4.3: Metakognitives Modell der Generalisierten Angststörung (aus Korn et al., 2012, S. 124)

- Exposition in sensu soll ca. 10–20 Minuten dauern
- TherapeutIn beendet Übung, indem sie langsam von drei rückwärts zählt und der PatientIn die Augen öffnet

(vgl. Becker & Margraf, 2007)

Für die *In-vivo-Exposition bei GAS* sollte beachtet werden (Becker & Nündel, 2003, S. 153):

- Zunächst wird eine Hierarchie des Vermeidungs- und Rückversicherungsverhaltens aufgestellt. Die Situationen werden von PatientIn bezüglich Angst und Unbehagen eingeschätzt, alternative Verhaltensweisen formuliert.
- Da die PatientInnen die In-vivo-Konfrontationen vorzugsweise allein durchführen, ist eine detaillierte Planung in den Sitzungen unerlässlich.
- Für die erste Übung sollte deshalb auch eine leichte Situation ausgewählt werden, in der es ihnen leicht fällt, sich ganz auf ihre Angst zu konzentrieren, und die lang genug anhält, um zu einer Gewöhnung zu führen.
- Außerdem ist es wichtig, nicht mit zu vielen Situationen und neuen Verhaltensweisen zugleich zu beginnen: wenige Situationen und Verhaltensweisen.
- Die Konfrontationsübungen werden als Hausaufgabe gegeben.
- In der nächsten Therapiestunde erfolgt dann eine eingehende Nachbesprechung, Erfolge und Schwierigkeiten werden näher beleuchtet und das weitere Vorgehen geplant.

3.4.4.2 Therapie von Zwangsstörungen

Zwänge haben viele Gemeinsamkeiten mit Phobien und Ängsten. Deshalb ist auch das therapeutische Vorgehen sehr ähnlich.

Störungsmodell Zwänge

- Ein potenzieller Stimulus erwirbt die Funktion eines triggernden Stimulus.
- Ein ich-syntoner Gedanke drängt sich auf,
- diesem wird automatisch durch einen zweiten Gedanken eine verbotene oder bedrohliche Bedeutung zugeschrieben,
- was affektiv zu Angst/Unruhe/Anspannung führt.
- Dieses unangenehme Gefühl wird in seiner Wirkung durch einen Zwangsgedanken oder eine Zwangshandlung »neutralisiert«, d. h. zum Verschwinden gebracht,
- was negativ verstärkend auf den Zwang wirkt. D. h., dieser wird aufrecht erhalten.
- Zudem wird die Überzeugung, selbst für das Verhindern schlimmer Folgen verantwortlich zu sein, bestätigt.

Beispiel einer Durchführung bei *Kontrollzwängen* im häuslichen Umfeld:

- Die Übung wird konkret vorbesprochen. Dabei ist es wichtig, die Selbstverantwortung der PatientIn zu stärken (»Was genau möchten Sie heute mit mir üben? Was haben wir vereinbart, was führen Sie jetzt durch?«).
- Die PatientIn schaltet nacheinander die Elektrogeräte ein (Herd, Kaffeemaschine, Bügeleisen, Toaster, etc., dreht den Wasserhahn auf, öffnet ein Fenster, usw.).
- Die TherapeutIn erfragt den Grad der Anspannung anhand des Angstthermometers, erfragt physiologische Symptome sowie die Kognitionen.
- Dann stellt die PatientIn alleine alle Elektrogeräte ab, dreht den Wasserhahn zu, schließt die Fenster und verzichtet auf jegliche Kontrolle. Die TherapeutIn wartet vor der Tür. Gemeinsam wird dann die Wohnung verlassen. TherapeutIn und PatientIn besprechen auf einer Parkbank oder in einem Café die Anspannung nach. Die Übung wird erst beendet, wenn die Anspannung auf ca. 3 (Skala 1–10) gesunken ist. Es muss sichergestellt sein, dass die PatientIn dann nicht gleich in die Wohnung zurückkehrt.

Beispiel einer Durchführung bei *Waschzwängen/ Kontaminationsängsten*

- Die Übung wird konkret vorbesprochen. Dabei ist es wichtig, die Selbstverantwortung der PatientIn zu stärken (»Was genau möchten Sie heute mit mir üben? Was haben wir vereinbart, was führen Sie jetzt durch?«).
- Die PatientIn kontaminiert sich beispielsweise mit einer Türklinke eines öffentlichen

Gebäudes, einem Einkaufwagen, der Haltestange in der U-Bahn (etc.).

- Die TherapeutIn erfragt den Grad der Anspannung anhand des Angstthermometers, erfragt physiologische Symptome sowie die Kognitionen.
- Danach werden die Hände nicht gewaschen, die PatientIn berührt sich selbst, das Gesicht, die Haare, die Kleidung, eventuell wird dann noch etwas gegessen. Die Übung wird erst beendet, wenn die Anspannung auf ca. 3 (Skala 1–10) gesunken ist. Es muss sichergestellt sein, dass die PatientIn zu Hause nicht sofort die Kleidung wäscht oder sich duscht.
- Das Vorgehen bei der Zwangstherapie wird im PKP-Handbuch Angst & Zwang (Sulz et al., 2015) ausführlich beschrieben.

3.4.5 Fallbeispiel 1: Agoraphobie und Panik

Anhand eines Beispielfalls lässt sich die störungsspezifische Fallkonzeption veranschaulichen (aus Sulz, 2015a):

Fallspezifische Formulierung der Bedingungsanalyse (Makroebene)

Auslösende Situation S: Frau B. lebt in einer zu nahen und engen Partnerschaft. Sie hat durch die Einschulung ihres Kindes nun die Möglichkeit, aus dieser Enge auszubrechen.

Person O: Zentrales Bedürfnis von Frau B. ist Schutz, ihre zentrale Angst ist die vor Trennung und Alleinsein. Ihre Überlebensregel sagt, dass sie nur emotional überleben kann, wenn sie sich in schützender Beziehung befindet.

Reaktion R: Zunächst plant sie den Wiedereinstieg in den Beruf und freut sich sehr darauf. Dann kommt wie aus heiterem Himmel die Panikattacke, die sie so erschüttert, dass sie sich nicht mehr allein aus dem Haus traut und ihrem Mann sehr dankbar ist, dass er sie so gut beschützt.

Konsequenz C: Durch die Angstreaktion vermeidet sie das Herausgehen aus dem Schutz der Partnerschaft und bewahrt sich den benötigten Schutz durch eine Partnerschaft.

Fallspezifische Formulierung der Therapieziele

Gesamtziel: Frau B. soll lernen, mit ihrer Angst umzugehen und ihr Vermeidungsverhalten zu reduzieren. In der Partnerschaft soll sie ihre Bedürfnisse wahrnehmen und aussprechen können sowie diese in angemessener Weise durchsetzen können.

Einzelziele:

1. Ziel ist, dass Frau B. keine Angst aus heiterem Himmel, d. h. keine Panikattacken mehr hat.
2. Ziel ist, dass Frau B. auf der Fahrt von ihrer Wohnung zur Arbeitsstelle keine Angst mehr hat.
3. Ziel ist, dass Frau B., auch wenn sie Angst hat oder fürchtet, dass Angst entsteht, alle notwendigen Erledigungen macht (einkaufen, Kinder vom Kindergarten abholen, Auto zur Reparatur fahren etc.).
4. Ziel ist, dass Frau B. keine vegetativen Beschwerden mehr in diesen Situationen hat, das heißt bei ihr Herzklopfen, Verschwommensehen, Schwindelgefühl und Harndrang.
5. Ziel ist, dass Frau B. wahrnehmen kann, was ihr an ihrer Ehe nicht mehr gefällt, und dass sie mit ihrem Mann darüber sprechen kann.
6. Ziel ist, dass Frau B. zunehmend mehr Aktivitäten ohne ihren Mann macht, beginnend mit nachmittäglichen Treffen mit Freundinnen im Café oder Kinogängen, später Tagesausflüge mit Freundinnen, Wochenendurlaub allein oder mit Freundinnen etc.

Fallspezifische Formulierung des Therapieplans:

Gesamtstrategie: Frau B. wird durch Aufsuchen der phobischen Situationen ihr Vermeidungsverhalten reduzieren und durch Angstkonfrontation lernen, mit den auftretenden Ängsten umzugehen.

Einzelne Interventionen: Nachdem Frau B. über ihre Erkrankung informiert wurde, wird im verhaltensanalytischen Gesprächen ein bedingungsanalytisches individuelles Störungsmodell erarbeitet. Danach wird sie angehalten, die phobischen Situationen nicht mehr zu vermeiden. Es werden einige mehrstündige Angstkonfrontationsübungen mit ihr gemacht, insbesondere Busfahren von ihrer Wohnung zu ihrer Arbeitsstelle. Nach Übungen zur Bedürfnis- und Gefühlswahrnehmung erfolgt ein Training der Kommunikation, damit sie lernt, ihrem Ehemann ihre Anliegen mitzuteilen. In Rollenspielen wird schließlich geübt, mit ihm um die Durchsetzung wichtiger Interessen erfolgreich zu verhandeln.

3.4.6 Fallbeispiel 2: Soziale Phobie

Anhand eines Beispielfalls lässt sich die störungsspezifische Fallkonzeption veranschaulichen (aus Sulz, 2015a):

Fallspezifische Formulierung der Bedingungsanalyse (Makroebene)
Situation S: Herr C. war jahrelang ein loyaler, lernfreudiger Mitarbeiter seines Chefs. Nun ist er so kompetent in seinem Spezialbereich geworden, dass er den Chef zu überflügeln scheint. Ein Vortrag, zu dem der Kultusminister eingeladen ist, stellt dahingehend eine Bewährungsprobe und eine Chance dar. Der Erfolg würde zeigen, dass er und nicht sein Chef der Leistungsträger in seiner Abteilung ist.

Person O: Herr C. hatte einen strengen Vater, dem es sich unterzuordnen galt und für den er gute Noten heimbrachte, die ihm die Wertschätzung des Vaters einbrachten. Angesichts der strengen Überlegenheit des Vaters blieb die alterstypische Pubertätsrebellion aus. Widerstand gegen den Vater gab es nur innerlich (in sich hineinmurrend). Ihm und auch anderen Autoritäten gegenüber trat er selbstunsicher auf.

Reaktion R: Bei Herrn C., der habituell immer noch seinem Chef die Führung überließ, kam es zunehmend zu aufmüpfigen Reaktionen, die jeweils Angst vor Gegenaggression und Schuldgefühle nach sich zogen. Schließlich kam es bei dem erwähnten Vortrag zu einer Angstattacke mit Steckenbleiben.

Konsequenz C: Das (subjektive) Desaster des Vortrags (andere nahmen nur wenig Notiz von der Panne) führte Herrn C. zum Aufgeben seiner ehrgeizigen Impulse, den Chef zu übertrumpfen und dessen Position einzunehmen. Er wich von da an allen Situationen aus, in denen sich dieses hätte wiederholen können. So blieb er der »brave« Untergebene seines Chefs und sicherte sich dessen Wohlwollen.

Fallspezifische Formulierung der Verhaltensanalyse (Mikroebene)
Typische Situation: Herr C. soll in der wöchentlichen Konferenz den Stand des Fortschreitens des von ihm betreuten Projekts vortragen. Sein Chef und dessen Vorgesetzter sind anwesend.

Person O: Herr C. hat die Überlebensregel: »Nur wenn ich keinen Fehler mache und dabei nicht aufmucke, bewahre ich mir die Zuneigung meines Chefs und verhindere seine Gegnerschaft.«

Reaktion R: Herr C. versucht fehlerfrei zu sprechen, verkrampft sich, denkt: »Wenn ich jetzt stecken bleibe, ist alles aus.« Darauf bekommt er Angst, einen ganz trockenen Mund, kann sich nicht mehr konzentrieren und bleibt schließlich stecken. Er berichtet seinem Chef das Problem, worauf der ihn von Vorträgen bei der Konferenz befreit.

Konsequenz C: Das Steckenbleiben bestätigt seine Angst. Steckenbleiben wird zur realen Gefahr. Die Befreiung führt zur Vermeidung der Situation und verhindert die Löschung der gelernten Verknüpfung von Vortragssituation und Angst.

Fallspezifische Formulierung der Funktionsanalyse
Funktionale Hypothese: Herr C. vermied mithilfe der Symptombildung die offene Konkurrenz und Auseinandersetzung mit seinem Chef. Dieser konnte so nicht wahrnehmen, dass Herr C. Ambitionen hatte, seinen Posten einzunehmen. Vielmehr sorgte er sich angesichts der Symptombildung um seinen treuen Mitarbeiter, schonte und förderte ihn weiterhin.

Fallspezifische Formulierung der Therapieziele:
Gesamtziel: Herr C. soll die Wahrscheinlichkeit von Fehlern und die Reaktion der anderen Menschen auf Fehler (beim Vortrag stecken bleiben) so realistisch einschätzen lernen, dass keine Angst mehr in den betreffenden sozialen Situationen auftritt. Er soll darüber hinaus die Wechselwirkung zwischen den von ihm antizipierten Reaktionen anderer und seinen uneingestandenen Handlungstendenzen erkennen und letztere wahrnehmen und handhaben lernen.

Einzelziele sind:

1. Zunächst soll er die Entstehung und Aufrechterhaltung seiner sozialen Ängste verstehen.

2. Danach soll die Verknüpfung sozialer Situationen (Vortrag) mit seiner Angst dekonditioniert werden.
3. Er soll Vortragssituationen nicht mehr vermeiden, sondern diese zum Üben aufsuchen.
4. Er soll lernen, so mit Fehlern und Kritik umzugehen, dass diese keine Angst mehr machen.
5. Er soll seine eigenen Handlungstendenzen (besser sein als der Vorgesetzte) wahrnehmen und handhaben lernen.

Fallspezifische Formulierung des Therapieplanes

Gesamtstrategie: Mit Herrn C. wird zunächst ein bedingungsanalytisches individuelles Störungsmodell erarbeitet. Dann wird die Konfrontation mit der Vortragssituation gestuft durchgeführt, bis die Angst nicht mehr leistungsmindernd ist.

Einzelne Interventionen: Zunächst erfolgt eine Wissensvermittlung zum Thema Er- und Verlernen von Angst. Dann erarbeiten wir ein spezifisches Störungsmodell, das neben den lernpsychologischen Betrachtungen der Mikroebene auch darauf abheben soll, dass durch den Ehrgeiz, seinen Chef zu überholen und dessen Position einzunehmen, eine innere Gegnerschaft aufgebaut wird, die einseitig sein kann. Denn der Chef weiß ja nichts davon. Nach der kognitiven Unterscheidung zwischen der Vortragssituation und einer Zweikampfsituation mit dem Chef wird die gestufte Angstkonfrontation durchgeführt.

Schließlich wird der Patient angeleitet, seine »Macht«-Interessen zu akzeptieren und mit ihnen bewusst umzugehen, sodass sie nicht mehr automatisch in normale Leistungssituationen »hineinfunken«.

Literatur mit Praxisanleitungen

Becker, E. & Margraf, J. (2016). Generalisierte Angststörung. Ein Therapieprogramm. Mit E-Book und Arbeitsmaterialien. Beltz.

Lang, T. & Helbig-Lang, S. (2011). Expositionsbasierte Therapie der Panikstörung und Agoraphobie. Ein Behandlungsmanual. Beltz.

Oelkers, C. & Hautzinger, M. (2013). Zwangsstörungen: Kognitiv-verhaltenstherapeutisches Behandlungsmanual. Mit Online-Materialien. Beltz.

Stangier, U. & Heidenreich, T. (2009). Soziale Phobien: Ein kognitiv-verhaltenstherapeutisches Behandlungsmanual. Mit Online-Materialien. Beltz.

Sulz, S. K. D., Sichort-Hebing, M. & Jänsch, P. (2015a). Psychotherapiekarten für die Praxis Angst & Zwang. PKP-Handbuch. CIP-Medien.

Sulz, S. K. D., Sichort-Hebing, M. & Jänsch, P. (2015b). Psychotherapiekarten für die Praxis Angst & Zwang. Therapiekarten. CIP-Medien.

3.5 Symptomtherapie Alkoholismus

Um zu einem tieferen Verständnis dieser klinischen Störung zu gelangen, wird die Lektüre des Alkoholismus-Kapitels des Verhaltensdiagnostik-Handbuchs (Sulz, 2015a) sehr empfohlen, in dem auf epidemiologische, ätiologische, nosologische Aspekte eingegangen wird und die Fallkonzeption mit Verhaltensanalyse, Zielanalyse, Therapieplan und Bericht an den Gutachter ausführlich dargestellt wird. Wer über die nachfolgende Übersicht hinaus noch konkretere praktische Anleitung zum therapeutischen Vorgehen haben möchte, sei auf die PKP-Therapiekarten Alkohol (Sulz, Antoni, Hagleitner & Spaan, 2012b) bzw. auf das inhaltlich identische PKP-Handbuch Alkohol (Sulz, Antoni, Hagleitner & Spaan, 2012a) verwiesen. Hier wird nur die Therapiestrategie so formuliert, dass sie als konkrete Orientierung für die Behandlung des einzelnen Therapiefalls dienen kann.

In psychiatrischen Versorgungssystemen finden im Routine-Alltag außerhalb der Richtlinienpsychotherapie kaum strukturierte psychotherapeutische Interventionen statt. Die Patientenkontakte in Sprechstunde (Praxis) und Visite (Klinik) sind bedarfsorientiert an den von der PatientIn geäußerten Beschwerden.

Verhaltenstherapeutische Konzepte wie die Psychiatrische Kurz-Psychotherapie PKP – Alkohol (Sulz, Antoni, Hagleitner & Spaan, 2012a, b; Sulz, Hagleitner & Antoni, 2014) verfolgen dagegen eine systematische Therapiestrategie mithilfe von aneinander gereihten Therapiethemen. Konzeptuelle Basis ist das 3-Säulen-Modell der Strategischen Kurzzeittherapie: Symptomtherapie (psychiatrisch), Fertigkeitentraining (verhaltenstherapeutisch), Persönlichkeitsentwicklung (psychodynamisch).

PKP bietet praktische, von den PatientInnen gern angenommene Therapiekarten. Sie müssen aber nicht eingesetzt werden. Es kann auch auf der Basis des inhaltsgleichen PKP-Handbuchs gearbeitet werden. Die Therapiekarten können von einer einzelnen TherapeutIn oder durch ein Team bearbeitet werden.

3.5.1 Ein Denkmodell der Alkoholabhängigkeit – wie Alkoholabhängigkeit entstehen kann

Die Wechselwirkung zwischen den Eltern mit ihrem Elternverhalten und dem Kind mit seinen angeborenen Eigenschaften und seinem Temperament führt neben Befriedigungen auch zu Frus-

Symptomtherapie Alkoholabhängigkeit

Die Therapiestrategie setzt an allen Suchtfaktoren an:

- Biopsychosoziale Entstehungsbedingungen akzeptieren
- Schemaänderung: z. B. Erlaubnis gebende Lebensregel formulieren
- Symptom aufrecht erhaltende Faktoren stoppen
- Änderungsmotivation entwickeln
- Funktionale Emotionsregulation herstellen
- Abstinenz erhalten
- Wirksame Rückfallprophylaxe aufbauen
- Stützende Beziehungen und Lebensbezüge entfalten
- Äußere und innere Ressourcen nutzbar machen

trationen und Bedrohungen, die bestimmte Bedürfnisse dauerhaft in den Vordergrund rücken lassen, z. B. das Bedürfnis nach Geborgenheit oder das Bedürfnis nach Beachtung (Abb. 3.5.1). Sie führt auch dazu, dass ein Mensch dauerhaft auf die Vermeidung spezifischer Bedrohungen bzw. Ängste achtet und so ein individuelles Profil an Vermeidungshandlungen aufbaut. Ein weiteres wichtiges Ergebnis seiner Kindheit ist dann die Hemmung seiner Gefühle und seiner aggressiven Tendenzen den Mitgliedern seiner sozialen Gemeinschaft gegenüber. Der Inhalt der Wuttendenzen ist charakteristisch für einen Menschen und ist ebenfalls Ergebnis der Wechselwirkung zwischen Eltern und Kind bzw. zwischen ihm und anderen wichtigen Bezugspersonen (z. B. Bruder, Schwester, Großeltern). Die Dauerblockade der Wut- und Angriffstendenz ist eine wichtige Aufgabe der Selbstregulation. Viele Menschen gehen dabei so weit, dass sie selbstunsicher und ängstlich werden. Die psychische Homöostase (ein Regelkreis, der versucht, alles ins Gleichgewicht zu bekommen) kann als Regelwerk verstanden werden und die wichtigste Regel ist die, die das Überleben sichert. Die Abläufe sind vorbewusst, d. h., die willkürliche (bewusste) Psyche weiß von diesen Zusammenhängen nichts.

Meist geht es in Beziehungen nur um das emotionale Überleben, d. h. um das Verhindern von psychischen Schädigungen. Eine in der Kindheit optimal auf die soziale Umwelt zugeschnittene Überlebensregel wird, wenn sie nicht verändert wird, im Erwachsenenleben aber untauglich (dysfunktional). PatientInnen haben dysfunktionale Überlebensregeln, die dafür sorgen, dass ihr Erleben und Verhalten nicht zu den gewünschten Ergebnissen führen, d. h. dem betreffenden Menschen zum Nachteil gereichen. Zudem verhindern sie auch, dass die Beziehungen ihres Erwachsenenlebens stützend und befriedigend für beide Seiten bleiben. Damit haben wir es in unseren Betrachtungen zunächst mit den Persönlichkeitszügen zu tun, die Erfolge verhindern. Die Überlebensregel und die durch die Persönlichkeit festgelegten unteroptimalen Erlebens- und Verhaltensstereotypien schränken das aktive Verhaltensrepertoire eines Menschen zum Teil erheblich ein. Dadurch ist er schwierigen Problemen weniger oder nicht gewachsen. Die auslösende Lebenssituation kann z. B. nur durch Symptombildung beantwortet werden. Erlebens- und Verhaltensweisen, die zur Meisterung des Problems geführt hätten, sind verboten. Sie würden die Überlebensregel verletzen und das emotionale Überleben gefährden. Welche Lebenssituation zur Symptombildung führt, ist somit auch durch die Persönlichkeit des betroffenen Menschen festgelegt. Eine therapeutische Veränderung dieser

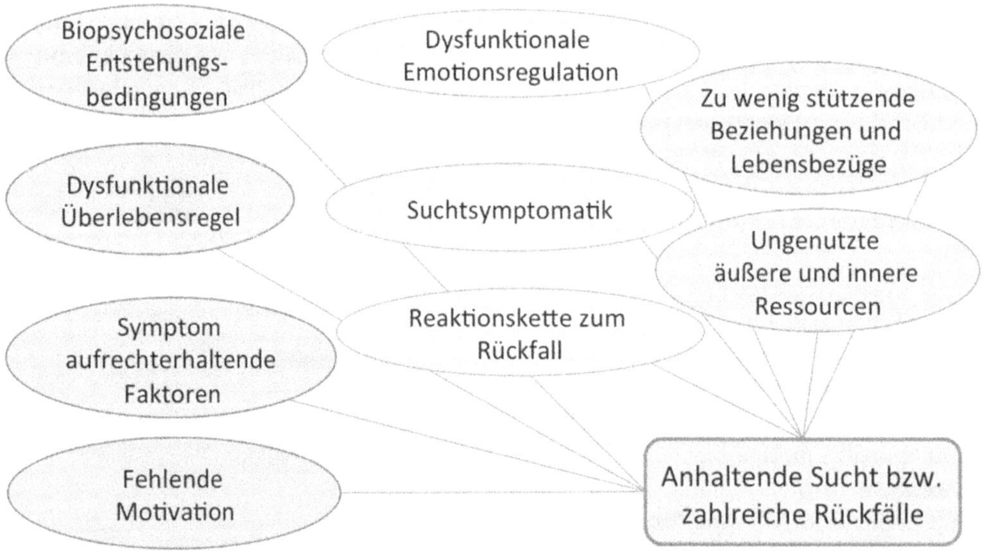

Abbildung 3.5.1: Faktoren der Suchtentstehung und Aufrechterhaltung (aus Sulz et al., 2012a, S. 29)

Persönlichkeitszüge und Verhaltensweisen hat deshalb einen hohen Stellenwert in der psychotherapeutischen Zieldefinition und Behandlungsplanung.

3.5.2 Die 1. Säule: Umgang mit dem Symptom

Wir gehen davon aus, dass die Entgiftung bereits erfolgt ist. Sie wird in PKP nicht thematisiert. Der Start ist das gemeinsame psychoedukative Erarbeiten eines Grundwissens über die Alkoholabhängigkeit der entgifteten und jetzt abstinenten PatientIn. Dieses Wissen ändert die Perspektive, indem die PatientIn nicht nur einfach abhängig ist, sondern dass sie ihre Abhängigkeit betrachtet, reflektiert (im Sinne von Fonagy mentalisiert). Sie geht auf eine Metaebene und es finden Metakognitionen statt (Gedanken über Gedanken und Gefühle) und bereits diese kurz dauernde Distanzierung ist der Beginn von Selbststeuerungsfähigkeit.

Betrachten wir das Interventionsangebot für die Behandlung der Alkoholabhängigkeit. Die erste (und wichtigste) Säule ist die Symptomtherapie:

Nehmen wir als Beispiel Herrn N. Er ist 38 Jahre alt, verheiratet und hat eine achtjährige Tochter. Er hat den großen Wunsch, herauszufinden, wie es zur Sucht kam.

Analyse der Entstehung meiner Alkoholkrankheit
Wann begann die Erkrankung?
Es begann vor drei Jahren, als mein Vorgesetzter mich so unter Druck setzte, dass ich mich nur noch mit Alkohol einigermaßen beruhigen konnte.

Pathogene Lebens- und Beziehungsgestaltung:
Mein Leben bestand aus Arbeit. Ich hatte keine Hobbys und betrieb keinen Sport – weil ich ja sonst noch mehr von meinen beruflichen Aufgaben abgelenkt gewesen wäre und für meine Familie noch weniger Zeit gehabt hätte. So gab ich meiner Frau und meiner Tochter so viel ich konnte, statt mich im Privatleben auszuruhen und wieder Kraft zu schöpfen. Es wurde mir einfach zu viel. Alle wollten was von mir, alle waren unzufrieden mit dem, was ich ihnen gab. Ich fühlte mich unfähig und resignierte.

Und jetzt analysiere ich, wie das genau geschah, dass ich alkoholkrank wurde:
Ich wurde mit der Arbeit einfach nicht fertig. Es war eindeutig zu viel. Mein Chef machte mich fertig, sodass ich mich wie ein Nichts fühlte, nichts wert. Das war ein unerträglicher Zustand.

Ich konnte dieses Gefühl nicht mehr aushalten, ich musste etwas tun, damit ich es nicht mehr spüre, und habe so viel Whiskey getrunken, bis es nachgelassen hat. Am nächsten Tag war es wieder da, also trank ich wieder, Tag für Tag, Woche für Woche, bis ich trinken musste, um Entzugserscheinungen zusätzlich zu beenden.

Auslösende Lebensbedingungen:
- Die Situation (= S): Extremer Stress und Überforderung
- Auslösendes Lebensereignis: Die ungerechte und demütigende Kritik des Chefs
- Wie die Überlebensregel die Reaktionskette zum Symptom beeinflusst: *Meine Überlebensregel verbietet mir, mich voll Ärger und Zorn zu wehren, für mich zu kämpfen. Da es aber nicht mehr auszuhalten war, konnte ich nicht anders, als zur Flasche zu greifen und mit dem Trinken anzufangen.*

Symptomtherapie
Zuerst lernen wir, mit dem Symptom (Craving) umzugehen:
Es geht darum, dieses Verlangen nach Alkohol auszuhalten, nicht zu tun, wozu es mich bewegen möchte.

Mit meinem Symptom umgehen lernen: *EXPOSITION*
Also stelle ich mich bei jeder Gelegenheit diesem Craving-Zustand und lasse ihn auf mich wirken, halte ihn aus und lasse mich nicht von ihm zum Trinken verleiten.

Symptomtherapie Schritt für Schritt:
Meine eigene Reaktionskette bis zum Symptom:
1. Die primäre Emotion wahrnehmen: *Ich merke, wie wütend mich der Chef macht.*
2. Den primären Impuls steuern: *Ich will mir das nicht mehr gefallen lassen, ihm verbieten, so mit mir zu reden, und ihm das energisch mit fester lauter Stimme sagen.*

3. Realistische Wirksamkeitserwartung erreichen: *Ich weiß, dass ich das Recht dazu habe und dass er das einstecken muss.*
4. Das sekundäre Gefühl löschen: *Ich lasse mich nicht mehr von meiner Ohnmacht leiten, die mich bisher lähmte.*
5. Meisterndes Verhalten aufbauen: *Ich übe mental und vor dem Spiegel, was ich wie sagen werde, und schließe mit mir einen Vertrag.*

Wodurch wird das Symptom aufrecht erhalten?
Folgen von Alternativen zur Symptombildung (Folgen von Wehrhaftigkeit): *Ich weiß, dass der Chef mir nichts antun kann, wenn er sich meiner Wehrhaftigkeit stellen muss, denn ich werde nicht ausfällig, nicht beleidigend.*

Rückfallprophylaxe: Erkennen rückfallauslösender Situationen: *Ich weiß, dass es Situationen gibt, in denen ich nicht schaffe, mich zu wehren, weil ich von einer unerwarteten Seite her angegriffen werde und mir die Argumente dazu fehlen.*

Erkennen früher Rückfall-Reaktionen: *Der Rückfall beginnt mit dem Gefühl der Ohnmacht, dem ein Wertlosigkeitsempfinden folgt. Ich verstumme, verkrieche mich in mir und habe nur noch Alkohol im Sinn.*

Rückfallprophylaxe durch Lebensgestaltung – wie, wann, wo? *Ich werde mir Selbstvertrauen über Sport holen, gute Lektüre, kulturelle Interessen.*

Rückfallprophylaxe durch Beziehungsgestaltung – wie, wann, wo? *Und ich hole mir Austausch und Bestätigung über Freundschaft, Zuneigung über Partnerschaft.*

Wenn eine Abstinenzverletzung stattgefunden hat: *Wenn ich es nicht schaffte, abstinent zu bleiben, mache ich mich nicht selbst fertig (wie mein Chef mich fertig machte), sondern finde heraus, woran es genau lag, dass es diesmal nicht klappte.*

Notfallkarte: *Die trage ich mit mir. Wenn ich nicht mehr klar denken kann (nicht wegen Alkohol, sondern wegen maximalem Stress), lese ich die kurzen Instruktionen, die mir sagen, was ich tun kann, um trocken zu bleiben.*

Die Zeit zwischen den Gesprächen nutzen
Meine Projekt-/Aufgabenkarte: *Ich schreibe jede Woche eine Projektkarte mit einem Wochenthema, das mir für jeden Tag Aufgaben gibt, die ich für wichtig halte und deren Meistern mich zufrieden macht.*

Kraft spendende Rituale (in der Gruppe): *Bei meiner Selbsthilfegruppe nehme ich an den Gemeinschaftsritualen teil, die mir das Gefühl geben, nicht allein zu sein.*

Abschlussdank am Ende eines Gruppenabends: *Ich bin für diese Abende dankbar und zeige meine Dankbarkeit – der Gruppe, allen!*

3.5.3 Die 2. Säule: Fertigkeitentraining

Die zweite Säule unterstützt den Aufbau von Fertigkeiten auf kognitiver, emotionaler und Handlungsebene. Dieses Modul enthält eine Auswahl bewährter evidenzbasierter Interventionen bei Alkoholabhängigkeit:

Klärung des Motivationsstadiums
PsychotherapeutInnen machen sich ihre Arbeit unnötig schwer, wenn sie Verhaltensänderungen von der PatientIn erwarten, ohne vorher dafür zu sorgen, dass sie für diese Veränderung motiviert genug ist.

Deshalb haben DiClemente, Norcross und Prochaska (1995) Motivationsstadien unterschieden, deren Kenntnis hilft, den wirklich anstehenden nächsten Schritt zu gehen – einfach nur zum nächsten Stadium, nur motivational weiter gehend und zunächst noch nicht handelnd: vom Stadium der Absichtslosigkeit zum Stadium der Absicht zum Stadium der konkreten Vorbereitung zum Stadium des Handelns zum Stadium des Absicherns der Ergebnisse des Handelns.

Die motivierende Gesprächsführung meiner TherapeutIn hilft mir, folgende Fragen zu beantworten:
Wo stehe ich gerade mit meiner Abstinenz-Entscheidung? Die PatientIn füllt aus:

0 Noch vor dem Anfang: Ich habe keine Absicht, trocken zu bleiben, ich denke mir …
1 Ich habe die Absicht, trocken zu bleiben, genauer heißt das: …
2 Ich habe konkrete Vorbereitungen getroffen, die mir helfen, trocken zu bleiben, z. B. keinen Kontakt mehr zu einem Kollegen, der Alkoholiker ist.

3 Ich unternehme schon dauernd genau das, was mir hilft, trocken zu bleiben, z. B. ...
4 Ich bin schon stabil trocken und mache das, was notwendig ist, um sicher trocken zu bleiben, nämlich ...

Es ist keine verlorene Zeit, das gegenwärtige Stadium der Therapiemotivation der PatientIn genau zu analysieren. Dabei geht es nicht um Lippenbekenntnisse, mit denen wir auch selbst schnell bei der Hand sind. Vielmehr geht es um die emotionale Haltung, die Frage, ob es bereits spürbare Energien gibt, die vom Ist-Zustand weg wollen. Obwohl die PatientIn schon bei uns in der Therapie angekommen ist, ist ihr Innerstes oft noch nicht bereit zur Veränderung. Das müssen sich TherapeutIn und PatientIn bewusst machen und erst einmal akzeptieren. Nur dann können sie gemeinsam daran arbeiten, Bereitschaft herzustellen.

Antimotivationen

Manche PatientInnen haben noch gar kein Problembewusstsein bezüglich ihres eigenen Suchtverhaltens. Es gibt für sie keine Grund, es zu ändern. Andere erkennen kognitiv, dass es so nicht weiter gehen kann, aber das kommt nicht bei ihrem Gefühl an. Sie spüren keine Betroffenheit. Wieder andere haben ein Problembewusstsein und sind emotional betroffen, es regt sich aber keine motivationale Kraft, keine Bereitschaft zur Veränderung. Eine letzte Gruppe ist sich des Problems bewusst, ist betroffen und bereit zur Veränderung, ist aber so hoffnungslos, dass anfängliche Energie sofort versiegt.

Motivations-Aufbau

Was macht es mir schwer, mich zu motivieren?

Ich möchte mich nicht mit dem Thema befassen, weil es mir immer wieder vor Augen führt, dass ich ein Versager bin, und sofort quälende Gefühle eintreten.

Motivation dafür und dagegen: Was sind die Vor- und Nachteile von Trinken und Abstinenz?

Um einen Fuß in die Tür zu kriegen, können wir erst einmal gedankliche Klarheit erzeugen, indem wir die Vor- und Nachteile des Trinkens und die Vor- und Nachteile der Abstinenz ins Bewusstsein rufen.

Dann holen wir die Gefühle dazu:

- Wir würdigen die Vorteile des Trinkens ebenso wie die Nachteile der Abstinenz – also die Quellen des therapeutischen Widerstands.
- Wir lassen den Überdruss bezüglich der Nachteile des Trinkens spüren.
- Und wir locken in die Vision des Genusses der Vorteile der Abstinenz.

Z. B.: *Trinken hilft mir rasch, von meinen quälenden Gefühlen wegzukommen. Wenn die Alkoholwirkung nachgelassen hat, kommen diese aber umso schlimmer.*

Abstinenz ist emotional ebenso schwer auszuhalten – lange Zeit nur schlimme Gefühle.

Vorteil ist, dass ich eine Chance sehe, davon wegzukommen, und stolz bin, wenn ich es geschafft habe. Das ist ein richtig gutes Gefühl.

Welche Gedanken helfen mir, mich zu motivieren?

Wir folgen dem Konzept des »motivational interview« von Miller und Rollnick (2002), indem wir erarbeiten, welche Gedanken helfen, Änderungsmotivation aufzubauen:

- Ein Gedanke, der Problembewusstsein aufbaut
- Ein Gedanke, der hilft, Betroffenheit zu spüren
- Ein Gedanke, der Veränderungsbereitschaft ausdrückt
- Ein Gedanke, der Zuversicht und Selbstvertrauen fördert

Wichtig ist, dass es die eigenen Worte der PatientIn sind, auch wenn die TherapeutIn hilft, Ideen zu entwickeln: »Wie würden Sie es sagen?«

Beispiel:

1 Problembewusstsein: *Mein Trinken war zu viel und es fällt mir schwer, mir das einzugestehen.*
2 Betroffenheit und Besorgnis: *Ich schäme mich, es ist bedrückend, ich habe Angst.*
3 Veränderungsbereitschaft: *Ich will mit dem Trinken aufhören, unbedingt abstinent bleiben.*
4 Zuversicht und Selbstvertrauen: *Ich schaffe es, auch wenn es schwer ist.*

Motivations-Aufbau (Miller & Rollnick, 2002): Andere Menschen

Welche Rückmeldungen helfen mir, mich zu motivieren?

Beispiel: Ihre vier Selbstmotivationen stehen auf dem Papier. Eine Vertrauensperson (wer ist das? *Z. B. der beste Freund*) gibt Ihnen Rückmeldung und Bestätigung durch Wiederholen Ihrer Sätze in Du-Form (Üben in der Gruppe!).

1. Du hast Problembewusstsein: *Du weißt, dass Dein Trinken zu viel war und es Dir schwer fällt, Dir das einzugestehen.*
2. Du zeigst Betroffenheit und Besorgnis: *Du bist beschämt, bedrückt, hast Angst.*
3. Du hast Veränderungsbereitschaft: *Du willst mit dem Trinken aufhören, unbedingt abstinent bleiben.*
4. Du hast Zuversicht und Selbstvertrauen: *Du schaffst es, auch wenn es schwer ist.*

Nutzen von Hilfsangeboten anderer Menschen

Der alkoholabhängige Mensch ist hilfsbedürftig. Er muss seine Hilfsbedürftigkeit akzeptieren und anerkennen:

Ich bin krank, ich brauche Hilfe

- *einerseits von professionellen Helfern*
- *andererseits von Menschen in meiner sozialen Umwelt.*

Ohne Hilfe anderer Menschen geht es nicht.
Meine Aufgabe ist es, Hilfsangebote anzunehmen und zu würdigen.

Wer kann mir helfen, abstinent zu bleiben?

Sobald die Entgiftung stattgefunden hat, gilt es,

- Abstinenz aufrecht zu erhalten
- und alles zu tun, was dazu beiträgt;
- in erster Linie also HelferInnen zu mobilisieren.

Zuvorderst ist die spezialisierte SuchttherapeutIn zuständig,

- sowie die Suchttherapie-Gruppe,
- dann die Selbsthilfegruppe
- und schließlich die natürlichen Bezugspersonen (Familie, Freundeskreis, Beruf) – auch wenn die Beziehungen inzwischen höchst ambivalent geworden sind.

Wie können mir Menschen helfen, abstinent zu bleiben?

Konzentrieren wir uns mal auf einen einzelnen Menschen, der eine wichtige Bezugsperson ist und bei dem Sie das Gefühl haben, der Kontakt mit ihm/ihr sei hilfreich.

- Welche Gesprächsthemen stärken Sie?
- Welche gemeinsamen Unternehmungen stärken Sie?
- Was hilft da am meisten? *(Z. B., dass er Zeit hat, zuhört, Zuneigung zeigt, Sie wertschätzt, ehrlich ist, Tacheles redet)*
- Können Sie ihm sagen, dass der Kontakt mit ihm Ihnen Kraft gibt und Ihnen hilft, abstinent zu bleiben?

Wer kann mir WIE helfen, abstinent zu bleiben?

- Indem er/sie selbst keinen Alkohol trinkt?
- Indem er/sie mich bestätigt in meiner Abstinenz?
- Indem er/sie anwesend ist?
- Indem er/sie mir zuhört?
- Indem er/sie mir Verständnis zeigt?
- Indem er/sie mich bei meinen Vorhaben unterstützt?
- Indem er/sie mich wertschätzt?
- Indem er/sie mir zeigt, dass er/sie mich mag?
- Indem er/sie ehrlich und offen zu mir ist?

Wie kann ich sagen, welche Hilfe ich brauche?

Gehen wir wieder von einer konkreten Person aus – einer Person, deren Hilfe Sie brauchen.

Machen Sie sich bewusst, was Sie genau von ihr brauchen.

Bilden Sie daraus einen Satz: *Ich brauche von dir ... und das kannst du mir geben, indem du öfter ... zu mir sagst.*

In der Einzeltherapie: Stellen Sie sich vor, er/sie sitzt auf diesem Stuhl. Sagen Sie jetzt diesen Satz zu ihm/ihr.

Wie fühlt sich das an? Könnten Sie das machen?

In der Gruppentherapie: Herr X kann jetzt diese Person spielen. Sagen Sie ihm jetzt diesen Satz. Wie ist das für Sie?

Probieren Sie es noch einmal (z. B. mit Blickkontakt, festerer Stimme).

Oft hat die Alkoholkrankheit bestehende Beziehungen ausgetrocknet: *Ich fühle mich nicht mehr gemocht. Freunde fühlen sich nicht mehr gemocht. Ich bin enttäuscht. Freunde sind enttäuscht. Ich mag manche Freunde nicht mehr. Freunde mögen mich nicht mehr. Ohne Beziehungen lässt sich kaum leben, ohne Beziehungen ist es schwer, gesund zu werden.* Ziel ist deshalb:

- Zurückgewinnen von Freunden
- Zurückgewinnen von PartnerIn
- Zurückgewinnen von Stärke und Selbstwirksamkeit
- Zurückgewinnen einer Ordnung im Leben
- Erste Ziele zu Lebens- und Beziehungsgestaltung

Meine Gefühle kennenlernen – mit meinen Gefühlen umgehen lernen

Dieses Modul entspricht dem Kapitel Emotionsregulation (Kapitel 4.4.).

Persönliche Zielorientierung

Mentale Vergegenwärtigung der Ziele ist notwendig, um die Richtung zu orten und um eine Vision, die mit einem positiven Gefühl verbunden ist, zu etablieren. Dazu gehört auch, sich in einer geleiteten Imagination vorzustellen, an diesem Ziel angekommen zu sein, sich in der Imagination zu erleben und das Neue zu genießen. Also nicht nur weg vom Negativen, Leidvollen, sondern hin zum Positiven, Lustvollen. Die TherapeutIn begleitet mit wenigen Worten, die PatientIn ist aktiver als sie – im Beschreiben des Ziels und ihres guten Befindens am Ziel.

3.5.4 Die 3. Säule: Persönlichkeitsentwicklung/ Motivklärung

Wir lösen die der Therapie entgegen stehenden Motiven der PatientIn auf und stärken ihre Veränderungsmotive. Das ist die Arbeit mit den das Verhalten steuernden, zentralen Gefühlen (Angst, Ärger, Wut, Trauer), zentralen Bedürfnissen und dysfunktionalen Persönlichkeitszügen (Abb. 3.5.2). Es wird die dem Persönlichkeitszug zugehörige Überlebensregel (der seit Kindheit verinnerlichte Oberplan seines Lebens) anhand der Lerngeschichte erarbeitet. Die 3. Säule endet mit der neuen Erfahrung der PatientIn »Leben statt Überleben«: Durch das geübte Leben verliert das Symptom seine Funktion.

Es gilt, meine gebietende und verbietende Überlebensregel zu finden, zu prüfen und durch eine Erlaubnis gebende Lebensregel zu ersetzen. Das Vorgehen ist in Kapitel 2.9 detailliert beschrieben.

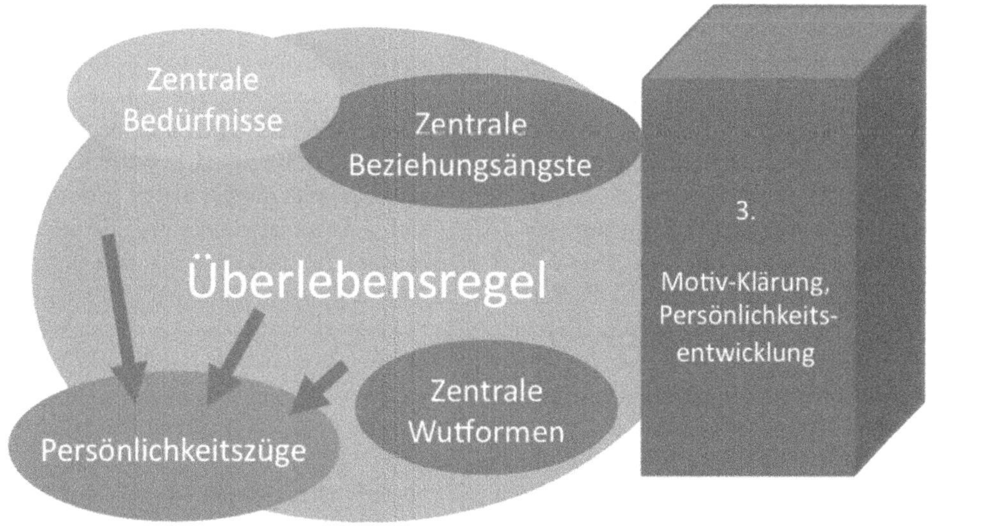

Abbildung 3.5.2: Die 3. Säule der Therapie (Motivklärung und -modifikation)

3.5.5 Fallbeispiel

Anhand eines Beispielfalls lässt sich die störungsspezifische Fallkonzeption veranschaulichen (aus Sulz, 2015a):

Fallspezifische Formulierung der Verhaltens- und Bedingungsanalyse (Makroebene)
Lebenssituation S, in der die Erkrankung entstand: Frau E. hat drei Kinder und einen Mann, der sie schlägt, ständig abwertet und immer etwas findet, was sie falsch gemacht hat. Sie muss ihren pflegebedürftigen Vater versorgen, der sie immer noch wie ein Tyrann herumkommandiert, wenn sie zu ihm ins Haus kommt, um ihn zu versorgen.

Person O: Frau E. konnte sich noch nie wehren. Eltern, Geschwister und andere Kinder, später auch Erwachsene traten auf ihr herum. Sie machte viele Fehler und erreichte es nie, geschätzt und spürbar geliebt zu werden. Ihr Vater hat bis heute einen schädlichen Gebrauch von Alkohol. Ihre dysfunktionale Überlebensregel (maladaptives komplexes Schema) ist: »Nur wenn ich immer die Forderungen anderer erfülle, mich nie wehre und nie Eigeninitiative ergreife, bewahre ich mir Zuneigung und verhindere, ausgestoßen zu werden.«

Reaktionen R: Auch ihrem Mann gegenüber konnte sie sich nicht zur Wehr setzen. So blieb sie auf den schrecklichen Gefühlen des Misshandelt- und Missachtet-Werdens sitzen, bis sie merkte, dass der Alkohol diese Gefühlsqualen merklich linderte. Vor allem seit sie den Vater pflegen muss (seit drei Jahren), hat der Alkoholkonsum so zugenommen, dass eine Alkoholabhängigkeit entstand.

Konsequenzen C: Frau E. kann mithilfe des Alkohols ihr eigentlich unerträgliches Schicksal ertragen. Sie schafft es dadurch, die Partnerschaft, die Kinder, das Hausfrauendasein und ihren Vater zu erdulden, ohne etwas ändern zu müssen. Sie vermeidet, emotional an einen Punkt zu kommen, an dem nur noch massives Handeln gegenüber ihrer Umwelt möglich ist und ihr dadurch das genommen werden könnte, was ihr wenigstens ein wenn auch erbärmliches Dasein ermöglicht.

Fallspezifische Formulierung der Verhaltensanalyse (Mikroebene)
Typische Situation S: Frau E. kommt verspätet von der Pflege ihres Vaters zurück. Ihr Mann ist etwas früher von der Arbeit heimgekommen. Er empfängt sie laut schimpfend, was sie für eine Schlampe sei, den Haushalt so unaufgeräumt zu hinterlassen, und die Kinder hätten auch noch nichts zum Essen bekommen. Wozu er sie denn habe. Zuletzt verabreicht er ihr noch eine schmerzhafte Kopfnuss.

Person O: Frau E. hat kein Selbstvertrauen, ihr fehlt die Erfahrung von Selbsteffizienz, und ihr fehlen auch Fertigkeiten im meisternden Umgang mit aversiven Gefühlen und im kognitiven Problemlösen sowie in der sozialen Interaktion, zuletzt aber auch im Leistungsbereich.

Reaktionen R: Frau E. rechtfertigt sich, dass der Arzt da war und sie ihm bei der Untersuchung ihres Vaters behilflich sein musste. Sie weint etwas, worauf ihr Mann noch ausfälliger wird. Schließlich schließt sie sich in der Küche ein und trinkt sofort eine halbe Flasche Wein, den Rest im Verlauf des Abends.

Konsequenzen C, die das Trinken aufrechterhalten: Recht schnell empfindet sie das Verhalten ihres Mannes als nicht mehr so schlimm. Er kann ihr doch egal sein. Sie macht jetzt, was sie will. Am Trinken kann er sie schließlich nicht hindern. Das ist ihr Triumph. Und sie fühlt sich stark dabei. Insgesamt sind das sehr verstärkende Folgen des Trinkverhaltens.

Fallspezifische Formulierung der Funktionsanalyse
Frau E. benötigt das Trinken, um in ihrer Welt bleiben zu können und um immer wieder mit sich selbst einig zu werden. Eigentlich kann sie sich als Trinkerin und misshandelte, gedemütigte Frau nicht mehr ertragen und ihr Leben ebenso wenig. Trinken schützt sie vor Verlust einer miserablen Welt, die immer noch besser ist als gar keine. Und Trinken verhindert, dass sie entgegen ihrer Überlebensregel handelt und somit das letzte Quäntchen Hoffnung verliert, doch noch etwas Liebe zu erhalten.

Fallspezifische Formulierung der Therapieziele
Gesamtziel: Frau E. soll in der Lage sein, sich aus der quälenden Situation ihrer Ehe zu befreien.

Dies kann gelingen, wenn sie ihre dysfunktionale Überlebensregel durch eine Erlaubnis gebende Lebensregel ersetzt. Sie soll in der Lage sein, mit Problemen meisternd umzugehen, und, wo eine Situation nicht handelnd zu meistern ist, diese kognitiv neu einzuschätzen und die übrigbleibenden schmerzlichen Gefühle tolerieren zu können. Und sie soll lernen, sich positive Lebensbereiche und -beziehungen aufzubauen.

Teilziele:

1. Frau E. soll zunächst körperlich entzogen werden.
2. Frau E. soll danach abstinent bleiben.
3. Frau E. soll auf Rückfallsituationen vorbereitet werden.
4. Frau E. soll lernen, mit ihren Gefühlen umzugehen, damit sie diesen nicht mehr ausgeliefert ist.
5. Frau E. soll lernen, Streitsituationen mit ihrem Mann zu meistern.
6. Frau E. soll lernen, an Probleme durch kognitive Lösungsstrategien heranzugehen.

Fallspezifische Formulierung des Therapieplans

Gesamtstrategie: Frau E. werden zunächst Techniken vermittelt, die ihr helfen sollen, trocken zu werden und zu bleiben. Dann wird parallel der Umgang mit Gefühlen und mit den schwierigen Situationen mit ihrem Mann geübt. Dazu gehört die empirische Hypothesenprüfung (nach Beck) ihrer dysfunktionalen Überlebensregel. Schließlich werden ihre Kompetenzen zum Aufbau positiver, befriedigender Aspekte in ihrem Leben eingesetzt.

Geplante Therapieinterventionen:

a) stationärer Entzug im Kreiskrankenhaus
b) Abstinenz-Vertrag mit Vereinbarung und Etablierung von Stimuluskontrolltechniken
c) rückfallprophylaktische Vorbereitungsübungen (rechtzeitiges Erkennen von Rückfallstimuli, rechtzeitiges Erkennen von frühen Rückfallreaktionen und Aufbau von inkompatiblem Verhalten)
d) Situations- und Verhaltensanalyse der Streitigkeiten mit ihrem Mann; Üben von Umgang mit Gefühlen und von sozial kompetentem Verhalten in diesen Situationen im Rollenspiel; wichtig ist, dass neue Verhaltensweisen immer auch eine empirische Hypothesenprüfung nach Beck sind, mit denen die Gültigkeit ihrer Überlebensregel auf die Probe gestellt wird
e) Üben von kognitiven Problemlösestrategien, um Probleme vorausschauend lösen zu können
f) Frau E. wird angeleitet, sich einen positiven Lebensbereich aufzubauen, in den ihr niemand hineinreden kann und darf

Die Patientin hat nach 45 Therapiesitzungen die Behandlung beendet. Sie ist ein Jahr trocken geblieben. Einen Rückfall hat sie innerhalb eines Tages beenden können. Ihr Mann schlägt sie nicht mehr und unterstützt sie. Er hat selbst eine Psychotherapie begonnen. Mit zwei Freundinnen geht sie regelmäßig zum Wandern, Schwimmen, Radfahren und macht mit ihnen mehrtägige Städtereisen. Sie besucht weiterhin die Selbsthilfegruppe für AlkoholikerInnen. Rückblickend berichtet sie, dass es schwierig war, sich von ihrer alten Überlebensregel zu befreien. Als ihr das aber gelungen war, konnte sie auch viel besser mit ihren Gefühlen umgehen.

Literatur mit Praxisanleitungen

Sulz, S.K.D., Antoni, J., Hagleitner, R. & Spaan, L. (2012a). Psychotherapiekarten für die Praxis. Alkoholabhängigkeit. PKP-Handbuch. CIP-Medien.

Sulz, S.K.D., Antoni, J., Hagleitner, R. & Spaan, L. (2012b). Psychotherapiekarten für die Praxis. Alkoholabhängigkeit. Therapiekarten. CIP-Medien.

Dombrowski, H.-U. (2004). Lösungswege bei Alkoholproblemen. Ein praktischer Ratgeber für Betroffene, Angehörige und Interessierte. CIP-Medien.

3.6 Schmerztherapie[1]

Akuter Schmerz ist auf eine körperliche Läsion oder eine akute Dysfunktion körperlicher Prozesse zurückzuführen, welche von der ÄrztIn behandelt wird, sodass der Schmerz im Zuge des Heilungsprozesses nachlassen und wieder verschwinden kann. Seine biologische Funktion ist jedoch, den verletzten Körperteil zu schonen, bis die Verletzung verheilt ist. Dies ist beim Einsatz von Schmerzmitteln zu berücksichtigen.

Chronischer Schmerz kann zwar auf eine chronische Krankheit zurückzuführen sein, die nicht behandelt werden kann. Auch in diesem Fall bleibt die Therapie in Händen der somatisch orientierten ÄrztIn. In diesem Fall und auch in Fällen, in denen die Ursache eines chronischen Schmerzes nicht identifizierbar ist, gelangt die ÄrztIn pharmakotherapeutisch an ihre Grenzen. Die Schmerzmittel wirken nicht oder nicht mehr. Es hat sich eventuell schon eine Schmerzmittelabhängigkeit eingestellt. Der Schmerz lässt sich nicht beseitigen. Nun sollen psychotherapeutische Maßnahmen helfen, den Umgang mit dem Schmerz so zu verändern, dass er erträglicher wird bzw. gar verschwindet. Das impliziert, dass der bisherige Umgang mit dem Schmerz verhindert hat, dass seine Häufigkeit oder Intensität abnahm.

Kröner-Herwig (2004) differenziert akuten von chronischem Schmerz folgendermaßen:

Akuter Schmerz:
- kurz dauernd
- bekannte Ursache, die therapierbar ist
- Schmerz hat Warnfunktion
- Behandlung durch Schonung, Schmerzmittel, Ursachenbehebung
- Behandlungsziel ist Schmerzfreiheit
- Ergebnis ist Hoffnung auf Wirkung und Überzeugung
- Kontrolle über das Geschehen

Chronischer Schmerz:
- dauert lang, kehrt wieder
- Ursache ist nicht bekannt, nicht behandelbar
- Schmerz hat die Warnfunktion verloren
- Behandlung durch Reduktion Schmerz induzierender psychosozialer Faktoren
- Behandlungsziel ist nicht Schmerzfreiheit, sondern Reduktion der Beeinträchtigung durch den Schmerz
- Psychologische Folgen des chronischen Schmerzes sind Hilflosigkeit und Resignation

Symptomtherapie Schmerz

Ziel ist nicht, den Schmerz zu beseitigen, sondern zu lernen, mit ihm umzugehen. Also nicht mehr alles zu tun, um den Schmerz zu vermeiden, sondern sich ihm zu stellen, exponieren:
- Ärgergefühle wahrnehmen lernen
- Körperlichen Stressreaktionen wie Verspannungen gegensteuern lernen
- Einstellungen und Überzeugungen bezüglich Krankheit reattribuieren
- Ärger adäquat kommunizieren lernen
- Sich wehren lernen und dabei kooperationsbereit sein
- Mit dem konkreten Schmerzsymptom umgehen lernen – durch Exposition

1 Eine veränderte und gekürzte Version dieses Kapitels findet sich bei Sulz und Gräff-Rudolph (2017a).

Psychotherapeutische ambulante Schmerzbehandlung konzentriert sich

a) auf die somatoforme Schmerzstörung F45.4 (ICD-10, Dilling et al., 1999):
   - Es muss mindestens sechs Monate lang (an den meisten Tagen)
   - ein andauernder, schwerer und quälender Schmerz in einem Körperteil vorhanden sein,
   - der durch einen physiologischen Prozess oder eine körperliche Störung nicht hinreichend erklärt werden kann.
   - Er tritt in Verbindung mit emotionalen Konflikten oder psychosozialen Belastungen auf,
   - denen die Hauptrolle für Beginn, Schweregrad, Exazerbation oder Aufrechterhaltung der Schmerzen zukommt.
   - Die Folge ist meist eine beträchtlich gesteigerte persönliche oder medizinische Hilfe und Unterstützung.

b) Spannungskopfschmerzen (G44.2)

c) nicht näher bezeichnete Rückenschmerzen (M54.9)

d) Gesichtsschmerzen, die auf Muskel- und Gelenkbeschwerden zurückgeführt werden können

3.6.1 Schmerz-Störungsmodell

Kröner-Herwig (2007) beschreibt ein psychologisches Modell des chronischen Schmerzes und weist darauf hin, dass dafür viele empirische Bestätigungen vorliegen (Abb. 3.6.1). Verhaltenstherapeutisch ist dabei relevant, welche Faktoren zur Entstehung des chronischen Schmerzsyndroms geführt haben und welche es aufrechterhalten. Dies kann durch ein Angst-Vermeidungs-Modell (Abb. 3.6.2) veranschaulicht werden (Nilges & Korb, 2003, S. 358).

Es kann mit negativen Affekten bezüglich bedrohlicher Informationen beginnen. Eine durch

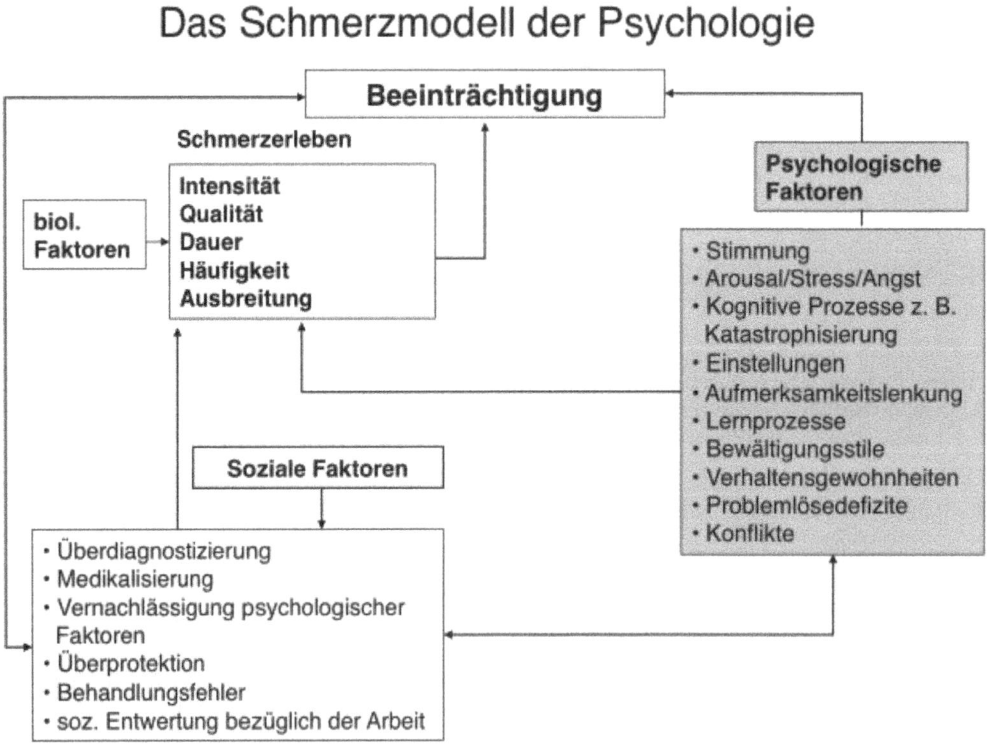

Abbildung 3.6.1: Bedingungsfaktoren der Entstehung des chronischen Schmerzes (aus Kröner-Herwig, 2007, S. 125)

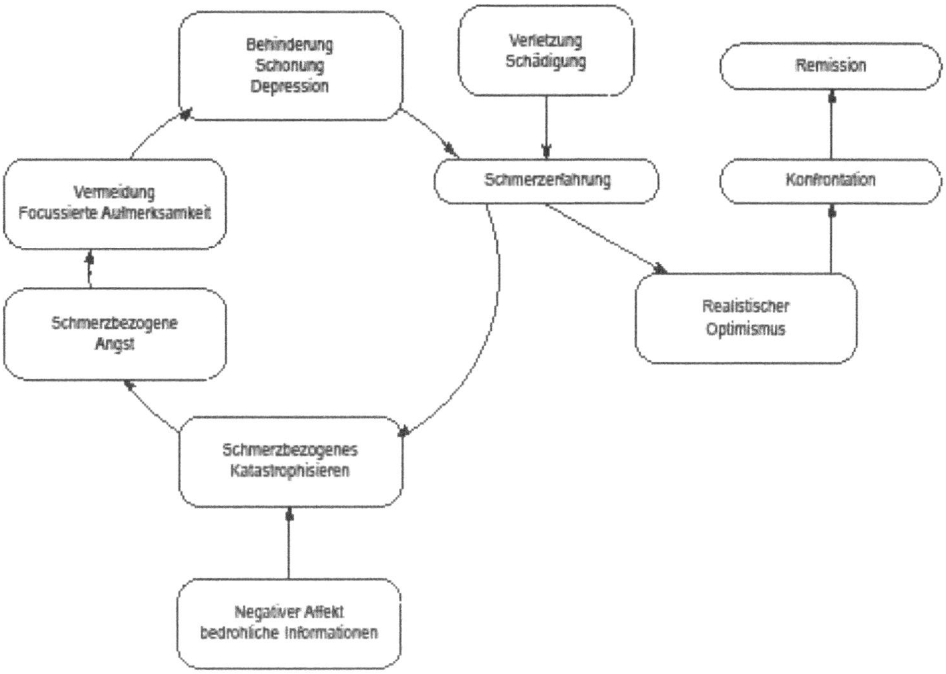

Abbildung 3.6.2: Angst-Vermeidungs-Modell des chronischen Schmerzes (Nilges & Korb, 2003, S. 358)

eine Verletzung hervorgerufene Schmerzerfahrung wird nun katastrophisiert, dies löst Angst aus, es kommt zu erhöhter Aufmerksamkeitszuwendung gegenüber dem Schmerz, die zu Vermeidung von Verhaltensweisen führt, bei denen befürchtet wird, dass durch sie der Schmerz intensiver wird.

D.h., dass punktuell »wehleidige« Menschen, wenn sie emotional aus psychosozialen Gründen belastet sind, Gefahr laufen, diesen Teufelskreis entstehen zu lassen. Ihre Vermeidung wird negativ verstärkt und ihr Schonverhalten aufrechterhalten. Dieses wird nicht gelöscht, da ja keine Erfahrung gemacht werden kann, dass Bewegung nicht den Schmerz hervorruft bzw. intensiviert.

3.6.2 Schmerz-Anamnese

Nilges und Korb empfehlen, bei der Schmerzanamnese Folgendes zu beachten:

- Anamnese beim Symptom beginnen
- Zwischen Exploration und Informieren wechseln
- Nicht in psychogen versus somatogen einteilen
- Keine offensichtliche Suche nach psychogenen Ursachen
- Viele Vorabinformationen nutzen
- Fokus auf aufrechterhaltende Faktoren, da die auslösende Situation oft nicht mehr eruierbar ist
- Fremdanamnese
- Gründliche Kenntnis der Akten erwerben
- Frühere Krankheiten und belastende Lebensereignisse würdigen
- Beobachtungen des Personals aufgreifen
- Fragebogen hinzuziehen und sorgfältig auswerten

3.6.3 Schmerz-Tagebuch

Für eine gute Schmerzanalyse ist ein Tagebuch unverzichtbar. Dabei kann genutzt werden, dass die PatientIn ja SpezialistIn für ihr Symptom ist.

Die Tagebucheintragungen werden zu Beginn der Sitzung besprochen. Es ist hilfreich, wenn daraus jedes Mal eine Erweiterung des gemeinsamen Verständnisses resultiert.

Schmerz-Tagebuch:

Datum:	**...**
Situation, in der Schmerz auftritt?	...
Beteiligte Personen?	...
Um was ging es? Was war schwierig? Was war stressig?	...
Körperliche Aktion? Was machte ich?	...
Geistige Aktion? Was dachte ich?	...
Mein Gefühl und meine Stimmung?	...
In welchem Moment trat der Schmerz auf?	...
Welche Qualität hatte der Schmerz?	...
Welche Intensität?	...
Wie lange dauerte der Schmerz?	...
Wodurch hörte er wieder auf bzw. ließ nach?	...

3.6.4 Schmerz-Fragebogen

Es kann der Schmerzfragebogen der DGSS eingesetzt werden. Dessen kostenlose Subskala PDI (Pain Disability Index (Quelle: https://www.zpid.de/pub/tests/PT_9003694_PDI_Fragebogen.pdf) hat sieben Items, deren Antworten bereits sehr aufschlussreich sind:

1. Familiäre und häusliche Verpflichtungen (dieser Bereich bezieht sich auf Tätigkeiten, die das Zuhause oder die Familie betreffen; er umfasst Hausarbeit und Tätigkeiten rund um das Haus bzw. die Wohnung, auch Gartenarbeiten)
2. Erholung (dieser Bereich umfasst Hobbies, Sport und Freizeitaktivitäten)
3. Soziale Aktivitäten (dieser Bereich bezieht sich auf das Zusammensein mit Freunden und Bekannten, wie z. B. Feste, Theater- und Konzertbesuche, Essengehen und andere soziale Aktivitäten)
4. Beruf (dieser Bereich bezieht sich auf Aktivitäten, die ein Teil des Berufs sind oder unmittelbar mit dem Beruf zu tun haben; gemeint sind auch Haustätigkeiten)
5. Sexualleben (dieser Bereich bezieht sich auf die Häufigkeit und die Qualität des Sexuallebens)
6. Selbstversorgung (dieser Bereich umfasst Aktivitäten, die Selbstständigkeit und Unabhängigkeit im Alltag ermöglichen, wie z. B. sich waschen und anziehen, Auto fahren, ohne dabei auf fremde Hilfe angewiesen zu sein)
7. Lebensnotwendige Tätigkeiten (dieser Bereich bezieht sich auf absolut lebensnotwendige Tätigkeiten wie Essen, Schlafen und Atmen)

Die Antworten werden auf einer Skala von null (keine Beeinträchtigung) bis zehn (völlige Beeinträchtigung) gegeben.

3.6.5 Verhaltensanalyse des chronischen Schmerzes

Unsere Hypothesen zur Entstehung und Aufrechterhaltung dürfen nur in dem Ausmaß kommuniziert werden, wie die PatientIn offen dafür ist. Zunächst geht sie aber noch von einer somatischen Ursache aus und lässt psychische Faktoren und Stress nur als zusätzliche Bedingungen zu. Und sie ist auch nicht sofort bereit, ihren gedanklichen, emotionalen und handelnden Umgang mit dem Schmerz als das eigentlich Krankheit aufrechterhaltende Moment anzuerkennen. Also sprechen wir noch einige Zeit davon, wie psychische Faktoren dazu beitragen können, dass Schmerz chronisch wird und nicht wieder verschwindet.

Wir gehen von dem oben beschriebenen Angst-Vermeidungs-Modell aus und entfalten ein individuelles Störungsmodell. Wir haben mit der Schmerz-Anamnese bereits die Belastungen im gegenwärtigen Leben der PatientIn erfasst.

Ein Fallbeispiel: Der vierzigjährige Abteilungsleiter Martin M. ist in einer sehr schwierigen Situation. Er hat den Auftrag erhalten, seine und die Abteilungen seiner zwei Kollegen so zu koordinieren, dass nicht nur die einzelnen Abteilungen hochwertige Produkte erzeugen, sondern dass eine engmaschige Zusammenarbeit schon in der frühen Planungsphase eine optimale Abstimmung ermöglicht. Seine beiden Kollegen wollen sich nicht in die Karten schauen lassen und wollen auch nicht, dass er die Früchte einer derartigen Optimierung erntet. Nach außen geben sie sich jedoch bereit zur Mitarbeit. Wenn es um einzelne Argumente geht, die eigentlich rein logisch überzeugend sind, finden sie jedoch stets ein Wenn und Aber, das Stillstand erzeugt. Da beide im Unternehmen bestens vernetzt sind, sind sie vor für sie nachteiligen Folgen dieses Handelns geschützt. Martin M. kann dieses Spiel durchschauen, ist ihm jedoch ohnmächtig ausgeliefert. Er will die anstehenden Maßnahmen zur Entscheidung bringen und sie anpacken. Monate vergehen, es ist inzwischen schon ein Jahr geworden.

Er geht zum Arzt und bittet um Schmerzmittel und Massagen wegen inzwischen kaum erträglichen Schmerzen im Bereich der Schultern. Tag und Nacht hat er Schmerzen und die selbst verabreichten Schmerzmittel helfen nur kurze Zeit. Es gibt kaum Bewegungen, die nicht zu einem stechenden Schmerz führen. Wie lange geht das schon? Neun Monate. Der Arzt schreibt ihn krank und leitet umfassende Diagnostik und die gewünschten Behandlungen ein. Doch es wird nicht besser. Nach weiteren sechs Monaten kann eine ambulante Psychotherapie eingeleitet werden. Gemeinsam können wir folgende

Reaktionskette von der Problemsituation zum Schmerz-Symptom
festhalten:

- Situation: Koordinationsprojekt bleibt wegen mangelnder Mitarbeit seiner Kollegen stecken
- Primäre Emotion: zunehmender Ärger wegen deren intriganten Verhinderungstaktiken
- Primärer Handlungsimpuls: sie mit beiden Händen an den Schultern packen und schütteln, so lange und so fest, dass sie zur Besinnung kommen und mitmachen
- Erwartung der Folgen dieses Handelns: »Wenn ich handgreiflich werde, bin ich draußen. Mein Vorgesetzter würde das als absolutes Scheitern und als unverzeihlichen Kontrollverlust werten.«
- Sekundäre Gefühle, die der primären Emotion entgegenwirken: Ohnmacht
- Sekundäre Handlungsentscheidung: weiterarbeiten, obwohl es so nicht weitergeht
- Symptombildung: extreme Verspannung und Schmerzen im Schulterbereich, durch die jegliche auch nur geringe Bewegung sehr schmerzhaft wird, er kann nichts mehr tun
- Da keine Verletzung oder anderweitige physikalische oder somatische Ursache gefunden wurde, war der Patient relativ früh bereit, dieses Entstehungsmodell zu akzeptieren.
- Was erhält das Schmerz-Syndrom aufrecht? Was hindert ihn, anders mit der beruflichen Problemsituation umzugehen?

Es ist seine *dysfunktionale Überlebensregel*, die er von Kindesbeinen an als Orientierungshilfe für schwierige zwischenmenschliche Situationen im Sinne von Geboten und Verboten verfügbar hat und die, wie der Name schon andeutet, niemals verletzt werden darf. Durch auf diese Weise angepasstes Verhalten kam er zunächst recht gut durch die Kindheit und auch im Erwachsenenalter verhinderte sie eine mögliche Beschädigung wichtiger Beziehungen:

Nur wenn ich immer beste Leistungen bringe und
Aufgaben auf bemerkenswerte Weise erfülle
Und wenn ich niemals Ärger zeige und mich streithaft zur Wehr setze,
Bewahre ich mir Wertschätzung und Zuneigung
Und verhindere Ablehnung und Ausgeschlossen-Werden.

Er war verblüfft, wie gut sich nun alles nachvollziehen ließ, und er konnte erkennen, wie das Schmerzsyndrom ihm half, Angst zu vermeiden. Unsere Überlegungen gingen auch schon dahin, dass diese Regel vorhersagt, was passieren wird, wenn er sich nicht daran hält und, dass es insofern eine Hypothese ist, die sich empirisch prüfen lässt – indem er das Gegenteil dessen tut, was sie vorschreibt. Andererseits lässt sie ihm keine

Wahlmöglichkeiten außer, das in das Symptom mündende weiter zu machen, obwohl es nicht mehr geht – aus Angst, alles zu verlieren, was ihm wichtig ist (Wertschätzung und Zuneigung). Das ist die Hintergrundangst, die bei einer Makroebenenbetrachtung sichtbar wird und die über einen größeren Zeitraum hinweg die Schmerzsymptomatik entstehen lässt und sie aufrechterhält. Auf der Mikroebene des prozessualen Schmerzgeschehens ist es die Angst vor dem Schmerz, die Denken, Fühlen und Handeln so auf das Symptom fokussiert, dass Schon- und Vermeidungsverhalten verhindern, dass der Teufelskreis beendet wird.

3.6.6 Zielanalyse bei Schmerz-Therapie

Wie bei der Angsttherapie ist die Maxime nicht, das Symptom zu beseitigen, sondern zu lernen, mit ihm umzugehen. Also nicht mehr alles zu tun, um den Schmerz zu vermeiden, sondern sich ihm zu stellen, zu exponieren – auf möglichst vielen mit dem Schmerz assoziierten Ebenen:

- Ärgergefühle wahrnehmen lernen
- Körperlichen Stressreaktionen wie Verspannungen gegensteuern lernen
- Einstellungen und Überzeugungen bezüglich Krankheit reattribuieren
- Ärger adäquat kommunizieren lernen
- Sich wehren lernen und dabei kooperationsbereit sein
- Mit dem konkreten Schmerzsymptom umgehen lernen – durch Exposition.

3.6.7 Therapieplan zur Behandlung des chronischen Schmerzes (Beispiel)

Bei Martin M. ist Progressive Muskelrelaxation das Mittel der Wahl. Sie wurde wissenschaftlich vielfach evaluiert und ist zugleich ein auf den Schmerz Zugehen statt von ihm Weggehen. Zu ihr gehört aber in einer diagnostischen ersten Phase die Schulung der Wahrnehmung des Spannungszustands der Muskulatur. So musste er feststellen, dass er zwar die Muskeln seiner Schulterpartie entspannen konnte, sie aber sofort automatisch wieder in einen schmerzhaften Zustand großer Spannung zurückkehrten, ohne dass er das verhindern konnte. Und aus seinem Schmerz-Tagebuch konnten wir entnehmen, dass das vom Aufstehen bis zum Zu-Bett-Gehen so blieb. Es dauerte nicht lange, bis seine Beobachtungen ergaben, dass das auch nachts so blieb. Die Analyse seiner typischen Stressmuster ergab denn auch, dass er bereits auf geringen Stress mit muskulärer Anspannung reagierte. Verspannung besteht aus zwei Komponenten: dem Bewegungsimpuls des Agonisten und dem Blockierungsimpuls des Antagonisten. Psychisch kann das bedeuten: Impuls zu einer Ärgerreaktion und Gegenimpuls zu deren angstvoller Vermeidung. Seit einem Jahr bestand chronischer Stress, der nicht nur punktuell in schwierigen Situationen auftrat, sondern der Stress bestand in einer chronischen Belastung, bei der es nie Entwarnung und nie Entlastungspausen gab. Also gab es auch keinen Grund, die Anspannung zu reduzieren. Für uns bedeutete dies, dass wir zweigleisig fahren mussten: einerseits die Konzentration auf den muskulären Schmerz, andererseits der Versuch, die psychosoziale Belastung zu entschärfen, sei es intrapsychisch oder interpersonell.

Wir einigten uns auf folgenden Therapieplan:

- Führen eines Schmerz-Spannungs-Entspannungs- Tagebuchs
- Täglich dreimal Üben von Progressiver Muskelrelaxation
- Tägliche Achtsamkeitsübungen, um zu einer nicht wertenden Wahrnehmung zu kommen
- Bewegung und leichter Sport, um die Muskeln wieder zu dem zu verwenden, wozu sie eigentlich vorgesehen sind
- Schmerzexposition statt Schmerzvermeidung
- Übungen zur Gefühlswahrnehmung und zum Gefühlsausdruck, sodass Problemlösungen nicht auf die lange Bank geschoben werden
- Aus der verbietenden und gebietenden Überlebensregel eine Erlaubnis gebende Lebensregel machen, damit neues Verhalten erlaubt ist, das Symptombildung unnötig macht
- Training sozialer Kompetenz und Kommunikation, um effektiv auf andere einwirken zu können

3.6.8 Interventionen zur Therapie des chronischen Schmerzes

3.6.8.1 Progressive Muskelrelaxation

Muskelentspannung ist vor allem bei schmerzhaften Muskelverspannungen und bei muskulär erzeugten Gelenkbeschwerden sehr wirksam, aber auch bei anderen Schmerzen hilfreich:

Anfangs geht es nicht darum, einen entspannten Zustand herzustellen, sondern darum, den jeweiligen Grad der Anspannung (0 bis 100 %) eines Muskels wahrnehmen zu lernen. Später wird der Vorgang der Entspannung als mehr und mehr angenehm erlebt. Und schließlich wird der ganze Körper angenehm entspannt und dies führt zu einer psychischen Entspannung. Bei SchmerzpatientInnen sollte berücksichtigt werden:

- Fünf Sekunden jeden Muskel anspannen und zehn Sekunden entspannen. Dabei
- keine starre Körperhaltung einnehmen, sondern beweglich sein.
- Es muss nicht im Liegen geübt werden, wenn das unangenehmer ist.
- Nicht zu sehr in den Schmerz hinein anspannen und
- nicht zu lange anspannen.
- Jederzeit die Körperhaltung ändern, wenn dadurch der Schmerz geringer wird.
- Wenn der Vorgang der Entspannung anfangs nicht wahrgenommen wird, Zeit lassen, das kommt noch.
- Es geht nicht um das aktive Herstellen von »Entspannung«, sondern um das Beenden der Anspannung, um das Loslassen.
- Es müssen anfangs nicht alle Muskelbereiche in die Übung einbezogen werden, wenn das ein zu langes Stillhalten bedeuten würde.
- Bald dazu übergehen, sich in Alltagssituationen bei der Verspannung bestimmter Muskelbereiche zu ertappen, und diese gleich gezielt anspannen und entspannen – auch mehr als zweimal.

3.6.8.2 Achtsamkeitsübungen

Steigerung der Achtsamkeit schafft sehr günstige Bedingungen für die anstehenden therapeutischen Aufgaben, die die PatientIn zu bewältigen hat. Sie lernt zunehmend, eine gewährende Haltung einzunehmen, indem sie vom Tun-Modus in den Seins-Modus wechseln kann – wahrnehmen, was ist, das Wahrgenommene nicht bewerten, es da sein lassen, ohne etwas dafür oder dagegen tun zu müssen. Dann gelingt es besser, Akzeptanz für das aufzubringen, was im Moment nicht geändert werden kann – sich also auch nicht gegen den Schmerz zu stemmen, sondern ihn hinzunehmen und schließlich anzunehmen.

In Achtsamkeitsübungen soll zunächst der Schmerz wohlwollend beobachtet werden. Was sind die verschiedenen wechselnden Qualitäten des Schmerzes, wie fühlt er sich genau an? Ist er stechend, bohrend, krampfartig oder eher ziehend? Vielleicht kann ich ihm eine Farbe geben oder es kommt ein Bild auf. Ich gehe ganz in den Schmerz, erfahre ihn, ganz ohne Bewertung. Vielleicht gelingt es, den Schmerz einerseits zu erfahren und erleben, zugleich sich ganz losgelöst von ihm zu fühlen. Ich bin nicht der Schmerz, sondern er ist einfach nur da, ein intensives Empfinden. In einer wohlwollenden, dem Schmerz zugewandten Haltung versuchen wir, den Schmerz besser kennenzulernen, vertraut zu werden mit ihm, anstatt wie bisher zu versuchen, ihn mit aller Kraft loszuwerden, zu fliehen, zu vermeiden. Denn letztere Taktik fand in der Vergangenheit kein befriedigendes Ergebnis. Wir beginnen daher nun, mit dem Schmerz zu leben, uns mit ihm anzufreunden anstatt ihn lediglich zu ertragen.

Jon Kabat-Zinn verweist dabei in seinem *Mindfulness Based Stress Reduction*-Programm (MBSR) auf die bewusste Trennung von Schmerz und Leid. Während ersterer eine natürliche Funktion des Lebens ist, die uns vor Gefahren warnt, ist Leid lediglich eine von vielen Reaktionen auf den Schmerz. Das Leid wird folglich nicht durch den Schmerz selber bestimmt, sondern durch seine Bewertung, die wir ihm beimessen, sowie unsere Reaktionen auf ihn. Die Erkenntnis, dass ein Satz wie »der Schmerz ist nicht länger auszuhalten«

nur ein Gedanke ist, kann uns helfen, zurück zu einem achtsamen Umgang zu finden (Kabat-Zinn, 2013).

3.6.8.3 Bewegung und leichter Sport

Ärztlicherseits kann ziemlich gut benannt werden, welche Bewegungsvermeidungen und Schonhaltungen bei chronischem Schmerz unnötig sind, weil der chronische Schmerz Fehlalarmsignale aussendet, während es im peripheren Körperteil nichts zu schonen gilt. Die Heuristik des Fehlalarms ist der kognitive Rahmen, der es möglich macht, die alten Vermeidungsmuster zu unterlassen und sich durch Bewegung dem Schmerz zu exponieren. Durch Physiotherapie wird dazu sachkundig angeleitet und die ersten zaghaften Versuche begleitet, bis ein sicherer Umgang mit dem Körper entstanden ist. Martin M. berichtete, dass er durch die Anwesenheit seiner Physiotherapeutin im Vertrauen auf deren fachliche Kompetenz seine Angst vor dem Schmerz ablegen und die Verantwortung vorübergehend an sie abgeben konnte. Auf diese Weise konnte er auch sein Alles-oder-nichts-Prinzip (maximaler Einsatz oder maximales Schonen) in ein Spüren umwandeln, aus dem heraus sich das rechte Maß ergab.

3.6.8.4 Schmerz-Exposition

Die vorausgehenden Schritte der Schmerztherapie schafften günstige Voraussetzungen für die explizite Intervention der Schmerz-Exposition, da sie alle schon etwas davon enthielten. Wieder setzen wir zuerst den kognitiven Rahmen als Prämisse: Der chronische Schmerz ist ein Fehlalarm. Er verleitet deshalb dazu, auf falsche Weise mit ihm umzugehen. Exposition bedeutet, sich dem chronischen Schmerz bewusst zuzuwenden, ohne das zu tun, was man bei akutem Schmerz richtigerweise macht. Das Vorgehen ist abgeleitet von der Angst-Exposition und kann in fünf Schritte unterteilt werden (Sulz, 1987, 2011a):

1. Achtsamkeit: frühe Signale des Schmerzes wahrnehmen und mit der Aufmerksamkeit dabei bleiben.
2. Akzeptanz: Akzeptieren, dass der Schmerz jetzt kommt bzw. da ist. Er darf da sein.
3. Commitment: Entscheiden, jetzt zu üben, sich dem Schmerz zu stellen – ohne mein bisheriges Schmerzverhalten, das der Vermeidung diente und so bewirkte, dass der Schmerz chronisch wurde und chronisch blieb.
4. Exposition: Mit meiner Aufmerksamkeit ganz beim Wahrnehmen des Schmerzes bleiben, ihn da sein lassen, keine Kraft gegen ihn aufwenden, ihm die Möglichkeit geben, stärker ins Bewusstsein zu kommen und lange da zu bleiben, bis er sich eventuell, von mir erst im Nachhinein gemerkt, allmählich wieder entfernt oder in den Hintergrund rückt.
5. Selbstverstärkung: Nach der Übung, die etwa 20 Minuten dauern kann, nicht klagen, dass der Schmerz wieder da war, und keine Selbstvorwürfe machen, dass es noch nicht besser gelungen ist, mit ihm umzugehen. Stattdessen feststellen, dass die Gelegenheit zum Üben genutzt wurde, dass es wichtig war, zu üben, und noch nicht wichtig war, dabei wirksam zu sein.

Diese fünf AACES-Schritte schreibt sich die PatientIn selbst in eigenen Worten als Selbstinstruktionen auf einen Zettel. Dabei ist wichtig, dass sie in ihrer eigenen Sprache abgefasst sind, dass es keine Fachwörter der Psychotherapie oder Medizin sind. Sie trägt diesen Zettel bei sich und hat ihn gleich zur Hand, wenn sich eine Gelegenheit zum Üben ergibt.

Martin M. machte die Erfahrung, dass er noch lange den zweiten Schritt nicht schaffte. Als ihm das aber gelang, änderte sich sein Zugang zum Schmerz so, dass er seinen Schutz- und Schonreflexen nicht mehr ausgeliefert war.

3.6.8.5 Gefühle wahrnehmen und ausdrücken lernen

Mit dieser Intervention wechseln wir von der Mikroebene des Schmerzerlebens auf die Makroebene der psychosozialen Dysfunktionen. Es sind die intrapsychischen und interpersonellen

Muster, die schließlich in das Schmerzsyndrom einmündeten. Wie Woolfolk und Allen (2013) in ihrem ABCT-Ansatz zur Behandlung von somatoformen Störungen hervorheben, spielt eine maladaptive Emotionsregulation eine sehr große Rolle. Um langfristige Symptombefreiung zu erzielen, ist die Verbesserung der Wahrnehmung und des Ausdrucks der Gefühle notwendig. Das beginnt mit einer psychoedukativen Einführung in die Psychologie der Gefühle, die deren Funktion und Wichtigkeit verdeutlicht. Gefühle (auch negative) sind wie ein Schatz und wir begeben uns so oft wie möglich in so vielen Situationen wie möglich auf Schatzsuche.

- Welche Situation ist es?
- Wie reagiere ich emotional? (Gefühlswahrnehmung)
- Welches Gefühl habe ich? (Benennung des Gefühls)
- Was ging kurz zuvor vor sich, wer sagte was oder was dachte ich? (Reflexion des gefühlsauslösenden Kontexts)
- Wem teile ich mein Gefühl mit? (Gefühlsausdruck)
- Wie teile ich mein Gefühl mit? (Gefühlskommunikation)

In Form eines Trockenübens werden diese Abläufe geprobt.

Das Führen einer Strichliste hilft, sich an die Aufgabe im Alltag zu erinnern und den Ehrgeiz zu entwickeln, das immer öfter zu schaffen. Dies war für Martin M. ein sehr hilfreicher Ansporn und er machte große Fortschritte, die sich sehr positiv auf seine zwischenmenschlichen Beziehungen auswirkten.

3.6.8.6 Von der verbietenden Überlebensregel zur erlaubenden Lebensregel

Bisher ging es um die vielen nicht besonders schwierigen Situationen des Alltags. Nun kommen wir zu den potenziell symptomauslösenden Situationen, in denen es bisher einfach nicht gelang, das zu tun, was notwendig gewesen wäre, um zu einem befriedigenden Ergebnis und der Erfahrung von Selbstwirksamkeit zu kommen. Grund war die aus der Kindheit ins Erwachsenenleben mitgenommene Überlebensregel als komplexes maladaptives Schema, das wirksame Verhaltensweisen verboten hat. Während die Inhalte des Satzes – das was einem Menschen wichtig wurde, was er herüberretten wollte – meist bleiben, können wir seine Verbote und Gebote auflösen. Die neue Erlaubnis gebende Regel hat die gleiche Syntax, ersetzt jedoch das Gebot »Nur wenn ich immer …« durch die Erlaubnis »Auch wenn ich seltener …« und sie ersetzt das Verbot »Und wenn ich niemals …« durch die zweite Erlaubnis »Und wenn ich öfter …«:

Neue Erlaubnis gebende Lebensregel ist dann:

Auch wenn ich seltener *beste Leistungen bringe und Aufgaben auf bemerkenswerte Weise erfülle*
und wenn ich öfter *Ärger zeige und mich streithaft zur Wehr setze,*
bewahre ich mir trotzdem *Wertschätzung und Zuneigung*
und muss trotzdem nicht fürchten, *ausgeschlossen und abgelehnt zu werden.*

Zu Beginn der Therapie hält die PatientIn die alte Überlebensregel für absolut wahr und traut sich nicht, ihr entgegen zu handeln. Schon beim Denken daran entstehen sofort reflexhaft Angst und Schuldgefühle. Statt zu sagen: »Mich ärgert, dass Ihr mich nicht unterstützt, sondern alles tut, damit es nicht weitergeht«, blieb Martin M. bisher seinen Kollegen gegenüber auf einer sachlichen Argumentationsebene und ließ sich weiter ausbremsen. Mit der durch die Therapie entstandenen Erlaubnis wagt er nun, seinen Ärger auszusprechen und die Dinge beim Namen zu nennen. Und er wagt es, seinem Chef zu sagen, dass er unter diesen Bedingungen mit dem Projekt nicht weitermacht. Der Chef steht ab jetzt offensichtlich hinter ihm und seine Kollegen können ihr intrigantes Spiel nicht mehr fortsetzen.

3.6.8.7 Training sozialer Kompetenz und Kommunikation

Kaum hatten wir die neue Erlaubnis gebende Lebensregel erarbeitet, analysierten wir die auf

Martin M. zukommenden Gespräche, schrieben ein Drehbuch mit dem geplanten effektiven Verhalten und übten dieses im Rollenspiel. Das führte dazu, dass für Martin M. die Gesprächssituation greifbar wurde und er zuversichtlich das Gespräch aufsuchte. Er berichtete froh und stolz, dass unsere Erwartungen zutrafen und dass er erfolgreich war. Da nun eine ganze Serie von schwierigen Gesprächen auf ihn wartete, befassten wir uns mit effektiver Kommunikation – wie er etwas am besten sagen konnte.

3.6.9 Therapeutische Beziehung

Martin M. war anfangs sehr skeptisch. Er wartete regelrecht auf den Satz: »Ihnen fehlt ja nichts. Sie bilden sich das nur ein.« Meine ausgiebige und ernsthafte Analyse des Schmerzes und meine Hilfestellung für den Umgang mit diesem ließen das Misstrauen langsam verschwinden und es entstand eine vertrauensvolle Zusammenarbeit. Ich stand an seiner Seite und er erlebte mich als sehr unterstützend. So musste er sein altes somatisches Krankheitsmodell auch gar nicht gegen mich verteidigen und konnte es schließlich aufgeben. Er ertappte sich eines Tages schmunzelnd dabei, dass er schon seit längerem vom neuen psychologischen Denkmodell ausging, wenn er seinen Umgang mit dem Schmerz reflektierte.

3.6.10 Bewertung ambulanter Schmerztherapie

Wir haben ein einfaches Beispiel ausgewählt, bei dem die psychophysiologischen und psychomotorischen Wechselwirkungen gut nachvollziehbar sind. Das bedeutet aber nicht, dass ambulante Behandlung nur bei einfachen Störungen indiziert ist. Die Frage nach dem Woher und Warum tauchte auch immer wieder fast beiläufig auf, um die jeweilige Therapiestrategie nachvollziehbar zu machen und um uns dann ganz auf die Strategie zu konzentrieren. Martin M. hat auch zwei Jahre nach Beendigung der Behandlung keine Schmerzen mehr. Allerdings treten sie vorübergehend auf, wenn er in eine (seltene) Stresssituation kommt, der er sich anfangs nicht gewachsen fühlt. Die reine Schmerztherapie (Mikroebene) dauerte zwölf Stunden, die therapeutische Erweiterung auf die psychosozialen Zusammenhänge (Makroebene) nahm weitere zwölf Stunden in Anspruch.

Literatur mit Praxisanleitungen:

Stenzel, A. (2004). Schmerzen überwinden. 30 Psychologische Techniken zur Schmerzkontrolle. CIP-Medien.

Glier, B. (2014). Chronische Schmerzen bewältigen: Verhaltenstherapeutische Schmerzbehandlung. Klett-Cotta.

Woolfolk, R. & Allen L. A. (2013). Wirksame Behandlung von somatoformen Störungen und Somatisierungsstörungen. CIP-Medien.

Horn, J. (2005). Quälgeist Tinnitus. Ein Ratgeber zum Umgang mit chronischen Ohr- und Kopfgeräuschen. CIP-Medien.

3.7 Symptomtherapie Essstörungen – störungsspezifische Therapie

Alles, was für die Therapieplanung bei einer PatientIn mit Bulimie benötigt wird, findet sich im Verhaltensdiagnostik-Handbuch (Sulz, 2015a), von epidemiologischen, nosologischen, ätiologischen Aspekten bis zu Störungstheorie, Therapietheorie, Fallkonzeption mit Verhaltensanalyse, Zielanalyse, Therapieplan und Bericht an den Gutachter. Eine auf der Systematik des SORKC-Schemas aufgebautes Bedingungsmodell der Bulimie in Kapitel 2.2 dieses Buchs ergänzt diese Ausführungen. Da hier der Fokus auf die Therapie gelegt wird, belasse ich es bei einem sehr kurzen Überblick.

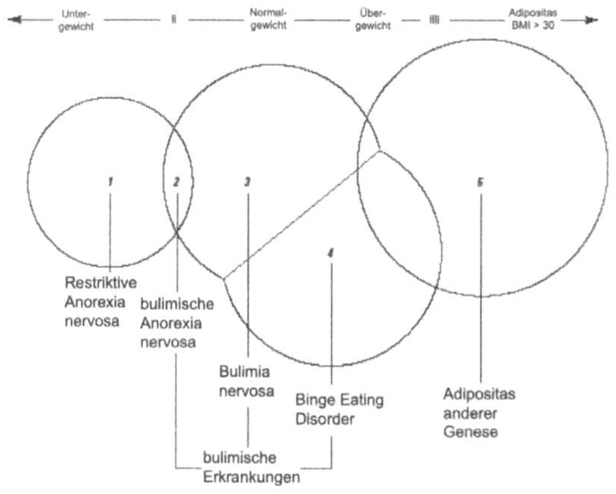

Abbildung 3.7.1: Diagnosespektrum der Essstörungen (aus Fichtner, 2003, S. 325)

3.7.1 Störungsverständnis

Die Häufigkeit von Bulimie in Deutschland (auf diese wollen wir uns hier konzentrieren) liegt bei 0,8 bis 3 %. Das Hauptrisikoalter ist 15 und 35 Jahre (Fichter, 2003). Das Spektrum der Essstörungen lässt sich anhand von Abb. 3.7.1 aufzeigen.

Soziokulturelle und biologische Faktoren bestimmen ebenso wie die individuelle psychische Belastung das Entstehen der Bulimie (Abb. 3.7.2).

> »Adoleszenz ist eine Zeit des Übergangs von der Kindheit zum Erwachsensein. Für das Individuum stellen sich in dieser Zeit neue Anforderungen, wie z. B. Leistungserwartungen in Ausbildung und Beruf, Beziehungsfähigkeit mit dem anderen Geschlecht und die Entwicklung der inneren Reife zur späteren Übernahme der Rolle als erwachsene Frau. Sowohl durch Fasten als auch durch Heißhungerattacken können Probleme und Konflikte vorübergehend unterdrückt werden. In der überschaubaren Arena des Essens oder Nichtessens kann sich die Essgestörte Kontrolle leichter beweisen als in der Komplexität des gesamten Lebens« (Fichter, 2003, S. 329).

Symptomtherapie Essstörungen (Bulimie)

- Kognition: dysfunktionale Gedanken reattribuieren
- Emotion: mit Gefühlen umgehen lernen (Emotionsregulation)
- Körper: realistische Körperwahrnehmung, Stressbewältigung
- Verhalten: interaktive Kompetenz, um sich vor Druck wirksam zu schützen
- Symptom: Exposition, Psychoedukation und Gewichtskontrolle und -management, z. B. Stimuluskontrolle: »Essen bei Hunger, nicht bei Druck.«
- Beziehungen: die Verantwortung nicht bei den anderen belassen, sondern selbst Verantwortung übernehmen

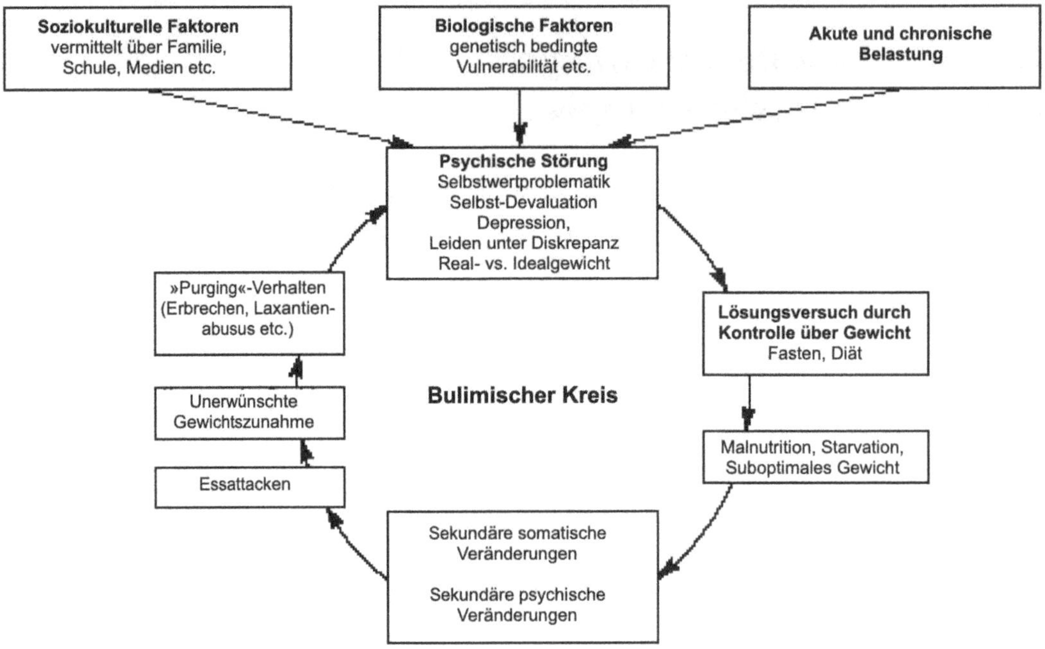

Abbildung 3.7.2: Ursachen, Auslöser und symptomaufrechterhaltende Faktoren bei Essstörungen. Starvation = Hunger, Malnutrition = Unterernährung, Devaluation = Abwertung (aus Fichtner, 2003, S. 328).

3.7.2 Therapie

> »Es ist wesentlich für das Verständnis von Essstörungen, und damit ihrer Behandlung, dass das Essverhalten (Essattacke mit nachfolgendem Erbrechen bzw. Fasten) der kurzfristigen emotionalen Stabilisierung dient. Dies verstärkt die Essstörung und führt langfristig immer tiefer in die Erkrankung hinein. Bei einer Therapie die direkt auf eine Reduzierung der Essstörungssymptomatik abhebt, sollte deshalb der Therapeut besonders beachten, dass dann der Patientin etwas genommen wird, was ihr kurzfristig half, ihre emotionale Balance wieder zu gewinnen. Parallel zu einer symptombezogenen Behandlung sollten in der Therapie auch Ängste, Unsicherheiten und das Gefühl, unter Druck zu stehen, bearbeitet werden« (Fichter, 2003, S. 329).

Das gestörte Essverhalten wird also kurzfristig nicht nur negativ, sondern vor allem positiv verstärkt. Da eine positive Verstärkung dringend benötigt wird, müssen wir eine andere anbieten, z. B. Selbstwirksamkeitserfahrung im Sinne der Fähigkeit, Einfluss auf die Essstörung nehmen zu können. Je besser wir die innere Situation der PatientIn verstehen, umso besser können wir ihr Brücken zu der benötigten Befreiung aus ihrer emotionalen Not bauen. Darauf ist Sulz (2015a) näher eingegangen.

Die Kognitive Verhaltenstherapie (CBT) versucht, auf dysfunktionale Gedanken einzuwirken, deren Erweiterung – die Affektiv-Kognitive Verhaltenstherapie (ACBT von Woolfolk und SBT) – konzentrieren sich direkt auf die Gefühle und die Emotionsregulation. Auf Symptomebene kann Exposition eingesetzt werden. Hinzu kommen Übungen zur Körperwahrnehmung und zum Umgang mit Stress inklusive interaktiver Kompetenz, sich vor interpersonellem Druck wirksam zu schützen. Psychoedukation und Gewichtskontrolle und -management finden von Anfang an statt, z. B. mittels Stimuluskontrolle: »Essen bei Hunger, nicht bei Druck.« In Beziehungen die Verantwortung nicht bei den anderen belassen, sondern selbst Verantwortung übernehmen. Bis zum Alter von 18 Jahren ist das Einbeziehen der Familie hilfreich.

3.7.3 Fallbeispiel

Nun zur Bulimiebehandlung eines konkreten Falls (aus Sulz, 2015a):

Fallspezifische Formulierung der Bedingungsanalyse

Makroebene (das Krankheitsgeschehen mit Auslösung und Aufrechterhaltung inklusive vertikaler Verhaltensanalyse)
Symptomauslösender Aspekt der Lebenssituation S: Frau F., 23 Jahre alt., studiert, wohnt bei ihren Eltern, hat einen zehn Jahre älteren Freund. Alle Beziehungen sind unbefriedigend und sie kann daran nichts ändern.

Person O: Frau F. sieht gut aus, ihre Figur ist schlank, ihr Gewicht ideal (60kg bei 170cm Körpergröße). Ihre Eltern sind eher leicht übergewichtig (Setpoint über Idealgewicht? Modell im Essverhalten?). Frau F. braucht sehr viel positive Zuwendung, Beachtung und Wertschätzung. Sie ist sehr empfindlich gegen deren Ausbleiben. Sie neigt zu Minderwertigkeitsgefühlen.

Reaktionen R: Unbefriedigt, frustriert, beleidigt frisst Frau F. den Ärger der ungenügenden Begegnungen mit den ihr wichtigen Menschen in sich hinein, bleibt aber ansonsten die freundliche, nette junge Frau, die viele mögen, auch wenn sie immer wieder kompliziert wird. Ihre Selbstunsicherheit überspielt sie sehr gut und lässt sich ihre Enttäuschungen nicht anmerken.

In ihrem Zimmer kommt es dann zu Fressattacken und anschließendem Erbrechen.

Symptomaufrechterhaltende Konsequenzen C: Frau F. verschafft sich über das Fressen einerseits kathartische Abfuhr aggressiver Tendenzen, zum anderen Befriedigung von Bedürfnissen. Dies sind positive Verstärkungen. Sie macht dies außerhalb ihrer wichtigen Beziehungen, ist einerseits dadurch unabhängig von diesen, verschont andererseits diese vor ihrem Ärger und ihren Forderungen, was ihres Erachtens zur Verschlechterung der Beziehungen führen würde. Das Erhalten von Schlankheit durch Erbrechen ist negative Verstärkung.

Mikroebene (konkret beobachtbare Situationen):
Typische Situation S: Frau F. kommt bedrückt von der Universität nach Hause und berichtet ihrer Mutter, dass sie bei einer Klausur nur eine Vier bekam, wo sie doch ein Einser-Zeugnis haben möchte. Ihre Mutter, selbst sehr ehrgeizig, sagt, das käme davon, dass sie sich von ihrem Freund dauernd ablenken lasse. Schließlich zahlten ja die Eltern das teure Studium.

Person O: Frau F. kann bei ungerechtfertigten Angriffen nicht schlagfertig zurückgeben. Und sie kann auch nicht die entstandene Frustration ihres Bedürfnisses nach Verständnis und Trost emotional oder kognitiv durch relativierende Neueinschätzung der Situation in den Griff bekommen. Sie braucht Mutters Verständnis und Wertschätzung und hat so große Angst, ihre Liebe zu verlieren, dass sie immer wieder versucht, Harmonie zu wahren oder schnell wiederherzustellen.

Reaktionen R: Frau F. rechtfertigt sich noch kurz, als ihre Mutter ihr die Vorwürfe macht. Obwohl sie innerlich empört ist, spricht sie dies nicht aus, sondern verstummt und spricht dann über etwas anderes. In ihrem Zimmer macht sie sich dann über ihre eigens für die Bulimieattacken herangeschafften Vorräte her. Später erbricht sie alles.

Symptomaufrechterhaltende Konsequenzen C: Frau F. führt ihren Ärger über das Fressen ab, zugleich befriedigt sie sich. Dadurch bereinigt sie das Problem mit der Mutter, ohne dass die Beziehung zu ihr strapaziert wird.

Fallspezifische Formulierung der Funktionsanalyse
Frau F. kann mithilfe der Bulimie Disharmonie aus der Beziehung zu ihrer Mutter, aber auch zu ihrem Freund halten. Intrapsychische Disbalancen entsorgt sie über Fressen und Erbrechen und bewahrt sich so die Aussicht auf weiteres oder künftiges Verständnis und Gemochtwerden.

Fallspezifische Formulierung der Therapieziele
Gesamtziel: Frau F. soll über ihre Bedürfnisse sprechen und verhandeln lernen. Sie soll ihre Gefühle wahrnehmen lernen und in der Beziehung klären können, z. B. durch ein Streitgespräch mit ihrer Mutter. Sie soll Disharmonie aushalten lernen und dabei die Erfahrung machen, dass die Beziehungsgestaltung dadurch besser wird.

Teilziele:

1. Frau F. soll sich Wissen über Ernährung und ihren Körper aneignen.
2. Frau F. soll sich ein individuelles Bedingungsmodell ihrer Störung erarbeiten.
3. Frau F. soll Gefühle und Bedürfnisse wahrnehmen und über sie sprechen lernen.
4. Frau F. soll Frustrationen besser tolerieren können und geringere Erwartungen, z. B. an ihre Mutter, haben.
5. Frau F. soll aktiv die Beziehungsgestaltung mit Mutter und Freund in die Hand nehmen, statt immer nur zu reagieren.
6. Frau F. soll Diät und Fressen-Erbrechen abbauen und mit Rückfallsituationen umgehen lernen.

Fallspezifische Formulierung des Therapieplans

Gesamtstrategie: Frau F. wird durch vermehrte Selbstwahrnehmung und Einnehmen eines eigenen Standpunktes an das Vertreten eigener Interessen herangeführt, sodass sie dafür sorgen kann, dass ihre Bedürfnisse befriedigt werden – nicht, weil die anderen so gnädig waren, sondern weil sie sich durchgesetzt hat. Dies ist zugleich ein neuer Umgang mit Frustrationen.

Therapieplan für Frau F:

a) Motivationsklärung und -aufbau
b) Informationsvermittlung über Ernährung und individuelles Störungsmodell erstellen
c) Anti-Diätberatung und Stimuluskontrolle des bulimischen Verhaltens
d) Übungen zur Körper-, Gefühls- und Bedürfniswahrnehmung
e) Übungen zur Kommunikation über Gefühle und Bedürfnisse (Rollenspiel)
f) Übungen, um sich im Streit durchsetzen zu können und Disharmonie auszuhalten (Rollenspiel)
g) Übungen zum strategischen Problemlösen, um zu lernen, Schwierigkeiten früh genug zu erkennen und klug damit umzugehen

Literatur mit Praxisanleitungen:

Hilbert, A. & Tuschen-Caffier, B. (2010). Essanfälle und Adipositas: Ein Manual zur kognitiv-behavioralen Therapie der Binge-Eating-Störung. Hogrefe.

Legenbauer, T. & Vocks, S. (2013). Manual der kognitiven Verhaltenstherapie bei Anorexie und Bulimie. Springer.

Wallace, M. A. (2011). Achtsamkeit statt Diät. Und warum essen Sie? CIP-Medien.

3.8 Trauma und Traumatherapie im Strategisch-Behavioralen Konzept

3.8.1 Durch Trauma induzierte Störungen

Ein Trauma wird definiert (ICD-10, Weltgesundheitsorganisation, 1994, S. 124) als: kurz- oder langanhaltende Ereignisse oder Geschehen von außergewöhnlicher Bedrohung mit katastrophalem Ausmaß, die nahezu bei jedem Verzweiflung auslösen würden.

Für die Psychotherapie ist der Begriff der Retraumatisierung wichtig (Maercker & Rosner, 2006, zit. von Maercker, 2013a, S. 16):

> »Als Retraumatisierung werden Vorgehensweisen bezeichnet, die die Patienten nur emotional belasten und keine nachhaltigen Erleichterungen verschaffen. In ihrer schlimmsten Form können sie, bedingt durch die mangelnden emotionalen Stabilisierungsmöglichkeiten des Traumatisierten, zu einer lang anhaltenden Verschlechterung führen. In der weniger schwerwiegenden Form kommt es zu einer Reaktualisierung des Traumas, die der Betroffene zwar selbst zu bewältigen imstande ist, die aber kurzfristig zu einer Verschlechterung führen kann.«

Trauma führt nicht in jedem Fall zu einer psychischen Störung (Maercker, 2013a, S. 28): Ein Sechstel bis ein Drittel der Traumata führt zu einer Posttraumatischen Belastungsstörung (1-Jahresprävalenz einer PTSD). Nach Kindesmissbrauch und nach Vergewaltigung bildet sich bei einem Drittel, bei einer lebensbedrohlichen Erkrankung bei einem Viertel und bei schwerer körperlicher Gewalt, schwerem Unfall sowie anderen Traumata bei 10 bis 13 % eine PTSD. Davon ist die Lebenszeitprävalenz einer PTSD zu unterscheiden, die nach einer Vergewaltigung 50 %, nach Misshandlung bzw. sexuellem Missbrauch in der Kindheit 30 % und bei Krieg 25 % beträgt. Dabei gehen die sogenannten »man made disasters«, also von Menschenhand verursachten Traumata mit einem deutlich höheren Schädigungspotenzial einher als in der Regel zufällig auftretende akzidentelle Katastrophen wie Unfälle oder Naturkatastrophen (Maercker, 1998).

Zu einer PTSD gesellen sich in 50 bis 100 % der Fälle komorbide psychische bzw. körperliche Erkrankungen wie Depression, Sucht, Somatisierung, Borderline-Störung, suizidales Syndrom und Erkrankungen von Herz und Kreislauf.

Symptomtherapie Trauma

Therapieziel sind die Veränderung der dysfunktionalen Interpretationen des Traumas und das Beenden der Vermeidung der Traumastimuli.

- 1. Aufbau einer stabilen, Sicherheit gebenden Beziehung zur Trauma-TherapeutIn
- 2. Erfassung der Intrusionen in Art und Ausmaß, der kognitiven Vermeidungen, der vermeidenden Verhaltensweisen, der dysfunktionalen kognitiven Interpretationen
- 3. Individuelles Trauma-Modell formulieren
- 4. Imaginative Exposition (in sensu)
- 5. Exposition in vivo
- 6. Unterstützung durch Bezugspersonen
- 7. PatientIn schreibt reflektierenden Abschlussbericht

Beachten: PatientIn entscheidet, TherapeutIn begleitet. Bei Dissoziationen starke Körperstimuli erzeugen.

Wir unterscheiden drei Trauma-Folgestörungen (ICD-10; Dilling et al., 1999; WHO, 1994; Steil, 2003; Maercker, 2013a):

a) Die akute Belastungsreaktion (F43.0) wird zwischen dem zweiten Tag und vier Wochen nach dem Trauma diagnostiziert. Im Vordergrund stehen innerhalb weniger Minuten anfänglich »Schock« oder »Betäubung« und Bewusstseinseinengung und Dissoziation (Amnesie oder Stupor, Derealisation, Depersonalisation, eventuell Desorientiertheit).
b) Die Posttraumatische Belastungsstörung PTBS (F43.1), deren Symptome innerhalb von sechs Monaten nach dem Trauma beginnen: 1. Intrusionen (Flashbackartiges Wiedererleben des Traumas), 2. Vermeidung von Situationen, Aktivitäten, Gefühlen und Gedanken, die mit dem Trauma assoziiert sind, 3. Hyperarousal (Schreckreaktionen, Hypervigilanz, Reizbarkeit, Konzentrationsstörungen, Schlafstörungen). Es kann auch ein umfängliches Vermeiden der gesamten Erinnerung an das Trauma vorliegen: Amnesie.
c) Entwicklungstraumastörung bzw. komplexe PTBS bzw. andauernde Persönlichkeitsveränderung entsteht nach Extrembelastung (F62.0) mit einem seit mindestens zwei Jahren bestehenden dauerhaften Zustand von kognitiver (Misstrauen, Dissoziation), emotionaler (Leere, Langeweile, Entfremdung) und psychovegetativer Fehlregulation (Nervosität, Somatisierung) sowie nach sozialem Rückzug.

3.8.2 Psychologische Modelle

Maerckers (2013b, S. 34) Rahmenmodell geht von fünf ätiologischen Faktoren aus, die Entstehung und Aufrechterhaltung der PTBS beeinflussen:

1. Risiko- versus Schutzfaktoren (prätraumatisch): vorausgehende Traumata, Alter zum Traumazeitpunkt, Intelligenz/Bildung, Geschlecht, Persönlichkeit
2. Ereignisfaktoren (peritraumatisch): Traumaschwere und Dauer, Interpretation, Dissoziation
3. Aufrechterhaltungsfaktoren (posttraumatisch): Vermeidung, kognitiv-emotionale Veränderungen (Sicherheitsüberzeugung, Vertrauen, Einflussattributionen, Intimitätsfähigkeit, Selbstachtung)
4. Ressourcen und gesundheitsfördernde Faktoren (posttraumatisch): Disclosure, soziale Anerkennung und Unterstützung, Kohärenzsinn
5. Posttraumatische Prozesse und Resultate: neurobiologische Veränderungen, Gedächtnisveränderungen, Störungsbilder, psychosoziale Konsequenzen (Partnerschaft, Beruf), posttraumatische Reifung (mehr Verbundenheit, Veränderungswillen, Bewältigungsmöglichkeiten, Glauben, neue Prioritäten)

Gedächtnismodelle gehen davon aus, dass Intrusionen so lange kommen, bis sie in das autobiografische Gedächtnis integriert werden können (Horowitz, 1997). Das Furchtstrukturmodell geht von der festen Verknüpfung von Stimuli mit Gedanken, Gefühlen (Angst, Ärger, Ekel) und Körperreaktionen aus, sodass eine häufige Aktivierung daraus resultiert und eine relative Löschungsresistenz der Konditionierungen besteht. Das duale Gedächtnismodell geht von einem verbal-kognitiven bewusstseinsfähigen (Hippocampus, deshalb top-down-aktivierbar) und einem szenisch-körperlich-emotionalen Gedächtnis aus (Amygdala), auf das nicht willkürlich Einfluss genommen werden kann, da es nur bottom-up aktivierbar ist. Es findet eine Dissoziation statt, sodass beide Systeme auseinanderklaffen.

Das Traumagedächtnis

- tritt durch Sinneseindrücke automatisch ins Bewusstsein,
- wird als gegenwärtig und unmittelbar jetzt stattfindend erlebt,
- bleibt unverändert im Gedächtnis gespeichert, was bei normalen Erinnerungen nicht der Fall ist,
- hat Auslöser, die so subtil sind, dass sie nicht bewusst werden,
- führt sehr schnell zu einer reflexhaften Reaktion,
- bildet Priming-Effekte, sodass mit dem Trauma assoziierte Stimuli Intrusionen auslösen.

Kognitive Modelle gehen davon aus, dass eine PTBS nur entsteht, wenn traumaspezifische Kognitionen anhalten. Ehlers und Clark (2000) sehen die Einschätzung gegenwärtiger Bedrohung als mögliche Folge der dysfunktionalen Interpretation des Traumas. Teilweise führen sie das Sich-bedroht-Fühlen auf die Verknüpfung des Traumagedächtnisses mit dem autobiografischen Gedächtnis zurück. Es entstehen Kognitionen und Vermeidungsverhalten, die der Reduktion der Bedrohung dienen sollen, aber die PTBS aufrechterhalten. Als Therapieziel ergeben sich daraus die Veränderung der dysfunktionalen Interpretationen des Traumas und das Beenden der Vermeidung der Traumastimuli.

Steil (2003) zeigt in Tab. 3.8.1, wie eine Traumatherapie aufgebaut sein kann.

Tabelle 3.8.1: Therapieplan für eine kognitiv-behaviorale Behandlung der PTBS (aus Steil, 2003, S. 290)

Therapieplan für eine kognitiv-behaviorale Behandlung der PTB
Dauer einer Sitzung: 90 Minuten, ein- bis zweimal wöchentlich *Obligatorisches in jeder Sitzung:* 1. Fragen am Ende: »Gab es etwas, was Sie so sehr gestört hat oder Ihnen so unangenehm war, dass es Sie daran hindern könnte, wiederzukommen?« »Was war heute das Wichtigste für Sie?« 2. Hausaufgabe: Tonbandaufnahme der Sitzung anhören 3. Beginn: Hausaufgabe besprechen, imaginatives Nacherleben des Traumas mit Einschätzung der Belastung durch Intrusionen während der vergangenen Woche von 0 (gar nicht) bis 100 (maximal/extrem)
Sitzung 1: Erstgespräch 1. Informationen gewinnen über Traumatisierung und Symptomatik 2. Beziehungsaufbau!! Therapieziel? 3. Psychoedukation über Folgen einer Traumatisierung/Entlastung der PatientIn/Normalisierung der Symptome 4. Störungsspezifische Diagnostik/individuelles Modell erarbeiten 5. Theorie des imaginativen Nacherlebens erarbeiten, eventuell Experiment zur Gedankenunterdrückung 6. Einstieg in kognitive Intervention *Hausaufgabe:* Tagebuch zu Intrusionen führen (sieben Tage lang), Selbstbeurteilungsinstrumente ausfüllen, Intrusionen in verabredeten Zeiten nicht bekämpfen
Sitzung 2: Diagnostik/Beginn kognitiver Intervention 1. Diagnostik mithilfe eines klinischen Interviews 2. Nacherleben des Traumas, weitere Exploration der Interpretationen/Bedeutungen 3. Beginn der Umstrukturierung bei einem zentralen dysfunktionalen Gedanken 4. Aufrechterhaltende Verhaltensweisen aufgeben (Gedankenunterdrückung, Grübeln etc.) *Hausaufgabe:* Imaginatives Nacherleben, eventuell spezifische Hausaufgabe passend zur kognitiven Umstrukturierung (z. B. Verhaltensexperiment)
Sitzungen 3 und 4: Kognitive Intervention 1. Nacherleben des Traumas, weitere Exploration der Interpretationen/Bedeutungen 2. Fortsetzen der kognitiven Intervention bei gleichem bzw. anderen dysfunktionalen Gedanken *Hausaufgabe:* Imaginatives Nacherleben, eventuell Verhaltensexperimente, Übungen zur Implementierung neuer, hilfreicher Gedanken
Sitzung 5: Kognitive Intervention, Rekonstruktion des Traumas 1. Falls möglich, Besuch des Ortes der Traumatisierung; Achtung: Nie reale Gefahr!! 2. Genaue Rekonstruktion des Geschehenen, unterscheiden zwischen damals und heute, bewusst auf Unterschiede achten 3. Überprüfen der Interpretationen *Hausaufgabe:* Imaginatives Nacherleben, eventuell Verhaltensexperimente, eventuell In-vivo-Exposition
Sitzungen 6 bis xx: Kognitive Intervention 1. Fortsetzung der kognitiven Intervention 2. Eventuell neue Sicht in das Nacherleben integrieren, eventuell. mit Imaginationstechniken 3. Aufrechterhaltendes Verhalten weiter modifizieren 4. Wenn nötig/hilfreich, Angehörige mit einladen zu Informationssitzung und Planung *Hausaufgabe:* Je nach Themen der Sitzungen

Therapieplan für eine kognitiv-behaviorale Behandlung der PTB
Abschlusssitzung der Behandlung: Rückfallprophylaxe, Abschied *Kriterien für Beendigung der Behandlung:* Imaginatives Nacherleben: Belastung unter 20, keine Intrusionen mehr, kaum Vermeidung mehr (Tagebuch abermals über sieben Tage einsetzen) – Resümee: Was hat sich alles verändert? – Sammeln: Was hat die PatientIn an Techniken erlernt, die sie mittlerweile selbstständig anwenden kann? – Plan für den zukünftigen Umgang mit Intrusionen, belastenden Gedanken, Vermeidung etc.
Katamnesen: Wenn erforderlich, weitere kognitive Intervention, weitere Veränderung aufrechterhaltenden Verhaltens, genaue Analyse aufgetretener schwieriger Situationen, Schlussfolgerungen

Die typischen kognitiven Interventionen werden in Tab. 3.8.2 zusammengefasst (Steil, 2003, S. 291).

An erster Stelle steht im Erstgespräch der Aufbau einer stabilen, Sicherheit gebenden Beziehung zur Trauma-TherapeutIn, in der

- die PatientIn größtmögliche Selbstbestimmung hat,
- die TherapeutIn sich als belastbar zeigt,
- Kritisches anspricht und
- sehr empathisch reagiert.

Erst in der zweiten Sitzung beginnt die spezielle Trauma-Diagnostik mit (Symptomanalyse, VDS14, PDS-Fragebogen). Deren Ergebnis ist die Erfassung

- der Intrusionen in Art und Ausmaß,
- der kognitiven Vermeidungen,

Tabelle 3.8.2: Typische kognitive Techniken in der Behandlung der PTBS (Steil, 2003, S. 291)

Techniken	**Beispiele**
Demonstrationen zum Zusammenhang zwischen Gedanken und Gefühlen	»Immer, wenn ich denke, dass ich es hätte verhindern können, fühle ich mich noch trauriger und schlechter.«
Betrachtung von Befürchtungen und Erwartungen als Hypothesen, die man testen kann, sowie der Gebrauch von Wahrscheinlichkeitsschätzungen	»Sie befürchten, dass Sie nicht mehr aufhören können zu weinen, wenn Sie mir genau erzählen, was vorgefallen ist. Haben Sie schon einmal einen Menschen erlebt, der bei einer traurigen Erinnerung nie mehr aufhören konnte zu weinen? Wie wahrscheinlich ist es, dass Sie drei Stunden lang weinen werden?«
Beweissammlung und Verhaltensexperimente, um Überzeugungen und Erwartungen zu überprüfen und die logische Analyse von Gedanken und Überzeugungen	»Wenn Sie sich an das Ereignis erinnern, dann denken Sie, Ihr Leben sei ruiniert. Was meinen Sie genau damit? Bedeutet das, dass in Ihrem Leben nie mehr etwas Positives wird passieren können? Welche Bereiche in Ihrem Leben sind Ihnen wichtig? Welche Dinge genießen Sie in Ihrem Leben? Auf welche Dinge in der Zukunft könnten Sie sich sogar freuen?«
Advocatus-diaboli-Technik	»Sie werfen sich vor, dass Sie sich als Kind nicht gegen die sexuellen Übergriffe Ihres Vaters gewehrt haben. Ich würde gerne genau wissen, warum Sie sich nicht gewehrt haben. Wie kam es dazu?«
PatientIn helfen, sich mit den Augen des Menschen zu sehen und zu beurteilen, die sie vor der Traumatisierung oder währenddessen war, bzw. ihr Handeln auf der Grundlage der Informationen zu beurteilen, die ihr vor oder während des Traumas zur Verfügung standen	»Sie grübeln darüber nach, warum Sie an diesem Tag trotz Nebel und ihrer Erkältung mit dem Auto gefahren sind. Sie haben, so sagen Sie, den Radfahrer, der vom Radweg abkam, einfach nicht gesehen, und Sie meinen, Sie hätten seinen Tod verhindern können, wenn Sie das Auto nicht benutzt hätten. Was dachten Sie an jenem Morgen, bevor Sie losfuhren? Als wie groß schätzten Sie das Risiko an diesem Morgen, dass Sie eventuell den Tod eines anderen Menschen mit herbeiführen könnten, wenn Sie sich in das Auto setzen und losfahren?«
Entwicklung alternativer und hilfreicher Gedanken und Erwartungen	»Wenn ich anderen von den belastenden Erinnerungen erzähle, werde ich vielleicht recht traurig werden und weinen müssen, aber das wird vorübergehen. Ich werde nicht die Kontrolle über mich verlieren, und die anderen werden wahrscheinlich gut verstehen können, warum ich so traurig bin. Ich werde mich vielleicht nicht mehr so isoliert fühlen, wenn ich über meine Erinnerungen sprechen kann.«

- der vermeidenden Verhaltensweisen und
- der dysfunktionalen kognitiven Interpretationen.

Steil (2003) empfiehlt, hierzu ein siebentägiges Trauma-Tagebuch führen zu lassen, in dem Zeitpunkt, Auslöser, Inhalt, automatische Gedanken, Belastungsgrad und daraus folgende Reaktionen festgehalten werden.

Mit diesen Informationen kann ein individuelles Trauma-Modell formuliert werden. Es geht nach Steil (2003) von den belastendsten Intrusionen aus:

- Auslöser (ein älterer männlicher Verwandter legt seinen Arm um Schultern)
- Traumatische Erinnerungen (z. B. sexueller Missbrauch durch den Stiefvater)
- Primäre Gefühle (z. B. Ekel, Angst, Hilflosigkeit)
- Automatische dysfunktionale Gedanken (»Ich bin verantwortlich, hätte mich wehren müssen«)
- Sekundäre Gefühle mit vermeidender Funktion (Schuldgefühl, Selbsthass)
- Reaktion als vermeidendes Verhalten (Ablenken, Grübeln, gereiztes Verhalten)

Wir erkennen, dass die Abfolge in dieser Reaktionskette ganz ähnlich ist wie die SBT-Reaktionskette zum Symptom. Das gemeinsame reflektierende Ordnen der Abläufe ermöglicht ein erstes Zusammenfügen der Erinnerungs-Puzzlesteinchen und eine positive Erfahrung, dass dieses Herangehen an das Trauma zu dessen Bewältigung beitragen kann. Der nächste Schritt ist die imaginative Exposition (in sensu).

Die PatientIn stellt sich

- mit geschlossenen Augen
- die Traumasituation bildlich vor
- und spricht darüber, was sie jetzt wahrnimmt,
- in Gegenwartsform und
- ohne die Gefühle und Gedanken zu hemmen.

So erlebt die PatientIn bereits die von der TherapeutIn als notwendige Maßnahme eingeleitete Exposition als zwar schmerzlich, aber doch mit begrenzter Angst ohne maximale Panik und danach das Absinken des Arousals als Grund zur Zuversicht. Sie hat gelernt, dass nicht das Trauma an sich, sondern seine dysfunktionalen Gedanken und Vermeidungsreaktionen die PTBS bestimmen und aufrechterhalten.

Nach dem Arbeiten mit inneren Bildern und bildhaften Erinnerungen können externe Stimuli (In-vivo-Exposition) herangezogen werden (den Ort aufsuchen, Gegenstände betrachten, Personen begegnen).

Steil (2003) hält für entscheidend, mit welchem TherapeutInnenverhalten die PatientIn begleitet wird:

- Auf Furcht vor der Exposition und dem Begegnen mit dem Trauma eingehen
- Exposition erst beginnen, wenn die PatientIn sich dazu entschlossen hat
- Bei Pausen nachfragen, was gerade innerlich passiert
- Bei dissoziativen Phasen aus der Situation gehen, den Körper wahrnehmen bzw. starke Körperstimuli herstellen, die in die Gegenwart zurückführen
- In der Nachbesprechung das Ergebnis mit den Befürchtungen zuvor vergleichen
- Der PatientIn die Entscheidung zum Abbrechen überlassen

Die kognitiven Interventionen konzentrieren sich auf die dysfunktionalen Interpretationen, Bewertungen und Vorhersagen. Diese werden disputiert und empirisch geprüft, soweit situativ möglich. Neue Einschätzungen werden in der Imagination mit dem Traumaerlebnis verknüpft und so mental geübt. Zur Reattribuierung der internen Zuschreibung von Schuld empfiehlt Steil (a. a. O.) einen Verantwortungskuchen, in den Verantwortlichkeiten verschiedener Beteiligter eingezeichnet werden. Es kann das Beenden der Gedanken- und Erinnerungsunterdrückung und des Grübelns folgen – jeweils von der Betrachtung des individuellen Trauma-Modells ausgehend. Von der vermeidenden Funktion chronischen Ärgers und Gereiztheit ausgehend, kann versucht werden, die emotionale Begegnung mit dem Trauma herzustellen und die primären Gefühle zu nutzen, um eine affektive und reflektierende Verarbeitung des Traumas zu ermöglichen.

Dazu gehört, dass die PatientIn nicht allein bleibt, sondern Unterstützung durch Bezugspersonen erhält, die über das Trauma und einen förderlichen Umgang mit den TraumapatientInnen aufgeklärt werden.

Für den Abschluss der Behandlung empfiehlt Steil (2003) einen schriftlichen Bericht der PatientIn, in dem diese ihren Weg der Bewältigung ihres Traumas beschreibt und reflektiert. Auch welche Bewältigungsstrategien sie sich für die Zukunft angeeignet hat und wie sie diese selbstständig bei welchen kritischen Situationen anwenden wird.

Literatur mit Praxisanleitungen:

Butollo, W. (1997). Traumatherapie. Die Bewältigung schwerer posttraumatischer Störungen. CIP-Medien.

König, J., Resick, P. A., Karl, R. & Rosner, R. (2012). Posttraumatische Belastungsstörung: Ein Manual zur Cognitive Processing Therapy. Hogrefe.

Boos, A. (2014). Kognitive Verhaltenstherapie nach chronischer Traumatisierung: Ein Therapiemanual. Hogrefe.

4
Kompetenz-Aufbau

4.1 Fertigkeitentraining und Kompetenzaufbau inklusive Rollenspiel[1]

Das Arbeitsmodul Fertigkeitentraining (Abb. 4.1.1) ist zugleich die zweite der drei Säulen der Psychotherapie. Es gliedert sich in sehr viele Teilkompetenzen, für die einzelne spezifische Interventionen zur Verfügung stehen.

Das Fertigkeitentraining ist nach der Symptomtherapie die zweite Säule der Therapie (die dritte ist die motivationale Klärung und Persönlichkeitsentwicklung).

Wenn die Symptomtherapie stagniert, weil Fertigkeiten fehlen, um in der Symptomtherapie voranzukommen, wird auf das Fertigkeitentraining zurückgegriffen. Viele Fertigkeiten haben die PatientInnen zwar, wenden sie aber nicht an. Auch dies ist eine Indikation für das Fertigkeitentraining. Ausgangspunkte des Fertigkeitentrainings können Problemsituationen, Problemmotive (Bedürfnisse oder Ängste, Aggressionen) oder Problemverhalten sein.

Das Einüben von kompetenten Verhaltensweisen durch ein Fertigkeitentraining ist einer der traditionellen Interventionsschwerpunkte der Verhaltenstherapie. Das zugrundeliegende Veränderungsprinzip des Lernens am Erfolg wird in seiner therapeutischen Wirkung heute als verstärkerorientierter Vorgang verstanden, durch den Kognitionen direkt umstrukturiert werden. Der Erfolg der Handlung verstärkt deren Auftretenswahrscheinlichkeit und das Selbstbild ändert sich durch die Erfahrung von Selbsteffizienz und be-

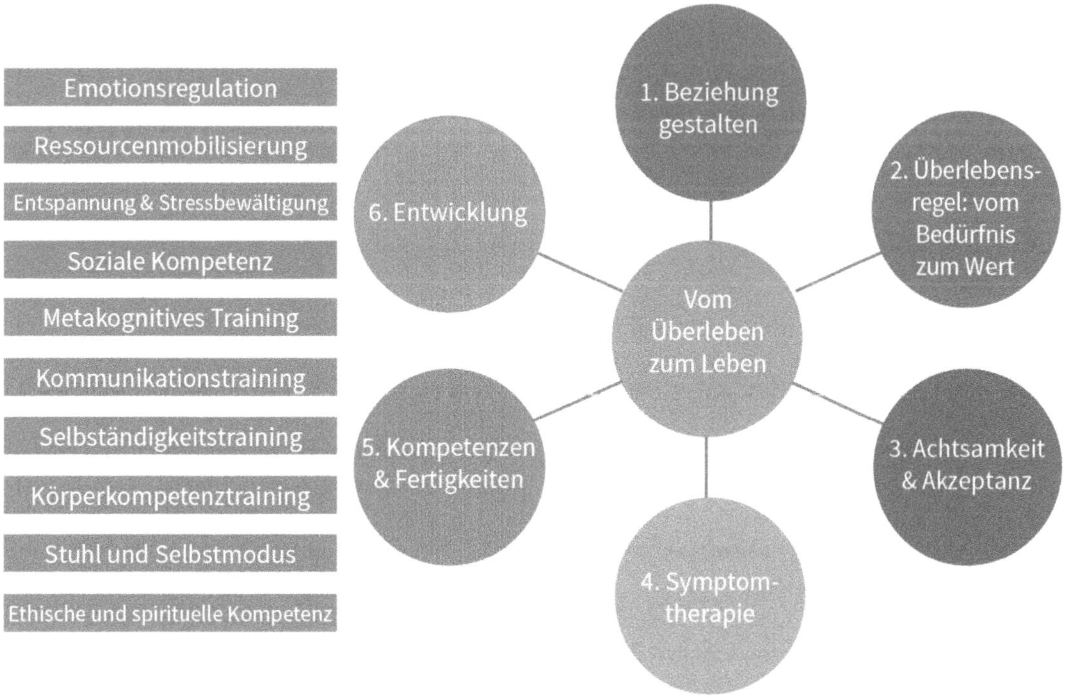

Abbildung 4.1.1: Arbeitsmodul Fertigkeitentraining und Kompetenzaufbau

1 Gekürzt und überarbeitet aus Sulz, 2011a.

wirkt das so wichtige Selbstwirksamkeitsgefühl. Mindestens so bedeutsam ist dabei der Vorgang des Modelllernens, wenn beim Rollenspiel die TherapeutIn das kompetente Verhalten zeigt. Das Üben ist ein Vorgang der Selbstkontrolle, denn zunächst überwiegen dabei noch die aversiven Aspekte (etwas noch nicht gut können, etwas machen müssen, was einem nicht liegt, Angst vor der negativen Reaktion der anderen Menschen etc.). Nur wenn die PatientIn den Wunsch, es zu können, in die Entscheidung umsetzt, es zu tun, und wenn sie mit der Kraft ihres Willens am Üben bleibt, bis das Verhalten so gut gekonnt wird, dass es durch die eingebrachten Erfolge von selbst quasi auftritt, eine Automatisierung also stattgefunden hat, ist das Fertigkeitentraining erfolgreich. Das Prinzip des Überlernens ist der einzig sichere Weg, um zu verhindern, dass Übungen abgebrochen werden, bevor ein Verhalten stabil installiert ist. Tritt eine Generalisierung auf andere Situationen auf, so ist es wirklich zu einer Fertigkeit geworden.

Fertigkeitentraining und Kompetenzaufbau

Fertigkeitentraining (Skills-Training) beinhaltet:
- Modell (TherapeutIn ist Vorbild)
- Rollenspiel (PatientIn spielt das Verhalten)
- Lernen durch Üben (Üben in der realen Situation)
- Überlernen (nicht nur, bis es einmal gekonnt wird)
- Lernpyramide (alte Übungen laufend wiederholen)
- Automatisierung (benötigt keine bewusste Selbstkontrolle mehr)
- Generalisierung (Transfer auf andere Kontexte)

4.1.1 Von der Situation ausgehendes Training der Fertigkeiten

Wird das Fertigkeitentraining von der Problemsituation aus angegangen, so ist die Situationsanalyse der Ausgangspunkt. Die PatientIn kann hierzu für sie problematische Situationen sammeln. Hier kann der VDS23-Situationsfragebogen helfen. Das Gefühl der PatientIn in dieser Situation verrät deren Bedeutung, vor allem, wenn gesagt werden kann, welcher Aspekt der Situation dieses Gefühl auslöste. Das Verhalten der PatientIn, die Auslöser, ihre Intention und die Auswirkungen auf die Beziehung mit dem Gegenüber können ebenso herausgearbeitet werden. Die Nachteile haben den Änderungswunsch geschaffen und führen auch hin zu einem Änderungsziel sowie zu Lösungswegen, die das Ziel erreichen lassen. Die Fantasie des Gehens dieses Lösungswegs erzeugt bei der PatientIn negative Gefühle, denn aus gutem Grund hat sie bisher nicht zu dieser Alternative gegriffen. Das emotionale Erfassen dieses therapeutischen Widerstands hilft, an der richtigen Stelle mit dem Üben anzusetzen:

Von der Situation zum Gefühl und zum Verhalten, das eine neue Fertigkeit ist:
- Eine typische Problemsituation ist ...
- Mein Gefühl dabei ist ...
- Dieses Gefühl wird ausgelöst durch ...
- Ich verhalte mich so ...
- Die Auswirkungen auf meine Beziehungsgestaltung sind ...
- Wozu verhielt ich mich bisher so? Welche Nachteile hätte ein neues Verhalten?
- Was würden Sie daran gern ändern? Wie könnten Sie dies ändern? Wer/was hindert Sie daran?
- Welches Gefühl entsteht? Was wollen Sie aus diesem Gefühl heraus tun?
- Welches Verhalten ist funktional/erfolgversprechend?
- Was brauche ich, um so zu reagieren?
- Wie kann ich dies herstellen?

4.1.2 Vom Verhalten ausgehendes Training der Fertigkeiten

Wir können Alltagsverhalten in seinen Komponenten Wahrnehmung, kognitive Bewertung, Kommunikation, Verhaltenssteuerung und Handlung untersuchen und verändern, aber auch Verhalten in außergewöhnlichen Stress- und Notsituationen (Sulz, 1997):

Fähigkeiten der Wahrnehmung, der Bewertung, der Kommunikation, des Handelns:

- Realistische Wahrnehmung der Situation und der eigenen Person (eigene Bedürfnisse, Ängste, Gefühle, was mein Gegenüber braucht, fürchtet, fühlt, wirklich tut)
- Sozial-kognitive Einschätzung des Interaktionsprozesses
- Die Situationsadäquatheit des eigenen Fühlens und Handelns und diejenige des Gegenübers einschätzen können

Wirksamkeit eigenen Verhaltens:
- Gefühle direkt ausdrücken können
- Aus einem Gefühl heraus handeln können
- Dem Gegenüber klar zeigen können, was man will und was man nicht will
- Sich so verhalten können, dass das Gegenüber tut, was man braucht, und dass sie nicht tut, was man von ihr fürchtet

Fähigkeiten des Umgangs mit Stress- und Notsituationen:
- Art und bisherige Wirksamkeit von Stress- und Krisenbewältigungsstrategien einschätzen können
- Fähigkeit, neue Stressreduktionsmöglichkeiten zu (er-)finden
- Befähigung, neue Wege aus einer Krise zu finden und zu begehen
- Leidenskapazität, um unvermeidbaren psychischen Schmerz zu tolerieren
- Bereitschaft, ein zunächst unerträglich erscheinendes Schicksal anzunehmen
- Können, das übrig gebliebene Leben sinnvoll zu gestalten

4.1.3 Verhaltenstherapeutisches Rollenspiel

Kernstück des Fertigkeitentrainings ist oft das Rollenspiel. Es ist hier in erster Linie das übende Rollenspiel im Gegensatz zum diagnostischen Rollenspiel gemeint. Es ist nach der kognitiven Vorbereitung der Beginn einer Interventionskette bis zur Zielerreichung.

Beschreibung: Im Rollenspiel wird das neue Verhalten ausprobiert (Verhaltensprobe) und bis zur nächsten Sitzung in der realen Situation so lange geübt (Hausaufgabe), bis es automatisch auftritt (Automatisierung) und bis es auch in anderen Kontexten auftritt (Generalisierung) und bis das gesteckte Ziel erreicht ist (Zielerreichungsskalierung).

Vorbereitung: In der Therapiesitzung wird eine zuvor besprochene Situation mit verteilten Rollen gespielt. Meist wird vorher das Drehbuch der Situation festgelegt, sodass jede Rolle genaue Anweisungen hat, welches Verhalten sie als Reaktion worauf und wie zeigen soll. Ziel ist, ein neues Verhalten auszuprobieren, eventuell nur die Erfahrung zu machen, wie sich das in der speziellen Situation oder genau dieser Person gegenüber anfühlt und dass es richtig, erlaubt, ungefährlich ist. Oder es einzuüben als ein Verhalten, das bisher noch nicht gekonnt wurde.

Folgendes *Vorgehen beim Rollenspiel* hat sich bewährt:

a) Genaue Situations- und Verhaltensanalyse
b) Funktionsanalyse: Wozu verhielt ich mich bisher so? Welche Nachteile hätte ein neues Verhalten?
c) Neues Verhalten genau festlegen
d) Drehbuch der Interaktionskette festlegen
e) TherapeutIn und eine ausgesuchte SpielerIn spielen die Situation vor, die TherapeutIn in der Rolle der PatientIn
f) Kurze Nachbesprechung, die dazu führen soll, dass die PatientIn sich entscheidet, dieses Verhalten als gute Alternative zu akzeptieren und auszuprobieren
g) PatientIn wiederholt ihre Rollenbeschreibung, was sie wie und wozu macht und worauf sie achten wird
h) PatientIn und dieselbe SpielerIn spielen
i) TherapeutIn gibt Feedback (als Modell), danach alle Gruppenmitglieder
j) Falls erforderlich: Wiederholung mit den neu vorgeschlagenen Veränderungen des Verhaltens, danach wieder Feedback (Wie gelangen die Veränderungen?)

Zwar ist in jeder Situation unterschiedliches Verhalten erforderlich, aber oft sind folgende *Verhaltensaspekte* von Bedeutung:

a) Aufrechte Körperhaltung
b) Stabiler Stand
c) Entspannte Muskeln (Schultern, Nacken, unterer Rücken, Gesichtsmuskeln)

d) Blickkontakt halten
e) Entscheidung zum neuen Verhalten
f) Genügend laut sprechen
g) Deutlich sprechen
h) Betonung der Worte mit dem Inhalt in Übereinstimmung bringen
i) Ablehnende Worte des anderen sind Stichwort für meine Stellungnahme
j) Wenn der andere ausweicht oder ablenkt, immer wieder mein Anliegen oder meinen Standpunkt wiederholen, eventuell stereotyp
k) Dem anderen durch Warten auf seine Antwort die Aufgabe geben, eine Lösung zu finden
l) Auch wenn keine Einigung erzielt werden konnte, dem anderen danken für das Gespräch

TherapeutInnenverhalten: Wie die TherapeutIn sich beim Rollenspiel verhalten soll, ist hinreichend bekannt und soll ebenfalls nur kurz beschrieben werden:

a) Entängstigend, empathisch, nicht Druck machend
b) Aktiv unterstützend, Mut machend, Hilfestellung gebend
c) Im Demonstrations-Rollenspiel vorbildhaft (nicht zu perfekt) als Modell vorgehen
d) Nach dem Rollenspiel die PatientIn sehr loben (extravertiert, expressiv, begeistert)
e) Anfänglich loben fürs Mitmachen beim Rollenspiel
f) Später differenziell verstärken, was daran auf welche Weise gut war
g) Erst nach dem Ansprechen der gelungenen Verhaltensaspekte falsches Verhalten konstruktiv rückmelden: »Beim nächsten Mal vielleicht noch etwas lauter sprechen.« Falsch wäre: »Sie haben zu leise gesprochen!«
h) Auf diese Weise den Gruppenmitgliedern als Modell für verstärkendes und konstruktiv kritisierendes Verhalten dienen
i) Wenn ein Gruppenmitglied negatives Feedback gibt, um Wiederholung in konstruktiver Form bitten; darauf achten, dass zuerst das Gelungene und erst danach das weniger Gelungene zurückgemeldet wird

Probleme beim Rollenspiel: Immer wieder sind auch erfahrene TherapeutInnen in einer schwierigen Situation, wenn folgende Probleme auftreten:

a) PatientIn verweigert Rollenspiel: Ermuntern, Hilfestellung versichern, sonst jemand anderen vorziehen
b) PatientIn vergisst ihren Text: Soufflieren, notfalls Spickzettel in die Hand geben
c) PatientIn erfindet anderen Text: Wenn es kein Synonym ist, den richtigen Text vorsagen und wiederholen lassen
d) PatientIn weicht in den geforderten nonverbalen Verhaltensaspekten vom Drehbuch ab: Regieanweisung dazwischen geben, z. B. »Laut und bestimmt sprechen!«
e) PatientIn kürzt die Situation erheblich ab: Bitten, die ganze Sequenz zu Ende zu spielen
f) PatientIn sagt mittendrin: »Nein, ich kann das nicht!« Explorieren, was der genaue Hinderungsgrund ist (Angst, Schuldgefühl, Scham, ein Verbot, Überzeugung, was trotz Vorgespräch eine Barriere bleibt); Verbot aufheben, Mut zusprechen, neuerliche Entscheidung herbeiführen, hilfreiche (innerlich gesprochene) Selbstinstruktion anbieten, z. B.: »Ich habe ein Recht, das zu verlangen!«
g) PatientIn übertreibt stark: Ihre Interaktion auf das zuvor besprochene Maß reduzieren (Übertreibung ist meist Vermeidung)

Hausaufgaben: Auch wenn TherapeutInnen und PatientInnen das Wort Hausaufgaben nicht lieben, so gibt es sie doch im Fertigkeitentraining und beim Etablieren der im Rollenspiel geübten Verhaltensweisen. Dabei sollte Folgendes beachtet werden:

a) Genau festlegen,
   - welche Situation
   - wo
   - mit welcher Person
   - auf welche Weise (genauso wie jetzt geübt)
   - mit welchem Ziel
   - unter Beachtung welcher Aspekte
   - wann
   - wie oft geübt werden soll.
b) Protokollierung vereinbaren, Protokoll mitbringen lassen
c) Probleme, die am weiteren Üben hindern, telefonisch besprechen, um das Weiterüben zu ermöglichen
d) Selbstverstärkung für die Durchführung der Übungen vereinbaren

Diese Empfehlungen helfen der TherapeutIn, sich vor dem unangenehmen Moment zu Beginn der nächsten Therapiesitzung zu schützen, in dem die PatientIn sonst berichtet, dass sie die vereinbarten Übungen nicht gemacht hat. Besser wäre es, wenn die PatientIn bereits so sehr im Modus des Selbstmanagements wäre, dass es dieser Vereinbarungen nicht bedarf. Aber im ersten Drittel der Therapie kann meist nicht von dieser Selbstständigkeit ausgegangen werden. Trotzdem sollte von Anfang an darauf hingearbeitet werden, dass nicht die TherapeutIn Aufgaben gibt, sondern dass die PatientIn sich zu einem einwöchigen Änderungsprojekt entscheidet und mit der TherapeutIn lediglich bespricht, welche Hindernisse auftreten können. Andernfalls wird ein Lehrer-Schüler-Verhältnis etabliert, das den Widerstand gegen Fremdbestimmung wachsen lässt. Ein innerer Konflikt der PatientIn wird dann externalisiert und in die therapeutische Beziehung übertragen. Dominanz oder Führungsschwäche der TherapeutIn bestimmen dann, wie viel die PatientIn macht (siehe das Kapitel über die therapeutische Beziehung).

Die weiteren Trainingsmodule des Fertigkeitentrainings finden sich nach dem Kapitel zur Ressourcenanalyse und -utilisierung in eigenen Kapiteln (Stressbewältigung und Entspannung, Emotionsregulation, soziale Kompetenz, Metakognitives Training, Kommunikationstraining, Selbstständigkeitstraining, Körperkompetenz, Ethische und spirituelle Kompetenz) sowie in Linden und Hautzinger (2015) und in Siegl und Reinecker (2005).

Literatur mit Praxisanleitungen:

Linden, M. & Hautzinger, M. (2015). Verhaltenstherapiemanual (8. Auflage). Springer.

Siegl, J. & Reinecker, H. (2005). Verhaltenstherapeutische Interventionen. In E. Leibing, W. Hiller & S. K. D. Sulz (Hrsg.), Lehrbuch der Psychotherapie Band 3: Verhaltenstherapie (S. 123–156). CIP-Medien.

Sulz, S. K. D. (2012a). Psychotherapie-Grundkurs und Praxisleitfaden: Therapiedurchführung in Klinik und Praxis. PKP-Handbuch. CIP-Medien.

4.2 Ressourcenanalyse und Ressourcenmobilisierung

Psychotherapie ist Problemlösung. Um ein Problem lösen zu können, brauche ich Wissen über das Problem, dessen Entstehung und über mögliche Lösungen, eine Lösungs-Strategie und Ressourcen. Ressourcen können neben Erfahrung auch problembezogene Fähigkeiten und Fertigkeiten sein sowie Werkzeuge und Ausrüstung, aber auch sonstige innere und äußere Ressourcen, die z. B. Kraft, Vertrauen und Selbstvertrauen sowie Zuversicht geben.

Man kann auch vor jeglicher Symptombildung nach den persönlichen Ressourcen eines jeden Menschen fragen. Was sind wertvolle immaterielle und materielle, innere und äußere Ressourcen eines Menschen? Wie leicht sind sie zugänglich? Wie können sie wirksam eingesetzt werden? Das sind die zentralen Fragen einer Ressourcenanalyse, auf die im nächsten Abschnitt eingegangen wird.

4.2.1 Ressourcenanalyse

Ressourcenbereiche
Der VDS26-Ressourcenanalyse-Fragebogen gliedert sich in 19 Bereiche auf und enthält insgesamt 91 Items. Die Ressourcen-Bereiche sind in Abb. 4.2.1 wiedergegeben (Sulz et al., 2011d).

Wir können innere und äußere Ressourcen unterscheiden (siehe Kasten).

Art und Ausmaß der vorhandenen Ressourcen stehen in keinem Zusammenhang mit psychischer Erkrankung oder mit dysfunktionalen Persönlichkeitszügen, sind also ein Bereich, der nichts mit psychischer Störung zu tun hat. Für die Therapieplanung ist bedeutsam, dass innere Ressourcen prinzipiell jederzeit verfügbar sind, ohne Zutun der Umwelt. Sie sind ein Reichtum, der nichts kostet. Sie können das Selbstgefühl eines Menschen ebenso bestimmen wie seine äußeren Ressourcen. Aller-

Ressourcenanalyse und Ressourcenmobilisierung

Innere Ressourcen sind:
- Vorlieben, Erwartungen, Überzeugungen
- Werte und Gefühle
- Fantasien, Ziele-Pläne-Wünsche und Lust auf etwas
- Eigenschaften, Fähigkeiten, Errungenschaften
- Bedürfnisse
- Beliebtheit

Äußere Ressourcen sind:
- Lebensbereiche
- Interessen und Musik
- Primärfamilie
- Zuhause/Familie (Tochter, Sohn, Garten)
- Beziehungen zu weiteren Personen

Innere und äußere Ressourcen sind:
- Religion, Überzeugungen, Belastungen
- Erinnerungen und Aktivitäten
- Körper und Sexualität

Therapeutische Interventionen sind:
- Aufbau von Aktivitäten, die Freude bereiten
- Sport und Bewegung
- Treffen mit Freunden
- Genusstraining
- Verwöhnen lassen in der Partnerschaft

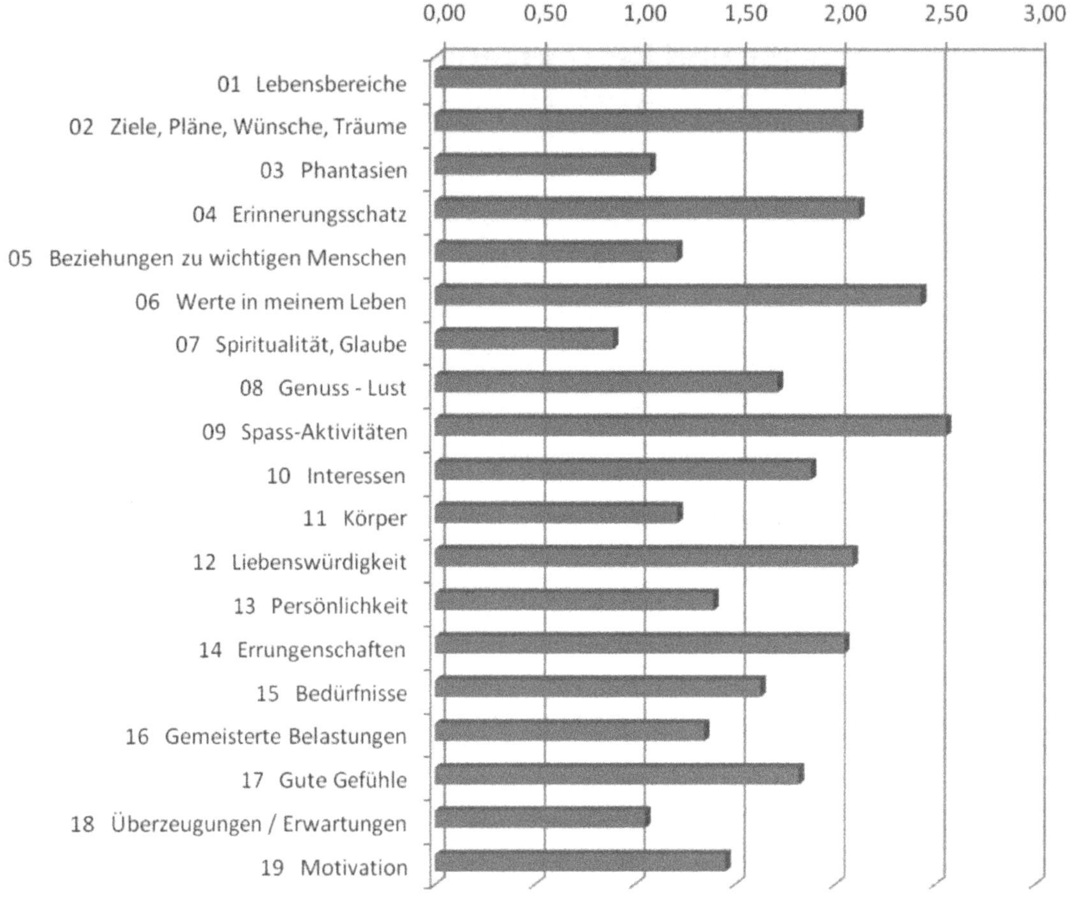

Abbildung 4.2.1: Ressourcenbereiche und ihre Häufigkeit (aus Sulz et al., 2011d, S. 117)

dings benötigen gerade psychisch erkrankte Menschen den Zugang zu äußeren Ressourcen, wie insgesamt eine ausgewogene Balance von äußeren und inneren Ressourcen hilfreich wäre. Wir planen die Nutzung der verfügbaren Ressourcen aktiv und umgehend ein und helfen, verschüttete Ressourcen wieder zugänglich zu machen. Das kann sehr gut in die Planung positiver Aktivitäten (siehe unten) eingebaut werden. Planen, was leicht zugänglich ist und wenig Überwindung kostet.

4.2.2 Neue Aktivitäten und Lebensgewohnheiten

Jetzt sollte etwas geschehen, das nicht schon beim Gedanken daran unangenehme Gefühle bereitet. Etwas, das Selbstwirksamkeit erfahrbar macht: »Ich mache etwas und ich kann etwas. Und das hat mit dem Problem, das zur Symptombildung führte, nichts zu tun.« Natürlich kann eine Bequemlichkeit im Weg stehen, aber auch wenn keine großen Aktionen gestartet werden, sind kleine ein erster Schritt. So viel, wie eben durch das Verhandeln mit der trägen Seite der PatientIn möglich wird. Wobei es von Anfang an gut wäre, dass es keine Verhandlung zwischen PatientIn und TherapeutIn ist, sondern mit zwei Stühlen zwischen dem Bequemen und dem Unternehmungslustigen, dem Kraftlosen und dem Vitalen, dem Ängstlichen und dem Risikofreudigen, dem Skrupelhaften und dem Unbekümmerten. Zum praktischen Vorgehen können wir das Praxismanual (S. 32–34) heranziehen:

→ *SKT05: Was ich gleich ändern kann und will – mein erster Projektvertrag*

a) Sport und Bewegung: täglich 30 Minuten (Gehen, Joggen, Radeln, Schwimmen)
b) Entspannung und Achtsamkeitsübungen: 30 Minuten
c) Geselligkeit: zweimal wöchentlich Treffen mit Freunden
d) Entwicklungsarbeit (was wir in der Therapiesitzung als jeweilige Projektarbeit vereinbaren).

Nur solche Zeitdauern und Häufigkeiten vereinbaren, bei denen Sie sicher sind, dass die PatientIn sie auch schaffen kann und will. Sparen Sie sich den Frust nicht gemachter Hausaufgaben.

4.2.2.1 Aktivitätenaufbau und Tagesplanung

Wenn Ihre PatientIn unter einer Depression oder einer resignierten Passivität leidet, ist hier der Zeitpunkt für die Vereinbarung zum Aufbau positiver Aktivitäten und zur Tagesplanung gekommen. Aber auch, wenn sie viel macht und unternimmt – allerdings nichts, was Freude macht, sondern pure Pflichterfüllung ist.

Positive Aktivitäten sind Aktivitäten, die verstärkend wirken. Sie werden in der Depressionstherapie zur Stimmungsverbesserung eingesetzt. Bei allen anderen Störungen ist es aber auch sehr wertvoll, dass die PatientIn ihre Tage planend strukturiert und ausreichend soziale Kontakte einplant. Sie bekommt wieder das Gefühl, dass sie ihr Leben selbst gestaltet. Sie stellt wieder ein Aktivitätsniveau her, das ihr ihre Funktionsfähigkeit zeigt. Sie plant soziale Kontakte, die für sie unterstützend wirken und ihr soziale Verstärkung geben. Die Schritte sind:

- Erstellen einer individuellen Liste von Aktivitäten, die Spaß machen oder Erfolg bringen
- Planen der Aktivitäten des nächsten Tages
- Protokollieren einer Aktivität sofort nach Durchführung
- Planen von Treffen mit Freunden
- Schätzung der Stimmung während der Aktivität (0–10)
- Am Abend Schätzen der durchschnittlichen Stimmung des Tages
- Künftig die Aktivitäten öfter einplanen, die mit größerer Stimmungsaufhellung einhergehen
- Planen von weiteren Freizeitaktivitäten

1. Aufbau positiver Aktivitäten – Sammeln und Erstellen einer individuellen Liste von kleinen, mittleren und großen verstärkenden Aktivitäten.

- Was ich gerne *mehrmals täglich* gemacht habe: ... (z. B. Frische Luft schnappen, telefonieren, Kaffeepause, Musik hören)
- Was ich gerne *einmal am Tag* gemacht habe ... (z. B. joggen, fernsehen, Zeitung lesen, Nachrichten anschauen)
- Was ich gerne *einmal in der Woche* gemacht habe ... (z. B. malen, ins Kino gehen, Freunde besuchen, ins Restaurant gehen)
- Was ich gerne *einmal im Monat* gemacht habe: ... (z. B. Konzert, Einkaufsbummel, Wanderung, Radtour)

2. Aufbau positiver Aktivitäten: Planen, Protokollieren und Schätzung der Stimmung während der Aktivität (0–10)

0 = schwerst depressiv/10 = völlig depressionsfrei

Am Abend vorher plant die PatientIn z. B. fünf positive Aktivitäten = Aktivitäten, die bei depressionsfreiem Zustand Spaß machen würden oder deren Erledigung Zufriedenheit erzeugen würden. Sie gibt an, ob sie die Aktivität durchführte (JA/NEIN).

Möglichst gleich nach der Aktivität schätzt sie ihre Stimmung während der Aktivität auf einer Skala von 0 bis 10 ein und protokolliert diese. Eine Protokollierung erst am Abend ist zu negativ eingefärbt.

Meine positiven Aktivitäten am ... (Beispiel):

Uhrzeit	Aktivität	Durchgeführt?	Stimmung
8.00	Duschen	Ja/Nein	4
8.30	Frühstücken	Ja/Nein	4
9.00	Zeitung lesen	Ja/Nein	5
9.30	Einkaufen	Ja/Nein	5
12.00	Essen kochen	Ja/Nein	5

Uhrzeit	Aktivität	Durchgeführt?	Stimmung
12.30	Mittagessen	Ja/Nein	5
13.30	Entspannungstraining	Ja/Nein	6
14.00	Fahrradausflug mit Freund	Ja/Nein	8

3. Aufbau positiver Aktivitäten: Künftig die Aktivitäten öfter einplanen, die mit größerer Freude bzw. Stimmungsaufhellung einhergehen

Schon bald wird deutlich, dass einige der bislang durchgeführten Aktivitäten zu mehr Stimmungsaufhellung führten. Dies lässt sich aus der letzten Zeile des Aktivitäten-Protokolls herauslesen.

Frage an die PatientIn: »Welche Aktivitäten sind das?« Diese Aktivitäten werden nun möglichst oft am Abend vorher eingeplant.

Frage an die PatientIn: »Welche Aktivitäten planen Sie ab jetzt häufiger ein?« Nie selbst aussprechen, sondern durch Fragen die PatientIn dazu bringen, dass sie es selbst ausspricht (sokratisches Fragen). Das gemeinsame Zeichnen eines Diagramms macht das anschaulicher (Abb. 4.2.2).

Folgende Aktivitäten gingen mit großer Stimmungsaufhellung einher:
1. ... z. B. Fahrradtour mit Freund
2. ... z. B. Entspannung
3. ... z. B. zu zweit Joggen
4. ... z. B. gemeinsam kochen
5. ... z. B. Freunde einladen

Ich werde sie gleich wieder in meinen nächsten Tagesplan aufnehmen und zwar ... (z. B. gleich morgen).

4. Tägliche Aktivitäten und Stimmung im Diagramm zeichnen (Abb. 4.2.2)

Es liegen die sieben Protokolle aller Wochentage vor. Mit rotem Stift wird die Zahl der Aktivitäten je Tag als Kreis um die zutreffende Zahl eingezeichnet. Die roten Kreise werden durch eine rote Linie verbunden. Wir haben das Aktivitäten-Profil der Woche gezeichnet. Nun machen wir mit einem blauen Stift Kreise um die Zahl, die der geschätzten Tagesstimmung entspricht. Dann zeichnen wir mit dem blauen Stift gestrichelte Linien zwischen den blauen Kreisen. Das ist das Stimmungs-Wochenprofil. Falls sie in

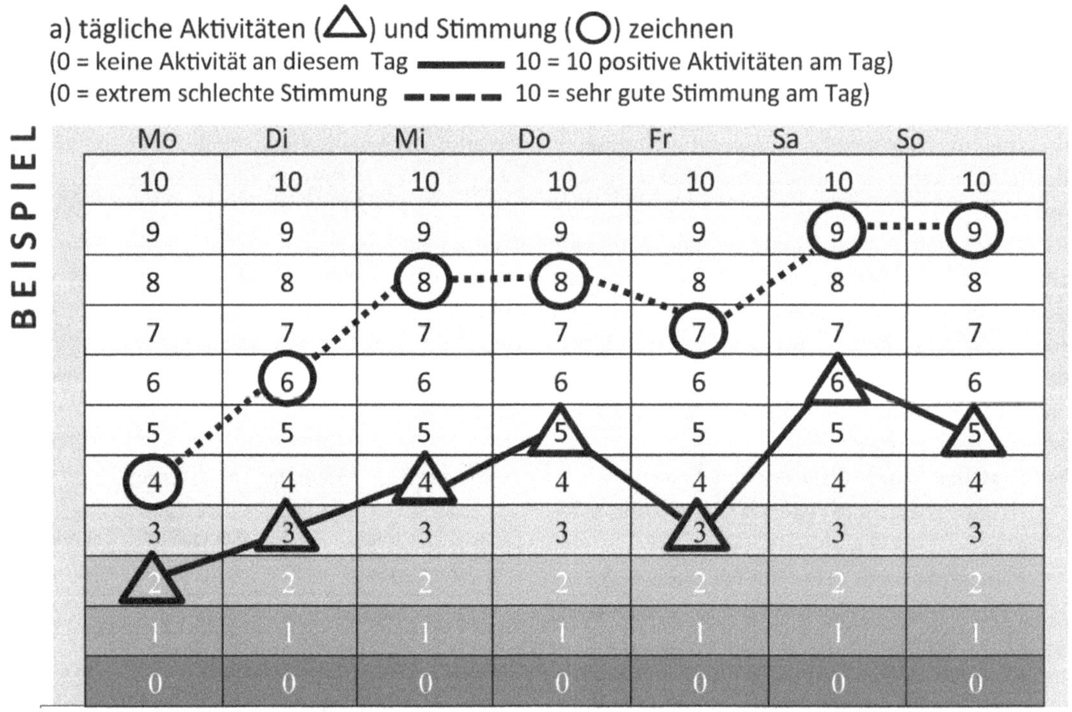

Abbildung 4.2.2: Zusammenhang zwischen Aktivitäten und Stimmung (aus Sulz & Deckert, 2012a, S. 55)

etwa parallel verlaufen, belegt dies, dass die Zahl der Aktivitäten und die Stimmung korrelieren: Je größer die Zahl der Aktivitäten, umso besser die Stimmung.

Arbeitsmaterialien hierzu finden Sie hier:
- Grundkurs Fertigkeiten: Aktivitätenaufbau S. 61/Karte 37 (Sulz, 2012a)
- PKP-Handbuch/PKP-Karten Depression Karten S. 51–55/Karten 15–19 (Sulz & Deckert, 2012 a, b)

4.2.3 Sport und Bewegung

Bewegung bringt Vitalität zurück. Und für viele Menschen ist Körperbewegung ein Antidepressivum.

1. Wir sammeln naheliegende Möglichkeiten von Sport und Bewegung:
- Was ist die tägliche Bewegungsart, die schon vorhanden ist und ausgedehnt werden kann? (z. B. Gehen, Radeln)
- Zu welchem Sport, der leicht verfügbar ist, besteht die größte Motivation? (z. B. Gymnastik, Joggen, Wandern, Schwimmen, Fitness-Studio)
- Ist es möglich, einen Spielsport zu finden, der zugleich Geselligkeit vermittelt? (z. B. Volleyball, Federball, Tischtennis, Tennis)
- Wenn viel aufgestauter Ärger im Menschen ist, kann eine Kampfsportart gefunden werden? (z. B. Aikido, Karate, Fechten)

2. Wir planen Sport und Bewegung:
Sport ist eines der wichtigsten antidepressiven Mittel. Deshalb lohnt es sich, beharrlich zu bleiben und der PatientIn einen Kompromiss abzuringen. Auch wenn sie derzeit keine Kraft hat, auch wenn es mühsam ist, der Lohn der Stimmungsverbesserung kommt ganz sicher. Es sollte eine Sportart gewählt werden, die täglich praktiziert werden kann, z. B.: 45 Minuten zügig gehen (Ziel vereinbaren: Wohin?), 20 Minuten joggen, 30 Minuten radeln. Zusätzlich sollte ein richtiger Sport aufgenommen werden, idealerweise ein Mannschaftssport wie Volleyball, Basketball oder wenn eine PartnerIn vorhanden ist, Badminton, Tennis. Sonst ist auch Schwimmen eine Option. Bitte nicht locker lassen, auch wenn der Widerstand Mühe macht.

Mein Sportplan für die Woche vom … bis … (0 = schlechteste, 10 = beste Stimmung):

Tag	Sportart	Beispiel	Gemacht?	Stimmung
Montag		Joggen	JA/NEIN	
Dienstag		Joggen	JA/NEIN	
Mittwoch		Schwimmen	JA/NEIN	
Donnerstag		Joggen	JA/NEIN	
Freitag		Joggen	JA/NEIN	
Samstag		Radfahren	JA/NEIN	
Sonntag		Wandern	JA/NEIN	

4.2.4 Genusstraining

1. Sammeln von genussvollen Sinneseindrücken
Wohltuende visuelle, akustische, olfaktorische, gustatorische und kinästhetische Wahrnehmung üben (verstärkende Stimuli in allen Sinnesmodalitäten sammeln und exponieren.

PatientIn und TherapeutIn bringen Sinnenfreudiges mit zum Genießen. Die Gegenstände und Bilder werden ausgebreitet. Jedes Sinnesorgan nach dem anderen – je fünf Minuten:
- Wohltuende visuelle, akustische, olfaktorische, gustatorische und kinästhetische Wahrnehmung üben (verstärkende Stimuli in allen Sinnesmodalitäten sammeln und exponieren)
- Bewusst und konzentriert wahrnehmen
- Was löst es in mir aus? Wie geht es mir damit?
- Die Erinnerung daran absichtlich bewahren – gut merken und erinnernd dem Angenehmen nachspüren
- Immer mehr Situationen zu diesem konzentrierten Sinneserleben nutzen
- Immer öfter das Bewusstsein weg von Grübeln zur Wahrnehmung des Momentanen lenken

Sammeln von genussvollen Sinneseindrücken (je drei bis fünf) – *Protokoll*:
- Augenweiden: … (z. B. Blumen, schönes Holzstück, schöner Stein, Landschaft, Fotos)

- Himmlische Klänge: ... (z. B. Klangschale, Melodien, Vogelzwitschern, Gesang)
- Bezaubernde Düfte: ... (z. B. Parfum, Rosen, Lavendel, Morgenfrische, Heuwiese)
- Wohlmundender Geschmack: ... (z. B. Bonbon, Obst, Schokolade, Wein, Saft)
- Schmeichelnde Berührungen: ... (z. B. Fell, Samt, Seide, ein lebendes Tier, Hand eines Menschen)

2. Üben von genussvollem Sinneserleben
- Bewusst und konzentriert wahrnehmen – Was löst es in mir aus? Wie geht es mir damit?
- Die Erinnerung daran absichtlich bewahren – gut merken und erinnernd dem Angenehmen nachspüren
- Immer mehr Situationen zu diesem konzentrierten Sinneserleben nutzen
- Mit der PatientIn erproben und vereinbaren, welche Sinnesgenüsse sie ansprechen
- In der Sitzung üben
- Ihre ganze Aufmerksamkeit darauf lenken, indem ihr Fragen dazu gestellt werden wie:
  - – Können Sie es gut wahrnehmen?
  - – Was genau nehmen Sie wahr?
  - – Auf welche Weise ist es genussvoll?

Als Hausaufgabe wird vereinbart, wann wo wie welche Genüsse wie lange genossen werden.

Üben von genussvollem Sinneserleben – *Protokoll*:

Situation	...	z. B. morgens Blick aus dem Fenster
Uhrzeit	...	z. B. kurz nach 7 Uhr
Genießender Sinn	...	z. B. Augenweide
Wahrnehmungen	...	z. B. Bäume und Sträucher wiegen sich leicht, Sonnenstrahlen dringen durch die Blätter
Gefühl danach	...	z. B. Ruhe, Zuversicht

3. Erinnern von genussvollem Sinneserleben

Den Übergang vom realen Erleben zum Nutzen von inneren Bildern und Erinnerungen zu üben, macht die PatientIn freier von der Verfügbarkeit realer positiver Erfahrungen.

Damit sie es auch wirklich macht, muss es in der Therapiesitzung mehrfach probiert werden.

Die PatientIn soll dabei die Augen schließen, die vereinbarte Szene erinnern, das sinnliche Erleben genau ins Bewusstsein rufen, erzählen, was sie gerade wahrnimmt.

Als Hausaufgabe wird vereinbart, dass sie täglich fünf Minuten lang die Erinnerungsübung ausführt. Wieder genau mental vorbereiten, wann wo wie und wie lange sie es macht und danach kurz protokolliert.

Erinnern von genussvollem Sinneserleben – *Protokoll:*
- Situation: ... (z. B. mit geschlossenen Augen Vogelzwitschern zuhören)
- Uhrzeit: ... (z. B. etwa 8.00 Uhr)
- Genießender Sinn: ... (z. B. Ohren)
- Erinnern: ... (z. B. Ich höre das unbeschwerte, freche Zwitschern)

Wochenprotokoll:

Montag, den 4.7.	(X) Meine Genussübung war: z. B. Klangschale hören
Dienstag, den 5.7.	(X) Meine Genussübung war: z. B. schöne Wurzel anschauen
Mittwoch, den 6.7.	(X) Meine Genussübung war: z. B. Lavendelkissen schnuppern
Donnerstag, den 7.7.	(X) Meine Genussübung war: z. B. Schokolode auf der Zunge
Freitag, den 8.7.	(X) Meine Genussübung war: z. B. Vogelzwitschern zuhören
Samstag, den 9.7.	(X) Meine Genussübung war: z. B. eine Rose anschauen
Sonntag, den 4.7.	(X) Meine Genussübung war: z. B. Wiese riechen

Immer öfter das Bewusstsein weg von Grübeln zur Wahrnehmung des Momentanen lenken.

Der Mensch wendet sich intuitiv stets der intensivsten Wahrnehmung zu. Ist das Schmerz und Leid, so konzentriert er sich darauf – bis es ihm gelungen ist, sich davon zu befreien.

Bei chronisch gewordenem Leid führt seine Aufmerksamkeitslenkung zum Gegenteil. Sie ist einerseits nutzlos. Zum anderen hält sie davon ab, die Ressourcenseite des Lebens wahrzunehmen und zu nutzen.

Deshalb müssen wir gegen die reflexhafte Fokussierung des Leids und des Leidens gezielt

Kraft aufwenden. Das kann nicht von selbst geschehen.

Wir merken, dass die PatientIn ständig Energie aufwenden möchte, um sich wieder dem zuzuwenden, was nicht in Ordnung ist und in Ordnung gebracht werden muss. Und diese Energie empfinden wir als therapeutischen Widerstand. Deshalb müssen wir sie ermuntern, anleiten und begleiten, damit sie »wider ihre Natur« sich dem Genuss zuwendet – wir deklarieren das als Pause.

4.2.5 Verwöhnen lassen und verwöhnen

Wieder Verstärkung vom anderen Menschen annehmen lernen (nach Schindler, Hahlweg & Revenstorf, 2007).

- Mit der Bezugsperson eine Stunde (z. B. abends nach dem Abendessen) als Verwöhnstunde vereinbaren
- Es sich im gemeinsamen Wohnraum gemütlich machen
- Die Bezugsperson lässt sich kleine Gesten und Gaben einfallen, die verwöhnend wirken (ein bequemes Kissen, ein Getränk, etwas zum Naschen, ein stimmungsvolles Licht, eine angenehme Musik, ein guter Duft, eine Auswahl interessanter Lektüre, eine Massage)
- Konzentrieren auf das Angenehme der Geste oder Gabe
- Aussprechen, dass es angenehm ist
- Zum Schluss bedanken für das Verwöhnen

Was nicht dazu gehört: Die Gelegenheit nutzen, sich vom anderen das geben zu lassen, was für diesen unangenehm ist. Deshalb führt der Verwöhnende Regie und gibt das, was er gern gibt. Wer gerade verwöhnt wird, gibt Feedback, wie angenehm das gerade ist und wann es reicht.

Literatur mit Praxisanleitungen:

Koppenhöfer, E. (2004). Kleine Schule des Genießens: Ein verhaltenstherapeutisch orientierter Behandlungsansatz zum Aufbau positiven Erlebens und Handelns. Pabst.

Frank, R. (2011). Therapieziel Wohlbefinden: Ressourcen aktivieren in der Psychotherapie. Springer.

Sulz, S. K. D. (2012a). Psychotherapie-Grundkurs und Praxisleitfaden: Therapiedurchführung in Klinik und Praxis. PKP-Handbuch. CIP-Medien.

4.3
Stressbewältigung und Entspannung

4.3.1
Stressbewältigungstraining

Bevor psychische oder psychosomatische Symptome entstehen, ist oft ein Stress-Syndrom feststellbar, das durch Stressbewältigungstraining in den Griff zu bekommen ist. Deshalb gehört Stressbewältigung zum therapeutischen Repertoire. Dieses ist leicht anwendbar und bringt rasche Erfolge. Es gibt drei wichtige, sich ergänzende Ansätze: den der kognitiven Verhaltenstherapie (z. B. Wagner-Link, 2002), den der Dialektisch-Behavioralen Therapie DBT (Linehan, 2016a, b) und die Mindfulness Based Stress Reduction MBSR von Jon Kabat-Zinn (2013). Zunächst das kognitiv-behaviorale Vorgehen:

4.3.1.1
Stressanalyse

Theoretischer Hintergrund ist das transaktionale Stress-Modell von Lazarus. Wir unterscheiden:

- S: Der *Stressor* ist die stressauslösende Situation S (z. B. Konflikte, »daily hassles« wie Zeitdruck, zu viele Aufgaben gleichzeitig)
- O: Die *gestresste Person* bzw. O-Variable mit nicht ausreichender Belastungsfähigkeit und Neigung zum Sich-überfordert-Fühlen
- R: Die *Stressreaktionen R* können auf den vier Reaktionsmodi von Lazarus beschrieben werden:
  - kognitiv (z. B. Konzentrationsstörungen)
  - emotional (z. B. Ärger, Missmut, Genervt-Fühlen, Angst)
  - autonom (z. B. erhöhter Blutdruck)
  - vegetativ (z. B. Herzklopfen, Schweißperlen auf der Stirn oder feuchte Hände)
  - muskulär (z. B. Muskelverspannungen im Nacken, in den Armen) sowie
  - (willkürliche) komplexe Handlungen (z. B. unwirsche Antworten, unfreundliche Worte)
- C: Die *kurzfristigen Stress-Konsequenzen* C mit reduzierter Effektivität der Aufgabenmeisterung und Missbefinden

Stressbewältigung

Vor oder zu Beginn der Situation
1. Achtsamkeit: Wahrnehmen der persönlichen Frühsignale von Stress
2. Akzeptanz, dass jetzt die Stressreaktion da ist
3. Neueinschätzung, dass es keinen objektiven Grund zum Stress gibt, da die Stressreaktion ein Fehlalarm ist
4. Commitment: Entscheiden, jetzt zu üben mit dem Stress umzugehen und die Stressreaktion zu drosseln

In der Situation
1. Körperlich: Muskelspannung, Aufmerksamkeit auf das Ausatmen lenken, Entspannung wahrnehmen
2. Kognitiv: Selbstinstruktionen, die helfen, die Aufmerksamkeit auf das zu lenken, was zu tun ist
3. Handeln: Die Tätigkeiten eher etwas langsam und bedacht und dabei sehr bewusst ausführen
4. Emotional: Vergleichen mit dem Anfang (»Es ist jetzt deutlich weniger geworden. Das ist schon ganz gut. Und es wird auch weiter abnehmen, während ich weiter übe.«)

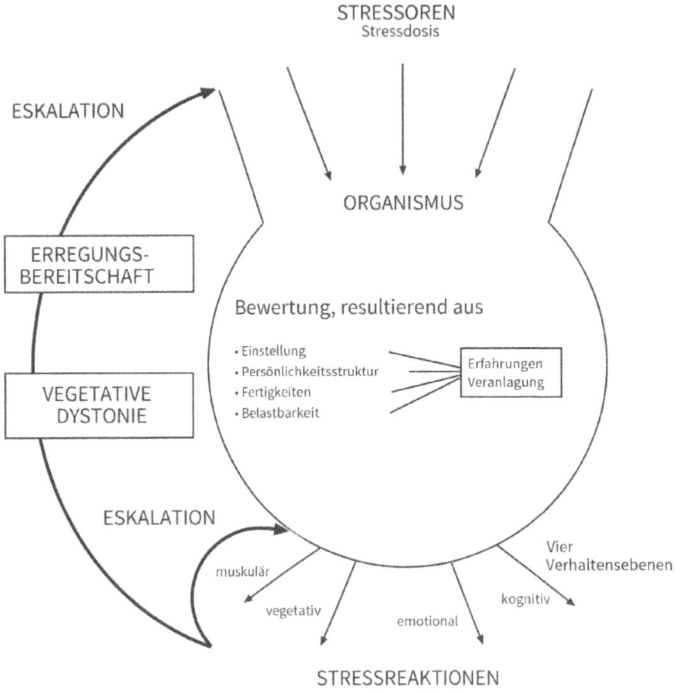

Abbildung 4.3.1: Stressanalyse – Stressor, gestresster Organismus, Stressreaktionen (aus Wagner-Link, 2002, S. 250)

Stress entsteht aus einer Wechselwirkung zwischen Umwelt (S) und Person (O). Die individuell sehr verschiedenen Bewertungen und Interpretationen der Stresssituation bzw. Erwartungen bezüglich der Reaktionen anderer führen zu sehr unterschiedlichen Stressreaktionen. Werden die Folgen eines Fehlers oder einer Verspätung als sehr gravierend eingeschätzt, z.B. die Zurechtweisung durch einen Vorgesetzten, dann entsteht eine stärkere Stressreaktion. Wird beim zweiten Überlegen (Neueinschätzung) absolute Pünktlichkeit als zweitrangig eingestuft, dann nimmt die Intensität der Stressreaktion ab. Wagner-Link (2002) hat die Zusammenhänge durch das Diagramm in Abb. 4.3.1 veranschaulicht.

Und schließlich gibt es die *langfristigen Stressfolgen*, die oft Symptomcharakter annehmen wie Schlafstörungen, schmerzhafte Muskelverspannungen, Kopf- und Rückenschmerzen, Schlafstörungen und verminderte Leistungsfähigkeit und -bereitschaft).

4.3.1.2 Stresstheorie als plausibles Modell und Heuristik für die Stressbewältigung

Anhand von Abb. 4.3.1 und einer möglichst großen Zahl eigener Beispiele kann die PatientIn

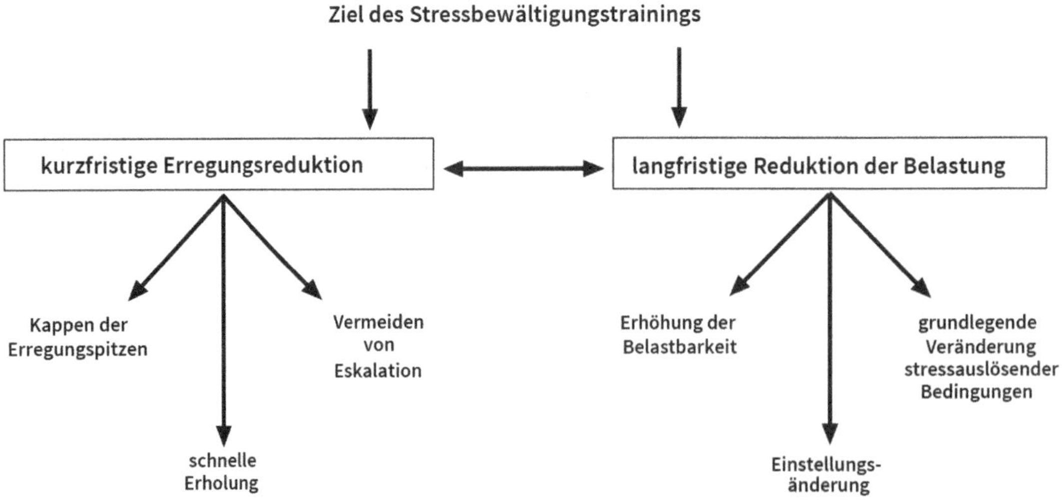

Abbildung 4.3.2: Ziele des Stressbewältigungstrainings (aus Wagner-Link, 2002, S. 251)

verstehen, wie ihre Stressreaktionen zustande kommen und wie sie reduziert werden können. Sie versteht, was ihren Stress vergrößert und was ihn reduziert. Dabei sind kurzfristige und langfristige Stressbewältigungsmaßnahmen zu unterscheiden (Abb. 4.3.2).

4.3.1.3 Kognitiv-behaviorale Stressbewältigung

4.3.1.3.1 Kurz- und langfristige Methoden der Stressbewältigung

Wir haben zwei Ziele:

1. Da Stress unvermeidlich ist, ist es wichtig, die Fähigkeit zur kurzfristigen sofortigen Stressreduktion in der Stresssituation aufzubauen.
2. Langfristig wollen wir aber die Belastbarkeit bzw. die Stresstoleranz erhöhen. Dazu gehört,
   a) sich eine Einstellung zu eigen zu machen, die keinen Stress-Alarm auslöst und
   b) den Alltag von inadäquat hoher Stressinduktion (äußerem Druck) zu befreien.

4.3.1.3.1.1 Sofortige Stressreduktion (kurzfristig)

Vor oder zu Beginn der Situation:

1. Achtsamkeit: Wahrnehmen der persönlichen Frühsignale von Stress (bei jedem Menschen ist das anders: Einigen wird die Luft knapp, anderen wird es leicht schwindlig, die Beine werden kraftlos oder sind krampfartig verspannt, die Hände zittern, der Blick wird röhrenartig eingeengt, Mundtrockenheit, Harndrang, Druck im Brustkorb etc.)
2. Akzeptanz, dass jetzt die Stressreaktion da ist
3. Commitment:
   a) Neueinschätzung, dass es keinen objektiven Grund zum Stress gibt (»Ich muss nicht exakt pünktlich sein. Ich bin gut genug. Das habe ich schon oft genug gut geschafft. Ich dürfte auch Fehler machen. Ich habe ausreichend Zeit. Ich muss nicht unbedingt fertig werden.«), und
   b) Entscheidung, jetzt zu üben mit dem Stress umzugehen und die Stressreaktion zu drosseln – im Bewusstsein, dass die Stressreaktion ein Fehlalarm ist.

In der Situation:

4. Körperlich: Muskelspannung spüren, kurz anspannen und danach entspannen. Während des Entspannens ruhig und langsam ausatmen. Eventuell aufstehen und kurz herumgehen. Sich strecken. Fenster öffnen und mal tief frische Luft einatmen. Und dann weiter die Aufmerksamkeit auf das Ausatmen lenken, das mit jedem Atemzug eine Entspannung im Brustkorb entstehen lässt, und diese Entspannung wahrnehmen.
5. Kognitiv: Selbstinstruktionen geben, die helfen, die Aufmerksamkeit auf die fachliche Aufgabe zu lenken, weg von Befürchtungen (»Ich konzentriere mich auf meine Aufgabe. Am besten mache ich das so ... Das geht recht gut. Als nächstes gehe ich an diese Aufgabe ran ...«).
6. Handeln: Die Tätigkeiten eher etwas langsam und bedacht und dabei sehr bewusst ausführen, fast gemächlich, sodass Gelassenheit und Ruhe einkehren kann. Später darf es ja wieder flüssiger von der Hand gehen, ohne wieder hektisch zu werden.
7. Emotional: Wenn das Stressempfinden (Druck, Hektik, Insuffizienzgefühl, Zeitnot) noch da ist, mit dem Anfang vergleichen (»Es ist jetzt deutlich weniger geworden. Das ist schon ganz gut. Und es wird auch weiter abnehmen, während ich weiter übe.«).

Es gibt Stress-Situationen, in denen es keine Aufgabe zu lösen gilt, sondern in denen man nur anwesend sein oder warten muss. Dann ist zusätzlich Ablenkung hilfreich. Etwas anschauen wie eine Zeitschrift, ein Bild, ein Gebäude, eine Pflanze. Dabei aber weiter entspannen und ruhig ausatmen. Aber auch eine angenehme Erinnerung herholen, wie eine schöne Freizeitsituation vom Wochenende oder vom Urlaub.

Wagner-Link (2002) empfiehlt, bei nicht aufhörender Spannung für eine Abreaktion zu sorgen: Bei Ärger auf den Tisch schlagen oder mit dem Fuß stampfen. Eine im Lauf des Tages angesammelte Spannung durch Sport und Bewegung rauslassen – so lange, bis man ausgepowert ist. Da sind 15 Minuten meist zu wenig.

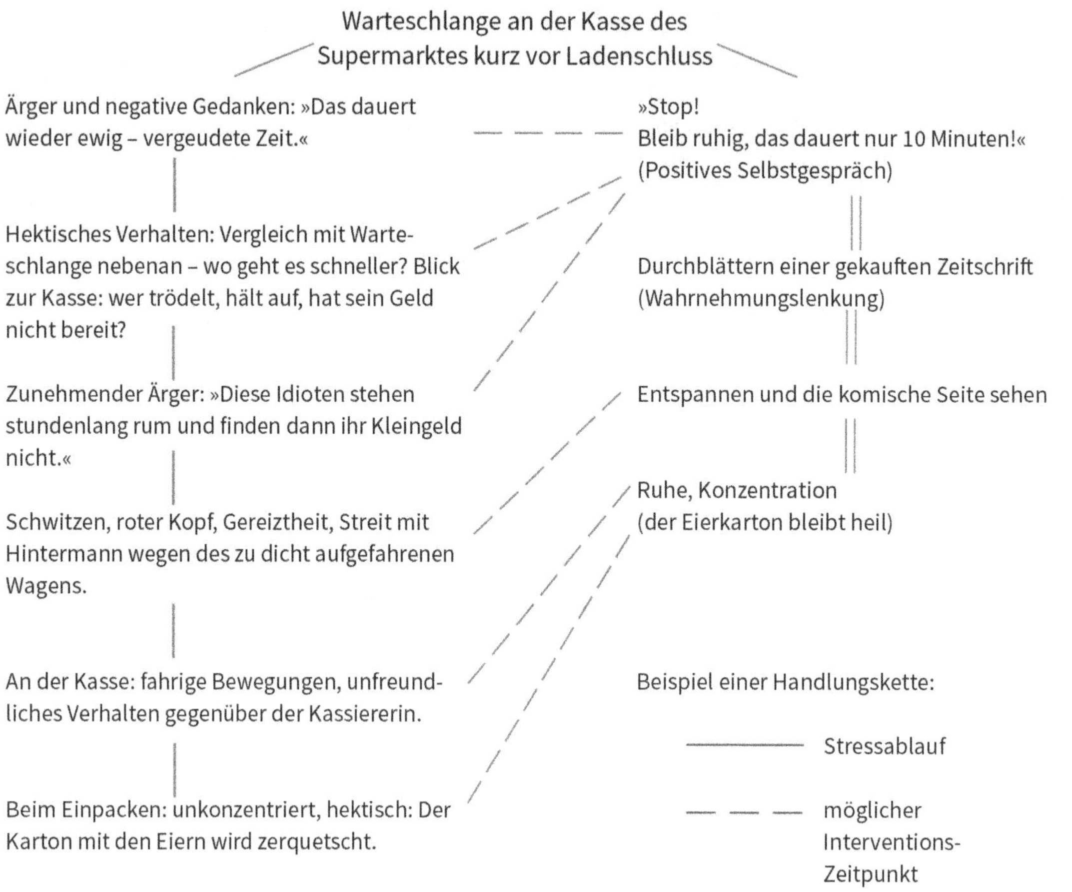

Abbildung 4.3.3: Beispiel einer Stressbewältigung (aus Wagner-Link, 2002, S. 256)

Es sollte nicht versäumt werden, alles, was die PatientIn ab jetzt machen soll, zuerst in der Therapiesitzung entweder im Rollenspiel oder als Trockenübung auszuprobieren. Wenn sie es hier ein erstes Mal getan hat, ist die Wahrscheinlichkeit größer, dass ein zweites Mal folgen wird.

Dies kann wieder in einer Abbildung veranschaulicht werden (Abb. 4.3.3).

4.3.1.3.1.2 Langfristige Stressbewältigung

Nachdem die kurzfristige Stressbewältigung etabliert ist, kann die Erhöhung der Belastbarkeit angestrebt werden.

Dies geht oft einher mit der Situationsanalyse: Ist die Situation objektiv zu belastend, sodass sie nahezu zwangsläufig zu einem Burn-out oder zu psychisch-psychosomatischen Symptombildungen führen muss? Das ist leicht aus den PatientInnenberichten herauszuhören, besonders wenn eine große Personalfluktuation oder eine auffällige Häufigkeit von Krankmeldungen besteht bzw. die Hälfte der KollegInnen in ähnlicher Weise über ihre Leiden unter dem Stress berichten. Wenn es gelingt, die von außen kommende Stressinduktion auf ein zumutbares Ausmaß zu senken, ist die Aufgabe der Erhöhung der Belastbarkeit handhabbar geworden. Erholung und langfristige Senkung des Stresslevels bringen regelmäßige, teils tägliche

a) Entspannungsübungen,
b) sportliche Aktivitäten wie Schwimmen, Gehen, Radfahren sowie Sportspiele etc.,
c) gesellige Treffen mit fröhlichem, spielerischem, ungezwungenem Charakter.

Neben diesen Möglichkeiten der Rekreation ist aber eine neue Grundhaltung stressreduzierend, die von Gelassenheit geprägt ist und von der Einstellung, dass Stress als Mischung aus Angst und Ärger mit dem Ergebnis von Verspannung nur dann auftritt, wenn ich mir nicht die Erlaubnis gebe, selbst zu bestimmen, wie viel ich in die Aufgabe und in die Situation gebe. Und die Einstellung, dass ich bestimme, wie ich mit der Zeit umgehe.

4.3.1.4 Dialektisch-behaviorale Stressbewältigung

Marsha Linehan (2016a, b, S. 417ff.) stellt in ihrem dialektisch-behavioralen Ansatz eine Fülle von Skills zur Stressbewältigung zur Verfügung, die sich zum Teil mit dem kognitiv-behavioralen überlappen:

1. STOP-Skills

Stoppen: »Wenn Sie spüren, dass Ihre Gefühle beginnen die Oberhand zu gewinnen, dann stoppen Sie! Reagieren Sie nicht. Bewegen Sie keinen Muskel! Frieren Sie einfach in Ihrer Bewegung ein. Für einen Moment einzufrieren unterstützt Sie dabei, dass Sie nicht das tun, was Ihre Emotion von Ihnen will – nämlich zu handeln, ohne nachzudenken. Bleiben Sie kontrolliert. Denken Sie daran, Sie sind der Chef Ihrer Emotionen« (Linehan, 2016a, S. 426).

Einen Schritt zurücktreten: »Grenzen Sie sich ab von dem, was gerade geschieht. Nehmen Sie einen tiefen Atemzug. Atmen Sie so lange tief ein und aus (um den extremen emotionalen Zustand schnell zu schwächen), bis Sie sich wieder unter Kontrolle haben. Lassen Sie nicht Ihr Gefühl kontrollieren, was Sie tun« (Linehan, 2016a, S. 427).

Wahrnehmen: »Beobachten Sie, was um Sie herum und in Ihnen vor sich geht, wer beteiligt ist, und was andere Menschen tun oder sagen. Um wirkungsvolle Entscheidungen zu treffen, ist es wichtig, nicht allzu schnell Schlussfolgerungen zu ziehen. Sammeln Sie stattdessen die relevanten Fakten, um zu verstehen, was geschieht und welche Optionen zur Verfügung stehen« (Linehan, 2016a, S. 427).

Achtsam vorgehen: »Fragen Sie sich: ›Was möchte ich von dieser Situation‹? Was sind meine Ziele? Welche Entscheidung könnte diese Situation verbessern oder verschlechtern? Fragen Sie Ihre innere Weisheit, wie Sie mit diesem Problem umgehen sollen« (Linehan, 2016a, S. 427).

2. TAIM-Skills (Abkürzung übernommen von Bohus & Wolf-Arehult, 2012)

Sie dienen dazu, die »Körperchemie« schnell zu verändern:

Temperatur: »Beugen Sie sich über die Schüssel, halten Sie Ihren Atem an und bringen Sie Ihr Gesicht (bis zu den Schläfen) in die Schüssel mit kaltem Wasser; bleiben Sie ca. 30 bis 60 Sekunden mit dem Gesicht im Wasser, bis es Ihnen unangenehm wird!« (Linehan, 2016a, S. 434).

Atmen: Tief in den Bauch atmen, langsamer atmen: vier Sekunden einatmen, acht Sekunden ausatmen.

Intensives Training: 20 Minuten lang den Körper intensiv bewegen und die Herzfrequenz auf 140 Schläge pro Minute bringen (durch Laufen, Treppensteigen, Aerobic etc.)

Muskelentspannung: Progressive Muskelrelaxation zuerst täglich üben, bis sie entspannend wirkt. Dann in der jeweiligen Stresssituation den ganzen Körper mit allen Muskeln auf einmal fünf Sekunden anspannen und zehn Sekunden entspannen und mit der Aufmerksamkeit ganz bei den sich entspannenden Muskeln bleiben.

Mit bewusstem Atmen: Die Muskelentspannung wird mit bewusstem Atmen verbunden. Während der Anspannung einatmen und während der Entspannung ausatmen und dabei das Wort »Loslassen« sagen.

3. Sich Ablenken mit intuitivem Wissen

Aktivitäten, die nichts mit dem Stress zu tun haben, oder angenehme Aktivitäten beginnen und sich ganz auf dieses konzentrieren.

Unterstützen anderer Menschen, diesen helfen bei etwas, das sie gerade brauchen, und sich auf diese Aktion konzentrieren.

Vergleichen mit anderen Menschen, die auch Probleme haben, und das eigene Problem relativ günstiger einschätzen.

Andere Gefühle evozieren, indem eine Aktivität gestartet wird, die dieses andere Gefühl hervorruft (z. B. den Thrill eines Krimis statt zuvor vorhandener Insuffizienzgefühle).

Beiseiteschieben der Situation: Das kann geschehen, indem wirklich aus dem Raum gegangen wird, wenn es sich um eine momentane Stresssituation handelt. Wenn es um das Denken an ein belastendes Thema geht, mit den Gedanken aus dem Thema gehen: »Ich höre jetzt auf, daran zu denken!«

Andere Gedanken: Andere Gedanken herholen und sich auf diese konzentrieren wie z. B.: »Ich denke jetzt daran, z. B. was ich noch einkaufen muss für mein Abendessen, und zwar …«

Andere Körperempfindungen: Auf einem Bein stehen, einen Arm fest gegen eine Wand pressen, Eisbeutel in die Hand nehmen etc.

4. Sich beruhigen

»Sich beruhigen bedeutet, besänftigend, nährend, friedensstiftend, sanft und freundlich achtsam zu sich selbst zu sein« (Linehan, 2016a, S. 442). Dies kann in Bezug auf die fünf Sinne Sehen, Hören, Riechen, Schmecken und Spüren erfolgen.

Sehen: Sterne in der Nacht, Sonnenuntergang, ein schöner Bildband, ein schönes Zimmer, eine brennende Kerze, ein schön gedeckter Tisch, Einkaufsbummel und Schaufenster schauen, eine Galerie, die Natur

Hören: beruhigende oder angenehme anregende Musik, Geräusche in der Natur, ein Lieblingslied mitsingen, ein Hörbuch

Riechen: Lieblings-Seife oder -Lotion, Räucherstäbchen, Bohnenkaffee, frisches Gebäck

Schmecken: Lieblingsspeise, liebstes beruhigendes Getränk, leckeres Bonbon, Lieblingssorte Speiseeis,

Fühlen: heißes Bad oder Dusche, Streicheln Ihres Hunds oder Ihrer Katze, sich massieren lassen, mit Lotion den Körper eincremen, Gegenstände mit angenehmer Oberfläche berühren, jemand umarmen, in Decke einkuscheln, angenehm zu tragende Bluse oder Hemd anziehen

5. Den Moment BESSER machen (Abkürzung übernommen von Bohus & Arehult, 2012)

Beten: »Die Essenz des Betens ist, sich dem Augenblick vollkommen zu öffnen« (Linehan, 2016a, S. 446).

Die Augen schließen, sich kurz auf den momentanen Stress konzentrieren, dann ein Gebet des Annehmens sprechen wie »Dein Wille geschehe« oder »Erlöse mich« oder ein ganz persönliches Gebet, das hilfreich ist.

Eintauchen in die Fantasie: In eine Imagination gehen, sich ganz in dieser wohltuenden Situation vorstellen, z. B. ein ganz sicherer Ort, eine Atmosphäre, die Erlaubnis gibt, alles loszulassen und dort zu bleiben, solange es gebraucht wird.

Sinngebung: Nicht dem, was mir aufgeladen oder angetan wird, Sinn geben, sondern aus diesem heraus einen eigenen Sinn erschaffen, z. B.: »Dadurch kann ich mehr meine Grenzen erkennen, mehr spüren, was ich wirklich brauche.«

Selbstermutigung: Mit sich selbst in einer wohlwollenden, unterstützenden Weise sprechen, z. B. »Es ist gerade sehr schwer und kostet viel Kraft, es durchzustehen. Ich helfe Dir. Du wirst es schaffen!«

Entspannung: Wie oben bereits beschrieben, alle Muskeln des Körpers fünf Sekunden anspannen, während eingeatmet wird, und dann zehn Sekunden entspannen, während langsam ausgeatmet wird. Oder sich nur auf den Vorgang des Ausatmens konzentrieren, bei dem der Brustkorb sich angenehm entspannt. Und dies immer wieder.

Ruhepause: Eine kurze Auszeit nehmen, damit der Körper loslassen kann, damit die Gefühle wieder ruhiger werden, damit die Gedanken weggehen können von der Stresssituation.

6. Skills zum Annehmen der Realität (Linehan, 2016a, S. 450)

»Skills zum Annehmen der Realität sind Fertigkeiten, um Ihr Leben, so wie es im Moment ist, zu akzeptieren. Sie sind besonders hilfreich, wenn Sie ein Leben leben, das nicht das Leben ist, das Sie wollen.«

Radikale Akzeptanz: »Vollständiges und bedingungsloses Annehmen, mit Ihrem Geist, Ihrem Herz und Ihrem Körper.« »Etwas tief aus der Seele annehmen. Sich vollständig dafür öffnen, die Realität in die Erfahrung zu bringen, so wie sie jetzt in diesem Moment ist.«

1. Nehmen Sie wahr, dass Sie die Realität infrage stellen oder gegen sie kämpfen.
2. Erinnern Sie sich, dass die Realität genau das ist, was sie ist.
3. Betrachten Sie die Ursachen der Realität, die Sie akzeptieren müssen.

4. Üben Sie Akzeptanz mit Ihrem ganzen Selbst (Geist, Körper und Seele).
5. Üben Sie entgegengesetztes Handeln.
6. Beugen Sie Krisen.
7. Achten Sie auf Körperempfindungen.
8. Erlauben Sie der Enttäuschung, Traurigkeit oder dem Kummer in Ihnen aufzusteigen.
9. Erkennen Sie an, dass das Leben lebenswert sein kann, auch wenn Schmerz da ist.
10. Erstellen Sie eine Pro- und Contra-Liste.

Entscheidung für einen neuen Weg (Abb. 4.3.4): »Die Entscheidung muss jeden Tag wieder getroffen werden – manchmal sehr viele Male am Tag, oder sogar mehrmals in der Stunde oder Minute« (Linehan, 2016a, S. 464).

Damit ist die Entscheidung für die Akzeptanz gemeint, ohne anfangs schon akzeptieren zu können.

Innere Bereitschaft: »Innere Bereitschaft ist die Bereitschaft, weise, adäquat, freiwillig und ohne Groll auf die Situationen des Lebens zu reagieren« (Linehan, 2016a, S. 466).

Eigenwille ist das Gegenteil, nämlich der Versuch, die Situation unter Kontrolle zu bekommen (Linehan, 2016b, S. 347):

Die ENTSCHEIDUNG FÜR EINEN NEUEN WEG ist, als würde man sich mit einer Weggabelung konfrontiert sehen. Sie müssen Ihren Geist zu dem Weg der Akzeptanz hin und von dem Weg der Realitätsverleugnung weg bringen.

Die Fertigkeit, sich FÜR EINEN NEUEN WEG ZU ENTSCHEIDEN, ist die Entscheidung, die Realität so anzunehmen, wie sie ist.

Die ENTSCHEIDUNG für die Akzeptanz ist nicht gleich Akzeptanz selbst. Sie bringt Sie nur auf den richtigen Weg.

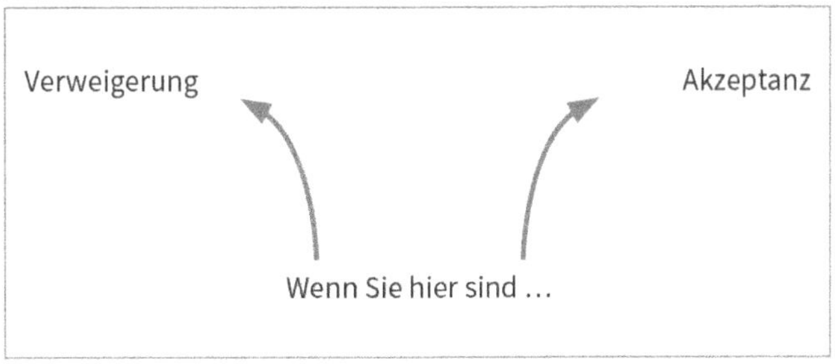

Entscheidung für einen neuen Weg, Schritt für Schritt

1. Nehmen Sie wahr, dass Sie nicht in der Akzeptanz sind. (Suchen Sie nach Wut, Bitterkeit, Genervtheit, Emotionsvermeidung; nach den Fragen »Warum ich?« – »Warum passiert das?« – »Ich kann das nicht aushalten!« – »Es sollte nicht so sein.«)
2. Gehen Sie in sich und verpflichten Sie sich innerlich, die Realität so anzunehmen, wie sie ist.
3. Tun Sie es wieder und immer wieder. Hören Sie nicht auf, Ihren Feist jedes Mal zu Akzeptanz hin zu bewegen, wenn Sie an die Weggabelung kommen, an der Sie due Realität entweder verleugnen oder akzeptieren können.
4. Entwickeln Sie einen Plan, wie Sie sich selbst in der Zukunft wieder einfangen können, wenn Sie aus der Akzeptanz herausgefallen sind.

Abbildung 4.3.4: Entscheidung für einen neuen Weg (aus Linehan, 2016b, S. 346)

1. *Nehmen Sie den Eigenwillen wahr.* Erklären Sie den TeilnehmerInnen: »Das erste, was Sie tun wollen, wenn Eigenwille auftaucht, ist ihn zu bemerken. Nehmen Sie ihn wahr. Identifizieren Sie ihn. Benennen Sie ihn. Beschreiben Sie ihn. Erleben Sie ihn. Sagen Sie: ›Hier zeigt sich Eigenwille.‹«
2. *Den Eigenwillen radikal akzeptieren.* Sagen Sie: »Der zweite Schritt ist, radikal anzunehmen, dass Sie sich in diesem Moment eigenwillig fühlen (oder eigenwillig handeln). Wenn Sie abstreiten, dass Eigenwille nicht hilfreich ist, können sie Eigenwille nicht mit Eigenwille bekämpfen. Im Grunde genommen müssen Sie den Eigenwillen lieben.«
3. *Entscheidung für einen neuen Weg.* Fahren Sie fort: »Entscheiden Sie sich als nächstes für den Weg des Annehmens und der Bereitschaft. Entscheiden Sie sich dafür, an der Wirklichkeit genauso, wie sie jetzt ist, teilzunehmen.«

Leichtes Lächeln und Offene Hände:

> »Wenn man ein leichtes Lächeln annimmt – ein heiteres, annehmendes Gesicht –, dann kann man die Emotionen damit etwas kontrollieren. Menschen können sich zum Beispiel annehmender fühlen, wenn ihr Gesicht Akzeptanz ausdrückt« (Linehan, 2016a, S. 469).

Leichtes Lächeln (Abb. 4.3.5):

> »Um ein leichtes Lächeln aufzusetzen, entspannen Sie Gesicht, Nacken und Schultermuskulatur, und formen Sie mit Ihren Lippen ein leichtes Lächeln. Versuchen Sie dabei einen heiteren Gesichtsausdruck anzunehmen. Denken Sie daran, die Gesichtsmuskeln zu entspannen« (Linehan, 2016a, S. 469).

Offene Hände (Linehan, 2016a, S. 469, Abb. 4.3.5):

Leichtes Lächeln

Entspannen Sie Ihr Gesicht von der obersten Stelle Ihres Kopfes bis hin zu Ihrem Kinn und Kiefer.
Lassen Sie jeden Gesichtsmuskel los (Stirn, Augen und Augenbrauen; Wangen, Mund und Zunge; Zähne leicht auseinander). Wenn Sie Schwierigkeiten damit haben, versuchen Sie, zuerst alle Gesichtsmuskeln anzuspannen und dann loszulassen.
Ein angespanntes Lächeln ist ein Grinsen (und könnte Ihrem Gehirn mitteilen, dass Sie sich oder Ihre wahren Gefühle verstecken).

Ziehen Sie beide Mundwinkel nur ein klein wenig nach oben, nur so wenig, dass Sie sie spüren können. Es ist nicht nötig, dass andere es sehen können. Ein leichtes Lächeln sind leicht nach oben gezogene Mundwinkel mit einem entspannten Gesicht.

Versuchen Sie, einen gelassenen Gesichtsausdruck anzunehmen. Denken Sie daran, Ihr Gesicht kommuniziert mit Ihrem Gehirn; Ihr Körper ist mit Ihrem Geist verbunden.

Offene Hände

Im Stehen: Lassen Sie Ihre Arme von Ihren Schultern herabhängen, lassen Sie sie gerade oder an den Ellbogen leicht gebeugt. Drehen Sie Ihre geöffneten Hände nach außen, mit den Daumen nach außeb, Handflächen nach oben und entspannten Fingern.

Im Sitzen: Legen Sie Ihre Hände auf den Schoß oder die Oberschenkel. Drehen Sie Ihre geöffneten Hände nach außen, mit den Daumen nach oben und entspannten Fingern.

Im Liegen: Legen Sie die Arme neben den Körper und drehen Sie mit geöffneten Händen und entspannten Fingern Ihre Handflächen nach oben.

Denken Sie daran, dass Ihre Hände und Ihr Gehirn kommunizieren; Ihr Körper ist mit Ihrem Geist verbunden.

Abbildung 4.3.5: Leichtes Lächeln und Offene Hände (aus Linehan, 2016b, S. 348)

»›Offene Hände‹ ist eine andere Art, die Realität mit Ihrem Körper zu akzeptieren.«

»Bei der Übung der offenen Hände ist folgende Körperhaltung wesentlich: die Hände sind geöffnet, mit den Handinnenflächen nach oben und mit entspannten Fingern. Offene Hände ist Teil von entgegengesetztem Handeln bei Wut. Zu Fäusten geballte Hände sind Indikatoren für Wut. Wut ist oft das Gegenteil von ›Die Realität annehmen‹. Die Wut sagt: ›Was hier ist, soll nicht sein.‹ Wut ist ein Gefühl, das Sie dazu motiviert, die Realität zu verändern, sie zu bekämpfen, sie zu besiegen. Wut hat ihren Platz. Wir üben hier aber Annehmen der Realität.«

Achtsamkeit auf die gegenwärtigen Gedanken (Linehan, 2016a, S. 473):

> »Das Beobachten Ihrer Gedanken hilft Ihnen dabei, sich von Ihren Gedanken zu distanzieren. Das macht es Ihnen leichter herauszufinden, was Gedanke ist, was Tatsache ist und was Ihre emotionale Reaktion auf den Gedanken ist.
>
> Distanzierung erlaubt Ihnen auch zu entdecken, dass Sie nicht Ihre Gedanken sind. Sie definieren sich nicht über Ihre Gedanken (oder durch Gedanken anderer über Sie). Viele Menschen können nicht zwischen sich und ihren Gedanken unterscheiden; sie werden zu ihren Gedanken. Gedanken können sich oft als Fakten verkleiden. Wir reagieren auf unsere Gedanken, als seien sie Tatsachen über uns selbst, über andere oder die Welt. Das Problem ist dann zwangsläufig, dass die Menschen große Schwierigkeiten haben, einen Gedanken als genau das zu akzeptieren, was er ist, nämlich ein Gedanke. Die meisten Menschen kleben an der Vorstellung, dass unsere Gedanken Tatsachen über die Wirklichkeit darstellen. Oder wir haften der Idee an, dass Bedeutung und Konzepte wichtig sind – wichtiger als die Tatsachen dessen, ›was ist‹.«

Hier eine Übersicht über dialektische Strategien zur Erhöhung der Stresstoleranz:

DBT-Strategien, die Stresstoleranz aufbauen

STOP-Skills

- Stoppen – Einen Schritt zurücktreten
- Wahrnehmen – Achtsam vorgehen

TAIM-Skills (Abkürzung übernommen von Bohus & Wolf-Arehult, 2012) Sie dienen dazu, die »Körperchemie« schnell zu verändern:

- Temperatur
- Tiefes Atmen
- Intensives Training
- Muskelentspannung
- Mit bewusstem Atmen

Sich Ablenken mit intuitivem Wissen

- Aktivitäten, die nichts mit dem Stress zu tun haben
- Unterstützen – Vergleichen
- Inkompatible Gefühle – Beiseiteschieben der Situation
- Gedanken – Körperempfindungen

Sich beruhigen

Den Moment BESSER machen (Abkürzung übernommen von Bohus & Wolf-Arehult, 2012)

- Beten – Eintauchen in die Fantasie
- Sinngebung – Selbstermutigung
- Entspannung – Ruhepause

Skills zum Annehmen der Realität

- Radikale Akzeptanz – Entscheidung für einen neuen Weg
- Innere Bereitschaft – Leichtes Lächeln und Offene Hände
- Achtsamkeit auf die gegenwärtigen Gedanken

Zahlreiche weitere praktische Interventionen mit Arbeitsblättern und Handouts finden sich im neuen DBT-Handbuch (Linehan, 2016a, b).

4.3.2 Entspannungstraining

Progressive Muskelrelaxation wurde vielfach empirisch evaluiert. Sie ist als Teilintervention wirksam bei Angst, Depression, Zwang, Schmerz, Somatisierung. Und sie hat sich z. B. in der Depressionstherapie in einigen Studien als wirksamer erwiesen als Aktivitäten-Aufbau.

1. *Einweisung in die Methode* der Progressiven Muskelrelaxation (ausführlich bei Sulz, 2002b)

- In jeder Therapiestunde 1x Entspannung mit der PatientIn durchführen (anfangs 20 Minuten, später 10 Minuten)

- Der PatientIn eine CD oder USB-Stick mitgeben, nach der/dem sie 2x täglich Entspannung durchführen soll. Besser ist es, wenn sie sich selbst instruieren kann.
- Die PatientIn ein Protokoll schreiben lassen mit Angabe der Entspannungswirkung (z. B. von 70 % Spannung auf 30 % reduziert) je Übung
- Der PatientIn zeigen, wie sie PMR im Alltag einsetzen kann.

2. *Entspannungsprotokoll* (Beispiel):

	0% = völlig entspannt 100 % völlig angespannt		
Datum	**Spannung vorher**	**Spannung nachher**	**Bemerkungen**
1. 20.6	80%	40%	entspannter
2. 21.6	70%	40%	entspannter
3. 22.6	70%	30%	gut entspannt
4. 23.6	70%	30%	gut entspannt
5. 24.6	70%	30%	gut entspannt
6. 25.6	80%	20%	sehr entspannt
7. 26.6	80%	20%	sehr entspannt

3. *Entspannung in Alltagssituationen anwenden:* Neben dem Herabregulieren des allgemeinen Anspannungslevels durch tägliches Üben ist es wichtig, in möglichst vielen konkreten Alltagssituationen Anspannung zu reduzieren. Ohne es zu bemerken, verspannen wir uns ganz automatisch auch schon bei kleinstem Stress, obwohl unsere Vernunft sagt, dass die Situation nicht schwierig ist, dass wir ihr bestens gerecht werden können und dass nichts Gravierendes auf dem Spiel steht. Doch diese funktionalen Gedanken gehören zu unserem expliziten bewussten kognitiven System, das langsamer reagiert als unser implizites unbewusstes emotionales System. Durch die in den Entspannungsübungen aufgebaute bessere Körperwahrnehmung wird uns die Verspannung jedoch immer früher bewusst und wir können sofort auf sie einwirken.

- *Situation:* Ein streng wirkender Sachbearbeiter in einer Behörde fragt nach meinem Anliegen.
- *Körper:* Anspannung entsteht in den Schultern und im unteren Rückenbereich.
- *Aktion:* Kurz diese Region anspannen und dann Muskeln loslassen. Dabei ausatmen.
- *Wiederholung der Aktion:* Unbemerkt vom Gegenüber mehrfach wiederholen. Dabei innerlich die Selbstinstruktion sprechen: Loslassen, Ruhe, entspannen.
- *Gedanke:* Die Situation als nicht bedrohlich einschätzen. »Kein Grund für Stress. Keine Gefahr. Meine Verspannung ist Fehlalarm.«
- *Verhalten:* Mich auf die Sachebene des Gesprächs konzentrieren und mein Anliegen vortragen.

Literatur mit Praxisanleitungen

Wagner-Link, A. (2010). Verhaltenstraining zur Stressbewältigung: Arbeitsbuch für Therapeuten und Trainer. Klett-Cotta.

Kabat-Zinn, J. (2013). Gesund durch Meditation. Das große Buch der Selbstheilung mit MBSR. Knaur.

Linehan, M. (2016a). Handbuch der Dialektisch-Behavioralen Therapie zur Behandlung aller psychischen Störungen. Band 1: DBT Skills Training Manual (2. Auflage). CIP-Medien.

Linehan, M. (2016b). Handbuch der Dialektisch-Behavioralen Therapie zur Behandlung aller psychischen Störungen. Band 2: DBT Arbeitsbuch mit Handouts und Arbeitsblättern für TherapeutInnen und PatientInnen. CIP-Medien.

4.4 Emotionsregulationstraining und Emotions-Exposition

4.4.1 Emotionen und Gefühle

Man kann psychische und psychosomatische Störungen generell darauf zurückführen, dass sie aus einer Emotionsregulationsstörung erwachsen. Diese zu beheben ist also ein zentrales Therapieziel. Sie hat Auswirkungen auf alle Lebensbereiche, indem sie (über die dysfunktionale Überlebensregel) daran hindert, das Richtige zu tun – sei es sozial kompetent zu sein, kompetent zu kommunizieren oder die Balance zwischen Autonomie und Beziehung zu regulieren.

Wir beginnen, durch Psychoedukation der PatientIn eine kleine Psychologie der Gefühle zu vermitteln, über ihre natürliche Funktion und lebensnotwendige Bedeutung (ausführlich und anschaulich mit Fotos in Sulz & Sulz, 2005). Sulz (2009a, S. 87) leitet das Thema so ein:

»*Gefühle* helfen dem Menschen,

- die Bedeutung von Situationen für ihn zu erkennen, und sie
- mobilisieren ihn dazu, das für ihn und die Situation stimmige Verhalten zu finden und zu zeigen.

Jeder Mensch hat andere zu ihm gehörige Gefühle. Wir erkennen einen Menschen u. a. an seinen bevorzugten Gefühlsreaktionen. Und Sie lernen sich erst richtig kennen, wenn Sie

- Wissen über menschliche Gefühle im Allgemeinen erwerben
- Kenntnis Ihrer eigenen Gefühle und Ihres Umgangs mit Ihren Gefühlen gewinnen.«

PatientInnen profitieren von der Lektüre meines Buchs *Als Sisyphus seinen Stein losließ – oder: Verlieben ist verrückt* (Sulz, 2012c). Dort wird über ›verbotene Gefühle der Kindheit‹ u. a. geschrieben:

> »Jeder Mensch hat verbotene Gefühle. Manche sind so verboten, dass sie nie in unser Bewusstsein gelangen. Wenn Sie von sich behaupten,

Funktionaler[1] Umgang mit Gefühlen

4. Wahrnehmen
5. Angemessenheit Prüfen
6. Zulassen
7. Intensität Prüfen
8. Aussprechen
9. Handlungsimpuls spüren
10. Angemessenheit des Impulses spüren
11. Aussprechen
12. Hören, was der andere antwortet
13. Verhandeln
14. Handeln
15. Wirkung feststellen
16. Unerwünschte Nebenwirkungen feststellen

1 Funktional ist ein Verhalten, wenn es gut für mich und meine Beziehungen ist, mir also nicht schadet und die Beziehung nicht nachhaltig belastet.

dass Sie noch nie in ihrem ganzen Leben Mordgelüste hatten, noch nie einen tödlichen Hass verspürten, nie neiderfüllt waren und Eifersucht nicht kennen, so hat Ihre autonome Psyche gute Arbeit geleistet – weil nicht sein kann, was nicht sein darf.

Da haben es diejenigen schwerer, die diese Gefühle verspüren. Sie erschrecken, schämen sich, verachten sich oder fühlen sich schuldig, obwohl sie keinem Menschen etwas zuleide getan haben. Wer so reagiert, wenn er auf seine Gefühle stößt, hat sich diese Gefühle irgendwann einmal verboten. Das Verbot wird mithilfe der obengenannten gegensteuernden Gefühle (Schreck, Scham, Verachtung, Schuldgefühl) aufrechterhalten. Diese Verbote wurden in der Kindheit etabliert und ihre Überwachung automatisiert. Dadurch wurde versäumt, sie spätestens beim Übergang ins Erwachsenenalter zu überprüfen und aufzuheben bzw. abzumildern« (Sulz, 2012c, S. 152).

Mit dem Begriff »autonome Psyche« wird auf die Zweiprozesstheorie psychischer Funktionen Bezug genommen. Den bewussten Teil unserer Psyche können wir *willkürliche Psyche* nennen. Er kann willkürlich denken, entscheiden und handeln sowie prüfen, ob das, was wir automatisch tun, auch situationsadäquat ist. Er greift in das Geschehen nur dann ein, wenn ein intendiertes Verhalten der Situation nicht gerecht werden würde, und korrigiert dieses darauf. Die *autonome Psyche* macht alles andere, Tag und Nacht, ohne dass dazu der willkürliche Teil eingreifen müsste, was er vor allem auch nicht sollte. Denn unser Bewusstsein wäre nicht in der Lage, der Komplexität der psychischen Abläufe gerecht zu werden. Die autonome Psyche steuert unser Verhalten über Bedürfnisse und Gefühle. Nur wenn sie von den falschen Voraussetzungen ausgeht, die unserer dysfunktionalen Überlebensregel zugrunde liegen, hat sie eine maladaptive Emotionsregulation installiert, die wir mit den Mitteln der willkürlichen Psyche im Rahmen der Psychotherapie ändern müssen.

Gefühle haben die Aufgabe ...
- eine Situation zu verstehen (Bedeutung)
- zu einer Handlung zu bewegen (Handlungsimpuls)
- die Folgen eigenen Handelns zu bewerten (Selbstbewertung)
- sich mit anderen Menschen auszutauschen (Kommunikation)
- auf andere Menschen einzuwirken (Einflussnahme)

Gefühle bestehen aus ...
- dem situativen Auslöser des Gefühls
- meiner Interpretation der Bedeutung der Situation
- meinem wahrgenommenen Gefühl
- den begleitenden Körperreaktionen und deren Wahrnehmung
- dem nichtsprachlichen Ausdruck meines Gefühls
- dem Aussprechen meines Gefühls
- der Handlung aus meinem Gefühl heraus
- den Folgen meines Gefühls und meiner Handlung

Gesunde Gefühle haben einen ...
- Situationsaspekt (Ereignis, eine konkrete Situation)
- Beziehungsaspekt (andere Menschen)
- kognitiven Aspekt (Bedeutung des Geschehens)
- homöostatischen Aspekt (Vergleich Anliegen und Wunscherfüllung/Erwartung)
- energetischen Aspekt (sie mobilisieren Energie)
- Impulsaspekt (Handlungsimpuls)
- instrumentellen Aspekt (Ziel, Wirkung)
- Zeitaspekt (sie dauern kurz)
- Steigerungsaspekt (bei Blockade)

Nicht gesunde Gefühle ...
- verlieren diese Bezüge
- sind dadurch nicht mehr sicher eingebettet in einen zwischenmenschlichen Kontext
- können dem Menschen (durch psychisches oder psychosomatisches Leiden) oder den Mitmenschen (durch antisoziales Verhalten) schaden

Dazu *explorieren wir zuerst die Gefühle der PatientIn* (Tab. 4.4.1).

Welche Gefühle kennt die PatientIn von sich? Welche hat sie oft, welche selten oder nie? Sie

Tabelle 4.4.1: Die 43 häufigsten und für die Psychotherapie wichtigsten Gefühle

Freude	Traurigkeit	Angst	Ärger, Wut
Freude	Traurigkeit	Angst, Furcht	Ärger, Wut, Zorn
Begeisterung	Verzweiflung	Anspannung, Nervosität	Missmut
Glück	Sehnsucht	Verlegenheit	Ungeduld
Übermut	Einsamkeit	Selbstunsicherheit	Widerwille, Trotz
Leidenschaft	Leere, Langeweile	Unterlegenheit	Abneigung, Hass
Lust	Enttäuschung	Scham	Verachtung
Zufriedenheit	Beleidigtsein	Schuldgefühl	Misstrauen
Stolz	Mitgefühl	Reue	Neid
Selbstvertrauen		Sorge	Eifersucht
Gelassenheit		Ekel	
Überlegenheit		Schreck	
Dankbarkeit			
Vertrauen			
Liebe			
Rührung			

können diese Exploration in der Therapiesitzung anhand dieser Tabelle durchführen. Dann kann sie gleich versuchen, das Gefühl in der Erinnerung herzuholen. Ein sicherer Weg ist es, sie den VDS32-Emotionsfragebogen bis zur nächsten Sitzung ausfüllen zu lassen und dessen Ergebnis nachzubesprechen.

Instruktion zu obiger Tabelle:
Sie sehen hier die 43 häufigsten Gefühle in vier Gruppen eingeteilt: Freude-Gefühle, Trauer-Gefühle etc.

Einige sind Ihnen sehr vertraut, manche zu vertraut und einige kennen Sie kaum von sich. Wir wollen Ihr Gefühlsprofil erkunden.

Lesen Sie ein Gefühl, versuchen Sie, es zu erspüren, zu erinnern.

Kreuzen Sie je Spalte die beiden wichtigsten Gefühle an, geben Sie dem wichtigsten die Nummer 1, dem zweitwichtigsten die Nummer 2.

Streichen Sie die beiden seltensten Gefühle durch.

Wir können anschließend darüber sprechen.

Der zweite Schritt ist, *über die eigenen Gefühle zu sprechen*, beginnend mit den Freude-Gefühlen: Die PatientIn sagt, (aus der Gefühlstabelle (Tab. 4.4.1) aussuchen!)

- welches ihr wichtigstes Freude-Gefühl ist
- welche Ereignisse dieses Gefühl auslösen
- welches eine ganz typische Situation ist
- wie diese Situation genau abläuft
- wie sie sich dabei genau fühlt

Sie wird gebeten, sich diese Situation jetzt vorzustellen, während sie beschreibt, was gerade geschieht.

Es werden ihr Fragen gestellt, die ihr helfen, das Gefühl jetzt zu spüren.

Wenn sie es spürt: Nicht weiter fragen, sondern warten, damit sie beim Gefühl bleiben kann.

Sie berichtet ihr Empfinden und spürt ihr Gefühl

Es war gut, diesem Gefühl Raum zu geben!

Anschließend über das wichtigste Angst-/Trauer-/Wutgefühl sprechen.

Im dritten Schritt *sprechen wir über fehlende Gefühle.* Die PatientIn sagt, (aus der Gefühlstabelle (Tab. 4.4.1) aussuchen!)

- welches Freude-Gefühl (fast) nicht bei ihr vorkommt

- ob sie sich an ein Erlebnis erinnern kann, bei dem sie dieses Gefühl hatte

Sie wird gebeten, sich diese Situation jetzt vorzustellen, während sie beschreibt, was gerade geschieht.

Es werden ihr Fragen gestellt, die ihr helfen, das Gefühl jetzt zu spüren.

Nicht weiter fragen, sondern warten, damit sie beim Gefühl bleiben kann.

Sie berichtet ihr Empfinden und spürt ihr Gefühl.

Zuletzt wird gefragt, ob sie sich vorstellen könnte, das Gefühl häufiger zuzulassen.

Anschließend über das fehlende Angst-/Trauer-/Wutgefühl sprechen.

4.4.2 Emotionsregulation und ihre Störungen

Von grundsätzlicher Bedeutung ist, dass die PatientIn zwischen primären und sekundären Gefühlen unterscheiden lernt. Primäre Gefühle sind die automatische, oft realitätsgerechte Antwort auf das situative Geschehen. Sie führen zu einem primären Handlungsimpuls, der eine meist gute Bewältigung der Situation ist. In der Kindheit wurde jedoch ein behauptendes oder selbstständiges Verhalten von den Eltern nicht gestattet. Das Kind musste seine Überlebensregel zu Hilfe nehmen, die ihm half, sich anzupassen, und auch half, zu sekundären Gefühle zu wechseln, die von dem primären Handlungsimpuls wegführten und zu einem angepassten Verhalten verhalfen. Sulz (2009a, S. 92ff.) empfiehlt folgendes Vorgehen:

Welches sind meine primären, tabuisierten Gefühle und welches meine sekundären, gegensteuernden Gefühle? Diejenigen Gefühle, die Ihre Eltern früher abgelehnt haben und die Sie heute noch ablehnen bzw. zu denen Ihnen noch heute der Mut fehlt, nennen wir primäre, tabuisierte Gefühle.

Primäre, tabuisierte Gefühle sind/waren bei mir

- abgelehnt – verboten – unerträglich:
  1....
  2....
  3....
- zu denen ich nicht den Mut hatte:
  1....
  2....
  3....

Manche Gefühle setzen wir ungewollt ein, damit wir ein anderes, primäres, tabuisiertes Gefühl nicht zugleich haben können, welches wir ablehnen, oder zu dem wir nicht den Mut haben. Wer z. B. große Angst hat, hat keine Wut mehr. Er flieht, statt anzugreifen. Wer sich z. B. völlig unterlegen fühlt, mag sich zwar innerlich sehr ärgern, unterlässt aber berechtigte Kritik. Gefühle, die so eingesetzt werden, werden in der Transaktionsanalyse recht treffend Ersatzgefühle genannt. Wir nennen sie sekundäre, erwünschte Gefühle.

Man kann sie auch sekundäre, gegensteuernde Gefühle nennen. Sie sollen ja dem primären, früher unerwünschten Gefühl gegensteuern, damit es nicht auftritt, damit es verschwindet und vor allem damit wir nicht das tun, was dieses primäre Gefühl uns tun lassen würde. Da es für den Laien sehr schwer ist, seine gegensteuernden Gefühle zu identifizieren, gehen wir ganz rigoros vor: Bis das Gegenteil bewiesen ist, können Sie bei allen zu Ihnen gehörigen Gefühlen, sofern sie nicht zur Gruppe der abgelehnten Gefühle gehören, davon ausgehen, dass es erwünschte, nützliche Ersatzgefühle sind. Sie können dies prüfen, indem Sie sich fragen, ob die meisten Menschen in typischen Situationen andere Gefühle hätten, z. B. eines der von Ihnen abgelehnten, tabuisierten. Tragen Sie also alle verbleibenden Gefühle ein.

Sekundäre, in der Kindheit erwünschte oder nützliche Gefühle sind/waren bei mir:

1....
2....
3....
4....
5....
6....

Und nun die Frage, wozu diese sekundären Gefühle dienen. Welches primäre Gefühl und welche aus diesem Gefühl resultierende Handlung wird dadurch verhindert? Auch hier ist ein großes Fragezeichen am Rand angebracht:

sekundäres Gefühl	primäres Gefühl spüren	primäre Handlung ausüben
Bsp.: Ohne Ohnmachtsgefühl	*würde ich zornig bleiben*	*und mich wehren*
Ohne 1. ...	würde ich ...	und ...
Ohne 2. ...	würde ich ...	und ...
Ohne 3. ...	würde ich ...	und ...
Ohne 4. ...	würde ich ...	und ...
Ohne 5. ...	würde ich ...	und ...
Ohne 6. ...	würde ich ...	und ...

Fazit: Zu meinem emotionalen Überleben in meiner Kindheit musste ich immer meine sekundären, erwünschten Gefühle
... und ... und ...
... und ... und ... haben
und durfte niemals meine primären, tabuisierten/ mir damals schadenden Gefühle
... und ... und ...
... und ... und ... haben.

Leider ist meine Emotionsregulation noch so geblieben, als ob es um das emotionale Überleben in der Kindheit gehen würde. Deshalb muss ich jetzt einen für das Erwachsenenalter gültigen Umgang mit meinen Gefühlen lernen. Nach dem Erinnern und Wahrnehmen kommt der *Ausdruck von Gefühlen, zuerst nonverbal*, dann verbal. Dies kann durch folgende Übung erreicht werden:

Ihr wichtigstes Gefühl der Gruppe ... ist ...

- Bitte stellen Sie sich hin, spüren Sie das Gefühl.
- Konzentrieren Sie sich ganz auf sich.
- Nun zeigen Sie durch Ihren Gesichtsausdruck, Mimik, Gesten, geringfügige Bewegungen Ihr Gefühl.
- Nehmen Sie Ihr Gefühl wahr.
- Nehmen Sie Ihren Körper wahr, nehmen Sie Gefühl im Körper wahr.
- Lassen Sie einen Ton entstehen, der dem Gefühl entspricht.
- Intensivieren Sie alle Körperreaktionen so, wie wenn das Gefühl stärker ist – noch mehr – und noch mehr!

Wiederholen Sie diese Übung auch mit den wichtigsten Gefühlen der anderen Gefühlsgruppen.

Der nonverbale Gefühlsausdruck hilft auch, das Gefühl deutlich ins Bewusstsein kommen zu lassen. Der *verbale Gefühlsausdruck* dient der Kommunikation und der Rückmeldung an die andere Person.

- *Welche Person* gehört dazu?
- In *welcher Situation*?
- Sagen Sie: *Ich fühle ...*
- Welcher Gedanke gehört dazu?
- Sagen Sie: *Ich denke, ...*
- Wer sind Sie in diesem Gefühlsmoment?
- Sagen Sie: *Ich bin (wie) ...*
- Welche Bedeutung hat die andere Person in diesem Moment?
- Sagen Sie: *Du bist (für mich) ...*

Es ist nur noch ein kleiner Schritt zu einem tieferen Verstehen des momentanen emotionalen Geschehens durch *metakognitive Reflexion* der Emotionsregulation:

- Jetzt gehen wir einen Schritt weiter. Nachdem wir Ihre Gefühle betrachtet haben,
- konzentrieren wir uns nun darauf,
- welche Reaktionen Ihren Gefühlen automatisch/reflexhaft folgen bzw.
- wie Sie bewusst mit einem Gefühl umgehen.
- Legen Sie fest, zu welchem Gefühl Sie sich diese Gedanken machen wollen.
- Darauf erinnern Sie sich, wie Sie aus dem Gefühl heraus oder auf das Gefühl reagiert haben
- Und was die Auswirkungen Ihres Umgangs mit diesem Gefühl waren.
- Wenn die Situation schlecht ausging, überlegen Sie, welcher Umgang besser oder klüger gewesen wäre.

Diese Übung hilft, eine realitätsbezogene Theory of Mind (TOM) aufzubauen, die immer bessere Vorhersagen der Auswirkungen eigenen Handelns ermöglicht, da sie zunehmend Gefühle und Bedürfnisse der eigenen Person und des Gegenübers berücksichtigt.

Metakognitiv bedeutet das, sich Gedanken über Gedanken zu machen, aber auch über Gefühle und Bedürfnisse. Und dies nicht nur über die eigenen, sondern auch über diese der InteraktionspartnerIn. Wir tauchen mit unserem bewussten Erleben aus dem unmittelbaren impulsiven Involviert-Sein der situativen Interaktion auf, gehen reflektierend etwas in Abstand, schauen die Situation, uns selbst und den anderen von außen an und versuchen, die Beweggründe für das jeweilige Handeln zu erfassen. Diese Hypothesen fügen sich, wenn sie oft genug bestätigt werden, zu einer impliziten Theorie der psychosozialen Wirklichkeit zusammen, die in künftigen Situationen sofort verfügbar ist und zu einer immer besseren Passung führt – Theory of Mind (TOM) genannt. Die Entwicklung, Differenzierung und Verfügbarkeit der TOM ist eines der übergeordneten Ziele der Therapie. Sie hilft, aus der verbietenden und gebietenden dysfunktionalen Überlebensregel eine Erlaubnis gebende Lebensregel zu machen.

Bezüglich der Emotionsregulation bedeutet dies einen neuen Umgang mit Gefühlen:

- Ich entschließe mich, den Umgang mit folgendem Gefühl zu ändern: ...
- Mit diesem Gefühl ging ich bisher so um: ...
- Dies hatte folgende negativen Auswirkungen: ...
- Stattdessen wünsche ich mir in solchen Situationen folgendes Ergebnis: ...
- Dies würde gelingen, wenn ich folgendes Verhalten zeige: ...
- Zu diesem Verhalten bewegt folgendes (primäres) Gefühl: ...

Dabei wird so vorgegangen:

- Die neue Theorie der Wirklichkeit (TOM) oder Erweiterung der TOM führt zu dem Entschluss, anders als bisher mit dem Gefühl umzugehen.
- Die PatientIn soll selbst überlegen, welcher Umgang mit dem Gefühl (bleiben Sie in der Besprechung bei einem einzigen Gefühl) gut ist.
- Sie erinnert noch einmal, wie sie bisher mit dem Gefühl umging, welche negativen Auswirkungen auf sie selbst und auf den anderen Menschen bzw. auf die Beziehung dies hatte.
- Und sie spürt jetzt während des Gesprächs, wie es sich anfühlen würde, wenn sie das von ihr gewünschte Ergebnis erzielen würde (Augen schließen und kurz imaginieren → Ressourcenorientierung herstellen).
- Sie reflektiert, welches Verhalten am ehesten dazu führen würde (mentales bildhaftes Vergegenwärtigen des Verhaltens mit geschlossenen Augen),
- und versucht, dieses erfolgversprechende Verhalten dem Gefühl zuzuordnen, das sie dazu motiviert, z. B.
- Ärger – Nein-Sagen – Erreichen von Gerechtigkeit
- Enttäuschung – Fordern – Erreichen von Anerkennung

Umgang mit Gefühlen, die situationsunangemessen oder zu stark sind:

- Ist das Gefühl in der Situation inadäquat?
- *Ich sage zu mir energisch STOP! STOP!*
- Ich korrigiere meine Wahrnehmung: »Es hat nicht so sehr weh getan.«
- Ich korrigiere meine Bewertung: »Das war nicht absichtlich von ihm.«
- Ich akzeptiere, dass der andere so handelt: »Das kann passieren.«
- Ich akzeptiere, dass ich noch so zu reagieren neige: »Ich reagiere halt noch zu heftig und akzeptiere es.«
- Mein neues Verhalten: verhandeln oder einfach beschreiben, was war.
- Unser neues Interaktions-Ergebnis: ein für beide tragbarer Kompromiss, z. B. der Andere entschuldigt sich.

Eine fast unbegrenzte Anzahl sehr effektiver Skills zur Regulation intensiver Gefühle findet sich in dem neuen DBT-Handbuch von Marsha Linehan (2016a, b). Hauke & Dall'Occhio (2015) gehen beim Aufbau adaptiver Emotionsregulation konsequent von der Embodiment-Perspektive aus.

Entscheidend ist, dass die PatientIn die Bereitschaft und Fähigkeit zur Emotions-Exposition erwirbt. Diese kann für jedes Gefühl Anwendung finden, z. B. Ungeduld oder Eifersucht.

4.4.3 Emotions-Exposition

Emotions-Exposition ist einerseits eine Form der Problemaktualisierung von Grawe (1998) bzw. der tiefen emotionalen Erfahrung von Greenberg

(Elliott et al., 2008) und entspricht andererseits dem klassischen Expositionsverfahren der Verhaltenstherapie (Wassmann, 2012). Dabei kann es sowohl um ein Gefühl gehen, das zu oft oder zu intensiv auftritt, als auch um ein Gefühl, das zu selten oder zu schwach in Erscheinung tritt.

Jedes Gefühl hat seinen spezifischen situativen Kontext. Dieser muss hergestellt werden, damit das Gefühl ins Bewusstsein treten kann.

Das kann schon geschehen, wenn eine PatientIn über die betreffende Situation erzählt. Während des Erinnerns und Erzählens entsteht bei ihr automatisch ein inneres Bild – eigentlich ein innerer Film –, sodass sie mit ihrem Bewusstsein teils in diese Szene eintaucht und sie emotional wiedererlebt. Mit dem anderen Teil ihres Bewusstseins bleibt sie im Gesprächskontakt mit uns. Beim Erzählen eines Traumas würde es so zu einem erneuten Erleben des Traumas kommen, was wir nicht wollen. Deshalb ist es von diesem Vorgehen ausgeschlossen. Während des Erzählens können wir bei bestimmten Situationsaspekten nachfragen, um sicher zu erkunden, ob sie zu den Emotionsauslösern gehören.

Wir können aber auch über das Erzählen hinausgehen und mit der PatientIn vereinbaren, so eine Situation noch einmal gemeinsam durchzugehen – nicht gedanklich, sondern im Erleben. Dabei sind wir weniger Zuhörer als aktiver Instrukteur. Wir lenken ihre Aufmerksamkeit gezielt auf Aspekte, die dazu führen, dass das Gefühl intensiver wird – so intensiv, wie es dem Geschehen entspricht. Im Wiedererleben der intensiven Emotion wird sich die PatientIn der emotionalen Bedeutung des Ereignisses weitgehend bewusst.

An dieser Stelle können wir die Emotions-Exposition stoppen. Während die PatientIn das Gefühl noch spürt, gehen wir in eine gemeinsame Reflexion der Situation, des Anliegens in dieser Situation, des eventuell scheiternden Versuchs, diesem Anliegen Gehör zu verschaffen, des Ergebnisses der Interaktion, des eventuell unbefriedigenden Endes der Szene und der Folgen für die Beziehung zu dem betreffenden Menschen. Dann ist das Ziel die tiefe emotionale Erfahrung. Dabei würden wir davon ausgehen, dass die erlebte Emotion nicht sekundär ist, sondern die Bedeutung des Geschehens stimmig widerspiegelt.

Wenn wir aber die Situation so verstanden haben, dass die Emotion fehl am Platze oder zu heftig ist (z. B. Angst, Wut, Eifersucht oder Ungeduld) und der Bedeutung der Situation nicht entspricht und eventuell sogar inadäquate Verhaltensweisen daraus resultieren, werden wir anstreben, dieses Gefühl zu modifizieren, sodass es seine handlungsleitende Wirkung verliert und schließlich ganz abebbt oder in einer dem Kontext entsprechenden Intensität bleibt.

Eine zu große Angst konnotieren wir als Fehlalarm und gehen mit ihr um wie mit dem Fehlalarm eines Autos. Wir lassen sie da sein und warten, bis sie von selbst aufgehört hat. Für die PatientIn ist es sehr hilfreich, wenn wir ihr ein strukturiertes Vorgehen empfehlen, das bereits Sulz (1987) bei phobischen Ängsten in der psychiatrischen Klinik anwandte und das fester Bestandteil der Strategisch-Behavioralen Therapie (SBT) wurde (Sulz, 2011a):

Das Vorgehen ist abgeleitet von der Angst-Exposition und kann in fünf Schritte unterteilt werden (Sulz, Sichort-Hebing & Jänsch, 2015a, b):

1. Achtsamkeit: Frühe Signale des Gefühls wahrnehmen und mit der Aufmerksamkeit dabei bleiben.
2. Akzeptanz: Akzeptieren, dass das Gefühl jetzt kommt bzw. da ist. Es darf da sein.
3. Commitment: Entscheiden, jetzt zu üben, sich dem Gefühl zu stellen – ohne mein bisheriges Vermeidungsverhalten, welches bewirkte, dass das Gefühl chronisch wurde und chronisch blieb.
4. Exposition: Mit meiner Aufmerksamkeit ganz beim Wahrnehmen des Gefühls bleiben, es da sein lassen, keine Kraft gegen es aufwenden, ihm die Möglichkeit geben, stärker ins Bewusstsein zu kommen und lange da zu bleiben, bis es sich eventuell, von mir erst im Nachhinein gemerkt, allmählich wieder entfernt oder in den Hintergrund rückt.
5. Selbstverstärkung: Nach der Übung, die etwa 20 Minuten dauern kann, nicht klagen, dass das Gefühl wieder da war, und keine Selbstvorwürfe machen, dass es noch nicht besser gelungen ist, mit ihm umzugehen. Stattdessen feststellen, dass die Gelegenheit zum Üben genutzt wurde, dass es wichtig war zu üben und noch nicht wichtig war, dabei wirksam zu sein.

Diese fünf AACES-Schritte schreibt sich die PatientIn selbst in eigenen Worten als Selbstinstruktionen auf einen Zettel. Dabei ist wichtig, dass sie in ihrer eigenen Sprache abgefasst sind, dass es keine Fachwörter der Psychotherapie oder Medizin sind. Sie trägt diesen Zettel bei sich und hat ihn gleich zur Hand, wenn sich eine Gelegenheit zum Üben ergibt.

Zuvor jedoch wird das Vorgehen als Trockenübung in der Therapiesitzung durchgespielt. Die PatientIn steht dabei z. B. in der imaginierten Situation, nimmt ihren Zettel und spricht laut die Selbstinstruktionen. Das Vorgehen können wir uns an einem Beispiel veranschaulichen (Sulz, 2009b):

Beispielsituation: Ich bin mit dem, was ich gerade erreicht habe, sofort wieder unzufrieden und strenge mich an, noch mehr zu kriegen

Gefühls-Exposition 15 Minuten lang bzw., bis das Gefühl abgeklungen ist:

1. Ich ertappe mich bei meinem Gefühl UNGEDULD. (Achtsamkeit)
2. Es darf sein, dass mein Gefühl UNGEDULD da ist. (Akzeptanz)
3. Ich mache nicht, was mein Gefühl UNGEDULD will. (Commitment)
4. Ich beobachte, wie mein Gefühl UNGEDULD zunimmt. (Exposition)
5. Es darf sein, dass mein Gefühl UNGEDULD zunimmt.
6. Mein Gefühl UNGEDULD darf da sein, solange es will.
7. Und ich tue einfach nicht, was mein Gefühl UNGEDULD will.
8. Wenn mein Gefühl UNGEDULD abgeklungen ist, habe ich gut geübt. (Selbstverstärkung)

Bei Gefühlen, die fehlen oder viel zu schwach ins Bewusstsein treten, beginnen wir auf die gleiche Weise. Wir laden die PatientIn ein, sich die gemeinsam ausgewählte Situation vorzustellen – mit geschlossenen oder auch mit geöffneten Augen. Wenn ein deutliches Bild entstanden ist und sie sich in dieser Situation sieht und erlebt, helfen wir ihr, die emotionsrelevanten Aspekte möglichst plastisch zu vergegenwärtigen, indem wir auf sie hinweisen und sie uns beschreiben lassen. Dabei wird zB. bei fehlender Wut gefragt, was das Gegenüber da mit der PatientIn macht, was für ein Ton das ist, in dem sie sie anspricht, was für eine Haltung, als wen sie die PatientIn da anspricht, und wer ihr das Recht dazu gibt. So wird die Aufmerksamkeit immer wieder auf die empörenden Aspekte des Verhaltens des Gegenübers hingelenkt, ohne diese selbst als empörend zu bewerten.

Im zweiten Schritt wird die Aufmerksamkeit auf ihre Reaktionen gelenkt, zuerst auf jene ihres Körpers. Ist da eine Anspannung? Wo? Mag sie diese willkürlich stärker werden lassen? Welche Bewegung könnte aus dieser Entspannung entstehen wollen? Z. B. eine Faust machen, mit der Faust auf den Tisch hauen, die andere Person schütteln, sie treten usw. Sie kann so eine Bewegung mal ausprobieren – und dabei merken, dass Ärger und Wut entstehen.

Nun kann sie vielleicht – zuerst ein wenig, dann stärker – Ärger, Wut oder Zorn empfinden. Sie kann sich auf dieses Gefühl konzentrieren, wodurch es meist intensiver wahrgenommen wird.

Sehr oft können wir aber auch miterleben, auf welche recht wirksame Weise sie so schnell wie möglich dieses tabuisierte Gefühl wieder wegmacht. Sei es ein bagatellisierender Gedanke, sei es Angst, sei es ein Rausgehen aus der Imagination. Wir können das Verhalten aufgreifen und wie ForscherInnen gemeinsam ihre cleveren Vermeidungsstrategien studieren und besprechen – mit Anerkennung für die Leistung der Psyche, auf diese Weise gut für sich zu sorgen. Wir befinden uns quasi nebeneinander als Team und schauen gemeinsam auf einen Dritten – der unbewusste Teil ihrer Psyche, der autonom implizite Strategien anwendet, die normalerweise gar nicht bewusstwerden.

Dann holen wir aber wieder die Imagination in den Fokus und die PatientIn versucht noch einmal zu ihrer Wut zu finden. Wenn es nicht mehr geht, dann machen wir es beim nächsten Mal.

Emotions-Exposition

➢ Exposition ist eine der wichtigsten und wirksamsten Interventionen der Verhaltenstherapie. Deshalb lohnt es sich, möglichst bald diese Intervention einzusetzen.
➢ Das kann bei nahezu jeder PatientIn geschehen, die nicht psychotisch, nicht traumatisiert oder nicht stark impulsgestört ist.

- Fast jedes Gefühl eignet sich dazu, das immer wieder so intensiv und anhaltend auftritt, dass es die PatientIn hindert, eine wichtige Situation gut zu meistern.
- Kognitiver Rahmen ist, dass das Gefühl ein Fehlalarm, also unbegründet ist.
- Ob es nun Angst, Scham, Schuldgefühl oder Eifersucht ist, stets kann die Exposition ein erster Schritt sein, der hilft, mit dem Gefühl umzugehen. Zuvor wurde geklärt, woher das Gefühl kommt, dass es ein Fehlalarm ist, der aus einer falschen Interpretation der Situation resultiert.
- Dieser Fehlalarm kann leider nicht abgeschaltet werden. Es bleibt nur übrig, ihn zu akzeptieren, da sein zu lassen, bis er von selbst verschwindet, und
- nicht zu tun, was dieser falsche Alarm bezwecken will.
- Nur wenn es gelingt, das vom Fehlalarm angestoßene Verhalten zu unterlassen (also z. B. nicht zu fliehen, sich nicht verschämt zu verstecken, nicht vor Schuldgefühl nachzugeben, nicht eifersüchtig vermeintliche Untreue zu verfolgen), kann sich das Gefühl erschöpfen und allmählich verschwinden.

Weitere Möglichkeiten des praktischen Vorgehens finden sich in Sulz (2012a) und Sulz und Sulz (2005).

4.4.3.1 Wut-Exposition

Besonders wichtig ist die Wut-Exposition (Sulz, 2010d). Sie sollte bei keiner Therapie fehlen. Viele Menschen haben in Bezug auf den Umgang mit Wut keine reife Emotionsregulation entwickelt. Denn sie mussten schon sehr früh in ihrer Kindheit ihre Wut unterdrücken, um in guter Beziehung zu ihren Eltern bleiben zu können. Da ihre Emotionsregulation in diesem Alter noch nicht verfügbar war, mussten sie ihre Angst zu Hilfe nehmen. Angst löscht die Wut wie Wasser das Feuer. Die folgende Darstellung stammt aus dem *Therapiebuch III* (Sulz, 2011a).

Wir müssen also dahin kommen, Angst durch ein anderes Mittel im Umgang mit der Wut zu ersetzen. Und dies ist die kognitive Steuerungsfähigkeit, die durchaus nicht auf der bewussten Ebene ablaufen muss. Dies kann durch Wut-Exposition geschehen. Sie verläuft in zwei Schritten: erstens Wut haben und zweitens mit Wut umgehen.

4.4.3.1.1 Wut haben

Man kann die therapeutischen Interventionen so einleiten: Psychische Probleme rühren daher, dass ich oder meine Mitmenschen mich daran hindern, eine Lösung zu finden, die für mich befriedigend wäre, ohne meinen Beziehungen zu sehr zu schaden.

Wenn mich jemand an meiner Bedürfnisbefriedigung hindert, so ist das Frustration.

Wenn ich frustriert werde, reagiere ich ärgerlich.

Wenn ich sehr frustriert werde, reagiere ich wütend.

Also geht es bei psychischen Problemen oft um Wut und Aggression.

Imagination zur Wut-Exposition

Ich möchte Sie zu einer Fantasie einladen, die wenige Minuten dauert und die ganz in Ihrem Kopf und Ihrem Gefühl bleiben wird, danach folgenlos wieder verschwindet, ohne dass sie in der realen Welt irgendeinen Schaden angerichtet hätte. Eine Fantasie, wie ein Tagtraum oder einige Gedanken, eine kurze Vorstellung, kürzer als ein Werbespot im Fernsehen. Lediglich einige Erinnerungsspuren in unserem Gedächtnis hinterlassend, sonst gar nichts.

Also eine kurze Fantasie, die weder moralisch noch juristisch Folgen für Sie oder irgendeinen Menschen hat.

Stellen Sie sich vor, ein Tyrann und vielfacher Mörder hat Sie und die Menschen, die Ihnen anvertraut sind und die Sie lieben, in seiner Gewalt. Er wird Sie und die Ihrigen grausam quälen, erniedrigen, vergewaltigen, umbringen. Sie mussten diese Gewalttaten mehrmals mit eigenen Augen ansehen, ohne einschreiten zu können.

Doch jetzt haben Sie für einen kurzen Moment die einzige, nicht wiederkehrende Chance, weitere Gewalt und weiteres Morden zu verhindern. Er und seine Häscher sind so unachtsam, dass Sie eine halbe Stunde lang gefahrlos die Möglichkeit haben, ihn unschädlich zu machen und dadurch das Leben der Ihnen wichtigen Menschen zu retten und auch Ihr eigenes Leben. Reine Notwehr.

Ich lade Sie ein, diese Fantasie fortzusetzen. Sie sind voll Empörung über diesen grausamen Menschen. Während Sie spüren, dass Sie jetzt gegen Ihn vorgehen können, spüren Sie Ihre Kraft und Ihre Fähigkeit, jetzt das Notwendige zu tun. Das zu tun, was Sie einfach tun müssen. Und Sie spüren Ihre Wut darüber, was er Ihnen und den anderen Menschen bis jetzt angetan hat.

Vielleicht spüren Sie diese Wut im Bauch.

Versuchen Sie jetzt, diese Wut in Ihrem Bauch entstehen zu lassen. Vielleicht will diese Wut sich Raum schaffen.

Nach oben in den Brustkorb steigen, in Nacken und Schulter,

in die Oberarme, Arme, Hände.

Während Sie die Wut auf diesen Unmenschen spüren, wissen Sie, dass es jetzt sein muss,

und Sie erkennen, dass er gar kein Mensch ist,

sondern ein Fabelwesen, ein Monster oder ein Drache. Es ist nicht die heutige Zeit, sondern vor tausend Jahren, es ist nicht die heutige Welt, sondern eine Fantasiewelt.

Doch Ihre Wut auf dieses Untier ist spürbar da.

Sie sind es den Ihnen anvertrauten Menschen schuldig, Ihre Wut will aktiv werden,

Sie müssen einfach handeln, welche Bewegung will entstehen?

Was wollen Ihre Arme und Hände tun? Stellen Sie sich vor, dass sie es tun.

Vielleicht haben Sie eine Waffe. Welche Waffe haben Sie?

Und jetzt spüren Sie Ihre Wut – die Sie ganz erfüllt. Und Sie greifen ihn an und nutzen den kurzen Moment. Mit aller Konzentration, mit aller Kraft, mit aller Wucht. Und Sie schaffen es.

Sie haben ihn kampfunfähig gemacht. Die Ihrigen und Sie sind gerettet.

Nehmen Sie jetzt wahr, wie Sie sich fühlen. Was für ein Gefühl ist in Ihnen?

Welches weitere Gefühl?

Ist es Wut? Ist es Trauer?

Ist es Scham?

Ist es Schuldgefühl? Ist es Genugtuung? Ist es Erleichterung? Ist es Kraft?

Bleiben Sie ganz für sich und nehmen Sie sich wahr.

Erlauben Sie sich diese Gefühle, erlauben Sie sich diese Erfahrung. Und machen Sie sich bewusst, dass das Ihre Fantasie war.

Und keine Wirklichkeit.

Und dass dies Ihre Gefühle waren und keine wirklichen Handlungen.

Dass Sie sehr, sehr starke Gefühle haben können und dass diese in Ihrer Psyche bleiben können – ohne dass ein Schaden in Ihrer wirklichen Welt entsteht.

Dass Sie sich auf sich verlassen können. Dass Sie wissen, dass Sie ein erwachsener Mensch sind, der sich selbst steuern kann.

Dass Sie sich selbst entschließen können, Gefühle wahrzunehmen und diese in Ihrer Psyche zu belassen.

Und dass Sie nur dann handeln, wenn Sie sich dafür entschieden haben, dass unterdrückte Gefühle Ihren wichtigen Beziehungen und Ihnen schaden.

Dass dagegen zugelassene Gefühle bewusst von Ihnen gehandhabt werden können, sodass ein konstruktiver Kompromiss zwischen Ihren Interessen und den Interessen Ihrer Bezugsperson möglich wird.

Und gehen Sie mit dieser Erlaubnis, Gefühl und Impuls und Fantasie zu haben, in Ihre nächsten Begegnungen.

(Ende der Imaginationsübung)

> »Bekommen Sie Angst, dass aus dieser Wahrnehmungsübung unkontrollierbarer Ernst werden könnte? Wie kommen Sie auf diese Idee? Sind Sie sich Ihrer Kontrolle und Selbstbeherrschung so unsicher? Wie kommen Sie dazu, dass auf Sie so wenig Verlass ist? Sind Sie etwa wegen körperlicher Gewaltanwendung vorbestraft? Wenn nicht, so tragen Sie seit Ihrer Kindheit ein falsches Selbstbild mit sich herum, das Sie dazu gebracht hat, Gefühlen wie Ärger und Wut aus dem Weg zu gehen. Und wenn Sie von Kindesbeinen an Ihre natürliche Aggression unterdrückt haben, so haben Sie dieser Seite Ihrer Vitalität keine Chance gegeben, sich zu zivilisieren, vom Handgreiflichen zum Sprachlichen überzugehen. Wer aber wegen Unzivilisiertseins in einen dunklen Kerker eingesperrt

bleibt, kann ebensowenig zivil werden wie ein bissiger Hund, der im Zwinger eingeschlossen wird. Der erste Schritt zur Zivilisierung Ihrer Aggression ist also das Öffnen der Kerkertür. Und dies ist ein spannender Moment.

Wird es Mord und Totschlag geben oder friedliche Versöhnung? Wird die Welt meine Wut aushalten können, oder sind die Menschen um mich herum so zerbrechlich, dass ich an ihnen nicht wiedergutzumachenden Schaden anrichte? Ich werde also neben meinem Selbstbild auch mein Weltbild ändern dürfen: Die Welt hält mehr aus, als ich bisher dachte. Sie ist nicht aus Porzellan. Und sie ist nicht so nachtragend, wie ich dachte. Ein Gewitter macht gute Luft. Meine Beziehungen werden besser. Und ich fühle mich klarer, ehrlicher und freier.

Nach einigen Patzern, bei denen ich mich im Ton erheblich vergriffen habe – und mich gebührend entschuldigt – werden meine Verteidigungen und Angriffe zunehmend situationsadäquat. Es bleibt in mir danach kein Vorbehalt gegen die andere Person. Ich kann sie wieder mehr mögen und akzeptieren. Es ist keine chronisch unterdrückte Wut mehr da, die einen Schatten auf unsere Beziehung wirft. Ich werde durch die Befreiung von meiner Wut fähig zur Liebe. Und diese ist nicht mehr das zaghaft brennende Lichtlein, das beim leisesten Hauch erlischt. Es ist eine kräftige Flamme, die auch einem vorübergehenden kräftigen Wind standhält – notwendige Auseinandersetzungen liefern ihr sogar mehr Sauerstoff, so dass sie leuchtender brennt. Mit dieser Zuversicht können wir unseren Mitmenschen unsere neue Konfliktfreude zumuten und bei unseren Kindern Streitlust zur Tugend werden lassen« (aus Sulz, 2011a, S. 216–219).

4.4.3.1.2 Mit Wut umgehen

Erste Aufgabe der Wut-Exposition ist es also, die Erlaubnis zu geben,

- Gefühle zu haben,
- Gefühle wahrzunehmen,
- Handlungsimpulse, die aus meinen Gefühlen resultieren, wahrzunehmen,
- Handlungen zu fantasieren, die aus meinem Gefühl heraus entstehen wollen,
- solche Fantasien als Möglichkeit der Katharsis einzusetzen, um auf diese Weise Wut zu entsorgen, statt sie zu unterdrücken und in Symptome oder in gestörte Persönlichkeitszüge zu transformieren.

Zweite Aufgabe der Wut-Exposition ist es, die neue Erfahrung zu vermitteln,

- dass ein intensives Gefühl im psychischen Innenraum bleiben kann, ohne in die Welt hinaus zu müssen und dort unkontrollierbaren Schaden anzurichten,
- dass also Gefühl nicht gleich Handlung ist,
- dass eine fantasierte Handlung in meiner Psyche bleibt,
- dass also Fantasie nicht gleich Realität ist,
- dass ich ein erwachsener Mensch bin und dass ich im Gegensatz zu einem zwei- oder dreijährigen Kind Selbstkontrolle und Selbststeuerung besitze,
- dass ich also einen steuernden Willen habe, durch den ich frei entscheiden kann, was ich tue und was ich nicht tue,
- dass ich mich auf meine Selbststeuerung und auf meine Willenskraft verlassen kann,
- dass die TherapeutIn sich auf mich und meine Selbststeuerung verlässt und verlassen kann.

Dritte Aufgabe der Wut-Exposition ist es, mich erkennen zu lassen, wie ich bisher mit meiner Wut umgegangen bin und wie ich weiterhin verhindere, obige Erlaubnis und obige Erfahrungen einzusetzen, d. h., welche Vermeidungsstrategien ich unentwegt anwende:

- *affektiv:*
  - gar kein Gefühl wahrnehmen
  - ein Ersatzgefühl wahrnehmen (Enttäuschung, Traurigkeit, Verständnis, Angst)
- *kognitiv:*
  - lediglich Vorwürfe machen, sich beklagen
  - den Schaden, den der andere anrichtete, gedanklich minimieren
  - die böse Absicht des anderen verleugnen
  - in erklärende abstrakte Denkmodelle flüchten
  - entschuldigende Gedanken erfinden
- *körperlich:*
  - sich ganz schwach und müde fühlen
  - Muskelverspannungen entwickeln

  - Kopfweh oder ein anderes Schmerzsyndrom entwickeln
  - körperlich krank und hilfsbedürftig werden
- *handelnd:*
  - bewegungslos werden
  - weggehen
  - die Wut an einem anderen auslassen
  - erst dann jähzornig herausplatzen, wenn mir der Kragen platzt
  - verbissen Leistung und Pflichterfüllung bringen
  - passiver Widerstand durch Dienst nach Vorschrift

Vierte Aufgabe der Wut-Exposition ist es, jedes Mal in der Therapiestunde die PatientIn daran zu hindern, Wut zu vermeiden:

- durch Wahrnehmen von Körpersignalen der PatientIn, die Wut zeigen,
- durch Wahrnehmen von Körperreaktionen, die Vermeidung von Wut bezwecken,
- durch Fragen, welches Gefühl gerade da ist,
- durch Aufforderung, sich auf die Gefühlswahrnehmung zu konzentrieren,
- durch Stoppen der Flucht in gedankliche Erörterungen,
- durch Hinführen auf Bewusstseinsinhalte, die das Wütend-Machende in den Vordergrund rücken,
- durch Entlarven von persönlichkeitsimmanenten Habits als Wutvermeidung,
- durch Zurückholen zur Wut, wenn sie in ein anderes Gefühl abgedriftet ist, und
- durch Druckmachen.

Fünfte Aufgabe der Wut-Exposition ist es, neue Umgangsweisen mit der Wut zu vermitteln.

A. Funktionaler Umgang mit der Wut:

- Wut bewusst wahrnehmen
- Prüfen, ob Wut jetzt angemessen ist; wenn ja:
- Meine Wut ganz zulassen
- Prüfen, ob die Intensität meiner Wut dem Anlass entspricht; wenn ja:
- Meine Wut aussprechen
- Spüren, was ich aus meiner Wut heraus tun möchte
- Prüfen, ob meine Wut-Handlung angemessen ist; wenn ja:
- Sagen, was ich aus meiner Wut heraus tun möchte
- Hören, was der andere antwortet; wenn es noch stimmig/notwendig ist:
- Aus meiner Wut heraus handeln

Therapeutisches Vorgehen: Imagination, Wahrnehmungsübung, Rollenspiel

Ein Beispiel ist folgendes Experiment:
Lernen Sie, auf Ihren Ärger und auf Ihre Wut zu achten und sie frühzeitig in den verschiedensten Situationen wahrzunehmen. Lassen Sie dann die Wut ganz in Ihrem psychischen Innenraum zu, ohne sie wegzudrücken. Machen Sie die Erfahrung, dass dies ein ganz privates Ereignis ist und Sie entscheiden können, wie Sie mit Ihrer Wut verfahren: bei sich behalten, zeigen oder als Motor für wehrhaftes Verhalten nutzen. Sie haben die Kontrolle über Ihre Gefühle, indem Sie sie sowohl zulassen als auch im Zaum halten können.

B. Durch interaktive Kompetenz in sozialen Situationen so erfolgreich sein, dass es weniger Anlass zu Wut gibt

Vorhersehbare Situationen:

- Antizipation einer wichtigen Situation
- Mein Anliegen kognitiv klar formulieren
- Das Anliegen der anderen als Vermutung formulieren
- Mir vom anderen Feedback geben lassen, ob meine Vermutung stimmt
- Den richtigen Punkt zwischen Paranoia und Gutgläubigkeit finden
- Mich entscheiden, wie kompromissbereit ich sein kann und will, ohne dass es mir anschließend schlecht geht
- Verhandeln, bis das Ergebnis innerhalb meiner Toleranzgrenze liegt
- Wenn das nicht möglich ist, Entscheidung vertagen, statt klein beizugeben oder stur die Verhandlung scheitern zu lassen

Therapeutisches Vorgehen: Imagination, Wahrnehmungsübung, Rollenspielsituationen absichtlich aufsuchen, um das Gelernte zu üben.

Unvorhersehbare Situationen: Schlagfertigkeit

- Kooperativ in die Begegnung gehen
- Unkooperatives Verhalten des anderen sofort ansprechen
- Wenn dies nicht zurückgenommen wird, sich kräftig wehren, sodass Unkooperativsein für den anderen schmerzliche Konsequenzen hat (Schlagfertigkeit)
- Nicht nachtragend sein (wir sind jetzt quitt)
- Wieder zu einem kooperativen Interaktionsangebot zurückkehren
- Auf kooperatives Verhalten des anderen positiv eingehen, sodass kooperatives Verhalten für den anderen angenehme Konsequenzen hat

Therapeutisches Vorgehen: Imagination, Wahrnehmungsübung, Rollenspiel, aufmerksam die vielen kleinen Gelegenheiten erkennen und nutzen, um das Gelernte zu üben.

Zum Schluss noch einige Überlegungen:
Es sei noch einmal darauf hingewiesen, dass es nicht reicht, eine einzige Therapiesitzung der Wut-Exposition zu widmen. Die PatientIn hat dann Wut-Exposition kennengelernt, aber sie kann immer noch nicht mit Wut umgehen. Bei einer 45-stündigen Therapie muss das Thema Wut anfangs in einem sehr großen Teil der Sitzungen im Vordergrund stehen. Erst danach ist der Weg frei für tiefer liegende Gefühle wie Trauer, Scham, Liebe.

Ich möchte darauf hinweisen, dass im Unterschied zu Interventionen der humanistischen Therapien hier keinerlei Katharsis durch Ausagieren, z. B. mit Tennisschlägern oder anderen Geräten stattfindet. Wir bleiben völlig im psychischen Innenraum, wir führen also ausschließlich Konditionierung von verdeckten Reaktionen durch. Weder in der Therapie noch in den künftigen Interaktionen mit anderen Menschen wird offenes aggressives Verhalten gebahnt. Vielmehr geht es um die Bahnung von bewusster, kognitiv gesteuerter Verarbeitung von Wut mit dem Ziel konstruktiver Verhandlungen, die die PatientIn befähigen, für ihre Anliegen frühzeitig und kompetent einzutreten, sodass sie für beide Seiten gute Kompromisse aushandeln kann. Ihre bewusst wahrgenommene Wut ist ihr ein zuverlässiger Helfer, als Maßstab der noch fehlenden Befriedigung ihrer Interessen.

Indiziert ist dieses Vorgehen sowohl bei aggressionsgehemmten als auch bei impulsgestörten ausagierenden Menschen. Beide vermeiden Wut. Erstere vermeiden die Wahrnehmung von Wut, um zu keinen aggressiven Handlungen zu kommen. Letztere vermeiden, dass Wut längere Zeit in ihrer Psyche bleibt, indem sie sie sofort durch Handeln abreagieren. Sie haben ebenso wie die anderen eine Wutintoleranz oder gar eine Wutphobie. Bei ersteren liegt der Widerstand zu Beginn, d. h. beim Zulassen der Wahrnehmung. Bei ihnen gilt es demnach, dafür zu sorgen, dass die Wut Eingang ins Bewusstsein findet. Bei letzteren besteht der Widerstand in der Vermeidung von länger anhaltenden Gefühlen, bei ihnen müssen wir durch Reaktionsverhinderung dafür sorgen, dass das Gefühl im Innenraum der Psyche bleibt, damit neue Weichen gestellt werden können.

4.4.3.2 Trauer-Exposition

Die Trauer-Exposition soll anhand eines Fallbeispiels erläutert werden: Eine 22-jährige Frau, Mutter eines zweijährigen Kindes, verliert durch einen tragischen Unfall ihren Ehemann, mit dem sie seit Vollendung ihres 18. Lebensjahres zusammenlebte. Sie war damals direkt aus dem Elternhaus in die gemeinsame Wohnung gezogen, die ihr ihre Eltern zur Hochzeit geschenkt hatten. Bis zur Pubertät hatte sie eine sehr nahe Beziehung zu ihren Eltern, litt während der Jugendzeit unter deren Bevormundungen und war froh, durch die frühe Hochzeit dieser Unfreiheit zu entkommen. Ihr Ehemann hat das Familienschiff mit sicherer Hand gelenkt. Zwei Monate nach seinem Tod – die Patientin war eine Woche lang in heftigem Aufruhr, dann war alles vorbei – begann eine Depression.

Unsere Gespräche ergaben, dass sie nicht wirklich getrauert hatte, sondern dies weitgehend vermied. Sie betrat die gemeinsame Wohnung nicht mehr, lebte mit dem Kind bei ihren Eltern. Wenn sie etwas brauchte, musste es ihre Mutter aus ihrer Wohnung holen. Das Grab ihres Mannes hatte sie seit der Beerdigung nicht mehr besucht. In ihrer Depression war sie durch die depressiven Gedanken so eingefangen, dass ihr nie eine Erinnerung an ihren Mann und seinen Tod kam. Darüber hinaus litt sie unter diffusen Ängsten, insbesondere die Zukunft betreffend.

Depression als Trauervermeidung.

Und Trauerexposition als Depressionstherapie?

Trauerexposition bedeutet Verhindern der Trauervermeidung, sowohl internal als auch external.

Wir vereinbarten eine Exposition in fünf Stufen:

1. Erzählen vom gemeinsamen Leben mit ihrem Mann
2. Mit dem Fotoalbum szenische Erinnerungen auffrischen
3. Das Grab besuchen
4. Mit Videos den Ehemann wieder erleben
5. In ihrer Wohnung einen Tag lang bleiben

Obgleich sie die Freiheit hatte, in ihren Erzählungen Art und Inhalt selbst zu wählen, überkam sie bald eine große Angst. Angst, das Leben nicht allein zu schaffen. Angst, allein zu sein. Angst, zu sterben. Aus ihren Reaktionen wurde deutlich, dass sie nicht trauern konnte. Denn ihr Selbst- und Weltbild sagten ihr, dass sie ohne Mann nicht leben könne. Also war ihre Angst die naheliegendste Reaktion, wenn er tot war. »Wenn sein Tod mein Weiterleben gefährdet, muss ich Angst um mein Leben haben«, so wie ein Rehkitz, dessen Mutter neben ihm stirbt, Angst empfindet und nicht Trauer.

Trauer kann also nur stattfinden, wenn ich mein eigenes Überleben erfahre, während ich den mir wichtigen Menschen verloren habe.

Ihr eigenes Überleben und Leben wahrzunehmen, war demnach Voraussetzung für den Zugang zur Trauer. Der verhaltenstherapeutische Aufbau positiver Aktivitäten erschien mir die geeignetste Intervention neben der Erfahrung stützender Beziehungen in ihrem Umfeld und der zuverlässigen Stütze durch die therapeutische Beziehung.

Als sie sich auf die Trauer einzulassen begann, entstand Wut – auf das Schicksal, auf ihren Mann, dass er diesen Unfall hatte und er sie durch seinen Tod im Stich ließ. Kaum nahm sie ihre Wut wahr, bekam sie Schuldgefühle, die Wut versickerte rasch, und ihre Depression intensivierte sich. Erst als ich ihr ein psychologisches Modell der typischen Stufen des Trauerprozesses anbot, durch das sie eine Erlaubnis zu diesem Gefühl erhielt, konnte sie sich wieder in ihre Wut und den Trauerprozess hineinbegeben.

Ich konnte verstehen, dass sie den Trauerprozess nicht regulär durchlaufen konnte, solange ihr Selbst- und Weltbild verboten hatte, wütend zu sein. Es wurde deutlich, dass sie auch in der zweiten Stufe des Trauerprozesses blockiert war. Ihre Lebensgeschichte hatte ihr ein absolutes Verbot aggressiver Tendenzen auferlegt – durch eine starre Überlebensregel. Ich nutzte die Trauerexposition, um das Wutverbot auch für andere Situationen aufzuheben. Sie bekam die Aufgabe, zwischen den Sitzungen ihre Selbstbeobachtungen zu protokollieren, welche Situationen sie ärgerlich machten und wie sie mit dem Ärger umging, und Begründungen zu formulieren, warum es in der betreffenden Situation richtig und hilfreich ist, diesen Ärger zu spüren und auszudrücken.

Jetzt war es an der Zeit, das Grab zu besuchen. Hier konnte sie den Schmerz über die Tatsache des Verlustes spüren. Und ich konnte erleben, wie sehr sie es brauchte, in diesem Moment nicht allein zu sein – die stützende Beziehung als tragfähiger Boden, auf dem sie dieser Begegnung standhalten konnte.

Da sie mir ständig berichtete, was in ihr vorging, konnte ich ihr helfen, internales Vermeiden zu stoppen und beim Gefühl zu bleiben. Nach etwa 30 Minuten kam es zu einem heftigen Ansturm intensiver Gefühle mit der Erinnerung des Sterbens ihres leiblichen Vaters, als sie vier Jahre alt war. Der Schmerz bezog sich jetzt völlig auf ihren Vater und sie war ganz im Erleben des vierjährigen Kindes, das damals die Trauer nicht bewältigen konnte, weil ihre Mutter sofort einen Nervenzusammenbruch bekam und drei Monate in der Klinik war, während sie bei einer Tante untergebracht wurde, die froh war, dass sich das Mädchen so gut zusammenreißen konnte. Das behutsam stützende Durchgehen dieser Erinnerung löste schließlich ihr verkrampftes Schluchzen. Ich konnte beobachten, wie nach einer Stunde das Aufgewühlte sich zu setzen begann, sie ruhiger wurde und auch berichtete, dass der Schmerz nachließ.

Jetzt konnte das Trauern beginnen, das Loslassen des Verlorenen. Das Weinen wurde stiller. Nicht mehr das Schluchzen, sondern die Tränen fingen meine Aufmerksamkeit ein. Es war, als ob das Schiff mit ihrem verstorbenen Mann hatte losfahren dürfen, das bisher festgehalten wurde, weil ohne es und ihn ein Leben nicht vorstellbar war. Und ich war der Begleiter, der zurückblieb, während das Schiff immer kleiner wurde, bis es schließlich am Horizont verschwand. Anschließend ging ich nicht weg, sondern sie. Ich blieb, bis sie aufstand und sich vom Ufer entfernte. D. h., ich war verfügbar, bis der emotionale Prozess der Trauer abgeschlossen war, bis sie wegging vom Ort des Trauerns und des Abschieds und bis sie auch von mir und der Therapie wegging.

Fassen wir zusammen:

A) Die Trauer-Exposition
B) Beachtenswertes während der Exposition

Zu A:

- Die Exposition erfolgt konsequent analog zur Angstexposition
- Vorbereitung: Auswahl der Situation
- Festlegung des Ablaufs, der Rollen, des Zeitpunktes der Beendigung
- Definition von vermeidendem Verhalten
- Definition von exponierendem Verhalten
- *Durchführung:* Eigene Entscheidung der PatientIn, jetzt in die Situation zu gehen und drinzubleiben
- *Gefühlskreis:*
    1. Aufmerksamkeit auf den Verlust richten
    2. Körperreaktionen wahrnehmen, aussprechen
    3. Gefühl wahrnehmen, aussprechen
    4. Gedanken wahrnehmen, aussprechen

  Und wieder bei 1 beginnen usw.
- Vermeidungen erkennen, als solche ansprechen, stoppen, zurück zum Gefühlskreis.
- *Abschluss:* Abgeschlossen wird, wenn nach dem Gefühlssturm wieder Gefühlsruhe eingetreten ist

Zu B:

- Wer Angst um sein Leben hat, kann nicht trauern
- Therapie: Schaffen eines sicheren Gefühls des eigenen Weiterlebens
- Markante Trauerphasen sind:
    - Verleugnen der Realität des Verlustes
    - Wut auf die Tatsache des Verlustes und auf die Person, die »mich im Stich ließ«
    - Schmerz und Verzweiflung
    - Trauer und Loslassen
    - Wendung zum Weiterleben
    - Schreiten in das weitere Leben

Verbotene Wut blockiert den Trauerprozess

- Therapie: Erlaubnis zur Wut

Vermeiden des emotionalen Schmerzes (z. B. weil er in seiner erwarteten Intensität nicht auszuhalten wäre oder weil er nicht mehr aufhören würde) blockiert den Trauerprozess

- Therapie: Ermutigen, Fähigkeit der Bewältigung zusprechen

»Ohne helfende Beziehung schaffe ich das nicht!«

- Therapie: Begleitung, Unterstützung

Irrationaler Glaube: »Festhalten kann den Verlust verhindern, Loslassen ist unwiderruflich.«

- Therapie: Annehmen des Verlustes als eigener Willensakt

Abschluss: Die TherapeutIn bleibt zurück, PatientIn lässt sie zurück (als neue Trennungserfahrung)

Ein Beispiel:

Ablösung: Die Mutter verabschiedet ihren erwachsenen Sohn. Die erwachsen werdenden Kinder abzugeben, ist oft wie eine zweite Geburt (Sulz, 2012c). Das Loslassen ist mit einem großen Schmerz verbunden. Der Unterschied liegt darin, dass die erwachsenen Kinder in die Welt hinaus geboren werden, aus der sie nur sporadisch zurückkehren. Es geht also um einen Verlust, der betrauert werden muss. Zahllose Konflikte zwischen Jugendlichen und ihren Eltern beruhen darauf, dass Eltern noch nicht bereit sind für diese Geburt. Bevor die Trauer beginnen kann, muss also das Loslassen erfolgen.

Dies kann in diesem Beispiel durch folgende Formulierungen symbolisiert werden: Unsere emotionale Beziehung und deine Entwicklung:

- Geben ist nur das, was hilfreich ist.
- Mehr geben ist ein Nehmen und hemmt deine Entwicklung. Ich habe dir alles gegeben, was ich dir geben kann.
- Ich kann dir jetzt nichts mehr geben.
- Ich werde dich ab jetzt nicht mehr unterstützen können.
- Dein beruflicher Werdegang ist jetzt ganz allein deine Sache. Und auch die Wäsche, das Geld bleibt deine Sache.
- Du kannst mich gerne besuchen, wie dies unter Erwachsenen üblich ist. Doch meine Aufgabe als Mutter ist jetzt abgeschlossen.
- Und du bist bei mir jederzeit willkommen.

Dieses Loslassen kann den Prozess der Trauer einleiten, die therapeutisch wie oben beschrieben begleitet werden kann (Sulz, 2011a, S. 222–224).

4.4.4 Alter und neuer Umgang mit Bedürfnissen

Man könnte dieses Thema kurzfassen und einfach feststellen, dass die dysfunktionale Überlebensregel

a) verhindert hat, dass wichtige Bedürfnisse befriedigt wurden, und
b) zu dysfunktionalen Arten des Umgangs mit Bedürfnissen geführt hat.

Und dass die neue Erlaubnis gebende Überlebensregel den Weg frei macht, um das Bedürfnis

a) wahrzunehmen und
b) motiviert zu sein, das zu tun, was das Bedürfnis befriedigt,
c) bzw. die für die Befriedigung zuständigen Bezugspersonen zu bitten.

Zuerst explorieren wir aber, wie der bisherige Umgang mit zentralen Bedürfnissen war. Dies kann mit dem VDS27-Fragebogen erfasst werden oder im freien Gespräch (Sulz, 2009b, S. 280ff.):

4.4.4.1 Mein unbefriedigtes zentrales Bedürfnis

Meine wichtigsten Zugehörigkeitsbedürfnisse sind:

a) ...
b) ...

Meine wichtigsten Autonomiebedürfnisse sind:

c) ...
d) ...

Meine beiden wichtigsten Homöostasebedürfnisse sind:

e) ...
f) ...

Welches Bedürfnis ist unbefriedigt und Sie leiden immer wieder darunter?

Entscheiden Sie nun:

- Dieses Bedürfnis ist und bleibt sehr wichtig. Ich sorge künftig mehr für seine Befriedigung.
- Dieses Bedürfnis hat mein Leben zu sehr beeinflusst. Es diente dem emotionalen Überleben in meiner Kindheit. Jetzt bin ich erwachsen und kann dieses Bedürfnis allmählich zu einem von vielen werden lassen. Ich würde mich freier und lebenstüchtiger fühlen, wenn ich es nicht mehr so sehr bräuchte.

Wie Sie diese Entscheidung auch getroffen haben, zunächst gilt es zu akzeptieren, dass Sie dieses Bedürfnis noch in so großem Ausmaß haben. Geben Sie sich das, was sie brauchen! Zuerst akzeptieren und dann erst verändern!

Imaginationsübung 1:
Nehmen Sie sich täglich 10 Minuten Zeit, um mit geschlossenen Augen sich selbst, Ihr momentanes Gefühl und vor allem Ihr wichtigstes Bedürfnis, nach einer kleinen Pause Ihr zweitwichtigstes Bedürfnis zu erspüren.

Imaginationsübung 2:
Nehmen Sie sich täglich 10 Minuten Zeit, um sich mit geschlossenen Augen eine Situation vorzustellen, in der Sie als erwachsener Mensch in der Gegenwart oder Zukunft Ihr wichtigstes, zentra-

les Bedürfnis befriedigt erleben. Schreiben Sie anschließend die Situation genau auf, auch wie Sie und die anderen sich verhalten. Nach einer kurzen Pause machen Sie dasselbe mit ihrem zweitwichtigsten Bedürfnis.

Halten Sie fest, was Sie gerade erlebt haben und was das für Sie bedeutet: ...

4.4.4.2 Lernen, mit meinem zentralen Bedürfnis umzugehen

4.4.4.2.1 Mein wichtigstes Zugehörigkeitsbedürfnis

Mein wichtigstes Zugehörigkeitsbedürfnis ist ...
Und so ging ich bisher damit um:
Kreuzen Sie das Zutreffende an:

1. Ich warte und hoffe, dass jemand mein Bedürfnis spürt und mir gibt, was ich brauche.
2. Ich gehe zum andern hin und hole mir, was ich brauche.
3. Ich bringe den andern dazu, dass er mir gern gibt, was ich brauche.
4. Ich zeige mit so viel Gefühl, wie sehr ich das brauche, dass der andere das Gefühl bekommt, mir einfach mein Bedürfnis befriedigen zu müssen.
5. Ich tue nichts, sage nichts, lasse mir nichts anmerken.
6. Ich gebe anderen, was ich selbst brauchen würde.
7. Ich vergesse einfach mein Bedürfnis, spüre es nicht mehr.
8. ...

Zusammenfassung:
Meine typischste Art, mit meinem Zugehörigkeitsbedürfnis umzugehen ist:
Nr. ...

Meine zweittypischste Art, mit meinem Zugehörigkeitsbedürfnis umzugehen ist:
Nr. ...

Und so reagieren meine wichtigen Bezugspersonen auf meine Art des Umgangs mit meinem Zugehörigkeitsbedürfnis:

a) Er/sie zeigt Verständnis für mich.
b) Er/sie geht bereitwillig auf mein Anliegen ein, lässt mich.
c) Er/sie versteht nicht, was ich brauche.
d) Er/sie lehnt ab, weist mich ab.
e) Er/sie rivalisierst, will es auch, will mehr als ich.
f) Er/sie will was dafür haben, wenn er/sie es mir lässt bzw. gibt.
g) Er/sie reagiert überhaupt nicht, egal was ich tue oder sage.

Zusammenfassung:
Setzen Sie den Buchstaben (a bis g) ein, der zutrifft:
Die typischste Art meiner wichtigen Bezugspersonen, auf meinen Umgang mit meinem Zugehörigkeitsbedürfnis zu reagieren, ist: ...
Die zweittypischste Art meiner wichtigen Bezugspersonen, auf meinen Umgang mit meinem Zugehörigkeitsbedürfnis zu reagieren, ist: ...
Zuletzt reagiere ich wiederum darauf so bzw. so endet die betreffende Situation dann meist: ...

Fazit:

- ➢ Ich bin mit diesem Ergebnis zufrieden, es kann so bleiben.
- ➢ Ich bin mit diesem Ergebnis unzufrieden, ich möchte anders mit meinem Bedürfnis umgehen.

4.4.4.2.2 Mein wichtigstes Autonomiebedürfnis

Und so ging ich bisher mit meinem zentralen Autonomiebedürfnis ... um:
Zutreffendes bitte ankreuzen:

1. Ich ziehe mich in mich zurück.
2. Ich mache einfach, was ich will und brauche.
3. Ich sage klipp und klar, was ich will und was ich nicht will.
4. Ich suche mir einen anderen Menschen, der mir mein Bedürfnis bereitwilliger zugesteht.
5. Ich bespreche mein Bedürfnis mit dem anderen und wir versuchen eine Lösung zu finden, die für beide o. k. ist.
6. Ich lasse mir das nicht anmerken.
7. Ich vergesse einfach mein Bedürfnis, spüre es nicht mehr.

Zusammenfassung:
Meine typischste Art, mit meinem Autonomiebedürfnis umzugehen ist:
Nr. ...

Meine zweittypischste Art, mit meinem Autonomiebedürfnis umzugehen ist:
Nr. ...

Und so *reagieren* meine wichtigen Bezugspersonen auf *meine Art des Umgangs mit* meinem Autonomiebedürfnis:
a) Er/sie zeigt Verständnis für mich.
b) Er/sie geht bereitwillig auf mein Anliegen ein, lässt mich.
c) Er/sie versteht nicht, was ich brauche.
d) Er/sie lehnt ab, weist mich ab.
e) Er/sie rivalisierst, will es auch, will mehr als ich.
f) Er/sie will was dafür haben, wenn er/sie es mir lässt bzw. gibt.
g) Er/sie reagiert überhaupt nicht, egal was ich tue oder sage.

Zusammenfassung:
Setzen Sie den Buchstaben (a bis g) ein, der zutrifft:
Die typischste Art meiner wichtigen Bezugspersonen, auf meinen Umgang mit meinem Autonomiebedürfnis zu reagieren, ist: ...
Die zweittypischste Art meiner wichtigen Bezugspersonen, auf meinen Umgang mit meinem Autonomiebedürfnis zu reagieren, ist: ...
Zuletzt reagiere ich wiederum darauf so bzw. *so endet die betreffende Situation dann meist: ...*

Fazit:
- Ich bin mit diesem Ergebnis zufrieden, es kann so bleiben.
- Ich bin mit diesem Ergebnis unzufrieden, ich möchte anders mit meinem Bedürfnis umgehen.

4.4.4.2.3 Mein wichtigstes Homöostasebedürfnis

Und so ging ich bisher mit meinem zentralen Homöostasebedürfnis ... um:
Zutreffendes bitte ankreuzen:

1. Ich kann mich rasch anvertrauen und gute Beziehungen eingehen.
2. Ich bin sehr vorsichtig bei der Auswahl meiner engen Bezugspersonen.
3. Außerhalb meiner vertrauten Umgebung fühle ich mich eher unwohl und bin froh, wieder zu Hause zu sein.
4. Ich gehe Auseinandersetzungen aus dem Weg, dann muss ich mich nicht ärgern
5. Ich bespreche mein Bedürfnis mit dem anderen und wir versuchen eine Lösung zu finden, die für beide o. k. ist.
6. Ich achte darauf, dass ich nichts tue, was mir ein schlechtes Gewissen macht.
7. Ich lasse mir nicht anmerken, was ich brauche, und bleibe eher für mich.
8. Ich brauche und fürchte so wenig von anderen, dass ich frei im Umgang mit ihnen bin.

Zusammenfassung:
Meine typischste Art, mit meinem Homöostasebedürfnis umzugehen ist:
Nr. ...

Meine zweittypischste Art, mit meinem Homöostasebedürfnis umzugehen ist:
Nr. ...

Und so *reagieren* meine wichtigen Bezugspersonen *auf meine Art des Umgangs mit* meinem Homöostasebedürfnis:
a) Er/sie zeigt Verständnis für mich.
b) Er/sie geht bereitwillig auf mein Anliegen ein, lässt mich.
c) Er/sie versteht nicht, was ich brauche.
d) Er/sie lehnt ab, weist mich ab.
e) Er/sie rivalisierst, will es auch, will mehr als ich.
f) Er/sie will was dafür haben, wenn er/sie es mir lässt bzw. gibt.
g) Er/sie reagiert überhaupt nicht, egal was ich tue oder sage.

Zusammenfassung:
Setzen Sie den Buchstaben (a bis g) ein, der zutrifft:
Die typischste Art meiner wichtigen Bezugspersonen, auf meinen Umgang mit meinem Homöostasebedürfnis zu reagieren, ist: ...

Die zweittypischste Art meiner wichtigen Bezugspersonen, auf meinen Umgang mit meinem Homöostasebedürfnis zu reagieren, ist: ...
Zuletzt reagiere ich wiederum darauf *so bzw. so endet die betreffende Situation dann meist*: ...

Fazit:
- Ich bin mit diesem Ergebnis zufrieden, es kann so bleiben.
- Ich bin mit diesem Ergebnis unzufrieden, ich möchte anders mit meinem Bedürfnis umgehen.

4.4.4.2.4 Mein neuer Umgang mit meinem Bedürfnis

Mein Zugehörigkeits-/Autonomie-/Homöostasebedürfnis ist: ...
Eine typische Situation ist: ...
Mein primäres Gefühl ist: ...
Ich teile mein Gefühl mit: ...
Mein hilfreicher Gedanke ist: ...
Ich sage: ...
Mein Handlungsimpuls ist: ...
Ich handle so: ...
Der andere reagiert so: ...
Ist das Ergebnis schon gut?
Das Ergebnis ist gut, wenn mein Verhalten konkret enthält: ...
Das Ergebnis ist gut, wenn sein Verhalten konkret enthält: ...
Das Ergebnis ist noch nicht gut, wenn mein Verhalten enthält: ...
Das Ergebnis ist noch nicht gut, wenn sein Verhalten enthält: ...
Ich übe weiter!

Ergebnis:
Ich reagiere so: ...
Der andere reagiert so: ...
Ist das Ergebnis jetzt gut?
- Das Ergebnis ist schon gut.
- Deshalb werde ich das Verhalten beibehalten. Das nächste Mal am ...
- Das Ergebnis ist noch nicht so gut, es fehlt noch ...
- Deshalb werde ich weiter üben. Das nächste Mal am ...
- Nach ...-mal Üben ist es mir zur Gewohnheit geworden
- Und das Ergebnis ist meist befriedigend. *Ich bin am Ziel!*

Falls das Ziel nicht erreichbar ist:
Falls ich auf das Verhalten des anderen nicht ausreichend einwirken kann, überlege ich mir, ein anderes eigenes Verhalten oder eine andere Situation oder eine andere Person zu wählen.

Weshalb sich der gezielte Aufbau eines befriedigenden Umgangs mit zentralen Bedürfnissen lohnt?

Weil die PatientIn sonst ihre Bedürfnisse weiterhin vernachlässigt oder den falschen nachjagt.

Weil Bedürfnisbefriedigung zentrale Quelle des Wohlbefindens eines Menschen ist.

Bei ihr angekommen kann sie innehalten mit Kräfte vergeudendem Streben nach alten Zielen, die viel versprechen und nichts halten. Weil Bedürfnisbefriedigung mit Gegenseitigkeit verbunden ist und der Bezugsperson und der Beziehung zugutekommt.

Weil die Befriedigung eigener Bedürfnisse die Augen und das Herz öffnet, sodass Mitgefühl mit der Bedürftigkeit anderer Menschen entstehen kann.

Literatur mit Praxisanleitungen

Linehan, M. (2016a). Handbuch der Dialektisch-Behavioralen Therapie zur Behandlung aller psychischen Störungen. Band 1: DBT Skills Training Manual (2. Auflage). CIP-Medien.

Linehan, M. (2016b). Handbuch der Dialektisch-Behavioralen Therapie zur Behandlung aller psychischen Störungen. Band 2: DBT Arbeitsbuch mit Handouts und Arbeitsblättern für TherapeutInnen und PatientInnen. CIP-Medien.

Miethge, W. (2002). Heilsame Gefühle – Trainingsbuch für die Arbeit mit Emotionen. CIP-Medien.

Sender, I. (2013). Ratgeber Borderline-Syndrom. Wissenswertes für Betroffene und Angehörige. CIP-Medien.

Sulz, S. & Sulz, J. (2005). Emotionen. Gefühle erkennen, verstehen und handhaben. CIP-Medien.

4.5 Soziales Kompetenztraining

Es geht um kompetentes Sozialverhalten in den verschiedensten Situationen. Wenn ein kompetentes Verhalten in einer subjektiv schwierigen Situation nicht gezeigt wird, so kann das drei Gründe haben.

Es kann einfach ein Defizit sein, d. h. dass niemals gelernt wurde, wie die betreffende Situation gut gemeistert werden kann, z. B. mangels guter Rollenmodelle.

Oder es ist zwar verfügbar, aber soziale Angst verhindert dieses Verhalten. In beiden Fällen ist soziales Kompetenztraining indiziert. Oder eine Regel wie die Überlebensregel verbietet dieses Verhalten. Das Training kann sich auf einige wenige Situationen beziehen, in denen so lange geübt wird, bis das neue Verhalten nicht nur ausgeübt wurde, sondern bis es auch wirksam und erfolgreich ist. Erfolgreich ist ein Verhalten, wenn das Ziel erreicht ist, wenn das Anliegen bzw. Bedürfnis befriedigt wurde.

Ist das Kompetenzdefizit bzw. die Vermeidung bzw. das Verbot generalisiert, so kann ein umfängliches Training wie das ATP (Ullrich & de Muynck 1997, 2003, 2006) in Angriff genommen werden.

Ideal ist es, wenn gleich zu sozialen Situationen gegangen werden kann, die im Rollenspiel analysiert und dann modifiziert werden, und wenn dabei auch gleich die Emotionen und Kognitionen so verändert werden, dass das neue Verhalten erlaubt, ungefährlich, unbedenklich und erfolgversprechend erscheint.

Nehmen Sie als erstes Übungsbeispiel nicht gerade die symptomauslösende Situation, denn diese ist das Top-Item. Einigen Sie sich mit der PatientIn darauf, eine oft wiederkehrende, eher leichtere Situation zu üben.

Sie können zuerst einen Blick auf die *Selbstunsicherheits-Skala* des VDS30 werfen auf der Folgeseite werfen.

Hat die PatientIn dort eine höhere Punktzahl, z. B. 10 Punkte oder mehr (von maximal 30)? Wenn ja, können Sie mit einem einfachen Training sozialer Kompetenz beginnen. Das kann auf zweierlei Weise geschehen:

Soziales Kompetenztraining

Soziale Kompetenz ist:

- Auf den anderen zugehen können, in Kontakt treten können
- Dem anderen in die Augen schauen können
- Den anderen ansprechen können
- Mit fester Stimme flüssig sprechen können
- Eine aufrechte Körperhaltung einnehmen können
- Auskunft vom anderen einholen können
- Einen eigenen Wunsch aussprechen können
- Eine Forderung stellen können
- Nein sagen können, Forderung anderer ablehnen können
- Die eigene Meinung sagen können
- Kritik aussprechen können
- Unmut und Ärger des anderen aushalten können
- Unzufriedenheit und Ärger aussprechen können
- Lob, Bewunderung annehmen können

VDS30	Selbstunsicherheits-Skala
0 1 2 3	101 Ich habe Angst, etwas zu tun oder zu sagen, wofür ich kritisiert oder abgelehnt werde. Geschieht dies trotzdem, so trifft mich Kritik wie ein Schlag.
0 1 2 3	102 Ich gehe auf andere Menschen nur zu, wenn ich sicher bin, dass sie mich akzeptieren oder mögen.
0 1 2 3	103 Ich vermeide oft soziale oder berufliche Aktivitäten, bei denen ich mit anderen Menschen Kontakt aufnehmen muss.
0 1 2 3	104 Ich bin in Gesellschaft zurückhaltend, aus Angst, etwas Unpassendes oder Dummes zu sagen oder eine Frage nicht beantworten zu können.
0 1 2 3	105 Ich befürchte, vor anderen in Verlegenheit zu geraten, z. B. durch Erröten, Weinen oder Anzeichen von Angst.
0 1 2 3	106 Ich neige dazu, gesellschaftliche Pflichten abzusagen, aus Furcht, ihnen nicht gewachsen zu sein.
0 1 2 3	107 Ich weiß im Gespräch mit unvertrauten Menschen oft nicht, was ich sagen soll.
0 1 2 3	108 Ich traue mich selten, anderen direkt zu sagen, was ich will, aus Angst, dass sie mir dann böse sind.
0 1 2 3	109 Wenn mich etwas ärgert, behalte ich es meist für mich, um Streit zu vermeiden.
0 1 2 3	110 Mir ist es wichtig, dass ich nicht unangenehm auffalle.
	Summe Selbstunsicherheit (SU)

0 = nicht 1 = leicht 2 = mittel 3 = sehr

a) Sie nehmen genau die VDS30-Items als Grundlage, die Situationen und Verhaltensweisen zu benennen, in denen sie den Wert 2 oder 3 angekreuzt hat. Sie suchen gemeinsam mögliche Übungssituationen und arbeiten diese systematisch durch, beginnend mit einem Rollenspiel.

b) Sie können ihr eine kurze Liste häufiger sozialer Situationen geben, die selbstunsicheren Menschen schwer fallen. Die PatientIn kreuzt die für sie wichtigen Übungen an. Oder sie könnte diesen Situationen Rangordnungen von 1 bis 13 geben, wobei 1 die schwierigste Situation ist:
   - ➢ Zu einem Menschen hingehen und ansprechen, nach dem Weg fragen
   - ➢ In jedem Gespräch darauf achten, Augenkontakt zu halten
   - ➢ Eine fremde Person nach der Uhrzeit fragen, um Wechselgeld bitten
   - ➢ Darauf achten, dass die Stimme fest, die Sprache flüssig ist
   - ➢ Beim Sprechen eine aufrechte Körperhaltung einnehmen
   - ➢ Eine Person fragen, wie man den Fahrkarten-Automaten bedient
   - ➢ Einer Bezugsperson sagen, dass man sich von ihr fünf Minuten Zuhören wünscht
   - ➢ Eine Person bitten, Radio oder TV leiser zu machen, die Zeitung zu geben
   - ➢ Nein sagen, wenn jemand Geld ausleihen will
   - ➢ Die eigene Meinung bei jedem Gesprächsthema aussprechen
   - ➢ Kritik aussprechen, sagen, womit man nicht einverstanden ist
   - ➢ Unmut und Ärger des anderen als Zeichen erfolgreicher Behauptung sehen
   - ➢ Sich für lobende, wertschätzende Worte bedanken und als verdient einordnen

Bevor Sie beginnen, reflektieren Sie gemeinsam, welche *Fähigkeiten* (Kompetenz-Ziele) ausgebaut werden sollten (siehe Kasten).

Nun kann zu den *praktischen Übungen* weitergegangen werden. Bei diesen ist folgendes *zu beachten*:

- ➢ Aus den Übungsthemen wird zuerst ein leichteres Thema (damit die PatientIn erfolgreich sein wird) ausgewählt, das aber nicht unwichtig sein sollte (damit die PatientIn motiviert ist).
- ➢ Es sollte sich dabei um eine Situation handeln, die die PatientIn selbst herbeiführen kann, da sie sonst nach einer Woche berichten wird, dass diese Situation nicht vorkam und sie deshalb nicht üben konnte.
- ➢ Es sollte eine Situation sein, die oft vorkommt, damit ausreichend Übungseffekt erzielt werden kann.
- ➢ Die Übung wird sorgfältig vorbereitet: Vorbesprechung, Rollenspiel, Hausaufgabe.
- ➢ Und sie wird ausführlich nachbesprochen: genauer Bericht, konkrete Beurteilung, konstruktives Feedback, Verstärkung soll emotional ankommen.

Eine elementare Vorbereitung ist das Rollenspiel, mit dem einerseits kompetentes Sozialverhalten aufgebaut und andererseits erlebt wird, wie es geht und dass es geht.

Verhaltenstherapeutisches Rollenspiel
Beschreibung
In der Therapiesitzung wird eine zuvor besprochene Situation mit verteilten Rollen gespielt. Meist wird vorher das Drehbuch der Situation festgelegt, sodass jede RollenspielerIn genaue Anweisungen hat, welches Verhalten sie als Reaktion worauf und wie zeigen soll.

Ziel
Es geht darum, ein neues Verhalten auszuprobieren. Eventuell nur die Erfahrung zu machen, wie sich das in der speziellen Situation oder genau dieser Person gegenüber anfühlt, dass es richtig, erlaubt, ungefährlich ist. Oder es einzuüben als ein Verhalten, das bisher noch nicht gekonnt wurde.

So wird dabei vorgegangen:
a) Genaue Situations- und Verhaltensanalyse
b) Funktionsanalyse: Wozu verhielt ich mich bisher so? Welche Nachteile hätte ein neues Verhalten?
c) Das neue Verhalten genau festlegen
d) Das Drehbuch der Interaktionskette festlegen
e) TherapeutIn und eine ausgesuchte SpielerIn spielen die Situation vor, die TherapeutIn in der Rolle der PatientIn
f) Kurze Nachbesprechung, die dazu führen soll, dass die PatientIn sich entscheidet, dieses Verhalten als gute Alternative zu akzeptieren und auszuprobieren
g) PatientIn wiederholt ihre Rollenbeschreibung, was sie wie und wozu macht und worauf sie achten wird
h) PatientIn und dieselbe SpielerIn spielen
i) TherapeutIn gibt Feedback (als Modell), danach alle Gruppenmitglieder
j) Falls erforderlich, Wiederholung mit den neu vorgeschlagenen Veränderungen des Verhaltens, danach wieder Feedback (wie gelangen die Veränderungen?)

Auf welche *Verhaltensaspekte* wird geachtet?
- Aufrechte Körperhaltung
- Stabiler Stand
- Entspannte Muskeln (Schultern, Nacken, unterer Rücken, Gesichtsmuskeln)
- Blickkontakt halten
- Entscheidung zum neuen Verhalten
- Genügend laut sprechen
- Deutlich sprechen
- Die Betonung der Worte mit dem Inhalt in Übereinstimmung bringen
- Ablehnende Worte des anderen sind Stichwort für meine Stellungnahme
- Wenn der andere ausweicht oder ablenkt, immer wieder mein Anliegen oder meinen Standpunkt wiederholen, eventuell stereotyp
- Dem anderen durch Warten auf seine Antwort die Aufgabe geben, eine Lösung zu finden
- Auch wenn keine Einigung erzielt werden konnte, dem anderen danken für das Gespräch

Der größte Fehler beim Training sozialer Kompetenz ist, nur dreimal ein neues kompetentes Verhalten zu üben. Oder es nur so lange zu üben, bis es einmal gut gekonnt wird. Dabei wird vergessen, dass es
- immer noch Überwindung kostete
- und bewusst und willentlich in Gang gebracht wurde.

Wirksam ist das Training nur, wenn so lange *geübt wird, bis das neue Verhalten ganz von selbst, ohne es zu merken, auftritt*: »Das mache ich ja jetzt schon ganz automatisch!«

Sie können Ihr Training evaluieren, indem Sie der PatientIn noch einmal die Selbstunsicherheits-Skala des VDS30 zum Ausfüllen geben.

Weitere Einzelheiten bezüglich des TherapeutInnenverhaltens, Problemen beim Rollenspiel und Hausaufgaben finden sich in Kapitel 4 (Fertigkeitentraining).

Das bis heute umfangreichste evidenzbasierte Training sozialer Kompetenz haben Ullrich und de Muynck (1997, 2003, 2006) mit ihrem Assertiveness Training Programm (ATP) entwickelt. Viele PatientInnen mit selbstunsicheren Persönlichkeitszügen benötigen ein Training, das so viele Schritte umfasst, wenn wirklich dauerhafte Änderungen erreicht werden sollen.

Literatur mit Praxisanleitungen

Sulz, S. K. D. (2012a). Psychotherapie-Grundkurs und Praxisleitfaden: Therapiedurchführung in Klinik und Praxis. PKP-Handbuch. CIP-Medien.
Ullrich, R. & de Muynck, R. (2006). ATP2: Einübung von Selbstvertrauen, Grundkurs. Klett-Cotta.
Ullrich, R. & de Muynck, R. (2003). ATP3: Einübung von Selbstvertrauen und kommunikative Problemlösung – Anwendung in Freundeskreis, Arbeit und Familie. Klett-Cotta.

4.6 Kognitives und Metakognitives Training

4.6.1 Metakognitives Training mit dem Ziel konkret logischen Denkens

Kognitive Therapie (Beck, 1979; Hautzinger, 2013) konzentriert sich zunächst auf die *Reattribution dysfunktionaler Interpretationen* von frustrierenden Situationen. Hier kann die *Drei- oder Vierspaltentechnik* (Situation – automatischer dysfunktionaler Gedanke – Gefühl – realitätsgerechter funktionaler Gedanke) oder der *sokratische Dialog* angewandt werden, bei dem so gefragt wird, dass die PatientIn selbst die richtige Aussage trifft und nicht von der TherapeutIn belehrt wird. Dies ist zugleich das *geleitete Entdecken* neuer gedanklicher Einschätzungen von Situationen. Während die kognitive Therapie sich darauf konzentriert, wie dysfunktional Gedankeninhalte sind, die Emotionen evozieren, befasst sich das metakognitive Training mit der übergeordneten Problematik, dass und wie solche dysfunktionalen Denkinhalte erzeugt werden und wie sie einer Steuerung zugänglich gemacht werden können.

Die von Beck aufgezeigten kognitiven Fehler hat McCullough (2007) in Bezug zu Piagets Entwicklungstheorie des Denkens gesetzt und sie der noch nicht stattgefundenen Entwicklung auf die konkret logische Stufe der kognitiven Entwicklung zugeschrieben. Er kommt damit zum gleichen Schluss wie Sulz (1994, 2011b): Die PatientIn ist in schwierigen konflikthaften Situationen noch auf der prä-logischen Entwicklungsstufe und kann die Ursachen von Frustrationen nicht erschließen. Sie kann nicht kausal denken. Die Prinzipien von Ursache und Wirkung sind ihr (in konflikthaften Problemsituationen) fremd. Sie kann auch die Folgen eigenen Verhaltens noch nicht voraussehend bedenken. Und erst recht kann sie Denken und Fühlen anderer Menschen noch nicht berücksichtigen. Das impliziert, dass sie eigene Einflussmöglichkeiten noch nicht erkennen kann – sich also nicht selbst helfen kann. Und letztendlich kann sie zielgerichtetes Verhalten nicht planen und auch nicht dessen Wirkung prüfen, sodass es zu keiner Selbstwirksamkeitserfahrung kommt.

Es gibt aber auch das Gegenteil: Manche Menschen haben ein sehr großes Bedürfnis, für Ereignisse eine Ursache zu finden. Sie denken sich eine kausale Attribution aus. Erst wenn sie meinen, eine Ursache gefunden zu haben, gibt ihr Geist Ruhe. Sie können nicht akzeptieren, dass etwas zufällig geschehen ist. Denn der Zufall ist unberechenbar und erhält ihr Gefühl der Unsicherheit aufrecht. Für sie ist es wichtig, anzuerkennen, dass z. B. der sportliche Sieg eines gleich

Kognitives Training

- Reattribution dysfunktionaler Interpretationen von frustrierenden Situationen, z. B. durch sokratisches Fragen
- Kausal denken: Ursachen von Frustrationen erschließen
- Kausal denken: Folgen eigenen Verhaltens voraussehend bedenken
- Theory of Mind: Denken und Fühlen anderer Menschen berücksichtigen
- Zielgerichtetes Verhalten planen – dessen Wirkung prüfen
- Selbstwirksamkeit erfahren

Die TherapeutIn fragt so, dass ihre Frage nur beantwortet werden kann, wenn kausal gedacht wird. So lange, bis kausales Denken automatisch erfolgt.

guten Rivalen Glück oder Zufall war. Depressive Menschen neigen zu internaler Attribution von Misserfolg: »Weil ich unfähig bin, ist mir diese Aufgabe nicht gelungen.« Dagegen führen sie im Gespräch oft eine externale Attribution von Erfolg an: »Dass ich heute der Beste war, war reines Glück, einfach zufällig. Es ist keinerlei Beleg für meine besonderen Fähigkeiten.«

Wir sehen, dass der metakognitive Zugang zugleich ein Entwicklungsansatz ist. Analog zum Mentalisierungskonzept von Fonagy und Bateman (2008) wird hier an der Entwicklung der Reflexionsfähigkeit gearbeitet, d. h. der PatientIn wird geholfen, sich auf eine Stufe der kognitiven Entwicklung hinaufzubewegen, auf der ihr logisches Denken und die Fähigkeit, sich selbst zu helfen, zugänglich werden.

Auf der Basis dieses (meta-)kognitiven Modells ergibt sich ein konsequentes, schrittweises Vorgehen, wie es Sulz (1995, 2009b) in der Strategischen Kurzzeittherapie (SKT) und McCullough (2007) in CBASP in ganz ähnlicher Weise vorschlagen:

a) Situationsanalyse zur Reattribution dysfunktionaler Interpretation der Situation
b) Reaktionsanalyse, die zeigt, dass sekundäre Gefühle zu vermeidendem Verhalten führten
c) Konsequenzanalyse, die die unbefriedigenden Folgen bisherigen Verhaltens benennt
d) Praktisches Vorgehen: Neues zielgerichtetes Verhalten durchführen
e) Wirksamkeitsanalyse: Wodurch führte das neue Verhalten zum erwünschten Ergebnis?

Diese Betrachtungen sind eine entwicklungstheoretische Variante der horizontalen Verhaltensanalyse (S – R – K), die die Organismusvariable noch nicht beleuchtet, die ja in der vertikalen Verhaltensanalyse untersucht wird. Hierzu greifen sowohl McCullough (2007) als auch Sulz (1995, 2012b) auf die Biografie zurück. Deren Erfahrungen fassen wir mit der Heuristik der dysfunktionalen Überlebensregel zusammen, während McCullough (2007) die Formel der »Kausaltheoretischen Schlussfolgerung« etabliert. Beide beinhalten die falsche Vorhersage des von heutigen Bezugspersonen zu erwartenden Verhaltens, ausgehend von den lange zurückliegenden Erfahrungen mit den eigenen Eltern.

Wichtig ist, dass nicht das neue Verhalten das vorrangige Ziel ist, sondern das neue, der heutigen Realität gerecht werdende kausale Denken, das durch einen Prozess der Entwicklung erreicht werden soll.

Betrachten wir nun die einzelnen Schritte:

a) Situationsanalyse (Ziel ist die Korrektur der dysfunktionalen Interpretation des situativen Geschehens)

1. Ich bin mit dem sich wiederholenden Ergebnis von bestimmten Situationen unzufrieden. Es geht um die frustrierende Situation ...
2. Welche Bedeutung haben die Situation und die Person für mich?
3. Was brauche ich von der anderen Person in dieser Situation?
4. Was macht der andere stattdessen mit mir? Wie geht er/sie mit mir um? Welche Bedeutung hat dieses Verhalten für mich?
5. Ist meine Einschätzung der Situation richtig?
6. Wenn nicht, weshalb nicht?
7. Welche Einschätzung ist richtig?

Bei diesem Gespräch wird deutlich, dass das Denken der PatientIn global (ungenau) ist, egozentrisch ist (bezieht Ereignisse auf sich, bedenkt nicht das Denken und Fühlen anderer), aus Momentaufnahmen besteht, deren Abfolge noch nicht aufeinander bezogen wird (keine kausale Verknüpfung beider Momente), also nicht logisch ist.

Die Folge ist, dass sie ihre eigenen Impulse nicht kognitiv steuern kann und dass auf das Verhalten anderer nicht wirksam Einfluss genommen werden kann.

b) Reaktionsanalyse (Ziel ist es, die bisherige Art der Vermeidung mithilfe sekundärer Gefühle zu erkennen)

Situation ist: ...

1. Was ist die *richtige* Einschätzung der Situation?
2. Welches Gefühl wird dadurch zuerst ausgelöst?
3. Zu welchem primären Handlungsimpuls führt das Gefühl?
4. Welche Folgen dieser Handlung fürchte ich?
5. Zu welchem sekundärem Gefühl führt die Vergegenwärtigung dieser Folgen?

6. Führt dieses sekundäre Gefühl zur Unterdrückung des Impulses?
7. Wie handle ich aus dem zweiten Gefühl heraus?
8. Ist meine Furcht realistisch?
9. Wenn NEIN, was ist realistischerweise als Folge zu erwarten?

Dieses zweite Gespräch führt dazu, dass die PatientIn jetzt bewusst wahrnimmt, was sie selbst will und was sie nicht will, dass sie erkennen kann, wie ihr bisheriges Verhalten auf andere gewirkt hat, dass sie bewerten kann, inwiefern sie mit dem Ergebnis ihres bisherigen Verhaltens zufrieden ist, dass sie entscheiden kann, ein neues, wirksameres Verhalten auszuprobieren und dass sie ihr neues logisches Denken dazu verwenden kann, auf andere Menschen bewusst und gezielt Einfluss zu nehmen. Das führt dazu, dass sie schließlich die Erfahrung machen kann, dass sie ein Mensch ist, der fähig ist, durch sein Verhalten im Umgang mit anderen Menschen ein Ergebnis zu erzielen, das er sich gewünscht hat (Selbstwirksamkeit).

c) Konsequenz-Analyse (Erkennen, wie eigenes Verhalten zu den unbefriedigenden Ergebnissen führte)

Situation: ...

1. Wie handelte ich bisher?
2. Welche Folgen hatte mein Verhalten?
   - In der Situation?
   - Nach der Situation?
   - Für mich?
   - Für die andere Person?
   - Für die Beziehung zwischen uns?
3. Sind die Konsequenzen meines bisherigen Verhaltens das, was ich brauchte?
4. Wenn NEIN, was hätte ich gebraucht?
5. Gibt es ein Verhalten, durch das ich erhalten hätte, was ich brauche?

Der *Aufbau von Wenn-dann-Denken* ist notwendig.

Dies gelingt durch ständige *sokratische Gesprächsführung mit Fragen, die die PatientIn zwingen, kausal zu denken.*

Erst dann ist eine Verhaltensanalyse möglich, die *zeigt, wie* das *alte Verhalten* zu unerwünschten Ergebnissen und dadurch zu höchst aversiven Gefühlszuständen führte (Konsequenzen meines Verhaltens).

Erst dann ist es möglich *festzustellen, dass* ein konkretes *neues Verhalten* zur Beendigung dieser aversiven Gefühlszustände führt.

Und es kann festgehalten werden, welches neue Verhalten zu welchem erwünschten Ergebnis führt, was daran erkennbar ist, dass es die bisherigen aversiven Gefühle beendet.

Damit ist der Vorgang der negativen Verstärkung kognitiv und affektiv *bewusst nachvollziehbar.* Es hat dann nicht nur Konditionierung stattgefunden, sondern das Verhalten ist der kognitiven Steuerung zugänglich geworden.

d) Praktisches Vorgehen: Neues zielgerichtetes Verhalten, das keine Vermeidung mehr ist

Es handelte sich um obige Situation ...

- *Vorher:*
- Was will ich in dieser Situation erreichen (Ziel)?
- Ist dieses Ziel erreichbar (möglich in meiner Umwelt) bzw. realistisch (meinen Fähigkeiten entsprechend)? JA/NEIN – Wenn NEIN, bitte umformulieren: ...
- Welche (neue) Einschätzung der Situation hilft mir, mein Ziel zu erreichen?
- Welches neue Verhalten trägt dazu bei, dass ich mein Ziel erreiche?
- Wann probiere ich es aus?

Nachher: (Zielerreichung)

- Was habe ich mit meinem neuen Verhalten in dieser Situation erreicht?
- Vergleichen Sie: Haben Sie erreicht, was Sie wollten?

Dieses Gespräch fördert auch schon metakognitives Denken (Gedanken über Gedanken, Gefühle, Bedürfnisse). Im Rahmen dieses Gesprächs ist jedoch die Kausalverknüpfung des PatientInnenverhaltens wichtig. Wenn sie erkennt, welche unerwünschten Wirkungen (auf andere Menschen und dadurch auf sich selbst) ihr bisheriges Verhalten hat, kann sie sich zu einem neuen Verhalten entscheiden, das erwünschte Wirkungen hat:

Nur wenn ich dem anderen *sage, was ich will,* gebe ich ihm die Chance, meinen Willen sicher zu berücksichtigen.

Nur wenn ich dem anderen *sage, was ich nicht will*, gebe ich ihm die Chance, zu unterlassen, was mich stört, ärgert oder verletzt.

Gedankliches Fazit ist:

- *Ich kann* durch mein Verhalten die Umwelt beeinflussen.
- *Ich kann* durch mein Verhalten zu einem erwünschten Ergebnis in meiner Umwelt gelangen.
- *Ich kann* durch mein Verhalten so auf meine Umwelt einwirken, dass aversive Gefühle ausbleiben.
- *Ich kann* durch mein Verhalten mein bisheriges Scheitern beenden (negative Verstärkung, Hoffnung, Zuversicht).

f) Metakognitive Wirksamkeitsanalyse nachher: Wodurch führte das neue Verhalten zum erwünschten Ergebnis?

Es handelte sich um folgende frustrierende Situation ...
Ich hatte mich für folgendes neue Verhalten entschieden ...
Ich erreichte dadurch mein Ziel: ...

1. *Wie trug* meine richtige Einschätzung dazu bei, dass ich mein Ziel erreichte?
2. *Wie trug* mein neues Verhalten dazu bei, dass ich mein Ziel erreichte?
3. *Was lerne ich* aus dieser Erfahrung?
4. *Wie kann* ich das auf andere *Situationen* übertragen?

Wir verschenken als TherapeutInnen viel Wirksamkeit, wenn wir die nachträgliche Reflexion über gelungene Verhaltensschritte vernachlässigen. Deshalb machen wir mit der PatientIn eine Nachbesprechung, in der wir ihren Erfolg wertschätzen. Und wir analysieren noch einmal genau, wie sie ihre neuen Fertigkeiten angewandt hat und welche erfolgreichen Folgen diese hatten. Wir beginnen mit ihrer eventuell neuen und realistischen Interpretation der Situation und der Motive der anderen Menschen, die es erst ermöglicht hat, das neue situationsadäquate Verhalten zu zeigen. Wir würdigen dann ihr neues Verhalten und dessen Wirkungen auf die anderen Personen und überlegen, weshalb dieses Verhalten so erfolgreich war (weshalb die anderen auf so ein Verhalten meist positiv reagieren). Wir gehen vom konkreten zurückliegenden Fall auf allgemeine Erwartungen künftiger Fälle über – als allgemeinere Kompetenz der sozialen Wahrnehmung und des sozialen Verhaltens: *»Das weiß ich jetzt und das kann ich jetzt!« (Selbstwirksamkeitserfahrung und souveränes Selbstbild).*

Dies wirkt auch der Tendenz depressiver PatientInnen entgegen, Erfolg external zu attribuieren und sich zu sträuben, ihn auf eine dauerhaft vorhandene Fähigkeit oder Eigenschaft zurückzuführen, etwa zu sagen: *»Das gelang mir so gut, weil ich so gut bin. Und das wird mir in Zukunft wieder so gut gelingen, weil ich diese Fähigkeit jetzt habe.«*

Zur Selbstwirksamkeit gehört die Zufriedenheit damit, für sich selbst gut eingetreten zu sein, für seine eigenen Bedürfnisse und Wünsche das Richtige getan zu haben. Dies vermittelt ein *souveränes Selbstbild.* Die Welt kann gemeistert werden, ich bin ihr nicht mehr ausgeliefert, nicht mehr darauf angewiesen, dass andere das Notwendige für mich tun. Ein neues *souveränes Weltbild* ist entstanden, in dem die Welt nicht mehr groß und übermächtig erscheint, sondern sich eine Ebenbürtigkeit eingestellt hat. Piaget (1995) nennt diese qualitative Änderung der Repräsentanz von Selbst und Welt *Akkommodation.* Sie ist das Zeichen, dass nicht nur Assimilation, also quantitative Anpassung an alte Sichtweisen stattfand, sondern dass ein Entwicklungsschritt erfolgte. Ein Schritt, der außer in einer Krisensituation oder traumatischen Situation nicht reversibel ist. Die neuen Denk- und Handlungsweisen gehen nicht mehr verloren.

In Kurzzeittherapien ist die Entwicklung von der emotional-impulsiven Stufe auf die kognitiv-souveräne Stufe mit der neuen Errungenschaft der Fähigkeit zu logischem Denken schon ein befriedigender Änderungsschritt. Und es wäre ein therapeutischer Fehler, die PatientIn in kurzer Zeit auf die nächsthöhere Stufe hochzujagen, weil sie dort nicht mehr so egozentrisch und uns damit sympathischer wäre.

Die Devise heißt:

Ein Schritt nach dem anderen! Nicht zu früh den zweiten Schritt tun und auf keinen Fall den ersten auslassen!

Wer auf einer Treppe zwei Stufen auf einmal nimmt, kommt leicht ins Stolpern. Erst wenn die

PatientIn gut auf der souveränen Stufe des kausalen Denkens angekommen ist und dieses sicher beherrscht, sodass sie sich gut behaupten kann und dieses neue Denken und Verhalten auch schon automatisiert ist, sodass sie nicht mehr jedes Mal daran denken muss, dass es jetzt notwendig ist, sich zum Beispiel zu melden, und sich auch nicht mehr überwinden muss, dies zu tun, kann daran gedacht werden, in nächster Zeit die Entwicklung auf die zwischenmenschliche Stufe anzugehen.

4.6.2 Metakognitives Training mit dem Ziel der Empathiefähigkeit

Die Begriffe Metakognition, Theory of Mind (TOM) und Mentalisierung sind nahezu synonym. Im Gegensatz zum kognitiven Ansatz von Beck geht es nicht nur um das Denken, sondern um Denken über das Denken. Es geht darum, dass das Kind sich ab vier Jahren eine Theorie über das Funktionieren der Welt aneignet, die sich auf die Intentionen bezieht, die zu beobachteten Verhaltensweisen führen. Worum geht es dem anderen Menschen, wenn er sich so verhält? Was will er, was braucht er, was fühlt er? Was erscheint ihm bedrohlich, was gibt ihm Sicherheit? Die gleichen Fragen werden auch in Bezug zu eigenem Verhalten gestellt und beantwortet. Zuerst hat sich die Verhaltenstherapie dem Thema Metakognition nur bezüglich dysfunktionaler Metakognitionen bei Angststörungen zugewandt (Wells, 2011). Wenn wir aber die Entwicklung der PatientIn auf die zwischenmenschliche Stufe fördern wollen, damit sie empathiefähig wird, konzentrieren wir uns auf den eigentlichen Begriff der Metakognition als TOM, die uns hilft, unsere soziale Welt und unsere Beziehungen zu gestalten.

Metakognitives Training mit dem Ziel der Empathiefähigkeit

A) Nicht nur in den anderen hineindenken, sondern hineinfühlen: Seine Perspektive einnehmen, fühlen wie er, denken wie er, sein Bedürfnis spüren, ihm helfen, es zu befriedigen.
B) Über eigene Gefühle und Bedürfnisse so offen sprechen, dass der andere mitfühlen kann, empathisch sein kann.

Die TherapeutIn stellt Fragen, die nur beantwortet werden können, wenn die Perspektive des anderen eingenommen und mitgefühlt wird. Immer wieder fragen, bis der Perspektivenwechsel klappt.

Wir verwenden teils McCulloughs (2007) Empfehlungen für das Vorgehen im Gespräch und unsere eigenen auf der affektiv-kognitiven Entwicklungstheorie (Sulz, 2012d) aufbauenden Interventionen.

Was auf der souveränen Stufe des konkret-logischen Denkens noch nicht vorhanden war:

- Das Denken war noch egozentrisch.
- Der andere Mensch war noch ein Objekt, das der Bedürfnisbefriedigung dient.
- Es wurde zwar festgestellt, dass die Bezugsperson anders denkt und fühlt, aber ihre Bedürfnisse interessieren noch nicht.
- Es bestand noch keine Empathiefähigkeit.
- Es bestand noch kein Anliegen, den anderen zu verstehen und dass es dem anderen gut geht.

Sehr wertvoll für unser metakognitives Training ist Piagets doppelte Definition von Empathie. Er weist darauf hin, dass Empathiefähigkeit zwei Aspekte hat:

- Das Bedürfnis und die Fähigkeit, den anderen Menschen zu verstehen
- Das Bedürfnis und die Fähigkeit, vom anderen Menschen verstanden zu werden

Hierzu ist sprachliche Kommunikation erforderlich. Während des Sprechens wird synchron die Perspektive des Zuhörers eingenommen. Nach Piaget ist hierzu formal-operatives Denken (Abstraktionsfähigkeit) erforderlich. Um dies zu schaffen, muss der Schritt auf die nächsthöhere Stufe (zwischenmenschlich – formal-operativ) geschafft werden. Eigenes Verhalten dient nun nicht mehr vorrangig dazu, eigene Wünsche zu erfüllen, sondern vielmehr dazu, dass sich die Bezugsperson in und nach der Begegnung wohlfühlt.

Für das therapeutische Gespräch ist das allgemeine *Prinzip der Entwicklungsförderung* hilfreich:

- Die PatientIn muss bei ihrem bisherigen (hier souveränen) Denken gestört werden.

- Ihr muss ein Anreiz zum Perspektivenwechsel gegeben werden.
- Sie braucht eine sichere Begleitung auf dem neuen Weg zum zwischenmenschlichen Denken.

Denn Entwicklung bedeutet das Verlassen der sicheren »Umgebung« der alten Entwicklungsstufe durch die Aufgabe und den Verlust des alten Selbst- und Weltbilds, bedeutet den qualitativen Sprung, den die Akkommodation erfordert, und das bedeutet Verunsicherung und Instabilität.

Die erste Etappe der Entwicklung von Empathiefähigkeit besteht im Empathie erzeugenden Sprechen der PatientIn und im empathischen Zuhören dessen, was die andere Person äußert. Die TherapeutIn achtet darauf,

- dass die PatientIn so mit dem Gegenüber spricht, *dass dieser ihre* Gefühle und Bedürfnisse und Beweggründe auch verstehen kann,
- dass die PatientIn so zuhört oder nachfragt, *dass sie dessen* Gefühle, Bedürfnisse und Motive verstehen kann.

Als Übungsfeld eignen sich sowohl die von der PatientIn berichteten Situationen mit wichtigen Bezugspersonen, als auch die PatientIn-TherapeutIn-Interaktion während der Therapiesitzung.

a) Sprechen, das dem anderen die Chance gibt, empathisch zu sein:
Nehmen wir an, eine Patientin hat sich von einem Freund im Stich gelassen gefühlt. Er hatte ihr schon oft geholfen und jetzt hätte sie seine Hilfe dringend gebraucht. Sie brach den Kontakt ab, ohne darüber zu sprechen.

Im Rollenspiel soll die Patientin nun so sprechen, dass der andere eine Chance hat, empathisch zu sein. Das gemeinsam erstellte Drehbuch könnte so sein:

Pat.: Ich war so wütend auf dich, als du mir nicht geholfen hast, sodass ich nichts mehr mit dir zu tun haben wollte. Du wolltest nicht zu spät zu der Party kommen. Das war dir wichtiger.

Freund: Ja, du weißt ja, dass mir das viel Spaß macht, und ich dachte, du schaffst es auch allein.

Pat.: Ich hätte deine Hilfe aber sehr gebraucht und habe mich im Stich gelassen gefühlt.

Freund: Ich habe nicht gemerkt, wie dringend es ist. Das tut mir sehr leid.

b) Zuhören und einfühlen, sodass Empathie für den anderen entsteht
Wir können das wieder mit einem Beispiel veranschaulichen:

Ein Patient verkündet seiner Frau, mit der er zwei kleine Kinder im Alter von zwei und vier Jahren hat, dass er ab jetzt mehr für seine Gesundheit tun müsse und zweimal wöchentlich ins Fitnesstraining gehen werde. Er komme also an diesen beiden Tagen erst um halb neun nach Hause. Die Kinder ins Bett zu bringen, sei ja kein großes Problem. Es kommt zu einem heftigen Streit, der bis heute noch nicht beendet ist.

Wir erarbeiten folgendes Drehbuch für ein Rollenspiel:

Pat.: Ich würde gern wieder mehr Sport machen, das ist für meine körperliche Gesundheit und mein Wohlbefinden gut und wichtig. Was hältst du davon, wenn ich wieder ins Fitness-Studio gehe? Am liebsten wäre mir zweimal wöchentlich.

Ehefrau: Dann muss ich die Kinder allein versorgen und sie haben dich dann als Vater noch weniger. Mir ist das sowieso jetzt schon zu viel.

Pat.: Wenn es dir jetzt schon zu viel ist, kann ich verstehen, dass es dir davor graut, dass es noch mehr wird.

Ehefrau: Ja, ich würde mir selbst so einen Abend wünschen, an dem ich die Last des Mutterseins los bin.

Pat.: Lass uns doch erstmal überlegen, wie du deinen freien Abend kriegen kannst. Und erst danach schauen wir, ob es für mich auch eine Möglichkeit gibt.

Ehefrau: Das würde mich sehr freuen.

Bei dem Erarbeiten des Drehbuchs lenkt die TherapeutIn bei der gemeinsamen Betrachtung von Situationen die Aufmerksamkeit der PatientIn durch Fragen immer wieder darauf, was die Bezugsperson

- gefühlt,
- gedacht,
- gebraucht oder
- gefürchtet haben könnte,

und inwiefern eigenes Verhalten darauf Einfluss nahm oder nehmen könnte.

Es wurde bereits darauf hingewiesen, dass dieses Metakognitive Training im Sinne von McCullough und Sulz zugleich ein Ansatz nach dem Prinzip »Entwicklung als Therapie« ist. Deshalb werden wir im Entwicklungs-Kapitel (Kapitel 5) wieder auf diese Betrachtungs- und Vorgehensweisen stoßen.

Literatur mit Praxisanleitungen

Einsle, F. & Hummel, K.V. (2015). Kognitive Umstrukturierung: Techniken der Verhaltenstherapie. Mit E-Book inside und Arbeitsmaterial. Beltz.

McCullough, J. (2007). Therapie von Chronischer Depression mit dem Cognitive Behavioral Analysis System of Psychotherapy (CBASP) – Trainingsmanual. CIP-Medien.

Sulz, S.K.D. (2011a). Therapiebuch III – Von der Strategie des Symptoms zur Strategie der Therapie. CIP-Medien.

4.7 Kommunikationstraining

Gestörte Kommunikation können wir am besten verstehen, wenn wir von Watzlawicks Konzept der Konstruktion von Wirklichkeit (Watzlawick et al., 1974) ausgehen. Wir kommunizieren nicht, um gegenseitiges Verständnis zu erreichen, sondern um unser Bild der Wirklichkeit bestätigen zu können. Dadurch stempeln wir unser Gegenüber oft zum Täter ab, der vorsätzlich gegen uns handelt.

Indem ich selbst eine Rolle einnehme, weise ich dem anderen die Komplementärrolle zu, und durch die Appellfunktion meiner Aussage bringe ich ihn dazu, sich rollengemäß zu verhalten. Ich habe ein Drehbuch geschrieben, der andere hat sich drehbuchgemäß verhalten und ich erhalte dadurch die Bestätigung, dass mein Drehbuch nicht erfunden ist, sondern Realität darstellt. Ich habe Wirklichkeit konstruiert. So läuft der Prozess gestörter Kommunikation ab:

- Bestehendes Selbstbild
- Bestehendes Weltbild
- Hoffnung auf Bedürfnisbefriedigung
- Angst vor Bedrohung bzw. Frustration
- Groll/Wut wegen vergangener Frustrationen
- Beziehungsangebot durch Einnahme einer Rolle
- Zuweisung der Komplementärrolle
- Der andere verhält sich rollengemäß bedrohlich oder frustrierend
- Die Bedrohung verstärkt die Angst
- Die Frustration vergrößert das Bedürfnis
- Die Frustration vergrößert die Wut
- Das Eintreten des Erwarteten bestätigt das Selbst- und Weltbild
- Dies führt dazu, dass bei der nächsten Interaktion wieder die dem Selbstbild entsprechende Rolle eingenommen wird und dem anderen wieder die dem Weltbild entsprechende Rolle zugewiesen wird

Dieser Teufelskreis kann als Dysfunktionaler Repetitiver Interaktions- und Beziehungsstereotyp (DRIBS) bezeichnet werden, wenn die gleiche Misskommunikation wieder und wieder auf die gleiche Weise erfolglos abläuft. Der DRIBS ist der Lösungsversuch erster Ordnung nach Watzlawick et al. (1974) bzw. entspricht Freuds Begriff des Wiederholungszwangs.

Ebenso kann diese Transaktion als projektive Identifizierung betrachtet werden: Ich übertrage eine problemhafte Elternperson auf mein Gegenüber, weise ihr diese Rolle zu. Zugleich nehme ich in meinem Selbstgefühl die Kinderrolle ein. Der andere nimmt mich als solches wahr und spricht zu mir aus der Elternperspektive. Da ich nicht nur das Kindsein als Position eingenommen habe, sondern mich als das Kind gebe, das z. B. farblos, adynamisch ist, reagiert mein neuer Elternteil auf meine Farblosigkeit und Adynamie mit gelangweiltem Desinteresse. Ich bin einerseits enttäuscht

Kommunikationstraining

Die kommunikative Kompetenz ist dadurch gekennzeichnet, dass der Kommunikationsprozess als solcher so abläuft,

- dass beide GesprächspartnerInnen ihre Anliegen vorbringen können,
- dass gegenseitig auf diese eingegangen wird,
- dass ein faires und gleichberechtigtes Verhandeln erfolgt,
- dass sich beide Seiten gleichermaßen gesehen und gewürdigt fühlen und
- dass so die Chance steigt, dass ein Ergebnis erzielt wird, das beiden Seiten so gerecht wird,
- dass keiner sich übergangen oder benachteiligt fühlen muss.

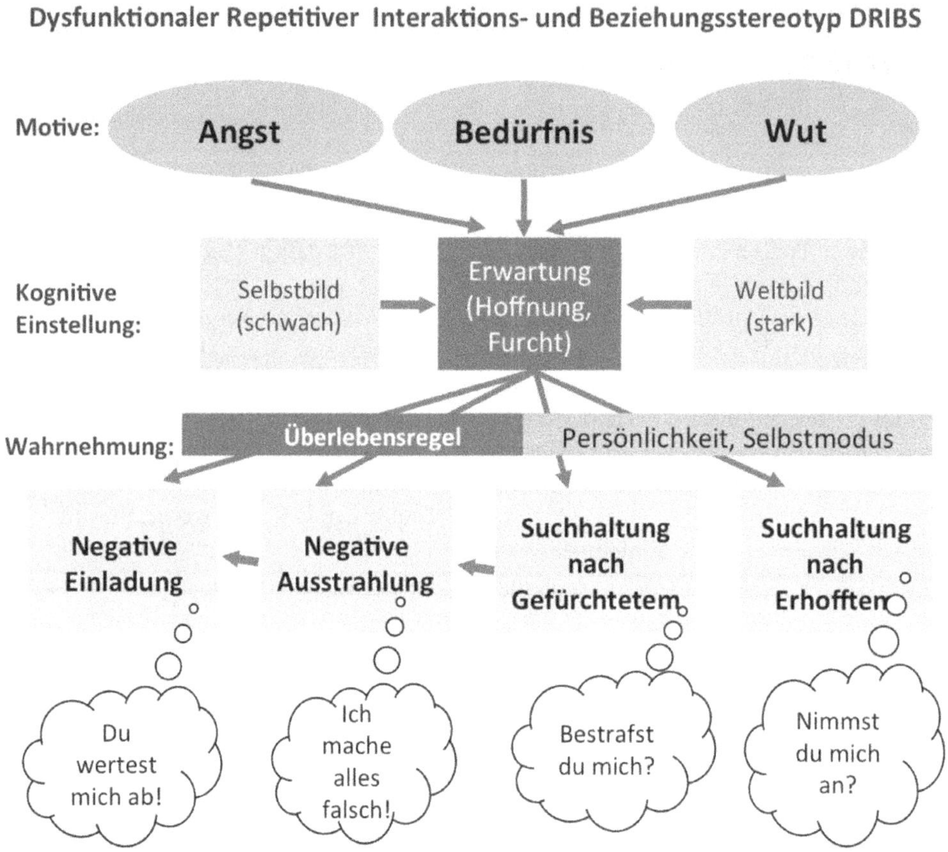

Abbildung 4.7.1: Dysfunktionaler Repetitiver Interaktions- und Beziehungsstereotyp (DRIBS)

und verletzt, werde andererseits in meiner Selbst- und Weltsicht bestätigt. Du bist also auch so einer bzw. so eine! Und ich bin eben uninteressant!

Wir können uns dies an dem Diagramm von Abb. 4.7.1 veranschaulichen.

Wie sorge ich dafür, dass andere mich schlecht behandeln?

Die Erwartungshaltung führt zur Suche nach Erhofftem und nach Gefürchtetem. Dies führt zu einer nicht bewussten und nicht steuerbaren negativen Ausstrahlung, die das Gegenüber bewusst oder subliminal wahrnimmt, sich überlegen fühlt und der negativen Einladung folgt, den Betroffenen schlecht zu behandeln (kritisch, abwertend). Das Prinzip der selbsterfüllenden Prophezeiung hat funktioniert. Wir können dies auf ein negatives Selbstbild und ein komplementäres Weltbild zurückführen, in dem die anderen als stark, unabhängig und potenziell bedrohlich gesehen werden. Die zugehörige dysfunktionale Überlebensregel diktiert dieses Kommunikationsverhalten, das prompt zu deren Bestätigung führt.

Wie sorge ich dafür, dass andere mich gut behandeln? Wir können uns auch dies an einem Diagramm veranschaulichen (Abb. 4.7.2).

Statt der übermäßige Anpassung gebietenden und Selbstbehauptung verbietenden alten Überlebensregel wird eine neue Erlaubnis gebende Lebensregel implementiert. Allmählich entsteht ein positives Weltbild (anerkennend) und Selbstbild (Ich kann was!). Das neue, sichere Verhalten führt zu Respekt und Wertschätzung anderer, sodass sie sich kooperativ verhalten. Wesentlich dabei ist, dass die subliminalen Prozesse sich ändern: keine Suche nach Erhofftem und keine Suche nach Befürchtetem mehr und damit eine positive Ausstrahlung, die zu kooperativem Verhalten einlädt.

Kompetente Kommunikation ist dadurch ge-

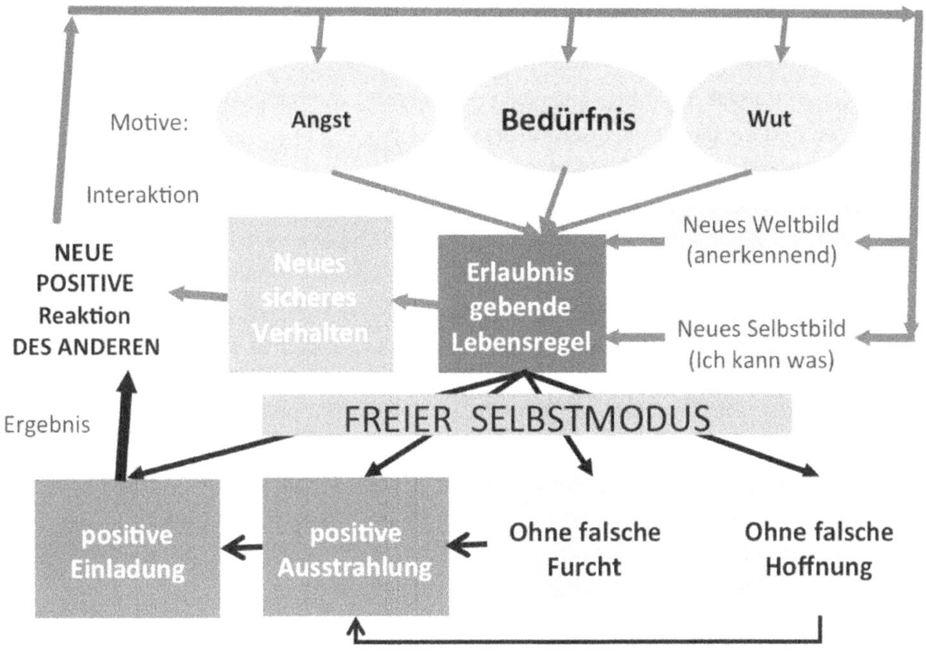

Abbildung 4.7.2: Auslösung dysfunktionaler Kommunikation

kennzeichnet, dass der Kommunikationsprozess als solcher so abläuft, dass beide GesprächspartnerInnen ihre Anliegen vorbringen können, dass gegenseitig auf diese eingegangen wird, dass ein faires und gleichberechtigtes Verhandeln erfolgt, sich beide Seiten gleichermaßen gesehen und gewürdigt fühlen und dass so die Chance steigt, dass ein Ergebnis erzielt wird, das beiden Seiten so gerecht wird, dass keiner sich übergangen oder benachteiligt fühlen muss. Positives und Negatives, Schmerzliches und Erfreuliches, Kritisches und Wertschätzendes werden ausgesprochen, sodass eine Offenheit entsteht, die eine Vertrauensbasis schafft für die Tragfähigkeit von gemeinsam ausgehandelten Lösungen.

Dieser Kommunikationsprozess findet in einer privaten oder beruflichen Beziehung statt, die durch rücksichtsloses Durchsetzen nicht beschädigt werden kann.

Praktisches Üben kompetenter Kommunikation

Folgende Gedanken, Gefühle, Bedürfnisse und Sätze können vorkommen. In Klammern steht das (noch) nicht Ausgesprochene (Abb. 4.7.3).

1. »Ich fühle mich in der Begegnung gerade mit dir ...«
2. »Dieses Gefühl kommt daher, dass ich dein Verhalten so auffasse ...«
3. »Ich brauche von dir ...«
4. »Ich erwarte, dass du dich so verhältst ...«
5. »Ich fühle ..., wenn du ... sagst bzw. machst«
6. »Damit ich es richtig verstehe, du hast gesagt ...?«
7. »Meinst du damit ...?«
8. »Dein Gefühl dabei ist ...?«
9. (In den anderen einfühlen. Vielleicht geht es ihm/ihr um ...)
10. »Ich verstehe, dass das für dich ...«
11. (Ich bleibe wohlwollend, obwohl wir uns nicht einig sind bezüglich ...)
12. »Es ist leider momentan nicht zu ändern, dass wir uns nicht einig sind ... Ich will es akzeptieren.«
13. »Wir stimmen immerhin darin überein, dass ...«
14. »Ich habe das Gefühl, dass du jetzt Zeit und Abstand brauchst, um das für dich erstmal emotional klar zu kriegen – die Bedrohung und meine Rolle dabei. Deshalb lasse ich es erst mal dabei und gehe in mein Zimmer zurück.«
15. »Reden wir morgen noch mal drüber.«

Kommunikative Kompetenzen
in wichtigen Beziehungen – einzelne Fähigkeiten

1.	Eigene Gefühle in der Begegnung mit dem Anderen wahrnehmen	ICH
2.	Den Auslöser der eigenen Gefühle erkennen	
3.	Eigene Bedürfnisse an den Anderen spüren	
4.	Eigene Erwartungen an das Verhalten des Anderen kennen	
5.	Gefühle, Bedürfnisse, Erwartungen aussprechen und erläutern	
6.	Aufmerksam zuhören, was der Andere sagt	DU
7.	Auf das eingehen, was der Andere sagt	
8.	Die Gefühlsbotschaft des Anderen entziffern und aussprechen, so dass er meine Wahrnehmung korrigieren kann	
9.	Versuchen, den Anderen, sein Anliegen und seine Bedürfnisse zu verstehen	
10.	Dem Anderen sagen, was ich glaube, verstanden zu haben	
11.	In wohlwollender Haltung bleiben, auch wenn keine Übereinstimmung besteht	WIR
12.	Das Fehlen von Übereinstimmung akzeptieren, aushalten und benennen	
13.	Übereinstimmung deutlich aussprechen	
14.	Nähe und Distanz für beide Seiten stimmig regulieren können	

Abbildung 4.7.3: Kommunikative Kompetenzen (aus Sulz, 2012a, S. 70)

Wenn kein Kompromiss gefunden wird: Oft ist es nicht möglich, in einem einzigen Gespräch Einigkeit zu erzielen, wenn die Bedürfnisse und Wünsche sehr weit auseinanderliegen.

Statt frustriert, verärgert, resigniert oder deprimiert auseinander zu gehen, ist ein wertschätzendes Resümee sehr wichtig.

Das Gespräch lief ja bisher recht gut. Beiden gelang es, die eigenen Bedürfnisse, Gefühle und Erwartungen klar zu äußern. Beide konnten zuhören und akzeptieren, wenn der andere seine gegenteilige Position darstellte.

Und jetzt merken beide, dass es in diesem Gespräch nicht möglich sein wird, Übereinstimmung zu erzielen.

Statt wieder in heftige Gefühlsausdrücke, Vorwürfe und Verletzungen zu münden, wird wertgeschätzt, wie das Gespräch verlief, worin Einigkeit besteht, wo die Erwartungen nicht so weit auseinander sind – als gute Basis für weitere Gespräche.

Und es wird akzeptiert, dass noch Dissens besteht, der keinem angelastet werden kann, und über den weiterverhandelt werden muss. Ja, dass es wichtig ist, sich Zeit zu geben: »Wir werden es schaffen, wenn wir auf diese gute Weise weiter miteinander sprechen.«

Der Termin für das nächste Gespräch wird verbindlich vereinbart.

Der Wechsel von gestörter bzw. dysfunktionaler Kommunikation, die nur dazu dient, sich und der Welt zu beweisen, wie schrecklich und ungerecht die Wirklichkeit ist, zu kompetenter, gelingender Kommunikation mit dem Ziel gegenseitigen Verständnisses zum Wohl beider ist ein sehr mühsamer Weg. Es ist deshalb nicht sehr effektiv, nur am Kommunikationsstil Änderungen herbeizuführen. Vielmehr muss auf die Funktionalität der Kommunikationsstörung zurückgegriffen werden – auf deren unbewusste implizite Strategie des emotionalen Überlebens (siehe Überlebensregel). Aber es geht auch nicht ohne willentliche Änderung der eigenen reflexhaften zerstörerischen Kampfstrategien in der Kommunikation. Man muss zweigleisig fahren: das konkrete Kommunikationsverhalten plus die Motive, die das gestörte Kommunikationsmuster bedingen.

Literatur mit Praxisanleitungen

Sulz, S. K. D. (2009a). Praxismanual zur Strategischen Entwicklung des Selbst und der Beziehungen. Experimentierbuch mit einem 25-Wochenprogramm und 34 Experimenten. CIP-Medien.

4.8 Selbstständigkeitstraining

Selbstständigkeit ist einerseits eines der Grundbedürfnisse des Menschen als Bedürfnis, die Fähigkeit zu haben, etwas selbst machen zu können, und die Möglichkeit zu haben, etwas selbst machen zu dürfen. Es ist andererseits ein Teilaspekt der Erfahrung von Selbstwirksamkeit im Sinne von Bandura (1977), die wiederum mit die wichtigste Quelle des Selbstwertgefühls ist. Wachstum und Reifung des Menschen sollten deshalb neben Beziehungsfähigkeit auch Selbstständigkeit als Fähigkeit erbringen. Erst dann kann eine gute Balance zwischen Zugehörigkeit und Autonomie hergestellt werden.

Menschen mit unsicheren Bindungserfahrungen in der frühen Kindheit (Bowlby, 1975) und Menschen, die dependente Persönlichkeitszüge entwickelt haben, setzen alle Energie ein, um sichere Bindungen zu etablieren, und meiden Verselbstständigungstendenzen. Diese würden bei ihnen gleich Alarm in Form von Angst vor Trennung und Alleinsein hervorrufen. Ihre Überlebensregel warnt vor Selbstständigkeit (»Nur wenn ich nie selbstständig bin ...«). Wir müssen uns mit dem Teil des Selbst verbünden, der so gerne selbstständig wäre, aber Angst davor hat. Wir müssen ihm helfen, das Gegenteil dessen zu tun, was seine Überlebensregel ihm vorschreibt. Es gilt zu üben, ohne das höchste Gut zu leben (z. B. PartnerIn, Beruf, Kinder, Ansehen, Erfolg), um nicht mehr abhängig zu sein, zum Beispiel:

- ➢ Einen eigenen Freundeskreis ohne die PartnerIn aufbauen
- ➢ Ein eigenes Hobby ohne die PartnerIn aufbauen
- ➢ Einen eigenen Geschmack entwickeln
- ➢ Dinge tun, die andere nicht so leicht akzeptieren
- ➢ Eine Meinung vertreten, die andere nicht teilen

Tägliches Üben ist wichtig.

a) Einen eigenen Freundeskreis aufbauen – ohne die PartnerIn

Die nachfolgenden Übungen sind für alle PatientInnen wichtig, die zugunsten der Partnerschaft ihr Eigenleben vernachlässigt und darüber ihre Eigenständigkeit verloren haben.

Es ist wichtig, sich aus der Abhängigkeit von der PartnerIn zu befreien, auch wenn es anfangs gar keinen Spaß macht. Dies muss so lange geübt werden, bis es Spaß macht. Das kann Monate dauern.

Hier ist es wichtig, dass der TherapeutIn nicht die Puste ausgeht. Immer wieder eigenständige Kontakte zu FreundInnen ohne PartnerIn vereinbaren lassen, konsequent einmal pro Woche.

Selbstständigkeitstraining

Menschen, die es nie gewagt haben, selbstständig zu sein, aus Angst, dann allein zu sein, haben ein geringes Selbstwertgefühl und wagen nicht, ihre Fähigkeiten und die Chancen, die ihnen das Leben bietet, zu nutzen. Also muss der Sprung ins kalte Wasser gewagt werden:

- ➢ Einen eigenen Freundeskreis ohne die PartnerIn aufbauen
- ➢ Ein eigenes Hobby ohne die PartnerIn aufbauen
- ➢ Einen eigenen Geschmack entwickeln
- ➢ Dinge tun, die andere nicht so leicht akzeptieren
- ➢ Eine eigene Meinung vertreten, die andere nicht teilen
- ➢ Ein eigenes Einkommen haben

b) Selbstwertgefühl ist eher durch das Gefühl zu holen, sein Leben selbst im Griff zu haben.
Das fängt schon bei dem *eigenen Hobby an, das ohne die PartnerIn* (aber durchaus mit FreundInnen) praktiziert wird.

Am leichtesten ist es, ein früheres Hobby aufzugreifen und Kontakte zu Menschen zu suchen, die das gleiche Hobby haben. Eventuell steigt man über Volkshochschulkurse wieder ein oder über Privatunterricht, z. B. beim Musizieren.

Es ist Aufgabe der TherapeutIn, die vermeidende Trägheit der PatientIn mit ihrer Kraft und ihrem Elan zu überwinden und nicht locker zu lassen, bis das schwere Mühlrad in Schwung gekommen ist!

c) Einen eigenen Geschmack entwickeln
Der eigene Geschmack wurde vielleicht nicht mehr gepflegt, weil man meinte, die PartnerIn hätte den besseren Geschmack, oder weil Harmonie wichtiger war.

In allen Geschmacksfragen, über die das Paar in den letzten zwei Jahren entschieden hat, lässt sich nachvollziehen, was die PatientIn stattdessen ausgewählt hätte. Es müssen jetzt keine Käufe stattfinden, wenn kein Geld da ist. Man kann ja auch Schaufenster, Kaufhausabteilungen und Kataloge anschauen.

Die PatientIn bringt Kataloge mit und sagt, was ihr wie gut gefällt.

Hausaufgabe:

Sie schaut zu Hause mit ihrem Partner Kataloge an und sagt, was ihr wie gut gefällt.

Sie sagt schließlich der PartnerIn, was sie anderes kaufen möchte als das, was diese bevorzugt.

d) Dinge tun, die andere nicht so leicht akzeptieren
Es geht um Dinge, die für mich angenehm und für andere ein bisschen lästig sind oder sie für altmodisch, verrückt, peinlich halten.

Das kann eine Haarfarbe, ein Haarschnitt sein, auffälligeres Schminken oder Kleiden. Das kann laute Musik sein, ein bestimmtes Auto kaufen.

Wichtig ist bei dieser wie bei allen Selbstständigkeitsübungen, dass sie zuerst ein unangenehmes Gefühl macht, sodass man am liebsten gleich wieder damit aufhören möchte. Dieses Gefühl aushalten und weitermachen, bis es nicht mehr auftritt und es einem nichts mehr ausmacht, sein eigenes Ding zu machen.

Hausaufgabe: Mit einer leichten Aufgabe beginnen und umsetzen.

e) Eine Meinung vertreten, die andere nicht teilen
Hier geht es um Äußerungen in Diskussionen, privat oder beruflich. Sehr oft gibt es MeinungsführerInnen, die das große Wort haben und denen niemand widerspricht.

Aber auch eine nicht so dominante Freundin kann z. B. ihre politische Meinung gerade gesagt haben und es wäre natürlich und auch wichtig, die eigene eventuell gegenteilige Position auszusprechen.

Man muss nach dem Aussprechen ja nicht gleich in ein heftiges Streitgespräch einsteigen. Ein Satz reicht manchmal: »Ich finde den gar nicht so schlecht (gut). Mir gefällt an ihm (nicht), dass er ...«

Nur wenn Sie wollen, diskutieren Sie darüber weiter.

Sonst bleibt es bei Ihrer Aussage. Mit seiner Meinung hinter dem Berg halten ist nicht gut.

Ihre PatientIn wird erleichtert sein, wenn Sie zu früh zu einem anderen Thema übergehen und vergessen, nach ihren fortlaufenden Bemühungen zu fragen. Deshalb wird sie Sie nicht daran erinnern, dass dieses Thema noch lange nicht fertig bearbeitet ist.

Erst wenn die Fähigkeit, selbstständig zu handeln, aufgebaut ist und im Alltagsleben konkret umgesetzt wird, ist es Zeit für das Balancieren zwischen Beziehung und Selbst.

- ➢ Meine Bezugsperson ist ...
- ➢ Die Situation ist ...
- ➢ Ich sage: »Ich brauche von dir ...«
- ➢ Frustriert sie mich, sage ich: »Mich ärgert, dass du nicht ...«
- ➢ Ist sie rücksichtslos, wehre ich mich, indem ich ..., und halte die dabei entstehende Angst vor ... aus.
- ➢ Wenn ich kein Anrecht auf Bedürfnisbefriedigung habe, darf sie Nein sagen und ich sage: »Schade, aber du hast das Recht auf dein Nein.«
- ➢ Ich frage Sie nach ihrem Bedürfnis und sage: »Ich verstehe, dass du ... brauchst.«

Ich kann es dir jetzt

a) geben (sofern ich kann und will)
b) nicht geben (wenn ich nicht will)

Wenn du mir gibst, was ich brauche, gebe ich dir, was du brauchst.

Literatur mit Praxisanleitungen

Sulz, S. K. D. (2012a). Psychotherapie-Grundkurs und Praxisleitfaden: Therapiedurchführung in Klinik und Praxis. PKP-Handbuch. CIP-Medien.

4.9 Körperkompetenz

Ist mein Körper nur dazu da, meinen Kopf herumzutragen? Oder bin ich mein Körper in der Verbundenheit von jeglichem Erleben und Handeln? Diesen Fragen widmet sich das Körper-Kapitel meines Buchs *Als Sisyphus seinen Stein losließ*. Ich empfehle es als Einstimmung zur psychotherapeutischen Arbeit mit dem Körper.

»Lazarus (1995) bezog stets alle vier Verhaltensmodi ein: emotional, kognitiv, körperlich, handelnd, da diese Modi sich zwar gegenseitig stark beeinflussen, aber nur wenig korrelieren. Zunehmend wurde Piagets (1978, 1995; siehe auch Piaget & Inhelder, 1980) Theorie der kognitiven Schemata aufgegriffen. Schemata sind psychische Strukturen, die eine Optimierung der Meisterung von wiederkehrenden Situationen ermöglichen. Neben kognitiven, emotionalen, somatischen Schemata und Handlungsschemata können wir auch von komplexen motivationalen Schemata (z. B. Bedürfnisbefriedigung, Leistung, Konkurrenz etc.) ausgehen. In einer Situation wird ein Schema aktualisiert, das oft zunächst zu körperlichen Reaktionen führt (Abb. 4.9.1).

Das komplexe motivationale Schema ist mit einer ganzheitlichen Erinnerung assoziiert, entsprechend dem von Damasio (1990) beschriebenen inneren Szenario.

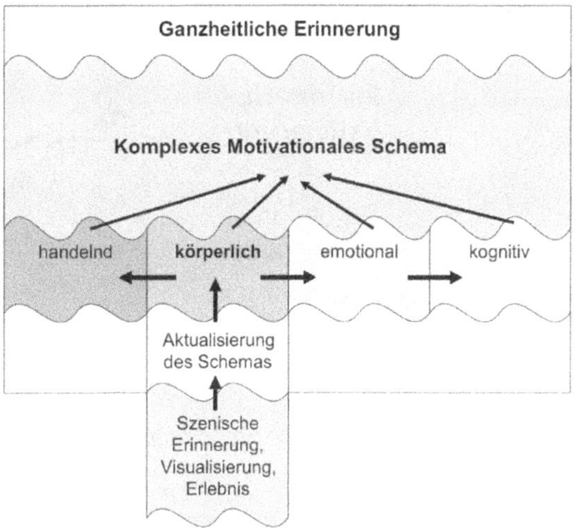

Abbildung 4.9.1: Körperprozesse als Bestandteil komplexer motivationaler Schemata

»Das komplexe motivationale Schema wird auch propriozeptiv ausgelöst. Eine in sich zusammengefallene Körperhaltung kann Bestandteil eines Schemas sein, das mit Niedergeschlagenheit und Gedanken von Selbstvorwurf assoziiert ist« (Sulz, 2010a, S. 322).

Kognitive VerhaltenstherapeutInnen vernachlässigen oft die körperlichen Prozesse. Dadurch können sie ein komplexes motivationa-

Beim Aufbau von Körperkompetenz geht es um

- Empfindsame Körperwahrnehmung als Bestandteil der Emotionalität und zwischenmenschlichen Bezogenheit (Embodiment)
- Körperausdruck im Rollenspiel
- Achtsamkeit
- Muskelrelaxation
- Sport und Bewegung (evtl. Kampfsport)
- Tanzen (z. B. Tango, Jazztanz)
- Singen (z. B. in einem Chor)
- Sexualität
- Laienschauspiel

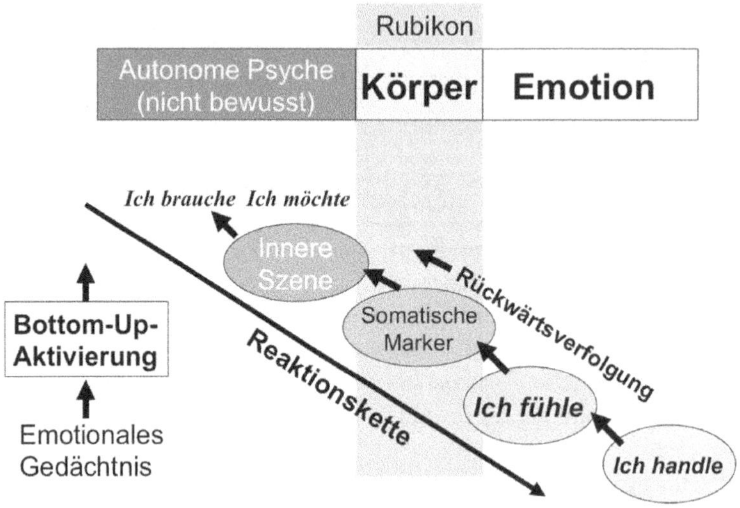

Abbildung 4.9.2: Somatische Marker im Rubikonmodell der Motivation

les Schema nur bruchstückhaft erfassen (Sulz, 2007b).

Der Frage nach dem Gefühl der PatientIn muss zwingend die Frage nach der körperlichen Wahrnehmung folgen.

Dabei kann es sein, dass die TherapeutIn schon vor der PatientIn deren körperliche Reaktion wahrnimmt – als somatischen Marker (Damasio, 1990), der die zugehörige Emotion verrät (Abb. 4.9.2).

Darauf angesprochen kann die PatientIn dies bestätigen: »*Ja meine Unterarme sind angespannt und meine Hände haben sich zur Faust geballt. So wütend macht mich das. Ich würde am liebsten mit der Faust auf den Tisch hauen.*«

Viel zu schnell springt die PatientIn in ihrem Bewusstsein zu Gedanken, die sie von ihrer Körperwahrnehmung und von ihrer Gefühlswahrnehmung wieder wegführen. Das kann eine sehr wirksame Strategie sein, um sich von verbotenen Gefühlen und Impulsen wieder zu entfernen: »Es ist ja auch nicht so wichtig. Anderen Leuten passiert so was auch.« Wenn Sie aber den emotionalen Prozess erfassen wollen, müssen Sie die PatientIn wieder zurückholen zur Wahrnehmung ihres Körpers: »Bleiben wir noch etwas bei Ihrem Körper. Sie spüren die Anspannung und die geballten Fäuste.« Sogleich spürt die PatientIn wieder ihre Wut und Sie können beim Wut-Thema bleiben. Jedoch wird die PatientIn schnell Angst bekommen, da ihr ihre dysfunktionale Überlebensregel Wehrhaftigkeit verbietet: »Ich darf das doch nicht!« oder »Dann bin ich ja so aggressiv wie mein Vater«. Mit der neuen Erlaubnis gebenden Lebensregel traut sich die PatientIn, ganz bei ihrem Körper, dessen Vitalität und Kraft zu bleiben und so ärgerlich und wütend zu sein, wie sie wirklich ist. Sie kann spüren, dass ihr Ärger ein gerechter Zorn ist, und kann spüren, dass sie sich kraftvoll fühlt und frei (siehe Kapitel 4.4 Emotionsregulationstraining).

Wenn ein Polster vorhanden ist, kann die PatientIn darauf schlagen, so sehr und so lange, wie sie wütend ist. Die körperliche Bewegung ergibt wichtige propiozeptive Rückmeldungen, die ihr helfen, sich auch die verbotene Seite ihrer Körperlichkeit anzueignen, sich mit diesem Körper zu spüren und dieser Körper zu sein. Natürlich haben Sie der PatientIn gesagt, dass handgreifliche Impulse zwar zu jedem Menschen gehören, wenn die Wut nur groß genug ist. Als zivilisierte Menschen nutzen wir sie allerdings nur dazu, Art und Ausmaß unserer Gefühle ins Bewusstsein zu heben und die mit ihnen verbundene Energie dazu zu nutzen, sich auf verbale Weise wirksam zu wehren. Dagegen sei es durchaus hilfreich, in Tagträumen große Wut vorübergehend in unserer Fantasie zu »entsorgen«, bis wir einen Weg gefunden haben, uns sozial kompetent durchzusetzen. Einerseits können über die

Körperwahrnehmung Handlungsimpulse bewusst werden, andererseits kann die Rückverfolgung (Abb. 4.9.2) von der Handlung und Emotion zurück zum Bedürfnis führen. *»Was brauchen Sie, was hätten Sie damals gebraucht?«* ist deshalb eine Frage, zu der das Gespräch zurückkommen sollte – während der Körper ins Bewusstsein mit hineingeholt wurde. Albert Pesso (2008a, b) nennt diese Frage die Antidot-Frage. Nach so viel die Seele vergiftender Beziehungserfahrung ist es an der Zeit, die Frage zu stellen, was stattdessen gebraucht worden wäre, etwas, das diese Vergiftungen unschädlich macht (siehe Kapitel 1.4 Gesprächsführung). Körperwahrnehmung hilft, diese Frage zu beantworten.

Der Vorteil von *Rollenspielen* bei der Erarbeitung neuer Handlungsweisen gegenüber Imaginationen ist, dass der Körper viel präsenter ist. Dazu müssen Sie aber als Regisseur Ihren Schauspieler genau beobachten, am besten erstmal selbst vormachen (siehe Kapitel 4.5 Soziale Kompetenz). Welche Körperhaltung wird eingenommen? Wie laufen die Bewegungen ab? Welcher Körperausdruck ist vorhanden? Welches Körpergefühl hat die PatientIn während einer von ihr gespielten Szene? Die PatientIn wird merken, dass schon kleine Unterschiede zu einer anderen Selbstwahrnehmung führen und zu einer anderen Ausstrahlung. Mal sagt sie etwas mit leiser dünner Stimme und kraftloser Körperhaltung bzw. einer Haltung, die zeigt, dass sie aus der Situation so schnell wie möglich fliehen möchte, z. B.: »Das lasse ich mir nicht gefallen!«

Ein andermal gibt sie ihren Willen, sich wirksam zu wehren, an ihren Körper weiter, der kraftvoll ist, festen Boden unter den Füßen spürt, und eine Bewegung auf die andere Person zu signalisiert. Die PatientIn wird die Erfahrung machen, dass trotz innerer Unsicherheit eine starke Körperhaltung ihr mehr Gefühl von Stärke und Selbstsicherheit gibt. Eventuell würde Ihre PatientIn auch gern einer *Laienschauspielgruppe* beitreten?

In den schon von Beginn der Therapie an praktizierten *Achtsamkeitsübungen* ist die Körperwahrnehmung enthalten. Sie können aber immer wieder die PatientIn darauf ansprechen, dass sie dabei ihren Körper einbezieht (siehe Kapitel 2.10 Achtsamkeitstraining).

Auch *progressive Muskelrelaxation* ist ein körperliches Verfahren, dessen Beherrschung zu Körperkompetenz führt. Handeln ist Bewegung und damit muskulärer Prozess. Blockiertes Handeln ist durch Muskelverspannung erkennbar. Entspannung hilft, diese Blockade aufzuheben (siehe Kapitel 4.3 Entspannung und Stressbewältigung).

Sport bringt nicht nur Freude und Wohlbefinden bzw. die Förderung körperlicher und psychischer Gesundheit, sondern trägt auch dazu bei, dass die Selbstwahrnehmung körperlicher wird (siehe Kapitel 4.2.3 Sport und Bewegung).

Jede PatientIn sollte zu Bewegung und Sport motiviert werden. Die therapeutische Nutzung von Sport wurde bereits bei der Ressourcenutilisierung (Kapitel 4.2) thematisiert. Wer zugleich in seiner Körperlichkeit und seiner Wehrhaftigkeit sehr blockiert ist, sodass ein erstarrter Muskelpanzer oder schlaffes Bindegewebe den Körper charakterisiert, kann zu einer Kampfsportart ermuntert werden wie Aikido.

Wenn es Ihnen gelingt, Ihre PatientIn neugierig auf Tanzen zu machen und schließlich eine Einrichtung zu finden, die es ihr einmal wöchentlich ermöglicht, zum Tanzen zu gehen oder neue Tänze zu lernen, wird ihr ein großer Schritt zu mehr Körperkompetenz gelingen. Viele Paare gehen gemeinsam in einen Tangokurs und bringen dadurch in ihre Paarbeziehung wieder mehr Lebendigkeit und auch mehr Erotik.

Singen soll etwas mit Körperkompetenz zu tun haben? Jedenfalls mehr als das pure Sprechen. Wer in einen Chor geht, wird dadurch nicht nur der Musik und der Gemeinsamkeit begegnen, sondern auch seine Stimme so erklingen lassen, dass Körperliches deutlich spürbar ist.

Sexualität ist per se körperlich. Psychische Belastungen und Erkrankung können sie rasch zum Verschwinden bringen. Die PatientIn spricht nicht darüber. Und doch fehlt ein sehr bedeutsamer Aspekt ihres Lebens. Wie die anderen hier genannten körperlichen Aktivitäten (Schauspiel, Sport, Entspannung, Achtsamkeit, Tanzen und Singen) zählt auch Sexualität zu den Ressourcen und hätte einen Platz im Ressourcenkapitel haben sollen. Sie ist eine natürliche Ressource, die wieder verfügbar gemacht werden sollte. Bei der Sexualanamnese zu Beginn der Therapie macht die PatientIn die Erfahrung, dass »hier« darüber gesprochen werden kann. Erotik und Sexualität mit ihrem lustvollen Körpererleben sind sehr wertvoll:

> »Es gibt gute Gründe, die Sexualität für sich zu bewahren, auch wenn sie nicht benötigt wird. Zum einen ist es schwer, einen Lebenspartner zu finden, dem Sex genauso wenig bedeutet, und noch schwerer, einen Partner dazu zu bringen, sein sexuelles Interesse um der Beziehung willen aufzugeben. Zum zweiten ist sie eines der besten Mittel der psychosomatischen Hausapotheke. Psyche und Körper werden in ihren Funktionen harmonisiert, tonisiert, von chronischen Stressmustern befreit und einer gesünderen Lebensweise zugänglicher. Die regelmäßige entspannende Wirkung der Sexualität hilft Medikamente wie Kopfschmerzmittel, Zigaretten und Alkohol einzusparen. Sie verbessert das Klima in der ehelichen Beziehung und gibt mehr Ausgeglichenheit und Geduld für die Kinderbetreuung. Es entstehen ein deutlich besseres Körpergefühl und auch ein größeres Selbstbewusstsein. Und dies macht einen Menschen schöner und gibt ihm eine stärkere Ausstrahlung. Wilhelm Reich (1975) würde hinzufügen, dass wahre Sublimierung und Kreativität erst durch eine befriedigende Sexualität in vollem Umfang möglich werden. Zum dritten ist Sexualität, wenn sie von beiden Partnern gleichermaßen gewünscht wird, ein wichtiges Stabilisierungsmoment der Beziehung zwischen Mann und Frau. Die emotionale Bindung wird durch befriedigende Sexualität gefestigt und damit ein stabiles Fundament gelegt, auf dem eine dauerhafte Beziehung aufgebaut werden kann« (Sulz, 2012c, S. 282).

Die Lektüre des Kapitels über Sexualität in meinem Buch *Als Sisyphus seinen Stein losließ* ist eine hilfreiche Hinführung zu diesem Thema.

4.9.1 Embodiment

> »Ich vermute, dass jeder psychische Vorgang prinzipiell messbare körperliche Korrelate hat, weil eben die Psyche nichts für sich behalten kann, bzw. weil Denken und Gefühl jeweils ein Handeln vorbereiten und die Psyche bei einem Gedanken gleich die ganze Reaktionskette aktiviert und auch das Bedeutungsumfeld schnell abrufbar bereithält. Assoziative Verknüpfungen, z.B. gemäß Ähnlichkeit oder zeitlicher, räumlicher, logischer oder systemisch-funktionaler Zusammengehörigkeit holen die Informationen – in der Computersprache gesprochen – vorübergehend vom Langzeitspeicher der Festplatte in den Arbeitsspeicher. Einzelne Reaktionsmuster oder komplexe Handlungsentwürfe werden mobilisiert. Dieser »Arbeitsspeicher« besteht aber nicht nur aus dem Gehirn, sondern aus dem ganzen Körper. Am sinnfälligsten erscheinen uns dabei das willkürliche Muskelsystem mit der zugehörigen Stützmotorik, ebenso die damit verbundenen Verschiebungen zwischen dem sympathischen und dem parasympathischen Nervensystem auf neuronaler und auf hormonaler Ebene. Heute dürfen wir auch neuroendokrinologische und zellulärgenetische Prozesse hinzurechnen.
>
> Das bedeutet, dass der Mensch mit dem ganzen Körper denkt und fühlt. Körperwahrnehmung ist deshalb eine weitergehende bewusste Erfassung unseres psychischen Geschehens, die über das lineare Konzentrieren auf kognitive Abläufe hinausgeht und zu einem ganzheitlichen Selbstverständnis führt.
>
> Diese ganzheitliche Bewusstheit entspricht einem besseren Zugang zu unserer autonomen Psyche, einem Dialog gleich, der zu einer Abstimmung und wechselseitigen Einflussnahme führen kann, die kurzfristig eine Optimierung der psychischen Homöostase erreicht und langfristig eine günstige Basis für persönliche Weiterentwicklung ist« (Sulz, 2012c, S. 239f.).

Die neueren Entwicklungen des Embodiments tragen dieser Komplexität Rechnung und führen dazu, dass Psychotherapie immer mehr Körpertherapie wird (Fuchs, 2012; Hauke & Dall'Occhio, 2015; Tschacher & Pfammatter, 2016).

Tschacher und Pfammatter (2014) legen dar, dass bei der wissenschaftlichen Diskussion psychotherapeutischer Wirkfaktoren zwar common factors und störungsspezifische Faktoren Raum finden, dass aber die Einbeziehung des Körpers u. a. im Sinne des Embodiments nicht vorkommt.

Tschacher und Storch (2012) beschreiben Embodiment als Untersuchung psychischer Variablen in Bezug auf den Körper, davon ausgehend, dass sie immer in den Körper eingebettet sind. Die Reaktionskette geht nicht mehr wie bei Beck (1979) von der Kognition in Richtung Emotion und von dort aus wieder in Richtung Körper, sondern ein Ereignis löst einen Prozess aus, der zugleich ein körperlicher und psychischer ist. Und Körperhaltung und Körperbewegung wirken auf psychische Prozesse, z. B. ein gebeugter Körper führt eher zu einer deprimierten Stimmung, während ein aufgerichteter Körper Stolz oder Freude bewirkt, ohne dass eine soziale Interaktion Grund für diese Emotionen gegeben hätte. Price et al. (2012) berichten, dass bei solchen Experimenten, die keinerlei psychosozio-emotionale Bedeutung beinhalten, eine Pose, die im psychosozialen Kontext der Überlegenheit entspräche, zu einem höheren Testosteron-Spiegel führt, während eine Pose, die in der psychosozialen Interaktion Unterlegenheit bedeuten würde, den Cortisol-Spiegel steigen lässt, also eine Stress-Reaktion induziert.

Umgekehrt findet unbemerkt in wirksamen Psychotherapien im Lauf mehrerer Sitzungen immer mehr Synchronisation von Körperprozessen statt (Ramseyer & Tschacher, 2011).

Es ist nicht verwunderlich, dass Tänzer wie Rudolf von Laban (2003) oder Albert Pesso und Diane Pesso-Boyden der Psychotherapie wichtige Impulse gegeben haben (Pesso & Perquin, 2009). Jedoch wird ihre Bedeutung erst heute im Zeitalter des Embodiments bekannter. Auch Wolfgang Tschacher hat einen seiner Ursprünge im Tanz (Tschacher et al., 2014). Eberhard-Kächele (2016) beschreibt, wie die systematische Untersuchung von Bewegung und Bewegungskomponenten zu wirksamen Modifikationen bei der Emotionsregulation führt. Theßen (2012) zeigt, wie spezifische Atemmuster und Bewegungen direkt zu einer intensiven Emotionswahrnehmung führen, und beschreibt Möglichkeiten des psychotherapeutischen Einsatzes dieses Vorgehens. Hauke und Spreemann (2012) sowie Hauke et al. (2016) beschreiben, wie Embodiment in die Strategisch-Behaviorale Therapie (SBT) Eingang gefunden hat. Das von Hauke herausgegebene Themenheft der European Psychotherapy bietet den umfassendsten und aktuellsten Informationsstand zu Embodiment in der Psychotherapie (Hauke, 2016).

4.9.2 Entwicklung von Körper und Psyche und Embodiment

Aus der Perspektive der Entwicklungspsychologie ist Embodiment noch beeindruckender und selbstverständlicher (Abb. 4.9.3).

Obwohl der Begriff Embodiment von der neurobiologischen Kognitionsforschung herrührt und eigentlich die Einbettung von Kognitionen meint (was PsychotherapeutInnen inzwischen auf alle psychischen Funktionen ausgeweitet haben), können wir in einem Wortspiel von den drei zentralen Entwicklungsbegriffen Emotion – Body – Mentalization ebenfalls zu deren Einbettung in den Körper als Embodiment gelangen.

4.9.2.1 Die Entwicklung des ersten Lebensjahres ist eng mit dem Körper verbunden

- Vor der Geburt: Im Uterus der Mutter, der Körper erfährt rundum schützende Begrenzung
- Nach der Geburt: Getragen, auf dem Rücken liegend, der Blick der Augen, Ärmchen und Beinchen greifen in den Raum der neuen Welt da draußen
- Die Augen und der Blickkontakt: Die Augen geben und senden Signale an die Mutter
- Die Ohren und das Tönen und Hören: Der Dialog mit der Mutter in rascher Aufeinanderfolge

Die Haut:

- Nach der Geburt: Die Haut reagiert ganzheitlich mit den Affekten; zorniges Schreien ist begleitet von roter Haut am ganzen Körper
- Nach der Geburt: Die Haut reagiert ganzheitlich mit den Affekten; Angst ist begleitet von blasser Haut am ganzen Körper

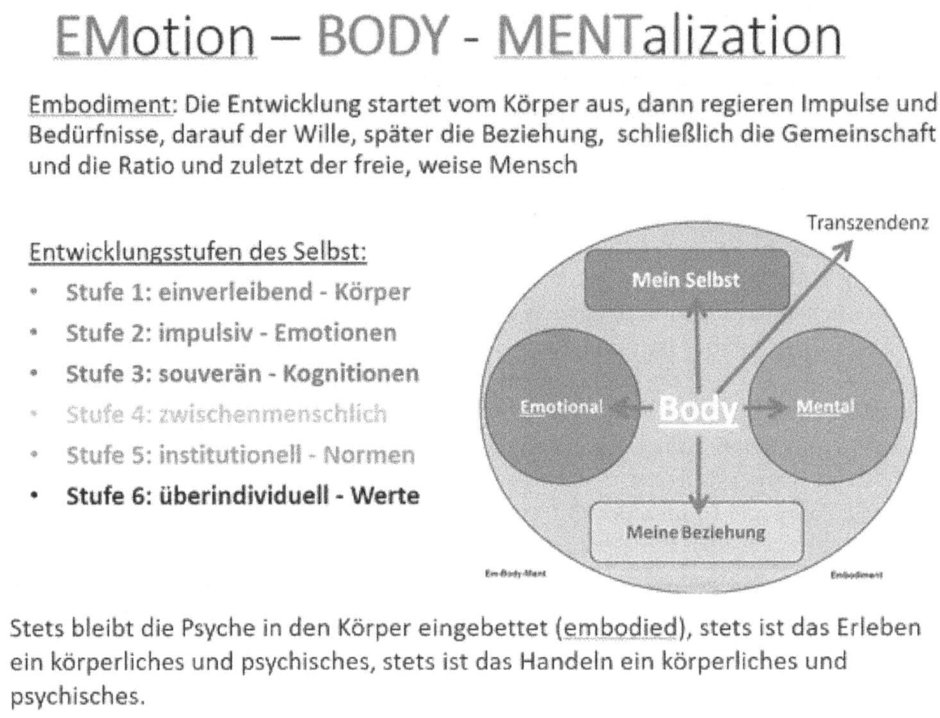

Abbildung 4.9.3: Embodiment und die Entwicklung von Körper und Psyche

- Psychosomatik der Haut: Angst und Wut zugleich, Verletzt-Sein und Verletzten-Wollen zugleich, das kann die entzündete Haut zusätzlich zur genetischen Disposition begünstigen

Der Mund, der Magen und der Darm:

- Als Säugling: Der Mund ist ein Hauptorgan der Begegnung mit der Mutter und der Welt
- Erwachsen: Der Mund bleibt ein Hauptorgan der Begegnung mit der Welt (Essen, Trinken, Küssen)
- Psychische und psychosomatische Probleme: Essen und Trinken, Verdauen und Ausscheiden
- Essstörungen, Sucht → orale Befriedigung (genährt werden) oder Frustration
- Magen: Gastritis, Ulkus
- Darm: Morbus Crohn, Colitis ulcerosa, chronische Obstipation → die Darmschleimhaut als reagierendes Organ (Angst, Wut, Verletzung)

4.9.2.2 Körper und Psyche auf den verschiedenen Stufen der Entwicklung des Selbst

1. Einverleibend – Aufnehmen und einverleiben (1. Lebensjahr)

- Mein Körperselbst ist Mund, Haut, Halbschleimhäute und Schleimhäute (Atmung, Nahrung) und Sinnesorgane
- Mein Körper braucht seinen Platz, Nahrung, Wärme, Schutz
- Meine Angst ist im Atem, im Bauch, in der Haut
- Meine Wut ist in Atem/Stimme, in der Haut/Schleimhaut
- Aus Wut schreie ich, wird meine Haut krebsrot bis blau

Ich brauche, dass mir gegeben wird, was ich brauche (Versorgung).

Ich fürchte, nicht zu erhalten, was ich brauche, schlimmstenfalls Vernichtung.

Ich kann annehmen, mich öffnen, mich verschließen.

Ich kann noch nicht: mir von anderen holen, was ich brauche (hingehen und nehmen, fordern, nein sagen).

2. Impulsiv – Weglaufen und Zurückkommen (2. und 3. Lebensjahr)

- Mein Körperselbst ist: Arme, Beine, Hände, Finger mit den Muskeln, Knochen und Gelenken zusätzlich zum einverleibenden Körperselbst
- Mein Körper braucht Bewegung im Weggehen und im Herkommen, Spielen, Schutz, Begrenzung
- Meine Angst ist im Herz (Vegetativum), ... vor Alleinsein, Trennung, Tod
- Meine Wut ist Weggehen, Verlassen

Ich brauche einen Menschen, der dann, wenn ich es mir holen will, mir das abgeben will, was ich brauche (Schutz, Sicherheit, Zuverlässigkeit).

Ich brauche nicht mehr warten, bis mir etwas angeboten wird.

Ich fürchte, dass ich mich von meiner Bezugsperson soweit entferne, dass ich sie verliere (Trennung).

Ich kann genau das tun, was mein momentanes Bedürfnis befriedigt, mir das holen, was ich jetzt brauche.

Ich kann noch nicht andere dazu bringen, in meinem Sinne zu handeln (andere steuern, mich steuern).

3. Souverän – Körperkompetenz und Wirksamkeit (4. und 5. Lebensjahr)

- Mein Körperselbst ist willentlich und gezielt eingesetzter Bewegungsapparat, ein körperlich handelndes Selbst
- Mein Körper braucht Kraft, Koordination und Zielorientierung, Wirkung
- Meine Angst ist in den Muskeln (samt Gelenken, Bändern)
- Meine Wut ist in der Stirn, in der Schulter, in den Armen
- Aus Wut treffe ich gezielt

Ich brauche eine Umwelt, die sich durch mich beeinflussen lässt (Kontrolle).

Ich brauche nicht mehr einen Menschen, der von sich aus immer gleich denkt und fühlt wie ich.

Ich fürchte, Kontrolle über meine Umwelt zu verlieren.

Ich kann auf andere Menschen so einwirken (steuern), dass sie in meinem Sinne handeln.

Ich kann noch nicht Kontrolle abgeben, um mich durch Verzicht auf eigene Interessen der Beziehung zu überlassen.

4. Zwischenmenschlich – Zweierbeziehung, Zuneigung, Beziehung, Umarmung (6. bis 12. Lebensjahr)

- Mein Körperselbst ist bezogen auf Deinen Körper
- Mein Körper braucht Deinen Körper
- Meine Angst ist im Brustkorb (Gefühlsraum und Beziehungsraum)
- Meine Wut ist im Brustkorb (Gefühlsraum und Beziehungsraum)
- Aus Wut entziehe ich meine Liebe

Ich brauche eine gefühlvoll liebende Beziehung und Harmonie in der Beziehung (Liebe).

Ich brauche nicht mehr den anderen zu beeinflussen oder kontrollieren, damit er sich verhält, wie ich es brauche.

Ich fürchte, gegen die Wünsche des anderen etwas zu tun, was mich seine Liebe kostet (Liebesverlust).

Ich kann andere Menschen sehr gut verstehen und die Beziehung ganz vor meine Eigeninteressen stellen.

Ich kann noch nicht: mir vorstellen, ohne die Zuneigung meiner Bezugsperson sein zu können.

5. Institutionell – Gruppenmitglied, Spielregeln, Gesetze (Jugendzeit)

- Mein Körperselbst ist eingeordnet
- Mein Körper ist Verkehrsmittel, im Dienst meiner geregelten Beziehungen
- Mein Körper braucht viele andere Körper in geregeltem Zueinander (Gruppe)
- Meine Angst ist im Kopf und oberen Brustkorb (Befürchtungen vor Chaos, vor Gegenaggression)
- Meine Wut ist im Kopf und oberen Brustkorb (Zorn, Verurteilung, Bestrafung, Vergeltung)
- Aus Wut entziehe ich Ordnung (→ Chaos)

Ich brauche klare Umgangsregeln und, dass ich mich darauf verlassen kann, dass andere sich an diese Regeln halten.

Ich brauche nicht mehr die unerschütterliche Zuneigung des anderen, das Eingebettetsein in eine Beziehung.

Ich fürchte, die Übersicht über die vernünftige Regelung von Beziehungen zu verlieren (Angst vor Hingabe und Selbstverlust).

Ich kann gefühlsmäßig Abstand von einer Beziehung nehmen.

Ich kann noch nicht: mich über Regeln hinwegsetzen, wenn ich sie im Einzelfall für ungerecht halte.

6. Überindividuell – keine Abhängigkeiten mehr, Freiwilligkeit, Selbstverantwortlichkeit, Balance Selbst – Beziehung (Erwachsenenalter)

- Mein Körperselbst ist integriert
- Mein Körper ist frei, in fließendem Austausch mit allen anderen
- Mein Körper ist mein Selbst und meine Beziehung(en)
- Meine Angst ist nur ein Teil, meine Wut ist nur ein Teil
- Aus Wut konfrontiere ich

Ich hoffe nicht, ich fürchte nicht, ich bin frei.

Ich brauche nicht mehr eine äußere Regelung zur Pflege des zwischenmenschlichen Umgangs.

Ich kann Umgangsregeln kritisch handhaben (Gesetze durch Ethik und Werte ersetzen).

Ich kann nicht auf Dauer ohne andere Menschen sein, ohne eine gesunde Natur und Ökologie leben.

Mit diesem Reigen der im Körper eingebetteten Entwicklung des Selbst vor Augen können wir unsere Aufmerksamkeit in der Begegnung mit der PatientIn bei ihrem körperlichen Ausdruck belassen und so zu einer reicheren und ergiebigeren Kommunikation gelangen.

Der Körper spielt eine viel größere Rolle als wir bisher dachten. Der Körper macht sogar etwas, das wir nur dem Gehirn zugeschrieben haben. Er hat ein Gedächtnis. Und er bestimmt unser Erleben und Handeln nicht nur als Ausführender, sondern als diese Erschaffender.

Die »Talking Cure«, wie Engländer und Amerikaner gern die Psychotherapie nennen, dürfte es demnach in ihrer Reinform nicht mehr geben. Zwei Menschen sitzen auf ihren Stühlen und sprechen miteinander. Und beide merken nicht, wie sehr ihre Körper die Interaktion gestalten und wie ertragreicher die Kommunikation sein könnte, wenn es nicht beim Sprechen bleiben würde.

Wir müssen unsere Therapiestunden neu erfinden, sie dürfen keine »Sitzungen« mehr sein, denn das Sitzen beraubt der Psyche-Körper-Einheit wichtige Freiheitsgrade. Müssen wir also alle KörpertherapeutInnen werden? Auf eine gewisse Weise ja. Das kann mit Achtsamkeit und mit der achtsamen Zuwendung zu unserem Körper beginnen, sodass er in unserem Bewusstsein ist. Das kann unsere körperlich erfahrene Biografie sein. Das kann ein Verkörpern dessen sein, was wir gerade thematisieren. Und das kann die Intuition des Körpers sein, der Neues entstehen lässt.

Das sind wieder einmal schöne Worte einer Talking-Cure-TherapeutIn, im Sitzen formuliert. Lasst uns also aufstehen, Haltung einnehmen, im Sinne von Moshe Feldenkrais (1996) gehen und wirklich handeln, dem Körper den Raum geben, der ihm gebührt. Das bedeutet aber, etwas ganz Neues zu lernen, es so lange zu üben, bis ich nach einer Therapiestunde nicht mehr sagen kann, dass es eine »Sitzung« war.

Literatur mit Praxisanleitungen

Görlitz, G. (2014). Körper und Gefühl in der Psychotherapie – Basisübungen (Leben Lernen 120). Klett-Cotta.

Hauke, G. & Dall'Occhio, M. (2015). Emotionale Aktivierungstherapie (EAT): Embodimenttechniken im Emotionalen Feld. Schattauer.

4.10
Ethische und spirituelle Kompetenz

4.10.1
Ethik und Werte

Ethische Kompetenz ist die Fähigkeit des Umgangs mit Werten und Wertorientierung, d. h. sich Werte anzueignen und sie als Orientierungslinien für die Beziehungs- und Lebensgestaltung zu nutzen, aber auch für die Entwicklung der eigenen Identität. Die PatientIn kommt als bedürfnisorientierter Mensch in die Behandlung. Der Konflikt zwischen ihren Bedürfnissen und der sozialen Umwelt bzw. internalisierten Normen der sozialen Umwelt führten zur Symptombildung. Unser Ziel kann sein, dass sie einfach lernt, mit ihren Bedürfnissen umzugehen und die bestehenden Konflikte zu lösen. Unser Ziel kann aber auch weiter gesteckt sein, indem wir ihr helfen, vom bedürfnis- zum wertorientierten Menschen zu werden. Diesem stellen sich die genannten Konflikte nicht mehr, da seine Wertorientierung ein zuverlässiger innerer Kompass ist.

Viele Werte entstehen aus Bedürfnissen. Was zunächst Bedürfnis war, wird zum Wert, z. B. Autonomie, Beziehung. D. h., dass die Inhalte sich weniger ändern als deren prozesshafte und strukturelle Merkmale. Wer sagt, »Ich brauche Beziehung«, nimmt sein Bedürfnis wahr, ist ein Beobachter seines Innenlebens, das er aber nicht bestimmt, sondern das ihn bestimmt (auf der emotional-impulsiven Stufe). Wer sagt, »Mir ist Beziehung wichtig«, spricht nicht nur eine Beobachtung aus, sondern hat eine willentliche Entscheidung getroffen. Er hat Beziehung (z. B. Familie und Partnerschaft) aktiv in seinen Wertekanon aufgenommen. Er steht in seiner Entwicklung auf einer höheren Stufe, idealerweise auf der überindividuellen Stufe nach Kegan (1986) als jemand, der sich nicht mehr sklavisch an Normen hält wie auf der institutionellen Stufe, sondern diese relativiert, wo sie seinen Werten entgegenstehen. Wenn wir in einer kürzeren Therapie mit Werten arbeiten, dürfen wir aber nicht erwarten, dass die PatientIn schon so weit entwickelt ist. Sie hat sich gerade erst mühsam von der impulsiven Stufe, auf der ihre Symptome entstanden, auf die souveräne Stufe entwickelt, wo sie durch kausales Denken und eine realistische Theory of Mind sich selbst zu helfen weiß. Und oft ist sie noch nicht einmal auf der zwischenmenschlichen Stufe (der Stufe vor der institutionellen Stufe) angekommen, auf der sie empathiefähig wäre. Wir werden deshalb oft im Nachhinein feststellen, dass unsere

Ethik und Werte

PatientInnen, die zu uns kommen, sind in ihrer Ethik und Wertorientierung bereits geprägt.

Das kann Barrieren für die Therapie oder Ressourcen beinhalten.

Ziel ist, dass die PatientIn sich vom bedürfnisorientierten zum wertorientierten Menschen entwickelt. Erstere steuern sie automatisch von der autonomen Psyche des impliziten Systems heraus, letztere gehen von ihrer willkürlichen Psyche aus – durch ihre bewusste Reflexion und ihren Willen. Sie ergreift Position, übernimmt Verantwortung. Gültigkeit haben ihre Werte aber nur, wenn sie in Übereinstimmung mit ihren Gefühlen sind.

Wir reflektieren gemeinsam mit der PatientIn ihre Werte und helfen ihr, deren emotionale Bedeutung zu erfassen.

Dadurch kann sie sich von Werten entfernen, die sie an einem zufriedenstellenden Leben hindern, z. B. zu viel Sicherheit oder zu viel Leistung.

Sie kann sich entscheiden, bisher vernachlässigten Werten anzunähern.

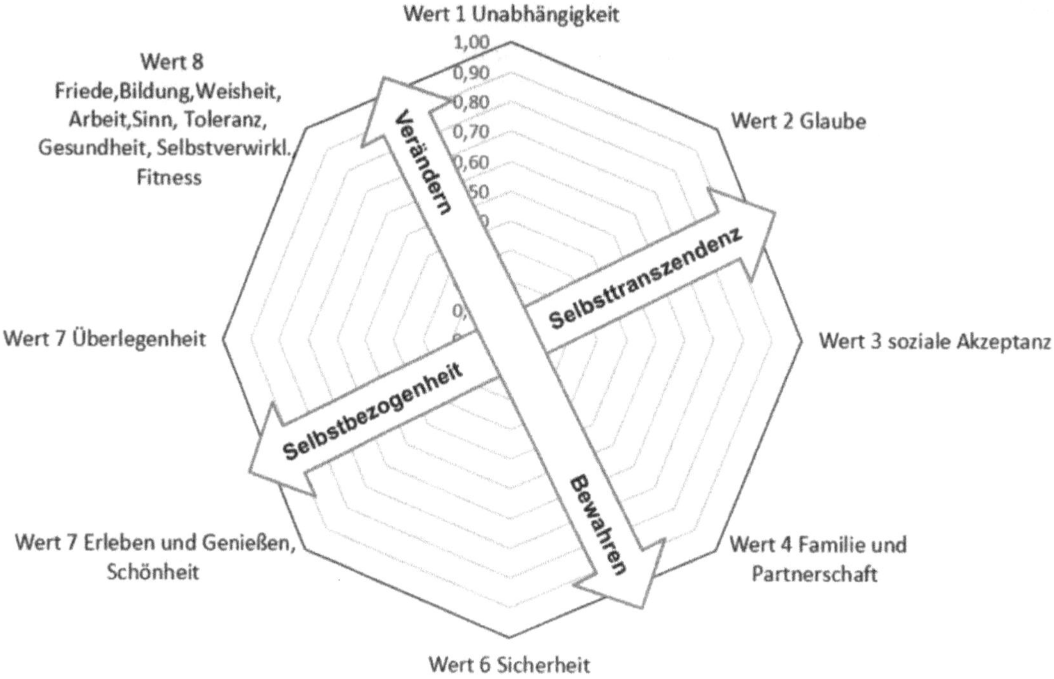

Abbildung 4.10.1: Wertekreis – Sieben Faktoren und zwei Grunddimensionen (Selbstbezogenheit versus Selbsttranszendenz und Bewahren versus Verändern)

Arbeit mit Werten in Wirklichkeit eine Arbeit im Umgang mit Bedürfnissen war. Dieser so erreichte funktionale Umgang mit Bedürfnissen ist aber eine gute Basis für eine spätere Wertorientierung. Hauke (2009a, 2010) hat die therapeutische Arbeit mit Werten sehr praxisnah beschrieben.

Für uns reicht es, wenn wir vom Wertekreis (Abb. 4.10.1) ausgehend mit der PatientIn zusammen prüfen, welche Prioritäten sie welchen Werten gibt, wie das zu verstehen ist und welche Folgen es für ihre Entscheidungen in ihrer Lebens- und Beziehungsgestaltung hat. Hierzu kann sie den VDS33-Wertefragebogen ausfüllen, der neben einem allgemeinen Wertefaktor die in Abb. 4.10.1 wiedergegebenen sieben Faktoren erfasst (Sulz et al., 2011d).

Viele PatientInnen scoren WF3 (Sicherheit) und WF5 (Familie und Partnerschaft) sehr hoch, während ihnen WF1 (Freiheit und Unabhängigkeit) und WF7 (Schönes genießen) wenig wert ist. Das ist dann ein großes Ungleichgewicht, das die PatientInnen selbst sofort erkennen und wofür sich aus ihrem Leben und ihrer Biografie leicht eine Erklärung finden lässt. Legt man diesen Strahl im Therapiezimmer aus und die PatientIn geht den Weg vom Bewahren zum Verändern, dann kann einerseits erfahrbar gemacht werden, was ihr Angst macht, was sie braucht, damit die Angst kleiner wird, und was sie lockt, wenn die Angst kleiner geworden ist – und schließlich, wie es sich körperlich und psychisch anfühlt, wenn sie sich entlang dieser Dimension einen guten Schritt bewegt hat. Auch die Möglichkeit des Zurückgehens, des Pendelns zwischen beiden Polen kann ausprobiert werden (was ja impliziert, dass es sich nicht um einen Weg ohne Rückkehr handelt, dass sie also nichts für immer verlieren wird).

Die PatientIn kann ihre errechneten Werte in folgendes Circumplex eintragen und später mit dem Ausgangswert vergleichen (Abb. 4.10.2).

Manchmal sind es Ängste, die von einer ausgeglichenen Wertorientierung abhalten, manchmal sind es Verbote, die z. B. in der Überlebensregel stecken können. Nach der Devise »Tu, was dir Angst macht« kann die PatientIn sich neue Wertebereiche erschließen. Oder es ist ein kompensatorisches Bemühen, das dazu führt, dass ein Wert übermäßig hochgehalten wird, dem eventu-

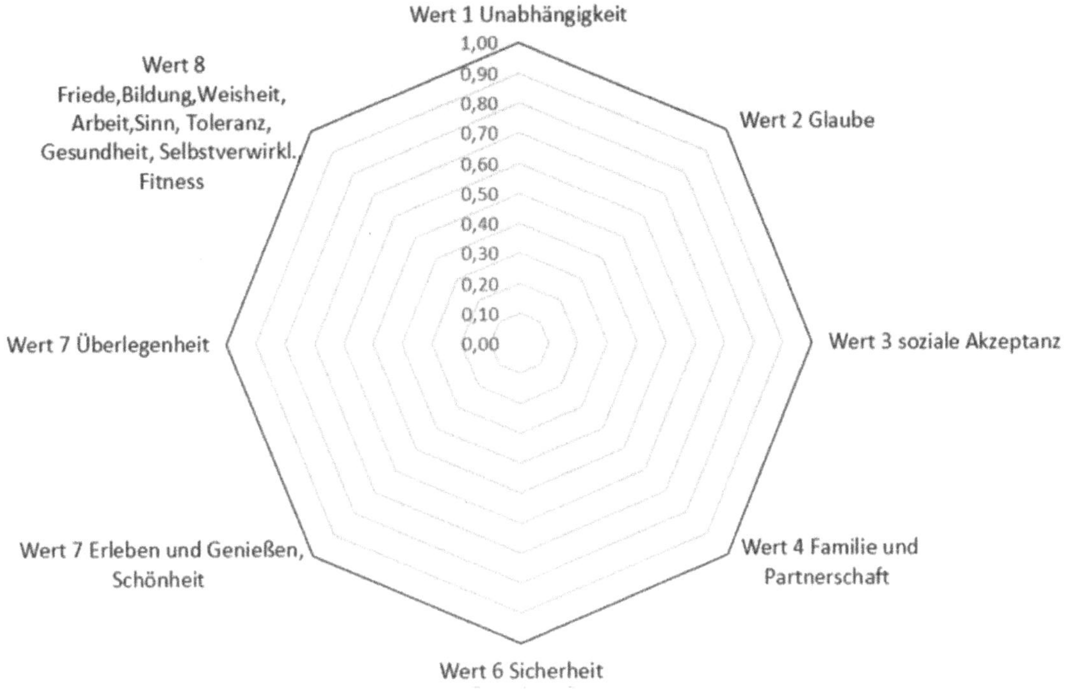

Abbildung 4.10.2: Mein Wertekreis (Circumplex) zum Ausfüllen

ell durch das Gebot der Überlebensregel gefolgt wird. Das erfordert ein Operationalisieren dieser abstrakten Konstrukte, d. h. Verhalten-in-konkreten-Situationen definieren und vereinbaren. Die neuen positiven Erfahrungen ändern ihre Einstellung bezüglich dessen, was ihr der jeweilige Wert bedeutet.

4.10.2 Spiritualität

Weder PsychoanalytikerInnen noch VerhaltenstherapeutInnen haben Spiritualität in ihren Kanon explizit aufgenommen. Die Skepsis war und ist groß. Der Missbrauch des Glaubens und der Gläubigkeit durch Personen, die in irgendeiner Weise Macht haben, ist in allen Jahrhunderten und in fast allen Kulturen so umfassend gewesen, dass der positive Aspekt der Religion und der Spiritualität zu verblassen scheint.

Wir haben Spiritualität sowohl beim Thema »Wert- und Sinnorientierung« als auch beim Ressourcenthema in unser Behandlungskonzept integriert. Denn wir wissen, dass manche Menschen aus einem starken Glauben heraus große Kräfte entfalten konnten, sodass sie sich aus einer ausweglosen Situation doch noch befreien konnten.

Es geht um Transzendenz: einerseits darum, dass es für einen Menschen jenseits der Naturwissenschaften etwas gibt, das diese nicht erklären können. Andererseits geht es darum, dass es etwas gibt, das nicht im menschlichen Individuum steckt, sondern eine Kraft ist, die außerhalb und über ihm existiert und wirkt.

Es geht um eine Haltung, die Frankl (1997) Selbsttranszendenz nennt. Er würde sich allerdings dagegen verwahren, in die Rubrik eingeordnet zu werden, zumal er sich sehr kritisch mit Religion und Kirche auseinandersetzt.

> »Wie bin ich denn Seele ohne meinen Körper? Ohne meine Augen kann ich doch nicht sehen, also ist meine Seele blind. Ohne meine Ohren kann ich nichts hören, also ist meine Seele taub. Ohne meinen Mund kann ich nicht sprechen, also ist meine Seele stumm. Ohne meine Haut kann ich nichts spüren, also ist meine Seele gefühllos. Am ehesten kann ich mir noch vor-

> stellen, dass meine blinde, taube, stumme, gefühllose Seele denken kann. Ja, und glauben. Und in diesem Moment verstehe ich auch, wie Religion entsteht. Wie das mit der Seele gehen soll, verstehe ich allerdings nicht« (Sulz, 2012c, S. 298).

Glauben an etwas, das über dem Menschen ist, gehört zum Menschsein, auch wenn unsere hochtechnisierte Welt Religion und Spiritualität verzichtbar erscheinen lässt – mit dem Vorteil größtmöglicher individueller Freiheit und Selbstbestimmung. Vielleich gibt es dennoch ein angeborenes Bedürfnis nach Religion und Religiosität. Für die Menschen, die dieses verspüren und zu uns zur Behandlung kommen, ist es eine Ressource, die wir nutzen können. Die PatientIn merkt sofort, ob wir offen für dieses Thema sind, und verhält sich entsprechend zurückhaltend oder gesprächsbereit. Sie wird eventuell nicht berichten, dass sie angefangen hat zu beten und es ihr innere Ruhe und Kraft gibt.

Als Wissenshintergrund kann einerseits das Kapitel Religion in meinem Buch *Als Sisyphus seinen Stein losließ* dienen oder Viktor Frankl (1997), der u. a. durch seine KZ-Erfahrungen eine Überlebensstrategie entwickelt hat, in deren Zentrum die Sinnhaftigkeit des Lebens steht. Die Frage danach, was als Nächstes zu tun ist im Leben eines Menschen, formuliert er in seinem Werk *Der Wille zum Sinn* etwa so: »Was erwartet mein Leben von mir?« In der Therapie geht es darum, darauf eine Antwort zu finden.

Anders als Frankl hat Paul Gilbert (2010, 2014) kein Problem mit der bewussten Hinwendung zur Spiritualität, wobei er sich oft auf den Buddhismus bezieht und Achtsamkeit im Sinne der ZEN-Meditation als spirituelle Praxis versteht. Während es bei Frankl um Transzendenz und Selbsttranszendenz geht, haben wir bei Gilbert das Begriffspaar Compassion und Self-Compassion, also Mitgefühl mit anderen und Mitgefühl mit sich selbst.

Für Albert Pesso (2008a, b) ist Gott alles, was wird, das Werdende, das Leben Schaffende, in uns selbst, auf der Erde und im Kosmos. Er geht wie Frankl davon aus, dass wir einen angeborenen Sinn dafür haben, was richtig und gerecht ist, und uns Moral und Ethik nicht von außen gepredigt werden müssen.

Es gibt zwei therapeutische Fallen:

- Wenn ich selbst sehr religiös bin, kann ich anfangen, die PatientIn zu missionieren, mit ihr zu beten, obwohl sie keinen Zugang zum Glauben hat.
- Wenn ich atheistisch bin, passiert es leicht, dass die PatientIn ihre Gläubigkeit für sich behält und sie darüber hinaus als weniger wertvoll einschätzt.

Überzeugte AtheistInnen können – da diese Überzeugung sie eher unflexibel macht – überlegen, ob es nicht doch auch anders sein kann als sie denken. Und wenn sie das für möglich halten, weil sie es ja nicht wissen können, können sie diese, wenn auch noch so geringe Möglichkeit, in ihrer therapeutischen Haltung zulassen. Statt zu sagen, »Für mich gibt es keinen Gott«, können sie dann formulieren: »Es gibt so viel, was wir Menschen uns nicht erklären können und wohl auch niemals erklären können werden. Deshalb ist Göttliches und Gott möglich. Und angesichts dieser prinzipiellen Möglichkeit ist es unbedeutend, über deren Wahrscheinlichkeit zu grübeln, an die ein einzelner Mensch wiederum glaubt.«

Ihre Therapie besteht also darin, die gläubige oder spirituelle PatientIn so zu begleiten, dass sie die Kraft, die sie aus ihrer Gläubigkeit und Spiritualität schöpft, nutzen kann. Sie bestärken sie darin. Sie sprechen aus, dass es gut und richtig ist, dass und wie sie ihren Glauben für sich und ihren Weg aus ihrer psychischen Krankheit nutzt.

Literatur mit Praxisanleitungen:

Utsch, M., Bonelli, R. M. & Pfeifer, S. (2014). Psychotherapie und Spiritualität: Mit existenziellen Konflikten und Transzendenzfragen professionell umgehen. Springer.

4.11 Stuhlübungen und Selbstmodus

In jeder Therapie werden Stuhlübungen benötigt. Sie kommen aus der Gestalttherapie, wo sie zu einem intensiveren Erleben von Gefühlen eingesetzt werden, aber auch dazu, einen Beziehungskontext oder einen inneren Disput klarer zu fassen. Sie sind ein wertvolles Instrument der *motivationalen Klärung*. Ein Stuhl wird gegenüber der PatientIn aufgestellt. Dabei kann er

a) der Platz einer Bezugsperson sein und die PatientIn stellt sich vor, dass diese Person jetzt hier sitzt, oder

> **Selbstmodus**
>
> Meist haben PatientInnen »zwei Seelen in ihrer Brust«: Eine Seite ist risikofreudig und will hoch hinaus, die andere ist zaghaft und hat Angst davor. Eine Seite ist kritisch und streng und die andere Seite lässt sich niederdrücken. Eine Seite will eine Beziehung, die andere will Freiheit. Sie haben also den einen und den anderen Selbstmodus, z. B. den erfolgsorientierten und den beziehungsorientierten.
>
> Gemeinsam mit der PatientIn erstellen wir je ein Bild dieser beiden, welche Eigenschaften sie haben, welche Bedürfnisse, Ängste, Gefühle, Gedanken sie haben und was sie tun und nicht tun. Die PatientIn kann sich bald dabei ertappen, gerade in einem bestimmten Selbstmodus zu sein. Und dann verwundert auch nicht, wie sie Situationen erlebt. Und sie kann die biografische Herkunft des jeweiligen Selbstmodus verstehen. Und, wenn sie im anderen Selbstmodus ist, wie gegensätzlich ihr Erleben dann ist.
>
> Wir können der PatientIn helfen, den Selbstmodus zu wechseln, wenn dies zu neuen Schritten in der Therapie führt. Ein sehr hilfreiches Instrument ist hierbei die Stuhlarbeit.
>
> **Stuhlarbeit**
>
> Aus der Gestalttherapie übernehmen wir die Stuhlarbeit.
>
> *A) Leerer Stuhl*
> Wir stellen einen leeren Stuhl gegenüber der PatientIn. Sie soll sich vorstellen, dass dort die Bezugsperson sitzt, mit der nun ein Problem oder die Beziehung geklärt werden soll. Sie beschreibt sie gemäß des inneren Bildes, das sie von ihr hat. Dann spricht sie, macht sich das Gefühl bewusst, das dabei auftritt, reflektiert es usw., bis sie klarer spürt, was sie von ihr braucht, fürchtet und wie sie sich diese Beziehung wünscht.
>
> *B) Zwei Stühle*
> Zwei Stühle werden hergeholt – gegenüber. Einer ist für den einen Selbstmodus der PatientIn reserviert, der zweite für den anderen. Die PatientIn setzt sich auf den Stuhl des Selbstmodus, in dem sie sich gerade befindet, und spricht zum anderen. Wenn sie merkt, dass ihr Selbstgefühl nicht mehr diesem entspricht, sondern dem anderen, wechselt sie den Stuhl und spricht zum anderen Selbstmodus. Ein innerer Konflikt wird auf diese Weise sehr deutlich und man kann dahin arbeiten, dass beide sich annähern.

b) der Platz eines anderen inneren Selbstanteils oder Selbstmodus der PatientIn sein und sie setzt sich auf diesen Stuhl, sobald ihr Denken und Fühlen diesem entspricht und nicht mehr zu dem Selbstmodus gehört, der gerade noch auf dem ursprünglichen PatientInnenstuhl saß.

4.11.1 Selbstmodus als ganzheitlicher Zustand der Psyche

Zuerst stellt sich die Frage, was das *Selbst* ist. Wir verzichten auf die Zweiteilung von William James (1890) in ›I‹ und ›Me‹. Es umfasst also auch das Ich der Psychoanalyse. Das Selbst ist ein Synonym für Psyche,

- alle psychischen Prozesse und Strukturen betreffend;
- so, wie dieser Mensch ist und wahrnimmt, denkt, fühlt, handelt, wie sein Körperempfinden und -ausdruck ist;
- zudem die Erinnerungen und Motive, Werte, Normen und die unbewussten homöostatischen Regelungen, die diesen Funktionen übergeordnet sind bzw. in deren Dienst sie stehen.

Nun können wir die zweite Frage stellen: Was ist ein *Selbstmodus*? Es ist

- ein umgrenzter wiederkehrender Zustand der Psyche
- mit stereotypen Erlebens- uns Verhaltensweisen,
- hat strategische homöostatische Funktionalität,
- ist erkennbar an einem Prozess- und Struktur-Cluster und
- ist nur mit großem Energieaufwand zu verlassen.
- Ein Moduswechsel beinhaltet eine qualitative Änderung von Selbst und Objekt;
- ein sekundärer Selbstmodus neigt dazu, allmählich dysfunktional zu werden.

Das Konzept des *Selbstmodus* (Sulz et al., 2013) entspricht dem state of mind von Mardi Horowitz (siehe Hartkamp, 2013), Youngs Modus-Konzept (Faßbinder & Schweiger, 2013) und dem Ego State (Fritzsche, 2013). Ein Selbstmodus hat die Anziehungskraft eines Attraktors (Haken & Schiepek, 2005; Grawe, 1998), wodurch verständlich wird, dass ein Moduswechsel viel Energie kostet.

Und schon folgt die dritte Frage: Was ist ein primärer und was ein sekundärer Selbstmodus?

Ein *primärer Selbstmodus* ist

- ein Zustand der Psyche
- nach ungestörter bisheriger Entwicklung,
- der der Umwelt so begegnet,
- wie es der bisher entwickelten Funktionsfähigkeit seiner Psyche entspricht,
- ohne dysfunktionale Verarbeitungsprozesse,
- die aufgrund von Trauma, Gewalt, oder permanente Frustration entstehen.

Ein *sekundärer Selbstmodus* ist

- ein Zustand der Psyche
- nach gestörter kindlicher Entwicklung,
- der der Umwelt so begegnet,
- dass das emotionale Überleben des Kindes ermöglicht wird.
- Er entsteht aus dem primären Selbstmodus
- aufgrund von Trauma, Gewalt oder das Kind überfordernder permanenter Frustration.

Welche Formen kann ein sekundärer Selbstmodus annehmen? So individuell wie Kinderschicksale sind, so individuell ist der sekundäre Selbstmodus eines Menschen. Dennoch gibt es häufige Erlebens- und Verhaltensprofile wie die dysfunktionalen Persönlichkeitszüge (selbstunsicher, dependent, zwanghaft, passiv-aggressiv, histrionisch, schizoid, narzisstisch, emotional instabil oder paranoid). Man kann sich vorstellen, dass die Überlebensregel wie ein Attraktor wirkt, analog einem starken Magneten, der die zugehörigen Eigenschaften und Verhaltensgewohnheiten um sich schart und festhält. Nur wenn es gelingt, diese Attraktorkraft zu verringern, kann ein Selbstmodus verlassen werden.

4.11.2 Der Stuhl als Platz der Bezugsperson

Ein *leerer Stuhl* steht gegenüber der PatientIn. Es wird vereinbart, dass *eine Bezugsperson* dort sitzt.

Sie soll sich diese möglichst lebhaft vorstellen und sich emotional ganz auf sie einstellen, als ob jetzt gerade eine Begegnung und ein Gespräch stattfinden.

Durch Fragen und Soufflieren leitet die TherapeutIn einerseits den Gesprächsablauf, lässt sich andererseits durch die von der PatientIn kommenden Erinnerungen und Gefühle leiten, die die eigentlichen Weichenstellen im Prozess sind.

Oft geht es darum, ein Gespräch, das dringend ansteht, das aber bisher vermieden wurde, herzustellen. Zum Beispiel dem Vater erstmals sagen, wie sehr eine PatientIn unter dessen sarkastischer Strenge die ganze Kindheit hindurch gelitten hat. Oder das Gespräch mit der Ehefrau, der offenbart wird, wie viel Wut ihre belehrende, besserwisserische Art auslöst. Aber auch mit der in den Kindheitsjahren verstorbenen Mutter kann auf diese Weise eine Begegnung stattfinden, bei der es um Trauer und Abschied geht.

4.11.3 Der Stuhl als Platz des anderen Selbstmodus bzw. inneren Status (state of mind)

Die beiden Stühle können aber auch *zwei Seiten der PatientIn* repräsentieren. Es wird festgelegt, welcher Selbstanteil bzw. welcher *Selbstmodus* (Sulz & Hoenes, 2014) der PatientIn zu welchem Stuhl gehört. Je nachdem, was die PatientIn gerade denkt und fühlt, setzt sie sich auf den zugehörigen Stuhl. Kaum kommen Gedanken und Gefühle der anderen Seite, setzt sich die PatientIn auf den anderen Stuhl. Dies geschieht mehrfach während der Stuhlübung. Wenn bei der PatientIn deutlich wird, dass es zwei gegnerische Selbstanteile bzw. Selbstmodi gibt, wobei z. B. der eine auf keinen Fall Schwäche zeigen will und immer alles im Griff haben muss, während der andere sich hilfsbedürftig fühlt und dies auch einer Bezugsperson mitteilen möchte, verstanden werden möchte, können zwei Stühle der Ort sein, auf dem die PatientIn mal als der eine, mal als der andere Selbstmodus sitzt und als dieser denkt und fühlt. Beide können ins Gespräch kommen, wodurch meist eine Annäherung und eventuell ein Kontrakt entsteht, in dem vereinbart wird, dass dem schwächeren Selbstmodus mehr Präsenz im Bewusstsein und mehr Auftreten nach außen zugestanden wird. Es kann auch sein, dass die eine Seite kindlich ist, viel Unterstützung und Schutz braucht und dass die erwachsene Seite durch diese Übung mehr Empathie und Verständnis entwickelt und bereit ist, sich fürsorglich um dieses innere Kind zu kümmern, damit es größer und stärker werden kann.

Eine vereinfachte Art des Arbeitens mit Selbstmodi ist, der PatientIn folgendes Denkmodell zu vermitteln:

»Um in der Kindheit emotional zu überleben, mussten Sie ein ganz anderes Kind werden als das, das Sie eigentlich waren. Sie mussten sich streng an Ihre Überlebensregel halten, die Ihnen viel geholfen hat. Dadurch wurde ein natürlicher Teil Ihres Selbst nicht bewusst gelebt, er wurde aus Ihrem Bewusstsein fern gehalten. Folge war, dass er sich nicht weiterentwickeln konnte, bedürftig und ängstlich blieb, angesichts dessen, was ihm widerfuhr, aber auch mit viel Wut. Er konnte sich deshalb nicht weiterentwickeln, nicht erwachsen werden. Ursache ist, dass Sie den Kontakt mit ihm verloren haben, weil Sie so sehr auf die durch Ihre Überlebensregel vorgegebene Weise um Ihr emotionales Überleben kämpfen mussten. Manchmal schafft es dieser Selbstzustand nun ins Bewusstsein zu gelangen, manchmal so sehr, dass Sie ganz erfüllt sind von ihm, ganz so ein Mensch sind. Dann schaffen Sie es eventuell nicht mehr die/der andere zu bleiben.

Es ist, als ob zwei Seelen in Ihrer Brust wohnen oder als ob Sie zu verschiedenen Zeiten zwei verschiedene Menschen wären.

Wer von beiden da meist eingesperrt bleibt und nicht ans Tageslicht kommen darf, ist bei jedem Menschen verschieden. Wir können aber gemeinsam versuchen, uns ein Bild von diesem Teil Ihrer Persönlichkeit zu machen. Sie haben mir erzählt, dass Sie bei der letzten Besprechung mit Ihrem Chef von einer Minute auf die andere ein ganz anderer Mensch wurden, sich klein, unfähig, verlassen gefühlt haben, selbst schuld, dass das nicht klappte, was der Chef Ihnen vorwarf. Und dass nichts mehr übrig blieb von dem tüchtigen, leistungsorientierten Menschen, der Sie sonst sind.

Sie könnten jetzt mal versuchen, sich ganz in

diesen Selbstzustand hinein zu versetzen und ihn zu Wort kommen zu lassen – alles was dieser Teil fühlt, denkt, machen will, aussprechen. Um die beiden Selbstzustände besser unterscheiden zu können, können wir zwei Stühle nehmen, die wir so hinstellen, dass die beiden ein Gespräch miteinander führen können. Auf welchem Stuhl sitzt dieser sich klein und unfähig fühlende Teil? Ah ja, dann können Sie sich nun auf diesen Stuhl setzen, sobald Sie sich in ihn hineinversetzt haben. Geht das?«

Nun spricht die PatientIn aus, wie klein sie sich fühlt, wie insuffizient und wie sie dringend jemanden bräuchte, der ihr jetzt hilft, weil sie es nicht allein schafft. Die TherapeutIn erfragt weitere Aspekte dieses Selbstmodus, damit er möglichst plastisch und lebhaft erlebt werden kann. Sie kann noch fragen: »Wie können wir diesen Selbstzustand nennen?« Sie sollte darauf achten, dass es keine abwertende oder feindselige Benennung ist. Die PatientIn könnte sagen »der hilfsbedürftige Hans« oder »der kleine Hans«, sodass seine Bedeutung in die Nähe des Konstrukts des inneren Kindes kommt. Danach fordert die TherapeutIn die PatientIn auf aufzustehen, einige Schritte im Raum herum zu gehen und sich auf den anderen Stuhl zu setzen, sobald sie sich wieder als der Andere fühlen kann, z. B. »der fleißige, lebenstüchtige Hans«. Sie fragt die PatientIn, was sie denn am liebsten zum kleinen Hans sagen würde. Da können Sätze entstehen wie: »Wenn es dich nur nicht gäbe – ohne dich käme ich bestens zurecht!« »Hab dich nicht so, es gibt doch keinen Grund, so zaghaft und ängstlich zu sein!« Nach diesen spontanen ersten Äußerungen fragt die TherapeutIn, ob sie auch ein bisschen verstehen kann, wie es dem kleinen Hans geht. Und wie es kam, dass dieser sich so wenig fähig fühlt. Und ob sie auch mit ihm fühlen kann. Und ihm das jetzt sagen. Zwischendurch muss sie sich meist wieder auf den anderen Stuhl setzen, weil Gefühle hochkommen, die zum kleinen Hans gehören. Wenn es zu einem Pro und Contra auswächst, wird nach jedem Argument nach dem Gefühl gefragt, aus dem heraus dieser Streitgedanke ausgesprochen wurde. Oder die TherapeutIn bittet, den Stuhl zu wechseln und zu spüren, wie es der anderen Seite geht, wenn so etwas zu ihr gesagt wird (nicht welchen Gedanke sie hat, sondern welches Gefühl).

Nun schiebt die TherapeutIn den zweiten Teil des Moduskonzepts nach:

»Sie beide sind ja wie siamesische Zwillinge, keiner kann den anderen zu Hause lassen oder allein aus dem Haus gehen lassen. Sie sind ein Lebensteam und müssen sich absprechen, was Sie bisher nicht gemacht haben. Erst jetzt kam es hier zu einem Dialog. Nur wenn Sie diesen Dialog beibehalten, sind Sie ein Team und keine Gegner mehr. Der große Hans nimmt Rücksicht auf den kleinen Hans, wie ein großer Bruder auf den kleinen. Er akzeptiert, dass er noch so viel braucht, und gibt ihm, was er braucht, z. B. Sicherheit, Unterstützung, Verständnis und Wertschätzung. Er macht ihm Mut und sagt ihm, dass er ja dabei ist, dass er schon vieles kann und dass er sich auf ihn verlassen kann. Dass er ihm hilft, damit er sich gut entwickelt und erfährt, was er schon alles kann und was er nicht kann, er – der große Hans –übernimmt.

»Zu zweit sind wir ein gutes Team, das sich nicht fürchten muss und vieles sehr gut schafft.«

Dieses Zusammenwachsen zu einem Team lässt sich im Rollenspiel-Dialog zwischen den beiden Selbstmodi inszenieren und affektiv erlebbar machen. Zum Schluss wird vereinbart, diese Teamarbeit im Alltag herzustellen. In den folgenden Therapiestunden wird immer wieder die Stuhlarbeit zu Hilfe genommen, wenn es gilt, besseren Zugang zu einem Selbstmodus zu bekommen, und wenn Verhandlungen zwischen den beiden Modi notwendig sind.

Das Konzept der Selbstmodi kann oft als Heuristik dienen, um ein gemeinsames Denkmodell zu erhalten, mit dem PatientIn und TherapeutIn ihre Reflexionen voranbringen können. Therapeutische Widerstände können einem Selbstmodus zugeschrieben werden und dieser kann mit der Stuhlarbeit sagen, was er fürchtet und braucht, um kooperativ sein zu können und therapeutische Änderungen mitzumachen (Hoenes et al., 2014, S. 212ff.; vgl. Sulz & Hoenes, 2014).

Literatur mit Praxisanleitungen:

Hedlund, S. (2011). Mit Stift und Stuhl: Illustrationen und Stuhlübungen für Psychotherapie, Beratung und Coaching. Mit Online-Material. Springer.

4.12 Imaginationen und Fantasien

Imaginationen sind mit das wichtigste Tool unserer therapeutischen Arbeit. Da Damasio (1990) so eindrücklich gezeigt hat, dass wir ohnehin alles, was wir getan haben, was wir tun und was die Folgen unseres Handelns sind, ganz automatisch als inneren Film ablaufen lassen, können wir das absichtlich ebenfalls tun und nutzen dabei diese Fähigkeit unserer Psyche. Vieles können wir nicht live herstellen und sind deshalb froh, dass innere Bilder ebenso mächtigen Einfluss auf die Psyche haben können. Was ich lebhaft fantasiert habe, habe ich emotional erlebt und erfahren. Unsere Psyche nimmt es nicht so genau, ob die Erfahrung aus einem inneren Film resultiert oder aus einer realen Erfahrung.

Imagination ist auch deshalb so wichtig, weil sie Bilder erzeugt. Diese sind viel wirksamer als Worte und Gedanken. Unsere Erinnerungen bestehen nicht aus sprachlichen Niederschriften in unserem Gehirn, sondern aus Bildern und Filmen. Erst wenn wir unsere Erinnerung jemandem mitteilen, werden sie in Sprache übersetzt. Der Wechsel zwischen Imagination und Zwiegespräch in der Therapie führt näher an das Wesentliche heran als das Sprechen allein.

Sie dürfen die PatientIn aber nicht überfallen, indem Sie sagen: »Jetzt machen wir eine Imagination.« Alles, was in einer Therapiestunde geschieht, muss im Gespräch vorbereitet und von der PatientIn verstanden werden. Und vor allem muss es ihre Entscheidung sein, jetzt Ihrer Einladung zu der vorbereiteten Imagination zu folgen.

Hier sind einige im Verlauf der Therapie gut einsetzbare Imaginationen:

4.12.1 Mit dem Boot alte Ufer hinter sich lassen – Loslassen und Abschied nehmen

Trauern, loslassen, Abschied nehmen

Ich stehe am Ufer eines großen Gewässers, mein Boot steht für mich bereit. Es ist wie am Tag vor der Abreise.

Ich habe mich zur Abreise entschieden und erspüre nun, was ich zurücklassen werde. Ich habe mich entschlossen, das zurückzulassen, was ich nicht mitnehmen kann dessentwegen ich so lange hier zurückgeblieben bin.

Imaginationen

Die menschliche Psyche reagiert auf Fantasien und Erinnerungen ebenso wie auf reale Erlebnisse. Zwar nicht ganz so intensiv, aber doch so deutlich, dass sich dies therapeutisch nutzen lässt.

Das wurde über viele Jahre in der Angsttherapie mit der systematischen Desensibilisierung in imago gemacht.

Das wird heute noch bei der progressiven Muskelrelaxation (PMR) nach Jacobson mit dem Ruhebild am Ende der Entspannung gemacht.

In der Traumatherapie kann das die Imagination des »sicheren Ortes« sein. Es wird als mentales Üben vor schwierigen Aufgaben gemacht und zum frohen und glücklichen Erleben von Zielerreichung und Wunscherfüllung gemacht.

Ebenso können Imaginationen zu quasi diagnostischen Zwecken eingesetzt werden, um die emotionale Bedeutung einer biografisch wichtigen Situation ins Bewusstsein zu rufen, um so deren möglichen Einfluss auf die Symptombildung einschätzen zu können.

Je nach Einsatzziel wird eine unterschiedliche Instruktion eingesetzt.

(Sprechen Sie leise für sich aus, was Sie zurücklassen werden ...)

Es ist Gewissheit und Realität geworden, dass ich das loslasse, was ich bisher so festgehalten habe, was mir so wertvoll war und unentbehrlich schien.

Jetzt habe ich das mir Liebe losgelassen.

Ich werde mich von ihm und es sich von mir entfernen.

Ich steige in ein Boot.

Was lasse ich am Ufer zurück? *(Formulieren Sie es leise)* Was bedeutet es mir?

Was hat es mir bedeutet? Kann ich Wehmut spüren? Kann ich Traurigkeit spüren?

Das Boot entfernt sich vom Ufer.

Ich kann das mir Liebe und Wichtige nicht mehr festhalten. Ich verliere es, ich habe es losgelassen.

Ich spüre die Bedeutung des Verlustes von ... *(nennen Sie es leise)*

Das Boot – ich entferne mich so weit vom Ufer, dass dieses nur noch sehr klein zu sehen ist. Was habe ich dort am Ufer zurückgelassen?

Was hat es mir bedeutet? Kann ich Wehmut spüren? Kann ich Traurigkeit spüren?

Das Boot ist mitten auf einem großen Gewässer.

Das zurückliegende Ufer ist nicht mehr sichtbar.

Ich habe viel zurückgelassen, vielleicht das Wichtigste losgelassen. Und ich habe es nicht mehr.

Endgültig nicht mehr. Nie wieder.

Wenn Sie wollen, können Sie sich vorstellen, wie Sie am neuen Ufer ankommen, was und wen Sie dort vorfinden, was Sie dort machen werden.

4.12.2 Angst vor Veränderung, Angst vor Neuem

(Klar sehen, was ist und was kommt, sodass weniger Ungewissheit und Angst bleibt)

- Wozu habe ich mich entschieden?
- Was werde ich zurücklassen?
- Auf was werde ich künftig verzichten?
- Was wird anders?
- Welche neuen Situationen begegnen mir?
- Was werde ich künftig tun?
- Was will ich damit erreichen? Will ich es wirklich?
- Wie werden die anderen reagieren? Welche Reaktionen anderer fürchte ich? Wie wahrscheinlich sind diese Reaktionen?
- Welche Bedeutung haben diese Reaktionen für mich?
- Bin ich bereit, diese Reaktionen in Kauf zu nehmen, als Folgen meines Handelns zu verantworten?
- Welche Menschen werden so auf mein neues Verhalten reagieren? Welche Bedeutung haben diese Menschen für mich?
- Möchte ich ihnen diese Bedeutung lassen? Welche positiven Erwartungen habe ich?
- Welche guten Wirkungen wird mein neuer Weg, mein neuer Umgang mit meinen Beziehungen und mit meinem Leben haben?
- Welche Erfolge werden sich einstellen? Was wird besser an meinen Beziehungen? Was wird besser an meinem Selbstgefühl? Wie geht es mir mit meiner Entscheidung?
- Wie sehr fühle ich mich fähig und bereit, meinen neuen Weg zu gehen?

4.12.3 Wut auf einen Tyrannen

Vor der Imagination:

Stellen Sie sich vor, ein Tyrann und vielfacher Mörder hat Sie und die Menschen, die Ihnen anvertraut sind und die Sie lieben, in seiner Gewalt. Er wird Sie und die Ihrigen grausam quälen, erniedrigen, vergewaltigen, umbringen. Sie mussten diese Gewalttaten mehrmals mit eigenen Augen ansehen, ohne einschreiten zu können.

Doch jetzt haben Sie für einen kurzen Moment die einzige, nicht wiederkehrende Chance, weitere Gewalt und weiteres Morden zu verhindern. Er und seine Häscher sind so unachtsam, dass Sie eine halbe Stunde lang gefahrlos die Möglichkeit haben, ihn unschädlich zu machen und dadurch das Leben der Ihnen wichtigen Menschen zu retten und auch Ihr eigenes Leben. Reine Notwehr.

Imagination: Der ausführliche Text der Instruktion befindet sich im Kapitel 4.3.1 Emotionsregulation (Wut haben).

Nach der Imagination:
Bleiben Sie ganz für sich und nehmen Sie sich wahr.

Erlauben Sie sich diese Gefühle, erlauben Sie sich diese Erfahrung. Und machen Sie sich bewusst, dass das Ihre Fantasie war.

Und keine Wirklichkeit.

Und dass dies Ihre Gefühle waren und keine wirklichen Handlungen.

Dass Sie sehr, sehr starke Gefühle haben können und dass diese in Ihrer Psyche bleiben können – ohne dass ein Schaden in Ihrer wirklichen Welt entsteht.

Dass Sie sich auf sich verlassen können. Dass Sie wissen, dass Sie ein erwachsener Mensch sind, der sich selbst steuern kann.

Dass Sie sich selbst entschließen können, Gefühle wahrzunehmen und diese in Ihrer Psyche zu belassen.

Und dass Sie nur dann handeln, wenn Sie sich dafür entschieden haben.

Dass unterdrückte Gefühle Ihren wichtigen Beziehungen und Ihnen schaden.

Dass dagegen zugelassene Gefühle bewusst von Ihnen gehandhabt werden können, sodass ein konstruktiver Kompromiss zwischen Ihren Interessen und den Interessen Ihrer Bezugsperson möglich wird.

Und gehen Sie mit dieser Erlaubnis, Gefühl und Impuls und Fantasie zu haben, in Ihre nächsten Begegnungen.

4.12.4 Emotionale Bedeutung wichtiger Bezugspersonen

Emotionales Erleben wichtiger Beziehungen
Hier geht es darum, die Bedeutung der Beziehung zu den drei wichtigsten Menschen in Ihrem gegenwärtigen Leben (Lebenspartner, Mutter, Vater, auch eine Vorgesetzte oder KollegIn kann dazu gehören, weil mit diesen die meiste Zeit verbracht wird) zu erfassen, z. B. die Bedürfnisse, die der andere befriedigen soll, die Ängste, die mit ihm und der Beziehung verbunden sind. Dabei sollen während der Vergegenwärtigung der Beziehung zum anderen, in der Wahrnehmung der eigenen Gefühle bleibend, folgende Sätze ergänzt werden.

Am besten behalten Sie während der ganzen Zeit die Augen geschlossen. Stellen Sie sich Ihre wichtige Bezugsperson vor, lassen Sie eine bildliche Erinnerung oder Fantasie dieser Person vor Ihrem inneren Auge entstehen. Erspüren Sie die Bedeutung dieses Menschen für Sie, spüren Sie sich und sprechen Sie innerlich diese Sätze:

1. Person (Wer ist das?)
- Ich fühle in mir …
- Ich brauche von dir …
- Ich fürchte von dir …
- Ich will von dir nicht …
- Ich mag an dir nicht …
- Ich mag an dir …
- Du bist für mich …

2. Person (Wer ist das?)
- Ich fühle in mir …
- Ich brauche von dir …
- Ich fürchte von dir …
- Ich will von dir nicht …
- Ich mag an dir nicht …
- Ich mag an dir …
- Du bist für mich …

3. Person (Wer ist das?)
- Ich fühle in mir …
- Ich brauche von dir …
- Ich fürchte von dir …
- Ich will von dir nicht …
- Ich mag an dir nicht …
- Ich mag an dir …
- Du bist für mich …

4.12.5 Liebe Mutter, lieber Vater

Man kann PatientInnen selbst so einen Brief schreiben lassen – ohne ihn abzuschicken. Dann ist es aber eine ganz andere Intervention (nämlich eine aktive Intervention). Wenn wir die PatientIn in einen entspannten Zustand bringen und sie mit geschlossenen Augen diesem Text lauscht, dann formuliert sie nichts aktiv. Es sind zwei Schritte: Zuerst nimmt sie die Sätze auf, wodurch innere Bilder aus der Beziehung zu ihren Eltern ins Bewusstsein kommen. Es entstehen diejenigen Bilder, die zu diesem Text passen. Dadurch wird die PatientIn durch diesen Brief geführt wie in einem Spaziergang durch ihre Kindheitsbeziehungen. Und wenn die Worte mit ihren Gefühlen übereinstimmen, dann schließt sie sich den Sätzen an und richtet sie auch an ihre Eltern. Und sie geht einen Schritt weiter in der Begegnung mit ihnen. Ihr ist, als ob sie diese Sätze selbst sagt oder schreibt. Dann gelingt auch das Anliegen dieser Übung: einen versöhnlichen Abschied zu erreichen.

»Liebe Mutter, lieber Vater, du hast deine elterliche Aufgabe so gut gemacht, wie du konntest. Es hat mich einige Mühe gekostet, mich als Kind auf deine Besonderheiten einzustellen. Ich musste dadurch ein ganz anderes Kind werden, als ich natürlicherweise oder mit einer anderen Mutter, einem anderen Vater geworden wäre. Auf viele natürliche Kind-Eigenschaften musste ich verzichten, um mit dir gut zurecht zu kommen, viele natürliche Impulse und Gefühle habe ich mir nicht erlaubt, damit ich dich weiterhin so sehr lieben konnte, wie es unsere Beziehung brauchte. Du hast dich sehr um mich gekümmert. Vielleicht mehr, als mit gut tat. Aber es war dir so wichtig. Oder vielleicht habe ich viel mehr Energie in die gute Qualität unserer Beziehung investiert als du.

Du hattest ja neben mir vielleicht noch so viel anderes, das dir wichtig war und um dessen Bewältigung du kämpfen musstest. Du musstest ja deine Haut und meine Haut retten, ich nur meine.

Ich habe mich meine Kindheit lang so sehr auf dich eingestellt, dass meine ganze Persönlichkeit auf die bestmögliche Bewältigung der Schwierigkeiten mit dir abgestimmt ist. Sei es, dass ich dadurch das, was zu viel oder zu intensiv war, abmilderte, sei es, dass ich dadurch das, was fehlte, besser aushalten konnte. Ich habe dadurch meine Kindheit, d. h. mein Leben damals mit dir ganz gut geschafft. Und unser gemeinsames Leben ist ja mit meinem Erwachsenwerden zu Ende gegangen. Ich danke dir für deinen guten Beitrag, den ich vielleicht zu wenig spüren kann und deshalb noch nicht genügend achte.

Jetzt, wo ich erwachsen bin und in meiner Erwachsenen-Welt lebe, habe ich leider noch Probleme, die die Folge meiner großen Anpassungsleistung an dich sind. Meine Erwachsenen-Welt und meine Erwachsenen-Beziehungen funktionieren nach völlig anderen Gesetzmäßigkeiten wie die Welt meiner Kindheit, in der du die Gesetzmäßigkeiten vorgabst.

Meine Persönlichkeit mit all meinen Bedürftigkeiten, Gefühlen, Gedanken und Handlungsweisen ist leider in einigen Punkten nicht für diese Erwachsenen-Welt entwickelt worden. Ich komme mit den in der Kindheit entwickelten Reaktionsweisen heute zum Teil zu sehr unbefriedigenden Ergebnissen mit vielen unschönen und zum Teil quälenden Gefühlen. Und obwohl meine Kindheit mit dir sicher kein Paradies war, ist mir manchmal, als ob nur in meiner Kindheits-Welt mit dir so etwas wie ein Paradies verborgen war, dass ich damals mit dir ein Paradies hätte erleben können, wenn ich und du hätten besser miteinander umgehen können. Besonders, wenn ich mich schlecht fühle, taucht als Kontrast eine Sehnsucht nach diesem paradiesischen Zustand des Befriedigtseins, wunschlos Zufriedenseins, wohlig behaglich, warm, unbeschwert und leicht und doch gut aufgehoben Fühlens auf.

Doch ist meine Kindheit zu Ende. Du bist aus deiner elterlichen Pflicht entlassen, ich habe keine Ansprüche mehr an dich und auch keine Rechte auf Bedürfnisbefriedigung durch dich mehr. Die Sehnsucht ist geblieben und ich werde versuchen, sie in meinen heutigen Beziehungen zur Erfüllung zu bringen. Wenn ich merke, dass für mich als erwachsenen Menschen diese Sehnsucht und diese Bedürfnisse nicht mehr stimmen, werde ich versuchen, meinen aus der Kindheit verbliebenen Wunsch nach ihrer Erfüllung loszulassen und mich trauernd von ihm zu verabschieden – als etwas, das eben nur in meiner Kindheit hätte erfüllt werden können. Ich werde in diesem Fall lernen, darauf zu verzichten. Ich kann dich aus deiner Elternrolle gehen lassen. Gegenwart und Zukunft sind meine eigene Entwicklungsarbeit und meine Verantwortung allein. Ich beginne jetzt, meine Persönlichkeit auf meine jetzige Welt einzustellen. Dazu muss ich mich von dir und meiner Vergangenheit verabschieden. Nicht mehr deine Liebe, dein Verständnis, deine Anerkennung ist wichtig, sondern die Art und Weise, wie ich mit meinen heutigen Beziehungen umgehe. Und das muss ich neu lernen und ich habe begonnen, diese Lernschritte zu tun. Ich beginne, auf meine Weise meine Welt und meine Beziehungen zu gestalten.«

Literatur mit Praxisanleitungen:

Abram, A. (2017). Imaginationen: Therapeutische Skills kompakt. Junfermann.

Sulz, S. K. D. (2009a). Praxismanual zur Strategischen Entwicklung des Selbst und der Beziehungen. Experimentierbuch mit einem 25-Wochenprogramm und 34 Experimenten. CIP-Medien.

5
Entwicklung

5.1 Entwicklung als Therapie[1]

In das Arbeitsmodul »Entwicklung« münden die anderen Interventionen ein. Entwicklung ist umgekehrt in jedem Arbeitsmodul implizit enthalten. Beim Training metakognitiver Kompetenz wird sogar explizit der Entwicklungsschritt von der impulsiven auf die souveräne und von der souveränen zur zwischenmenschlichen Stufe beschrieben, sodass hier nur noch einmal kurz auf das Prinzip der Entwicklung und ihren Stellenwert in der Therapie eingegangen werden muss (Abb. 5.1.1).

5.1.1 Entwicklungsstufen

Auf der Basis von Piagets (1978, 1995) Stufen der kognitiven Entwicklung können wir – mit McCullough (2000, 2007) davon ausgehend, dass wir bei erwachsenen Menschen nur partielle Entwicklung vorfinden – einzelne Entwicklungsstufen beschreiben (Nomenklatur übernommen von Kegan (1986)):

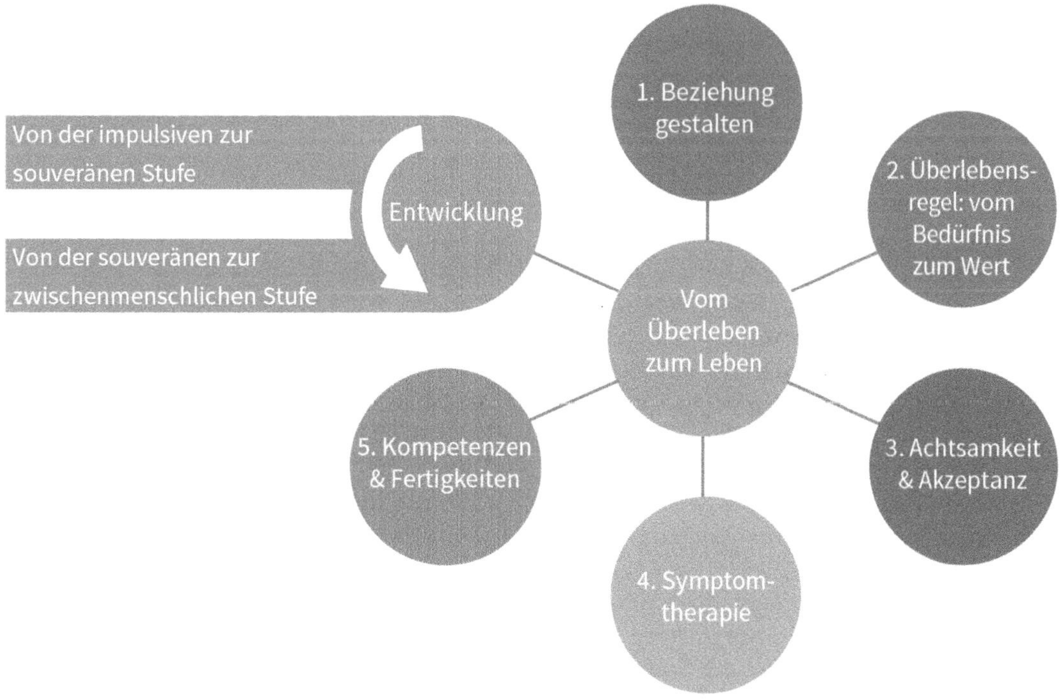

Abbildung 5.1.1: Arbeitsmodul Entwicklung

1 Verändert und erweitert aus Sulz, 2011a, S. 237–248 und Sulz, 2010c.

Piaget	Kegan	Thema	Gehirn
sensumotorisch	einverleibend	Empfindung, Bewegung	limbisches System
vor-operativ (symbolisches, intuitives Denken)	impulsiv	Wahrnehmung, Impuls	limbisches System
konkret-operativ (kausal denkend)	souverän	Bedürfnis, Wunsch	Cortex
formal operativ (abstrakt denkend)	zwischenmenschlich	Beziehung	Miteinander von Cortex und limbischem System

Bei den ersten Entwicklungsstufen ist unmittelbar einsichtig, dass sie in hohem Maße körperlich bestimmt sind. Hier ist die Einbettung psychischer Funktionen in den Körper (Embodiment) noch unmittelbar evident. Erleben und Verhalten sind stets körperlich-psychisch.

Therapeutisch steht die Betrachtung der *impulsiven Stufe* im Vordergrund. Das ist die zweite Stufe, in der reflexhaft aus Bedürfnissen oder äußeren Anreizen heraus gehandelt wird, ohne dass dieses impulsive Handeln willentlich gesteuert werden kann. Deshalb werden zwar die unbefriedigenden Folgen eigenen Verhaltens beklagt, aber sie werden weder als Verursachung erlittener Frustrationen erkannt, noch kann reflektiert werden, welches Verhalten zu dem erwünschten Ergebnis führen würde. Denn kausales Denken ist noch nicht verfügbar. Der aufrechte Gang und die Möglichkeit des Weggehens werden einerseits von spontaner Bedürfnisbefriedigung, andererseits von Verlustangst begleitet, wenn die Bezugsperson sich zu weit entfernt. Wut führt zum Impuls wegzugehen. Es wird eine Bezugsperson benötigt, die Schutz gibt und der Impulsivität Grenzen setzt.

Die *einverleibende Stufe* ist die Stufe davor. Wer hier ist, hat noch keinen Zugang zu den impulsiven Errungenschaften des Stützapparats (Bewegung als Greifen, Wegwerfen, Hingehen, Weggehen). Die Interaktion mit der Umwelt geschieht noch durch Wahrnehmung und Beantworten von Wahrnehmung: Hören und Gehört-Werden, Sehen und Gesehen-Werden, Fühlen und Gefühlt-Werden. Es gibt noch keine Bewegungslust, noch kein Laufen und Rennen. Haut und Schleimhäute haben neben den Sinnesorganen noch große kommunikative Bedeutung. Lust entsteht durch sinnliches Genießen. Selbsthilfe ist nicht möglich. Flucht und Angriff gehören nicht zum Verhaltensrepertoire. Zentrale Angst ist Vernichtungsangst. Zentrales Bedürfnis ist Willkommensein und das Recht auf einen eigenen Platz im Leben. Wenn PatientInnen auf dieser Stufe sind, benötigen sie den Anreiz und die Unterstützung, sich auf die impulsive Stufe zu begeben, auf der sie weniger darauf angewiesen sind, dass eine Bezugsperson ihre Bedürfnisse wahrnimmt und auch bereit ist, diese zu befriedigen.

Die *souveräne Stufe* ist Piagets konkret-logische Stufe, in der kausales Denken bezüglich konkreter Situationen möglich ist. Das ist die große kognitive Errungenschaft. Die Herkunft und die Folgen von Verhaltensweisen werden logisch erschlossen und das künftige Verhalten kann darauf eingerichtet werden. Dadurch entsteht die Fähigkeit, sich selbst zu helfen und bei Gelingen die Erfahrung von Selbstwirksamkeit zu machen. Angst vor Kontrollverlust ist damit vergesellschaftet. Das zentrale Bedürfnis ist es, die Situation oder andere Menschen zu steuern. Dabei ist die Fähigkeit vorhanden, sich selbst zu steuern, indem eigen Impulse aufgeschoben werden können: Warten auf den günstigsten Moment erhöht die Chance auf größtmöglichen Gewinn. Unsere therapeutische Aufgabe besteht meist darin, der PatientIn zu helfen, sich von der impulsiven auf diese souveräne Stufe zu entwickeln. Auf dieser Stufe bleibt sie allerdings noch egozentrisch und kann deshalb Beziehungen noch nicht langfristig pflegen.

Wenn in der Therapie genügend Zeit bleibt und die PatientIn sich wirklich lange genug auf der souveränen Stufe tummelte, ist der Schritt auf die *zwischenmenschliche Stufe* ein wertvoller Fortschritt. Denn dieser führt zur Fähigkeit des abstrakt-logischen Denkens (Piaget, 1978, 1995) und damit zur Fähigkeit des Perspektivenwechsels, der zur reifen Empathie und zum Mitfühlen (compassion) benötigt wird (im Gegensatz zur frühen Spiegelneuron-Empathie). Die PatientIn kann sich nun in die Bezugsperson einfühlen. Fühlen, was sie fühlt, und ihr Bedürfnis erspüren. Das gibt ihr die Möglichkeit, das Wohlbefinden der anderen Person in den Vordergrund zu rücken und eigene Bedürfnisse hintanzustellen, wenn sie für die Beziehung abträglich sind. Der so entstandene Verzicht ist kein Verzicht, da die Beziehung wichtig geworden ist. Darin liegt auch die therapeutische Gefahr: PatientInnen, die zur Dependenz neigen, sind zu schnell bereit, auf Eigenes zu verzichten, und ihnen fehlt dann das Gegengewicht der Selbstbehauptung.

Die Entwicklungsstufen lassen sich charakterisieren durch stufenspezifische Bedürfnisse, Ängste, Wuttendenzen, Ressourcen, Gefühle, Konflikte und Beziehungen:

- Zentrales Bedürfnis: Ich brauche jetzt ...
- Zentrale Angst: Ich fürchte jetzt ...
- Zentrale Wut: Meine Wut ist jetzt ...
- Zentrale Ressource: Ich kann jetzt ...
- Zentrale Gefühle: Ich fühle jetzt ...
- Zentraler Konflikt: Mein Konflikt ist jetzt ...
- Zentrale Beziehungsform: Meine Beziehung ist jetzt ...
- Zentrale Selbstaussage: Ich bin jetzt ...

Auf jeder Stufe finden wir ein anderes Selbst vor und andere Beziehungen. Also stellt jede Stufe eine andere Welt dar. Es ist, als ob der Mensch von Stufe zu Stufe eine jeweils andere Welt betreten und sich während des Betretens verwandeln würde.

Diese idealtypische Zeichnung dient dazu, sich eine plastische Vorstellung der Stufe zu machen. Der Übergang dauert jedoch seine Zeit, sodass keine Steilwände zwischen den Stufen existieren, sondern schiefe Ebenen. Entwicklung braucht Zeit. Und die Übergänge bedürfen eigener Betrachtung (Kegan, 1986). Eine hilfreiche Differenzierung ist die Betrachtung von Stufendefiziten und -errungenschaften (Sulz & Theßen, 1999). Im Vergleich zweier benachbarter Stufen fällt auf, dass auf den unteren Stufen etwas noch nicht gekonnt wird, etwas noch gebraucht wird und etwas noch bedrohlich ist, was auf der nächsthöheren Stufe kein Thema mehr darstellt, denn das Können ist schon da, die Bedürftigkeit ist verschwunden und die Gefahr ist nicht mehr vorhanden:

Defizite und Errungenschaften auf einer Entwicklungsstufe

Errungenschaft:

- Ich kann ...
- Ich brauche nicht mehr ...
- Ich fürchte nicht mehr ...

Defizit:

- Ich kann noch nicht ...
- Ich brauche ...
- Ich fürchte ...

So kann der impulsive Mensch seine Impulse noch nicht hemmen, das Verhalten anderer Menschen noch nicht steuern, braucht noch Schutz und fürchtet noch Trennung. Der souveräne Mensch kann dagegen seine Impulse hemmen und kann den anderen Menschen steuern. Er hat Kontrolle. Deshalb braucht er nicht mehr zuverlässigen Schutz und muss Trennung nicht mehr fürchten. Dagegen muss er fürchten, seine neue Errungenschaft zu verlieren: Er hat Angst vor Kontrollverlust.

Der Entwicklungsschritt zur nächsthöheren Stufe impliziert, dass die Defizite der gegenwärtigen Stufe behoben werden, z. B. dass Schutz nicht mehr das vorherrschende Bedürfnis ist, Trennung nicht mehr die größte Gefahr, wenn die impulsive Stufe verlassen wird. Wer diese Bedürftigkeit und dieses Bedrohtsein beibehält, z. B. aufgrund unsicherer Bindung zur Mutter oder aufgrund traumatischer Erfahrungen, kann sich nicht auf die souveräne Stufe entwickeln:

Mein Entwicklungsschritt

Um von meiner Entwicklungsstufe (...) auf die nächst höhere Stufe (...) zu kommen, muss ich lernen:

- zu können: ...
- nicht mehr zu brauchen: ...
- nicht mehr zu fürchten: ...

Bildlich betrachtet ist jede Stufe durch einen Sockel des Könnens, der Fähigkeiten bzw. Errungenschaften und durch eine Senke des Defizits, der Schwächen gekennzeichnet (Abb. 5.1.2). Um auf die nächsthöhere Stufe gelangen zu können, muss zuerst die Senke aufgefüllt werden. Das heißt, stufenspezifische Bedürftigkeit zu verlieren und Bedrohung nicht mehr zu empfinden.

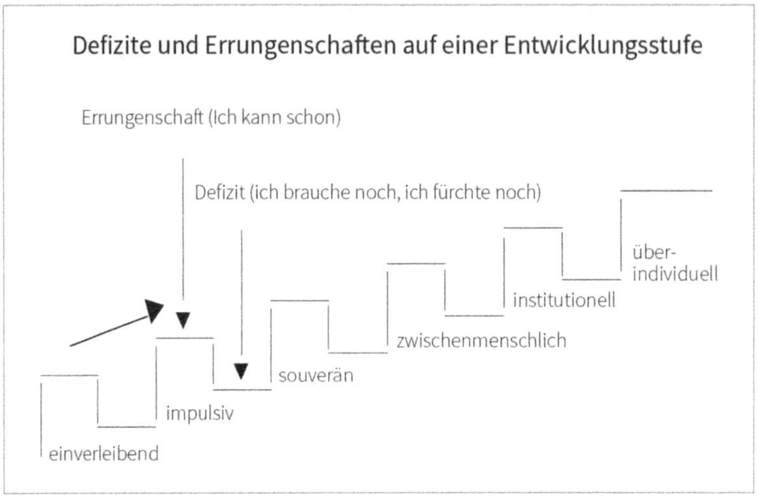

Abbildung 5.1.2: Entwicklungsstufen mit Errungenschaften und Defiziten

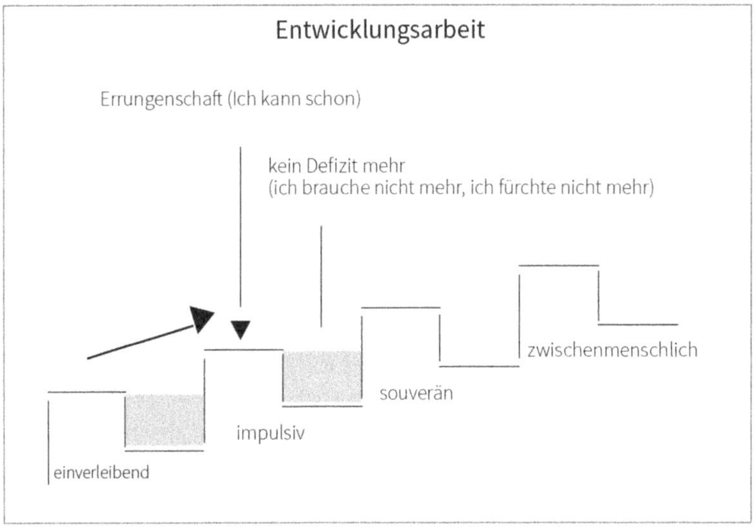

Abbildung 5.1.3: Entwicklungsarbeit

Therapie kann darin bestehen, einem Menschen zu helfen, sich von der übergroßen Bedürftigkeit bezüglich seines übergroßen Bedürfnisses zu befreien (z. B. Schutz) und sich weniger bedroht zu fühlen durch seine zentrale Angst (z. B. Trennung). Gelingt dies, so ist die Barriere behoben, die den fälligen Entwicklungsschritt z. B. von der impulsiven auf die souveräne Stufe blockierte. Zuvor sollte jedoch eine Entwicklungsdiagnostik erfolgen (Sulz & Theßen, 1999).

Entwicklungsdiagnostik setzt eine Zuordnung eines bestimmten Könnens und eines bestimmten Defizits zu einer Entwicklungsstufe voraus.

Die Entwicklungsdiagnostik wird dadurch verkompliziert, dass ein Mensch z. B. auf der impulsiven Stufe sein kann, jedoch so viel Bestrafung für impulsives Verhalten erfährt, dass er es aus Angst vor Strafe unterdrückt. Er befindet sich im gehemmten Modus der impulsiven Entwicklungsstufe. Solche Menschen schildern sich oft als rücksichtsvoll und verständnisvoll, sodass wir eher an die zwischenmenschliche Stufe denken. Oder sie schildern sich als einverleibend,

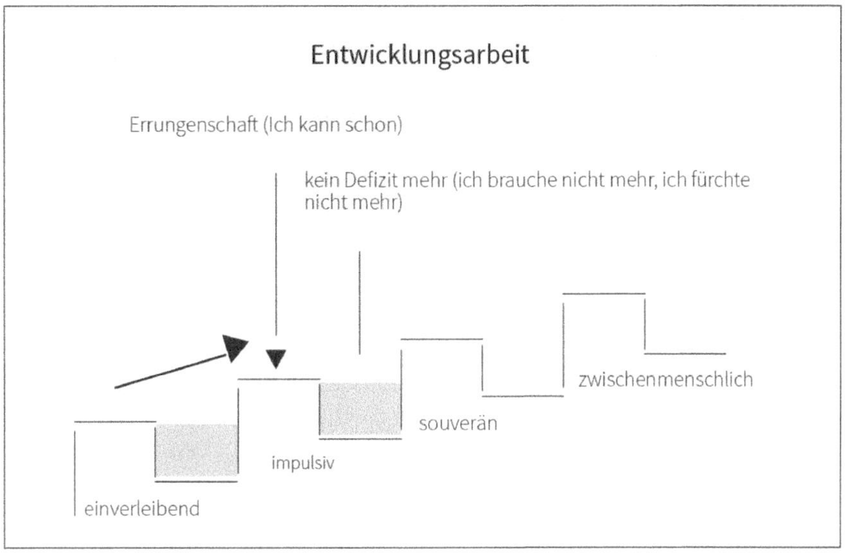

Abbildung 5.1.4: Entwicklung aus dem impulsgehemmten Modus heraus

ohne noch die Defizite der einverleibenden Stufe zu haben.

5.1.2 Eine phänomenologische Heuristik zur Erkennung der impulsiven Stufe bzw. des impulsiven Modus

Auf der Suche nach einer wirklich verständlichen Beschreibung der beiden Entwicklungsstufen bzw. Selbstmodi können wir nachfolgend beschriebene Heuristik anwenden, sodass PatientInnen sofort in ihren impulsiven Anteilen erkannt werden können. Für das therapeutische Gespräch ist es hilfreich, von den prägnanten Unterschieden in der Phänomenologie auszugehen. Diese Heuristik gründet auf unserem neurobiologischen und entwicklungspsychologischen Wissen.

5.1.2.1 Neurobiologische und entwicklungspsychologische Wissensbasis

Jeder Mensch hat zwei psychische Systeme: impulsiv (emotional) und souverän (kognitiv). Neurobiologisch existieren zwei psychische Systeme:

1. das emotionale implizit-autonome System (limbisches System)
2. daskognitive explizit-willkürliche System (Cortex, insbesondere präfrontaler Cortex PFC)

Ersteres ist ab Geburt funktionsfähig und entspricht der einverleibenden und impulsiven Stufe nach Kegans Neo-Piaget'scher Stufeneinteilung.

Zweites ist erst ab fünf Jahren funktionsfähig (kausal-logisches Denken, Theory of Mind, Mentalisierung).

Das entspricht der dritten Entwicklungsstufe: der souveränen, auf der bewusste willkürliche Entscheidungen getroffen, Ziele formuliert und Pläne verfolgt werden können. Damit können wir also mehrere Entwicklungsstufen erkennen.

Die vierte Entwicklungsstufe (zwischenmenschlich) setzt die flüssige Kooperation dieser beiden Systeme voraus (emotional plus kognitiv), aber auch abstrakt-logisches Denken mit der Fähigkeit zum Perspektivenwechsel. Dadurch sind erst reife Empathie und Mitgefühl möglich, das Voraussetzung für stabile Langzeitbeziehungen ist. Das gelingt zunehmend ab sechs bis zwölf Jahren, also nicht sofort mit der Verfügbarkeit des PFC mit fünf Jahren.

Unter sehr schwierigen Bedingungen regredieren wir auf die impulsive Stufe und können nicht mehr ausreichend kausal denken, um Problemlösungen zu finden. Stattdessen entwickeln wir ein psychisches oder psychosomatisches Symptom. PatientInnen, die sich in ihrer Not hilfesuchend an uns wenden, befinden sich bezüglich des Problemkontexts auf der impulsiven Stufe. Damit sie die Ursache und Entstehung ihres Symptoms verstehen können, müssen wir ihnen helfen, auf die souveräne Stufe zu gelangen.

Eine Entwicklungsstufe kann auch als Modus des Erlebens und Verhaltens oder als Selbstmodus betrachtet werden. Denn im Sinne des Attraktorkonzepts von Grawe (1998) gibt es gemeinsam auftretende Bündel des Erlebens und Verhaltens, die mit geschultem Blick gut zu identifizieren sind.

5.1.2.2 Unterscheidung von impulsivem und souveränem Modus bzw. impulsiver und souveräner Entwicklungsstufe (Selbstaussagen der PatientIn im therapeutischen Gespräch)

Hier findet keine Berücksichtigung von einverleibendem Modus (erste Entwicklungsstufe: Vernichtungsangst, Perzeption (Sinne) statt Motorik-Bewegung im Sinne von Hin- und Weggehen bzw. Zupacken und Wegwerfen) und von zwischenmenschlichem Modus (vierte Entwicklungsstufe: Liebesverlustangst, Beziehung geht vor Selbst) statt. Denn klinisch bedeutsam ist zu Beginn einer Psychotherapie nur die Erkennung des impulsiven Modus im Kontrast zum souveränen Modus (Tab. 5.1.1).

Tabelle 5.1.1: Unterscheidung impulsiver Modus und souveräner Modus mit Beispielen

Nr.	impulsiv	Beispiel für impulsives Erleben und Handeln	souverän
1	Man ist ungeduldig, möchte es gleich haben.	»Ich kann nicht warten, kann es nur schwer aushalten, bis ich dran komme.«	Man kann warten.
2	Man reagiert aus dem Affekt und aus dem Bedürfnis heraus.	»Das ärgert mich, da mach ich jetzt nicht mehr mit. Ich brauche jetzt unbedingt etwas zu trinken.«	Man reagiert zielorientiert, weiß, was man will.
3	Der Affekt übernimmt die Regie, er wird so stark, dass er das Handeln bestimmt.	»Also jetzt muss ich einfach etwas sagen, ich halte das sonst nicht mehr aus.«	Der Wille ist Instrument der bewussten Selbststeuerung, er behält die Zügel in der Hand.
4	Es wird im Moment nur das eigene Anliegen gesehen. Wie das für den anderen ist, spielt keine Rolle	»Ich nehme alles, auch wenn es für die anderen nicht reicht. Ich habe einen so großen Appetit darauf.«	Die Folgen eigenen Handelns, d. h. die Auswirkungen auf andere werden berücksichtigt.
5	Der Affekt lässt erst nach, wenn er seine Funktion erfüllt hat, wenn also die Frustration beseitigt bzw. das Bedürfnis befriedigt ist.	»Wenn andere auf meine affektiven Signale nicht eingehen, bleibt das Gefühl so lange stark, bis endlich doch jemand mir gibt, was ich brauche und will.«	Der Affekt wird nicht so stark, dass er das Handeln bestimmt. Er bleibt so gering, dass er die Handlungsregulation nicht stört und diese effektiv bleibt.
6	Wird nicht erreicht, was gebraucht wird, treten andere Gefühle ein, die den anderen dazu bewegen können, trotzdem noch das Gewünschte zu geben. Z. B. führt Traurigsein zu Trost, Beleidigtsein zu Nachgiebigkeit des anderen. Hilflosigkeit führt zu Hilfsbereitschaft des anderen. Oder es erfolgt ein finaler Anlauf mit einem großen Wutausbruch, der den anderen erschreckt und kompromissbereit macht.	»Ich bin so traurig, dass ich das nicht haben kann.« Reaktion des anderen: Er tröstet und findet einen Weg, dass das Bedürfnis doch gleich befriedigt werden kann, z. B. wird doch noch irgendwoher eine Süßigkeit gezaubert. Oder es wird beleidigt geschmollt: »Du hast mir weniger gegeben.« Antwort: »Also dann kriegst Du noch ein zweites Mal.« Oder: »Ich kann das nicht allein.« Antwort: »Ich mach das für Dich.« Oder: Es gibt einen Wutausbruch, weil die Gefühle so stark geworden sind, dass sie im psychischen Innenraum keinen Platz mehr haben.	Wird das Ziel nicht erreicht, dass der andere in meinem Sinne handelt, entstehen Zorn und Unmut und die Zügel werden straffer gezogen, damit der andere sich doch meinem Willen beugt (Machtkampf). Oder man wird manipulativer, versucht den anderen rumzukriegen.

Nr.	impulsiv	Beispiel für impulsives Erleben und Handeln	souverän
7	»Der andere ist für mich und meine Bedürfnisbefriedigung zuständig und verantwortlich. Er hat, was ich brauche, oder kann es mir verschaffen. Ich selbst kann das nicht. Deshalb ist er schuld, wenn ich frustriert bin.«	»Ja, mein Mann ist für meine Bedürfnisse da. Gibt er mir nicht, was ich brauche, reagiere ich frustriert – mit Ärger, Unzufriedenheit, Missmut, Empörung, Beleidigtsein, Traurigsein usw. Ich zeige das nicht absichtlich, sondern diese Gefühle stellen sich einfach ein.«	»Ich bin verantwortlich dafür, dass das geschieht, was ich will. Ich bin selbstständig. Ich packe zu und nehme Aktionen und Projekte in die Hand.«
8	Das eigene Denken ist nicht logisch, sondern wird ganz bestimmt von den sichtbaren Phänomenen. Man stellt durch Denken keine Zusammenhänge her, keine logischen Schlussfolgerungen. Deshalb bedenkt man auch nicht die Folgen eigenen Handelns und ist oft völlig überrascht, bestürzt, entsetzt, weshalb der andere so und so handelt, wo man doch nur ...	»Ich weiß nicht und ich verstehe nicht, weshalb meine Frau heute zu Hause bleiben will.« Sie hatte einen anstrengenden Arbeitstag hinter sich. »Ich verstehe nicht, dass mein Mann jetzt keine Lust mehr hat, mit mir ins Kino zu gehen.« Sie hat ihn beleidigt und verletzt mit ihrem Wutausbruch, bei dem sie ihm wahllos Schimpfwörter an den Kopf warf.	Das Denken ist logisch, man erkennt Ursache und Wirkung, allerdings noch nicht auf abstrakter Ebene, sondern auf der konkret vorgefundenen Welt der eigenen realen Wahrnehmung.
9	Man ist nicht nur ein Emotions- und Bedürfnismensch, man ist auch ein Beziehungsmensch. Man braucht einen Menschen, der eigene Bedürfnisse rasch genug und vollständig genug befriedigt. Also bleibt man mit ihm in Kontakt und passt auf, dass er in der Nähe bzw. verfügbar bleibt.	»Ganz automatisch bleibe ich immer in der Nähe und im Kontakt mit meinen Bezugspersonen, die mir Geborgenheit und Sicherheit vermitteln. Längere Zeit entfernt von ihnen fühle ich mich unwohl.	»Ich bin ein Denk- und Handlungsmensch.«
10	»Ich bleibe trotzdem egozentrisch. Die Gefühle und Bedürfnisse des anderen sind nicht im Mittelpunkt meiner Aufmerksamkeit und meines Bemühens.«	»Es stimmt schon, dass ich aus mir heraus erlebe und handle und nicht so gut aufpasse, wie es dem anderen damit geht. Das ist ja das Schöne an der Beziehung, dass man so ungezwungen sein kann, tun und lassen kann, wonach einem ist.«	»Ich bleibe egozentrisch, auch wenn ich erkenne, was der andere braucht. Ich gebe es ihm dann, wenn ich dadurch bekomme, was ich will. Ich bin also noch nicht empathisch mitfühlend, fürsorglich, beziehungspflegend.«
11	Man kann nicht verstehen, dass der andere nicht so denkt und fühlt wie man selbst.	»Ich finde, so jemanden müsste man sofort rauswerfen. Ich verstehe nicht, dass mein Mann ihn verteidigt. Dazu gibt es doch überhaupt keinen Anlass.«	Man ist sich bewusst, dass der andere andere Bedürfnisse und Sichtweisen hat
12	Man hält es nicht aus, wenn der andere eine deutlich andere Sichtweise hat als man selbst.	»Meine Frau und ich sind da ganz unterschiedlicher Auffassung. Wenn wir so viel haben und andere nichts haben, müssen wir doch einfach teilen. Mir macht das so sehr zu schaffen, dass sie mir nicht zustimmt, dass ich mich in der Beziehung mit ihr nicht mehr so wohl fühle.	Man erkennt die andere Sichtweise an und kalkuliert sie in die eigene Handlungs- bzw. Kommunikationsstrategie ein.
13	Man bezieht Äußerungen und Handlungen des anderen auf sich: »Das war absichtlich für oder gegen mich.«	Der Ehemann kommt eine Stunde zu spät nach Hause und hat das telefonisch nicht angekündigt: »Das ist reine Rücksichtslosigkeit, ich bin Dir nicht wichtig, Dir sind andere viel wichtiger.«	Man ist zwar egozentrisch in eigenen Anliegen, aber man erkennt die Welt und andere Menschen mithilfe der jetzt vorhandenen Theory of Mind (TOM). Das bedeutet, dass man Handlungen anderer Menschen auf deren Bedürfnisse und Gefühle zurückführen kann und nicht auf sich bezieht.
14	Man hat das Bedürfnis, viel oder alles der wichtigen Bezugsperson mitzuteilen.	»Ich erzähle meiner Freundin wirklich alles, wir haben keine Geheimnisse voreinander. Und ich erzähle viel und ausgiebig.«	»Meine TOM ist meine Theorie, mit der ich logische Schlussfolgerungen ziehe, ohne das aber aussprechen zu müssen.«
15	Man ist in seinen Gefühlen und Gedanken gläsern, diese sind öffentlich.	»Jeder kann sofort sehen, was ich von einer Sache halte, wie ich gefühlsmäßig drauf bin.«	Das ist wie beim Kartenspielen. Wenn der andere mitkriegt, was man vorhat, und das gegen seine Interessen ist, würde das Veröffentlichen die eigene Selbstwirksamkeit mindern.

Nr.	impulsiv	Beispiel für impulsives Erleben und Handeln	souverän
16	Man kann noch nichts für sich behalten.	»Wenn mir etwas auch nur ein bisschen wichtig erscheint, muss ich es meiner Freundin erzählen.«	Man hat Steuerungsfähigkeit bezüglich eigener Impulse, zügelt also das Mitteilungsbedürfnis zugunsten eigener Ziele.
17	Man kann noch nichts verheimlichen	»Auch wenn ich es mir vorgenommen habe oder versprochen habe, kann ich einfach kein Geheimnis haben. Das erzeugt eine so große Spannung, dass ich es dann doch sagen muss.«	Man teilt nur das mit, was einem hilft, den anderen dazu zu bewegen, im eigenen Sinne zu handeln
18	Man kann noch nicht lügen und, wenn man es kann, hält man die entstehende Spannung nicht aus.	»Die Dinge sind so, wie sie sind (und ich sie sehe). Die Wahrheit zu verdrehen und zu lügen, kann und will ich nicht.«	Man kann auch lügen, wenn die Lüge einem mehr hilft, eigene Ziele zu erreichen, aber nur im Rahmen der eigenen Moral, die jedoch nicht sehr streng ist.
19	Man hat noch keinen Humor, keinen Witz, denn das erfordert das Spielen mit gedanklichen Realitäten und Möglichkeiten.	»Was manche für Humor halten, finde ich gar nicht witzig. Und Witze verstehe ich auch nicht immer.«	Witz, Scherz und Streiche gehören zu dem, was einem Spaß macht. Da gehören auch Situationskomik oder Albernheiten dazu.
20	Man wird im Handeln noch nicht durch Moral gesteuert, sondern durch Bedürfnisse und Ängste. Man unterlässt ein Verhalten, wenn man Angst hat, dafür bestraft zu werden (Konditionierungen bestimmen das Verhalten bzw. die Vermeidung).	»Gebote und Verbote sind für mich keine abstrakten Gesetze, sondern etwas zwischen mir und meinen Bezugspersonen. Ich kriege nicht Schuldgefühle, sondern Angst vor ihrer Strafe oder Trennung.«	Zur eigenen Denkwelt mit TOM gehört bereits Moral, welche di Egozentrik begrenzt. Erlaubt ist, was einem nützt und dem anderen nicht zu sehr schadet.
21	Man kann die Ursache eines Problems nicht logisch reflektierend finden.	Die Partnerin wertet ihren Partner an Wochenenden zunehmend unerträglich oft ab. Er lässt sich das wehrlos gefallen. Seine tiefe Verletztheit dringt nicht nach außen. Schließlich wird er depressiv: »Es gibt in meinem Leben keinen Grund für Depression. Uns geht es doch gut. Und meine Frau ist halt so. Das hat nichts damit zu tun.«	Man kann das.
22	Man kann deshalb auch nicht die Lösung des Problems logisch erschließen.	Die Lösung wäre, dass er sich erlaubt, auf seine Frau wütend zu sein und sich wirksam zu wehren: »Ich weiß nicht, was ich gegen die Depression machen soll. Das muss doch der Arzt wissen. Ich kann meine Frau nicht ändern.«	Man kann das.
23	Man kann sich nicht selbst helfen.	»Ich weiß nicht, was man da tun kann. Man müsste meiner Frau sagen, dass sie damit aufhören soll – ich kann das nicht.«	Man kann sich selbst helfen.
24	Man ist auf die Hilfe anderer angewiesen.	»Jemand anderes müsste kommen und helfen. Auf meinen Bruder hört sie, aber der unterstützt mich auch nicht.«	Man braucht die Hilfe anderer nicht.
25	Denken besteht aus Momentaufnahmen. Erzählung besteht aus einer Aneinanderreihung von Momenten.	Zu dem Vortrag von Herrn T. sind aber sehr viele Leute gekommen. Sie haben ihm alle aufmerksam zugehört. Und am Schluss gibt es natürlich viel Applaus. Und danach gingen viele zu ihm und haben Fragen gestellt.«	Das Denken erkennt Zeitverläufe mit Ursache und Wirkung.
26	man kann die Abfolge der Momentaufnahmen noch nicht aufeinander beziehen. Man kann noch nicht reflektieren, dass der eine Moment durch den vorausgehenden ausgelöst wurde. Man kann die kausale Verknüpfung beider Momente nicht gedanklich erfassen: »Weil Y die Frage von X nicht beantworten konnte, half ihm Z bei der Antwort.«	Was fehlt in der impulsiven Beschreibung? Ein WEIL: »Zu dem Vortrag von Herrn T. sind sehr viele Leute gekommen, WEIL das Thema hoch aktuell ist. Sie haben ihm alle aufmerksam zugehört, WEIL er das so spannend dargestellt hat. Und am Schluss gibt es natürlich viel Applaus, WEIL die Zuhörer so begeistert waren und er ihnen aus dem Herzen gesprochen hat. Und danach gingen viele zu ihm und haben Fragen gestellt, WEIL ihr Interesse und Engagement durch seinen Vortrag so groß geworden ist.«	Nacheinander ablaufende Ereignisse werden als Kausalkette aufeinander bezogen (siehe links: WEIL).

Nr.	impulsiv	Beispiel für impulsives Erleben und Handeln	souverän
27	Wenn man eine Geschichte erzählt, ist das eine Aneinanderreihung von Momentaufnahmen: »Zuerst hat X eine Frage gestellt. Und dann hat Y gesagt, dass ... Und dann hat Z gesagt, dass ... Und dann ...«	»Ich komme zurzeit nicht aus dem Bett. Heute war ein Freund da und er hat mir viel geholfen. Er hat mir zugehört und viele Fragen gestellt. Er war interessiert. Er hat mir dann Ratschläge gegeben.«	Nacheinander ablaufende Ereignisse werden in ihrem Sinn- und Kausalzusammenhang berichtet.
28	Was man denkt oder sieht, ist Realität (Äquivalenzmodus nach Fonagy, nicht mentalisierender Modus).	Freunde sind in Wirklichkeit besorgt und sehr bemüht, laden einen ein, doch man lehnt stets ab: »Sie rufen nur aus Pflichtgefühl an. Ich langweile sie. Sie sind nicht gern mit mir zusammen. Das ist eine echte Sorge.«	Äußere Realität und (inneres) Denken werden unterschieden. Man prüft, ob die eigene Wahrnehmung und Interpretation zutreffen.
29	Es gibt im Erleben überwiegend nur Gegenwart. Es wird nicht planend und gestaltend in die Zukunft gedacht. Deshalb ist man oft und auch sehr überrascht, wenn etwas geschieht, das man nicht erwartet hat.	Nach einer unangekündigten schönen Begegnung mit Freunden: »Ja, das war schön. Ich hätte nie gedacht, dass Ihr mich besucht.« Es kommt nicht die Überlegung, wie man solche Treffen häufiger werden lassen kann.	Man denkt voraus, überlegt die zukünftigen Folgen eigenen Verhaltens.
30	Man braucht Geborgenheit, Wärme, Schutz, Sicherheit, Zuverlässigkeit. Diese Bedürfnisse sind zwar bewusstseinsfähig, es wird aber nicht an sie gedacht. Ganz automatisch und unreflektiert wird zu Menschen gegangen, die z. B. Geborgenheit geben. Wenn sie fehlt, wird eher gehofft, dass der andere zu einem kommt.	»Ich bin abends gern mit meinem Mann in unserem Haus. Das ist wie ein warmes Nest. Ja, da fühle ich mich richtig geborgen, da fehlt mir gar nichts. Da bin ich auch geschützt und sicher. Ich kann mich auf ihn verlassen. Ohne ihn fühle ich mich ungeborgen und ungeschützt.	Ich brauche Selbstwirksamkeit (Kontrolle, Einfluss, selbst etwas machen können, selbst bestimmen können)
31	Man fürchtet Alleinsein, Verlassenwerden, Trennung.	»Wenn es Streit gibt oder wenn ich etwas gemacht habe, was ihn sehr ärgert, bekomme ich gleich Angst, dass er mich verlässt.«	Man fürchtet Kontrollverlust.
32	Die eigene Wut ist Trennungswut.	»Wenn ich ganz große Wut auf ihn habe, würde ich ihn am liebsten verlassen.«	Die eigene Wut ist, völlige Macht über den anderen zu haben.
33	Man kann hingehen und man kann weggehen.	»Ich kann zu ihm gehen, auf ihn zugehen, wenn ich mich auf ihn freue. Ich kann rausgehen, weggehen, wenn ich mich zu sehr über ihn ärgere.«	Man kann seine Impulse steuern, sich bremsen.
34	Man kann nehmen und man kann hergeben.	»Wenn ich etwas von ihm brauche, kann ich mir das von ihm holen und nehmen. Wenn ich quasi satt davon bin, überdrüssig bin, kann ich es wieder loslassen und hergeben. Ich kriege es ja wieder, wenn ich es erneut brauche.«	Man kann etwas bewirken.
35	Identität: »Ich bin Bedürfnis, Gefühl.«	»Ich bin ganz dabei zu spüren, was ich brauche, oder mir zu holen, was ich brauche, und erst wenn ich es habe, festzustellen, das war jetzt genau das, was ich gebraucht habe. In einem Moment entsteht bei mir ein Gefühl (ich weiß nicht warum) und ich spreche und handle aus diesem Gefühl heraus. Da mache ich mir nicht unnötige Gedanken.«	»Ich bin klug (TOM), bin Wille, bin Kontrolle.«
36	Man hat noch keine gedankliche Theorie (TOM), wie andere Menschen denken, fühlen, was sie brauchen und wie ihr Verhalten dadurch bestimmt wird: Man kann noch nicht in andere hineinschauen.	»Ich kann mich nicht gut in andere hineinversetzen. Ich weiß nicht, weshalb und wozu sie etwas sagen oder tun. Genauso wenig weiß ich das von mir selbst. Ich weiß nicht, wie sie zu mir stehen und was sie als nächstes vorhaben. Ich fühle mich deshalb am wohlsten mit Menschen, die genau so denken und fühlen wie ich.«	Man hat eine Theory of Mind (TOM), mit der man Verhalten anderer und eigenes Verhalten auf Bedürfnisse und Gefühle zurückführen kann. Man kann in andere hineinschauen, sodass man ihre Bedürfnisse kennt und sie berücksichtigen kann.

Nr.	impulsiv	Beispiel für impulsives Erleben und Handeln	souverän
37	Deshalb sind Interpretationen der Motive anderer oft falsch (rein selbstbezogen): »Du hast mir das nicht gegeben, weil Dir etwas anderes wichtiger war.«	»Andere wehren sich dagegen, wenn ich sage, dass sie so spät kamen, weil ich ihnen nicht so wichtig bin. Aber das ist sicher so, wie ich es sehe. Das kann gar nicht anders sein.«	Die TOM hilft einem, das Verhalten anderer richtig zu interpretieren (welche Bedürfnisse sie bewegen, welche Absichten sie verfolgen).
38	Deshalb wird auch nur die Auswirkung des Verhaltens der anderen auf die eigene Person gelten gelassen: »Das hat mir so gefehlt.«	»Wenn sie weiß, wie sehr ich mich nach unserem Treffen gesehnt habe und mich auf einen langen Nachmittag freute, dann hätte sie es doch leicht schaffen können, diese Arbeit auf morgen zu verschieben.«	Man bedenkt mithilfe der TOM, z. B. dass der andere in so einer schlechten Verfassung war, dass er nichts geben konnte.
39	Es gibt noch keine Vorstellung, welches eigene Verhalten das frustrierende Verhalten des anderen in ein befriedigendes Verhalten umwandeln könnte.	Statt eine Freundin zu ganz konkreten Abmachungen zu motivieren und zugleich dafür zu sorgen, dass sie bei mir etwas erwartet, worauf sie sich freuen kann: »Ich weiß einfach nicht, was ich tun kann, damit sie mich nicht immer so warten lässt. Ich habe es doch schon so oft gesagt, wie schlimm das für mich ist.«	Man entfaltet Ideen, wie man dafür sorgen kann, dass der andere sich nicht mehr frustrierend, sondern die eigenen Bedürfnisse befriedigend verhält.
40	Man kann sich nicht selbst beruhigen, braucht jemanden, der die Gefühle aufnimmt und einen beruhigt.	»Angst und Stress bleiben bei mir so lange sehr stark, bis mein Mann kommt und mich beruhigt und mir das Problem abnimmt.«	Man kann sich selbst beruhigen, indem man sich überlegt, wie man ein Problem lösen kann, und dann eine Lösung eines Problems herbeiführt.
41	Verlustangst bremst impulsives Verhalten.	»Oft würde ich aus Wut am liebsten richtig toben und ihn verletzen. Dann kommt aber schnell die Angst, ihn zu verlieren, und meine Wut ist fast weg.«	Steuerungsfähigkeit bremst impulsives Verhalten.
42	Das führt zum Steckenbleiben im Konflikt zwischen Angst und Bedürfnis/Trieb	»Meine Wut kommt immer wieder, weil er so rücksichtslos ist. Ich wehre mich aber nicht, da ist ja sofort die Angst da.«	Der Konflikt zwischen Angst und Bedürfnis wird gelöst durch den realitätsgerechten Aufschub der Bedürfnisbefriedigung.
43	Man kann den Konflikt nicht lösen, das muss eine Bezugsperson machen, indem sie z. B. entängstigt/beruhigt: »Du musst nicht fürchten, dass ich weggehe, wenn Du Dir das nimmst.«	»Da bin ich richtig gefangen, gelähmt. Nur wenn mein Mann einige Stunden später zu mir kommt und mich tröstet und beruhigt und sagt, dass er mich versteht und mir doch noch gibt, was ich brauche, wird es besser.«	Man holt sich die Bedürfnisbefriedigung dann, wenn man keine negativen Folgen fürchten muss. Man kann warten.
44	Gefühle führen zu Gedanken und Handlungen.	»Ich spüre Angst, denke, er verlässt mich, und handle nachgiebig.«	Denken führt zu Gefühlen und Handlungen.
45	Impulsives Verhalten wird durch Verstärkung aufrechterhalten (d. h. es war oft erfolgreich).	»Bei mir ist es ganz anders. Ich werde sehr wütend und heize meinem Mann richtig ein. Er gibt dann nach. Er beschwert sich später über mein Verhalten, aber ich kann das nicht ändern.«	Verstärkung souveränen Verhaltens erfolgt durch das Gefühl der Selbstwirksamkeit.
46	Die Bezugsperson verstärkt impulsives Verhalten durch ihre beruhigende/befriedigende Antwort.	»Nachdem ich richtig getobt habe, fängt mich mein Mann auf, nimmt mich in den Arm und gibt mir, was ich wollte.«	Wenn die Bezugspersonen auf das souveräne Verhalten hin bedürfnisbefriedigend reagieren, verstärken sie Souveränität.
47	Das Selbstbild ist: »Ich bin allein (ohne Dich) nicht lebensfähig.«	»Ich brauche einfach jemanden, der sich um mich kümmert. Allein würde ich das nie schaffen.«	Das Selbstbild ist: »Ich schaffe es zur Not auch allein (ohne Dich).«

Tabelle 5.1.2: Unterscheidung impulsive und souveräne Entwicklungsstufe mit Beispielen

	VDS38 RDR*	impulsiv	Beispiel für impulsives Erleben und Handeln	souverän
48	Funktionalität der Emotionsregulation (ein Gefühl wahrnehmen, benennen, seine Ursache erkennen, seine Situationsadäquatheit prüfen, die Gefühlsintensität modulieren können, aus dem Gefühl heraus verhandeln oder handeln können, ein Gefühl da sein lassen können, ohne gleich handeln zu müssen)	nicht entwickelt	Tobend: »Ich bin doch nicht wütend, das ist einfach alles Scheiße hier.« »Dass Du an mir vorbeigehst und sie herzlich begrüßt, macht mir doch nichts aus.« »Auch wenn ich verdeckt stand, hättest Du mich zuerst begrüßen müssen.« »Da gelten keine Ausreden, Dein Verhalten ist so empörend.« »Ich will nicht mit Dir darüber diskutieren, ob ich überreagiert habe.« »Ich rede mit Dir auch nicht darüber, wie man es anders machen könnte.« »Wenn ich sehr zornig bin, muss ich gleich rausplatzen.«	entwickelte Emotionsregulation
49	Fähigkeit zur Selbstwahrnehmung Introspektion = innere Prozesse wie Gefühle und Intentionen wahrnehmen können Selbstreflexion = innere Prozesse gedanklich betrachten und beurteilen können Identität = sich als zeitlich konstant bleibendes Wesen kennen	nicht entwickelt	»Ich merke in vielen Situationen nicht, was sich in mir abspielt. Andere sagen, was sie vermuten, aber da ist nichts.« »Wenn ich feststelle, dass ich niedergeschlagen bin, und mein Mann sagt, das sei seit dem Streit mit meiner Kollegin so, dann kann ich das nicht nachvollziehen oder seiner Vermutung folgen, dass sie mir sehr wichtig ist und mich deshalb ihre Kritik deprimierte.« »Ich könnte nicht sagen, wer ich bin, was mich ausmacht und welche bleibenden Eigenschaften ich habe.«	entwickelte Selbstwahrnehmung
50	Fähigkeit zur Selbststeuerung (Impulssteuerung, Antizipation der Wirkung von Impulsen, Selbstwertregulation, verlieren können, Ambivalenzfähigkeit, Ausdauer, Flexibilität)	nicht entwickelt	»Ich sei impulsiv, oft zu laut, könne nicht aufhören, obwohl ich so oft schlechte Erfahrungen damit mache, sagt meine beste Freundin. Ich solle mir doch vorher überlegen, was ich da mit dem anderen Menschen mache.« »Ich brauche sehr oft die Bestätigung, dass ich wertvoll bin. Ich kann das Selbstwertgefühl nicht lange in mir bewahren. Ich freue mich dann aber riesig, bin voll Glück, wenn andere mich wertschätzen.« »Ich kann nicht verlieren, das wurmt mich.« »Ich halte es nicht aus, wenn ich an einem Freund, den ich bisher sehr schätzte und mochte, eine Eigenschaft entdecke, die ich nicht mag. Ich beende dann die Freundschaft.« »Ich habe keine Ausdauer, gebe schnell auf, wenn es zu anstrengend wird.« »Ich beharre auf dem, was ich wünsche, und kann keine Kompromisse machen. Meine Freundin sagt, ich sei da richtig stur, verbohrt und verbissen.«	entwickelte Selbststeuerung
51	Fähigkeit zur sozialen Wahrnehmung (Gefühle des anderen wahrnehmen, empathisch sein können, Nähe und Distanz angemessen einhalten können)	nicht entwickelt	»Naja, es kann schon sein, dass er traurig und verletzt war. Aber dazu hat er doch keinen Grund.« »Manche Leute mögen es nicht so sehr, wenn ich schnell vertraut bin und über intime Dinge spreche.«	nicht entwickelt**
52	Fähigkeit zur Kommunikation (Wahrnehmungen, Gefühle und Bedürfnisse mitteilen können)	nicht entwickelt	»Ich kann nicht aussprechen, was ich fühle. Das Gefühl ist so stark, da kann ich nichts sagen. Ich kann auch nicht sagen, was ich brauche oder mir wünsche. Wenn er mich liebt, muss er das doch spüren.«	nicht entwickelt**

	VDS38 RDR*	impulsiv	Beispiel für impulsives Erleben und Handeln	souverän
53	Fähigkeit zur Abgrenzung (den Anderen als Person mit eigenen Wünschen und Zielen (an-) erkennen und sich vor Übergriffen wirksam schützen können, streiten können)	nicht entwickelt	»Meine Freundin sagt, dass mein Partner mich übergeht oder übervorteilt, aber ich kann ihm das nicht sagen.« »Wenn ich es ihm sage, macht er trotzdem so weiter.«	entwickelt
54	Fähigkeit zum Umgang mit Beziehungen (als abgegrenztes Individuum einen Ausgleich zwischen eigenen und anderen Interessen herstellen können, z. B. durch Vereinbarungen und Regeln)	nicht entwickelt	»Ich nehme mir, was ich will. Er wird schon selbst für sich sorgen.« Oder: »Ich nehme mir nur das Nötigste, auch wenn ich viel mehr haben wollte. Das ist bei uns immer so, dass ich ihm alles lasse. Ich kann mit Regeln nichts anfangen. Das muss nach dem Gefühl gehen, das man gerade hat.«	nicht entwickelt**
55	Fähigkeit, sich aus einer zu Ende gegangenen Bindung lösen zu können	nicht entwickelt	»Ich kriege so große Angst vor dem Alleinsein, dass ich nicht von ihm weggehen kann.«	entwickelt
56	Fähigkeit zur Utilisierung von Ressourcen (Begabungen, Kenntnisse, Kreativität, soziales Umfeld)	nicht entwickelt	»Ich mache vieles gern, solange es mir Spaß macht. Dann wechsle ich zum nächsten. Auch wenn ich etwas sehr gut kann und Leute sagen, ich sei begabt, bleibe ich nicht dran.«	entwickelt
57	Fähigkeit zur Bewältigung krisenhafter Situationen (wirksame Bewältigungsstrategien, neue Bewältigungsstrategien erfinden können)	nicht entwickelt	»Wenn mit meinem Kind etwas geschieht und man noch nicht weiß, ob es wieder gut wird, bleibe ich panisch, verzweifelt, kopflos und finde keine Gedanken und Wege, die helfen könnten.«	entwickelt
58	Leidenskapazität (unvermeidbar Schmerzliches ertragen können, Unabänderliches akzeptieren können)	nicht entwickelt	»Ich halte Schmerz, Unglück, Trauer nicht lange aus. Ich gehe zugrunde, wenn etwas so Schlimmes nicht zu ändern ist.«	nicht entwickelt**

* VDS38 RDR Ressourcen- und Defizitrating Fähigkeiten und Umweltressourcen. In: *VDS Verhaltensdiagnosik und Therapieplanungsmappe Verhaltensdiagnostik VDS* (2. Auflage). CIP-Medien, 2013.

** erst auf der zwischenmenschlichen Stufe entwickelt

5.2 Therapie als Entwicklungsförderung: Vier Etappen

Den Entwicklungsschritt von einer auf die nächsthöhere Stufe gehen wir in vier Etappen: Zuerst muss bei der Entwicklungsarbeit die eventuell vorhandene übermäßige Hemmung aufgehoben werden, sodass impulsives Handeln wieder stattfinden kann. Als Zweites muss genügend Zeit gegeben werden, um die impulsiven Erlebens- und Verhaltensmuster etablieren und praktizieren zu können. Erst wenn diese automatisiert sind, kann davon ausgegangen werden, dass die impulsive Stufe gelebt wurde. Wenn dann ein weiterer Entwicklungsanreiz oder eine weitere Entwicklungsnotwendigkeit besteht, kann der oben beschriebene dritte Schritt erfolgen – die Behebung der Defizite der impulsiven Stufe.

Der vierte Schritt besteht in der Förderung der Entwicklung der Errungenschaften der souveränen Stufe

- durch dosierte Frustration der Bedürfnisse der alten Stufe,
- durch Förderung der Fähigkeiten der neuen Stufe und
- durch In-der-Nähe-Bleiben, sodass der Entwicklungsschritt keinen Beziehungsverlust impliziert.

Ein weiteres Hindernis einer zuverlässigen Entwicklungsdiagnostik ist die Tatsache, dass Menschen sich bezüglich ihrer Errungenschaften weiterentwickeln, ohne die Defizite der vorausgegangenen Stufe zu beheben. Sie haben auf früheren Stufen Defizite, die als Entwicklungssenken oder -löcher (Sulz & Theßen, 1999) betrachtet werden können.

Wer auf der souveränen Stufe ist, kann sowohl Defizite auf der einverleibenden als auch auf der impulsiven Stufe aufweisen. Was ist, wenn jemand z. B. auf der einverleibenden Stufe weder Errungenschaften noch Defizite hat, hingegen auf der impulsiven Stufe beides besteht? Dann ist er in seinem Erleben und Verhalten auf der

Entwicklungsaufgabe

In diesem Beispiel sind auf der einverleibenden Stufe weder Stärken noch Schwächen vorhanden. Auf der impulsiven Stufe gibt es Stärken, hingegen keine Schwächen. Und auf der souveränen Stufe bestehen Stärken und Schwächen.
Entwicklungsaufgabe ist:
a) die Errungenschaft der einverleibenden Stufe zu entwickeln (!),
b) auf der impulsiven Stufe verweilen bis ein Anreiz entsteht, souverän zu werden,
c) den Schritt zur souveränen Stufe zu gehen

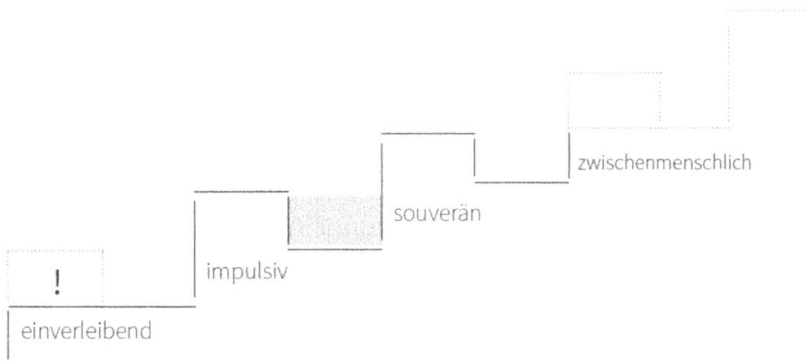

Abbildung 5.2.1: Auffüllen von Entwicklungslöchern

impulsiven Stufe. Er hat sich die Errungenschaften der einverleibenden Stufe nicht bewahren können. Ein weiteres Beispiel zeigt Abb. 5.2.1.

Doch damit nicht genug. Es gibt Menschen, die sich zwar nicht weiterentwickelt haben, die aber im Rahmen ihrer Überlebensstrategie die Errungenschaften der höheren Stufen durch operantes Konditionieren erlernen. So kann jemand auf der impulsiven Stufe im gehemmten Modus sein und hat sich die Fertigkeiten der institutionellen Stufe antrainiert, um mithilfe zwanghafter Ordnungs- und Regelungsversuche mit der Welt und den anderen Menschen zurecht zu kommen. Ein anderer ist auf der einverleibenden Stufe und hat sich die zwischenmenschlichen Fähigkeiten des freundlichen Eingehens auf die Wünsche des anderen durch Lernen am Erfolg erworben. Er kann auf diese Weise als dependente Persönlichkeit emotional in seiner wichtigen Beziehung überleben. Diagnostisch behelfen kann man sich dadurch, dass z. B. die gelernten Fähigkeiten der höheren Stufe zur Erreichung von homöostatischen Zielen der niedrigeren Stufe eingesetzt werden. Ein dependenter Mensch ist nicht wegen seines sozialen Bedürfnisses (Beziehungsaufbau) prosozial, sondern wegen seines egozentrischen Bedürfnisses nach emotionaler Versorgung (jemanden haben, um nicht allein zu sein). Er instrumentalisiert die Beziehung zur Befriedigung egozentrischer Bedürfnisse – ein Vorgang, der gerade beim dependenten Menschen nicht leicht als solcher zu erkennen ist. Aus der tiefenpsychologischen Perspektive läge der Unterschied darin, dass beim dependenten Menschen das prosoziale Verhalten lediglich Abwehrfunktion hat. Dagegen meint der Mensch, der wirklich auf der zwischenmenschlichen Stufe angekommen ist, mit seinem Verhalten wirklich die Beziehung. Die Erfassung der zentralen Bedürfnisse und der zentralen Ängste hilft, die homöostatischen Ziele zu benennen. Diese können den Entwicklungsstufen zugeordnet werden:

- *einverleibend:* braucht Willkommensein, Geborgenheit und fürchtet Vernichtung
- *impulsiv:* braucht Schutz, Zuverlässigkeit und fürchtet Trennung
- *souverän:* braucht Einfluss und Kontrolle, fürchtet Kontrollverlust
- *zwischenmenschlich:* braucht Liebe und fürchtet Liebesverlust
- *institutionell:* braucht Regeln und fürchtet Chaos und Aggression

Damit sind wir bei der Verknüpfung von Entwicklungs- und Persönlichkeitsdiagnostik angekommen. Sulz und Theßen (1999) korrelierten die VDS-Persönlichkeitsskalen (Sulz et al., 1998) mit den Entwicklungsskalen (Sulz, 1995, 2009a). Danach befinden sich schizoide Menschen auf der einverleibenden Stufe, emotional instabile und dependente zwischen der einverleibenden und der impulsiven Stufe, narzisstische, selbstunsichere und zwanghafte Menschen auf der impulsiven Stufe und passiv-aggressive und histrionische Personen zwischen der impulsiven und der souveränen Stufe.

Die defizitorientierte Betrachtung kann sich auf die ersten drei Stufen einverleibend, impulsiv und souverän beschränken. Fast alle wesentlichen klinischen Erscheinungen psychischer und psychosomatischer Störungen und ihre Störungsbedingungen liegen in diesem Bereich der Entwicklung. Störungsdiagnostik befasst sich also schwerpunktmäßig mit diesen drei Stufen.

Die ressourcenorientierte Analyse geht dagegen auf die späteren Stufen ein. Sowohl entwickelte als auch lediglich gelernte Fähigkeiten dieser Stufen helfen beim Aufbau funktionalen Erlebens und Handelns. Trotzdem muss eine ressourcenorientierte Therapie auch erst einmal bei den untersten Stufen beginnen: Aufbau der Fähigkeiten und Utilisierung der Ressourcen der einverleibenden Stufe als basale Intervention im Sinne eines Genusstrainings sind eine häufige Vorgehensweise nicht nur bei Depressionen. Auf der impulsiven Stufe werden die Lust und Freude am spielerischen und sportlichen Bewegen einerseits und die Fähigkeit, sich Gewünschtes selbst zu nehmen und Unerwünschtes wegzustoßen bzw. von diesem wegzugehen, aufgebaut.

Schrittfolge bei der Entwicklungsarbeit:

- Zuerst die gegenwärtige Stufe konsolidieren und
- dann erst zur nächsten weitergehen.

Konkret:
(Entwicklungsarbeit auf der untersten Stufe mit vorhandenen Defiziten bzw. fehlenden Stärken)

- Zuerst Stärken aufbauen und
- Defizite abbauen,
- erst danach folgt der Schritt zur nächsthöheren Stufe.

Es wird deutlich, dass Entwicklungsdiagnostik ein sehr komplexer Vorgang ist und nicht allein mit quantifizierender Messung durchgeführt werden kann. Andererseits ist erkennbar, dass Implikationen für die Therapie aus ihr hervorgehen, die zum Teil zu einer überraschenden Veränderung der Zieltaxonomie führen. So ist es nicht mehr so beliebig, in welcher Reihenfolge welche Ziele verfolgt werden. Und es gibt Ziele, die gestrichen werden müssen. Natürlich wird so mancher unüberwindliche therapeutische Widerstand durch die Entwicklungsperspektive verständlich.

Ein Mensch, der sich am Beginn der impulsiven Stufe befindet, kann nicht forciert zur Selbstständigkeit hin therapiert werden. Er braucht zuerst auf der impulsiven Stufe die Erfahrung von Zuverlässigkeit und die Erfahrung des Beherrschens der impulsiven Fähigkeiten. Eine Frau kann sich eventuell aus einer sehr unbefriedigenden Partnerschaft nur durch den frühen impulsiven Akt der Trennung befreien. Wäre sie auf der souveränen Stufe, stünde ihr als Alternative das gekonnte Umgehen mit dem Partner zur Verfügung, sodass sich dieser künftig befriedigend verhält. Eine Paartherapie, die letztere (reifere) Lösung anstrebt und den Entwicklungsstand der Frau nicht berücksichtigt, muss scheitern.

Die konkrete Entwicklungsarbeit vollzieht sich durch den bewussten Umgang mit Situationen, Personen und den eigenen Motiven, Emotionen, Kognitionen und Handlungen:

Entwicklungs-Situation: ...

A) Wahrnehmung:
   - Ich bin ...
   - Du bist ...

B) Kommunikation:
   - Ich brauche ...
   - Ich fürchte ...
   - Ich hasse ...
   - Ich wünsche mir von dir ...

C) Verhaltenssteuerung:
   - Ich werde nicht mehr ...

D) Interaktion:
   - Ich werde ab jetzt ...

E) Evaluation:
   - Mein Verhalten führte zu ...

Die Berücksichtigung und Differenzierung der Funktionsbereiche Wahrnehmung, Kommunikation, Verhaltenssteuerung und Interaktion gibt die Möglichkeit, die intra- und interpersonellen Aspekte gleichermaßen einzubeziehen. Ich nehme mich und den anderen wahr. Ich teile dem anderen mein Bedürfnis, meine Angst bzw. meinen Ärger mit. Ich steuere mein Verhalten im Sinne der Selbstregulation, indem ich meine bisherigen Handlungsimpulse hemme und das frühere Verhalten nicht mehr ausführe. Dazu muss ich den Automatismus der bisherigen Gewohnheit ins Bewusstsein heben und mich bei dem alten Verhalten möglichst gleich zu Beginn ertappen. Dann trete ich auf die neue Weise in Interaktion mit der anderen Person. Diesen Vorgang und sein Ergebnis, d.h. die Wirkung meines Verhaltens beachte und bewerte ich bewusst, erkenne den Erfolg des neuen Verhaltens und verstärke mich dafür. Was ist der Unterschied zum Selbstmanagement? Im situativen Ablauf besteht kein Unterschied, lediglich in der Therapiestrategie: wozu ich welche Intervention plane und durchführe und zuvor schon, welches Verhalten Zielverhalten wird und welche Intervention zum Einsatz kommt.

5.3 Praktisches Vorgehen bei den beiden Entwicklungsschritten – von impulsiv zu souverän und von souverän zu zwischenmenschlich

5.3.1 Entwicklung von der impulsiven zur souveränen Stufe (Mentalisierungsfähigkeit)

Dieses Vorgehen ist identisch mit dem Metakognitiven Training, sodass Textwiederholungen vorliegen. Während das Metakognitive Training das begrenzte Teilziel der verbesserten Reflexionsfähigkeit (Mentalisierungsfähigkeit) hat, wird hier das umfassendere Ziel der Weiterentwicklung des ganzen Menschen angestrebt.

Wir gehen in mehreren Schritten vor:

1. Analyse des bisherigen Vorgehens
2. Planung und praktisches Vorgehen: Verhalten und Ziel
3. Nachher: Metakognitive Reflexion

Zu 1: Analyse des bisherigen Verhaltens

A Vorgehen:

Die TherapeutIn *stellt acht Fragen* (ausgehend von einer frustrierenden Situation)

1. Beschreiben Sie, was in der Situation geschah!
2. Berichten Sie, was die andere Person sagte/machte!
3. Welche Bedeutung hat deren Verhalten für Sie?
4. Berichten Sie, was Sie in der Situation getan/gesagt haben!
5. Beschreiben Sie, wie die Situation ausging, wozu führte Ihr Verhalten?
6. Beschreiben Sie, welches Ergebnis Sie stattdessen gebraucht hätten?
7. Warum haben Sie das nicht bekommen?
8. Welches alternative Verhalten wäre aussichtsreich?

B Beachten Sie dabei:

1. Lassen Sie sich die Situation so beschreiben, dass Sie sie sich plastisch vorstellen können.
2. Durch Nachfragen verändert sich oft, was wirklich gesagt wurde.
3. Erst dann fragen Sie, was das mit der PatientIn machte und macht (was daran frustrierend war).
4. Die berichteten eigenen Verhaltensweisen der PatientIn zeigen, auf welche Weise sie nicht wirksam oder nicht situationsadäquat war.
5. Lassen Sie sich den Ablauf zu Ende erzählen, wie es wirklich ausging.
6. Und fragen Sie dann erst, welches Bedürfnis da war und was sie eigentlich stattdessen gebraucht hätte, sich gewünscht hätte.
7. Jetzt folgt die Frage, warum es wohl schiefging. Helfen Sie mit Ideen aus, wenn die PatientIn keine Ursache findet (sokratisches Fragen oder direkt Ihre Vermutung aussprechen).
8. Am schwierigsten ist es für die PatientIn, sich ein wirksames kompetentes Verhalten vorzustellen, denn dieses wird ja durch ihre Überlebensregel verboten.

Wir halten fest: S-R-K-Analyse

S: Die Situation war ...
R: Meine Reaktion war ...
K: Die Konsequenzen waren ...
Mit diesem Ergebnis bin ich *unzufrieden.*
Ich hätte *stattdessen* gebraucht: ...

Zu 2: Planung und praktisches Vorgehen: Verhalten und Ziel

Es handelte sich um obige Situation: ...

Vorher:

- ➢ Was will ich in dieser Situation erreichen (Ziel)?
- ➢ Ist dieses Ziel erreichbar (möglich in meiner Umwelt) bzw. realistisch (meinen Fähigkeiten entsprechend)?
- ➢ Wenn NEIN, bitte umformulieren: ...

- Welche (neue) Einschätzung der Situation hilft mir, mein Ziel zu erreichen?
- Welches neue Verhalten trägt dazu bei, dass ich mein Ziel erreiche?

Nachher: (Zielerreichung)

- Was habe ich mit meinem neuen Verhalten in dieser Situation wirklich erreicht?
- Vergleichen Sie: Haben Sie erreicht, was Sie wollten?

Zu 3: Nachher: Metakognitive Reflexion (Mentalisierung)

Es handelte sich um folgende Situation: …
Ich hatte mich für folgendes neue Verhalten entschieden: …
Ich erreichte dadurch mein Ziel: …

1. Wie trug meine richtige Einschätzung dazu bei, dass ich mein Ziel erreichte?
2. Wie trug mein neues Verhalten dazu bei, dass ich mein Ziel erreichte?
3. Was lerne ich aus dieser Erfahrung?
4. Wie kann das auf künftige Situationen übertragen werden?

5.3.2 Entwicklung von der souveränen zur zwischenmenschlichen Stufe (Empathie)

Hier gehen wir in folgenden Schritten vor:

1. Entwicklung von Empathiefähigkeit 1 – Wie die PatientIn über ihre Gefühle sprechen kann
2. Entwicklung von Empathiefähigkeit 2 – Fragen, was die Bezugsperson fühlt (wenn die PatientIn offensichtlich kein Verständnis für ihre Bezugsperson hat)

Zu 1: Entwicklung von Empathiefähigkeit 1 – Wie die PatientIn über ihre Gefühle sprechen kann

Die TherapeutIn achtet darauf, dass die PatientIn so mit dem Gegenüber spricht, *dass dieses ihre* Gefühle und Bedürfnisse und Beweggründe auch verstehen kann.

A Vorgehen:

1. PatientIn berichtet über eine emotional belastende Situation, z. B. Abwertung durch PartnerIn
2. TherapeutIn fragt nach dem Gefühl in der Situation, z. B. »verletzt«/»wütend«
3. TherapeutIn fragt, was zu diesem Gefühl führte *(Kontext der Emotion)*, z. B. »dass er es so kalt und arrogant gesagt hat, ohne mich anzuschauen«
4. TherapeutIn fasst zusammen, z. B. »Die arrogante Art seiner Abwertung hat Sie so verletzt.«
5. TherapeutIn fragt, welche Reaktion sie stattdessen gebraucht hätte, z. B. »Ich brauche von ihm, dass er mich wertschätzt.«
6. TherapeutIn fragt nach dem jetzigen *Gefühl*, wo sie es nicht bekommen hat, z. B. »Das macht mich sehr traurig und tut so weh.«
7. TherapeutIn äußert Verständnis für das Gefühl, z. B. »Ich kann gut *verstehen*, dass seine Abwertung Sie verletzt hat und Sie traurig sind, dass Sie keine Wertschätzung bekommen haben.«

B Beachten Sie bei der Übung bitte:

1. Laden Sie die PatientIn ein, sich während des Berichtens die emotional belastende Situation bildlich vorzustellen und sich in der Situation zu sehen.
2. Sie fragen konkret: »Was für ein *Gefühl* als Reaktion auf die Frustration ist da?«
3. Versuchen Sie herauszufinden, welcher Moment und welcher Aspekt dieses Gefühl ausgelöst hat.
4. Sprechen Sie dann den »kausalen« Zusammenhang aus: »Kontext X hat Emotion Y bei Ihnen ausgelöst« (reflektierte Affektivität).
5. Fragen Sie dann nach dem *Bedürfnis*, was sie gebraucht hätte, und lassen Sie sie spüren, wie sich das anfühlt, es nicht bekommen zu haben.
6. Fragen Sie nach diesem *Gefühl* als Reaktion auf das Fehlen des Ersehnten.
7. Zum Schluss bekunden Sie Ihre Empathie und Ihr Verstehen.

Zu 2: Entwicklung von Empathiefähigkeit 2 – Fragen, was die Bezugsperson fühlt …

Die TherapeutIn lenkt bei der gemeinsamen Betrachtung von Situationen die Aufmerksamkeit der PatientIn durch Fragen immer wieder darauf, was die Bezugsperson

- gefühlt,
- gedacht,
- gebraucht,
- gefürchtet haben könnte und
- inwiefern eigenes Verhalten darauf Einfluss nahm oder nehmen könnte.

Wenn die PatientIn offensichtlich kein Verständnis für ihre Bezugsperson hat.

A Vorgehen: Fragen, was die Bezugsperson fühlt ...
Situation: PatientIn erzählt: ...
z. B. »Ich habe meiner Frau gesagt, dass ich ab jetzt jeden Tag eine Stunde später nach Hause komme, weil ich ins Fitnesscenter gehe.«

TherapeutIn fragt, was die Bezugsperson *gefühlt* haben könnte.
PatientIn antwortet: ...
z. B. »Sie hat sich mit den Kindern im Stich gelassen gefühlt.«

TherapeutIn fragt, was die Bezugsperson *gedacht* haben könnte.
PatientIn antwortet: ...
z. B. »dass mir die Familie nicht mehr wichtig ist.«

TherapeutIn fragt, was die Bezugsperson *gebraucht* haben könnte.
PatientIn antwortet: ...
z. B. »dass ich berücksichtige, ob sie mich abends mal früher braucht.«

TherapeutIn fragt, was die Bezugsperson *gefürchtet* haben könnte.
PatientIn antwortet: ...
z. B. »dass der nächste Schritt die Trennung ist.«

B Beachten Sie: Fragen, was die Bezugsperson fühlt ...
Situation: Die PatientIn erzählt ihre Perspektive quasi verteidigend.
Die PatientIn ist mit ihren eigenen Gefühlen und Bedürfnissen so beschäftigt, dass sie keinen Sinn dafür hat, wie es der Bezugsperson dabei gegangen ist. Also stellen Sie diese Fragen. Unterbrechen Sie sie, wenn sie über anderes spricht.

Die TherapeutIn fragt, was die Bezugsperson *gefühlt* haben könnte.
(Die erste Antwort der PatientIn ist meist eine Fehlinterpretation, sodass Sie helfen müssen und ihr die eventuelle Bedeutung für den anderen nennen, z. B.: »Was würde sie fühlen, wenn für sie Ihre berechtigte Kritik zu plötzlich und heftig kam?«)

Die TherapeutIn fragt, was die Bezugsperson *gedacht* haben könnte.
(Auch bei den möglichen Gedanken des Gegenübers müssen Sie meist helfen und selbst einen möglichen Gedanken vorschlagen.)

Die TherapeutIn fragt, was die Bezugsperson *gebraucht* haben könnte.
(Obwohl das Bedürfnis der Bezugsperson meist naheliegend ist, merkt man, dass die PatientIn sich sträubt, sich das bewusst zu machen. Wieder müssen Sie eventuell einen Vorschlag machen.)

Die TherapeutIn fragt, was die Bezugsperson *gefürchtet* haben könnte.
(Sie fassen die Bedeutung der Situation für das Gegenüber zusammen und fragen, welche Furcht da wohl aufkommt.)

Fazit: Auf der zwischenmenschlichen Stufe angekommen – der zwischenmenschliche Selbstmodus

Das zwischenmenschliche Selbst

- *ist* Beziehung,
- *kann* empathisch und mitfühlend sein,
- *kann* die Perspektive des anderen einnehmen (kann auf sich selbst mit den Augen des anderen blicken und dabei erleben, was er sich vorstellt, was der andere über ihn denkt und fühlt, als Quelle für seine eigenen möglicherweise traurigen Gefühle),
- *kann* gut für den anderen und die Beziehung sorgen,
- *kann* eigene Interessen zurückstellen,
- *kann* tiefgehende und feste (beste) Freundschaft pflegen.
- *Meine Gefühle* werden dadurch bestimmt, wie gut es dir mit mir und mir mit unserer Beziehung geht.

In enger Verbindung mit den Entwicklungsstufen steht das Konzept des *Selbstmodus* (Sulz et al.,

2013). Es entspricht dem state of mind, wie ihn Mardi Horowitz (siehe Hartkamp, 2013) beschrieben hat, und auch dem Modus-Konzept der Schematherapie (Faßbinder & Schweiger, 2013) sowie dem Ego State (Fritzsche, 2013). Jede Entwicklungsstufe entspricht einem Selbstmodus, der wie ein Attraktor (Grawe, 1998) wirkt, sodass es schwer ist, ihn zu verlassen.

Auf jeder Entwicklungsstufe bin ich in einem neuen (primären) Entwicklungsmodus:

- Befinde ich mich in meiner Entwicklung auf der impulsiven Stufe, so bin ich im impulsiven *Entwicklungs-Modus.*
- Bin ich schon auf der souveränen Stufe, so bin ich im *souveränen Entwicklungs-Modus.*
- Und auf der zwischenmenschlichen Stufe bin ich im *zwischenmenschlichen Entwicklungs-Modus.*

Ein Entwicklungsmodus ist ein *primärer Selbstmodus*, der als solcher entstehen und bestehen kann, wenn es keine massiven Störungen der emotionalen Entwicklung des Kindes gibt.

Wir können ihn so kennzeichnen:

- Freier Zugang zu Bedürfnissen und Gefühlen
- *Nebeneinander* von schon *entwickeltem* Können und *noch nicht entwickelten Fähigkeiten*
- *Braucht* eine verfügbare fördernde und fordernde Umwelt (Bezugspersonen als *einbindende Kultur*) zum gefahrlosen Erproben neuer Fähigkeiten
- Das bedeutet konstante *Befriedigung zentraler Bedürfnisse* (Bindung, Selbstwert, Autonomie) und *Minimierung zentraler Ängste* (u. a. Trennung, Liebesverlust), die der Entwicklungsstufe entsprechen
- Aber auch *milde Frustration* von Wünschen, die der Entwicklungsstufe nicht mehr entsprechen oder deren Erfüllung den *Anreiz zur Weiterentwicklung* nehmen (Verwöhnen)

Ein *sekundärer Selbstmodus* ist dagegen

- ein *Überlebensmodus* – hilft emotional zu überleben;
- permanente *stereotype* Erlebens- und Verhaltenstendenz;
- wird zum *dysfunktionaler* Persönlichkeitsaspekt;
- hält sich streng an dysfunktionale *Überlebensregel*;
- lieber ein *Symptom* als die Ü-Regel verletzen.

Der *tertiäre Selbstmodus* entspricht dem reifsten Entwicklungsstand und ist in seinen Entscheidungen frei, hat Wahlmöglichkeiten, kann impulsiv (wütend, begeistert) oder souverän (klug berechnend, kompetent) oder zwischenmenschlich (empathisch) sein (Abb. 5.3.1).

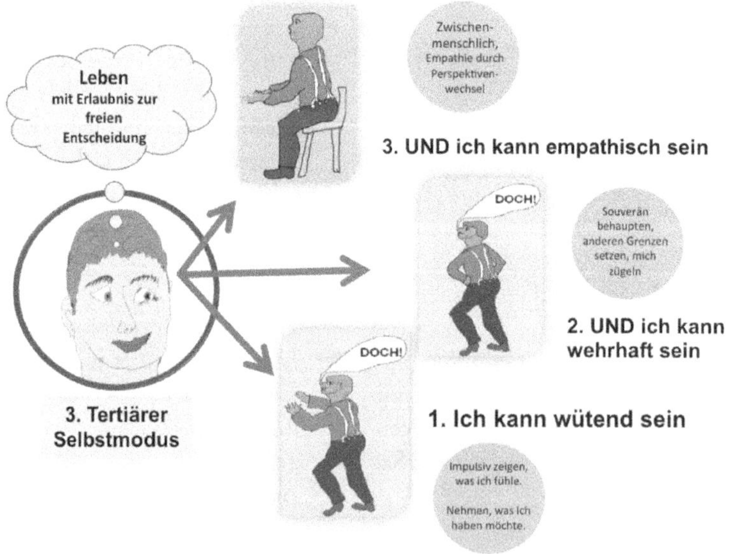

Abbildung 5.3.1: Der tertiäre Selbstmodus kann frei entscheiden.

Im Kapitel über Stuhlübungen und Selbstmodus wird das therapeutische Vorgehen beschrieben (siehe auch Sulz & Hoenes, 2014; Hoenes et al., 2014). Ausführliche Darstellungen des entwicklungspsychologischen Ansatzes finden sich bei Sulz (2010c, 2012b) und Sulz und Höfling (2010). Ergänzende Beschreibungen des Vorgehens finden Sie in Kapitel 4.1.2.3.18.

6
Gruppentherapie

6.1 Gruppentherapie – der Königsweg zum Erlernen kompetenten Sozialverhaltens

6.1.1 In medias res: Wie die Gruppe sich konstituiert

Zuerst wird die Gruppe ausführlich informiert. Das Behandlungskonzept und dessen theoretischer Hintergrund werden erläutert und mit ihr besprochen. Dann wird vereinbart, mit welcher der angebotenen Übungen begonnen wird. Die Gruppe weiß, worum es geht und wozu die Übung dienen soll. Anschließend wird das Ergebnis der Übung gemeinsam ausgewertet und der Transfer auf das reale Leben anvisiert.

Das klingt sehr nüchtern, sachlich oder gar technisch. Obwohl die Gruppe immer wieder mit Papier arbeitet (aber erst nach der tiefen emotionalen Erfahrung), ist das Gespräch absolut erlebnisorientiert. Damit es aber nicht bei einem berührenden Erleben bleibt, wird mit einem Arbeitsblatt nachgearbeitet. Erst dadurch nimmt die Gruppe eine bewusst bleibende Erfahrung mit, die ihr metakognitives Verständnis der durchlebten Beziehungsepisode deutlich vergrößert.

Schon vom ersten Moment der Begegnung von Gruppenmitgliedern und TherapeutIn an beginnt der Aufbau einer sicheren Bindung als unverzichtbare Basis der Psychotherapie. Erst wenn ausreichend Bindungs-Sicherheit hergestellt werden konnte, werden weitere Themen im Therapiedialog relevant. Während andere Therapieansätze sich auf ein gutes Gefühl der TherapeutIn verlassen und der Bindung dann keine Aufmerksamkeit mehr schenken, bleibt in der MVT die Qualität der Bindung stets im Fokus der Wahrnehmung der Interaktion.

Fehlende Feinfühligkeit und Empathie der Eltern führten zu ungeschicktem, unbedachtem Umgang schon mit dem Säugling und Kleinkind. Dessen Proteste wurden überhört oder zum Schweigen gebracht. Erst in der psychotherapeutischen Behandlung des Erwachsenen werden diese Fehler erschlossen und auf schmerzliche Weise wiedererlebt.

Der Ablauf wiederholt sich: Das Narrativ der Gegenwartsproblematik führt zu schmerzlichen Gefühlen. Dabei kommen deren Vorläufer in den Kindheitsbeziehungen zur Erinnerung und werden ebenfalls deutlich wahrgenommen. Erinnerungsbilder erzeugen ein imaginatives Szenario. Wer an einem Gruppenabend ein Einzelgespräch mit der TherapeutIn im Emotion-Tracking-Modus führt, kann erleben, wie er oder sie auch heute noch vergeblich versucht, zentrale

Gruppentherapie

- Gruppentherapie ist der Königsweg zum Erlernen kompetenten Sozialverhaltens (was schon mit der Selbstregulierung von Impulsen und Affekten beginnt).
- In der Gruppentherapie wird neben der Emotionswahrnehmung und –regulation auch die soziale Wahrnehmung geschult, sodass weniger falsche Interpretationen die Interaktionen und Beziehungen behindern.
- Dadurch wird die Theory of Mind der PatientInnen so elaboriert, dass soziale und emotionale Intelligenz zunehmen und daraus befriedigendere Transaktionen resultieren.
- Der immer mutiger und erfolgreicher werdende Einsatz für die eigenen Bedürfnisse führt zu Selbstwirksamkeitserfahrung und zugleich zum Abgleich mit den Interessen anderer.
- Die laufend implizit stattfindende Schulung von Empathie und Mitgefühl helfen der PatientIn, sich von der Affekt- und Denken-Stufe auf die Empathie-Stufe zu entwickeln.

Bedürfnisse zu befriedigen. Wie ihm bzw. ihr das einfach nicht gelingen mag.

Und dann kommt die Einladung, sich Eltern vorzustellen, die damals gebraucht worden wären. Diese Imagination führt zu einem höchst glücklichen Erleben, das Albert Pesso click of closure genannt hat. Durch diese Wende wird die Therapie ressourcenorientiert. Die PatientIn kann das erfahrene Glück in ihrem Gedächtnis bewahren und verändert damit automatisch ihre Erwartungen an künftige Begegnungen.

Das mentalisierungsfördernde Nacharbeiten ermöglicht zudem – als Transfer –, zwischenmenschliche Zusammenhänge so gut zu verstehen, dass ab jetzt Beziehungen anders gestaltet werden können. Voraussetzung ist weitgehende Selbstkenntnis, z. B.: »Was sind meine Grundbedürfnisse? Wie gehe ich bisher damit um? Gibt es eine verbietende und gebietende Überlebensregel, die es unmöglich macht, dass meine Bedürfnisse in meinen Beziehungen befriedigt werden? Was fühlen und brauchen andere?«

Der Entwicklungsaspekt war ja schon seit 1994 ein Charakteristikum der Strategischen Kurzzeittherapie SKT (Sulz, 1994) und später der Strategisch-Behavioralen Therapie SBT (Sulz & Hauke, 2009), den Vorläufern der Mentalisierungsfördernden Verhaltenstherapie.

> »Die Verhaltenstherapie erklärte Veränderungen durch Lernprozesse, die Psychoanalyse durch strukturelle Veränderungen und Übertragungsheilung. Die Systemiker versuchen, ein pathologisches System zu destabilisieren. Allein das Postulat von Carl Rogers' Psychotherapie käme in die Nähe unseres [...] Entwicklungsverständnisses. Andererseits gibt es kaum eine innovative Therapietheorie, die sich nicht auf den Entwicklungsansatz von Jean Piaget beruft. Das sind u. a. die Ansätze von Peter Fonagy, Leslie Greenberg und James McCullough. Der epistemologische Kern der Entwicklungstheorie von Jean Piaget ist eine allgemein anerkannte Theorie zur kognitiven Entwicklung des Menschen geworden, auch wenn einige inhaltliche Aussagen wissenschaftlich heute nicht mehr haltbar sind« (Sulz & Höfling, 2010, S. IX).

Insofern ist die MVT-Gruppe nach der Diagnostik ein Reigen von sieben Stationen, die zur Integration führen: sichere Bindung erfahren; Erlaubnis, so zu sein, wie es dem eigenen Wesen entspricht; nicht bewertend wahrnehmen zu lernen; seine Gefühle steuern können; sich und andere verstehen; hemmende Persönlichkeitszüge loslassen und selbstwirksam werden; Beziehungen dauerhaft gut pflegen können.

0. Therapiebeginn und Diagnostik
1. Bindungs-Sicherheit in der Therapiebeziehung
2. Von der Überlebensregel zur Erlaubnis gebenden Lebensregel
3. Achtsamkeit und Akzeptanz inklusive Stressbewältigungsstrategien
4. Emotion Tracking – der Fährte der Gefühle folgen
5. Mentalisierung – durch metakognitives Denken zur Selbstwirksamkeit
6. Entwicklung von der Affekt- auf die Denken-Stufe: gelingende Affektregulierung
7. Entwicklung von der Denken- auf die Empathie-Stufe – der Schritt vom egozentrischen zum empathischen Wesen

Gruppentherapie wird immer mehr zum vorherrschenden Setting in der Psychotherapie. Das liegt zum einen an dem extremen Mangel an Therapieplätzen und zum anderen an der großen Wirksamkeit von Gruppentherapien. Entscheidend ist wohl auch, dass die Facharztweiterbildung jetzt die Ausbildung in Gruppentherapie beinhaltet.

Es ist zwar weiterhin so, dass viele TherapeutInnen sich vor der Gruppenleitung scheuen, was als Ausdruck sozialer Angst und Versagensangst verstanden werden kann. Aber die Kassenärztlichen Vereinigungen haben den Verwaltungsaufwand inzwischen minimiert. Fast nie muss ein Bericht an den Gutachter geschrieben werden. Und der Formularkrieg hält sich in Grenzen.

Es gibt also keinen guten Grund mehr, der Gruppentherapie aus dem Weg zu gehen. Wer nicht selbst einen Gruppenraum hat, kann diesen stundenweise bei KollegInnen mieten, bei denen er sonst leer steht. Wer sich eine Gruppe mit acht TeilnehmerInnen noch nicht zutraut, kann mit sechs PatientInnen anfangen. Die passen in fast jedes Therapiezimmer.

Um Gruppentherapien mit der KV abrechnen

zu können, ist jedoch eine Gruppentherapie-Zusatzausbildung mit 48 Stunden Theorie, 120 Stunden eigener Gruppenbehandlungen unter 40 Stunden Supervision bei einer anerkannten Gruppentherapie-SupervisorIn erforderlich. Wer in einer Klinik arbeitet, kann die Gruppen im Rahmen seiner bezahlten Dienstaufgaben durchführen. Ambulant können sie über das Ausbildungsinstitut abgerechnet werden. Damit sollte so früh wie möglich angefangen werden.

Gruppenpsychologie ist kein Bestandteil der Verhaltenstheorie. Sie wegzulassen, macht aber blind für typische Gruppenphänomene. Folglich müssen wir sowohl Gruppenpsychologie und -theorie als Wissensgrundlage nehmen, also auch eine möglichst weite bzw. breite verhaltenstheoretische Störungs- und Therapietheorie, die zugleich kompatibel mit der Gruppenpsychologie ist. Dafür haben wir die affektiv-kognitive Entwicklungstheorie des Verhaltens (Sulz, 2017b) ausgewählt, die zugleich Grundlage des Gruppenkonzept der Emotions- und Mentalisierungsfördernden Verhaltenstherapie (EMVT-G) ist, die ohnehin vom Konzept her zugleich Gruppen- und Einzeltherapie ist. Wer mit EinzelpatientInnen arbeitet, erzielt sehr schöne Ergebnisse. Wer mit Gruppen arbeitet (und schnell merkt, dass das nicht schwer ist) gelangt mit der Gruppe und den einzelnen PatientInnen in noch tiefere emotionale Erfahrung, was sowohl den PatientInnen, der ganzen Gruppe als auch den TherapeutInnen große Erfüllung beschert. Einerseits ist die Gruppe ein emotionaler Resonanzkörper und andererseits können alle Dynamiken mit RollenspielerInnen zum Ausdruck gebracht werden, sodass eine Lösung nur noch wenige Interventionen braucht. Wer schon EMVT mit EinzelpatientInnen durchführt, hat nur noch einen kleinen nächsten Schritt zu gehen, durch den mit Rollenspielen Inszenierungen stattfinden, die sonst nur in der Fantasie eines einzelnen Menschen ablaufen. Das ist ein Schritt, der niemals bereut wird und den Beruf noch erfüllender macht.

Wir haben zwei Themen: Gruppentherapie und Mentalisierungfördernde Verhaltenstherapie (MVT). Letztere soll im Gruppensetting durchgeführt werden. Ist die bisherige Darstellung der MVT so einseitig an Einzeltherapien orientiert, dass es eine große Wende braucht, um sie in der Gruppe anwenden zu können?

Wer sich in Gruppentherapie einarbeiten will, wählt am besten ein abgerundetes ganzheitliches Gruppenkonzept, das in manualisierter Form vorliegt, z. B. das hier vorliegende MVT-G. Mit den Leitplanken des Manuals können dann die ersten Schritte begonnen werden. Deshalb ist ein langes Ausholen bezüglich der allgemeinen Eigenschaften der Gruppentherapie nicht nötig, sondern dieses verhindert sogar, dass man sich auf das Wesentliche konzentrieren kann. Die allgemeinen Gruppenthemen und -probleme können dann in der Supervision betrachtet und analysiert werden. Die LeserIn sei also eingeladen, Gruppentherapie anhand der MVT-G kennenzulernen.

6.1.2 Aspekte gruppentherapeutischen Arbeitens

Psychologisches Basiswissen über Gruppentherapie gehört zur Ausrüstung jeder GruppenleiterIn. Hier sei auf Marwitz (2016) und Sipos und Schweiger (2019) verwiesen. Klaus Vopel (1992) beschrieb alle wichtigen Aspekte gruppentherapeutischen Arbeitens. Diese gelten heute unverändert.

6.1.2.1 Lernziele

Der Lernprozess in der Gruppe ist eine Integration kognitiven und emotionalen Lernens und ist durch neun Teilprozesse gekennzeichnet:

1. Sensibilisierung der Wahrnehmungsfähigkeit
   - für eigenes Verhalten und
   - für das Verhalten der anderen
2. Vertiefung der Selbstverantwortlichkeit durch Erkennen,
   - dass ich Verhalten ändern kann, wenn ich will, und
   - andere nicht für meine Gefühle verantwortlich sind
3. Abbau von Verhaltensstereotypien und Verhaltensnormen,
   - indem diese bewusst gemacht werden,
   - durch sie vermiedene Gefühle wahrgenommen und

- ➢ verändert werden
4. Funktionaler Ausdruck von Gefühlen,
   - ➢ indem offener Gefühlsausdruck von der Gruppe belohnt wird,
   - ➢ gelernt wird, mit Gefühlen umzugehen
5. Eigene Motive bewusst machen, z. B. durch folgende Fragen:
   - ➢ Wozu verhalte ich mich wie bisher?
   - ➢ Welche Ziele hatte ich bisher?
   - ➢ Welche Werte und Normen bestimmten mein Verhalten?
6. Selbstakzeptanz durch Beantwortung folgender Fragen:
   - ➢ Wie weiche ich von meinem Selbst-Ideal ab?
   - ➢ Wie weiche ich von sozialen Konventionen und Erwartungen ab?
   - ➢ Wie akzeptiere ich mich trotzdem?
7. Akzeptanz der anderen, indem man
   - ➢ sich weniger für andere verantwortlich fühlt und
   - ➢ weniger andere bestimmen (und manipulieren) will
8. Interdependentes Verhalten durch
   - ➢ Bewusstmachen, dass eigene Entwicklung nur im Kontakt mit anderen möglich ist,
   - ➢ aktives Interesse für die anderen und deren Entwicklung
9. Interpersonale Offenheit durch Konfrontationsbereitschaft:
   - ➢ aufrichtig kommunizieren
   - ➢ vertrauensvolles Verhalten weniger verstecken
   - ➢ Meinungen und Wünsche direkt ausdrücken
   - ➢ Feedback geben und einholen

Das sind Lernziele, die in der Einzeltherapie kaum erreichbar sind. Was in der Gruppe erlebt wird, bleibt intensiver in Erinnerung als ein Einzelgespräch. Deshalb ist das Lernergebnis um ein Vielfaches größer.

6.1.2.2 Lernmechanismen

Oben genannte Ziele werden durch folgende Lernprozesse erreicht:

1. Wahrnehmung eigener Gefühle
2. Direkter Ausdruck von Gefühlen
3. Offenheit (nicht zu früh, Freiwilligkeit von Zeitpunkt und Ausmaß)
4. Feedback (besonders wichtig, wenn TeilnehmerInnen narzisstische Kränkbarkeit zeigen)
5. Erwerb eines kognitiven Bezugsrahmens:
   - ➢ Klar werden über Beziehungen zu anderen
   - ➢ Klar werden, wie sich Verhalten auf andere auswirkt
   - ➢ Klar werden, wie man in bestimmten Situationen reagiert
   - ➢ Unwirksam ist unfreiwillige Aufnahme kognitiver Informationen
   - ➢ Unwirksam ist Information ohne emotionale Erfahrung
6. Nähe:
   - ➢ Das Gefühl, zu einer Gemeinschaft zu gehören
   - ➢ Das Gefühl, in einer kohäsiven Gruppe aufgenommen und akzeptiert zu sein
7. Geben können: Die Erfahrung, anderen helfen zu können (eine zu aktive GruppenleiterIn verhindert diese Erfahrung)
8. Zuhören lernen: Während andere arbeiten, daraus für sich etwas lernen können
9. Entdeckung von Ähnlichkeiten:
   - ➢ Entdecken, dass es anderen Leuten ähnlich geht wie mir
   - ➢ Entdecken, dass sie ähnliche Schwierigkeiten haben
   - ➢ Entdecken, dass sie ähnliche Gedanken und Gefühle haben (besonders am Anfang der Gruppe wichtig)
10. Selbstgewählte Aktivität:
    - ➢ Verhindern, dass eine TeilnehmerIn unfreiwillig längere Zeit im Brennpunkt des Gruppeninteresses steht
    - ➢ Dafür sorgen, dass man Zeitpunkt, Art und Ausmaß eigener Aktivität selbst wählen kann
11. Modell-Lernen: GruppenleiterIn und andere TeilnehmerInnen sind Modell für neue Sicht- und Verhaltensweisen
12. Experimentieren mit neuen Verhaltensweisen: Anregungen aufnehmen, um bewusst zunächst im Rollenspiel in der Gruppe und dann in der eigenen Therapie mit neuen Verhaltensweisen zu experimentieren

13. Optimismus entwickeln
14. Ein Gefühl dafür entwickeln, dass ich mein TherapeutInnenverhalten verändern kann
15. Ein Gefühl dafür entwickeln, dass andere mich dabei unterstützen können

Die GruppenleiterIn hat Kenntnisse der Gruppenpsychologie und Erfahrung in der Gruppenarbeit. Dies ermöglicht es ihr, diese Lernprozesse in Gang zu bringen. Meistens geht es nur darum, diese Lernprozesse nicht zu hindern, da es natürliche Prozesse in einer Gruppe sind, die auch ohne Zutun der GruppenleiterIn vonstatten gehen.

6.1.2.3 Bedingungen und Lernchancen

Die Lernchancen hängen von drei wichtige Lernbedingungen ab:

a) Gruppennormen
b) Gruppenklima
c) Status der TeilnehmerIn in der Gruppe

Gruppennormen sind die gemeinsame Vorstellung der TeilnehmerInnen für passendes und angemessenes Verhalten in einem konkreten sozialen System. Normen und das dazu passende Sanktionierungssystem garantieren eine gewisse Stabilität und Voraussagbarkeit für das soziale Leben.

TeilnehmerInnen mit hohem Status wird mehr Freiheit zugestanden, sie können eher auf die Veränderung von Normen Einfluss nehmen. Normen können nur installiert werden, sofern sie den mitgebrachten Normerwartungen der TeilnehmerInnen nicht zu sehr zuwiderlaufen, deshalb müssen diese transparent gemacht werden. Inhaltlich geht das zum Teil in die definierten Gruppenregeln über (siehe dort).

Das *Gruppenklima* sollte frei von Bedrohungen und Ungewissheit sein. Gegenseitige Offenheit und Unterstützung sollten die Beziehungen charakterisieren. Zugleich ist hilfreich, wenn die anderen wehrhaft und nicht zu sensibel sind, da sonst eigene Impulse ständig unterdrückt werden müssen.

Der *Status der TeilnehmerIn* in der Gruppe ist nach William C. Schutz (1977) definiert durch den Grad der

- Zugehörigkeit zur Gruppe,
- Einflussnahme auf die Gruppe (Macht),
- Wertschätzung und Zuneigung durch die Gruppe.

Die Bedeutung dieser drei Statuskriterien nimmt in der genannten Reihenfolge ab. Dies sind zugleich die drei Grundbedürfnisse jeder TeilnehmerIn. Zunächst muss Zugehörigkeit erfüllt sein, erst dann wird Einflussnahme wichtig, und erst wenn diese geklärt ist, steht Wertschätzung im Vordergrund.

6.1.2.4 Feedbackregeln

Das Feedback der GruppenteilnehmerInnen ist einer der wichtigsten Aspekte des sozialen Lernprozesses. Ihr Feedback kann durch die GruppenleiterIn nicht ersetzt werden. Um dieses Lernen zu optimieren, sind Regeln für das Geben und Annehmen von Feedback hilfreich:

- Feedback geben
  1. Beziehe dich auf konkretes Verhalten in der konkreten Situation!
  2. Unterwirf deine Beobachtung der Nachprüfung durch andere!
  3. Gib deine Information auf eine Weise, die wirklich hilft!
  4. Gib sie so bald als möglich!
  5. Vermeide moralische Bewertungen und Interpretationen!
  6. Biete deine Information an, zwinge sie nicht auf!
  7. Sei offen und ehrlich!
  8. Gib zu, dass du dich möglicherweise irrst!
- Feedback erhalten
  9. Nicht argumentieren und verteidigen!
  10. Nur zuhören, nachfragen und klären!
  11. Bedanken für das Feedback, auch wenn es unangenehm war!

In der Verhaltenstherapie ist es zudem üblich, zuerst das Positive, Gekonnte zurückzumelden, dann erst den Mangel. Der Mangel wird zudem so formuliert, dass nicht das Negative, das nicht Gekonnte etikettiert wird, sondern die Kritik gleich als Änderungsvorschlag formuliert wird. Statt zu sagen: »Du hast mit einer so leisen, piepsigen Stimme gesprochen, dass Dich entweder kein Mensch hört oder niemand ernst nimmt«, wird gesagt: »Beim nächsten Mal könntest du darauf achten, dass du lauter und mit festerer Stimme sprichst.«

6.1.2.5 Gruppenregeln

1. Jede TeilnehmerIn gehört zur Gruppe, egal was vorübergehend abläuft (gegen Gruppenspaltung und Cliquenbildung, Außenseiterexklusion).
2. Nur ich kann wissen, was ich fühle und denke. Keiner kann sagen, dass ich falsch fühle oder denke.
3. Kontakt kommt vor Konsensus und Kooperation (zuerst müssen die einfachsten Kommunikationsprozesse funktionieren, dann sind erst die komplizierteren dran).
4. Ich versuche, so aufrichtig wie möglich zu kommunizieren (positive und negative Gefühle auszusprechen, ungewöhnliche Gedanken und Ideen auszusprechen).
5. Ich versuche, so realistisch wie möglich zu sein (statt Wunschdenken).
6. Was ich hier höre und sage, ist vertraulich (außerhalb der Gruppe keine Namen nennen, nicht über Verhaltensweisen und Probleme der anderen Gruppenmitglieder sprechen).
7. Ich spreche nicht über andere Gruppenmitglieder, sondern spreche sie direkt an – außer in der Runde des Teilens nach einer Emotion-Tracking-Einzelarbeit, damit die Einzelarbeit in Ruhe ausklingen und nachwirken kann.
8. Ich versuche, möglichst gegenwärtig zu sein, im Hier und Jetzt (statt in Vergangenheit und Zukunft).
9. Ich spreche per *ich* statt *man* oder wir.
10. Ich vermeide Generalisierungen.
11. Ich frage nicht nach dem Warum, sondern nach dem Was, Wie und Wann.
12. Ich bringe Seitengespräche in die Gruppe zurück.
13. Ich kann jederzeit NEIN sagen.
14. Meine Störungen haben Vorrang. Ich sage, wenn ich innerlich nicht bei der Gruppe bin.
15. Ich bin verantwortlich für meine Worte. Ich sage nichts, was andere verletzen oder abwerten kann.

Diese Regeln geben einen Rahmen vor, der sehr günstige Lernbedingungen für die Gruppe schafft. Sie sind Orientierung und keine ehernen Gesetze. So kann eine TeilnehmerIn, die gerade eine sehr bewegende emotionale Arbeit hinter sich hat, eine Stunde lang bei sich bleiben, ohne im Gruppenprozess mitwirken zu müssen. Auch kann eine TeilnehmerIn die Besprechung eines sehr wichtigen Themas nicht verhindern, indem sie angibt, dass sie das Thema so anödet, dass sie nicht zuhören kann. Sie kann und soll das zwar aussprechen, aber die Gruppe kann entscheiden, ihr dies zuzumuten und trotzdem weiterzuarbeiten.

6.2 Gruppen-Entwicklung

6.2.1 Ein Stufenmodell der Gruppenentwicklung

Die Gruppenentwicklung kann analog zu den von Kegan beschriebenen Entwicklungsstufen erfolgen (Sulz, 2011, nach Kegan, 1986):

- Aufnehmendes Stadium (Orientierung, Zugehörigkeit)
- Impulsives Stadium (Bedürfnisbefriedigung)
- Souveränes Stadium (Einfluss, Macht)
- Zwischenmenschliches Stadium (Kohäsion)
- Institutionelles Stadium (Regeln)
- Überindividuelles Stadium (Integration)

Es soll zunächst beschrieben werden, um dann zu reflektieren, wie sein Stellenwert im Rahmen der Interaktionellen Fallarbeit zu sehen ist.

Stadium der Aufnahme und Orientierung

Orientierung: Der Einzelne geht in die Gruppe hinein, die damit zu existieren beginnt. Jeder andere ist ihm noch fremd, er hat noch kein Gefühl für die Gruppe und fühlt sich noch nicht als Mitglied. Er hofft, willkommen zu sein, dazuzugehören. Alles, was er gelernt hat, was helfen könnte, willkommen zu sein und die Unsicherheit abzubauen, macht er so vorsichtig, dass er es jederzeit wieder zurücknehmen kann. Es ist eigentlich noch kein zielgerichtetes Handeln. Vielmehr dient Handeln der Wahrnehmung. Es ist ein buchstäbliches Ausstrecken der Fühler: Kontakt durch Wahrnehmung, Sehen, Hören. Obgleich körperliche Berührung kaum vorkommt, ist es ein Abtasten der anderen, ein Riechen und Schmecken – allerdings mit Augen und Ohren. Im günstigen Falle lässt die Alarmiertheit nach, er fühlt sich nicht gefährdet: »Ich kann da sein, und die anderen können da sein.«

Aufnahme: Hat die Perzeption ergeben, dass keine Wachsamkeit, kein Misstrauen nötig ist, kann in den aufnehmenden Modus eingetreten werden. Der Einzelne verleibt sich nun die Gruppe ein und lässt sich von der Gruppe einverleiben, indem er seinem Bedürfnis nach Willkommensein und nach Dazugehörigkeit folgt. Er will unter den anderen sein, sich nicht unterscheiden von den anderen, drinnen sein, umgeben von den anderen sein. Die Gruppe füllt sich mit Mitgliedern wie ein Bauch mit Essen oder wie ein Sack mit Äpfeln. Es hat sich noch keine Differenzierung der Einzelnen und noch keine Strukturierung von Teilen der Gruppe gebildet. Sie ist noch eine Menge von Einzelteilen, deren Grenzen eher verwischen, sodass Individualität verschwindet. Es erfolgt ein Zusammenfügen, Zusammenpassen, Einfügen, indem eigene Konturen, das eigene Profil aufgegeben wird.

Bedrohung und Angst sind Vernichtung. Die Gruppe kann auseinanderbrechen, dann ist sie nicht mehr existent. Wut ist Vernichtung. Wen die Wut trifft, dem droht Vernichtung. Oder Vernichtungswut zerstört die Gruppe.

Es können nur *Aufgaben* bewältigt werden, die Einzelarbeit sind und noch keine Gruppenkooperation benötigen.

Dieses Stadium kann *gestört* sein durch schizoide Vereinzelung der Mitglieder oder durch die gefräßige Einverleibung der Gruppe durch Einzelne oder durch die gefräßige Einverleibung Einzelner durch die Gruppe. Oder durch gefräßiges Konsumieren von von außen kommender Versorgung. Oder durch anorektisches Verweigern der Einverleibung und des Einverleibt-Werdens.

Stadium der Impulse

Geborgenheit, Wärme, Schutz, Sicherheit, Zuverlässigkeit soll die Gruppe geben und geben sich die Mitglieder wie eine Herde Schafe durch ihr Nahesein. Sie haben Angst vor Trennung von der Gruppe. Die Gruppe bietet ihnen eine Spielwiese zur Befriedigung dieser Bedürfnisse, ist Hüter, Schäfer, ohne selbst Ansprüche an die Einzelnen zu haben, ohne Pflichten aufzuerlegen. Der Einzelne kann sich nun in der Gruppe bewegen, kann sich etwas nehmen und holen, kann zu jemandem in der Gruppe gehen, kann unter den Fittichen der Gruppe ganz seine Empfindungen und Impulse leben. Da ist Lachen, Fröhlichsein, Unbekümmert-Sein möglich. Die Gruppe ist zur Bedürfnisbefriedigung da. Ihre Verfügbarkeit und ihre gewährende Haltung werden vorausgesetzt. Die TeilnehmerInnen fühlen sich in der Gruppe wohl, sicher und geborgen. Die Individualität der Einzelnen ist noch nicht erwacht. Sie haben auch noch keinen Gruppensinn, sie identifizieren sich noch nicht mit der Gruppe. Sie sind in der Gruppe, und die Gruppe ist für sie da.

Ihre Angst ist Trennung. Wenn sie wütend sind, wollen sie sich von der Gruppe trennen. Die Gruppe fürchtet, dass sich Mitglieder von ihr trennen. Gruppenwut ist Trennung vom Einzelnen.

Jeder kann eine Aufgabe erhalten, Kooperation ist noch nicht entwickelt.

Störungen können durch den drohenden Verlust eines Mitglieds oder durch die Tendenz, sich aggressiv von einem Mitglied zu trennen, entstehen.

Stadium der Souveräne, der Differenzierung und der Machtkämpfe

Das Verschiedensein, das Verschiedener-Meinung-Sein, das Verschiedene-Bedürfnisse-Haben macht es schwer, seine eigenen Interessen durchzusetzen. Es muss darum gekämpft werden. Wurde die Erfahrung gemacht, dass gefahrlos Impulse in der Gruppe gelebt werden können, so entsteht das Verlangen, dies noch weitergehender zum eigenen Vorteil zu tun. Die anderen werden jetzt entdeckt – als KonkurrentInnen, die ihren Vorteil suchen. Also muss deren Verhalten kontrolliert werden, das eigene Verhalten darf nicht mehr momentanen Gelüsten folgen, sondern muss in den Dienst einer Strategie gestellt werden. Ich nehme Einfluss, ich manipuliere, ich erringe Macht. Ich erobere mir in der Gruppe eine Position. Ich sichere mir meine Domäne in der Gruppe. Da allein weniger Macht möglich ist, tut man sich zusammen. Gleiche und Gleichgesinnte bilden Cliquen, um ihre gemeinsamen Interessen in der Gruppe besser durchsetzen zu können. Nicht so Mächtige wählen einen Mächtigen zu ihrem Führer und partizipieren an seiner Stärke. Dafür ordnen sie sich ihm unter. Andersdenkende werden bekämpft. Unbeeinflussbare sind bedrohlich und müssen ebenfalls bekämpft werden. Dieser Prozess der Gruppenstrukturierung endet damit, dass die Gruppe ihren Souverän als Führer findet und akzeptiert. Er muss so stark sein, dass eine Identifizierung mit ihm attraktiv ist. Die Identifikation mit dem souveränen Führer beendet das narzisstische Ungleichgewicht, das dadurch entstanden ist, dass die eigene Position nicht so machtvoll ist. Ich erlebe mich als Gruppenmitglied nicht als ohnmächtig, sondern als Bestandteil der machtvoll geführten Gruppe.

Zentrales Bedürfnis ist das nach Macht, Einfluss und Kontrolle. Zentrale Bedrohung ist Kontrollverlust. Wut ist explosiv oder sadistisch-bemächtigend.

Aufgaben können von homogenen Teilgruppen in Arbeitsteilung übernommen werden, sofern sie nicht durch Konkurrenz blockiert sind.

Störungen entstehen durch endlose Machtkämpfe, solange keine definitive Führungsstruktur entstanden ist. Erst wenn jeder in der Gruppe seinen festen Platz hat und keine Chance mehr besteht, seine Position kurzfristig zu verbessern, lassen diese nach. Manche Mitglieder kennen nur zwei Überlebensmöglichkeiten – als Führer oder als Außenseiter. Sie können sich nicht in die Gruppe als einfaches Mitglied integrieren. Gelingt es ihnen nicht, die Macht zu erringen, bleiben sie draußen. Denn Integration wäre Selbstverlust und Kapitulation des Selbst. Sie warten lieber draußen auf ihre Chance, die Macht im passenden Moment zu übernehmen. Ihr Außenseitertum ist zugleich eine Opposition gegen die momentanen Führer. Sie fügen sich nicht deren Regime, und damit sind diese weniger mächtig.

Zwischenmenschliches Stadium (Kohäsion)

Sind die Machtstrukturen lange genug fest, so entsteht das Verlangen, seine Zugehörigkeitsbedürfnisse durch die Gruppe zu befriedigen. Selbstinteressen treten in den Hintergrund. Die Gruppe wird zu einem sozialen Organismus, der geliebt wird und dessen Liebe gebraucht wird. Die Identität wird zur Gruppenidentität. Ich bin Gruppenmitglied. Ich spüre nicht Selbstbedürfnisse, sondern ich spüre und befriedige die Bedürfnisse der Gruppe. Harmonie und Zuneigung sind die zentralen Bedürfnisse. Angst besteht vor Ablehnung und Verlust der Zuneigung. Wut wird durch Entzug der Zuneigung, durch Ablehnung ausgedrückt.

Aufgaben können der gesamten Gruppe übergeben werden. Konflikte innerhalb der Gruppe werden minimiert – durch Zurückstellung von Selbstinteressen.

Institutionelles Stadium

Die an die Gruppe gerichteten Bedürfnisse werden wesentlich geringer. Die Gruppe bleibt wichtig als Kosmos und Lebens- bzw. Arbeitsraum, die Identität bleibt die eines Gruppenmitglieds. Doch wird nun auf die Verfolgung von Selbstinteressen nicht mehr verzichtet. Das Prinzip der Fairness und Normen im Umgang regeln den Abgleich der Interessen und auch der Pflichten des Einzelnen. Das reibungslose Funktionieren der Gruppe ist wichtig. Von allen einzuhaltende Gesetzmäßigkeiten garantieren dieses Funktionieren. Reibungsflächen sind deshalb genauso gering wie im vorausgehenden Stadium. Der Einzelne denkt mit, um die Normen zu überwachen und um Konflikte durch neue Regeln und Normen zu beenden. Der Umgang ist sachlich, wenig emotional. Wohlwollen erhält derjenige, der offensichtlich das Funktionieren der Gruppe unterstützt. Die Gruppe ist auf Dauerfunktion angelegt, es kann lange so gehen. Das zentrale Bedürfnis ist das nach Anerkennung und Wertschätzung. Zentrale Bedrohung ist die Zerstörung dieser Ordnung, ist Chaos bzw. bei Angriffen die Gegenaggression. Zentrale Wut ist Gegenaggression.

Aufgabenorientierung ist in diesem Stadium sehr groß, die Gruppenleistung ist sehr groß, wenn es um Produktivität geht, um Leistungen, die dann am besten sind, wenn genaue, reibungslose Aufgabenverteilungen gefragt sind.

Störungen können sein: Einzelne identifizieren sich wenig mit der Gruppe und es muss zunehmender Gruppenzwang ausgeübt werden, d. h. strengere Normen, höhere Strafen bei Normverletzung. Dies kann so weit gehen, dass eine quasi polizeistaatliche Diktatur entsteht mit Untergrundkämpfern und einer Untergrundorganisation, die ihre ganze Energie darauf richtet, die Führungsriege zu entmachten. Dies kann bei weiterhin konstruktiver Arbeit im Aushebeln der Macht der Mächtigen bestehen oder im Boykott der Gruppenleistung.

Stadium der Überindividualität (Integration, Balance Individuum – Gruppe)

Dieses Gruppenstadium kann nur eintreten, wenn die Einzelnen selbst eine persönliche Reife erreicht haben, die dies zulässt. Andernfalls endet das institutionelle Stadium mit einem Aufstand, mit Revolution und Zerstörung der Gruppe. Es sei denn, das vorige Stadium wird eingefroren.

Die Gruppe wird jetzt neu definiert. Sie ist nicht mehr allein identitätsstiftend. Es gibt keine starren normativen und keine zähen emotionalen Bindungen mehr zwischen Gruppe und Einzelnem. Dem Einzelnen wird Selbstverantwortung gelassen, in Bezug auf die Gruppe Freiwilligkeit mit erheblichen Freiheitsgraden. Er kann seine eigene Balance zwischen Selbst und Gruppe einstellen. Dies ist aber kein Schritt in den Individualismus, keine forcierte Abgrenzung gegenüber der Gruppe. Es wird keine Energie aufgewandt, um sich von den anderen und von der Gruppe abzugrenzen. Vielmehr geschieht dies einfach. Es ist eine Lösung im doppelten Sinne des Wortes. Mit den erhöhten Freiheitsgraden ist das kohäsive Moment der innere Wert geworden. Gruppe ist keine Existenzvoraussetzung, kein Hort des sicheren Überlebens, keine Gelegenheit, um sich zu profilieren und Macht zu gewinnen, kein emotionales Bedürfnis, kein quasistaatliches Gebilde mit normativen Fesseln mehr. Sie ist ein *Wert* geworden. Der Einzelne besitzt innere Autarkie und Autonomie, ist auf diese eine Gruppe nicht mehr angewiesen, aber sie ist wertvoll für ihn im Sinne einer individuellen Wertorientierung. Diese Wertorientierung ist das, was den Schritt vom Individuellen zum Überindividuellen ausmacht. Ohne innere Not und ohne äußere Zwänge bleibt die Gruppe erhalten. Sie dient nicht mehr zur Entängstigung und auch nicht mehr zur Befriedigung und ebenso wenig zur Entsorgung aggressiver Energie. Sie ist nicht auf Ewigkeit angelegt, sondern mit der Freiheit zur Veränderung und auch zur Beendigung versehen. Damit ist die Gruppenstruktur nicht festgelegt. Sie ist einem Fließgleichgewicht unterworfen. Die Rollen verändern sich zwar nicht zwangsläufig, aber wenn sie sich nicht verändern, so wäre dies ein Zeichen dafür, dass die Gruppe sich nicht bis zu diesem Stadium entwickelt hat. Die Gruppenaktivität wird getragen durch eine gemeinsame

Vision. Diese Vision ist der Motor, der Aufgabenorientierung hervorbringt.

Zentrale Bedürfnisse und Ängste treten in den Hintergrund. Stattdessen ist die Wertorientierung leitend. Eigene Motive und Motive der Gruppe werden ausbalanciert, von jedem anders. So ergibt sich eine Gruppe, die stark durch die Persönlichkeiten der Einzelnen geprägt ist.

Arbeitsorientierung ist durch Werte garantiert. Es kann Zeit kosten, diese Werte und Ziele abzugleichen, insofern ist die Gruppe nicht rasch schlagkräftig einsetzbar wie eine gut trainierte Polizeitruppe. Verhandlungen und Vereinbarungen führen zu Konsens und Kooperation. Ohne diese Kommunikation geschieht keine Gruppenleistung.

Insgesamt erfolgt eine Integration von Gruppen- und Individuumsanliegen, ein Ausbalancieren von Gruppen- und Individuumsbedürfnissen, ein Verfolgen sowohl von individuellen als auch von Gruppenzielen. Gruppe und Individuum profitieren gleichermaßen vom Gruppenprozess.

Störungen können dadurch eintreten, dass nicht mehr genügend gemeinsame Werte bestehen und die Gruppe sich schließlich auflöst. Oder Wertverletzungen machen so viel Aggression, dass die Gruppe auf das institutionelle Niveau regrediert. Oder die äußeren Umstände verlangen einen anderen Funktionsmodus, um als Gruppe weiter bestehen zu können. Ein bedrohlicher Ausnahmezustand kann eine strikt hierarchische Führung erfordern, sodass die Gruppe den institutionellen Modus annehmen muss oder sogar den der souveränen Führung.

6.2.2 Die GruppenleiterIn

6.2.2.1 Aufgabe der GruppenleiterIn

Die GruppenleiterIn hat die Aufgabe, den TeilnehmerInnen zu helfen,

- eigenes und fremdes Verhalten bewusst wahrzunehmen
- eigenes und fremdes Verhalten besser zu verstehen
- sich vollständiger, klarer und vielseitiger auszudrücken
- besseren Kontakt zu den eigenen Gefühlen zu gewinnen
- sich zugehörig und angenommen zu fühlen
- die soziale Struktur der Gruppe zu analysieren
- konstruktiv an der Gruppenaufgabe zu arbeiten
- Gruppenentwicklung und Gruppenprozesse zu verstehen
- konstruktiv auf Störungen zu reagieren
- neue alternative Erlebens- und Verhaltensweisen auszuprobieren

Dies sind Verhaltensweisen der GruppenleiterIn, die maximale Unterstützung für das Gruppenmitglied bedeuten. Diese Kriterien lassen sich allerdings nicht auf jeden interaktiven Prozess im Gruppengespräch verallgemeinern.

6.2.2.2 Funktionen der GruppenleiterIn

Es gibt vier zentrale Funktionen:

1. Emotionale Stimulation
2. Ausdruck persönlicher Wertschätzung
3. Anbieten von Erklärungen
4. Strukturierung des Gruppenprozesses

Zu 1: Emotionale Stimulation

Die GruppenleiterIn

- äußert eigene Gefühle und Ansichten
- konfrontiert die TeilnehmerInnen und fordert sie heraus
- lenkt die Aufmerksamkeit der Gruppe auf sich

Persönliches Charisma und Ausstrahlung der GruppenleiterIn können die TeilnehmerInnen motivieren, sich selbst mehr zu exponieren. Ein Zuviel kann zum Ignorieren des Gruppenpotenzials führen.

Zu 2: Ausdruck persönlicher Wertschätzung

Die GruppenleiterIn

- tritt für die TeilnehmerInnen ein und schützt sie
- äußert freundschaftliche Gefühle

- zeigt Gesten von Zuneigung, Unterstützung, Anerkennung und Ermutigung
- akzeptiert die Teilnehmerinnen
- hat wirkliches Interesse an den TeilnehmerInnen

Wenn diese Botschaften nur gespielt sind, bewirken sie schnell das Gegenteil.

Zu 3: Anbieten von Erklärungen
Die GruppenleiterIn erklärt Konzepte und funktionale Zusammenhänge
a) zum individuellen Verständnis
b) zur Interaktion im Gruppenprozess

Am besten bezieht sie beide Aspekte aufeinander. Zu viel davon tötet die Interaktion und die Initiative der TeilnehmerInnen.

Zu 4: Strukturierung des Gruppenprozesses
Die GruppenleiterIn
- setzt Grenzen
- definiert Spielregeln oder schlägt sie vor
- setzt Normen zu Zielen, Arbeitsstil, Reihenfolge verschiedener Aktivitäten, Entscheidungen

Zu viel davon lässt die LeiterIn wie eine RegisseurIn wirken.

6.2.2.3 Eigenschaften der effektiven GruppenleiterIn

Vopel (1992, S. 84) nennt 13 notwendige Eigenschaften der GruppenleiterIn:

1. Engagement und Interesse: Sie kümmert sich um jede TeilnehmerIn, ist für jeden da, ist nicht parteiisch. Die Statusniedrige ist ihr ebenso wichtig wie die Statushöhere.
2. Sensitivität: Sie ist bereit, den Standpunkt der TeilnehmerIn vorübergehend einzunehmen, sie zu verstehen, ohne sie verändern zu wollen.
3. Kontakt zum Gruppenprozess: Sie kann die anfangs noch fehlende Kohäsion der Gruppe zulassen. Sie kann später den Ausdruck feindlicher Reaktionen zulassen. Sie kann das momentane emotionale Klima spüren. Sie kann Gefühle aussprechen lassen.
4. Optimismus: Sie ist überwiegend optimistisch eingestellt, sieht den Menschen grundsätzlich positiv. Sie geht vom großen Potenzial der TeilnehmerIn und ihrer latenten Kompetenz aus, sieht sich als Hebamme, die das unentdeckte Potenzial der TeilnehmerIn mobilisiert.
5. Permissivität: Sie vermeidet autoritäres, übermäßig direktives Verhalten.
6. Kunst und Technik:
   a) Einfühlungsvermögen, Sensitivität, Intuition, Charisma;
   b) theoretische Fundierung durch die Gruppenpsychologie und Kommunikationsforschung
7. Feldabhängigkeit: Sie lässt sich in ihren Reaktionen von ihrer Wahrnehmung der Gruppenprozesse beeinflussen.
8. Partizipatives Verhalten: Sie lässt die TeilnehmerInnen an der Bestimmung des Gruppenfortgangs partizipieren.
9. Anpassungsbereitschaft: Sie stellt sich auf die konkrete Gruppe und auf die konkreten TeilnehmerInnen ein, indem sie z. B. gegebenenfalls weniger konfrontativ ist.
10. Toleranz: Sie zeigt Toleranz gegenüber Werten, Einstellungen und Gefühlsäußerungen.
11. Kenntnis der eigenen Bedürfnisse: Sie kennt z. B. ihre Statusbedürfnisse, Kontaktwünsche und deren Einfluss auf Stil und Verhalten.
12. Mut: Sie greift die Herausforderung von neuen Menschen und Situationen auf. Sie erwartet und akzeptiert Risiken und Fehlschläge in Bezug auf ihre eigene Person.
13. Selektive Offenheit: Sie kennt ihre Gefühle und bestimmt entsprechend der Situation, welche Gefühle sie in der Gruppe äußern will. Über persönliche Schwierigkeiten spricht sie nur in drei Ausnahmefällen:
    a) wenn ein emotionales Problem sie in der Gruppe stark beeinträchtigt,
    b) wenn zwischen ihr und einer TeilnehmerIn etwas ist, das die Beziehung schwierig macht,
    c) in einer dramatischen Situation.

Dies sind wiederum orientierende Merkmalsbeschreibungen, von denen in verschiedenen Gruppenkonstellationen und -situationen abgewichen wird.

6.2.2.4 Gruppenzentrierte Interventionen

Folgende neun Interventionen der GruppenleiterIn stehen im Vordergrund. Sie sollen den Gruppenprozess in Gang halten und bringen:

1. Förderung der Gruppenkohäsion: Kein Gruppenmitglied hat besondere Vorrechte (z. B. Redezeit). Die GruppenleiterIn sollte nicht zu viel strukturieren, nicht zu aktiv sein. Sie äußert ihre Gedanken, Gefühle, persönlichen Erfahrungen. Sie achtet darauf, ob Untergruppen entstehen.
2. Thematische Zusammenfassung: Die GruppenleiterIn spricht Themen aus, die den TeilnehmerInnen nicht bewusst sind. Sie zieht Zwischenbilanz, bündelt Gedanken und Gefühle verschiedener TeilnehmerInnen, würdigt Minoritätenstandpunkte.
3. Förderung der Gruppeninteraktion: Die GruppenleiterIn gibt Fragen an die Gruppe weiter. Sie bezieht Aussagen auf frühere Aussagen anderer TeilnehmerInnen.
4. Konflikte lösen: Die GruppenleiterIn macht wichtige Konflikte deutlich. Sie macht Konflikte ansprechbar. Sie klärt Positionen ab. Unlösbare Konflikte sind, wenn sie ausgesprochen sind, leichter auszuhalten.
5. Diagnose der psychosozialen Situation: Oft unterschätzt die GruppenleiterIn die emotionale Auswirkung von Interaktionen bzw. die Stärke des Gruppendrucks. Deshalb lässt sie sich gelegentlich Feedback für eigenes GruppenleiterInnenverhalten geben oder dafür, wie gern oder ungern die TeilnehmerInnen in der Gruppe sind.
6. Förderung der Toleranz: Die GruppenleiterIn spricht Gruppendruck auf einzelne TeilnehmerInnen an. Oder sie weist auf die Ausgrenzung einer TeilnehmerIn infolge ihres divergierenden Standpunktes hin.
7. Berücksichtigung der Lernwiderstände: Zeit und Geduld sind wichtige Voraussetzungen jeder Persönlichkeitsentwicklung. Wenn eine TeilnehmerIn nicht so schnell wie andere ein Änderungsvorhaben verwirklichen kann, so muss ihr Zeit gelassen werden. Nicht Zeit zum Vermeiden und Stagnieren, sondern dazu, eine schwierige Aufgabe in eventuell viele kleine Schritte zu zerlegen und eine kleine Stufe einer Treppe nach der anderen zu besteigen.
8. Angemessene Dosierung der Angst: Andauernde Veränderungen finden nur statt, wenn die Lernende sich emotional engagiert und dabei auch etwas Angst empfindet. Die Angst soll anregend, aber nicht aufregend sein. Wenn keine Angst auftritt, geschieht keine nennenswerte Veränderung. Tritt zu große Angst auf, so ist der Änderungsschritt zu groß.
9. Strukturierung des Lernprozesses: Die GruppenleiterIn sorgt dafür, dass die Lernende
   a) sich emotional beteiligt
   b) ihre eigenen Beobachtungen kognitiv auswertet
   c) durch ein anregendes Gruppenklima ermutigt wird, mit neuem Verhalten zu experimentieren
   d) Vertrauen in sich und andere entwickelt, sodass Gefühle, Gedanken und Wahrnehmungen offen ausgetauscht werden können
   e) Hier-und-Jetzt-Erfahrungen aus der Gruppeninteraktion gewinnt
   f) einen psychologischen Bezugsrahmen entwickelt, der ihr gestattet, ihre Lernerfahrungen aus der Gruppe auf ihr alltägliches Leben zu übertragen
   g) psychisch nicht überfordert wird

Das sind vielfältige Aufgaben für die GruppenleiterIn, denen sie nur annähernd gerecht werden kann. Teilweise stehen diese Aufgaben miteinander im Konflikt – die GruppenleiterIn kann zu einem bestimmten Zeitpunkt nur einer gerecht werden – auf Kosten der anderen. Es bleibt ihrer Einschätzung der momentanen Gruppensituation überlassen, für welche Intervention sie sich entscheidet.

6.2.3 Störungen in der Gruppe

6.2.3.1 Störendes Verhalten Einzelner

Yalom (2024, S. 391f.) skizziert häufige Typen von problematischen GruppenteilnehmerInnen in der Gruppentherapie und macht Vorschläge für den Umgang mit ihnen.

Die AlleinunterhalterIn steht unter dem Zwang, unaufhörlich weiter zu plappern. Sie hat Angst vor dem Schweigen. Andere werden ärgerlich, dies vergrößert die Angst und steigert den Rededrang. Yalom beschreibt drei verschiedene Interventionen:

1. GruppenleiterIn: »Frau A. engagiert sich so sehr, dass sie die ganze Last der Gruppenarbeit trägt, wie kommt es, dass die Gruppe dies zulässt und fördert?« (Druck auf die anderen Gruppenmitglieder)
2. GruppenleiterIn (an Frau A. gerichtet): »Wir wollen Sie einladen, sich noch mehr auf die Gruppe und die anderen TeilnehmerInnen einzulassen.«
3. GruppenleiterIn (an die Gruppe gerichtet): »Wenn Sie das Gefühl haben, dass z. B. Frau A. zu wenig auf Sie und Ihre Probleme eingeht, so geben Sie ihr ein Feedback, z. B. ›Wenn du so redest, habe ich das Gefühl, dass du nicht auf mein Problem eingegangen bist.‹«

Die schizoide GruppenteilnehmerIn (emotional blockiert, isoliert, distanziert) hat in der Gruppe das Problem, dass für sie alle TeilnehmerInnen gleich bis gleichgültig sind, ihre Reaktionen sie affektiv nicht tangieren.

Interventionen können sein:

1. GruppenleiterIn: »Versuchen Sie, trotzdem Unterschiede zwischen den TeilnehmerInnen zu erspüren.«
2. GruppenleiterIn: »Wenn jetzt doch ein Ansatz zu einem Gefühl da wäre, welches wäre es? Wie fühlt es sich an? Wo? Z. B. Verletztheit: Schauen Sie sich ihre Verletztheit mit dem Vergrößerungsglas an; beschreiben Sie genau, wie sie ist.«
3. GruppenleiterIn: »Wenn Sie jetzt kein Gefühl spüren, nehmen Sie Ihren Körper wahr, Ihren Bauch – wie fühlt er sich an? Ihren Brustkorb, wie fühlt er sich an? Ihre Schulter … Ihren Hals … Und welches Gefühl spüren Sie?«

Die schweigende GruppenteilnehmerIn hat Angst vor Selbstöffnung oder vor der eigenen Aggression, oder sie schweigt aus Perfektionismus – keine Aussage, die ihr einfällt, ist perfekt genug. Oder sie übt durch Schweigen Macht aus. Oder sie rächt sich durch Schweigen.

Die GruppenleiterIn kann zu einer oder mehreren Fragen eine Runde machen, sodass jede der Reihe nach mit dem Sprechen drankommt. Dadurch wird Schweigen sicher aufgelöst.

Vopel empfiehlt: »Ich habe im Moment wenig Kontakt zu Ihnen und möchte wissen, was Sie uns mit Ihrem Schweigen mitteilen.« Die GruppenleiterIn könnte auch einfach fragen: »Sie haben schon lange nichts mehr gesagt, ich weiß jetzt gar nicht, wo Sie gerade mit Ihren Gedanken und Gefühlen sind. Können Sie etwas darüber sagen?«

Von einzelnen TeilnehmerInnen sind weitere problematische Verhaltensweisen zu erwarten:

Themenwechsel ist fast immer Manipulation. Wichtig ist, den Einzelnen darauf hinzuweisen, auf welche Weise er den Kontakt unterbricht.

GruppenleiterIn: »Sie haben gerade das Thema gewechselt. Versuchen Sie sich zu erinnern, was das vorausgehende Thema emotional für Sie bedeutete.«

Generalisieren, z. B. »man« und »wir« statt »ich« sagen oder generelle Prinzipien aufstellen, stellt eine Flucht in das Rationale und eine Vermeidung dar, sich zu zeigen.

GruppenleiterIn: »Versuchen Sie, diese Aussage zu wiederholen, indem Sie beginnen, mit ›Ich denke, …‹.«

Dauerndes Fragen kann der Versuch sein, Gefühle zu intellektualisieren oder Kritik zu verpacken. Es kann der ungefährlichste Weg sein, sich zu beteiligen.

GruppenleiterIn: »Versuchen Sie, die Frage in eine Aussage umzuformulieren.«

Rationalisierungen können als Begründung, als Rechtfertigung, in der Gruppe keine Gefühle zu zeigen, verwendet werden. Die GruppenleiterIn kann die TeilnehmerIn vorsichtig konfrontieren, ohne die Äußerung als Rationalisierung und damit als Abwehr zu interpretieren.

GruppenleiterIn: »Was für ein Gefühl haben Sie dabei?«

Häufiges Interpretieren ist ein Einnehmen der GruppenleiterInnenperspektive und kann als Vermeiden, im emotionalen Erleben zu bleiben, gesehen werden.

GruppenleiterIn: »Welche Bedeutung hat dies für Sie? Mit welchem Gefühl ist dies bei Ihnen verbunden?«

Co-LeiterIn ohne Kontrakt ist ein Vermeiden des eigenen emotionalen Engagements. Die TeilnehmerIn geht mit anderen TeilnehmerInnen um wie eine TherapeutIn mit ihren PatientInnen. Die Betreffende wird vorsichtig darauf aufmerksam gemacht und auf ihr eigenes emotionales Befinden verwiesen.

GruppenleiterIn: »Wenn Sie sich in TeilnehmerIn X hineinversetzen, wie geht es Ihnen dabei? Was für ein Gefühl entsteht?« Oder: »Wenn TeilnehmerIn X sich Ihnen gegenüber so verhalten würde, wie sie es gerade berichtet hat, wie würde es Ihnen damit gehen?«

Intensive Interaktionen/Gefühle stoppen ist eine Flucht aus der emotional dichten Situation, eine Flucht aus eigenen intensiven Gefühlen. Dies kann durch Beschwichtigen oder Harmonisieren geschehen, aber auch durch eine betont sachliche Stellungnahme und einen verfrühten kognitiven Lösungsvorschlag. Die GruppenleiterIn spricht dies an.

GruppenleiterIn: »Sie haben gerade versucht, die Intensität des Gefühls bzw. der Interaktion zu dämpfen. Was macht so ein intensiver Moment mit Ihnen?«

Pseudotrost spenden nennt Vopel »Rotkreuzschwester spielen«, um sich selbst zu beruhigen. Er führt dies auf ein nichtbewusstes eigenes Bedürfnis nach Hilfe zurück. Die GruppenleiterIn teilt kurz und entschieden mit, dass sie dieses Verhalten nicht für nützlich hält. Sie verhindert, dass die TeilnehmerIn zum Sündenbock wird. Dies kann geschehen, indem sie der TeilnehmerIn anbietet, sich in die Situation einzufühlen.

GruppenleiterIn: »Wenn Sie sich vorstellen, jetzt in dieser Situation zu sein und dass Ihnen all das gerade widerfuhr, wie geht es Ihnen dann? Was brauchen Sie?« Diese Intervention erfolgt erst nach dem Abschluss der gerade laufenden Therapiearbeit mit der anderen TeilnehmerIn.

Konflikte anheizen wie eine FeuerwerkerIn, die im Umgang mit dem von ihr entfachten Feuer ihre Stärke zeigen kann. Oder sie will die Gruppe auf die Probe stellen. Die TeilnehmerIn wird mit ihrem störenden Verhalten konfrontiert. Vopel geht davon aus, dass diese TeilnehmerIn klare Konfrontation will. Ihr wird eine Bestätigung gegeben für die gute Absicht. Wichtig ist, sie nicht im Stich zu lassen. Sie will ja zur Gruppe gehören.

GruppenleiterIn: »Sie verschärfen das Problem mehr, als der Sache gemäß ist. Dadurch kommen wir schlechter zu einer Lösung. Es ist in Ordnung, wenn Sie zur raschen Bearbeitung beitragen wollen, aber in diesem Fall brauchen wir mehr Zeit.«

Sabotieren des momentanen konstruktiven Bemühens um eine Problemlösung kann nach Vopel durch Stellen des eigenen fatalistischen Horoskops geschehen oder durch destruktive Prognosen für die Gruppenarbeit. Nach Vopel maskiert eine TeilnehmerIn auf diese Weise ihre Hilfsbedürftigkeit und innere Einsamkeit.

GruppenleiterIn: »Dieses Thema macht Sie sehr resigniert. Ich möchte später darauf eingehen. Lassen Sie uns jetzt den zu diesem Problem gehörenden Optimismus. Damit kommen wir besser voran.«

Späße machen ist nach Vopel die Einnahme der Clown-Rolle. Er sieht darin die geheime Botschaft: »Ich bin von meinem Wert nicht sehr überzeugt. Ich weiß nicht, ob ich überhaupt zähle.«

Die TeilnehmerIn wird mit dem Ausweichen aufs Witzige konfrontiert. Die GruppenleiterIn sorgt dafür, dass die TeilnehmerIn ihre eigenen Stärken entdeckt und genügend realistische Rückmeldungen erhält, die ihr ein positiveres Selbstbild ermöglichen.

GruppenleiterIn: »Lachen tut gut. Sie könnten sich aber wichtiger nehmen. Wenn Sie ernsthaft über dieses Thema sprechen, können Sie mehr Respekt vor sich selbst haben. Probieren Sie das doch mal. Die anderen können Ihnen ja Rückmeldung für die ernsthafte Aussage geben.«

Humor an der falschen Stelle kann nach Vopel geschehen, um produktive Spannungen aufzuheben.

GruppenleiterIn: »Sie haben über die Situation gewitzelt. Das entlastet das Gefühl und nimmt die Spannung heraus, die manchmal nicht gut ausgehalten werden kann. Können Sie versuchen, sich noch einmal in die vorige Situation hineinzuversetzen, ihr Gefühl wahrzunehmen und auszusprechen, wie es Ihnen dabei geht?«

Zynisch reagieren ist nach Vopel eine Strategie, um sich selbst kaum angreifbar zu machen. Die GruppenleiterIn kann auf realistische Weise zum Ausdruck bringen, was sie trotz der eventuell zynischen Haltung an der Betreffenden schätzt.

GruppenleiterIn: »Sie haben über Herrn X gewitzelt. Da ist etwas geschehen, das Sie nicht ruhig bleiben ließ und eine heftige Reaktion in Ihnen auslöste. Können Sie versuchen, sich noch einmal in die vorige Situation hineinzuversetzen, ihr Gefühl wahrzunehmen und auszusprechen, wie es Ihnen dabei geht? Was ist der Unterschied zwischen der Situation von Herrn X und dem, was Sie gerade über sich gesagt haben. Vielleicht können Sie Herrn X sagen, inwiefern Sie seine Haltung in diesem Moment schätzen? Z. B. könnte es sein, dass Sie erkennen können, wie sehr er …«

Wenn das Zynische einfach ein Angriff auf die andere TeilnehmerIn ist, so wird die Betreffende gebeten, auf direkte Weise ihren Ärger auszudrücken.

GruppenleiterIn: »Sie greifen Herrn X an. Können Sie sagen, was Sie an seinem Verhalten bzw. seinem Bericht ärgert? Welches Thema wird dadurch bei Ihnen angerührt?«

Sich (chronisch) langweilen beruht nach Vopel oft darauf, dass die TeilnehmerIn nicht wagt, eine Störung auszudrücken. Oder es ist eine aggressive Reaktion auf die Gruppe, die nicht befriedigend ist. Um diese Reaktion seltener werden zu lassen, sollte zu Beginn der Gruppentherapie ein Störungskontrakt geschlossen werden: Wer sich langweilt, teilt dies sofort durch ein verabredetes Zeichen mit. Hier muss zwischen Langweile während der Gruppeninteraktion und Langweile während einer Einzelarbeit in der Gruppe unterschieden werden. Im letzteren Falle ist die Langeweile zumutbar. Sie wird nicht sofort gemeldet, da dies die Einzelarbeit empfindlich stören würde, sondern anschließend angesprochen – in einer Weise, dass sie für die TeilnehmerIn, die gerade die Einzelarbeit machte, nicht verletzend ist, z. B.: »Ich konnte nicht gut mitgehen, ich war emotional nicht dabei.« Im Falle von Langweile während der Gruppeninteraktion bedankt sich die GruppenleiterIn für die Rückmeldung und gibt die Aussage an die Gruppe weiter.

GruppenleiterIn: »Danke, dass Sie uns darauf aufmerksam machen. Wie wollen wir mit der Langweile einerseits und dem gerade besprochenen Thema umgehen?«

Überengagiert mitmachen kann nach Vopel eine Flucht in die Interaktion sein, um den Kontakt mit sich selbst zu vermeiden. Die GruppenleiterIn sollte die TeilnehmerIn frühzeitig damit konfrontieren.

GruppenleiterIn: »Sie sind schon die ganze Zeit sehr aktiv. Da bleibt Ihnen kaum Zeit, zwischendurch bei sich zu verweilen und zu spüren, was diese Themen gefühlsmäßig mit Ihnen machen. Gönnen Sie sich doch solche Pausen. Wenn dadurch sehr unangenehme Gefühle in Ihnen entstehen, können wir darauf eingehen.«

Seitengespräche führen ist oft das Ausfüllen einer Lücke im stockenden Fluss der Gruppeninteraktion oder ein Ausdruck einer so großen Bewegung, dass nicht gewartet werden kann, bis die Gruppe bereit ist zuzuhören. Die GruppenleiterIn fragt, ob die Betreffende bereit ist, den Inhalt ihres Seitengesprächs mitzuteilen.

GruppenleiterIn: »Sie wollten etwas sagen. Wir konnten das nicht hören. Wollen Sie es vor der ganzen Gruppe wiederholen?«

Fehlen und zu spät kommen ist einerseits eine Abgrenzung und Vermeidung, sich ganz in die Gruppe einzulassen, noch einen Rest Autonomie zu wahren. Es kann nach Vopel aber auch sein, dass eigene Bedürfnisse in der Gruppe nicht respektiert werden oder dass die momentane Gruppensituation für die Betreffende schwierig ist. Auch ein Testen, ob man vermisst wird, kann der Grund sein. Oder ein Austesten, wie die anderen reagieren, wenn man mal über die Stränge schlägt.

Wenn dies ein gewohnheitsmäßiges Verhalten geworden ist, sollte die GruppenleiterIn sich unverzüglich mit der Betreffenden auseinander setzen. Dagegen ist die Bitte um Urlaub von der Gruppe mit offen gelegter Motivation akzeptabel.

GruppenleiterIn: »Sie fehlen über ein beachtliches Ausmaß im Gruppenprozess. Dadurch wirken Sie massiv auf die Gruppe ein. Ihr Fehlen stört die Gruppeninteraktion empfindlich. Da muss etwas sehr Wichtiges in Ihnen ablaufen. Können Sie etwas darüber sagen?«

6.2.3.2 Störungen durch mehrere TeilnehmerInnen oder durch die ganze Gruppe

Vopel (1992, S. 195ff.) berichtet über einige typische unproduktive Gruppenreaktionen.

Untergrundgesetze zu etablieren, oft ohne dass die TeilnehmerInnen sich derer bewusst werden, ist eine Möglichkeit, den Gruppenprozess auf einer formellen und einer informellen Ebene stattfinden zu lassen. Nach Vopel werden am Anfang der Gruppe individuelle oder kollektive Verhaltensweisen schnell zur Norm. Deshalb sollte die GruppenleiterIn dies ansprechen, bevor sie zur Gewohnheit geworden sind. Sie macht die Gruppe jedes Mal darauf aufmerksam, wenn sie auftreten.

Unterbrechen der Gruppeninteraktion kann nach Vopel sowohl durch zu viel als auch durch zu wenig Unterbrechen geschehen. Wird zu selten unterbrochen, weist die GruppenleiterIn darauf hin, dass verantwortliches Unterbrechen wichtig ist und die Lebendigkeit der Gruppe fördert. Wird zu häufig unterbrochen, konfrontiert die GruppenleiterIn und prüft, ob die Angst besteht, nicht genügend Einfluss zu haben.

Rituale feiern kann nach Vopel geschehen, indem Standardthemen oder Standardklagen vorgebracht werden. Es geschieht etwas auf stereotype Weise immer wieder, ohne dass dadurch der Einzelne oder die Gruppe weitergebracht wird. Die GruppenleiterIn zeigt diese Stereotypie auf, eventuell durch eine Videoaufzeichnung der Gruppensitzung.

Einen *Sündenbock* zu jagen, ist ein häufig vorkommendes Geschehen. Oft ging die richtig oder falsch verstandene Freigabe durch die GruppenleiterIn voraus. Die GruppenleiterIn weist nach Vopel darauf hin, dass die TeilnehmerInnen vermutlich eigene Probleme zu lösen versuchen, indem sie ihre Anklagen gegen einen Sündenbock richten. Oder dass Ärger über die GruppenleiterIn auf einen Sündenbock abgewälzt wird.

Sich auf einen zu konzentrieren, kann nach Vopel der Entlastung von eigenen Problemen dienen. In der IFA-Gruppe gehört aber gerade dies zum Setting. Nur wenn zu wenig von sich selbst gesprochen wird und die Gruppe unaufhörlich insistiert, ist diese Konzentration eine Störung. Die Gruppe vermeidet, sich eigener Betroffenheit, einem anstehenden Gruppenproblem oder einem persönlichen Problem zu stellen. Die GruppenleiterIn entlastet die betroffene TeilnehmerIn.

GruppenleiterIn: »Ist es Ihnen recht, dass die Gruppe sich so lange mit Ihnen beschäftigt?« Und sie spricht die Gruppe an: »Wie geht es Ihnen selbst mit dieser Frage? Welche Gefühle entstehen da bei Ihnen?«

Verborgene Bedürfnisse werden in der Gruppe nicht ausgesprochen, weil diese nicht bereit zu sein scheint. Oder weil die Gruppe auf diese Bedürfnisse konstant nicht eingeht. Die GruppenleiterIn kann nach Vopel die TeilnehmerInnen aufschreiben lassen, z. B. auf Kärtchen: a) Bedürfnisse, die ich in der Gruppe befriedigen kann, b) die andere befriedigen können, c) die ich nicht befriedigen kann und d) die andere nicht befriedigen können.

6.2.4 Vier Gesetze der Gruppenarbeit

Die Gruppenarbeit erfolgt im Rahmen von vier »Gesetzen«:

1. Jeder ist für sich und für die anderen verantwortlich.
2. Nähe kommt vor Offenheit.
3. Die LeiterIn unterstützt die TeilnehmerInnen.
4. Interaktion kommt vor Produktivität.

Zu 1: Jeder ist für sich und für die andern verantwortlich. Jeder entscheidet selbst, wie weit er sich engagiert und exponiert, wie weit er sich von den Reaktionen der anderen beeinflussen lässt, was er als nützlich für sich aufgreift, in welchem Tempo und welchem Ausmaß er Veränderungen bei sich vornimmt.

Zu 2: Nähe kommt vor Offenheit. Andere können ohne mich nicht lernen, deshalb höre ich gut zu, nehme aktiv auf, akzeptiere und respektiere andere, konfrontiere sie mit ihrem Verhalten (Feedback), nehme Konfrontation durch andere als Anlass, mein Verhalten zu überprüfen und infrage zu stellen. Enthüllung persönlicher Tatsachen ist weniger wichtig als der Interaktionsstil der Gruppe (Beachtung, Aufmerksamkeit, Zugehörigkeit, wichtig und ernst genommen werden). Erst wenn dies gegeben ist, kann mehr Offenheit stattfinden.

Zu 3: Die LeiterIn unterstützt die TeilnehmerInnen. Die LeiterIn passt auf,

- ob jemand reden möchte und nicht dazu kommt,
- ob jemand sich zurückziehen möchte und festgehalten wird,
- ob jemand missverstanden wird und sich nicht ausdrücken kann,
- ob jemand angegriffen wird und kein Gruppenmitglied ihm hilft.

Zu 4: Interaktion kommt vor der Produktion: Wenn eine Störung in den Beziehungen zwischen Gruppenmitgliedern so groß ist, dass die Aufgabenerfüllung stark beeinträchtigt ist, muss diese Störung behoben werden, bis die Grundbedürfnisse der TeilnehmerInnen nach Zugehörigkeit, Einfluss und Geschätzt-Werden wieder ausreichend befriedigt werden.

6.2.5 Ort, Zeit, Größe und Setting der Gruppe

Ort: geschützt vor Ablenkung, ohne Tische
Dauer: 100 bis 200 Minuten
Häufigkeit: z. B. vierzehntägig
Größe: acht Personen (sechs bis neun TeilnehmerInnen)
Setting: regelmäßige Teilnahme, Pünktlichkeit, Bezahlung von Fehlzeiten
Zeitraum: 60 Doppelstunden (Ausbildung)

Dies sind Richtgrößen aus der klinischen Erfahrung, Abweichungen sind möglich.

6.3 Störungs- und Therapietheorie – ein kurzer Abriss zur Einführung in MVT-G

6.3.1 Was ist MVT?

MVT ist eine Variante kognitiver Verhaltenstherapie (Sulz, 2019a, b). Auf analoge Weise wie Fred Kanfer (2000) seine Selbstmanagementtherapie komponierte, orchestriert sie evidenzbasierte behaviorale Interventionen so, dass für einzelne PatientInnen ein optimaler Gewinn möglich wird. MVT besteht aus sieben Modulen, die von der jeweiligen Problemlage der PatientIn ausgehen:

1. Fehlende Bindung: *»Niemand ist da. Ich bin allein.«*
2. Dysfunktionale Überlebensregel (inneres Arbeitsmodell): *»Ich darf mich nicht wehren, behaupten …«*
3. Achtsamkeit und Akzeptanz: *»Mir ist vieles nicht bewusst.«*
4. Emotion Tracking – tiefe emotionale Erfahrung: *»Niemand sieht, was ich fühle – meinen Schmerz.«*
5. Mentalisierung – Metakognition: *»Ich erkenne nicht, warum man sich so verhält, und nicht, wozu mein Handeln führt.«*
6. Entwicklung von der Affekt- auf die Denken-Stufe (Selbstwirksamkeit): *»Ich kann meine Gefühle nicht regulieren – keine Problemlösung finden.«*
7. Entwicklung von der Denken- auf die Empathie-Stufe (Empathie und Mitgefühl): *»Ich kann mich nicht in andere hineinversetzen.«*

Entsprechend wird in den sieben Therapiemodulen so vorgegangen:

1. Bindungssicherheit: *sichere Bindung in der Therapie*
2. Von der dysfunktionalen Überlebensregel (inneres Arbeitsmodell) zur Erlaubnis gebenden Lebensregel: *neue Erlaubnis zur Lebensregel machen*
3. Achtsamkeit und Akzeptanz: *Bewusstheit schaffen*
4. Emotion Tracking – tiefe emotionale Erfahrung: *Gefühle bewusst machen + Auslöser verstehen*
5. Mentalisierung – Metakognition: *Theory of Mind (TOM) elaborieren – warum und wozu Menschen handeln*
6. Entwicklung von der Affekt- auf die Denken-Stufe (Selbstwirksamkeit): *Affekte regulieren und kompetent handeln*
7. Entwicklung von der Denken- auf die Empathie-Stufe (Empathie und Mitgefühl): *empathische Kommunikation*

Die Strategisch-Behaviorale Therapie SBT (Sulz & Hauke, 2009) ist der Vorgänger der MVT. Sie enthält bereits die Mehrzahl diese Module. Ganz neu sind die Module vier und fünf. Modul vier ist das von Albert Pesso (Bachg & Sulz, 2022) entlehnte Emotion Tracking, das er Microtracking nannte. Und Modul fünf ist die explizite mentalisierungsfördernde Gesprächstechnik. Das Arbeiten mit dem inneren Arbeitsmodell nach Bowlby (dysfunktionale Überlebensregel) und die beiden entwicklungstherapeutischen Module waren in SBT schon integriert.

Da die meisten TherapeutInnen bislang keine Gruppentherapie durchführten, wurde das MVT-Konzept zunächst für die Einzeltherapie ausgearbeitet: viel Psychoedukation, die mit Imaginationen angereichert wurde, um emotionales Erleben zu ermöglichen; Achtsamkeitsübungen zur verbesserten Gefühlswahrnehmung; Emotion Tracking mit Stuhlübungen zur Wut-Exposition und mit imaginierten idealen Eltern (eventuell auch Pessos »Holes in Roles«: ideale Eltern für die Eltern).

Der Königsweg zu den Gefühlen ist jedoch das Arbeiten in Gruppen, das in diesem MVT-G-Therapiemanual vorgestellt wird.

6.3.2 Gruppentherapie MVT-G

MVT-G wird mit sechs bis acht PatientInnen durchgeführt. Sie ist nicht für PatientInnen mit Persönlichkeitsstörungen gedacht. Indikationen sind Achse-I-Störungen wie Angst- und Zwangsstörungen, Depression, somatoforme Störungen etc. Es sind etwa 20 zweistündige Sitzungen je 100 Minuten vorgesehen.

In der ersten Stunde eines Abends findet ein Einzelgespräch in Anwesenheit der Gruppe statt: Emotion Tracking. Die PatientIn/ProtagonistIn berichtet über ein derzeitiges emotionales Problem und die TherapeutIn geht mit der Gesprächstechnik des Emotion Tracking auf sie ein. Die Gruppenmitglieder sollen eine empathische und mitfühlende Haltung einnehmen: emotional mitgehen. Die TherapeutIn beobachtet den Körper, besonders das Gesicht, und spricht wahrgenommene Gefühle an, die dadurch zum roten Faden im Gespräch werden. Es kann zu Trauer- oder Wut-Exposition kommen, die im Rollenspiel stattfindet. Gegen Ende des Gesprächs wird als »Antidot« eine Aufstellung mit idealen Eltern gemacht, die zu sehr berührenden Momenten für die ProtagonistIn und die Gruppe führt. Abschließend erfolgt eine Nachbesprechung mit der Gesprächstechnik des mentalisierungsfördernden Fragens, sodass ein tieferes Verständnis gelingt und allmählich die Theory of Mind TOM (Sodian, 2007) immer mehr elaboriert wird. Bei 20 Sitzungen erhält jede PatientIn drei Einzelgespräche.

Die zweite Stunde eines Abends ist psychoedukativ ausgerichtet. Es wird viel mit Papier und Bleistift und mit Rollenspielen gearbeitet. Thematisch wird entlang der Reihe der sieben Module vorgegangen (etwa drei Sitzungen je Modul).

Damit können wir zur Gruppenpraxis übergehen.

6.3.2.1 Vorbereitung der GruppenleiterInnen

Sie haben eine fortgeschrittene oder abgeschlossene Verhaltenstherapie-Aus- oder Weiterbildung.

Und wenn Sie Ihre Gruppentherapie mit den Krankenkassen abrechnen wollen, haben Sie auch eine Gruppentherapie-Zusatzausbildung (VT). Diese beinhaltet 48 Stunden Theorie, 120 Stunden eigene Gruppentherapieleitung mit 40 Stunden Supervision.

Ich habe bisher aber kein Problem gehabt, SelbstzahlerInnen für die Gruppe zu finden. Die Kosten für den Einzelnen sind nicht hoch. So können Sie 30 oder 40 Euro pro Abend verlangen. Bei sechs TeilnehmerInnen haben Sie dann 240 Euro Honorar je Abend.

Ob Sie nun eine Gruppentherapie-Ausbildung haben oder nicht: Sie sollten sich theoretisch vorbereiten.

Wer die Ausbildung in Strategisch-Behavioraler Therapie (SBT) absolviert hat, ist theoretisch bestens vorbereitet. Und vielleicht doch noch einmal nachlesen: in meinem leicht (auch von PatientInnen) zu lesenden, populärwissenschaftlichen Reader *»Als Sisyphus seinen Stein losließ. Oder: Verlieben ist verrückt«* – die Kapitel, in denen die 43 wichtigsten Gefühle, die 21 Grundbedürfnisse, die sieben Grundformen der Angst und der Wut sowie die neun dysfunktionalen Persönlichkeitszüge und die sechs Entwicklungsstufen beschrieben werden, sind das wichtigste theoretische Gerüst für die MVT-Gruppenleitung.

So können Sie vorgehen:

Emotion Recognition: Zuerst sollten Sie üben, Gefühle im Gesicht Ihres Gegenübers erkennen zu lernen. Dann können Sie gleich eine Übung mit Fotos von Gesichtern mit einem bestimmten Gefühlsausdruck machen, in der Sie das Spiegeln des erkannten Gefühls trainieren.

Empathie-Schulung: Die dritte unverzichtbare Übung ist die Antidot-Übung: Sie lesen eine Aussage einer PatientIn über ein emotionales Problem. Sie geben empathisch Feedback und sagen ihr, welches Bedürfnis unbefriedigt blieb und was sie wirklich gebraucht hätte.

Durch dieses Training haben Sie die beiden Kern-Kompetenzen der MVT verfügbar:

a) Gefühle im Gesicht erkennen und spiegeln und den auslösenden Kontext benennen (Mentalisieren fördern)
b) Unbefriedigte Bedürfnisse empathisch und mitfühlend rückmelden, deren Be-

friedigung aussprechen und so einen Click of Closure erzeugen (freudige Erwartung und sogleich Vergegenwärtigen der Befriedigung)

6.3.2.2 Vorbereitung der Gruppensitzungen

Idealerweise ist Ihr Gruppenraum 20 qm groß. Sie benötigen bei acht TeilnehmerInnen zehn Stühle (leicht gepolstert – einen zusätzlichen für Stuhlarbeit). Manche mögen Flipcharts, ich *teile lieber Arbeitsblätter aus*, die Sie herunterladen und vor der Sitzung ausdrucken können. Ihre PatientInnen brauchen *eigenes Papier mit Schreibunterlage und Stift*. Wenn im Rollenspiel ideale Eltern da sind und das Kind sich an sie kuscheln möchte, wäre eine kleine Polsterlandschaft als Sofa gut. Wenn Wut mit aller Kraft ausgedrückt werden soll, wäre ein Polster, das die Schläge auffängt, hilfreich.

In der ersten Stunde des Gruppenabends stehen die Stühle im Kreis. *Wenn das Emotion Tracking beginnt (2. Stunde)*, teilen wir den Raum ein in eine Bühne für Rollenspiel und Aufstellungen und einen Raum für die BeobachterInnen. Diese sitzen im Halbkreis um die GruppenleiterIn herum, sodass alle das Gesicht der ProtagonistIn sehen können. Links oder rechts kann eine von der ProtagonistIn gewählte ZeugIn für das Gefühle-Spiegeln sitzen, die aber nur genau das sagt, was die GruppenleiterIn erkannt hat, z. B.: »Ich sehe, wie traurig Du wirst, wenn Du erinnerst, dass er Dich nicht besuchen wollte.«

Nach dem Emotion Tracking sitzen wieder alle im Kreis für die *Runde des Teilens* und für die *metakognitive Nachbetrachtung*, die mit einem Dialog zwischen GruppenleiterIn und ProtagonistIn beginnt, der sich später zu einer Gruppenrunde öffnet.

Die hier genannten Begriffe werden später erklärt.

Ein Emotion Tracking läuft idealtypisch so ab:

1. PatientIn: berichtet über emotional belastende Beziehung
2. TherapeutIn: hört empathisch zu und beobachtet das Gesicht
3. TherapeutIn: »Ich sehe, wie schmerzlich es sich anfühlt, wenn Sie erinnern, wie er Sie behandelt hat.«
4. PatientIn: stimmt zu oder korrigiert
5. PatientIn: erzählt von diesem Gefühl ausgehend weiter
6. TherapeutIn: spürt empathisch, was die PatientIn gebraucht hätte
7. TherapeutIn: »Sie hätten gebraucht, dass jemand Ihnen beisteht.«
8. PatientIn: bestätigt oder korrigiert
9. PatientIn: kann vor innerem Auge Bedürfnisbefriedigung sehen
10. TherapeutIn: fragt wo, wer, wie und bittet um Beschreibung
11. TherapeutIn: fragt, was die befriedigende Person sagen könnte
12. TherapeutIn: wiederholt diesen Satz und sieht, welches Gefühl entsteht
13. TherapeutIn: fragt, wo, bei wem und wie das heute zu bekommen ist
14. TherapeutIn: fragt, was die PatientIn tun müsste, um es zu bekommen

Runde des Teilens

Mit Teilen ist gemeint, mein Erleben während des Emotion Trackings mitzuteilen:

- ➢ Was löste welche Gefühle bei mir aus?
- ➢ Welche eigenen Erinnerungen wurden assoziiert?
- ➢ Wie möchte ich mein Mitfühlen der ProtagonistIn mitgeben?
- ➢ Wie signalisiere ich die Erlaubnis zu Neuem?
- ➢ Wie gebe ich Zuversicht mit?
- ➢ Wie traue ich ihr zu, das zu schaffen?
- ➢ Wie ist sie wieder zurück in unserer Gemeinschaft?
- ➢ Und bin ich, sind wir mit ihr?

Dabei ist es wichtig, bei sehr großer Ergriffenheit als BeobachterIn (zwar Emotionen und Tränen zeigend) Gefühle markiert zu spiegeln, sodass die ProtagonistIn erfahren kann, dass andere es verkraften und aushalten können, was sie erzählt. Zum Beispiel:

- ➢ Ich wurde sehr traurig
- ➢ und habe gespürt, wie sehr die Trauer festhält.
- ➢ Und ich habe miterlebt, wie durch die idea-

len Eltern Deiner Mutter große Entlastung kam
- und wie Du Dich dann um Dich selbst kümmern konntest,
- auch wenn es schwer war, Dir das zu erlauben.
- Ich habe gesehen und konnte fühlen, wie Deine ideale Mutter Dir das geben konnte, was Du brauchtest,
- wie froh es Dich gemacht hat,
- und ich wünsche Dir, dass Du diese Kraft und die Erlaubnis mitnimmst.

6.3.2.3 Die Grundhaltung der GruppenleiterIn beim Emotion Tracking

Die Grundhaltung der GruppenleiterIn beim Emotion Tracking wird durch folgende Gegenüberstellungen deutlich (siehe Tab. 6.3.1). In der linken Spalte steht, was ich beim Emotion Tracking möglichst nicht tue, und in der rechten Spalte findet sich das von mir angestrebte Verhalten. Die Begründung dafür steht in der Zeile darunter.

Tabelle 6.3.1: Grundhaltung beim Emotion Tracking – Begründungen der Vorgehensweise (aus Sulz, 2021, S. 313–324)

	Was habe ich als TherapeutIn nicht getan?	**Stattdessen habe ich/war ich ...**
1	Ein Thema vorschlagen	Der Patient bringt ein ihn belastendes Thema selbst mit.*
	*Das ist meist ein Beziehungsproblem, ein ihn belastendes Ereignis oder ein ihn unglücklich machender Aspekt der Beziehung zu einem wichtigen Menschen. Nicht ich, sondern der Patient entscheidet, worüber wir sprechen. Von Anfang an nehmen wir eine klientenzentrierte Haltung im Gespräch ein. Wir haben keinen Führungsanspruch und überlassen es dem Patienten die Zeit für sich und sein Anliegen zu nutzen. Er ist Handelnder und nicht Behandelter. Er ist nicht klein und ich nicht groß.	
2	Kritisch kühl distanziert bleiben	warmherzig zugewandt*
	*Unser Gespräch steht und fällt mit einer sicheren Bindung. Das Bindungssystem (Sicherheitssystem im Sinne von Bischof, 2001) sollte nicht mehr aktiv sein müssen. Es sollten keine Bemühungen mehr notwendig sein, um Sicherheit in der therapeutischen Beziehung herzustellen. Denn sonst geht es im Gespräch gar nicht so sehr um das Thema (den Kontext), sondern darum, dass die Psyche des Patienten unbewusst versucht, herauszufinden, wie es zu schaffen ist, dass ich als neue Bezugsperson eine sichere Bindung einzugehen bereit bin. Mit einer sachlichen, kühl analysierenden Haltung als Therapeut und wenn ich distanziert bleibe, signalisiere ich viel weniger Bindungsbereitschaft als durch Warmherzigkeit. Diese vermittelt Geborgenheit und Schutz. Neurobiologisch geht Bindungssicherheit mit beidseits erhöhtem Oxytocin-Spiegel einher.	
3	Absichtslos unengagiert sein	interessiert und engagiert*
	*Ich kann als Therapeut offen, einladend und verfügbar sein, dabei absichtslos bleiben und kein Engagement ergreifen. Ich kann also achtsam sein, ohne dass eine Kraft in mir sich aktiv und engagiert dem Patienten zuwendet. Damit befriedige ich aber nicht das Bindungsbedürfnis des Patienten. Ich bin zwar da, aber nicht für ihn da. Er muss spüren können, dass ich mich ihm aktiv zuwende und dass ich ihn meine. Er muss mein Interesse und mein Engagement spüren.	
4	Das Gespräch durch Fragen strukturieren und die Führung übernehmen	Dem Bewusstseinsprozess des Patienten folgen*
	*In dem Wechselspiel von Führen und Folgen nehme ich als Therapeut weitgehend die Rolle dessen ein, der dem anderen folgt. Meine wenigen Fragen versuchen nicht, eine gedankliche Struktur in das Gespräch zu bringen. Die Struktur des Gesprächs entsteht durch die Eigendynamik des Emotion Trackings. Ich folge mit großer Aufmerksamkeit der Erzählung und den durch sie angestoßenen Bewusstseinsprozessen des Patienten: innere Bilder, die Emotionen auslösen, die für mich an somatischen Markern erkennbar sind. Ich spiegele (markiert) die sichtbaren Gefühle. Meine Empathie folgt den Gefühlen des Patienten und ich spreche mitfühlend.	
5	Ganz von meiner Empathie ausgehen ohne auf somatische Marker zu achten	Sowohl Empathie empfinden als auch Sehen des somatischen Markers des Gefühls*
	*Wäre ich blind, dann müsste ich mich allein auf mein Zuhören und meine Empathie verlassen. So aber habe ich zwei Informationspfade zur Verfügung: das Hören und das Sehen. Das Hören erzeugt bei mir ein inneres Bild des Geschehens und ich versetze mich in den Patienten empathisch hinein, fühle mit ihm, nehme mein Mitgefühl wahr und erkenne dadurch das Gefühl des Patienten. Das kann schon genug Information sein. Aber ich achte genau so sehr auf die somatischen Marker im Gesicht des Patienten und im übrigen Körper. Meine Spiegelneurone lassen dabei unwillkürlich in meinem Gesicht und meinem Körper ganz ähnliches geschehen – nur nicht so intensiv wie beim Patienten. Mein Körper signalisiert mir diesen Gefühlszustand und hilft mir das diesen auslösende Gefühl des Patienten zu dekodieren. Ich bin zwar empathisch beim Patienten, bin aber auch bei mir. Meine Interozeptionen sind ebenfalls somatische Marker, nicht sichtbar, aber spürbar. Nach dem Hineinversetzen in den Patienten kommt also das Zurückkommen zu mir und das Hineinspüren in meine eigenen Gefühle, darauf wandert meine Aufmerksamkeit wieder zum Patienten und zu den somatischen Markern, die ich bei ihm beobachte. Alles zusammen ergibt eine ganz gute Treffsicherheit meines Spiegelns.	

	Was habe ich als TherapeutIn nicht getan?	**Stattdessen habe ich/war ich …**
6	Fragen, welches Gefühl gerade da ist	Aussprechen, welches Gefühl ich sehe*
	*Ich könnte nun noch vorsichtshalber den Patienten fragen, welches Gefühl gerade da ist. Wir können aber feststellen, dass er sich bis zu dieser Frage viel weniger mit seinem Gefühl befasst hat als ich. Also wird meine Aussage meist nicht weniger treffend sein als seine. Ich frage ja nur, weil ich mich unsicher fühle, weil ich meine, nicht gut genug das Gefühl in seinem Gesicht lesen zu können. Weil ich nichts Falsches sagen will. Damit ich das Emotion Tracking aber lerne, muss ich meine Unsicherheit überwinden und wagen, das auszusprechen, was ich sehe. Und meine Wahrnehmung darf falsch sein. Wenn ich das Richtige gesagt habe, stärke ich die Beziehung zum Patienten. Er fühlt sich bei mir besser aufgehoben, sicherer.	
7	Ein Gefühl benennen ohne den Kontext hinzuzufügen	Zum Gefühl immer den auslösenden Kontext hinzufügen, den die Emotion auslösenden Aspekt der Situation benennen*
	*Um sich verstanden und gut begleitet zu fühlen, würde es dem Patienten reichen, wenn ich mitfühlend z. B. sage »Das macht Sie sehr traurig.« Er kann dann ganz bei seinem Gefühl bleiben und er ist nicht allein damit. Ich bin bei ihm. Ich bin mit ihm zusammen traurig. Ich bringe zwar eine kleine Störung in den Gleichklang, indem ich markiert spiegle, also nicht so sehr traurig bin wie er und damit das Problem als bewältigbar zurückgebe. Aber sowohl das mit ihm Sein in der Traurigkeit als auch die Begrenzbarkeit des Schmerzes, den meine Markierung signalisiert, lindern das Leid und geben Hoffnung. Nun kommt die zweite kleine Störung. Ich lasse den Patienten nicht im rein emotionalen Erleben, sondern spreche den kontingenten Zusammenhang aus. Ich füge den Auslöser des Gefühls hinzu: »Es macht Sie sehr traurig, dass er nicht kam.« Ich sage, dass sein Gefühl durch das Verhalten seiner Bezugsperson ausgelöst wurde. Genauer durch die Erinnerung an deren Verhalten (nicht zu ihm kommen). Ursache seines Gefühls ist also das erinnerte Verhalten des anderen Menschen. Ich spreche also eine Wenn-Dann-Aussage aus. Diese impliziert logisches Denken, Denken in Kategorien von Ursache und Wirkung. Meine Aussage kann der Patient nur verstehen, wenn er seinen präfrontalen Cortex aktiviert, der ihm hilft, das gedanklich nachzuvollziehen, was ich gesagt habe. Zusätzlich zu den emotionalen Prozessen im limbischen System wird also ein metakognitiver bzw. mentaler Prozess im Cortex in Gang gesetzt. Der Patient mentalisiert. D. h. er denkt über sein Gefühl und dessen Ursache nach. Er stellt fest, was bei ihm so ein Gefühl auslöste. Das Hinzufügen des auslösenden Kontexts zum wahrgenommenen und gespiegelten Gefühl ist also eine entscheidende Weichenstellung im Ablauf der Bewusstseinsprozesse des Patienten. Ich fördere Mentalisierung. Er übt Mentalisieren. Er elaboriert seine Theory of Mind, seine Theorie des Mentalen. Diese hilft ihm, Verhalten auf innere Ursachen zurückzuführen.	
8	In meinen eigenen Worten wiederholen, was der Patient gesagt hat	Die Aussagen des Patienten so gut es geht in dessen Worten wiederholen*
	*Als Psychotherapeut ist mein Denken und Sprechen oft nicht so, wie mir der Schnabel gewachsen ist. Es ist eher eine Fachsprache. Nicht selten mit Fremdwörtern, auf alle Fälle weit von der gesprochenen Sprache des Patienten entfernt. Um mich zu verstehen, muss er also zuerst meinen Satz in Umgangssprache, in seine Sprache übersetzen. Das ist eine kortikale Leistung, die erfordert, dass sein Bewusstsein sich kurz vom limbischen System abwendet und sein Sprachverständnis-Zentrum aktiv wird. Das verdünnt die Qualität des therapeutischen Prozesses unnötig. Deshalb verwende ich möglichst genau die Worte des Patienten. Das mag für mich umständlich sein, weil ich, indem ich verstanden habe, was er sagt, die Information längst in meine Fachsprache übersetzt habe und jetzt am einfachsten in meiner eigenen Sprache antworten kann. Was für mich bequem ist, ist aber für ihn störend. Deshalb mache ich mir die Mühe, mir genau die Worte zu merken, die er verwendet hat.	
9	Den Gedanken des Patienten oder seiner weiteren Erzählung folgen und dadurch das gerade vorhandene Gefühl übergehen	Beim Gefühl bleiben, ohne den Patienten in Überlegungen abdriften zu lassen oder dem zu raschen Weitereilen seiner Erzählung zu folgen*
	*Der Patient will mir seine Geschichte erzählen. Er lässt sich durch mein Spiegeln nicht so sehr davon abhalten. Er erzählt weiter. Ein flüssiger Bericht. Ein Ereignis folgt dem anderen. Jedes löst wieder ein anderes Gefühl aus. Jedes sorgt dafür, dass das zum vorigen Ereignis gehörende Gefühl aus dem Bewusstsein verschwindet. Es ist verloren. Es sei denn, ich unterbreche den Patienten. In der Güterabwägung von höflichem Aussprechen lassen gegenüber Gefühle wahrnehmen und verstehen hat natürlich die Gefühlswahrnehmung Vorrang. Wir bitten also innezuhalten und sich auf das Gefühl zu besinnen, das bei der Erinnerung des soeben erzählten Ereignisses auftrat.	
10	Ein starkes Gefühl unmarkiert spiegeln	Auch wenn die Erzählung des Patienten beim Patienten und bei mir ein intensives Gefühl auslöst, dieses nur markiert spiegeln*
	*Es kann sein, dass der Patient über unerhörtes Verhalten anderer spricht und mich ebenso aufbringt, entsetzt, erschreckt oder so sehr wütend macht wie ihn. Wenn mir nicht gleich danach ist, meine eigene Aufgebrachtheit zu äußern, so will ich doch die Angemessenheit seines intensiven Gefühls unterstreichen, indem ich es unmarkiert spiegle. Das ist aber keine Unterstützung auf dem Weg zur Affektregulierung. Ich habe es gerade noch geschafft, nicht mit meinem eigenen Gefühl herauszuplatzen. Dadurch, dass ich aber unmarkiert spiegle, lasse ich den Patienten mit seinem unregulierten Gefühl zurück. Es kann sogar sein, dass er nun doppelt regulieren muss: einerseits sein eigenes Gefühl und andererseits mein von ihm zu intensiv wahrgenommenes Gefühl. Bei nicht wenigen Patienten ist das als Kind die Aufgabe gewesen, die überbordenden Gefühle der Mutter zu regulieren, dafür zu sorgen, dass sie sich wieder beruhigt. Dadurch wurde indirekt sein eigenes Gefühl herunterreguliert. Wichtig wurde nun, dafür zu sorgen, dass Mutter sich nicht mehr aufregt. Wichtig war nicht mehr, was ihm angetan worden war und was sein eigenes Gefühl ausgelöst hatte.	

<table>
<tr><th></th><th>Was habe ich als TherapeutIn nicht getan?</th><th>Stattdessen habe ich/war ich ...</th></tr>
<tr><td>11</td><td>Körperreaktionen ansprechen, die dem Patienten nicht bewusst sind und die nicht einen Handlungsimpuls andeuten, auf den wir uns als nächstes konzentrieren wollen</td><td>Ich sehe eine körperliche nervöse oder Stressreaktion, z. B. intensive Röte im Halsbereich, spreche sie aber nicht aus. Ich benenne nicht den somatischen Marker, sondern nur das Gefühl, das er anzeigt.*</td></tr>
<tr><td></td><td colspan="2">*Wir müssen zwei Körperreaktionen unterscheiden, die beim Patienten während eines Emotionsausdrucks entstehen. Die einen sind einfach Ausdruck oder somatischer Bestandteil des Gefühls. Es bringt den Patienten nicht weiter, wenn ich sage, Sie sind ganz rot geworden oder Sie haben rote Flecken am Hals bekommen oder Sie schwitzen. Er fühlt sich vielmehr ertappt bei einem intimen Vorgang. Die anderen Körperreaktionen sind beginnende und noch zurückgehaltene Bewegungen. Ein Ballen der Faust, ein Bewegen der Beine, ein Vorbeugen, ein Zurücklehnen etc. Hier kann ich so, wie es die Gestalttherapeuten machen, sagen: »Sie sind wütend geworden, haben die Faust ein bisschen geballt. Achten Sie darauf und lassen Sie die Bewegung zu, mit der Ihr Körper gerade anfing. Machen Sie das noch deutlicher, noch mehr. So sehr, wie Ihr Gefühl und Ihr Körper das wollen.« Wenn nun eine eindeutige Handlung daraus wird, sind wir an dem Punkt angekommen, an dem die Handlung oder Interaktion entstehen will, die das Gefühl intendiert. »Ihre Wut will, dass Sie sich wehren. Dazu ist Wut ja da. Sie brauchen nicht erschrecken und fürchten, dass Sie automatisch handgreiflich werden, wenn Sie Wut ins Bewusstsein lassen. Denn ohne meine Aufforderung wäre es ja beim leichten Ballen der Faust geblieben. Aber wir sehen, wie sehr Sie das wütend macht, was Sie erzählt haben.«</td></tr>
<tr><td>12</td><td>Die Reflexion der Emotion so abrupt oder kühl analysierend einführen, dass der Patient sein Gefühl nicht mehr wahrnimmt</td><td>Mentalisierende Reflexion behutsam zum Gefühl hinzufügen, so dass das Gefühl da bleiben kann, während der Kontext gehört und verstanden wird*</td></tr>
<tr><td></td><td colspan="2">*Inhalt meiner Aussagen bleibt das Gefühl des Patienten und das Verhalten des anderen, das sein Gefühl ausgelöst hat. Ich gebe keine abschließende abstrakte psychologische Analyse der Transaktion, von der der Patient erzählt hat. Ich bleibe punktuell an dem Moment des Geschehens, an dem das Gefühl entstanden ist. Ich hole nur wenig aus und füge nur ganz konkret das vorausgehende Ereignis hinzu. Im Fokus bleibt seine gerade vorhandene Emotion: »Sie fühlen sich so verletzt, wenn Sie erinnern, dass er Sie einfach stehen ließ und sich anderen zuwandte.« So kann er das Gefühl im Bewusstsein halten und zusätzlich vergegenwärtigen, was genau so verletzend war. Ich bin in meinem Tonfall nicht sachlich nüchtern geworden, sondern empathisch mitfühlend geblieben.</td></tr>
<tr><td>13</td><td>Den Patienten fragen, was er in der berichteten schwierigen Situation gebraucht hätte</td><td>Sobald ich relativ sicher mitfühlend spüre, welches Bedürfnis dringend hätte befriedigt werden müssen, damit der Patient aus seiner Not befreit wird, spreche ich diese Vermutung aus. Sein Gesicht hellt sich sofort auf, wenn es stimmt.*</td></tr>
<tr><td></td><td colspan="2">*Ein dramaturgischer Höhepunkt des Emotion Tracking ist die Antidot-Hypothese (Albert Pesso, 2008a, b). Was der Patient erleben musste, war Gift für ihn. Seine Bezugsperson hat ihn gedemütigt oder im Stich gelassen oder aggressiv angegriffen etc. Meist geschah das in einer Situation, in der er gehofft und erwartet hatte, dass sie ein zentrales Bedürfnis befriedigt, einen großen Wunsch erfüllt. Umso größer war die Frustration und der emotionale Schaden, der beim Patienten entstand. Unsere therapeutische Aufgabe ist es, uns in den Patienten in der geschilderten Situation so sehr hineinzuversetzen, dass wir mitfühlend spüren können, welches Bedürfnis er in dieser Situation dem anderen Menschen gegenüber hatte. Es kann sein, dass wir die Berichterstattung erst einige Zeit laufen lassen müssen, bis unser Mitgefühl klar spürbar genug wird, bis es sich uns geradezu aufdrängt (cave eigene Projektionen) und wir es benennen können. Manchmal ist es aber auch sofort da, weil der Sachverhalt so offensichtlich ist. »Sie hätten jemand gebraucht, der Sie vor seiner Aggression schützt« oder »Sie hätten gebraucht, dass Ihr Vater sieht, wie gut Ihnen das gelungen ist« oder »Sie hätten jemand gebraucht, der Sie an der Hand nimmt und Sie auf diesem schwierigen Weg begleitet« oder »Sie hätten gebraucht, dass Ihre Mutter sich gegen den Vater durchsetzt« oder »Sie hätten gebraucht, dass Ihr Vater Sie liebt, ohne dass Sie dauernd Bestleistungen bringen müssen« oder »Sie hätten gebraucht, dass Ihre Eltern liebevoll miteinander umgehen« usw.
Auch wenn ich mir nicht ganz sicher bin, ob meine Antidot-Hypothese zutrifft, ob meine Aussage wirklich das genaue Gegengift enthält, formuliere ich sie nicht als Frage. Mit der Frage verschenke ich sehr viel für die Beziehung und die Therapie Wertvolles. Kaum habe ich ausgesprochen, was der Patient gebraucht hätte, hellt sich sein Gesicht auf. Denn er fängt schon an, sich vorzustellen, er würde das bekommen. Es entsteht schon ein inneres Bild, das Bild einer Szene, in der er das Ersehnte erhält. Neurobiologisch ist die Insula sowohl der Ort, der bei Empathie aktiviert ist, als auch der Ort, an dem die lebendigen inneren Bilder erzeugt werden. Manche wirken entlastet und froh. Wenn nichts dergleichen im Gesicht des Patienten erkennbar ist, er vielmehr seine Stirn runzelt und nach oben schaut, um zu prüfen, inwiefern meine Behauptung wahr sein könnte, brauche ich seine Antwort erst gar nicht abzuwarten. Ich weiß schon, dass ich daneben lag. Das ist nicht schlimm. Wir müssen dann gemeinsam erforschen, was er wirklich gebraucht hätte. Für unsere Beziehung ist es nicht abträglicher, als wenn ich meine Hypothese als Frage formuliert hätte. Durch das Fragen hätte ich dagegen den möglichen Gewinn eines sehr bedeutsamen Moments im Erleben des Patienten verschenkt. Albert Pesso (2008a) nannte diesen Moment »click of closure«. Es ist der Wendepunkt von einer problemorientierten zu einer ressourcenorientierten Vorgehensweise. Es ist ein Aha-Erlebnis. Der Spannungsbogen wird zum entspannenden Abschluss gebracht. Es ist die Auflösung eines großen Rätsels, die Beantwortung einer offenen, unendlich bedeutsamen Frage, die Erlösung aus einer Not, fast aus aller Not. Es wäre das Ankommen im Paradies, dort wo es genau das gibt, was wirklich gebraucht wird. Nicht unendlich viel, aber eben genau das, was gefehlt hat. Und es ist der Konjunktiv: »Ja das wäre schön!«. Und es ist schön, dass bereits der Konjunktiv so ein gutes Gefühl macht.</td></tr>
</table>

	Was habe ich als TherapeutIn nicht getan?	Stattdessen habe ich/war ich …
14	Interventionsschritte ohne ausdrückliches Einverständnis des Patienten starten	Wenn der Patient verstanden hat, was wozu gemacht wird, fragen, ob er der Einladung folgen möchte*
	*Während des Emotion Tracking liegt es immer wieder nahe, eine Intervention anzubieten, die das Thema etwas deutlicher werden lässt. Das kann eine der vielen Interventionen von Albert Pesso sein (z. B. eine schützende Person stellt sich zwischen den Patienten und eine Person, die ein Scheitern im Leben vorhersagt) oder eine Stuhlarbeit (sich vorstellen, z. B. der Vater sitzt auf einem Stuhl gegenüber und ihm wird nun erstmalig gesagt, wie sehr der Patient sich im Stich gelassen fühlt) oder eine Wut-Exposition. Dem Patienten wird das Ziel der Übung erläutert, und er wird gefragt, ob er sich vorstellen kann, dies zu tun. Und schließlich, ob er sich entscheidet, es zu tun.	
15	Zögern des Patienten übergehen	Zögern ansprechen und klären*
	*Meist zögert der Patient, weil die vorgeschlagene Intervention neu und eher fremdartig für ihn ist. Ich schildere ihm deshalb den Vorgang noch etwas konkreter, sage, dass ich ihn bei jedem Schritt begleite und ihm mitteilen werde, was er tun kann. So kann er sich sicher fühlen und zustimmen.	
16	Zweifel des Patienten übergehen	Zweifel Raum geben*
	*Bei manchen Patienten entsteht Zweifel. Sie können sich nicht vorstellen, was das bringen soll. Sie fürchten, dass sie sich während der Übung sehr unwohl fühlen werden. Ich versuche, die Befürchtungen zu erfragen, so dass ich auf sie eingehen kann. »Wenn mir dann nichts einfällt!« ist eine häufige Aussage. »Da helfe ich Ihnen« sage ich mit ruhiger Stimme, die signalisiert, dass ich ein schützender »Bergführer« bin.	
17	Sträuben des Patienten übergehen	Bei Sträuben innehalten*
	*Es ist nicht nur Zögern, nicht nur ein fragendes Zweifeln, sondern ein deutlich spürbares Sträuben: »Ich will das nicht machen. Das ist mir sehr unangenehm!« »Ja, ich merke, dass Sie sich bei dem Gedanken, das tun zu müssen, richtig unwohl fühlen. Ich kann das gut verstehen. Sie müssen es nicht machen.« Ich versuche nicht, den Patienten zu überreden. Denn dann ist er nicht mehr frei. Es ist mir wichtig, dass er in unserer Beziehung seinen Wunsch und sein Bedürfnis zur Geltung bringen kann und keine Kompromisse machen muss. Und dass er weiß, dass er sich darauf verlassen kann. Wenn es nur Angst oder Unsicherheit wäre, könnten wir uns noch einig werden, aber ein eindeutiges Nein sollte validiert werden.	
18	Meine Gedanken für mich behalten	Laut denken*
	*In der Tat behalte ich Gedanken, die dem Patienten nicht gut tun oder jetzt nicht gut tun, zurück. Ebenso theoretische Betrachtungen und psychodynamische Interpretationen. Das kann in einer anderen Sitzung geschehen, aber nicht während des Emotion Tracking. Hier stören sie auch mich selbst in meiner klientenzentrierten Haltung. Was mir aber im Prozess des Emotion Tracking einfällt und was zu diesem gehört, spreche ich aus. Solche Gedanken lasse ich »laut werden« und teile sie mit dem Patienten. Zum Beispiel »Ich weiß nicht, ob wir noch bei Ihrer Wut auf den Vater bleiben sollen oder ob wir gleich anschauen sollten, was Sie statt dieser Frustration gebraucht hätten.«	
19	Meinen Irrtum unkorrigiert stehen lassen und überspielen	Einen Irrtum zurücknehmen*
	*Zu meinem laut Denken gehört auch, dass ich gleich ausspreche, wenn meine Vermutung falsch war. Oder wenn ich eine falsche Absicht unterstellt hatte. »Aha, Sie wollten gar nicht die Beste sein. Da habe ich mich getäuscht. Sie wollten nur, dass er sieht, wie sehr Sie sich anstrengen, um seine Aufmerksamkeit und Wertschätzung zu bekommen.«	
20	Davon ausgehen, dass meine Wahrnehmung seiner Gefühle richtig ist, ohne dass der Patient zugestimmt hat	Bestätigung des Patienten einholen, ob meine Wahrnehmung zutrifft*
	*Wenn ich mit meiner Wahrnehmung ganz beim Patienten bleibe und nicht einer Hypothese nachjage, zeigt mir sein Gesicht sofort, ob mein Spiegeln seines Affekts zutrifft. Er fühlt sich gesehen und ich kann das wiederum recht gut sehen. Wenn ich stattdessen weitereile, um eine Bestätigung meiner Interpretation einzuholen, gehe ich weg vom Patienten und merke vielleicht nicht, dass mein Spiegeln nicht gut genug zutraf. »Dann haben Sie sich auf diese Weise doch noch geholt, was Sie brauchen, und er musste es Ihnen geben, wenn auch nur ungern.« Der Patient hätte mich vielleicht korrigiert und gesagt. »Ich war einfach nur sehr traurig. Er hat das gemerkt und ist dann auf mich eingegangen.«	
21	Meine psychodynamischen Interpretationen aussprechen	Am besten schon gar nicht nach psychodynamischen Interpretationen suchen. Sie vermindern die Wahrnehmung im Hier und Jetzt.*
	*Nicht nur wenn man eine psychoanalytische Ausbildung hat, erkennt man den psychodynamischen Hintergrund einer Reaktion des Patienten. Auch die verhaltenstherapeutische funktionsanalytische Betrachtung führt zum Erkennen einer nicht bewussten Intention. Selbst wenn der Ausdruck der Hilflosigkeit eines Patienten sehr appellativ auf mich wirkt, sage ich nicht »Da war der Wunsch sehr groß, dass er merkt, wie sehr Sie seine Hilfe brauchen.« Ich bleibe beim Spiegeln: »Sie fühlten sich so hilflos und da wäre es so wichtig gewesen, dass er hilft.« Mit dem Spiegeln seiner Hilflosigkeit und der Notwendigkeit von Hilfe fühlt sich der Patient gesehen. Mit dem Aussprechen eines nicht bewusst wahrgenommenen Appells fühlt er sich dagegen weniger verstanden. Das Emotion Tracking fällt leichter, wenn psychodynamische Interpretationen nicht aufgegriffen werden. Sie sind für den Patienten manchmal ein Invalidieren oder Etikettieren, da er sie nicht oder noch nicht in sein Selbstbild einordnen kann.	

	Was habe ich als TherapeutIn nicht getan?	**Stattdessen habe ich/war ich …**
22	Eine tiefenpsychologische Deutung aussprechen	Nicht deuten*
	*Was ist eine Deutung? Ist die Antidot-Hypothese eine Deutung? Von Therapeutenseite wird eine diesem offensichtliche innere Wahrheit des Patienten ausgesprochen. Wenn der Patient diesen Sachverhalt noch verdrängen muss, weil er eine schwer zu ertragende Wahrheit enthält, richtet eine Deutung Schaden an. Das ist zu oft der Fall, weshalb sie im Kontext des Emotion Tracking keinen Platz hat. Etwa dass eine große Eifersucht von eigenen verdrängten Wünschen nach einem außerehelichen Abenteuer herrühren könnte.	
23	Eine Theorie vermitteln	Nur erklären, wozu das dient, was gerade abläuft*
	*Ich erläutere psychoedukativ, was warum und wozu gerade in unserem Gespräch geschieht, aber ich rekurriere nicht auf die zugrunde liegende Störungs- und Therapietheorie. Nur, was hilft das momentane Geschehen zu verstehen, wird erläutert, nicht, welche Theorie dahintersteht. »Wir können jetzt eine schützende Person (in der Imagination oder im Rollenspiel) einführen, damit Sie das nicht allein meistern müssen und erleben, wie das geht.« Ich sage nicht dazu: Sich selbst schützen können setzt die Erfahrung voraus, dass meine Bezugsperson anfänglich zu meinem Schutz da war und ich erfahren konnte, dass sie mich wirksam und zuverlässig schützte. Dass ich zunächst stellvertretend das kraftvolle Wehren und Schützen in einer Beziehung erlebte, um es später ebenso machen zu können. Und dass wir diese fehlende Kindheitserfahrung jetzt stückweise nachholen in der Erwartung, dass der Patient mit ihr künftig mehr Selbstbehauptung verfügbar haben wird.	
24	Meine Meinung zu einem vom Patienten angesprochenen Sachverhalt sagen	Keine eigenen Einstellungen, Meinungen äußern, keine entsprechenden Kommentare*
	*Der Patient wird sehr hellhörig, wenn es um Werte und Normen geht. Wenn ich eine Meinung oder Einstellung äußere, dann hat dies auf den Patienten normative Wirkung. Er erfährt, was ich gutheiße und was ich ablehne. Im Bemühen, mit mir eine gute Bindungsbeziehung aufzubauen, nutzt er dieses Wissen dazu, um sich an mich besser anzupassen und so eine bessere Bindungsqualität zu erzielen. Er gerät so in eine Wiederholung alter Beziehungsmuster hinein. Es ist ein Verstoß gegen die gewährende, akzeptierende, Erlaubnis gebende Grundhaltung des Emotion Tracking.	
25	Ein eigenes intensives Gefühl aussprechen	Wenn die Erzählung des Patienten bei mir ein intensives Gefühl auslöst, spreche ich das nicht sofort aus, sondern spreche über dieses Gefühl.*
	*Damit ist nicht gemeint, dass meine Haltung im Umgang mit meinen Gefühlen als Therapeut völlig zurückhaltend sein soll. Denn damit wäre ich weniger authentisch, weniger als Mensch spürbar, es könnte sich weniger Beziehung einstellen. Und doch wären für den Patienten unvorhersehbar meine plötzlich auftauchenden intensiven Gefühle sehr verstörend. Ich werde aber eher über mein Gefühl sprechen, als es wie im Privatleben einfach auszudrücken – soweit es nicht meine Projektion ist und meine eigene Geschichte, die das Gefühl hat so heftig werden lassen. Und ich werde, ebenso wie bei seinen Gefühlen, den Kontext hinzufügen. Zum Beispiel: »Das ärgert mich, wenn er schon zum zweiten Mal in unsere Therapiesitzung hineinplatzt.«	
26	Meine eigene Wertorientierung oder moralische Haltung als Richtlinie (evtl. auch nur subtil) vorgeben	Ich mache mir bewusst, wenn und dass meine Werte und meine Moral eine affektive Reaktion in mir hervorrufen, ohne jetzt darüber zu sprechen.*
	*Es ist unmöglich, in dieser Hinsicht völlig abstinent zu bleiben. Ich muss meine Wertorientierung nicht verstecken. Sie macht mich als Mensch und als Psychotherapeutenpersönlichkeit aus. Da der Patient aber, wenn es um Gebote und Verbote geht, feine Antennen ausfährt, um Orientierung zu erhalten, kommen meine eigenen Werte und Normen doch in den Therapieraum. Da aber meine generelle Haltung dem Patienten gegenüber eine Erlaubnis gebende ist, achte ich darauf, dass dort, wo ich mir aufgrund meiner Werte und Normen Grenzen setze, sie nicht zu gleichermaßen für ihn geltenden Geboten und Verboten werden.	
27	Normen (Gebote und Verbote) meiner eigenen Weltanschauung zwischen den Zeilen vermitteln	Wenn meine eigenen Normen ein Gebot oder Verbot in mein Bewusstsein bringen und nach deren Befolgen drängen, bleibt das mein privater Prozess, den ich nicht auf die Therapie einwirken lasse.*
	*In bestimmten Momenten erlaube ich ihm etwas, was ich mir nicht erlauben würde. So kann es sein, dass es in einer bestimmten Situation notwendig ist, seinen ganzen Schmerz so laut hinauszuschreien, dass es »die ganze Welt« hört. Ich überwinde meine eigenen Werte und Normen, indem ich authentischerweise dem Patienten das Recht einräume, anders zu handeln, als ich es tun wollen würde. Ob das noch glaubhaft für den Patienten ist, muss ich erkunden bzw. er spiegelt mir das zurück.	
28	Meine eigene noch dysfunktionale Überlebensregel als Verhaltensmaxime ins Gespräch bringen	Eine Erlaubnis gebende Haltung vermitteln, die die Begrenzungen der Überlebensregel überwinden hilft*
	*Wenn mein aus der frühen Kindheit beibehaltenes inneres Arbeitsmodell (Bowlby, 1975) noch als dysfunktionale Überlebensregel mein Fühlen, Denken und Handeln bestimmt, ohne dass ich es mir oft genug bewusst mache und gegensteuere, dann geht auch das als unausgesprochenes Gesetz auf den Patienten über. Er hat schon längst in sich ein Introjekt meiner Persönlichkeit als psychische Repräsentanz etabliert. Er kommuniziert also nicht nur mit mir als reales Gegenüber, sondern immer auch mit diesem Introjekt. Dieses hilft ihm in vieler Hinsicht. Aber es wäre besser, wenn es nicht meine dysfunktionale Überlebensregel beinhalten würde. Diese Gefahr ist umso geringer, je mehr ich mich bewusst mit meiner Überlebensregel auseinandersetze und mich dabei ertappe, wieder mal ihren Vorgaben gefolgt zu sein.	

	Was habe ich als TherapeutIn nicht getan?	**Stattdessen habe ich/war ich …**
29	Eine eigene, vielleicht ähnliche Thematik dem Patienten überstülpen	Ich unterscheide zwischen meinem und des Patienten Thema und unterlasse die sich aufdrängende Projektion*
	*Wenn ich ein Problem des Patienten nur zu gut von mir selbst kenne und es noch zu meinen »Baustellen« gehört, ist größte Wachsamkeit geboten. Das Thema triggert meine eigenen Gefühle so sehr, dass es mir schwerfällt, bei dem markierten Spiegeln zu bleiben, das wirklich nur seine eigenen Gefühle (abgeschwächt) enthält. Der Patient wird mitbekommen, wie weh mir das jetzt selbst tut und schon ist es keine Markierung mehr. D. h. es ist nicht mehr sein Gefühl. Dabei soll er doch lernen zu unterscheiden, was sein Gefühl ist und was das Gefühl der Bezugsperson ist. Das ist notwendig, dass er eine realitätsgerechte Theory of Mind bzw. Theorie des Mentalen aufbauen kann.	
30	Wie ein idealer Vater zum Patienten sein	Ein sehr aufmerksamer wohlwollender Zuhörer bleiben*
	*Wenn das Narrativ des Patienten nicht nur Mitgefühl, sondern Mitleid in mir hervorruft, würde ich gern sein Leid lindern. Und so werde ich vielleicht besonders gütig, geduldig und nachsichtig sein, ein Vater, den er sich gewünscht hätte (und den ich darüber hinaus auch gebraucht hätte?). Diese Gegenübertragungstendenz ist ein ganz natürlicher Vorgang, der sein darf, den ich nicht unterdrücken muss. Aber ich nehme sie als meine Antwort auf seine Übertragung wahr und folge ihr nicht. Stattdessen bleibe ich bei meiner Grundhaltung, die zwar warmherzig und akzeptierend ist, die aber nicht sein Übertragungsbedürfnis bedient und mich so zu einer Person werden lässt, die für ihn eine Bedeutung im eigenen familiären Kontext bekommt. Mit der gesuchten Bedürfnisbefriedigung durch einen Vater gehe ich später anders um (Imaginationsübung oder Rollenspiel).	
31	Schlecht über die realen Eltern reden	Keine eigenen Urteile über die Eltern äußern*
	*Wieder sind es meine eigenen Gefühle, die so stark sein können, dass ich eine Wut auf den Vater des Patienten bekomme und dass ich dieser Wut oder Verachtung dadurch Ausdruck verleihe, dass ich sehr harte Worte für den Vater finde, härtere Worte, als sie dem Empfinden des Patienten entsprechen. Worte, die mehr über mich aussagen als über die Beziehung von Patient und Vater. Worte, mit denen ich den Vater verurteile. Auch hier ist es wieder hilfreich, die eigenen Worte des Patienten für die Wiederholung und die Beschreibung des Kontexts zu verwenden. Dann bleibt es bei der emotionalen Bedeutung, die die geschilderte Begegnung mit dem Vater für den Patienten hat.	
32	Früh Verständnis für die realen Eltern erwarten bzw. fordern	Keine mildernden Umstände für die Eltern nahelegen*
	*Wenn mir hingegen die Verurteilung des Vaters durch den Patienten zu hart und ungerecht vorkommt, kann ich dazu neigen, Verständnis für den Vater zu wecken. »Es war nicht seine Absicht, Ihnen so sehr weh zu tun. Er war selbst überfordert.« Damit nehme ich dem Patienten seine emotionale Energie weg, die er für den Moment der Verarbeitung der Beziehung benötigt. Später wird er ohnehin verständnisvoller sein können. Jetzt aber soll er ganz und gar für sich eintreten können, ohne Rücksicht auf die Bedürftigkeit des Vaters. Entscheidend ist zunächst nur, was der Vater bewirkt hat, welche schwere Hypothek er seinem Sohn auf seinen Lebensweg mitgegeben hat. An dieser Stelle bin ich ganz Partei für den Patienten, um ihm seine emotionale Energie, z. B. seine Wut zu lassen. Diese Ungerechtigkeit muss ich nicht gleich korrigieren, die darf er noch eine Zeit lang behalten.	
33	Mich über den Patienten stellen	Ich bleibe in meiner nicht-wissenden Haltung bescheiden und begegne dem Patienten wertschätzend auf Augenhöhe.*
	*Der Patient zeigt sich mir überwiegend mit seiner schwachen Seite, mit der Seite, der viele Kompetenzen fehlen, so dass sich in mir leicht ein einseitiges Bild seiner Persönlichkeit bildet. Diese Schwachstellen habe ich nicht und so viele Schwachstellen habe ich nicht. Der Patient versteht so viel nicht, was ich längst verstanden habe. Ich bin in unserem Arbeitsteam der wissendere und stärkere. Das ist doch eine Tatsache. Warum sollte ich mich nicht überlegen fühlen? Das geschieht in so einer Konstellation ganz von selbst. Deshalb muss ich bewusst gegensteuern, wenn unbedingte Wertschätzung für den Patienten und eine bescheidene Haltung nicht fest und sicher zu mir gehören. Ich mache mir also bewusst, dass ich mich überlegen fühle, und mache mir bewusst, was am Patienten bei mir dieses Gefühl auslöst. Meine Achtsamkeit hilft mir, dieses Gefühl da sein zulassen und sodann zur Bescheidenheit zurückzukehren und wieder Wertschätzung für den Patienten zu empfinden.	
34	Das Selbstbewusstsein ausstrahlen, dass ich ein sehr guter Therapeut bin	Ich bleibe derjenige, der gerade dabei ist, vom Patienten zu lernen und etwas zu verstehen.*
	*Wir wissen, dass wir unseren Beruf gut ausüben, manchmal sogar sehr gut. Das ist Grund zur Freude und auch zum Stolz. Wir kennen ja die Studien, die ergaben, dass 90 % der Therapeuten sich für überdurchschnittlich kompetent halten, 40 % sich also überschätzen. Auch wenn es der Wahrheit entspräche, dass ich überdurchschnittlich gut bin, wäre es inkompetent, mit dieser Ausstrahlung meinem Patienten zu begegnen. Mein sicherer Umgang mit den vielen schwierigen Therapiesituationen muss nicht mein Gefühl in diesen Situationen bestimmen.	
35	Mich als so wissend geben, dass alles, was der Patient erzählt, mir längst vertraut ist	Auch wenn ich vieles verstanden habe, bleibe ich in der nicht-wissenden Haltung (wie Columbo).*
	*Auch wenn ich es immer wieder brauche, mich sehr kompetent zu fühlen, lasse ich das außerhalb unserer therapeutischen Beziehung. Da bleibe ich der potenziell Nicht-Wissende, der vom Patienten lernt – und bleibe dabei authentisch. Sofern mir das gelingt, ist es meine eigentliche berufliche Kompetenz (Wertschätzung, Akzeptanz, Authentizität, so dass der Patient eine sichere Bindung aufbauen, seine Affekte regulieren und eine hilfreiche Theorie des Mentalen (Theory of Mind) aufbauen kann).	

6.3.2.4 Die Grundhaltung der GruppenleiterIn beim Mentalisierungsfördernden Gespräch

(z. B. metakognitive Nachbetrachtung in einer Emotion-Tracking-Sitzung)

Die MBT-Arbeitsgruppe (Allen, 2010) hat Kriterien formuliert, die die mentalisierungsfördernde Gesprächsführung sehr gut definieren. Wir können diese mit einigen Änderungen und Kürzungen auch in der Verhaltenstherapie anwenden. Sie zeigen, wie sehr die Art des Gesprächs z. B. von einem kompetenten psychodynamischen und auch von einem kognitiv-behavioralen Duktus abweicht.

Da dies sehr ungewohnt ist, muss es geschult und trainiert werden.

Eine ausreichend effektive Mentalisierungsförderung ist nur erreichbar, wenn nur wenig von diesen Vorgaben abgewichen wird.

> »Lernen durch Einsicht reicht nicht aus. Der Vorgang des Mentalisierens/Metakognizierens muss wie der stete Tropfen auf den Stein unentwegt stattfinden, damit die notwendigen Bahnungen im Gehirn geschehen und bleiben können« (Sulz, 2022d, S. 217).

Die 14 wichtigsten Aspekte mentaler/metakognitiver Gesprächsführung (Sulz, 2022d, S. 218):

1. *Sicherheit* in der Beziehung herstellen
2. Dichte *Führung* der Bewusstseinsprozesse des Berichtenden
3. *Strukturiert* und *supportiv* vorgehen
4. *Fragen*-Antwort-Dialog statt freiem Gespräch
5. *Columbo-Fragen:* nicht wissen
6. Konkret nach *Motiven* für ein Verhalten fragen
7. Mentalisierung *wertschätzen*, Nicht-Mentalisierung *hinterfragen*
8. *Alternative Interpretationen* zu nicht-mentalisierten Äußerungen anbieten
9. Pseudo-Mentalisieren *unterbrechen*
10. Gemeinsam *reflektieren*
11. *Laut denken* als unfertige Überlegung
12. Sagen, wenn ein Gedanke ein *Irrtum* war
13. *Keine metatheoretischen* Erklärungen des Geschehens geben
14. Eigene Hypothesen *nicht aufdrängen*

Die große Schwierigkeit besteht darin, dass diese beiden Grundhaltungen (Emotionsförderung und Mentalisierungsförderung) zwar ähnlich sind, daraus aber völlig verschiedene Gesprächsführungen resultieren. Wenn man versucht, das Emotion Tracking mit der mentalisierungsfördernden Gesprächsführung durchzuführen, bleibt die tiefe Emotionswahrnehmung auf der Strecke zugunsten metakognitiven Verstehens, das wiederum nur dann Sinn ergibt, wenn der Kontakt zur entscheidenden Emotion nicht verloren geht. Umgekehrt führt die emotive Grundhaltung, die für das Emotion Tracking notwendig ist, nicht zu ausreichendem metakognitiven Verstehen der Affektdynamik. Es bleibt deshalb die Herausforderung, die Gesprächsführung beim Übergang vom Emotion Tracking (Emotionsförderung) zur Mentalisierungsförderung so zu ändern, dass die PatientIn gezwungen ist, in kausales Denken überzugehen. Geschieht das zu früh, verliert sie den Kontakt zu ihrem Gefühl.

7
Psychotherapeutisches Qualitätsmanagement

7.1 Prozessqualität, Ergebnisqualität, Katamnese und Einzelfallanalyse

7.1.1 Internes Qualitätsmanagement: Mehr Qualität meiner Therapien

Qualitätssichernde Maßnahmen sind auch in der Psychotherapie gesetzlich vorgeschrieben (Sozialgesetzbuch V).

Neben dem Gutachterverfahren (Sulz et al., 2003a; Sulz & Peterander, 2004) als externer Qualitätssicherungsmaßnahme, die den Aspekt der externen Kontrolle beherbergt, ist das interne Qualitätsmanagement (vgl. Härter et al., 1999; Herzog et al., 2000) eine weitere Variante, bei der der TherapeutIn vertraut wird, dass sie selbst die Qualität in Praxis, Ambulanz oder Klinik hoch hält, laufend prüft und verbessert. Während ersteres nur einen definierten Standard einhalten will, möchte Qualitätsmanagement laufende Optimierung und stetige Entwicklung (Fydrich, 2004).

Wir unterscheiden drei Arten der Qualität: Struktur-, Prozess- und Ergebnisqualität.

7.1.1.1 Was ist Strukturqualität? Wie gut bin ich als TherapeutIn?

Strukturqualität ist die Qualität

- der Personen (Klinik- oder Ambulanzangehörige, PraxisinhaberIn sowie weitere Personen: welche Aus- und Weiterbildung, welche und wie viel Erfahrung, welche Zusatzqualifikationen?)
- der materiellen und technischen Ausstattung (Räume, Sekretariat, Bibliothek, Fragebögen und Tests, Technik wie PC, Software, Videoanlage, Biofeedback)
- der Organisation (Ablauf, Empfang, PatientInnenbetreuung, Verwaltung, Dokumentationssystem)

Strukturqualität betrifft die personelle, organisatorische und materielle Ausstattung der psychotherapeutischen Ambulanz, Praxis oder Klinik. Sie beginnt mit der Psychotherapie-Ausbildung.

Wichtige Fragen zur Qualität meiner Behandlung

- Arbeitsfähigkeit und medizinischer Versorgungsbedarf: QMP02-Arb
- Fallspezifische belastende Faktoren: QMP03-Bel
- Indikationsstellung: QMT01
- Zielerreichungsskalierung: QMT03-Zerr
- Therapiesitzung Rating: QMP04-Feed und QMT04-Sitz
- Zielannäherungsskala: QMP05-Ziel und QMT05-Ziel
- Beziehungsqualität: QMT06-Bez
- Rating zum Therapieprozessverlauf: QMP07-Pro und QMT07-Pro
- Checkliste Therapieinhalt: QMT08-Inh
- Für den Therapieverlauf ungünstige Faktoren: QMT11
- RDR Ressourcen-Defizit-Rating: QMT12-RDR
- Katamnesegesprächsprotokoll: QMT13-Kat
- Therapiesitzung Protokoll: QMT14-Prot

7.1.1.2
Was ist Prozessqualität? Wie gut läuft meine Therapie?

Prozessqualität ist die Qualität der Diagnostik und Therapie im Prozessablauf hinsichtlich

- Befunderhebung, Syndrom- und klassifikatorischer Diagnostik, Anamnese inklusive Fremdanamnese, Exploration, Verhaltensbeobachtung, Verhaltensdiagnostik, Indikationsstellung, Zielanalyse und Therapieplanung
- Planung und Gestaltung der Therapiebeziehung
- Durchführung der Therapie und Rückfallprophylaxe
- Verlaufskontrolle
- interdisziplinärer Kooperation

Wie gut macht die TherapeutIn das, was sie macht, und macht sie alles, was im vorliegenden Fall getan werden muss? Die Prozessqualität ist Maßstab unserer täglichen therapeutischen Arbeit. Wenn wir eine gute Aus- und Weiterbildung genossen und unser Wissen und Können ständig den neuen Erkenntnissen unserer Disziplin angepasst haben, wenn wir unsere zunehmenden Erfahrungen mit unseren PatientInnen nutzen können, um unsere berufliche Kompetenz zu erweitern, dann liegen gute Bedingungen vor, dass unsere Therapieprozesse qualifiziert ablaufen. Entscheidend ist dabei, dass wir uns professionelle gedankliche und affektive Feedbackschleifen zugelegt haben, die eine Optimierung des Therapieprozesses anstreben.

7.1.1.3
Was ist Ergebnisqualität? Was kommt bei meiner Therapie raus?

Ergebnisqualität ist der Grad der Zielerreichung bezogen auf

- Besserung oder Heilung der Erkrankung
- den Grad der Veränderung der Erlebens- und Verhaltensweisen, die die Krankheit aufrecht erhalten
- den Grad der Veränderung der Erlebens- und Verhaltensweisen, von denen zu erwarten ist, dass sie eine Wiedererkrankung sehr wahrscheinlich machen
- den Grad der Lebensqualität und Lebenstüchtigkeit in Bezug auf die biopsychosoziale Gesundheit der PatientIn
- den Grad der Zufriedenheit der PatientIn mit der Therapie

Sie entspricht der Evaluation der Therapie. Es gibt leider zu viele psychische Störungen, die durch die derzeit angewandten und von den Kassen bezahlten Therapien nicht völlig behoben werden können. Problem auf der Therapeutinnenseite ist, dass wir nicht im Voraus eine zuverlässige Vorhersage über das erzielbare Ergebnis machen können. Könnten wir das und könnten wir unsere Prognose durch differenzierte diagnostische Angaben begründen, dann könnten wir schon vor Beginn der Therapie – ähnlich wie in anderen freien Berufen – verbindliche Angaben über die zu erwartende Stundenzahl und das mit dieser Stundenzahl gewährleistete Ergebnis machen.

7.1.1.4
Messungen zum Vorher-Nachher-Vergleich jeweils vor und nach der Therapie bzw. nach der Katamnese

1. Beschwerden-Selbstbeobachtungsfragebogen PatientIn (z. B. VDS90-Symptomliste)
2. Erhebung des psychischen Befundes (z. B. VDS14-Befund)
3. Syndromdiagnose (z. B. VDS90 und/oder VDS14)
4. ICD-10-Diagnose (z. B. mit VDS14-ICD-Entscheidungsbäumen)
5. Symptomspezifischer Fragebogen (z. B. Angst-, Depressions-, Zwangs-, Anorexiefragebogen für PatientInnen)
6. Zielerreichungsskalierung (z. B. QMT03)
7. Feststellen der Arbeitsfähigkeit der PatientIn (z. B. QMP02)
   a) Istzustand zum Zeitpunkt der Messung
   b) Zahl der Fehlzeiten in den letzten drei Monaten aufgrund psychischer Beschwerden (Kapitel V [F] der ICD-10) einschließlich körperlicher Beschwerden,

bei denen körperliche Faktoren eine Rolle spielen (F54)
8. Inanspruchnahme ärztlicher und psychotherapeutischer Versorgung in den letzten drei Monaten aufgrund psychischer Beschwerden (Kapitel V [F] der ICD-10) einschließlich körperlicher Beschwerden, bei denen körperliche Faktoren eine Rolle spielen (F54, z. B. QMP02)
9. Person- und Umweltvariablen wie überdauernde intra- und interpersonelle zentrale Konflikte (VDS35), Ängste (VDS28), Bedürfnisse (VDS27), Umgang mit Angst, mit Aggressionstendenzen (VDS29), mit zentralen Bedürfnissen, mit Werten (VDS33) und Normen (VDS34), dysfunktionale Persönlichkeitszüge (VDS30), Funktionalität der Emotionsregulation (VDS32), Stand der emotionalen Entwicklung (VDS31), Fähigkeit zur Utilisierung von Ressourcen (VDS26 und VDS38) und zur Bewältigung krisenhafter Situationen, Fähigkeit zum Umgang mit Beziehungen (VDS36), tatsächlich vorhandene Beziehungen, Eingebundensein in ein stabiles berufliches und privates Umfeld, reale Chancen zur Reduktion pathogener Umweltfaktoren und zur Entwicklung einer positiven Lebensperspektive (VDS38)
10. Weitere fallspezifische für den Therapieverlauf ungünstige Faktoren, die inhaltlich darzustellen sind, wie Besonderheiten der Person, ihrer Lebenssituation und ihrer besonderen Beziehungskonstellation, sofern sie nicht durch oben genannte Faktoren beschrieben sind (QMT11)

7.1.1.5 Was ist die Qualitätsschleife? Therapiefehler beheben und vorbeugen

Die Qualitätsschleife (Abb. 7.1.1) ist die Art der Durchführung des Qualitätsmanagements, d. h.

- Fehler- bzw. Ereignissuche
- Fehler- bzw. Ereigniserkennung
- Fehler- bzw. Ereignisanalyse
- Fehlerbehebung bzw. Ereignisbearbeitung oder Ereignisoptimierung
- Prüfung des Erfolgs der Fehlerbehebung bzw. Ereignisbearbeitung
- vorbeugende Maßnahmen
- weitere Fehler- bzw. Ereignissuche etc.

7.1.1.6 Läuft ein qualifizierter Therapieprozess ab? Etappen der Therapie

Der Therapieprozess lässt sich in Etappen gliedern, die für sich einzeln betrachtet werden können.

Der Therapieprozess besteht aus:

- Diagnostik
- Indikationsstellung
- Therapieplanung

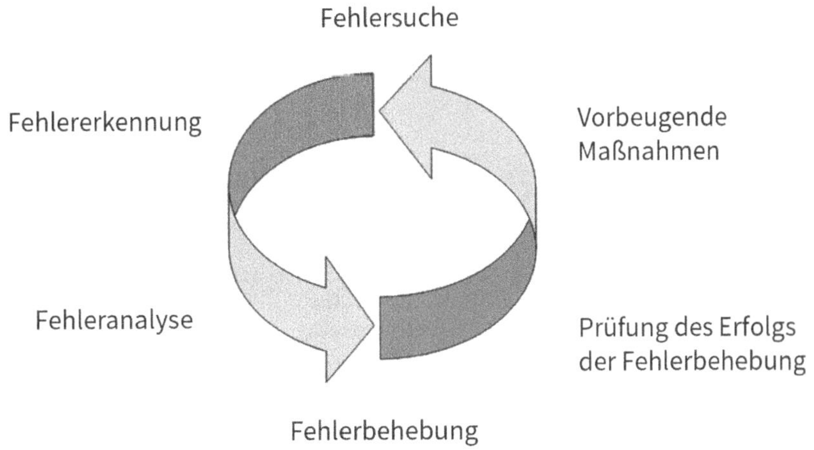

Abbildung 7.1.1: Die Qualitätsschleife zur Fehleranalyse, -behebung und -vorbeugung (aus Sulz, 2005c, S. 76)

- Therapieprozessgestaltung
- Therapieinhalt
- Therapieabschluss
- Prävention
- Selbstentwicklung
- Umgang mit Störungen

Folgende Skalen zum Monitoring des Therapieprozesses stehen im VDS QM-R (Sulz, 2008b) zur Verfügung. Die TherapeutIn wählt die für ihre Arbeit passenden Skalen und Checklisten individuell aus.

PatientIn:

- QMP02-Arb: Arbeitsfähigkeit und medizinischer Versorgungsbedarf
- QMP03-Bel: Fallspezifische belastende Faktoren
- QMP04-Feed: Feedback zur Therapiesitzung
- QMP05-Ziel: Zielannäherungsskala
- QMP07-Pro: Rating zum Therapieprozessverlauf

TherapeutIn:

- QMT01: Indikationsstellung
- QMT03-Zerr: Zielerreichungsskalierung
- QMT04-Sitz: Rating zur Therapiesitzung
- QMT05-Ziel: Zielannäherungsskala
- QMT06-Bez: Beziehungsqualität
- QMT07-Pro: Rating zum Therapieprozessverlauf
- QMT08-Inh: Checkliste Therapieinhalt
- QMT11: Für den Therapieverlauf ungünstige Faktoren
- QMT12-RDR: Ressourcen-Defizit-Rating
- QMT13-Kat: Katamnesegesprächsprotokoll
- QMT14-Prot: Therapiesitzungsprotokoll

Die Skalen, die mit QMP beginnen, füllt die PatientIn aus. Wenn sie mit QMT beginnen, werden sie von der TherapeutIn ausgefüllt. Sie wurden in der Münchner Qualitätsmanagement-Studie (Sulz et al., 2003b) evaluiert und werden unten dargestellt. Die TherapeutInnen-Ratings, die einem PatientInnenfragebogen entsprechen, sind bei diesem dargestellt (QMT04 bei QMP04, QMT05 bei QMP05 und QMT07 bei QMP07). Der Vergleich von PatientInnen- und TherapeutInnenrating ist sehr aufschlussreich. Entscheidend ist, dass die ausgefüllten Bögen nicht ungelesen in der Karteimappe der PatientIn verschwinden, sondern aufmerksam studiert und mit der PatientIn besprochen werden.

Im Qualitätsmanagementbuch (Sulz, 2005c) und im Verhaltensdiagnostik-Handbuch (Sulz, 2015a) werden die Ratingskalen und Checklisten ausführlich dargestellt.

7.1.1.7 Checkliste Qualität der Eingangsdiagnostik

Die Auswahl der diagnostischen Instrumente liegt im Ermessen der TherapeutIn. Diese Angaben sind nur beispielhaft.

Erstuntersuchung:	(...)	Beschwerden und Symptome der PatientIn sowie sie als Person und ihr Beziehungsangebot erfasst?
	(...)	Symptomauslösender Aspekt der Lebenssituation exploriert (VDS21)?
	(...)	Symptomaufrechterhaltende Faktoren bestimmt (VDS21)?
Interviewleitfaden:	(...)	Psychischer/psychosomatischer Befund erhoben (VDS14)?
Fragebögen:	(...)	Symptomliste VDS90 ausgefüllt und ausgewertet?
	(...)	Symptomspezifischer Fragebogen (z. B. Angst, Anorexie)?
	(...)	Persönlichkeitsskalen VDS30/Persönlichkeitsstörungs-Interview (VDS 30-Int)?
	(...)	Fragebögen zu Vermeidungs- und Aggressionstendenzen und Verstärkern (VDS27 bis VDS29), Emotions- (VDS32) und Kognitionsanalyse (VDS35) inkl. Wertorientierung (VDS33) und Ressourcenanalyse (VDS26), Fragebogen zur Lebens- und Krankheitsgeschichte (VDS1) ausfüllen lassen?
Verhaltensbeobachtung:	(...)	Beobachtung der typischen Situation, in der das Symptom auftritt, Beobachtung der Interaktion der Bezugsgruppe (Partnerschaft, Familie etc.) durchgeführt?
Fremdanamnese:	(...)	Einladung des Angehörigen und Fremdanamnese erfolgt?

7.1.1.8 Einzelfallanalyse mit Evaluation von Teilzielen

(aus Sulz, 2015a, S. 248f.)

Die Einzelfallanalyse ist ein genuin wissenschaftliches Vorgehen, das in jeder Therapie anwendbar ist. Sie sollte zum aktiven Repertoire einer TherapeutIn gehören.

Oft ist in kognitiv-behavioralen Therapien zu beobachten, dass Themen angerissen werden und lange vor ihrer abschließenden Bearbeitung wieder verlassen werden. Ein Beispiel ist der Aufbau eines neuen Interaktionsverhaltens im KollegInnenkreis. Die TherapeutIn verliert das Interesse für das Thema, sobald die PatientIn in einer Stunde berichtet, dass sie das neue Interaktionsverhalten einmal erfolgreich angewandt hat, z. B. sich dagegen gewehrt hat, dass die KollegInnen ihr die undankbaren Arbeiten zuschieben. Da die PatientIn es nur auf Geheiß der TherapeutIn machte, ist offen, ob sie das Verhalten aufrechterhalten wird. Außerdem bleibt offen, ob das Verhalten so wirksam bleiben wird, wie es vielleicht zufällig beim ersten Mal war. Ob eine Generalisierung auf andere KollegInnen stattfindet, ist erst recht nicht vorhersehbar.

Dieses Dranbleiben ist für die TherapeutIn so wenig interessant, wie eine Wohnung zu Ende putzen zu müssen, wenn man so stolz war, ein Zimmer gemacht zu haben. Wenn die Veränderung dieses Verhaltens aber ein wichtiges Teilziel war, darf nicht so damit umgegangen werden. Es sollte zu den habituellen Maßnahmen der TherapeutIn gehören, in diesem Fall eine Einzelfallanalyse durchzuführen. Dies ist ohne viel Aufwand möglich. Begonnen wird mit einer Baseline-Erhebung.

Baseline-Erhebung

- ➢ Beschreibung des alten dysfunktionalen Verhaltens
- ➢ Operationalisierung des neuen funktionalen Verhaltens
- ➢ Beobachtung: Zehn fortlaufende Situationen, in denen das dysfunktionale Verhalten bisher vorkam
- ➢ Erfassung der Anzahl der Situationen, in denen es vorkam
- ➢ Erfassung der Anzahl der Situationen, in denen das neue Verhalten auftrat
- ➢ Zeichnen eines Säulendiagramms

Die Baseline-Erhebung ergibt die Datenbasis für die Einzelfallanalyse. Es werden zehn aufeinanderfolgende Situationen als Stichprobe genommen. Dabei wird festgehalten, ob das alte oder ob das neue Verhalten gezeigt wurde. Falls das neue Verhalten auftrat, kann zudem festgehalten werden, ob es auch wirksam war. Anschließend wird ein Säulendiagramm oder ein Polygon-Diagramm begonnen, in das später auch die Nachher-Daten eingetragen werden können.

Schritte der Einzelfallanalyse

1. Definition und Operationalisierung des zu verändernden Verhaltens
2. Definition und Operationalisierung des angestrebten Verhaltens
3. Baseline-Erhebung dieser Verhaltensweisen in einer festgelegten Situation
4. Konkrete Planung des angestrebten Verhaltens in einer Situation
5. Konkrete Zieldefinition des angestrebten Verhaltens und seiner Wirkung
6. Quantifizierung dieser Zieldefinition (in X von zehn Situationen vorhanden bzw. erfolgreich)
7. Durchführung des Veränderungsvorhabens
8. Vorher-Nachher-Vergleich der Häufigkeit des Verhaltens
9. Vorher-Nachher-Vergleich der Wirksamkeit des Verhaltens

Wir betrachten die Schritte der Einzelfallanalyse für obiges Beispiel. Die PatientIn hat sich bisher von ihren KollegInnen viele undankbare Arbeiten zuschieben lassen. Die TherapeutIn strebt zunächst eine weitergehende Operationalisierung dieses Verhaltens an. Es ist beispielsweise insbesondere Kollegin G., die abends ihren Arbeitsplatz nicht aufräumt und den Patienten charmant bittet, dies für sie zu tun, sodass er regelmäßig erst zehn Minuten nach ihr die Firma verlassen kann. TherapeutIn und Patient definieren als angestrebtes Verhalten, dass er sich von ihr nicht mehr so ausnützen lässt.

Die Operationalisierung führt zu dem konkreten Ziel, jedes Mal abzulehnen, das Aufräumen für sie zu übernehmen, es sei denn, sie wäre in einer Notlage: »Nein, ich räume deinen Arbeitsplatz nicht auf. Mach es bitte selbst.«

Im dritten Schritt der Einzelfallanalyse führt der Patient eine Baseline-Erhebung der beiden Verhaltensalternativen durch. Auf diese wird nachfolgend genauer eingegangen. Danach planen sie das konkrete Verhalten in einer konkreten Situation: Jeden Abend, wenn sie ihn darum bittet, ihren Arbeitsplatz aufzuräumen, wird er dies kurz ohne Begründung ablehnen.

Die konkrete Zieldefinition ist: Das Verhaltensziel ist erreicht, wenn er es schafft, diesen Satz zu sagen, wenn er sich nicht nachträglich überreden lässt, wenn er nicht mehr für sie aufräumt, wenn er keine unangenehmen Gefühle mehr dabei hat und wenn sie sich ohne Murren damit abgefunden hat, dass er sich so verhält. Für den Anfang könnte man weniger strikt in der Zielsetzung sein und entweder zulassen, dass er es doch noch einmal von zehnmal für sie tut, wenn sie z. B. eine ganz gute Begründung hat, ohne in einer wirklichen Notlage zu sein. Oder man könnte das Ziel für erreicht einstufen, wenn er noch ein mulmiges Gefühl oder ein schlechtes Gewissen hat, wenn er nein sagt.

Darauf erfolgt die Durchführung des Änderungsvorhabens und anschließend wird wieder Protokoll geführt, wie oft von zehn Malen er das alte und wie oft das neue Verhalten gezeigt hat.

Neben der Häufigkeit seines Verhaltens wird auch dessen Wirksamkeit erfasst, d. h. ob die Kollegin sein Nein respektiert hat und tatsächlich selbst ihren Arbeitsplatz aufräumte. Es könnte ja sein, dass er sagt, er macht es nicht, während die Kollegin ihn nicht ernst nimmt und trotzdem geht, sodass er doch wieder ihren Arbeitsplatz aufräumen muss.

Das Ergebnis der zweimal zehn Beobachtungen kann in ein Diagramm eingetragen werden, sodass eine Sicht-Auswertung erfolgen kann.

7.1.1.9 Katamnese als eigentlich gültige Abschlussmessung

(aus Sulz, 2015a, S. 243)

Katamnesen sind ein Festhalten der weiteren Entwicklung der PatientIn über einen bestimmten Zeitraum nach Abschluss der Therapie. Katamnestische Untersuchungen sind die einzige Möglichkeit, um mittelfristige und langfristige Wirkungen einer Psychotherapie zu erfassen. Sie sollten zum regelhaften Procedere der TherapeutIn gehören. Auch wenn viele TherapeutInnen sich um diese nicht so bequeme Maßnahme drücken, sei hier betont, dass es vom Fachlichen her eine Selbstverständlichkeit sein sollte. Die PatientIn wird schon zu Beginn der Therapie darüber aufgeklärt und es wird in den Therapievertrag geschrieben. Die TherapeutIn hebt sich eine Therapiestunde von den bewilligten 60 Sitzungen dafür auf und vereinbart mit der PatientIn in der letzten Therapiestunde den Termin in sechs Monaten. Natürlich erinnert sie sie am besten telefonisch vier Wochen vor dem Termin daran. Es sollte wiederum selbstverständlich sein, dass die PatientIn zu diesem Termin kommt und dass es nicht nur ein Telefonat ist. TherapeutIn und PatientIn sind das der therapeutischen Beziehung und Arbeit schuldig, die eben noch nicht beendet ist. Die Ergebnisqualität lässt sich nicht durch eine einzige Messung zum Zeitpunkt der letzten Therapiestunde erfassen.

Wir können folgende relevanten Zeitspannen definieren:

a) Zeit bis zur ersten Kontaktaufnahme mit der TherapeutIn (Krankheitszeit)
b) Zeit bis zum Therapiebeginn (Wartezeit)
c) Zeit während der Therapie (Therapiezeit)
d) Das erste halbe Jahr nach Beendigung der Therapie (Sechsmonatskatamnese)
e) Das zweite halbe Jahr nach Beendigung der Therapie (Jahreskatamnese)
f) Das zweite Jahr nach Beendigung der Therapie (Zweijahreskatamnese)
g) Die weiteren drei Jahre nach Beendigung der Therapie (Fünfjahreskatamnese)

Wenn die Beschwerden, die zum Zeitpunkt des Therapieendes verschwunden waren, nach sechs Monaten wieder beginnen und sich eine Leidenszeit fortsetzt, die sich von derjenigen vor der Therapie kaum unterscheidet, so ist das kein Therapieerfolg. Wenn eine Therapie zwei Jahre lang dauert und die Patient erst im letzten Halbjahr beschwerdefrei ist, so dürfen die vorausgehenden eineinhalb Jahre nicht vernachlässigt werden. Diese können z. B. 18 Monaten Arbeitsunfähigkeit entsprechen, die finanziell erheblich zu Buche schlagen. Aber auch 18 Monate des Leidens wiegen schwer. Nicht selten erleben wir, dass bereits ab dem ersten Kontakt mit der TherapeutIn die Beschwerden deutlich nachlassen, obwohl noch keine Therapie erfolgt. Ebenso bekannt ist der Rückfall, wenn deutlich wird, dass die Therapie in wenigen Monaten unumstößlich zu Ende gehen wird. Ein halbes Jahr nach dem Ende der Therapie treten eventuell allmählich wieder die belastenden Situationen auf, die früher zur Symptombildung führten. Deshalb sind Rückfälle ab dem siebten bis zwölften Monat nach Therapieende häufig. Ein Nachteil von Kurzzeittherapien ist, dass sie eventuell in so kurzer Zeit erfolgen, dass während der Therapie gar keine Bewährungsproben stattfinden können. Deshalb wird der spätere Rückfall einkalkuliert und vorbereitet, teils durch selbstständige Krisenbewältigung der PatientIn, teils durch Vereinbarung vereinzelter Boostersitzungen bei der bisherigen TherapeutIn.

Literatur mit Praxisanleitungen:

Sulz, S. K. D. (2005c). Internes Qualitätsmanagement in psychotherapeutischer Praxis und Ambulanz. CIP-Medien.

Sulz, S. K. D. (2008b) Qualitätsmanagement VDS QM-R in psychotherapeutischer Praxis und Ambulanz. Lose-Blatt-Sammlung nach GBÄ-Richtlinien. CIP-Medien.

8
Anhänge

Anhang 1
Informationsblatt für PatientInnen über Psychotherapie

Liebe Patientin, lieber Patient,
Sie haben sich bei uns einen Termin zu einem Erstgespräch geben lassen, um die Möglichkeit und Notwendigkeit einer psychotherapeutischen Behandlung abzuklären. Vielleicht haben Sie sich schon ausgiebig informiert – wenn nicht, können Sie sich anhand dieser Zeilen einen Eindruck machen. Wir können dann später darüber sprechen. In diesem oder in einem der nächsten Gespräche.

Auf folgende Themen soll hier eingegangen werden: Psychische Probleme und Krankheiten, Ursachen, Therapien, Ihre Mitwirkung, Kostenübernahme.

1. Psychische Probleme und Krankheiten

Heute gehen wir davon aus, dass es psychische Krankheiten gibt, die aufgrund der Wechselwirkung zwischen sozialer Umwelt und ererbter Veranlagung zum Ausbruch kommen. Symptome sind entweder schwere Depression, Manie oder starke inhaltliche und formale Störungen des Denkens wie Wahngedanken und Wahrnehmungsstörungen wie Halluzinationen. Oft werden diese vorrangig mit Medikamenten behandelt, die auf den Stoffwechsel des Gehirns einwirken (Antidepressiva und Neuroleptika). Bei ihnen hilft Psychotherapie zusätzlich, bleibt aber die zweitwichtigste Behandlung. Insgesamt sind diese Erkrankungen meist chronisch und erfordern nicht selten eine langjährige psychiatrische Begleitung, am besten kombiniert mit Psychotherapie.

Dagegen gibt es häufig akut auftretende emotionale Probleme und Symptome, die aus einer schweren seelischen Belastung heraus entstehen, wie Depressionen, Ängste, Zwänge, Essstörungen, Schlafstörungen, Schmerzsyndrome, Sexualstörungen u. a., die mit Psychotherapie allein wirksam behandelt werden können.

Eine dritte Gruppe von Krankheiten soll hier auch erwähnt werden. Das sind die Suchtkrankheiten. Sie nehmen eine Mittelstellung ein. Ambulante Psychotherapie sollte einer PsychotherapeutIn vorbehalten bleiben, die Erfahrung und Spezialkenntnisse in der Suchtbehandlung hat, damit eine Chance auf einen Therapieerfolg besteht. Andernfalls sollte eine stationäre Behandlung gewählt werden.

Schließlich gibt es eine vierte Gruppe von »Krankheiten«, die man heute Persönlichkeitsstörungen nennt. Am bekanntesten ist die sogenannte Borderline- oder emotional instabile Persönlichkeitsstörung. Das ist eine bereits seit der Jugend bestehende Art, so zu denken, zu fühlen, zu handeln, dass daraus viel zu oft Unglück und Unglücklichsein resultiert und irgendwann oben genannte Symptomstörungen hinzukommen, deretwegen man dann in Psychotherapie geht. Man merkt oft nicht, wie sehr man selbst zu seinem steten Unglück beiträgt. Entsprechend langwierig ist die psychotherapeutische Behandlung.

2. Ursachen

Wir gehen davon aus, dass neben von Geburt an mitgebrachten Veranlagungen in erster Linie ungünstige Erfahrungen in der Kindheit dazu geführt haben, dass man später im Erwachsenenleben manche sehr schwierigen Situationen emotional nicht verkraften kann und mit psychischen oder psychosomatischen Symptomen reagiert. Wir lernen in unserer Kindheit Denk- und Verhaltensweisen, die uns optimal helfen, die schwierigen Situationen der Kindheit zu meistern. Im Erwachsenenleben sind sie aber oft nicht wirksam oder sogar eindeutig nachteilig – manchmal so nachteilig, dass wir sogar Symptome entwickeln. Heute sind wir selbst verantwortlich dafür, ob etwas so bleibt in unserem Leben oder ob wir es verändern. Oft gelingt Veränderung nur mit Hilfe der Psychotherapie. Und Psychotherapie suchen wir dann auf, wenn sich Symptome eingestellt haben.

3. Therapien

Wir besprechen hier nur die gegenwärtig von den Krankenkassen bezahlten Therapieverfahren.

Das sind die analytisch begründeten (tiefenpsychologischen) Verfahren, die davon ausgehen, dass das Wesen eines Menschen mit seinen Möglichkeiten und Begrenzungen im Unbewussten fest verankert ist. Die Therapie versucht also, Zugang zum Unbewussten zu bekommen, um dann in einem therapeutischen Dialog Veränderungen zu erreichen, die wiederum im Unbewussten festgeschrieben werden, während aber eine möglichst gute Verbindung zwischen dem bewussten Menschen und seinem Unbewussten erhalten bleibt. Arbeitsmaterial sind in der therapeutischen Beziehung auftretende Übertragungen von konflikthaften Aspekten der Elternbeziehung. Dieser Vorgang wird bewusst gemacht und bearbeitet. Übertragungen mit ihren ungünstigen Folgen für das heutige Leben werden so frühzeitig erkannt, bestimmen den Menschen nicht mehr bzw. werden sehr selten. Auch die Analyse von Träumen gehört zu dieser Therapie. Die kürzere, bis 100 Stunden dauernde tiefenpsychologisch fundierte Psychotherapie wird einmal wöchentlich im Sitzen durchgeführt; die längere, bis 200 Stunden dauernde analytische Psychotherapie ist noch an das Vorgehen von Siegmund Freud angelehnt und findet zweimal wöchentlich (oft auf der Couch liegend) statt. Die Rolle der TherapeutIn ist bei diesen Verfahren eher aufmerksam wahrnehmend (auch ihre »Gegenübertragungsgefühle«) und zuhörend.

Dagegen nimmt die VerhaltenstherapeutIn eine deutlich aktivere Rolle ein, handelt mit der PatientIn einen Therapievertrag aus, legt gemeinsam mit dieser Therapieziele fest, gibt Hausaufgaben, macht Übungen und Rollenspiele, damit neue Verhaltensweisen besser gelingen, lobt bei Erfolg, hilft bei Misserfolgen, den Fehler zu finden, damit es beim nächsten Mal sicher klappt usw.

Heute gehen VerhaltenstherapeutInnen auch auf die Weichen stellenden emotionalen Erfahrungen der Kindheit ein, sodass die PatientIn verstehen kann, weshalb sie bestimmte Fähigkeiten nicht erwerben konnte, die ihr geholfen hätten, ein glücklicheres Leben zu führen. Und sie untersuchen auch die Gefühle wie Angst, Schuldgefühl, Scham, die das heute noch verhindern. Sie haben ein Vielzahl von Interventionen zur Verfügung, um festgefahrene Muster, zu fühlen, zu denken und zu handeln, zu verändern.

Vergleichend kann man nicht sagen, dass das eine oder das andere Verfahren besser ist. Bei uns erhalten Sie eine verhaltenstherapeutisch orientierte Behandlung.

4. Ihre Mitwirkung

Sie werden in der Psychotherapie nicht im wörtlichen Sinne »behandelt«, lassen also keine Therapie wohltuend oder strapaziös über sich ergehen und warten, bis sie wirkt. Vielmehr ist Psychotherapie ein Dialog, ein Arbeitsgespräch oder Sie führen mit der TherapeutIn zusammen eine Intervention durch, die Ihnen eine neue Sicht, eine neue Perspektive und neue Handlungsmöglichkeiten in Ihrem Leben aufzeigt.

Bei der Verhaltenstherapie wird das in ganz konkrete Verhaltensweisen umgesetzt, die Sie ausprobieren und verbessern, bis Sie durch Ihr Verhalten Ihre Beziehungen so gestalten können, wie Sie es sich wünschen.

5. Kostenübernahme

Für die beiden genannten Therapieverfahren übernehmen die Krankenkassen die Kosten.

6. Praktische Durchführung

Sie erhalten 20 wöchentliche, 50-minütige Therapiesitzungen, danach vier 14-tägige und zum Erhalt des Therapieergebnisses zwölf monatliche Sitzungen. Dieser Aufbau ist der sicherste Weg zur Gesundung, zum Verhindern von Rückfällen und zum Erhalt der erreichten Gesundheit.

Hier können Sie sich Fragen aufschreiben, die Sie gerne im Gespräch stellen wollen:
...
...
...
...
...

Da wir Qualitätsmanagement durchführen, müssen wir auch belegen, dass wir Sie aufgeklärt haben. Sie können deshalb ein Exemplar dieser Information mit nach Hause nehmen.

Das zweite bitten wir Sie zu unterschreiben, wenn Sie die Information verstanden haben und alle Ihre Fragen hierzu verständlich beantwortet wurden:

Datum:

Meine Name:

Meine Unterschrift:

Anhang 2
Therapievertrag

Therapeutische Einrichtung/Praxis:

Therapievertrag

zwischen Frau/Herrn (PatientIn)

und Frau/Herrn (TherapeutIn)

Die Unterzeichnenden erklären verbindlich, dass sie sich an folgende Verhaltensweisen halten:

- Regelmäßige wöchentliche Therapiesitzungen: Bei Absagen später als zwei Tage vor dem Termin fallen 80 € Ausfallkosten an.
- Der geplante Umfang der Therapie beträgt ___ Sitzungen á 50 Minuten.
- Eine Verlängerung ist ( ) möglich/( ) nicht möglich *(bitte beachten Sie die Einschränkungen bei den Krankenversicherungen).*
- Zu Beginn und am Ende der Therapie erfolgen gründliche diagnostische Maßnahmen, zum großen Teil durch Fragebögen. Therapie ohne vorausgehende Diagnostik ist nicht verantwortlich.
- Von den Therapiesitzungen werden Audio- und Videoaufnahmen angefertigt. Die Aufnahmen dienen der Nachbearbeitung der Therapiesitzungen und Planung der weiteren Therapie.
- Es wird empfohlen, die Audio-Aufzeichnungen der Therapiesitzungen vor der nächsten Therapiesitzung anzuhören. Da steckt meist noch sehr viel Wichtiges drin, was nicht in Erinnerung geblieben ist.
- Die TherapeutIn kann die Aufzeichnungen zur Team-Supervision mit FachkollegInnen verwenden, um auf diese Weise wichtige Anregungen für die Therapie einzuholen.
- TherapeutIn und PatientIn beginnen pünktlich mit der Therapiesitzung.

Die *Einzeltherapie* wird durch eine *Gruppentherapie* ergänzt, deren Beginn zwischen TherapeutIn und PatientIn abgesprochen wird. Sie dient dazu, das in der Einzeltherapie Gelernte im geschützten Kreis der Gruppe zu erproben, dort Verständnis, Unterstutzung und Rückmeldung zu erhalten. Gruppentherapie erhöht die Wirkung der Einzeltherapie erheblich.
( ) Die Gruppe findet auf Selbstzahlerbasis statt (derzeit 40 € für 3 x 45 Minuten).
Sie findet ( ) 14-tägig ( ) jede __.te Woche statt.
Es wird eine Teilnahme von 15 bzw. __ Gruppensitzungen vereinbart, eine Verlängerung ist möglich.
( ) Für die Gruppe wird eine Kostenübernahme durch die Krankenkasse beantragt.
Der/die PatientIn arbeitet täglich an vereinbarten Therapiethemen: ( ) 30 Minuten bzw. ( ) 60 Minuten
Er/sie führt darüber Protokoll.

Um die Wirkung der Therapie qualifiziert zu erfassen, werden am Ende der Therapie erneut Fragebögen ausgefüllt. Ein halbes Jahr nach der letzten regulären Therapiesitzung findet eine sogenannte Katamnesesitzung statt, in der noch einmal der zwischenzeitliche Verlauf besprochen und der weitere Umgang mit den in der Therapie erarbeiteten Themen durchgegangen wird. Die Katamnesesitzung ist eine wichtige Weichenstellung für die Zeit nach der Therapie.

Wiederum ein halbes Jahr später findet ein Katamnese-Telefongespräch statt, in dem besprochen wird, wie es zwischenzeitlich gelaufen ist und inwiefern der Umgang mit den therapeutischen Themen noch weiter optimiert werden kann. Dies entspricht einer letzten Würdigung des Therapieergebnisses, auch im Sinne einer sogenannten Evaluation.

Beide Seiten bestätigen, dass eine umfassende Information[1] über die geplante Therapie erfolgte und die Zustimmung zur Therapie auf der Basis dieser Information erfolgt.

Ort/Datum:

TherapeutIn:

PatientIn:

1 Informationsblatt Psychotherapie (PatientIn und TherapeutIn erhalten je ein unterzeichnetes Exemplar)

Anhang 3
Yin und Yang: Ausgleich durch Freizeit?[1]

Wichtig ist, sich die nachfolgenden Fragen zu stellen. Wir glauben, dass sie zum Qualitätsmanagement gehören. Wichtig ist sicher nicht, sie so zu quantifizieren, wie wir es aus Gründen der Studie von Sulz et al. (2003b) gemacht haben. Und ob es richtig ist, diese zu beantworten, entscheiden am besten Sie selbst.

Wie viel reine Freizeitstunden haben Sie pro Woche (abzüglich Schlaf, Fahrten, Mahlzeiten etc.)?
bis 5 bis 10 bis 15 bis 20 bis 25 bis 30 bis 35 bis 40 bis 45 bis 50 Stunden

Wie erholen Sie sich?
...

Wie gut erholen Sie sich dabei?
Kaum etwas deutlich sehr extrem

Wie schaffen Sie sich Abwechslung?
...

Wie gut gelingt Ihnen das dabei?
Kaum etwas deutlich sehr extrem

Treiben Sie regelmäßig Sport? Ja/nein

Täglich:	0	½	1	2 Stunden					
Wöchentlich:	0	½	1	2	3	4	5	6	7+ Stunden

Besuchen Sie Kino, Theater, Konzert, Oper? Ja/nein
Insgesamt pro Woche 0 ¼ x ½ x 1 x 2 x 3 x

Treffen Sie Freunde? Pflegen Sie Ihren Freundeskreis aktiv?
Insgesamt pro Woche 0 ¼ x ½ x 1 x 2 x 3 x

Haben Sie ein erfüllendes Hobby? Ja/nein

Täglich:	0	½	1	2 Stunden					
Wöchentlich:	0	½	1	2	3	4	5	6	7+ Stunden

Pflegen Sie Ihre Beziehungen in Partnerschaft und Familie? Ja/nein

Täglich:	0	½	1	2 Stunden					
Wöchentlich:	0	½	1	2	3	4	5	6	7+ Stunden

1 Abgewandelt aus Sulz (2005). Internes Qualitätsmanagement in psychotherapeutischer Praxis und Ambulanz. CIP-Medien, S. 90.

Haben Sie den Eindruck, dass bezüglich Ihrer Freizeit/Ihres Privatlebens Änderungsbedarf besteht?
Quantitativ: Ja/nein
Wenn ja, wobei?
Um das wievielfache?
Qualitativ: Ja/nein
Wenn ja, inwiefern?

Was werden Sie hierzu unternehmen?

Literatur

Bücher, Kapitel oder Zeitschriftenbeiträge mit mehr als einer AutorIn wurden nicht chronologisch sondern nach dem Anfangsbuchstaben der ZweitautorIn geordnet.

Abram, A. (2017). Imaginationen: Therapeutische Skills kompakt. Junfermann.

Alexander, F. (1950). Psychosomatic medicine. Its principles and application. Allen & Unwin.

Alexander, F. & French, T. M. (1946). Psychoanalytic therapy. Ronald Press.

Allen, J. G. (2010). Mentalisierung als konzeptionelle Brücke zwischen psychodynamischen und kognitiven Verhaltenstherapien. In J. Holmes (Hrsg.), Psychoanalytische Therapie – Neue Paradigmen und alte Weisheit (S. 93–114). CIP-Medien.

Arbeitskreis OPD (Hrsg.) (1996). Operationalisierte Psychodynamische Diagnostik OPD. Huber.

Arbeitskreis OPD (Hrsg.) (2009). Operationalisierte Psychodynamische Diagnostik OPD-2 (2. Auflage). Huber.

Arbeitskreis OPD (Hrsg.) (2024). Operationalisierte Psychodynamische Diagnostik OPD-3. Huber.

Asendorpf, J. (2007). Interaktion und Kovariation von Genom und Umwelt. In M. Hasselhorn & W. Schneider (Hrsg.), Handbuch der Entwicklungspsychologie (S. 119–128). Hogrefe.

Aufdermauer, N. & Reinecker, H. (2003). Spezifische Phobien. In E. Leibing, W. Hiller & S. Sulz (Hrsg.), Lehrbuch der Psychotherapie. Band 3: Verhaltenstherapie (S. 241–248). CIP-Medien.

Auszra, L., Herrmann, I. R. & Greenberg, L. S. (2017). Emotionsfokussierte Therapie. Ein Praxismanual. Hogrefe.

Bachg, M. & Sulz, S. K. D. (2022). Bühnen des Bewusstseins – Die Pesso-Therapie -Anwendung, Entwicklung, Wirksamkeit. Buchreihe CIP-Medien. Psychosozial-Verlag.

Bandura, A. (1977). Social learning theory. Prentice Hall.

Beck, A.T. (1979). Wahrnehmung der Wirklichkeit und Neurose. Pfeiffer.

Beck, A.T. (2004). Kognitive Therapie der Depression (3. Auflage). Beltz.

Becker, E. & Margraf, J. (2016). Generalisierte Angststörung. Ein Therapieprogramm. Mit E-Book und Arbeitsmaterialien. Beltz.

Becker, E. & Nündel, B. (2003). Die Generalisierte Angststörung – State of the Art. Psychotherapie, 8(1), 146–155.

Becker, G. S. (1999). Familie, Gesellschaft und Politik – die ökonomische Perspektive. Mohr Siebeck.

Becker, P. (1995). Seelische Gesundheit und Verhaltenskontrolle. Hogrefe.

Benjamin, L. S. (2001). Interpersonelle Diagnose und Therapie von Persönlichkeitsstörungen. CIP-Medien.

Betz, A. M. & Fisher, W.W. (2011). Functional Analysis: History and Methods. In W.W. Fisher, C. C. Piazza & H. S. Roane (Hrsg.), Handbook of Applied Behavior Analysis (S. 206–228). Guilford.

Birbaumer, N. (Hrsg.) (1973). Neuropsychologie der Angst. Urban & Schwarzenberg.

Bischof, N. (1995). Struktur und Bedeutung. Eine Einführung in die Systemtheorie. Huber.

Bischof, N. (2001). Das Rätsel Ödipus. Die biologischen Wurzeln des Urkonflikts zwischen Intimität und Autonomie (5. Auflage). Piper.

Bohus, M. & Wolf-Arehult, M. (2012). Interaktives Skillstraining für Borderline-Patienten: Das Therapeutenmanual. Schattauer.

Bowlby, J. (1975). Bindung. Kindler.

Bowlby, J. (1976). Trennung. Kindler.

Boos, A. (2014). Kognitive Verhaltenstherapie nach chronischer Traumatisierung: Ein Therapiemanual. Hogrefe.

Brisch, K.-H. (2015). Bindungsstörungen: Von der Bindungstheorie zur Therapie. Klett-Cotta.

Bronisch, T. & Sulz S. K. D. (2015). Therapeutische Beziehung. CIP-Medien.

Burkhard, A. (2006). Achtsamkeit. Ein Meditationsbuch für Therapeuten und Klienten. CIP-Medien.

Burkhard, A. (2008). Achtsamkeit II – bewusst leben. CIP-Medien.

Burns, J.W., Johnson, B. J., Devine, J., Mahoney, N. & Pawl, R. (1998). Anger management style and the prediction of treatment outcome among male and female chronic pain patients. Beh Res Ther, 36, 1051–1062.

Catania, A. C. (2011). Basic Operant Contingencies: Main Effects and Side Effects. In W.W. Fisher, C. C. Piazza & H. S. Roane (Hrsg.), Handbook of Applied Behavior Analysis (S. 34–54). Guilford.

Carver, C. S. & Scheier, M. F. (1998). On the Self-Regulation of Behavior. Cambridge University Press.

Caspar, F. (2005). Psychotherapiemotivation des Patienten, Therapeut-Patient-Beziehung im Psychotherapieprozess und Entscheidungsprozesse des Therapeuten. In E. Leibing, W. Hiller & S. Sulz (Hrsg.), Lehrbuch der Psychotherapie. Band 3: Verhaltenstherapie (S. 67–84). CIP-Medien.

Caspar, F. & Grawe, K. (1982). Vertikale Verhaltensanalyse (VVA). Analyse des Interaktionsverhaltens als Grundlage für die Problemdefinition und Therapieplanung. Forschungsbericht aus dem psychologischen Institut der Universität Bern.

Damasio, A. R. (1990). Synchronous activation in multiple

cortical regions: a mechanism for recall. Seminars in the Neurosciences, 2, 287–296.
Damasio, A. R. (1995). Descartes' Irrtum – Fühlen, Denken und das menschliche Gehirn. List.
Damasio, A. R. (2000). Ich fühle, also bin ich. Die Entschlüsselung des Bewusstseins. List.
Damasio, A. R. (2003). Der Spinoza-Effekt. Wie Gefühle unser Leben bestimmen. List.
de Jong-Meyer, R., Hautzinger, M. & Müller, E. (2000). Zur differentiellen Wirksamkeit von kognitiver Verhaltenstherapie, Pharmakotherapie und deren Kombinationen bei endogenen und nicht-endogenen depressiven Patienten. Psychotherapie, 5(1), 100–114.
DiClemente, C. C., Norcross, J. C. & Prochaska, J. O. (1995). Changing for Good: A Revolutionary Six-Stage Program for Overcoming Bad Habits and Moving Your Life Positively Forward. William Morrow.
Dilling, H., Mombour, W., Schmidt, M. H. & Schulte-Markwort, E. (1999). Internationale Klassifikation psychischer Störungen ICD-10 Kapitel V(F). Forschungskriterien (2. Auflage). Huber.
Dolan, R. J. (1999). On the neurology of morals. Nature Neuroscience, 2, 927–929.
Dombrowski, H.-U. (2004). Lösungswege bei Alkoholproblemen. Ein praktischer Ratgeber für Betroffene, Angehörige und Interessierte. CIP-Medien.
Dührssen, A. (1995). Dynamische Psychotherapie. Ein Leitfaden für den tiefenpsychologisch orientierten Umgang mit Patienten (2. Auflage). Vandenhoeck & Ruprecht.
Eberhard-Kächele, M. (2016). Emotion is motion: Improving emotion regulation through movement intervention. European Psychotherapy, 13, 27–49.
English, F. (1986). Transaktionsanalyse und existentielle Verhaltensmusteranalyse. In S. Sulz (Hrsg.), Verständnis und Therapie der Depression (S. 219–244). Ernst Reinhardt.
Ehlers, A. & Clark, D. M. (2000). A cognitive model of posttraumatic stress disorder. Behaviour Research and Therapy, 38, 319–345.
Ehlers, A. & Margraf, J. (1990). Agoraphobien und Panikanfälle. In H. Reinecker (Hrsg.), Lehrbuch der Klinischen Psychologie (S.73–106). Hogrefe.
Ehlert, U. (2003). Verhaltensmedizin. Springer.
Einsle, F. & Hummel, K. V. (2015). Kognitive Umstrukturierung: Techniken der Verhaltenstherapie. Mit E-Book inside und Arbeitsmaterial. Beltz.
Elliott, R., Watson, J. C., Goldman, R. N. & Greenberg, L. S. (2008). Praxishandbuch der Emotions-Fokussierten Therapie. CIP-Medien.
Ellis, A. (1962). Reason and emotion in psychotherapy. Lyle Stuart.
Elsner, B. & Pauen, S. (2014). Vorgeburtliche Entwicklung und früheste Kindheit (0–2 Jahre). In W. Schneider & U. Lindenberger (Hrsg.), Entwicklungspsychologie (S. 159–186). Beltz.
Epstein, S. (1980). The stability of behavior II. Implications for psychological research. Amer. Psychologist, 35, 790–806.
Epstein, S. (2003). Cognitive-experiential self-theory of personality. In T. Millon & M. J. Lerner (Hrsg.), Comprehensive Handbook of Psychology, Volume 5: Personality and Social Psychology (S. 159–184). Wiley & Sons.
Erickson, M. H. & Rossi, E. L. (1994). Hypnose. Induktion – Therapeutische Anwendung – Beispiele. Pfeiffer.
Erikson, E. (1965). Kindheit und Gesellschaft. Klett-Cotta.
Faßbinder, E. & Schweiger, U. (2013). Das schematherapeutische Modusmodell. Psychotherapie, 18(2), 123–143.
Fichter, M. M. (2003). Essstörungen. In E. Leibing, W. Hiller & S. Sulz (Hrsg.), Lehrbuch der Psychotherapie. Band 3: Verhaltenstherapie (S. 323–334). CIP-Medien.
Fisher, W. W., Piazza, C. C. & Roane, H. S. (Hrsg.) (2011). Handbook of Applied Behavior Analysis. Guilford.
Flavell, J. H. (2011). Social Cognitive Development: Frontiers and Possible Futures. Cambrigde University Press.
Fonagy, P. & Bateman, A. (2008). Attachment, Mentalization and Borderline Personality. European Psychotherapy, 8, 35–48.
Fonagy, P., Gergely, G., Jurist, E. L. & Target, M. (2008). Affektregulierung, Mentalisierung und die Entwicklung des Selbst (3. Auflage). Klett-Cotta.
Förstl, H. (2007). Theory of Mind. Springer.
Frank, J. D. (1997). Die Heiler. Wirkungsweisen psychotherapeutischer Beeinflussung. Klett-Cotta.
Frank, R. (2011). Therapieziel Wohlbefinden: Ressourcen aktivieren in der Psychotherapie. Springer.
Frankl, V. (1997). Der Wille zum Sinn. Piper.
Feldenkrais, M. (1996). Bewusstheit durch Bewegung. Suhrkamp.
Fritzsche, K. (2013). Einführung in die Ego State Therapie. Psychotherapie, 18(2), 74–91.
Fthenakis, W. E., Kalicki, B. & Peitz, G. (2002). Paare werden Eltern. Die Ergebnisse der LBS-Familien-Studie. Leske & Budrich.
Fuchs, T. (2012). Die verkörperte Psyche: ein Paradigma für Psychiatrie und Psychotherapie. In S. Sulz & T. Bronisch (Hrsg.), Körper und Entwicklung in der Psychotherapie – Embodiment (S. 15–28). CIP-Medien.
Fürstenau, P. (1994). Entwicklungsförderung durch Therapie. Grundlagen psychoanalytisch-systemischer Psychotherapie (2. Auflage). Pfeiffer.
Fürstenau, P. (1998). Esoterische Psychoanalyse, Exoterische Psychoanalyse und die Rolle des Therapeuten in der lösungsorientierten psychoanalytisch-systemischen kurz- und mittelfristigen Psychotherapie. CIP-Medien.
Fydrich, T. (2004). Qualitätsmanagement und Qualitätssicherung in der Psychotherapie – Ein Überblick. Verhaltenstherapie und Verhaltensmedizin, 25(3), 285–303.
Fydrich, T. & Renneberg, B. (2003). Soziale Phobie. In E. Leibing, W. Hiller & S. Sulz (Hrsg.), Lehrbuch der Psychotherapie. Band 3: Verhaltenstherapie (S. 249–258). CIP-Medien.
Gebsattel von, V. (1954). Die Welt des Zwangskranken. In V. E. von Gebsattel (Hrsg.), Prolegomena einer medizinischen Anthropologie (S. 74–128). Springer.

Gendlin, E.T (1998). Focusing-orientierte Psychotherapie. Ein Handbuch der erlebensbezogenen Methode. Pfeiffer.

Gilbert, P. (2010). Compassion Focused Therapy: Distinctive Features. Routledge.

Gilbert, P. (2014). The origins and nature of compassion focused therapy. British Journal of Clinical Psychology, 53, 6–41.

Gilbert, P. & Choden (2014). Mindful compassion. How the science of compassion can help you understand your emotions, live in the present, and connect deeply with others. New Harbinger Publications.

Ginzburg, D. & Stangier, U. (2012). Kognitive Verhaltenstherapie bei Sozialer Phobie. Psychotherapie, 17(1), 131–143.

Glier, B. (2014). Chronische Schmerzen bewältigen: Verhaltenstherapeutische Schmerzbehandlung. Klett-Cotta.

Görlitz, G. (2002). Soziale Ängste: Verständnis und Therapie. In S. Sulz (Hrsg.), Das Therapiebuch (S. 355–377). CIP-Medien.

Görlitz, G. (2014). Körper und Gefühl in der Psychotherapie – Basisübungen Leben Lernen (120)17. Klett-Cotta.

Gräff, U. (1998). Lebensgeschichte und Persönlichkeit. Eine empirische Untersuchung des Anamnesefragebogens und der Persönlichkeitsskalen des Verhaltensdiagnostiksystems VDS. Med. Dissertation LMU München.

Gräff-Rudolph, U., Sulz, S. K. D. (2017). Entwicklung reifer Empathie durch Entwicklung auf die zwischenmenschliche Stufe – bei Patienten. Psychotherapie, 22(2), 24–44.

Graßl, S. (2013). Analyse Impliziter und Expliziter Prozessfaktoren. CIP-Medien.

Grawe, K. (1998). Psychologische Therapie. Hogrefe.

Grawe, K. (2004). Neuropsychotherapie. Hogrefe.

Greenberg, L. (2000). Von der Kognition zur Emotion in der Psychotherapie. In S. Sulz & G. Lenz (Hrsg.), Von der Kognition zur Emotion. Psychotherapie mit Gefühlen (S. 77–110). CIP-Medien.

Greenberg, L. (Hrsg.) (2007). EFT. Emotion Focused Therapy. European Psychotherapy, 7, 19–39.

Greenberg, L. S., Rice, L. & Elliott, R. (1993). Facilitating emotional change: The moment to moment process. Guilford.

Härter, M., Groß-Hardt, M., Berger, M. (Hrsg.) (1999). Leitfaden Qualitätszirkel in Psychiatrie und Psychotherapie. Hogrefe.

Haken, H. & Schiepek, G. (2005). Synergetik in der Psychologie. Selbstorganisation verstehen und gestalten. Hogrefe.

Hand, I. (1972). Pawlows Beitrag zur Psychiatrie. Entwicklungs- und Strukturanalyse einer Forschungsrichtung. Thieme.

Hand, I. (2008). Strategisch-systemische Aspekte der Verhaltenstherapie. Eine praxisbezogene Systematik in ihren historisch-autobiografischen Bezügen. Springer.

Hartkamp, N. (2013). States of Mind – mentale Zustände Mentale Zustände und ihre Steuerung im psychotherapeutischen Prozess. Psychotherapie, 18(2), 65–73.

Hauke, G. (2001). Persönliche Werte. Psychotherapie, 6(1), 5–28.

Hauke, G. (2009a). Vom bedürfnis- zum wertorientierten Menschen. In S. Sulz & G. Hauke (Hrsg.), Strategisch-Behaviorale Therapie (SBT). Theorie und Praxis eines innovativen Ansatzes (S. 58–92). CIP-Medien.

Hauke, G. (2009b). Selbstregulation und Achtsamkeit. In S. Sulz & G. Hauke (Hrsg.), Strategisch-Behaviorale Therapie (SBT). Theorie und Praxis eines innovativen Ansatzes (S. 93–123). CIP-Medien.

Hauke, G. (2009c). Angstbehandlung in der Strategisch-Behavioralen Therapie (SBT). In S. Sulz & G. Hauke (Hrsg.), Strategisch-Behaviorale Therapie (SBT). Theorie und Praxis eines innovativen Ansatzes (S. 150–170). CIP-Medien.

Hauke, G. (2010). Strategisch Behaviorale Therapie (SBT): Von der Bindungserfahrung zur Strategie der Therapie. Psychotherapie, 15(1), 75–95.

Hauke, G. (2013). Strategisch-Behaviorale Therapie (SBT). Emotionale Überlebensstrategien – Werte – Embodiment. Springer.

Hauke, G. (Hrsg.) (2016). Themenheft »Embodiment in Psychotherapy«, European Psychotherapy, 2016-13.

Hauke, G.& Dall'Occhio, M. (2015). Emotionale Aktivierungstherapie. Embodimenttechniken im Emotionalen Feld. Schattauer.

Hauke, G., Lohr, C. & Pietrzak, T. (2016). Moving the mind: Embodied Cognition in Cognitive Behavioural Therapy (CBT). European Psychotherapy, 13, 154–178.

Hauke, G. & Spreemann, J. (2012). Wie der Körper bei der Arbeit mit Emotionen hilft. Embodiment in der Strategisch-Behavioralen Therapie (SBT). Psychotherapie, 17(2), 268–278.

Hautzinger, M. (2013). Kognitive Verhaltenstherapie bei Depressionen. Beltz.

Hayes, S. & Batten, S.V. (2000). Acceptance and Commitment Therapy: ACT – A radical behavioral approach. European Psychotherapy, 1, 2–9.

Hayes, S., Gregg, J. & Wulfert, E. (1998). Akzeptanz- und Commitment-Therapie: Ein radikal behavioraler Ansatz. In S. K. D. Sulz (Hrsg.), Kurz-Psychotherapien: Wege in die Zukunft der Psychotherapie (S.143–162). CIP-Medien.

Hebing, M. (2012). Evaluation und Prädiktion therapeutischer Veränderung im Rahmen der Strategisch-Behavioralen Therapie (SBT). CIP-Medien.

Heckhausen, H. & Gollwitzer, M. (1987). Thought Contents and Cognitive Functioning in Motivational versus Volitional States of Mind. Motivation and Emotion, 11(2),101–120.

Heckhausen, J. & Heckhausen, H. (2010). Motivation und Handeln (4. Auflage). Springer.

Hedlund, S. (2011). Mit Stift und Stuhl: Illustrationen und Stuhlübungen für Psychotherapie, Beratung und Coaching. Mit Online-Material. Springer.

Herzog, T., Stein, B. & Wirsching, M. (Hrsg.) (2000). Qualitätsmanagement in Psychotherapie und Psychosomatik. Thieme.

Hilbert, A. & Tuschen-Caffier, B. (2010). Essanfälle und Adipositas: Ein Manual zur kognitiv-behavioralen Therapie der Binge-Eating-Störung. Hogrefe.

Hiller, W. (2020). Verbindliche Klassifikationssysteme. In W. Hiller, E. Leibing, F. Leichsenring & S. Sulz (Hrsg.), Wissenschaftliche Grundlagen der Psychotherapie. Lehrbuch der Psychotherapie. Band 1 (3. Auflage, S. 125–134). CIP-Medien.

Hippler, B. (2002a). Angstexpositions- und Reizkonfrontationsverfahren. In S. Sulz (Hrsg.), Das Therapiebuch (S. 155–170). CIP-Medien.

Hippler, B. (2002b). Therapie von Angst und Panikstörungen. In S. Sulz (Hrsg.), Das Therapiebuch (S. 333–354). CIP-Medien.

Hoenes, A., Richter-Benedikt, A. J., Sichort-Hebing, M., Gräff-Rudolph, U. & Sulz, S. K. D. (2014). Das Selbstmoduskonzept in der Strategisch-Behavioralen Therapie – vom dysfunktionalen sekundären Selbstmodus zum reifen tertiären Selbstmodus. Psychotherapie in Psychiatrie, Psychotherapeutischer Medizin und Klinischer Psychologie, 19(2), 190–215.

Hoffmann, N. & Hoffmann, B. (2012). Expositionen bei Ängsten und Zwängen. Beltz.

Holland, J. G. & Skinner, B. F. (1974). Analyse des Verhaltens. Urban & Schwarzenberg.

Horowitz, M. (1997). Stress response syndromes (3. Auflage). Aronson.

Horowitz, L. M., Rosenberg, S. E., Baer, B. A., Ureno, G. & Villasenor, V. S. (1994). Inventory of Interpersonal Problems: Psychometric properties and clinical applications. J Consult Clin Psychol, 88, 622–628.

Hoy, V. U. (2014). Evaluation des strategisch-behavioralen Therapiemoduls »Entwicklung als Therapie" sowie deren Implikation für die Gesundheitspädagogik. Möglichkeiten der Spezifikation des Konzepts der Strategischen Kurzzeittherapie (SKT) auf Einzelfälle zur Optimierung individueller Therapieprozesse und -ergebnisse. CIP-Medien.

Hoyer, J., Jacobi, F. & Leibing, E. (2005). Gesprächsführung in der Verhaltenstherapie. In E. Leibing, W. Hiller & S. Sulz (Hrsg.), Lehrbuch der Psychotherapie. Band 3: Verhaltenstherapie (S. 85–102). CIP-Medien.

Huber, D. & Kraemer, S. (Hrsg.) (2007). Psychotherapie für die Praxis: Essstörungen. CIP-Medien.

Jacobson, N. S. & Christensen, A (1992). Behavioral Couple Therapy: A new beginning. Behavior Therapy, 23, 493–506.

Jacobson, N. S. & Christensen, A. (1996). Integrative Couple Therapy. Promoting Acceptance and Change. Norton.

Jacob, G., Lieb, K. & Berger, M. (2009). Schwierige Gesprächssituationen in Psychiatrie und Psychotherapie. Urban & Fischer.

James, W. (1890). The principles of psychology, Vol. 1. Henry Holt and Co. https://doi.org/10.1037/10538-000

Kabat-Zinn, J. (2013). Gesund durch Meditation: Das große Buch der Selbstheilung mit MBSR. Knaur.

Kahng, S., Ingvarsson, E. T., Quigg, A. M., Seckinger, K. E. & Teichman, H. M. (2011). Defining and Measuring Behavior. In W. W. Fisher, C. C. Piazza, H. S. Roane (Hrsg.), Handbook of Applied Behavior Analysis (S. 113–131). Guilford.

Kandel, E. R. (1985). Cellular mechanisms of learning and the biological basis of individuality. In E. R. Kandel & J. H. Schwartz (Hrsg.), Principles of neural science (S. 816–833). Elsevier.

Kandel, E. R. (1999). Biology and the future of psychoanalysis. A new intellectual framework for psychiatry revisited. American Journal of Psychiatry, 156, 505–524.

Kanfer, F. H. (1977). Selbstmanagement-Methoden. In F. H. Kanfer & A. P. Goldstein (Hrsg.), Möglichkeiten der Verhaltensänderung (S. 350–406). Urban & Schwarzenberg.

Kanfer, F. H. (2000). Self-Management Therapy: Orchestration of basic components for individual clients. European Psychotherapy, 1, 10–14.

Kanfer, F. H. & Karoly, P. (1972). Self-Control: A behavioristic excursion into the lions' den. Behavior Therapy, 3, 398–416.

Kanfer, F. H. & Philips, J. S. (1970). Learning Foundations of Behavior Therapy. Wiley.

Kanfer, F. H. Reinecker, H. & Schmelzer, D. (2012). Selbstmanagement-Therapie (5. Auflage). Springer.

Kanfer, F. H. & Saslow, G. (1974). Verhaltenstheoretische Diagnostik. In D. Schulte (Hrsg.), Diagnostik in der Verhaltenstherapie. Urban & Schwarzenberg.

Kapfhammer, H. P. (1995). Psychosoziale Entwicklung im jungen Erwachsenenalter. Entwicklungspsychopathologische Vergleichsstudien an psychiatrischen Patienten und seelisch gesunden Probanden. Springer.

Kegan, R. (1986). Die Entwicklungsstufen des Selbst – Fortschritte und Krisen im menschlichen Leben. Kindt.

Kernberg, O. (1980). Objektbeziehungstheorie und Praxis der Psychoanalyse. Klett-Cotta.

Kernberg, O. (1988). Innere Welt und äußere Realität. Anwendungen der Objektbeziehungstheorie. Verlag Internationale Psychoanalyse.

Kelley, M. E., LaRue, R. H., Roane, H. S., & Gadaire, D. M. (2011). Indirect Behavioral Assessments: Interviews and Rating Scales. In W. W. Fisher, C. C. Piazza & H. S. Roane (Hrsg.), Handbook of Applied Behavior Analysis (S. 182–190). Guilford.

Kelly, G. (1955). The Psychology of Personal Constructs. Vol. I & II. Norton.

Kettl, G. J. (2002). Rückfallprophylaxe. In S. K. D. Sulz (Hrsg.), Das Therapiebuch (S.107–116). CIP-Medien.

Kiesler, D. J. (1983). The 1982 interpersonal circle: A taxonomy for complementarity in human transactions. Psychological Review, 90, 185–214.

Kiresuk, T. & Sherman, R. (1968). Goal Attainment Scaling: A general method evaluating comprehensive community mental health programs. Community Mental Health Journal, 4, 443–453.

Klerman, G., Weissman, M., Rounsaville, B. & Chevron, E. (1984). Interpersonal Psychotherapy of Depression. Basic Books.

Kohlberg, L. (Hrsg.) (1984). The psychology of moral development. The nature and validity of moral stages (Vol. 2: Essays on moral development). Harper & Row.

Kohlenberg, R.J. & Tsai, M. (1991). Functional Analytic Psychotherapy. Creating Intense and Curative Therapeutic Relationships. Plenum Press.

Kohlenberg, R.J., Tsai, M., Parker, C.R., Bolling, M.Y. & Kanter, J.W. (2000). Focusing on the client-therapist interaction. Functional Psychotherapy: A behavioral approach. European Psychotherapy, 1, 21–31.

König, J., Resick, P.A., Karl, R. & Rosner, R. (2012). Posttraumatische Belastungsstörung: Ein Manual zur Cognitive Processing Therapy. Hogrefe.

Koppenhöfer, E. (2004). Kleine Schule des Geniessens: Ein verhaltenstherapeutisch orientierter Behandlungsansatz zum Aufbau positiven Erlebens und Handelns. Pabst.

Korn, O., Sipos, V. & Schweiger, U. (2012). Die Metakognitive Therapie der Generalisierten Angststörung. Psychotherapie, 17(1), 119–130.

Kowarowsky, G. (2005). Der schwierige Patient. Kommunikation und Patienteninteraktion im Alltag. Kohlhammer.

Kröner-Herwig, B. (2004). Ratgeber Rückenschmerz. Hogrefe.

Kröner-Herwig, B. (2007). Verhaltenstherapie bei chronischen Schmerzen. Psychotherapie, 12(1), 124–133.

Laban, R.v. (2003). Die Kunst der Bewegung (3. Auflage). Florian Noetzel.

Lang, T. & Helbig-Lang, S. (2011). Expositionsbasierte Therapie der Panikstörung und Agoraphobie. Ein Behandlungsmanual. Beltz.

Lattal, K.M. (2013). Pavlovian Conditioning. In G.J. Madden, W.V. Dube, T.D. Hackenberg, G.P. Hanley & K.A. Lattal (Hrsg.), APA Handbook of Behavior Analysis Volume 1. Methods and Principles (S. 283–306). American Psychological Association.

Laucht, M., Esser, G. & Schmid, M.H. (2000). Längsschnittforschung zur Entwicklungsepidemiologie psychischer Störungen: Zielsetzung, Konzeption und zentrale Befunde der Mannheimer Risikokinderstudie. Z.Klin. Psych. Vol. 29, 4, 246–262.

Lazarus, R.S. (1975). The self-regulation of emotion. In L. Levi (Hrsg.), Emotions: their parameters and measurement (S. 195–205). New York: Raven Press.

Lazarus, A.A. (1976). Multimodal behaviour therapy. Springer.

Lazarus, A.A. (1993). Innenbilder. Imagination in der Therapie und als Selbsthilfe (2. Auflage). Pfeiffer bei Klett-Cotta.

Lazarus, A.A. (1995). Praxis der multimodalen Therapie. Dgvt.

Lazarus, A.A. (2006). Brief But Comprehensive Psychotherapy: The Multimodal Way. Springer.

Legenbauer, T. & Vocks, S. (2013). Manual der kognitiven Verhaltenstherapie bei Anorexie und Bulimie. Springer.

Legewie, H. (1999). Sozialer Wandel, Gesundheit und die Zukunft der Couch. In A. Hessel, M. Geyer & E. Brähler (Hrsg.), Gewinne und Verluste sozialen Wandels. Globalisierung und deutsche Wiedervereinigung aus psychosozialer Sicht (S. 10–40). Westdeutscher Verlag.

Leibetseder, M. & Greimel, K.V. (2005). Verhaltenserklärung. In E. Leibing, W. Hiller & S. Sulz (Hrsg.), Lehrbuch der Psychotherapie. Band 3: Verhaltenstherapie (S. 9–18). CIP-Medien.

Leibing, E., Hiller, W. & Sulz, S.K.D. (2019). Lehrbuch der Psychotherapie. Band 3 (3. Auflage). CIP-Medien.

Lewinsohn, P.-M. (2010). Behavioral Activation for Depression: A Clinician's Guide. Guilford.

Lieb, H. (2009). So hab ich das noch nie gesehen. Systemische Therapie für Verhaltenstherapeuten. Carl-Auer.

Linden, M. & Hautzinger, M. (2011). Verhaltenstherapiemanual (7. Auflage). Springer.

Linden, M. & Hautzinger, M. (2015). Verhaltenstherapiemanual (8. Auflage). Springer.

Linehan, M. (2016a). Handbuch der Dialektisch-Behavioralen Therapie zur Behandlung aller psychischen Störungen. Band 1: DBT Skills Training Manual (2. Auflage). CIP-Medien.

Linehan, M. (2016b). Handbuch der Dialektisch-Behavioralen Therapie zur Behandlung aller psychischen Störungen. Band 2: DBT Arbeitsbuch mit Handouts und Arbeitsblättern für TherapeutInnen und PatientInnen. CIP-Medien.

Lorenz, K. (1963). Das sogenannte Böse. Borotha-Schoeler.

Ludwig, A. & Wikler, A. (1974). »Craving« and relapse to drink. Quarterly Journal of Studies on Alcohol, 35, 108–130.

Lutz, R. (1996). Gesundheit und Genuß: Euthyme Grundlagen der Verhaltenstherapie. In J. Margraf (Hrsg.), Lehrbuch der Verhaltenstherapie Band 1: Grundlagen, Diagnostik, Verfahren, Rahmenbedingungen (S. 113–128). Springer.

Lutz, W., Tholen, S. & Kosfelder, J. (2004a). Modelle und Konzepte zur empirischen Unterstützung der Evaluation des Psychotherapiebedarfs und der Therapieverlängerung. Verhaltenstherapie und Verhaltensmedizin, 25(3), 503–527.

Lutz, W., Tholen, S. & Kosfelder, J. (2004b). Ungünstige Behandlungsverläufe in der Psychotherapie – auch ein Beitrag zur Wiederentdeckung des Individuums in der Psychotherapieforschung. Verhaltenstherapie und Verhaltensmedizin, 25(3), 438–459.

Mace, F.C., Pratt, J.L., Zangrillo, A.N. & Steege, M.W. (2011). Schedules of Reinforcement. In W.W. Fisher, C.C. Piazza & H.S. Roane (Hrsg.), Handbook of Applied Behavior Analysis (S. 55–75). Guilford.

Madden, G.J., Dube, W.V., Hackenberg, T.D., Hanley, G.P. & Lattal, K.A. (Hrsg.) (2013). APA Handbook of Behavior Analysis Volume 1. Methods and Principles. American Psychological Association.

Maercker, A. (1998a). Posttraumatische Belastungsstörungen: Psychologie der Extrembelastungsfolgen bei Opfern politischer Gewalt. Pabst.

Maercker, A. (2013a). Symptomatik, Klassifikation und Epidemiologie. In A. Maercker (Hrsg.), Posttraumatische Belastungsstörungen (S. 13–34). Springer.

Maercker, A. (2013b). Psychologische Modelle. In A. Maercker (Hrsg.), Posttraumatische Belastungsstörungen (S. 35–54). Springer.

Mahoney, M. J. (1977). Kognitive Verhaltenstherapie. Neue Entwicklungen und Integrationsschritte. Pfeiffer.

Margraf, J. (2018a). Lehrbuch der Verhaltenstherapie. Band 2: Störungen – Glossar (4. Auflage). Springer.

Margraf, J. (2018b). Lehrbuch der Verhaltenstherapie. Band 1: Grundlagen – Diagnostik – Verfahren – Rahmenbedingungen (4. Auflage). Springer.

Margraf, J. & Brengelmann, J. (Hrsg.) (1992). Die Therapeut-Patient-Beziehung in der Verhaltenstherapie. Röttger.

Marlatt, G. A. (1996). Taxonomy of high-risk situations for alcohol relapse: Evolution and development of a cognitive-behavioral model. Addiction, 91(suppl), 37–49.

Marwitz, M. (2016). Verhaltenstherapeutische Gruppentherapie: Grundlagen und Praxis. Hogrefe.

McCullough, J. (2000). Treatment for Chronic Depression. Cognitive Behavioral Analysis System of Psychotherapy (CBASP). Guilford.

McCullough, J. (2007). Therapie von Chronischer Depression mit dem Cognitive Behavioral Analysis System of Psychotherapy (CBASP) – Trainingsmanual. CIP-Medien.

McGoldrick, M., Gerson, R. & Petry, S. (2008). Genogramme in der Familienberatung. Huber.

McIlvane, W. J. (2013). Simple and Complexe Discrimination Learning. In G. J. Madden, W. V. Dube, T. D. Hackenberg, G. P. Hanley & K. A. Lattal (Hrsg.), APA Handbook of Behavior Analysis Volume 2. Translating Principles Into Practice (S. 129–164). American Psychological Association.

Meichenbaum, D. (1979). Kognitive Verhaltensmodifikation. Urban & Schwarzenberg.

Miethge, W. (2002). Heilsame Gefühle – Trainingsbuch für die Arbeit mit Emotionen. CIP-Medien.

Miltenberger, R. G. & Weil, T. M. (2013). Observation and Measurement in Behavior Analysis. In G. J. Madden, W. V. Dube, T. D. Hackenberg, G. P. Hanley & K. A. Lattal (Hrsg.), APA Handbook of Behavior Analysis Volume 1. Methods and Principles (S. 127–150). American Psychological Association.

Miller, W. R. & Rollnick, S. (2002). Motivational interviewing: Preparing people for change (2. Auflage). Guilford Press.

Mowrer, O. H. (1966). Abnormal reactions or actions? Brown.

Munsch, S., Schneider, S. & Margraf, J. (2003). Panikstörung und Agoraphobie. In E. Leibing, W. Hiller & S. Sulz (Hrsg.), Lehrbuch der Psychotherapie. Band 3: Verhaltenstherapie (S. 231–240). CIP-Medien.

Naab, S., Fumi, M. & Leib, C. (2007). Diagnostik, Ätiologie und integrativ-verhaltenstherapeutische Behandlung von Essstörungen. In D. Huber & S. Kraemer (Hrsg.), Psychotherapie für die Praxis: Essstörungen (S. 65–101). CIP-Medien.

Nilges, P. & Korb, J. (2003). Schmerzstörung. In E. Leibing, W. Hiller & S. Sulz (Hrsg.), Lehrbuch der Psychotherapie. Band 3: Verhaltenstherapie (S. 355–367). CIP-Medien.

Norcross, J. C. (Hrsg.) (2002). Psychotherapy relationships that work (2. Auflage). Oxford University Press.

Oelkers, C. & Hautzinger, M. (2013). Zwangsstörungen: Kognitiv-verhaltenstherapeutisches Behandlungsmanual. Mit Online-Materialien. Beltz.

Orlinsky, D. E., Grawe, K. & Parks, B. (2013). Process and Outcome in Psychotherapy. In A. E. Bergin & S. L. Garfield (Hrsg.), Handbook of psychotherapy and behavior change (6. Auflage). Wiley.

Pesso, A. (1969). Movement in Psychotherapy. Psychomotor technique and training. University Press.

Pesso, A. (2008a). Werden wer wir wirklich sind. In A. Pesso & L. Perquin (Hrsg.), Die Bühnen des Bewusstseins. Oder: Werden, wer wir wirklich sind (S. 43–60). CIP-Medien.

Pesso, A. (2008b). Die Bühnen des Bewusstseins. In A. Pesso & L. Perquin (Hrsg.), Die Bühnen des Bewusstseins. Oder: Werden, wer wir wirklich sind (S. 61–72). CIP-Medien.

Piaget, J. (1978). Das Weltbild des Kindes. dtv.

Piaget, J. (1995). Intelligenz und Affektivität in der Entwicklung des Kindes. Suhrkamp.

Piaget, J. & Inhelder, B. (1980). Von der Logik des Kindes zur Logik des Heranwachsenden. Essay über die Ausformung der formal-operativen Strukturen. Klett-Cotta.

Pinker, S. (2016). Gewalt: Eine neue Geschichte der Menschheit (2. Auflage). Fischer.

Piontelli, A. (1996). Vom Fetus zum Kind. Die Ursprünge des psychischen Lebens. Klett-Cotta.

Premack, D. & Woodruff, G. (1978). Does the chimpanzee have a theory of mind? Behavioral and Brain Sciences, 1, 515–526.

Price, T. F., Peterson, C. K., & Harmon-Jones, E. (2012). The emotive neuroscience of embodiment. Motivation and Emotion, 36, 27–37.

Prochaska, J. O., Norcross, J. D. & DiClemente, C. C. (1994). Changing for Good. Avon Books.

Quint, H. (1988). Die Zwangsneurose aus psychoanalytischer Sicht. Springer.

Ramseyer, F. & Tschacher, W. (2011). Nonverbal synchrony in psychotherapy: Coordinated body movement reflects relationship quality and outcome. Journal of Consulting and Clinical Psychology, 79, 284–95.

Reich, W. (1975). Der Einbruch der sexuellen Zwangsmoral. Fischer Taschenbuch Verlag.

Reinecker, H. (1993). Phobien. Hogrefe.

Reinecker, H. (2009). Zwangsgedanken und Zwangshandlungen. Hogrefe.

Renneberg, B. & Fydrich, T. (2005). Persönlichkeitsstörungen. In E. Leibing, W. Hiller & S. Sulz (Hrsg.), Lehrbuch der Psychotherapie. Band 3: Verhaltenstherapie (S. 421–436). CIP-Medien.

Revenstorf, D. & Mentsch, H. (1986). Lerntheoretische Grundlage der Sucht. In W. Feuerlein (Hrsg.), Theorie der Sucht (S. 121–150). Springer.

Richter, G., Richter, J. & Bollow, K. (2000). Cognitive dysfunctions and depressivity. Complexity as a problem in psychological depression research. European Psychotherapy, 1, 53–70.

Riemann, F. (1978). Grundformen der Angst. Eine tiefenpsychologische Studie. Ernst Reinhardt.
Rogers, C.R. (1961). On Becoming a Person. Houghton Mifflin.
Rogers, C.R. (1989). The Carl Rogers Reader (hrsg. v.H. Kirschenbaum & V. Henderson). Houghton Mifflin.
Roth, D. & Rehm, L. (1986). Therapiemanual zur Selbstkontrolltherapie der Depression in Gruppen. In S. Sulz (Hrsg.), Verständnis und Therapie der Depression (S. 165–202). Ernst Reinhardt.
Russell, J. & Mehrabian, A. (1975). The mediating role of emotions in alcohol use. J Stud Alcohol, 36(11), 1508–1536.
Sachse, R. (2015). Psychotherapeuten sollten zu Experten ausgebildet werden. In S. Sulz (Hrsg.), Von der Psychotherapie Wissenschaft zur Kunst der Psychotherapie (S. 90–139). CIP-Medien.
Sachse, R., Hammelstein, P. & Breil, J. (2014). Empirische Grundlegung von Psychotherapie. Grundlegende Paradigmen. In S. Sulz (Hrsg.), Psychotherapie ist mehr als Wissenschaft (S. 38–61). CIP-Medien.
Sachse, R. & Sachse, M. (2016). Grundlagen klärungsorientierter Psychotherapie. Hogrefe.
Sampson, H. & Weis, J. (1986). Testing hypotheses: the approach of the Mount Zion Psychotherapy Research Group. In L. Greenberg & W. Pinsof (Hrsg.), The psychotherapeutic process: a research handbook. Guilford.
Schindler, L., Hahlweg, K. & Revenstorf, D. (2007). Partnerschaftsprobleme: Möglichkeiten der Bewältigung (3. Auflage). Springer.
Schmelzer, D. (2005). Rahmenbedingungen der Psychotherapie, Behandlungssetting, Einleitung und Beendigung der Behandlung. In E. Leibing, W. Hiller & S. Sulz (Hrsg.), Lehrbuch der Psychotherapie. Band 3: Verhaltenstherapie (S. 49–66). CIP-Medien.
Scholz, W. (2002). Die therapeutische Beziehung. In S. Sulz (Hrsg.), Das Therapiebuch (S. 77–91). CIP-Medien.
Schönwald, S. (2015). Biographische Determinanten der Disposition zu psychischer Erkrankung – Evaluation des VDS 1-Fragebogens zur Lebens- und Krankheitsgeschichte. CIP-Medien.
Schore, A.N. (2012a). Bindung und die rechtshemisphärische Regulation. In E. Rass (Hrsg.), Alan Schore: Schaltstellen der Entwicklung (S. 87–110). Klett-Cotta.
Schore, A.N. (2012b). Die frühe Überich-Entwicklung: Das Auftauchen von Scham und die narzisstische Affektregulierung in der Übungsphase. In E. Rass (Hrsg.), Alan Schore: Schaltstellen der Entwicklung (S. 37–86). Klett-Cotta.
Schors, R. (2007). Psychodynamik und Therapie von Essstörungen. In D. Huber & S. Kraemer (Hrsg.), Psychotherapie für die Praxis: Essstörungen (S. 1–28). CIP-Medien.
Schulte, D (1996). Therapieplanung. Hogrefe.
Schutz, W.C. (1977). Encounter. Rowohlt.
Seligman, M. (1979). Erlernte Hilflosigkeit. Urban & Schwarzenberg.
Sender, I. (2013). Ratgeber Borderline-Syndrom. Wissenswertes für Betroffene und Angehörige. CIP-Medien.
Senf, W. & Broda, M. (2011). Praxis der Psychotherapie (5. Auflage). Thieme.
Senf, W., Broda, M. & Wilms, B. (2013). Techniken der Psychotherapie. Ein methodenübergreifendes Kompendium. Thieme.
Shazer, S. de (1989). Wege der erfolgreichen Kurztherapie. Klett-Cotta.
Siegl, J. & Reinecker, H. (2005). Verhaltenstherapeutische Interventionen. In E. Leibing, W. Hiller & S. Sulz (Hrsg.), Lehrbuch der Psychotherapie. Band 3: Verhaltenstherapie (S. 123–156). CIP-Medien.
Sipos, V. & Schweiger, U. (2019). Gruppentherapie. In Lehrbuch der Psychotherapie. Band 3: Verhaltenstherapie. Psychosozial-Verlag, S. 499–514.
Slipp, S. (1973). The symbiotic survival pattern: A relational theory of schizophrenia. Family Process, 12, 377–398.
Sodian, B. (2007). Entwicklung der Theory of Mind in der Kindheit. In H. Förstl (Hrsg.), Theory of Mind. Neurobiologie und Psychologie sozialen Verhaltens (S. 44–56). Berlin.
Solomon, A., Haaga, D.A., Brody, C., Kirk, L. & Friedman, D.G. (1998). Priming irrational beliefs in recovered-depressed people. J Abnorm Psychol., 107(3), 440–499.
Solomon, R. (1977). An opponent-process theory of acquired motivation. The affective dynamics of addiction. In J. Maser & M. Seligmann (Hrsg.), Psychopathology. Experimental models (S. 66–103). Freeman.
Stangier, U. & Heidenreich, T. (2009). Soziale Phobien: Ein kognitiv-verhaltenstherapeutisches Behandlungsmanual. Mit Online-Materialien. Beltz.
Steil, R. (2003). Posttraumatische und Akute Belastungsstörung. In E. Leibing (Hrsg.), Verhaltenstherapie. Band 3. Lehrbuch der Psychotherapie (S. 285–297). CIP-Medien.
Stieglitz, R.-D. (2010). Testdiagnostik. In W. Hiller, E. Leibing, F. Leichsenring & S. Sulz (Hrsg.), Wissenschaftliche Grundlagen der Psychotherapie. Lehrbuch der Psychotherapie. Band 1 (2. Auflage, S. 135–150). CIP-Medien.
Stone, V.E., Baron & Cohen, S. & Knight, R.T. (1998). Frontal lobe contributions to theory of mind. J Cogn Neurosci, 10, 640–56.
Sulz, S.K.D. (1987). Psychotherapie in der Psychiatrie. Thieme.
Sulz, S.K.D. (1992). Das Verhaltensdiagnostiksystem VDS: Von der Anamnese zum Therapieplan (2. Auflage). CIP-Medien.
Sulz, S.K.D. (1994). Strategische Kurzzeittherapie. CIP-Medien.
Sulz, S.K.D. (1995). Praxismanual zur Strategischen Kurzzeittherapie (1. Auflage). CIP-Medien.
Sulz, S.K.D. (1998a). Differentialindikation von Kurz- und Langzeittherapie in der Verhaltenstherapie. In S. Sulz (Hrsg.), Kurz-Psychotherapien. Wege in die Zukunft der Psychotherapie (S. 25–42). CIP-Medien.
Sulz, S.K.D. (1998b). Strategische Kurzzeittherapie – Ein Weg zur Entwicklung des Selbst und der Beziehun-

gen. In S. Sulz (Hrsg.), Kurz-Psychotherapien: Wege in die Zukunft der Psychotherapie (S. 165–172). CIP-Medien.

Sulz, S.K.D. (2002a). Entspannung durch Progressive Muskelrelaxation. In S. Sulz (Hrsg.), Das Therapiebuch. Kognitiv-Behaviorale Psychotherapie (S. 236–247). CIP-Medien.

Sulz, S.K.D. (Hrsg.) (2002b). Das Therapiebuch. Kognitiv-Behaviorale Psychotherapie. CIP-Medien.

Sulz, S.K.D. (2005a). Fallkonzeption des Individuums und der Familie. In E. Leibing, W. Hiller & S. Sulz (Hrsg.), Lehrbuch der Psychotherapie. Band 3: Verhaltenstherapie (S. 25–48). CIP-Medien.

Sulz S.K.D. (2005b). Prozessuale und inhaltliche Therapiestrategien. In E. Leibing, W. Hiller & S. Sulz (Hrsg.), Lehrbuch der Psychotherapie. Band 3: Verhaltenstherapie (S. 103–122). CIP-Medien.

Sulz, S.K.D. (2005c). Internes Qualitätsmanagement in psychotherapeutischer Praxis und Ambulanz. CIP-Medien.

Sulz, S.K.D. (2007a). Supervision, Intervision und Intravision in Ambulanz, Klinik und Praxis. Konzeption und Durchführung im Rahmen kognitiv-behavioraler und integrativer Psychotherapie. CIP-Medien.

Sulz, S.K.D. (2007b). Verhaltenstherapeuten entdecken den Körper. In G. Marlock & H. Weiss (Hrsg.), Handbuch der Körperpsychotherapie (S. 915–922). Schattauer.

Sulz, S.K.D. (2007c). Entwicklung als Therapie – von Piagets Entwicklungstheorie zu McCulloughs CBASP und zur Strategischen Kurzzeittherapie. Psychotherapie in Psychiatrie, Psychotherapeutischer Medizin und Klinischer Psychologie, 12(1), 60–76.

Sulz, S.K.D. (2008a). VDS Verhaltensdiagnostik-Materialmappe. Das komplette Verhaltensdiagnostiksystem VDS als Kopiervorlage – Fragebögen und Interviewleitfäden mit Auswertungsanleitungen. CIP-Medien.

Sulz, S.K.D. (2008b). Qualitätsmanagement VDS QM-R in psychotherapeutischer Praxis und Ambulanz. Lose-Blatt-Sammlung nach GBÄ-Richtlinien. CIP-Medien.

Sulz, S.K.D. (2009a). Praxismanual zur Strategischen Entwicklung des Selbst und der Beziehungen. Experimentierbuch mit einem 25-Wochenprogramm und 34 Experimenten. CIP-Medien.

Sulz, S.K.D. (2009b). Das Verhaltensdiagnostiksystem VDS – eine umfassende Systematik vom Erstgespräch bis zur Katamnese. Verhaltenstherapie und Verhaltensmedizin, 30(1), 89–108.

Sulz, S.K.D. (2009c). Von der Strategie des Symptoms zur Strategie der Therapie: Selbstregulation und -organisation als Therapieprinzip. In S.K.D. Sulz & G. Hauke (Hrsg.), Strategisch-Behaviorale Therapie SBT – Theorie und Praxis eines innovativen Psychotherapieansatzes (S. 1–37). CIP-Medien.

Sulz, S.K.D. (2010a). Verhaltenstherapie mit Leib und Seele. In A. Künzler, C. Böttcher, R. Hartmann & M.-H. Nussbaum (Hrsg.), Körperzentrierte Psychotherapie im Dialog (S. 321–334). Springer.

Sulz, S.K.D. (2010b). Wut ist eine vitale Kraft, die durch Wutexposition in der Psychotherapie nutzbar wird. CIP-Medien.

Sulz, S.K.D. (2010c). Strategische Entwicklung – Therapiemodul der Strategisch-Behavioralen Therapie (SBT). In S.K.D. Sulz & S. Höfling (Hrsg.), ... und er entwickelt sich doch! Entwicklung durch Therapie (S. 191–224). CIP-Medien.

Sulz, S.K.D. (2011a). Therapiebuch III – Von der Strategie des Symptoms zur Strategie der Therapie. CIP-Medien.

Sulz, S.K.D. (2011b). Einführung in das Verhaltensdiagnostiksystem VDS – Diagnostik für die Psychotherapie. Psychotherapie in Psychiatrie, Psychotherapeutischer Medizin und Klinischer Psychologie, 16(1), 79–91.

Sulz, S.K.D. (2012a). Psychotherapie-Grundkurs und Praxisleitfaden: Therapiedurchführung in Klinik und Praxis. PKP-Handbuch. CIP-Medien.

Sulz, S.K.D. (2012b). Therapiebuch II – Strategische Kurzzeittherapie. E-Book (unveränderte E-Book-Version von Sulz (1994). Strategische Kurzzeittherapie. CIP-Medien). CIP-Medien.

Sulz, S.K.D. (2012c). Als Sisyphus seinen Stein losließ oder: Verlieben ist verrückt! Ein psychologisches Lesebuch über menschliche Überlebensformen und individuelle Entwicklungschancen (6. Auflage). CIP-Medien.

Sulz, S.K.D. (2012d). Entwicklungspsychologische Grundlagen der Verhaltenstherapie. In A. Batra, R. Wassmann & G. Buchkremer (Hrsg.), Verhaltenstherapie. Grundlagen – Methoden – Anwendungsgebiete (S. 46–49). Thieme.

Sulz, S.K.D. (2012e). Therapie-Protokoll-Heft zur Dokumentation von verhaltenstherapeutischen Behandlungen. CIP-Medien.

Sulz, S.K.D. (2013). Depression: Ratgeber & Manual für Betroffene, für Angehörige, für alle beruflichen Helfer. E-Book. CIP-Medien.

Sulz, S.K.D. (2014a). Störungs-, Therapie- und Gesundheitstheorie der Strategischen Therapien (SKT, SBT, SJT, PKP). Von der Strategie des Symptoms zur Strategie der Therapie. In S. Sulz (Hrsg.), Strategische Therapien: SKT, SBT, SJT, PKP – Forschung – Entwicklung – Praxis (S. 27–63). CIP-Medien.

Sulz, S.K.D. (2014b). Wissenschaftliche Untersuchungen der Konstrukte, Konzepte und Interventionen des Strategischen Therapieansatzes (SKT, SBT, PKP und SJT). Psychotherapie in Psychiatrie, Psychotherapeutischer Medizin und Klinischer Psychologie, 19(2), 339–363.

Sulz, S.K.D. (2015a). Verhaltensdiagnostik und Fallkonzeption. Verhaltensanalyse – Zielanalyse – Therapieplan – Bericht an den Gutachter (6. Auflage). CIP-Medien.

Sulz, S.K.D. (Hrsg.) (2015b). Von der Psychotherapie-Wissenschaft zur Kunst der Psychotherapie. CIP-Medien.

Sulz, S.K.D. (2017a). Depression: Ratgeber und Manual für Betroffene, Angehörige und alle beruflichen Helfer. CIP-Medien.

Sulz, S.K.D. (2017b). Gute Kurzzeittherapie in 12 plus 12 Stunden. CIP-Medien

Sulz, S.K.D. (2017c). Gute Verhaltenstherapie lernen und

beherrschen. Band 1, Verhaltenstherapie-Wissen. CIP-Medien.

Sulz, S. K. D. (2019a). Fallkonzeption des Individuums und der Familie. In E. Leibing, W. Hiller & S. K. D. Sulz (Hrsg.), Lehrbuch der Psychotherapie. Band 3: Verhaltenstherapie (S. 25–48). Psychosozial-Verlag.

Sulz, S. K. D. (2019b). Prozessuale und inhaltliche Therapiestrategien. In E. Leibing, W. Hiller & S. K. D. Sulz (Hrsg.), Lehrbuch der Psychotherapie. Band 3: Verhaltenstherapie (S. 105–124). Psychosozial-Verlag.

Sulz, S. K. D. (2020b). Verhaltensdiagnostiksystem VDS Fragebögen. https://VDS-Skalen.eupehs.org

Sulz, S. K. D. (2021a). Mit Gefühlen umgehen – Praxis der Emotionsregulation in der Psychotherapie. Psychosozial-Verlag.

Sulz, S. K. D. (2021b). Mentalisierungsfördernde Verhaltenstherapie. Entwicklung von Affektregulierung, Selbstwirksamkeit und Empathie. Psychosozial-Verlag.

Sulz, S. K. D. (2022a). Heilung und Wachstum der verletzten Seele. Praxisleitfaden Mentalisierungsfördernde Verhaltenstherapie. Psychosozial-Verlag.

Sulz, S. K. D. (2022d). Praxismanual Mentalisierungsfördernde Verhaltenstherapie – Anleitung zur Therapiedurchführung. Psychosozial-Verlag.

Sulz, S. K. D., Antoni, J., Hagleitner, R. & Spaan, L. (2012a). Psychotherapiekarten für die Praxis. Alkoholabhängigkeit. PKP-Handbuch. CIP-Medien.

Sulz, S. K. D., Antoni, J., Hagleitner, R. & Spaan, L. (2012b). Psychotherapiekarten für die Praxis. Alkoholabhängigkeit. Therapiekarten. CIP-Medien.

Sulz, S. K. D., Arco, K., Hummel, C., Jänsch, P., Richter-Benedikt, A., Hebing, M. & Hauke, G. (2011d). Werte und Ressourcen in der Psychotherapiediagnostik und Therapiekonzeption VDS26-Ressourcenanalyse und VDS33-Werteanalyse. Psychotherapie in Psychiatrie, Psychotherapeutischer Medizin und Klinischer Psychologie, 16(1), 113–127.

Sulz, S. K. D. & Becker, S. (2008). Diagnose der Emotions- und Beziehungsentwicklung. Weiterentwicklung der VDS31-Entwicklungsskalen und Erprobung eines standardisierten Interviews. Psychotherapie in Psychiatrie, Psychotherapeutischer Medizin und Klinischer Psychologie, 13(1), 28–36.

Sulz, S. K. D., Beste, E., Kerber, A.-C., Rupp, E., Scheuerer, R. & Schmidt, A. (2009). Neue Beiträge zur Standarddiagnostik in Psychotherapie und Psychiatrie – Validität und Reliabilität der VDS90-Symptomliste und VDS30-Persönlichkeitsskalen. Psychotherapie in Psychiatrie, Psychotherapeutischer Medizin und Klinischer Psychologie, 14(2), 215–232.

Sulz, S. K. D., Bischoff, C., Hebing, M. & Richter-Benedikt, A. (2011e). VDS23-Situationsanalyse – schwierige Situationen, die zur Symptombildung führen und Fokus therapeutischer Veränderung sind. Psychotherapie in Psychiatrie, Psychotherapeutischer Medizin und Klinischer Psychologie, 16(1), 104–111.

Sulz, S. K. D. & Deckert, B. (2012a). Psychotherapiekarten für die Praxis. Depression. PKP-Handbuch. CIP-Medien.

Sulz, S. K. D. & Deckert, B. (2012b). Psychotherapiekarten für die Praxis. Depression. Therapiekarten. CIP-Medien.

Sulz, S. K. D., Gahr, S., Manhart, C., Hebing, M. & Richter-Benedikt, A. (2011f). VDS36-Interaktionsanalyse zur Beziehungsdiagnostik in kognitiv-behavioralen Therapien. Psychotherapie in Psychiatrie, Psychotherapeutischer Medizin und Klinischer Psychologie, 16(1), 129–141.

Sulz, S. K. D., & Gigerenzer, G. (1982a). Psychiatrische Diagnose und nosologische Theorie: Untersuchungen zum individuellen Diagnoseschema des Arztes. Arch. Psychiatr. Nervenkr. (Archiv für Psychiatrie und Nervenkrankheiten), 232, 39–51.

Sulz, S. K. D., & Gigerenzer, G. (1982b). Über die Beeinflussung psychiatrischer Diagnoseschemata durch implizite nosologische Theorien. Arch. Psychiatr. Nervenkr. (Archiv für Psychiatrie und Nervenkrankheiten), 232, 5–14.

Sulz, S. K. D. & Gräff-Rudolph, U. (2017a). Ambulante Behandlung chronischer Schmerzsyndrome in der Verhaltenstherapie. Nervenheilkunde, 36(5), 349–354.

Sulz, S. K. D. & Gräff-Rudolph U. (2017b). Entwicklung der Fähigkeit und Bereitschaft zur Empathie. Psychotherapie, 22(2), 24–44.

Sulz, S. K. D., Gräff-Rudolph, U., Hoenes, A., Richter-Benedikt, A. J. & Sichort-Hebing, M. (2013). Spieler, Gegenspieler und der neue Regisseur: Primärer versus sekundärer Selbstmodus und die Entwicklung des tertiären Selbstmodus in der Therapie. Psychotherapie, 18(2), 38–64.

Sulz, S. K. D., Gräff-Rudolph, U. & Jakob, C. (1998). Persönlichkeit und Persönlichkeitsstörung. Eine empirische Untersuchung der VDS-Persönlichkeitsskalen. Psychotherapie in Psychiatrie, Psychotherapeutischer Medizin und Klinischer Psychologie, 3(1), 46–56.

Sulz, S. K. D., Hagleitner, R. & Antoni, J. (2014). Alkoholabhängigkeit: Psychiatrische Kurz-Psychotherapie. DNP – Der Neurologe & Psychiater, 15(3), 50–56.

Sulz, S. K. D., Hagspiel, S., Gerner, S., Hebing, M. & Hauke, G. (2011a). Lebens- und Krankheitsgeschichte: Der VDS1 Fragebogen in der klinischen und wissenschaftlichen Anwendung am Beispiel der Kindheit von Patienten mit Depression und Angstkrankheiten. Psychotherapie in Psychiatrie, Psychotherapeutischer Medizin und Klinischer Psychologie, 16(1), 93–102.

Sulz, S. K. D. & Hauke, G. (Hrsg.) (2009). Strategisch-Behaviorale Therapie SBT. Theorie und Praxis eines innovativen Ansatzes. CIP-Medien.

Sulz, S. K. D., Heiss, D., Linke, S., Nützel, A., Hebing, M. & Hauke, G. (2011b). Schemaanalyse und Funktionsanalyse in der Verhaltensdiagnostik: Eine empirische Studie zu Überlebensregel und Reaktionskette zum Symptom. Psychotherapie in Psychiatrie, Psychotherapeutischer Medizin und Klinischer Psychologie, 16(1), 143–157.

Sulz, S. K. D., Herrmann, M., Kammerl, B. & Wollenhaupt, S. (2003b). Qualitätssicherung der Zukunft? Kombination von praxisinternem Qualitätsmanagement

und Qualitätszirkel – eine Pilotstudie. Psychotherapie, 8, 226–243.
Sulz, S. K. D. & Hoenes, A. (2014). »Ich liebe Dich« – »Ich mich auch« – Strategische Psychotherapie des narzisstischen Selbstmodus. Psychotherapie, 19(1), 107–124.
Sulz, S. K. D. & Höfling, S. (Hrsg.) (2010). ... und er entwickelt sich doch! Entwicklung durch Therapie. CIP-Medien.
Sulz, S. K. D., Hörmann, I., Hiller, W. & Zaudig, M. (2002). Strukturierte Befunderhebung und Syndromdiagnose in der psychotherapeutischen Praxis. Psychotherapie in Psychiatrie, Psychotherapeutischer Medizin und Klinischer Psychologie, 7(1), 6–16.
Sulz, S. K. D., Hummel, C., Jänsch, P. & Holzer, S. (2011c). Standardisierte Erhebung des psychischen Befundes und Bestimmung der ICD-10-Diagnose: Vergleich von SKID I und VDS14-Befund-Interview. Psychotherapie in Psychiatrie, Psychotherapeutischer Medizin und Klinischer Psychologie, 16(2), 215–236.
Sulz, S. K. D. & Maier, N. (2009). Ressourcen- versus defizitorientierte Persönlichkeitsdiagnostik – Implikationen für die Therapie von Persönlichkeitsstörungen? Psychotherapie in Psychiatrie, Psychotherapeutischer Medizin und Klinischer Psychologie, 14(1), 38–49.
Sulz, S. K. D. & Maßun, M. (2008). Angst als steuerndes Prinzip in Beziehungen. Ergebnis einer qualitativen Analyse von Interviews. Psychotherapie in Psychiatrie, Psychotherapeutischer Medizin und Klinischer Psychologie, 13(1), 37–44.
Sulz, S. K. D., Meermann, R., Rey, E. R. & Chirazi-Stark, M. S. (2003a). Wie urteilen Verhaltenstherapie-Gutachter? Von der Einschätzung des Fallberichts zur Beurteilung des Antrags. Psychotherapie, 8, 35–44.
Sulz, S. K. D. & Müller, S. (2000). Bedürfnisse, Angst und Wut als Komponenten der Persönlichkeit. Psychotherapie in Psychiatrie, Psychotherapeutischer Medizin und Klinischer Psychologie, 5(1), 22–37.
Sulz, S. K. D. & Peterander, F. (2004). Wie Gutachter für Kinder- und Jugendlichenpsychotherapie Problemfälle beurteilen – zur Qualität der Qualitätssicherer. Psychotherapie, 9, 43–53.
Sulz, S. K. D., Richter-Benedikt, A. J. & Hebing, M. (2012). Mentalisierung und Metakognition als Entwicklungs- und Therapieparadigma in der Strategisch-Behavioralen Therapie. In S. Sulz & W. Milch (Hrsg.), Mentalisierungs- und Bindungsentwicklung in psychodynamischen und behavioralen Therapien (S. 133–150). CIP-Medien.
Sulz, S. K. D. & Sauer, S. (2003). Diagnose und Differenzialdiagnose von Persönlichkeitsstörungen. Psychotherapie in Psychiatrie, Psychotherapeutischer Medizin und Klinischer Psychologie, 8(1), 45–59.
Sulz, S. K. D. & Schmalhofer, R. M. (2010). Emotionsdiagnostik in der Psychotherapie – die Messung des Emotionserlebens und der Emotionsregulation mit der VDS32-Emotionsanalyse. Psychotherapie in Psychiatrie, Psychotherapeutischer Medizin und Klinischer Psychologie, 15(2), 184–192.
Sulz, S. K. D., Sichort-Hebing, M. & Jänsch, P. (2015a). Psychotherapiekarten für die Praxis Angst & Zwang. PKP-Handbuch. CIP-Medien.
Sulz, S. K. D., Sichort-Hebing, M. & Jänsch, P. (2015b). Psychotherapiekarten für die Praxis Angst & Zwang. Therapiekarten. CIP-Medien.
Sulz, S. K. D. & Sulz, J. (2005). Emotionen: Gefühle erkennen, verstehen und handhaben. CIP-Medien.
Sulz, S. K. D. & Theßen, L. (1999). Entwicklung und Persönlichkeit. Die VDS-Entwicklungsskalen zur Diagnose der emotionalen und Beziehungsentwicklung. Psychotherapie in Psychiatrie, Psychotherapeutischer Medizin und Klinischer Psychologie, 4(1), 32–45.
Sulz, S. K. D. & Tins, A. (2000). Qualitative Analysis of Satisfaction and Frustration of Basic Needs in Childhood – an Empirical Study. European Psychotherapy, 1, 81–98.
Tausch, R. & Tausch, A. (1979). Gesprächspsychotherapie. Hogrefe.
Theßen, L. (2012). Emotion und Atmung – Emotionale Ausdrucksmuster durch kontrollierte Atmungsänderung in der psychotherapeutischen Arbeit. Psychotherapie, 17(2), 318–324.
Toman, W. (1954). Dynamik der Motive. Eine Einführung in die klinische Psychologie. Humboldt.
Tress, W. (Hrsg.) (2002). Die Strukturale Analyse sozialen Verhaltens – SASB. CIP-Medien.
Tschacher, W., Munt, M. & Storch, M. (2014). Tanz: eine psychotherapeutische Technik? Psychotherapie, 19(2), 169–180.
Tschacher, W. & Pfammatter, M. (2016). Embodiment in psychotherapy – A necessary complement to the canon of common factors. European Psychotherapy, 13, 9–25.
Tschacher, W. & Storch, M. (2012). Die Bedeutung von Embodiment für Psychologie und Psychotherapie. Psychotherapie, 17(2), 259–267.
Tscheulin, D. & Harms, R. (2002). MakeMapWins – ein Programm zur Auswertung von L. S. Benjamins Strukturaler Analyse Sozialen Verhaltens SASB. Copyright University of Utah 2001. CIP-Medien.
Ullrich, R. & de Muynck, R. (1997). ATP: Einübung von Selbstvertrauen, Grundwerk. Klett-Cotta.
Ullrich, R. & de Muynck, R. (2003). ATP3: Einübung von Selbstvertrauen und kommunikative Problemlösung – Anwendung in Freundeskreis, Arbeit und Familie. Klett-Cotta.
Ullrich, R. & de Muynck, R. (2006). ATP2: Einübung von Selbstvertrauen, Grundkurs. Klett-Cotta.
Utsch, M., Bonelli, R. M. & Pfeifer, S. (2014). Psychotherapie und Spiritualität: Mit existenziellen Konflikten und Transzendenzfragen professionell umgehen. Springer.
Voderholzer, U. & Hohagen, F. (2014). Therapie psychischer Krankheiten (10. Auflage). Elsevier.
Voderholzer, U. (2024). Therapie psychischer Krankheiten (20. Auflage). Elsevier.
Volkart, Z. (2009). Patients' nonverbal reactions after therapeutic interventions: a pilot study based on the control mastery theory of the psychotherapeutic process. European Psychotherapy, 1, 71–80.

Vopel, K (1992). Handbuch für Gruppeleiter/innen. Iskopress.

Wagner-Link, A. (2002). Anti-Stress-Training. In S. Sulz (Hrsg.), Das Therapiebuch. Kognitiv-Behaviorale Psychotherapie (S. 248–266). CIP-Medien.

Wagner-Link, A. (2010). Verhaltenstraining zur Stressbewältigung: Arbeitsbuch für Therapeuten und Trainer. Klett-Cotta.

Wallace, M. A. (2011). Achtsamkeit statt Diät. Und warum essen Sie? CIP-Medien.

Wassmann, R. (2012). Konfrontationsverfahren. In A. Batra, R. Wassmann & G. Buchkremer (Hrsg.), Verhaltenstherapie. Grundlagen, Methoden, Anwendungsgebiete (S. 104–109). Thieme.

Watzlawick, P. (1986). Die erfundene Wirklichkeit. Wie wissen wir, was wir zu wissen glauben. Piper.

Watzlawick, P, Weakland, J. H. & Fisch, R. (1974). Lösungen. Zur Theorie und Praxis menschlichen Wandels (2. Auflage). Huber.

Weiss, J., Sampson, H. & The Mount Zion Psychotherapy Research Group (1986). The psychoanalytic process: Theory clinical observation, and research. Guilford.

Weissman, M. M., Markowitz, J. C. & Klerman, G. (2000). Comprehensive Guide To Interpersonal Psychotherapy. Basic Books.

Wells, A. (2011). Metakognitive Therapie bei Angststörungen und Depression. Beltz.

Weltgesundheitsorganisation WHO (1994). Internationale Klassifikation psychischer Störungen. ICD-10. Kapitel IV. Huber.

Woolfolk, R. (2016). Vom gesellschaftlichen und kulturellen Wert der Psychotherapie. Abschied von der reinen Labor-Psychotherapie und Synapsen-Psychiatrie. CIP-Medien.

Woolfolk, R. & Allen, L. A. (2013). Wirksame Behandlung von somatoformen Störungen und Somatisierungsstörungen. CIP-Medien.

Yates, A. J. (1970). Behavior therapy. Wiley.

Yalom, I. D. (2024). Theorie und Praxis der Gruppenpsychotherapie. Klett-Cotta.

Young, J. E., Klosko, J. S. & Weishaar, M. E. (2005). Schematherapie – Ein praxisorientiertes Handbuch. Junfermann.

Zarbock, G. (2008). Praxisbuch Verhaltenstherapie: Grundlagen und Anwendungen biografisch-systemischer Verhaltenstherapie. Pabst Science Publisher.

Zimmer, D. (Hrsg.) (1983). Die therapeutische Beziehung. Konzepte, empirische Befunde und Prinzipien ihrer Gestaltung. Edition Psychologie.

Zimmer, D. (2011). Therapeut-Patient-Beziehung. In M. Linden & M. Hautzinger (Hrsg.), Verhaltenstherapiemanual (7. Auflage, S. 39–44). Springer.

Zimmer, D. (2013). Gesprächsführung und Beziehungsaufbau in der Verhaltenstherapie. In A. Batra, R. Wassmann & G. Buchkremer (Hrsg.), Verhaltenstherapie. Grundlagen, Methoden, Anwendungsgebiete (S. 73–79). Thieme.

Zubrägel, D., Bär, T. & Linden, M. (2003). Generalisierte Angststörung. In E. Leibing, W. Hiller & S. Sulz (Hrsg.), Lehrbuch der Psychotherapie. Band 3: Verhaltenstherapie (S. 261–272). CIP-Medien.

Manchmal möchte man ein Modell einfach aus einer Laune heraus bauen, ohne vorher jedes Detail des Fahrzeugs nachzuprüfen oder einen Bausatz um jeden Preis mit Hilfe von Detailsets zu verbessern. Vielleicht werden viele Modellbauer diese Gedankengänge nicht teilen, denn auch wir lassen normalerweise dem Bau eines Modells eine intensive Phase der Recherche vorangehen, um eine Vorstellung von der betreffenden Materie zu bekommen. Wir möchten hier aber auch einmal demonstrieren, dass man auch auf die andere Art ein sehr ansprechendes Modell verwirklichen kann.

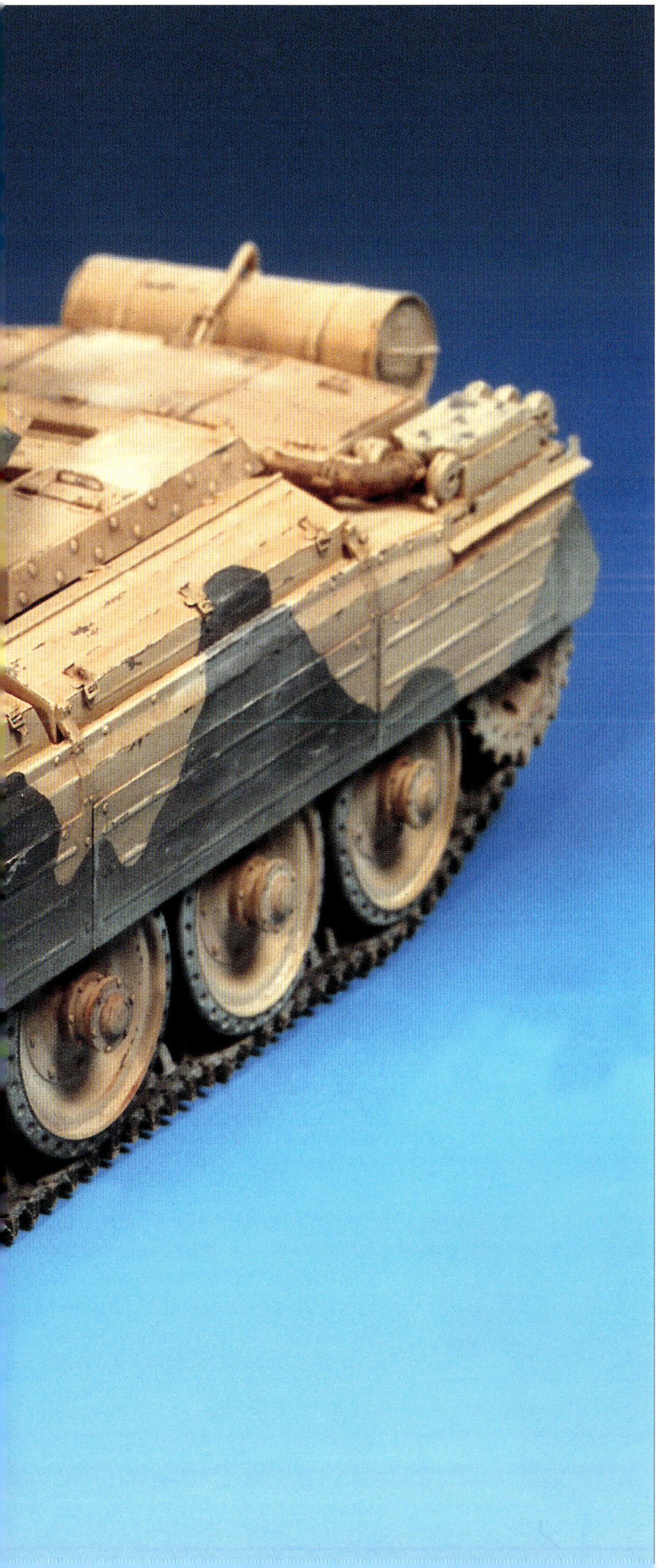

Auch wenn man vorhat, ein Modell direkt "aus der Schachtel" zu bauen, so kann man kaum widerstehen, einige Details mit Hilfe eines Zurüstsets zu verbessern, wie es auch in diesem Fall geschehen ist. Dies beschränkte sich aber auf einige wenige Bereiche und nahm nur wenig Zeit in Anspruch. Es ist wohl eine Tatsache, dass wir Modellbauer inzwischen immens viel Zeit in die Detaillierung unserer Modelle investieren und uns geradezu in bestimmte komplexe Verfahren verbeißen.
Auf den Aufnahmen vom Crusader lässt sich gut erkennen, an welchen Stellen wir Fotoätzteile von Eduard verwendeten und dass auch Resinketten von Resicast zum Einsatz kamen. Wir beschränkten uns allerdings rein auf die Montage dieser Teile, wie diese von jedem Modellbauer durchgeführt werden könnte. Die eigentliche Nachforschung und Ausarbeitung hatten wir in diesem Fall ganz den Herstellern Eduard und Resicast überlassen.

Der Zusammenbau

Der Bausatz des Crusader Mk. III von Italeri hat durchaus seine Vorzüge und nur wenige Fehler, obwohl das Modell schon einige Jahre auf dem Markt ist. Deshalb verdient es dieser Bausatz auch, wenn man ihn durch einige Fotoätzteile ergänzt, die, gezielt an einigen Stellen eingesetzt, das Modell nochmals deutlich aufwerten können. Die Resinketten mögen zwar nicht unbedingt notwendig sein, tragen aber auch ihren Teil zu einem gesteigerten Realismus bei.
Der Zusammenbau des Modells verlief problemlos, da alle Teile mehr oder weniger perfekt zueinander passen. Während der Montage wurden noch Schutzbügel für die Scheinwerfer aus Kupferdraht und am Rohr eine Mündungsbremse aus gedrehtem Aluminium hinzugefügt. Vor dem Lackieren wurden dann noch die Ätzteile mit etwas mit Aceton verdünnter Spachtelmasse bestrichen, um die Haftfähigkeit für die Farbe zu erhöhen.

Pro und kontra Enamel-Farben

In den letzten Jahren haben die Acrylfarben im Modellbau die Enamelfarben unbestreitbar mehr und mehr verdrängt. Und sicherlich haben diese Farben, die zuerst von einigen bekannten japanischen Herstellern eingeführt wurden, einige Vorteile gegenüber den Enamelfarben, die unser Hobby in der Anfangszeit prägten. Mittlerweile sind die meisten Modelle, von denen Bauberichte veröffentlicht werden, mit Acrylfarben oder zumindest mit Hilfe gemischter Maltechniken lackiert.
Warum hat sich dieser Richtungswechsel vollzogen? Sicherlich spielte der unangenehme Geruch der Enamelfarben eine Rolle, aber auch die deutlich kürzeren Trocknungszeiten der Acrylfarben. Aber bedeuten die unbestreitbaren Vorzüge der Acrylfarben wirklich das Ende der Enamelfarben?

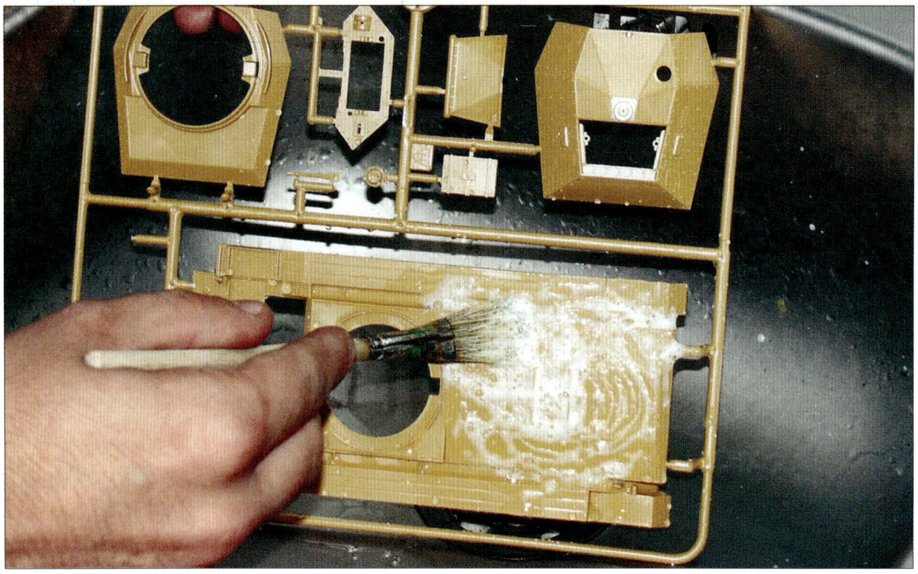

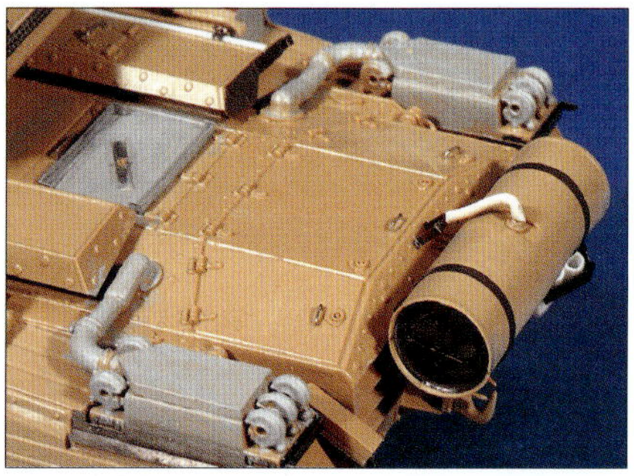

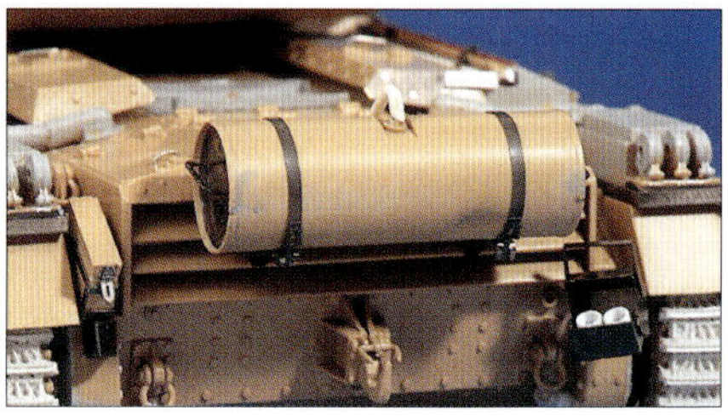

Oben: **Die Teile werden mit Seifenwasser gesäubert, um Produktionsprozess-Rückstände zu entfernen.**

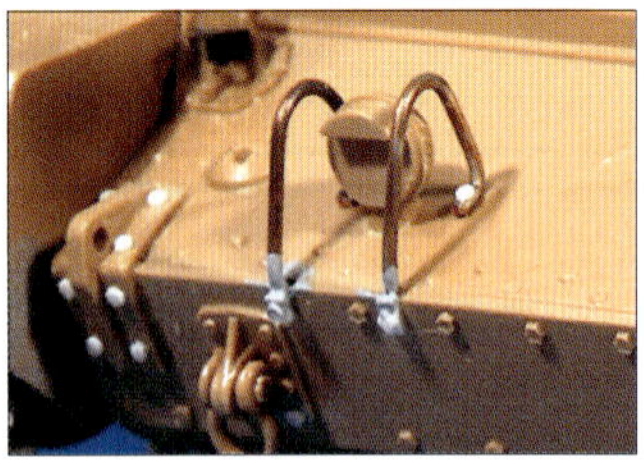

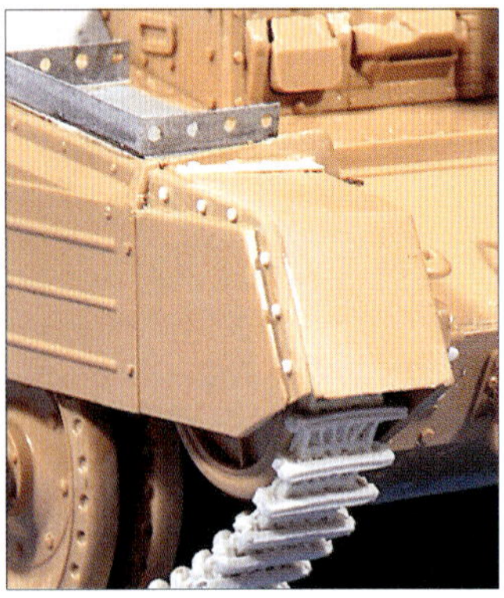

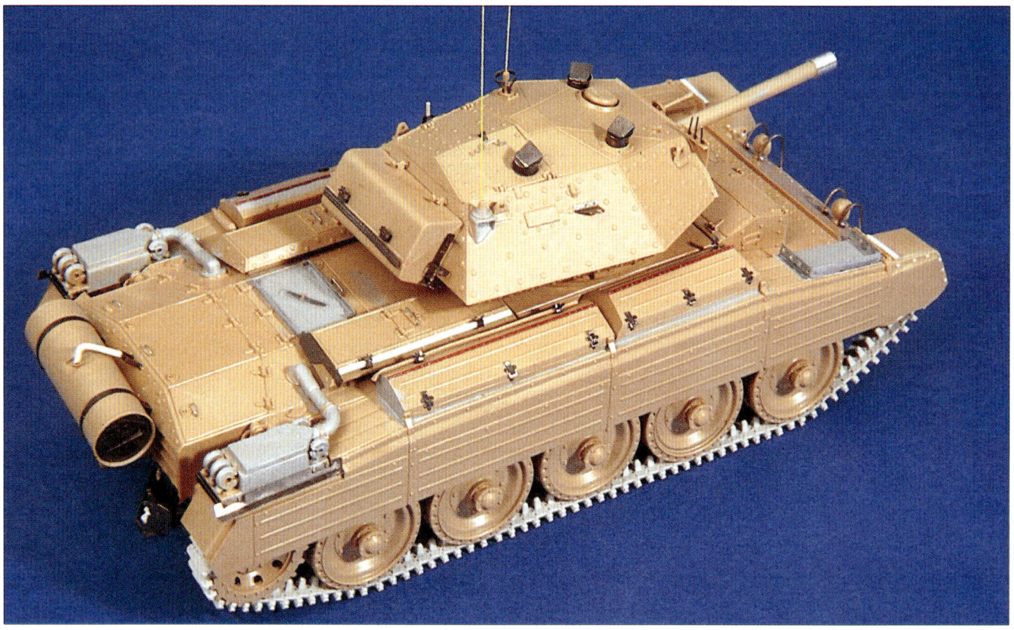

Auf dieser Seite: **Das Modell wurde mit Fotoätzteilen von Eduard und Resinketten von Resicast verfeinert.**

Die Antwort muss Nein lauten, gerade weil auch viele Modellbauer nach wie vor auf sie schwören und die "Wasser"-Farben ablehnen.

Enamelfarben, besonders die von Humbrol und Revell, haften wirklich hervorragend auf Plastik und sie sind auch noch mit Ölfarben mischbar. Gerade dieser letzte Umstand ist beim Altern sehr vorteilhaft. Sie eignen sich auch hervorragend als Grundierung, vorzugsweise in hellen Farbtönen und sie sind beim Trockenmalen immer noch erste Wahl.

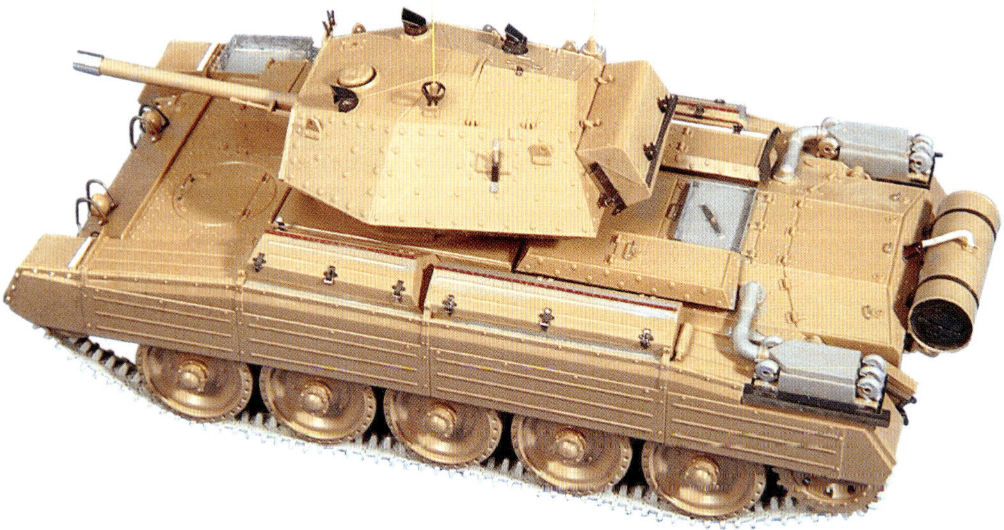

Die Bemalung

Wie vielleicht aus dem vorhergehenden Abschnitt gefolgert werden kann, verwendeten wir für unser Modell Enamelfarben und versuchten ihre Vorteile bei der Bemalung auszunutzen. Als Basisfarbe benutzten wir eine Sandfarbe mit leichter Tendenz ins Rosa, die sich folgendermaßen zusammensetzte (H steht für Humbrol): 70% H93 Wüstensand matt, 10% H61 Hautfarbe matt und 20% H130 Satinweiß.

Diese Mischung wird zur Vereinfachung in der Folge als Mischung 1 bezeichnet. Mischung 1 wurde in eine Filmdose gefüllt und mit einem Deckel luftdicht verschlossen, um sie während der Lackierung des Modells mehrfach verwenden zu können. Nach dem Aufbringen der ersten Farbschicht ist es wichtig, die Farbe gut durchtrocknen zu lassen. Wir ließen das Modell folglich 72 Stunden ruhen, bevor wir mit dem Aufbringen der Decals fortfuhren. Anschließend folgte dann ein Washing mit Ölfarbe am gesamten Modell.

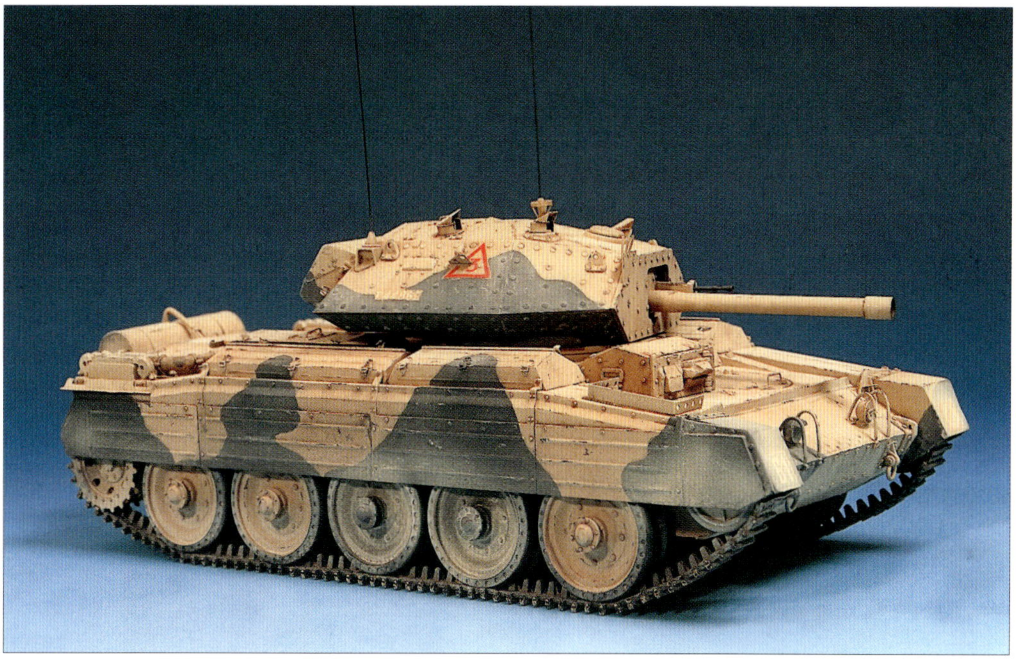

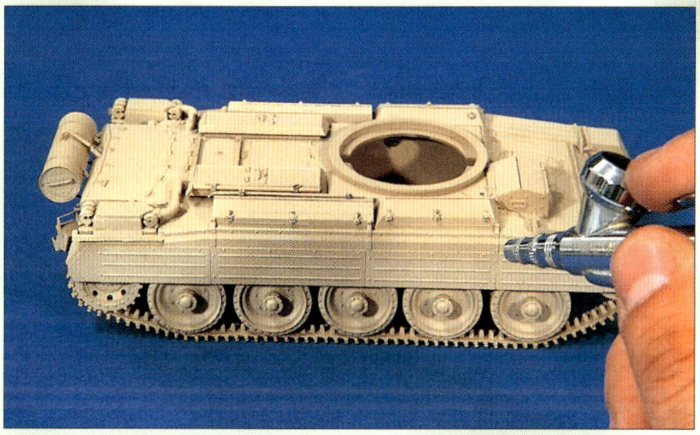

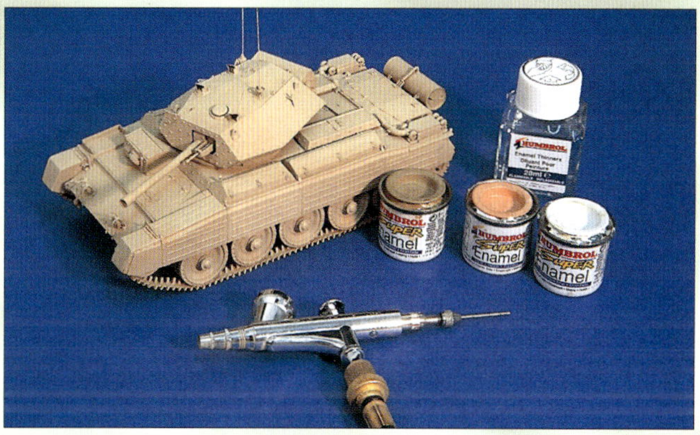

DIE BEMALUNG DES MODELLS

Wir entschieden uns bei diesem Modell für die Verwendung von Enamelfarben. Diese von verschiedenen Herstellern erhältlichen Farben sind i.d.R. untereinander verträglich und werden in einer breiten Farbpalette angeboten. Ihre Haftfähigkeit auf Plastik ist ausgezeichnet und sie lassen sich mit Spritzpistole und Pinsel gleichermaßen gut verarbeiten. Auf dem Modell wurden relativ schnell hintereinander drei Schichten mit Humbrol-Verdünnung angemischter Grundfarbe aufgebracht. Um einige dunklere Zonen zu schaffen, genügt es, diese mit Klebeband abzugrenzen und die Grundfarbe mit etwas Braun zu versetzen.

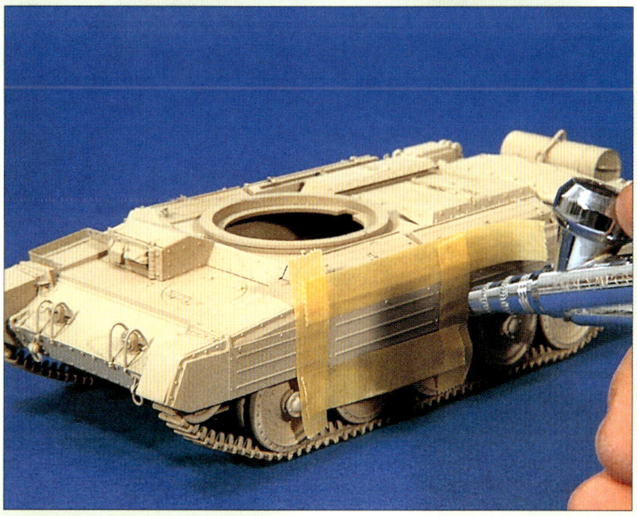

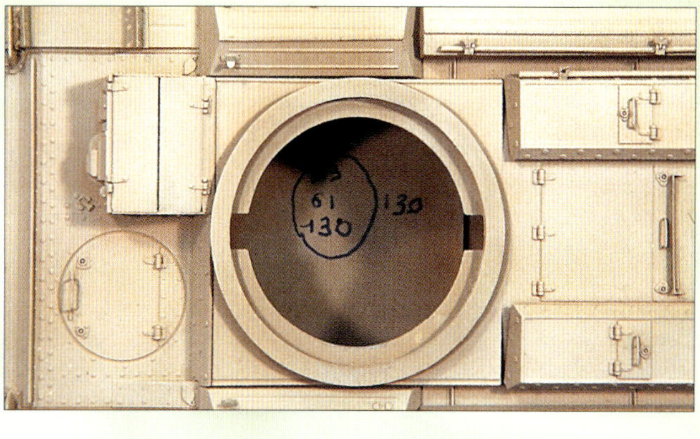

Rechts: Ein kleiner Trick: um sich zu merken, welche Farben man verwendet hat, sollte man diese an einer später nicht sichtbaren Stelle des Modells "notieren". In diesem Fall strichen wir einen Bereich innerhalb der Wanne mit den benutzten Farben ein.

DIE VERWENDUNG VON DECALS

Wir möchten hier in einer Art Abfolge der Arbeitsschritte den Umgang mit Decals ausführlich erläutern. Viele Leser werden schon selbst bemerkt haben, dass Decals oft ein sehr unrealistisches Erscheinungsbild haben können. Wie sich dies vermeiden lässt, möchten wir nachfolgend demonstrieren.

1) Decals haben normalerweise einen Rand, der aus Trägerfilm besteht und der für das Produktionsverfahren notwendig ist. Für unsere Zwecke ist dieser Rand aber nicht mehr notwendig und sollte entfernt werden, da er später unschön auffallen könnte. *2)* Mit einem scharfen Messer wird der Trägerfilm entlang der Decals abgeschnitten. Ein Metall-Lineal leistet dabei gute Dienste. *3)* Hier sind die von überflüssigem Trägerfilm befreiten Decals zu sehen.

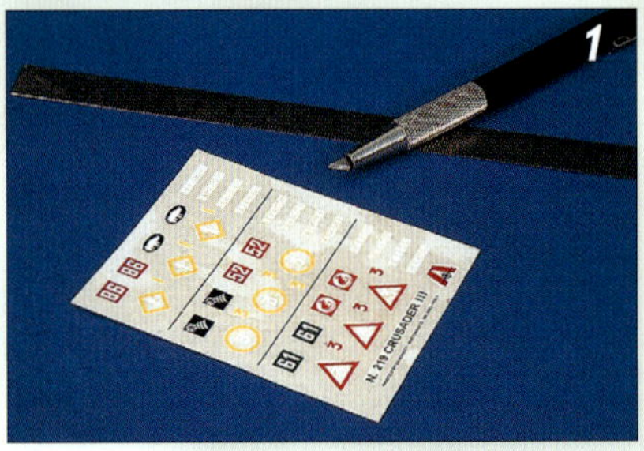

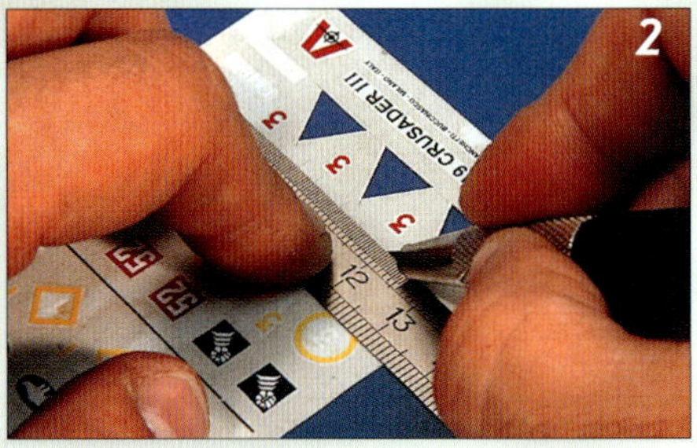

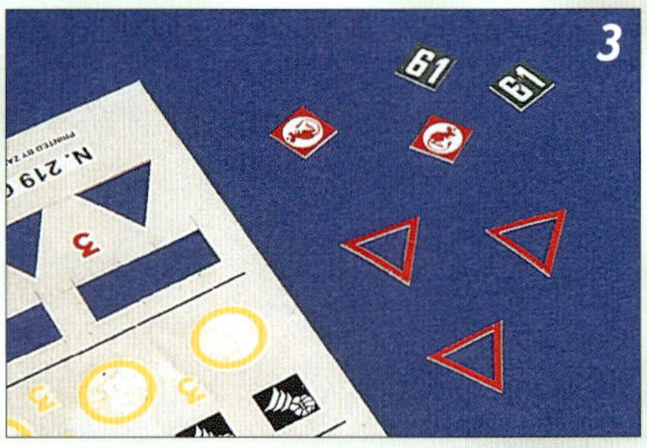

4) Das Decal wird einige Minuten in Wasser gegeben, bis es sich von der Unterlage komplett abgehoben und sich so auch das Bindemittel zwischen Papier und Decal abgelöst hat. Das Abziehbild wird wieder zu seiner Form zurückfinden. Das Wasser sollte dabei lauwarm sein. *5)* Auf den Bereich, wo das Decal angebracht werden soll, wurde vorher etwas glänzender Klarlack aufgesprüht, um die Haftfähigkeit zu erhöhen. *6)* Vor dem Anbringen des Decals wird mit dem Pinsel etwas Weichmacher für Decals aufgebracht.

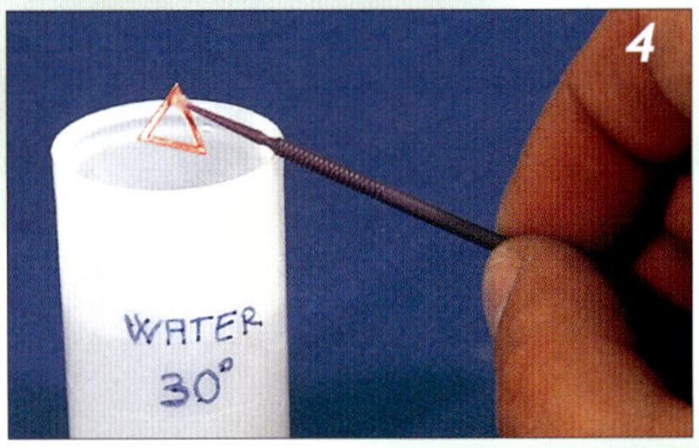

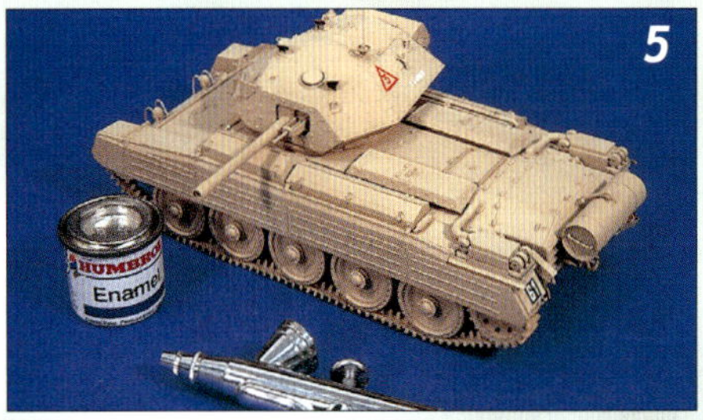

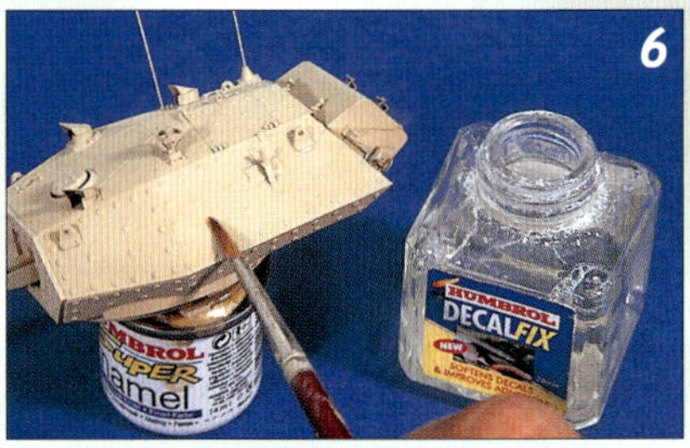

7-9) Ist das Abziehbild aufgebracht, kann es mit der Pinselspitze oder einem Zahnstocher in die richtige Position geschoben werden. Ist diese erreicht, wird das Abziehbild mit einem Wattestäbchen vorsichtig betupft, um die restliche Flüssigkeit und Luftblasen zu entfernen.

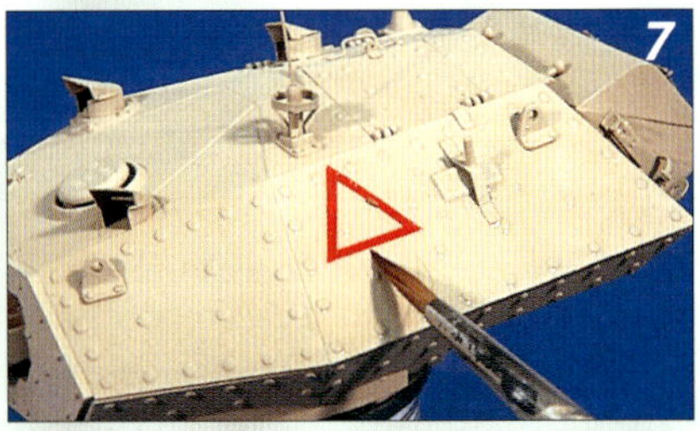

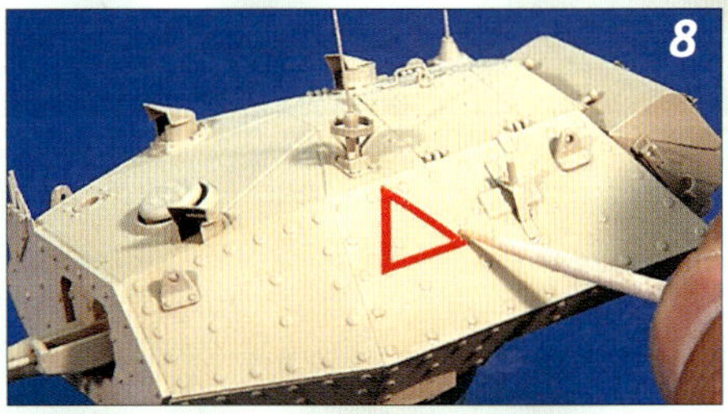

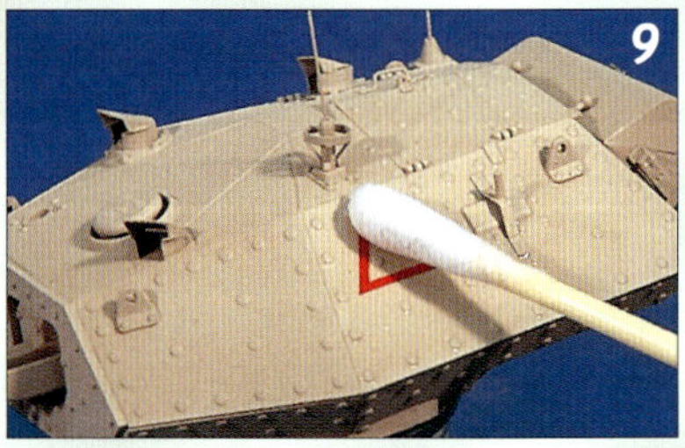

10) Mit einem Fön kann das Abziehbild endgültig getrocknet werden, bevor mit dem nächsten fortgefahren wird. *11)* Sobald alle Decals angebracht sind, wird eine dünne Schicht matter Klarlack aufgesprüht, um die Oberfläche des Modells wieder zu vereinheitlichen. *12)* Hier ist der Crusader mit dem matten Überzug zu sehen.

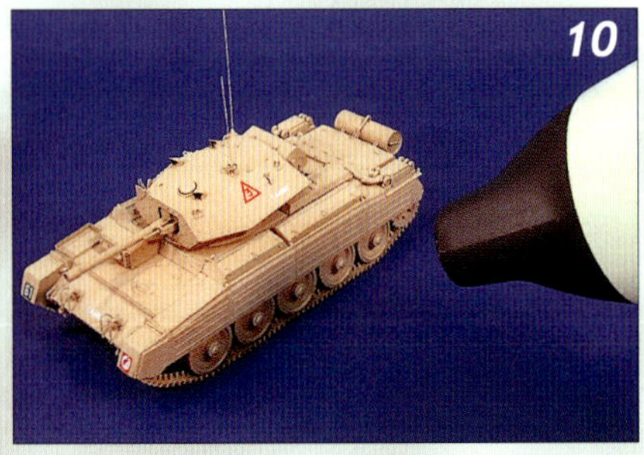

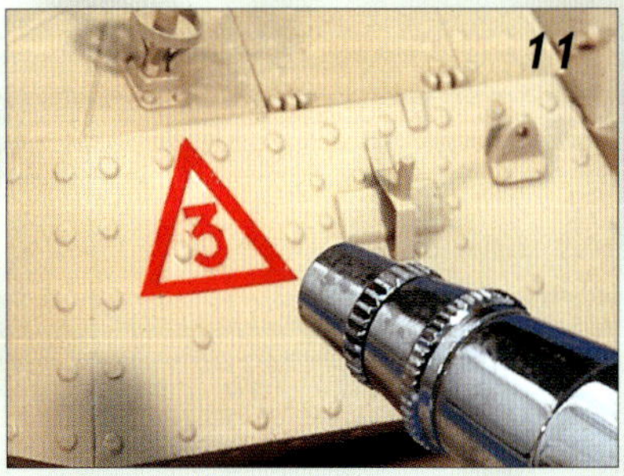

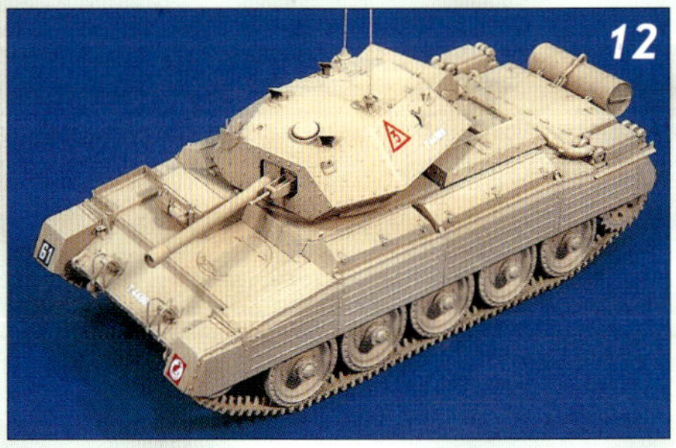

Auf dieser Seite: **Nachdem die Decals aufgebracht sind, erfährt das Modell ein Washing mit Ölfarbe an Vertiefungen, Gravuren usw. Es ist genau der richtige Zeitpunkt, das Washing vorzunehmen. An diesem Modell wurden im weiteren Verlauf zwar noch weitere Washings durchgeführt, aber dieses kann als "General"-Washing bezeichnet werden. Dabei gilt es zu beachten, kein einzelnes kräftiges Washing durchzuführen, sondern mehrere leichte, sich überlagernde Washings aufzubringen, bis der gewünschte Effekt erreicht ist.**

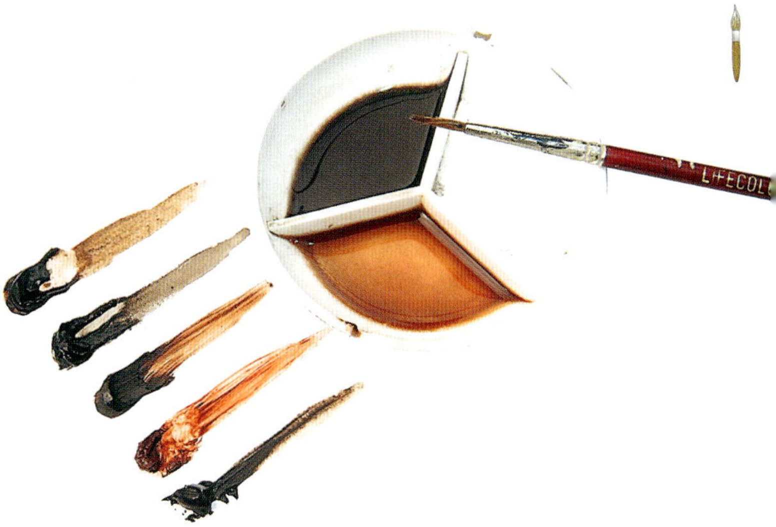

Unten: **Vor dem eigentlichen Washing wird etwas Verdünnung aufgespritzt. Dadurch kann dann die Farbe besser in die feinen Vertiefungen fließen.**

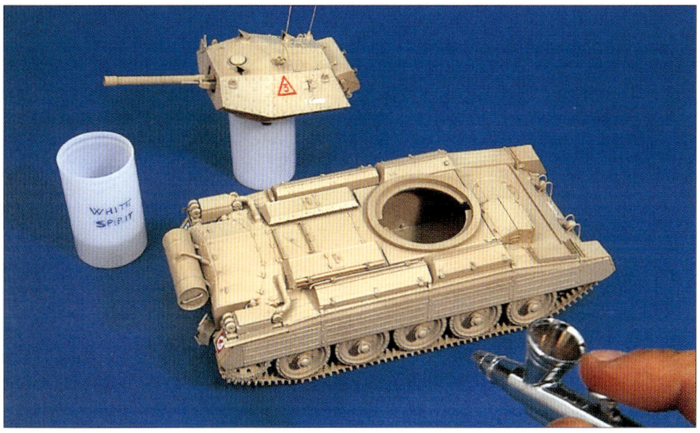

Unten: **Mittels eines spitzen Pinsels wird die verdünnte Ölfarbe direkt an die ausgewählten Vertiefungen gegeben. Die Farbe fließt dann praktisch von alleine in die Vertiefungen oder um kleine Erhebungen herum.**

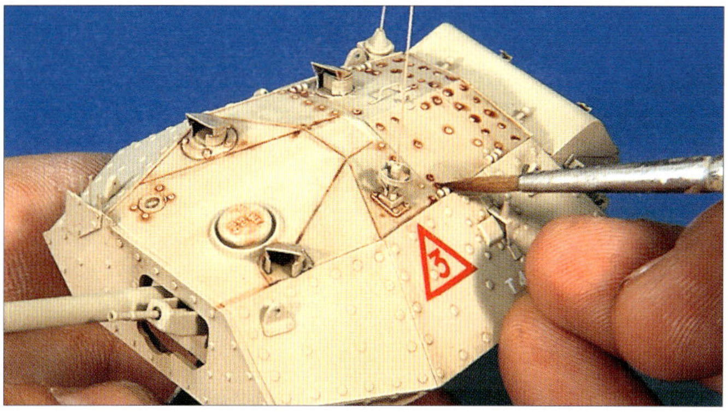

Unten: **Nach einigen Minuten wird mit einem trockenen Flachpinsel die überschüssige Farbe abgestrichen und verbleibt so nur in Rillen und Vertiefungen. Damit erzeugt man einen sehr realistischen Effekt.**

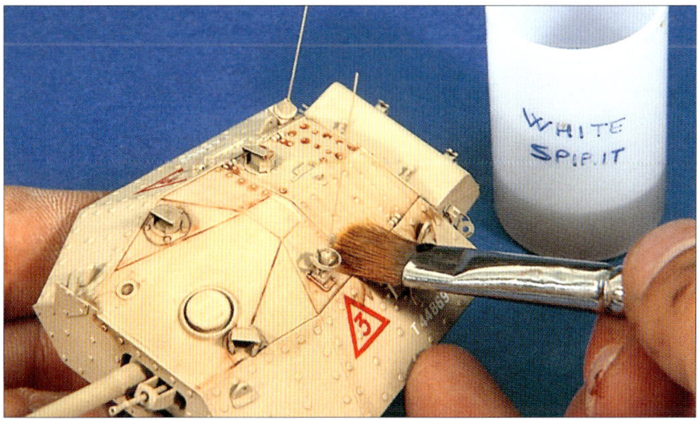

Unten: **Es gibt unterschiedliche Variationen beim Washing. In diesem Fall wird an der Seite eine stark verdünnte Mischung mit einem anderen Farbeffekt aufgebracht.**

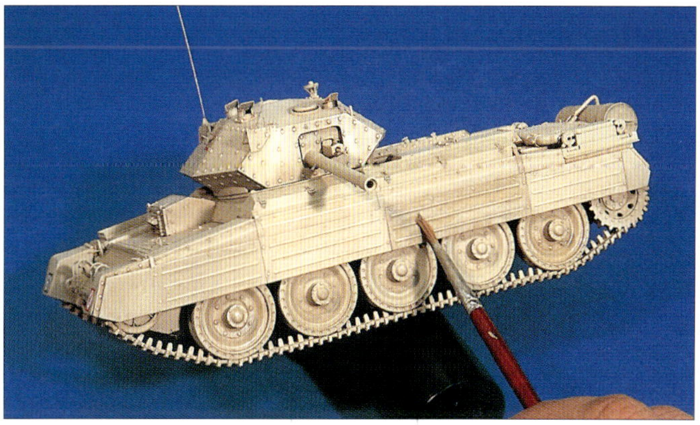

Das Washing

Was im Modellbauer-Jargon allgemein als Washing bezeichnet wird, ist eine der wichtigsten Techniken bei der Bemalung und Alterung. Washing ist mittlerweile so gang und gäbe, dass es oftmals unkontrolliert und ohne Hinterfragung des Sinns angewendet wird. Die Folge sind übertriebene und unangebrachte Washings.
Ein gutes Washing sollte keinesfalls übertrieben wirken und manchmal ist es sinnvoll, ein Washing auf bestimmte Bereiche eines Modells zu beschränken. Ein starkes Washing ist nur selten notwendig und es liegt an der kundigen Hand des Modellbauers, diese Technik sinnvoll einzusetzen. Die Mischung für ein gutes Grund-Washing setzt sich aus ca. 5% Farbe und 95% Verdünnung zusammen.

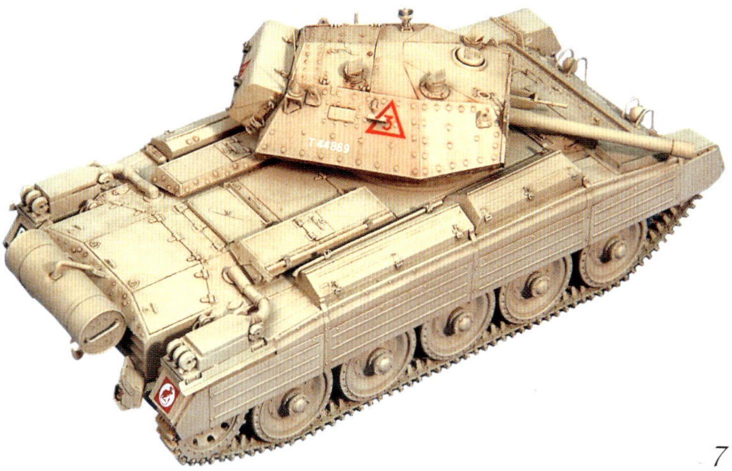

DAS TROCKENMALEN

Das Trockenmalen oder Drybrushen gehört in unserem Hobby zu den wichtigsten Maltechniken. Wir werden im Folgenden sehen, wie beim Trockenmalen vorgegangen wird. Mit Enamelfarbe lässt sich Trockenmalen besonders gut durchführen. Auch ein Flachpinsel guter Qualität und ein Papiertuch gehören zur Ausrüstung.

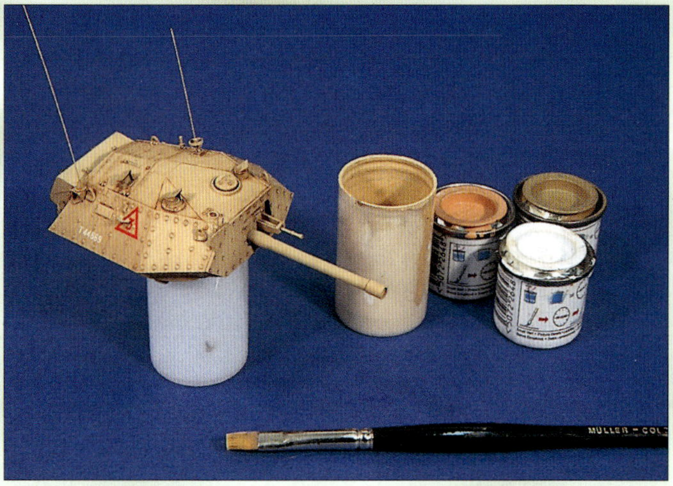

1) Die sandfarbene Grundmischung, mit der das Modell bemalt wurde, wird mit Weiß aufgehellt und für das Trockenmalen verwendet. *2+3)* Die Farbe wird mit dem Flachpinsel aufgenommen und dieser auf dem Papiertuch ausgestrichen, um die Farbbestandteile zwischen den Borsten zu entfernen.

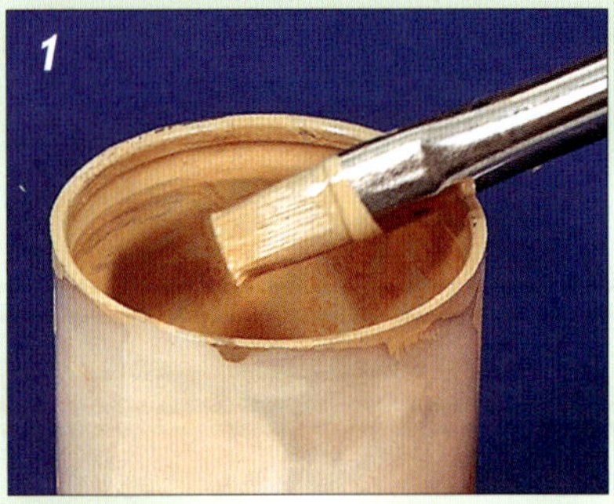

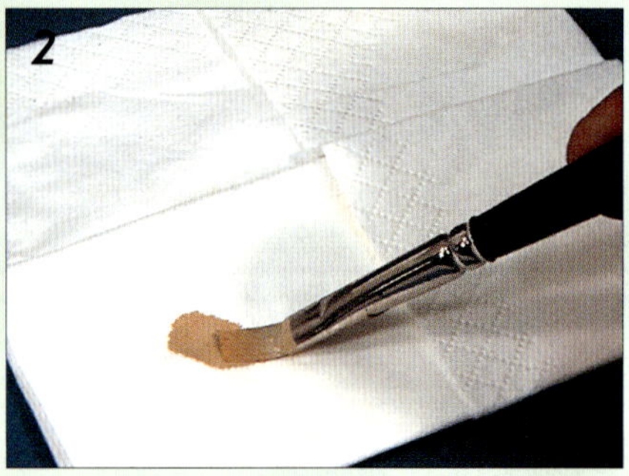

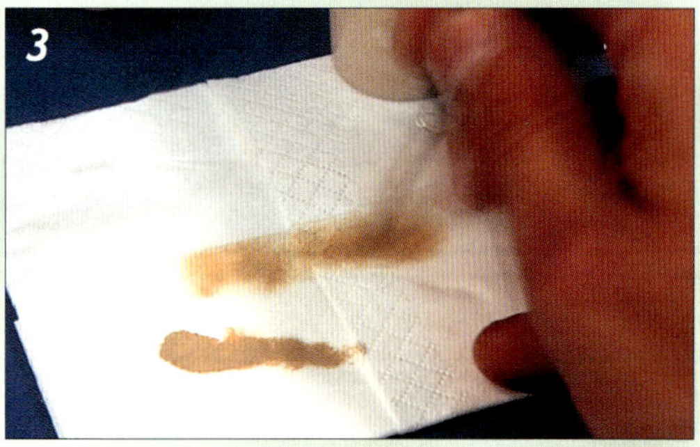

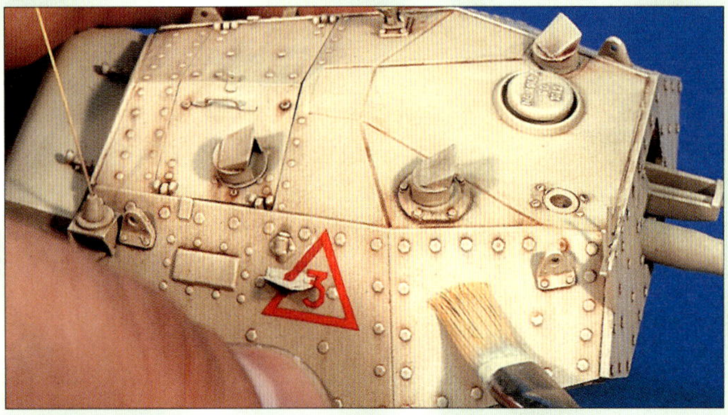

Oben und unten: Ein wichtiger Aspekt beim nun folgenden Trockenmalen ist es, keine Farbstreifen bei der Bearbeitung zu hinterlassen. Dies wird durch das sorgfältige Ausstreichen des Pinsels auf dem Papiertuch vermieden. Die Bilder zeigen die Pinselbewegungen auf der Modelloberfläche.

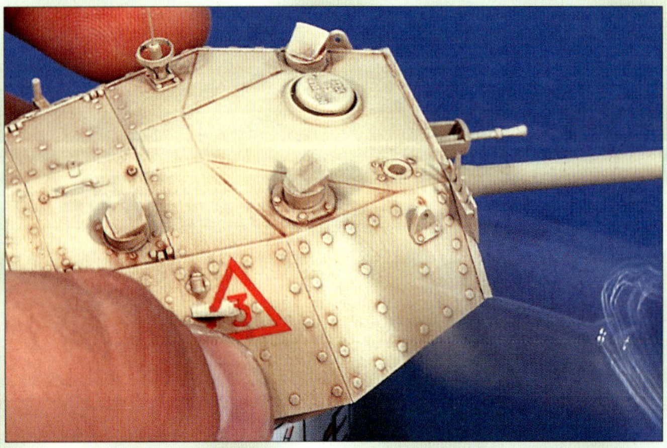

Bei dieser Ansicht des Turms von oben lassen sich die Unterschiede zwischen der linken, trocken gemalten und der rechten, noch nicht behandelten Seite gut erkennen.

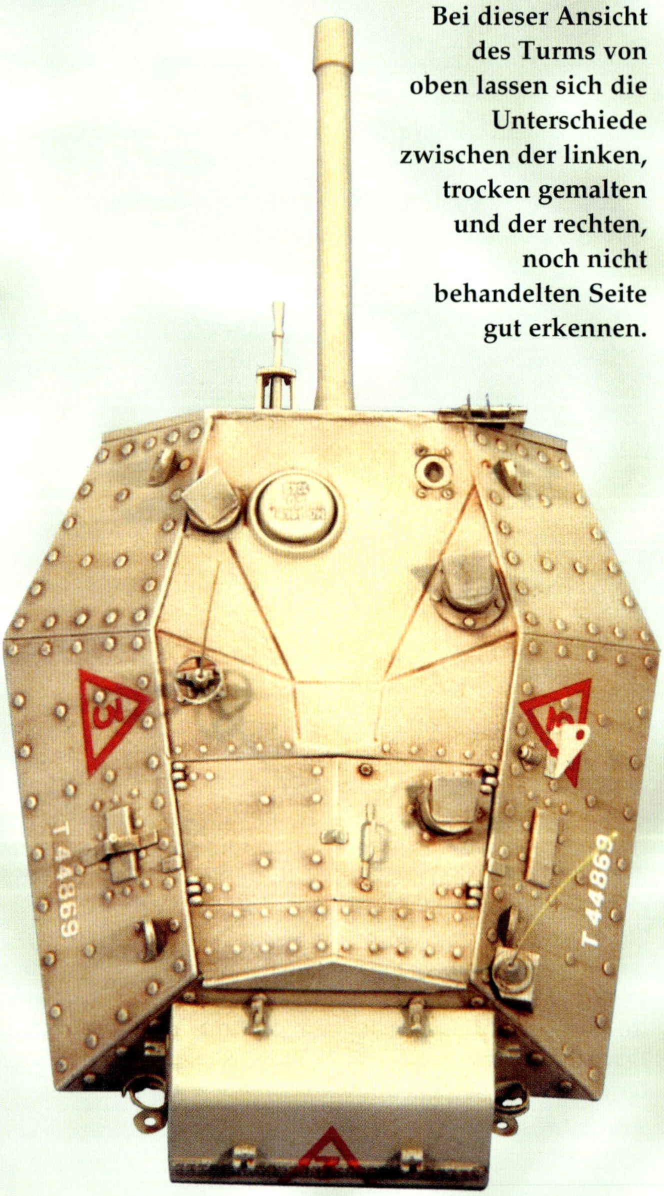

EINE VARIANTE DES TROCKENMALENS (1)

Mit einer Abwandlung des vorher beschriebenen Trockenmalens lassen sich bestimmte Bereiche gezielt aufhellen. Es handelt sich dabei um kleine Punkte, die mit der mit Farbe benetzten Pinselspitze behandelt werden. So lässt sich eine Aufhellung mit großer Präzision aufbringen, im Gegensatz zum normalen Trockenmalen, das eher darauf abzielt, Flächen zu behandeln.

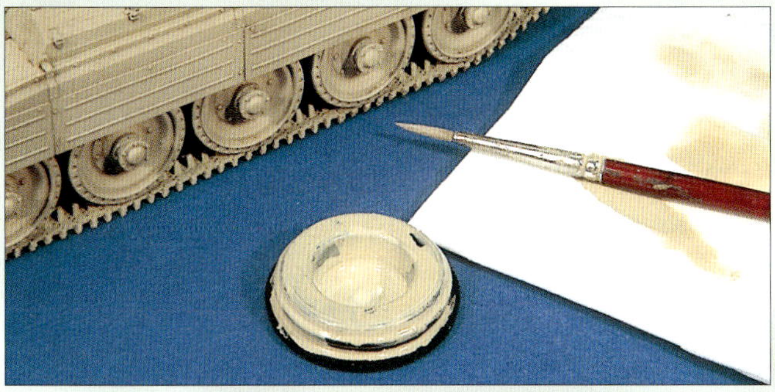

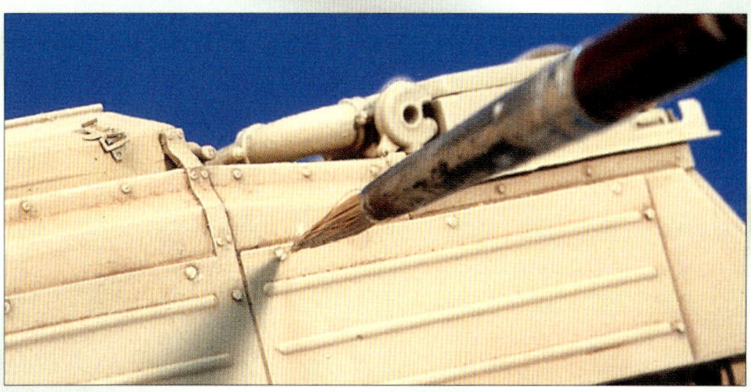

Oben und unten: **In diesen Bildern sind einige Phasen des selektiven Trockenmalens zu sehen. Auch hier wird die Grundfarbe des Modells verwendet und mit Weiß oder einer anderen geeigneten Farbe aufgehellt.**

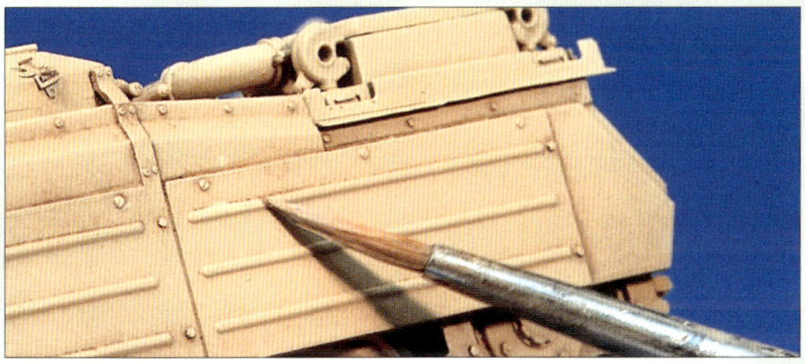

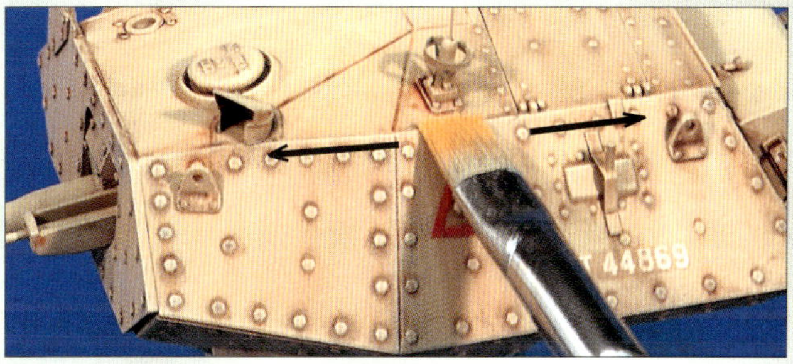

Dabei wird Ölfarbe, Enamelfarbe oder eine Mischung aus beiden verwendet.
Werden Ölfarben verwendet, lassen sich Fehler relativ einfach durch Abwischen entfernen. Bei unserem Crusader kamen die Ölfarben Siena, Siena gebrannt, Cassel Earth, Van Dyck-Braun und Mars-Schwarz zum Einsatz. Um die lästige Randbildung zu vermeiden, empfiehlt es sich, das Modell vor dem Aufbringen des Washings mit reiner Verdünnung einzusprühen, am zweckmäßigsten mit der Spritzpistole. Das gute Gelingen eines Washings hängt auch vom Untergrund ab. Ist der Farbuntergrund inhomogen, körnig oder von unterschiedlicher Intensität, wird auch das Washing sehr ungleichmäßig ausfallen und die gesamte Arbeit am Modell gefährden.
Es ist auch besser, ein leichtes Washing an bestimmten Stellen mehrmals zu wiederholen, anstatt mit einem starken, vielleicht übertriebenen Washing über das Ziel hinaus zu schießen.
Nachdem nun mittels Washing einige Bereiche des Modells abgedunkelt oder betont wurden, wollen wir uns nun den Zonen widmen, die durch Aufhellungen hervorgehoben werden sollen. Für Kanten und helle Zonen ist das Trockenmalen eine sehr verbreitete Technik.

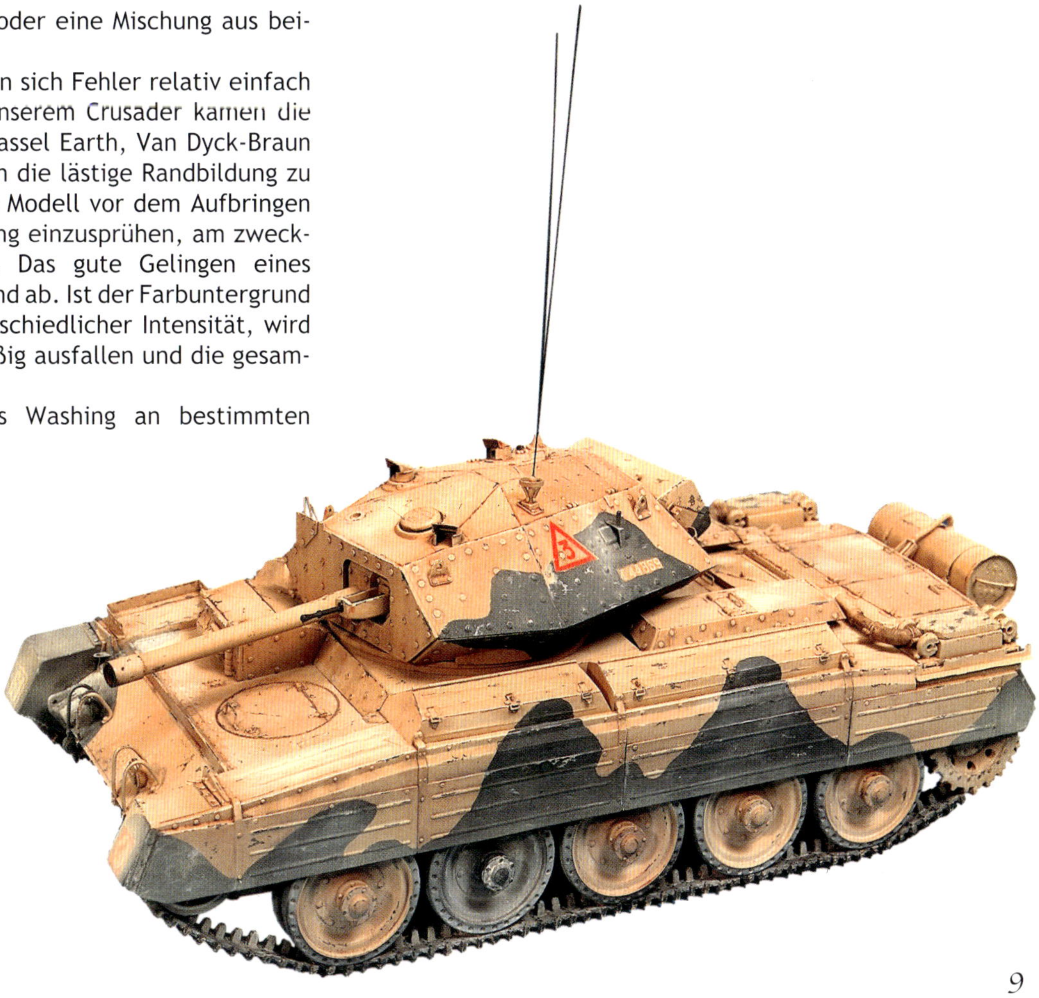

EINE VARIANTE DES TROCKENMALENS (2)

Eine gute Methode, um breite flache Bereiche aufzuhellen, ergibt sich aus der Verwendung von Ölfarben. Dabei wird Ölfarbe in kleinen Mengen zur Grundfarbe des Modells gerührt, um die notwendige Mischung zu erhalten. Ölfarbe hat den großen Vorteil, dass sie sich fast unbegrenzt auf dem Modell verteilen lässt.

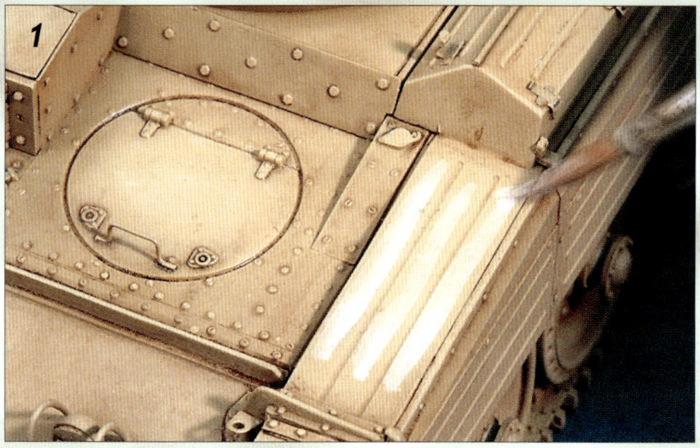

1) Eine Mischung aus 90% weißer Ölfarbe und 10% der Modell-Grundfarbe wird vorbereitet. Die Grundfarbe dient dazu, die weiße Ölfarbe etwas abzudämpfen. *2)* Mit der Pinselspitze wird etwas der neuen Mischung an den aufzuhellenden Oberflächen aufgebracht und mit einem zweiten, sauberen Pinsel so lange verteilt, bis sich die Farbe fast aufgelöst hat. *3)* Mit der gleichen Methode können auch nicht waagerechte Flächen des Modells behandelt werden.

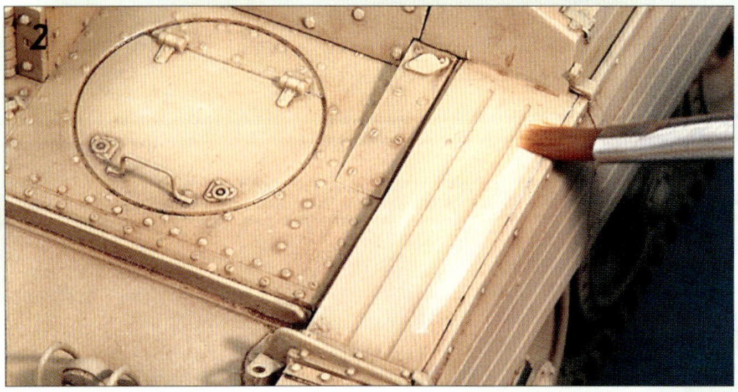

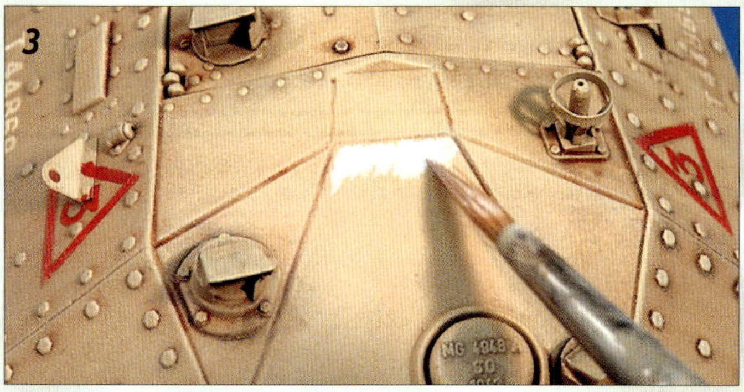

4) Nach einigen Minuten Trocknungszeit kann der nächste Schritt der Behandlung erfolgen. *5)* Die Farbe wird mit einem Pinsel nach unten gezogen, bis sie sich fast aufgelöst hat.

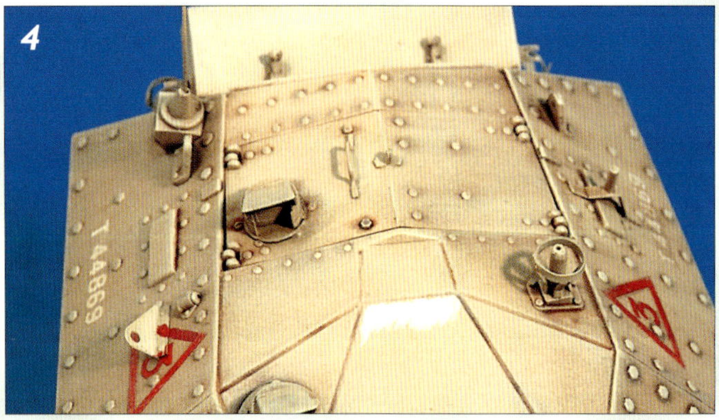

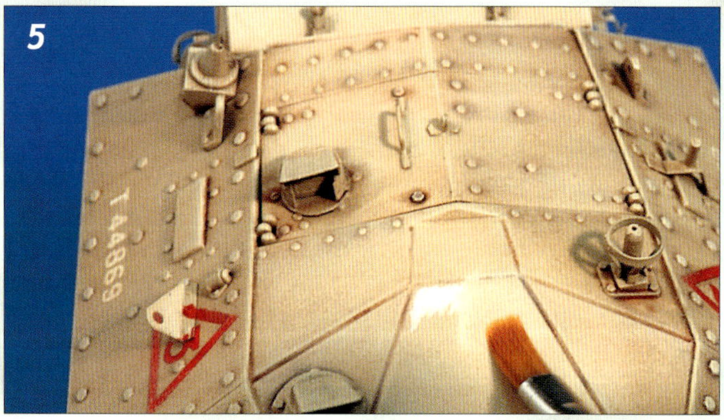

6) Hier ist der fertig behandelte Abschnitt zu sehen. Sollte das Ergebnis noch nicht befriedigen, kann die Prozedur wiederholt werden. Hat man einmal übertrieben, kann die Farbe mit einem mit Verdünnung getränktem Tuch wieder entfernt werden. *7)* Durch Zugabe unterschiedlicher Mengen der Grundfarbe zur weißen Ölfarbe können verschiedene Farbabwandlungen erzeugt werden.

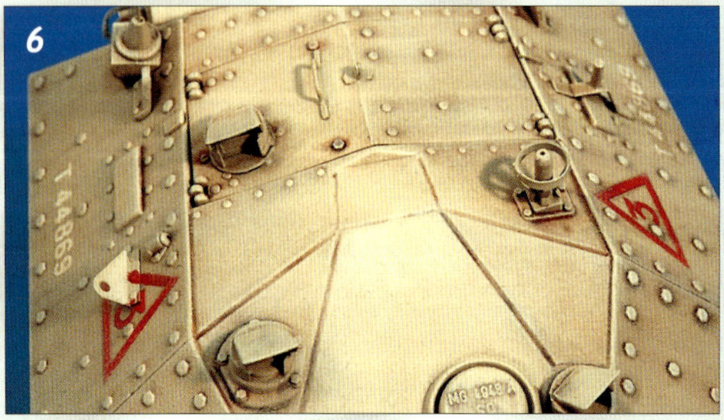

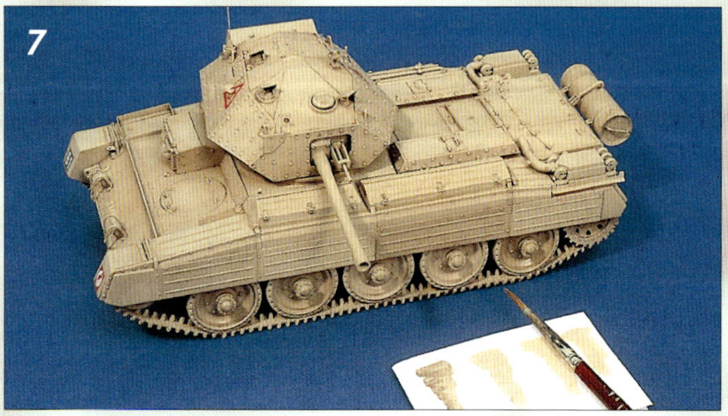

DAS AUFMALEN DES TARNSCHEMAS MIT DEM PINSEL

Die zweite Farbe der Tarnung wird mit dem Pinsel aufgebracht. Das Risiko bei der Verwendung des Pinsels ist natürlich das Sichtbarbleiben der Pinselstriche. Wir werden sehen, wie sich dieser unschöne Effekt vermeiden lässt.

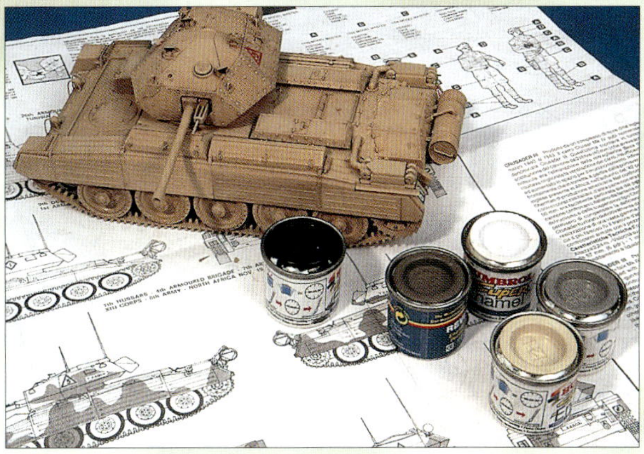

1) Die Umrisse der Flecken werden zuerst mit einem Stift aufgezeichnet, dessen Farbe sich nicht zu stark abhebt. Hier ist es ein grüner Buntstift. *2)* Wir kleiden unsere Palette mit Alufolie aus, damit sie nicht mit Farbe verschmutzt wird. *3)* Nun wird die Farbe angemischt, mit der wir die Flecken malen möchten. Unsere graue Farbe ist eine Mischung aus mehreren Enamelfarben.

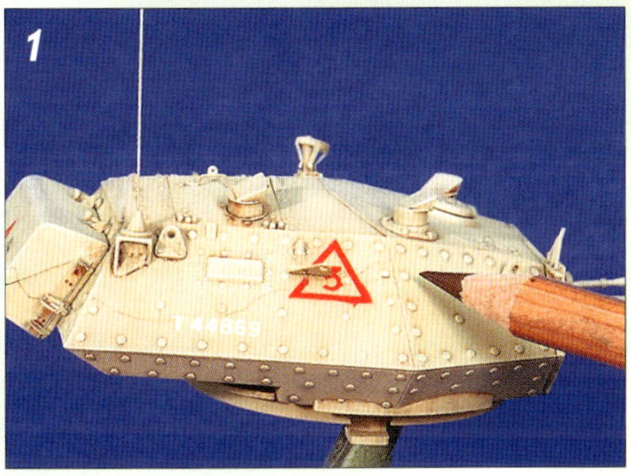

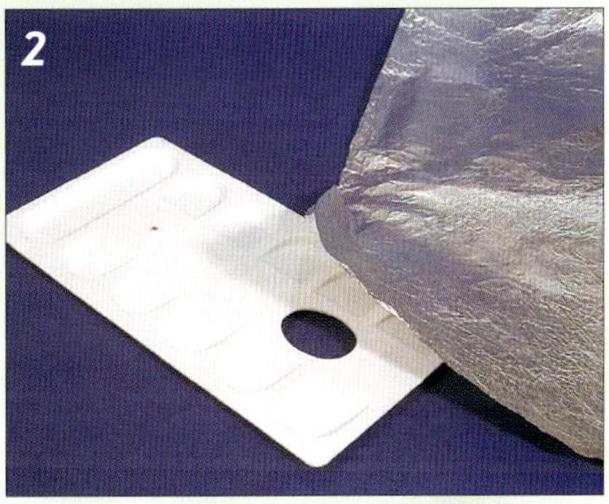

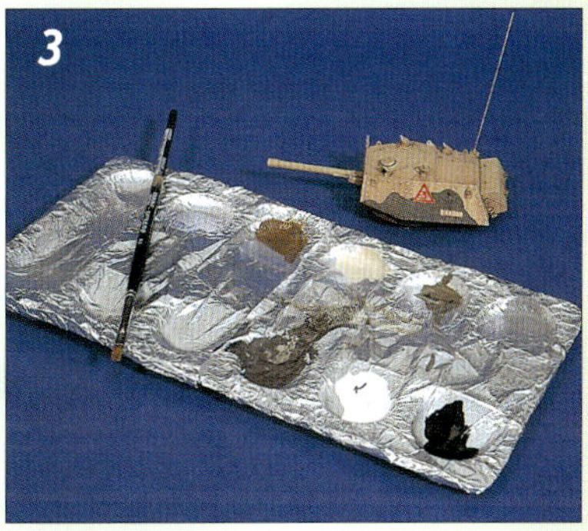

4+5) Um zu vermeiden, dass in der Farbe Pinselstriche zurückbleiben, muß diese verdünnt und in mehreren Schichten aufgetragen werden, bis der gewünschte Deckungsgrad erreicht ist.

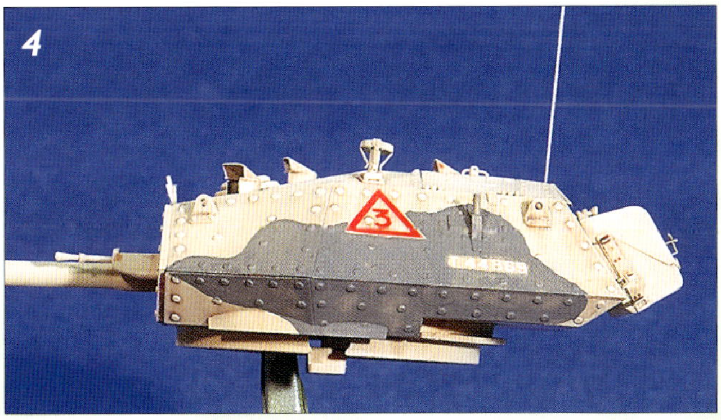

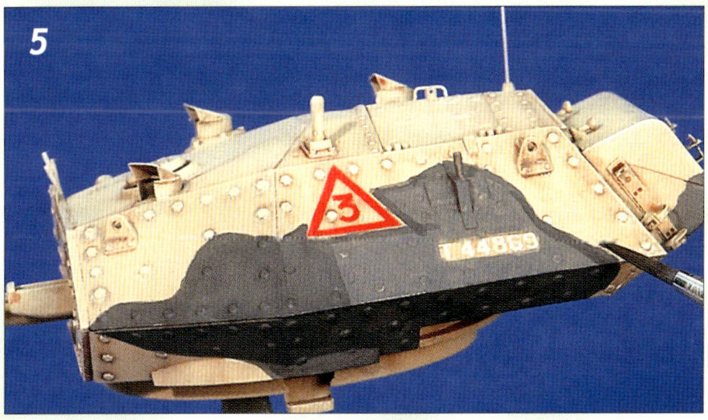

6) Nach dem Trocknen erfahren die Flecken noch ein leichtes Washing mit Schwarz, um die dunklen Bereiche hervorzuheben. *7)* Das Modell mit vollständiger Tarnung.

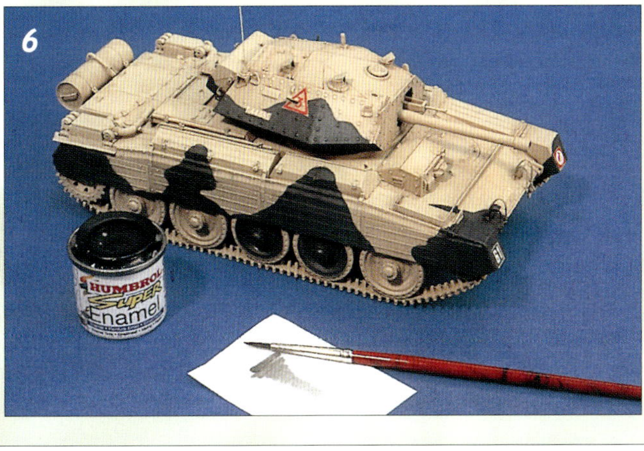

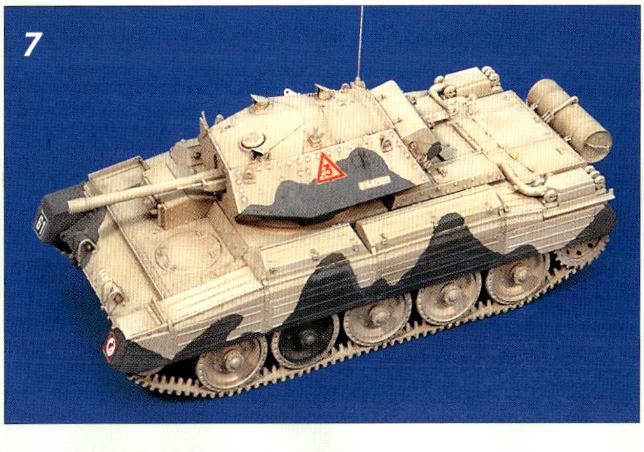

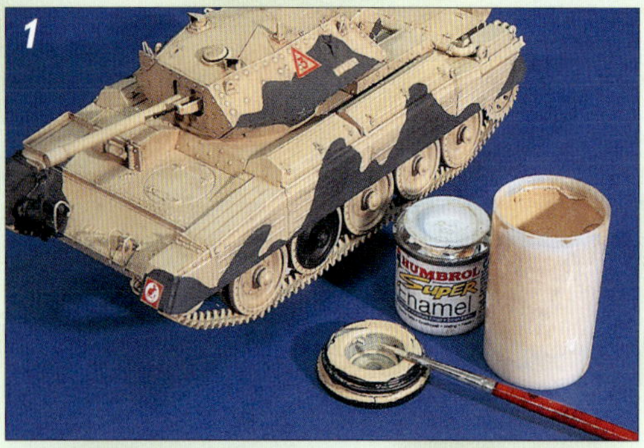

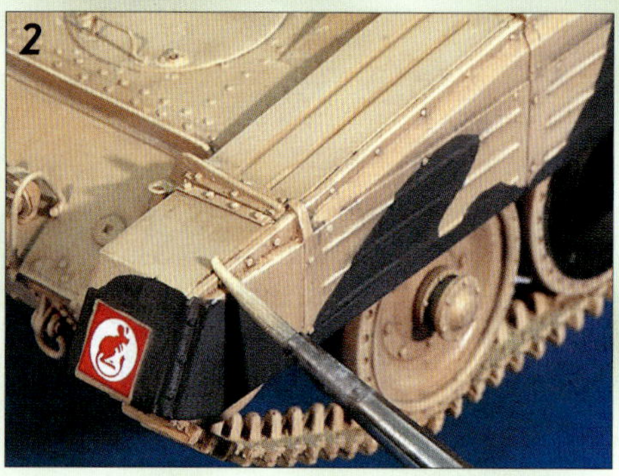

1) **Auch die vorher bei der Bemalung benutzten Farbmischungen kommen wieder zum Einsatz.** *2)* **Der Lackabrieb wird vorzugsweise in den vorher aufgehellten Zonen verwirklicht.**

DIE LACKBESCHÄDIGUNGEN

Um Kratzer u.ä. darzustellen, muß man sich den Aufbau der Lackierung eines Fahrzeugs vorstellen und in der umgekehrten Reihenfolge vorgehen.

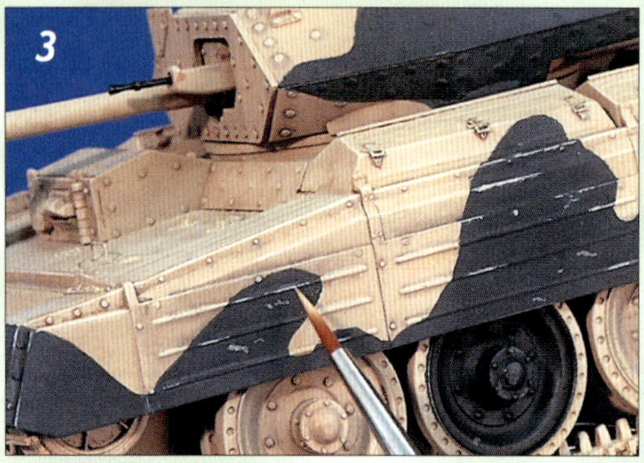

3) **Die Farbe der darunterliegenden Farbschicht wird mit dem Pinsel aufgemalt, um Kratzer vorzutäuschen.** *4+5)* **Der Turm vor und nach der Behandlung.**

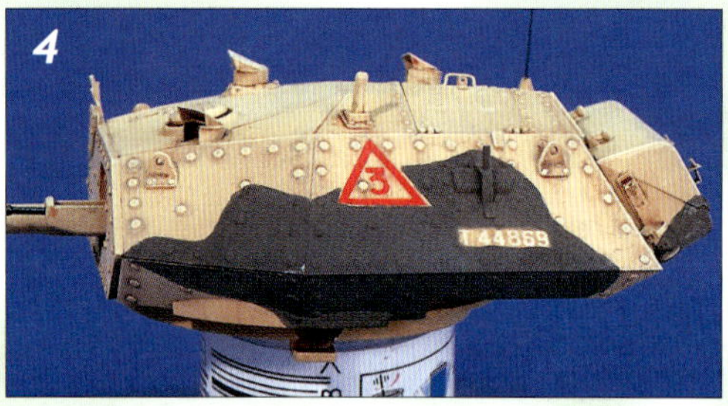

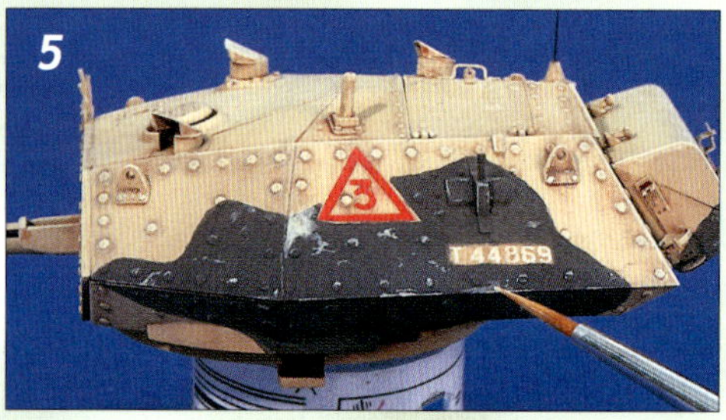

6+7) **Für die Darstellung einiger Kratzer griffen wir auch auf Acrylfarbe zurück. In diesem Fall ist es Schwarz von Lifecolor.**

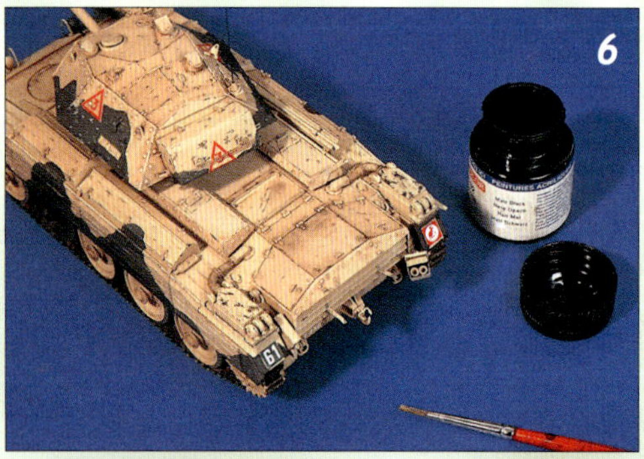

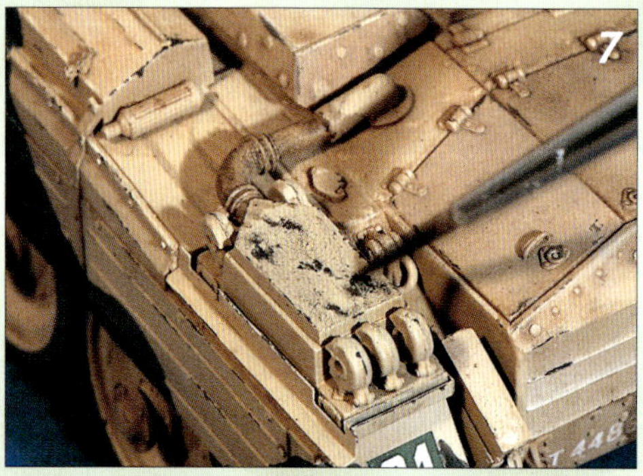

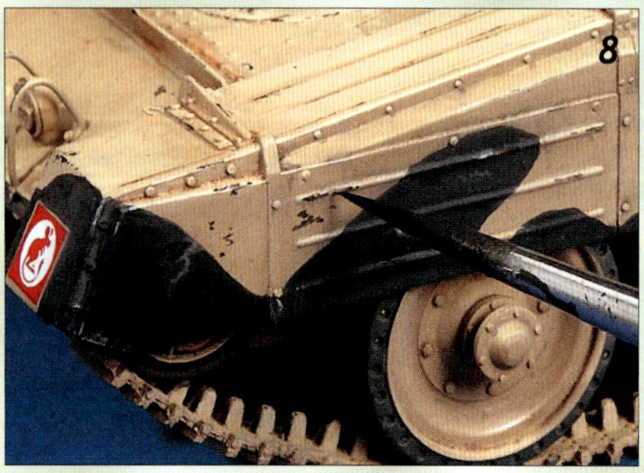

8) **Wo wir tiefere Kratzer verwirklichen wollen, ist es notwendig, mit mehreren Farbschichten zu arbeiten, bis man bei der Grundfarbe des Fahrzeuges angelangt ist. Bei der Vortäuschung von Metall ziehen wir in diesem Fall Schwarz einer Metallfarbe vor.**

Trockenmalen in verschiedenen Varianten

Wir holen wieder den Behälter mit unserer Mischung 1 hervor und geben zu ihr 20% H130 Satinweiß hinzu, um so die Mischung 2 zu erhalten. Für das erste von uns durchgeführte Trockenmalen benutzten wir einen Pinsel mit synthetischen Borsten und guter Qualität, um die hexagonalen Bolzenköpfe am Turm zu bearbeiten (s.a. die Abbildungen).

Hätten wir bei der Basis-Lackierung des Modells Acrylfarben benutzt, müssten wir uns dafür natürlich erst den passenden Enamelfarbton suchen oder das Trockenmalen mit den dafür nur eingeschränkt tauglichen Acrylfarben vornehmen. Der Vorteil bei der Verwendung von Enamelfarbe liegt hier also eindeutig in der einfachen Möglichkeit, Ton in Ton zu arbeiten, ohne langwierige Such- und Misch-Aktionen durchführen zu müssen. Die zweite Aufhellungsmaßnahme besteht darin, entlang der Kanten des Modells etwas von der Mischung 2 mit einem feinen Pinsel aufzutragen.

Der dritte Durchgang erfolgt mit einer weiteren Mischung, die sich aus 90% weißer Ölfarbe und 10% der Mischung 2 zusammensetzt. Diese Mischung 3 wurde dazu benutzt, die flächigen, mehr oder weniger waagerechten Bereiche des Modells aufzuhellen.

Einige Minuten nach dem Auftragen von Mischung 3 wird mit Hilfe eines trockenen Flachpinsels wieder etwas von der Farbe abgenommen.

Hätte man bei dieser Methode reines Weiß verwendet, hätte sich dies zu stark von der Basislackierung abgehoben. Durch die Zugabe von 10% der Mischung 2 wird der Kontrast allerdings gedämpft und die Aufhellungen können mit dem Untergrund verschmelzen.

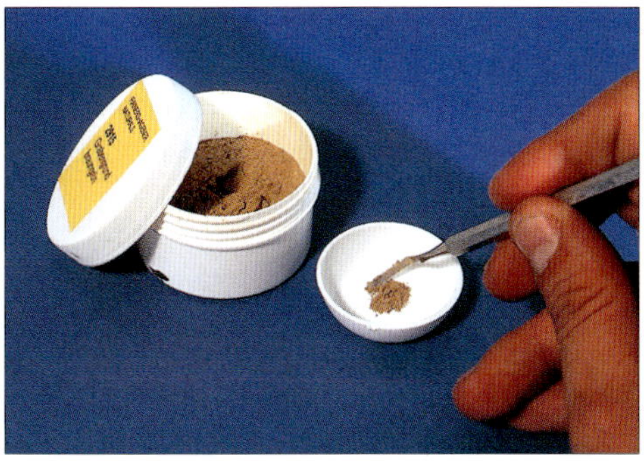

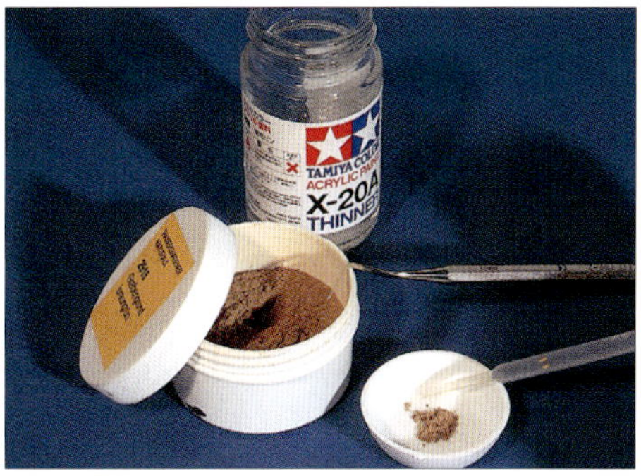

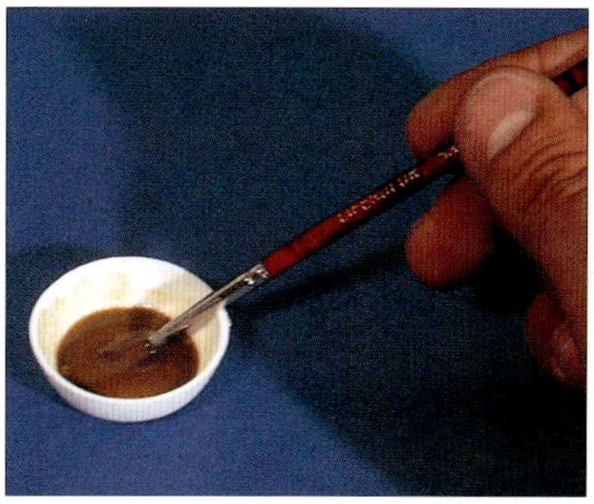

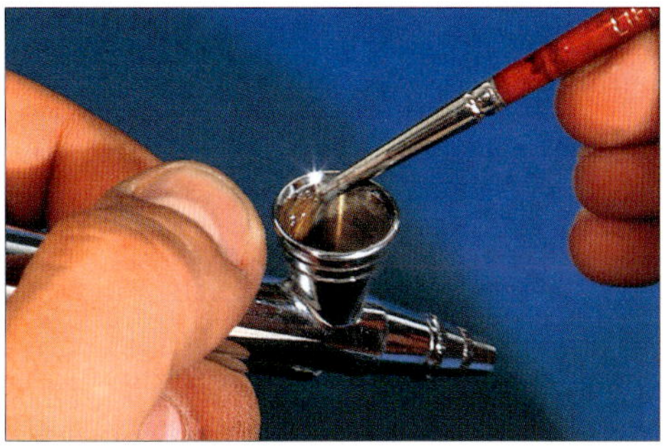

STAUB

Um die Staubwirkung an unserem Modell zu simulieren, griffen wir auf Farbpulver zurück, wie sie in Läden für Künstlerbedarf zu finden sind. Wir entschieden uns dafür, das Pulver mit der Spritzpistole aufzutragen.

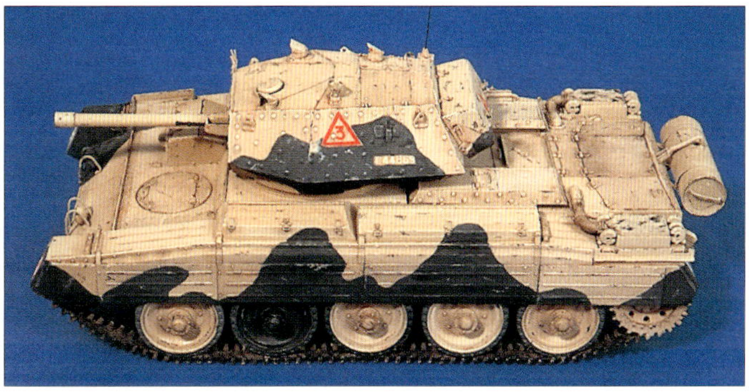

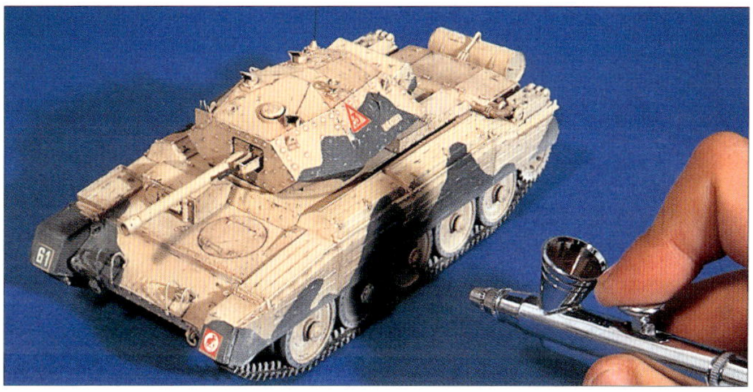

Auf dieser Seite: Das Farbpulver wurde mit Acrylverdünnung von Tamiya vermischt. Diese Verdünnung hat sich als sehr tauglich für diesen Zweck erwiesen und bindet die Farbpigmente so gut, das die aufgesprühte Mischung keiner weiteren Versiegelung bedarf.

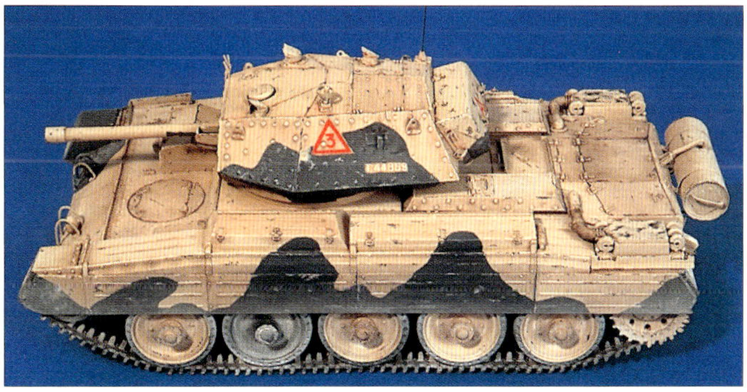

Die Erstellung des Tarnschemas

Wir möchten hier das Erzeugen eines mehrfarbigen Tarnschemas zeigen, wobei die schon vorher besprochenen Techniken beim Umgang mit Enamelfarben sinnvoll fortgeführt werden. Die Briten erprobten verschiedene Wüsten-Tarnschemen, wobei sich das mit der Bezeichnung "Disruptiv Patches" (was frei übersetzt so viel bedeutet wie "Flecken, die das Profil auflösen"), welches sich durch dunkle Flecken über sandfarbenem Grund auszeichnet, als überlegen erwies.

Nicht alle Quellen stimmen beim Farbton der dunklen Flecken überein, denn es wird teilweise Slate Gray (Schiefer-Grau), aber auch Charcoal Gray (Holzkohlen-Grau) genannt. Da wir nicht sicher waren, welche Farbe letztlich die richtige war, wählten wir recht willkürlich die letztere der beiden Angaben und fertigten uns eine Mischung aus den folgenden Enamel-Farben an: H63 Sandbraun matt, H27 Schiefergrau matt, H 85 Anthrazit seidenmatt, H126 Satin-USA-Mittelgrau sowie R87 Erdfarbe von Revell, alle

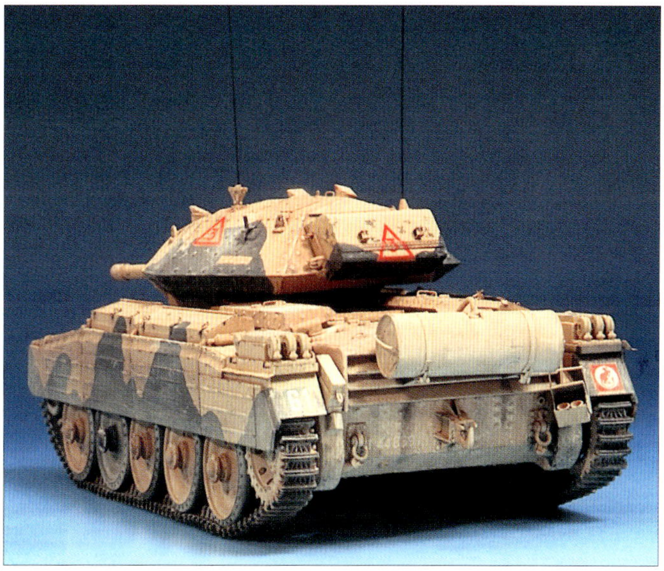

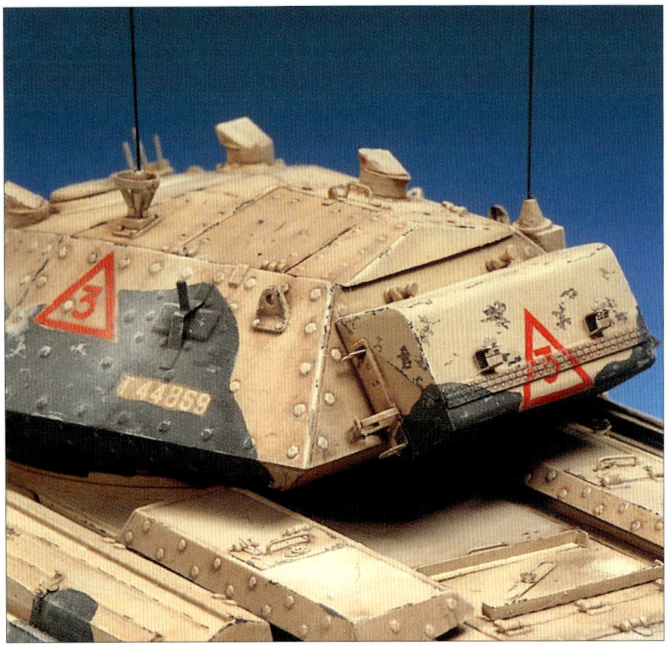

zu gleichen Anteilen. Das Ergebnis war ein sehr dunkles Grau. Zahlreiche Originalaufnahmen zeigen, dass dieses Tarnschema vornehmlich mit dem Pinsel auf die Panzer aufgebracht wurde, weshalb wir natürlich nach der gleichen Methode vorgehen wollten. Zuerst wurden die Umrisse der Flecken vorsichtig mit einem grünem Buntstift vorgezeichnet und unsere Farbmischung soweit mit Humbrol-Verdünnung versetzt, bis sie eine milchartige Konsistenz hatte. Damit wurden in mehreren Durchgängen zuerst die Umrisse und dann das Innere der Flecken gemalt. Drei bis fünf Maldurchgänge sollten ausreichen, um eine deckende Farbschicht zu erhalten. Auf diese Art und Weise konnten wir bei den Flecken auf die Spritzpistole sowie das dabei unvermeidliche Maskieren verzichten und erhielten zudem ein Finish, das der Verarbeitung mit dem Pinsel beim Original sehr nahe kommt. Bei der Anordnung der Flecken hielten wir uns an die Vorgabe in der Italeri-Bauanleitung. Zusätzlich erhielten die Flecken noch ein leichtes Washing mit stark verdünntem Humbrol-Schwarz.

Das Tarnschema sieht auch die Anwendung der dunklen Farbe an jeweils drei Rädern des Fahrwerks auf jeder Seite vor, um den Panzer aus größerer Entfernung betrachtet, als Lkw erscheinen zu lassen. Die Illusion war komplett, wenn auch noch das sogenannte "Sun Shield" zum Einsatz kam, das aus einem Rohr-Gestänge und Stoff bestand und so die Silhouette eines Lastwagens vortäuschte

Unser Panzer hat allerdings nur zwei dunkle Räder auf der linken und eines auf der rechten Seite, was sich durch einen Tausch von Rädern im Einsatz erklären lässt. Die Ketten erhielten einen Anstrich mit einer Mischung aus dunkelbrauner und schwarzer Enamelfarbe. Die Gummiteile der Räder wurden mit einer dunkelgrauen Enamelfarbe gestrichen.

Lackbeschädigungen und Staub

Um die Lackbeschädigungen an unserem Panzer darzustellen, gingen wir nach dem "Zwiebel"-Prinzip vor. Dabei stellt jede Farbschicht eine Schale der Zwiebel dar, was sich am besten mit dem folgenden Beispiel erklären lässt. Vier Farben – Rot, Schwarz, Gelb und Weiß – sind in einer ineinander folgenden Reihe von konzentrischen Kreisen aufgemalt und stellen somit einen Querschnitt durch eine Art Zwiebel dar. Rot ist ganz außen, dann folgen nach innen Schwarz, Gelb und schließlich in der Mitte Weiß. Wird nun die Zwiebel an verschiedenen Punkten in unterschiedlicher Stärke aufgeritzt, gelangt man zu unterschiedlichen Farbschichten (Schalen). Die Abfolge der Farben ist aber an jeder Stelle gleich, d. h. bei einer geringen Beschädigung wird man nicht bis zum Gelb oder Weiß gelangen und man wird immer auf das Schwarz stoßen, bevor man bis zum Gelb vordringt.

Da dieses Fahrzeug aus Europa kam, ist anzunehmen, dass seine Ursprungsfarbe grün war. Die Sandfarbe und dann die dunkelgrauen Flecken wurden später auf diese Ursprungsfarbe auflackiert. Wir gingen also bei unseren Kratzern und anderen Lackbeschädigungen den umgekehrten Weg und begannen mit kleinen Kratzern in den dunkelgrauen Flecken. Dabei malten wir mit einem feinen spitzen Pinsel einige kleine Punkte bzw. feine Linien mit Sandfarbe (die Mischungen 1, 2 oder 3). Sollten die Beschädigungen stärkerer Natur sein, wurde mit dunklem Grün gearbeitet. Bei den sandfarbenen Bereichen des Panzers konnte natürlich nur noch das Dunkelgrün folgen. Nach Abschluss der Lackbeschädigungen konnte nun das Einstauben des Modells folgen. Anstatt einer normalen Modellbaufarbe verwendeten wir dafür Farbpulver, um einen realistischen Staubeffekt zu erzielen. Es gibt dieses Farbpulver in zahlreichen Farbvarianten. Auch Pastellkreide, die zerrieben wurde, lässt sich dafür verwenden und mit dem Pulver vermischen. Um das Pulver auch mit der Spritzpistole verarbeiten zu

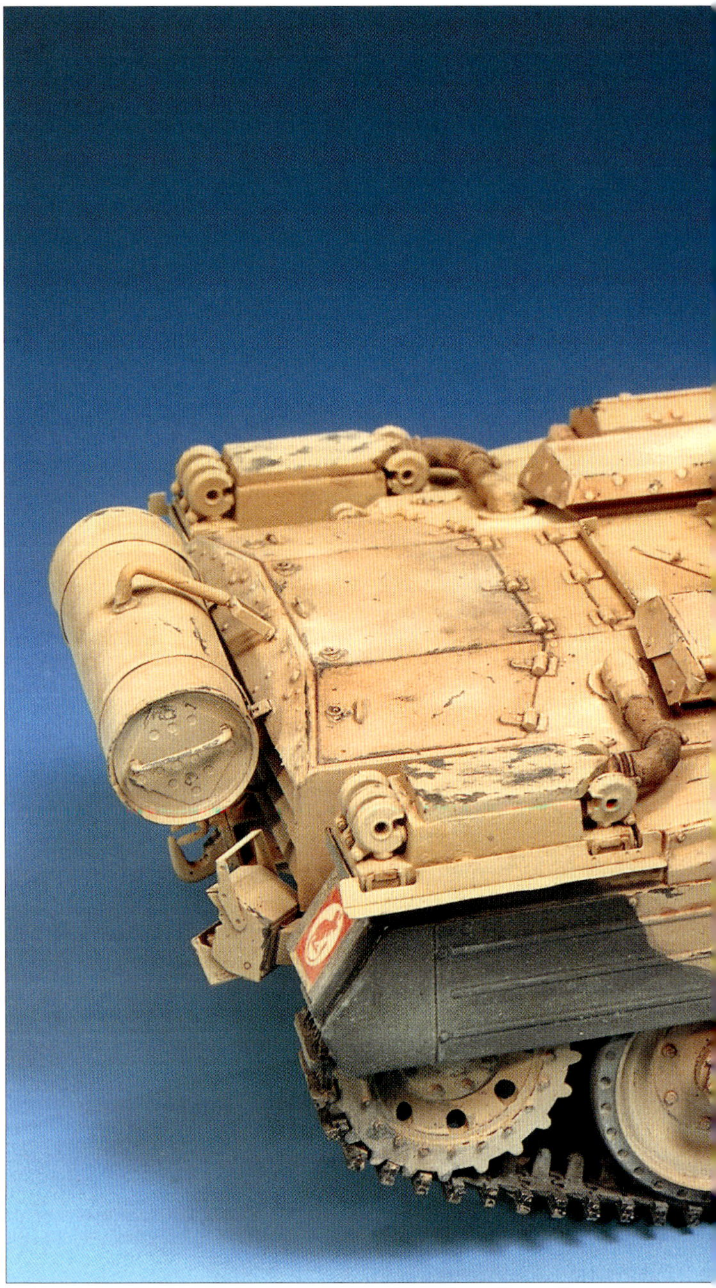

können, wurde es mit Tamiya-Acrylverdünnung vermischt. Wir spritzten diese Staubmischung am unteren Bereich der Wanne und dem Frontbereich auf, also den Bereichen, die während der Fahrt am meisten Staub abbekommen. Wo sich der Staub verstärkt ansammeln konnte, brachten wir mit dem Pinsel zusätzliches Farbpulver auf.

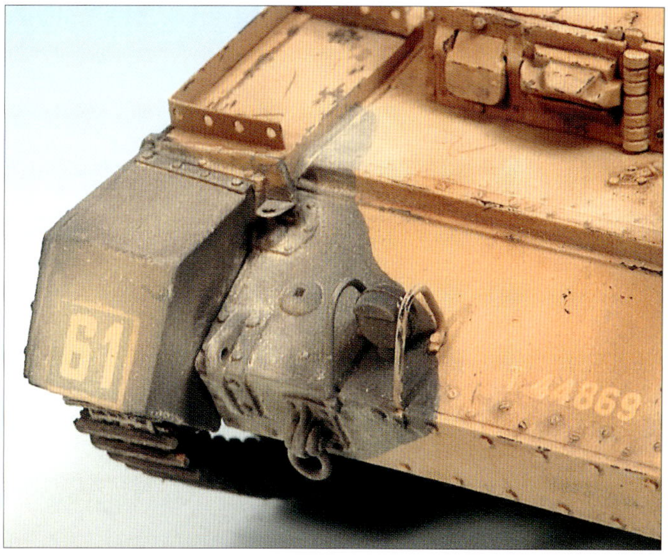

Die Decals

Die verwendeten Decals stammen aus dem Bausatz und wurden noch vor dem Washing angebracht. Wir verwendeten einen Weichmacher, um eine perfekte Haftung auf dem Modell zu erreichen. Vor der Verarbeitung hatten wir mit einem scharfen Messer den überstehenden Trägerfilm abgeschnitten. Die Stellen am Modell, die für ein Decal vorgesehen waren, wurden mit etwas glänzendem Klarlack eingesprüht, um die Haftung der Decals zu erhöhen. Nach dem Anbringen der Decals wurden diese mit mattem Klarlack versiegelt und so mit der Oberfläche des restlichen Modells in Einklang gebracht.

Schlussbetrachtung

Unser Beispiel hat gezeigt, wie sich mit einigen Zubehörteilen und relativ einfachen Mitteln ein sehr ansprechendes Modell verwirklichen lässt. Der Ausgangs-Bausatz ist zwar recht gut, bedarf aber natürlich einiger Verbesserungen. Denn wer möchte schon seine Zeit in ein Modell investieren, das am Ende nicht befriedigt.

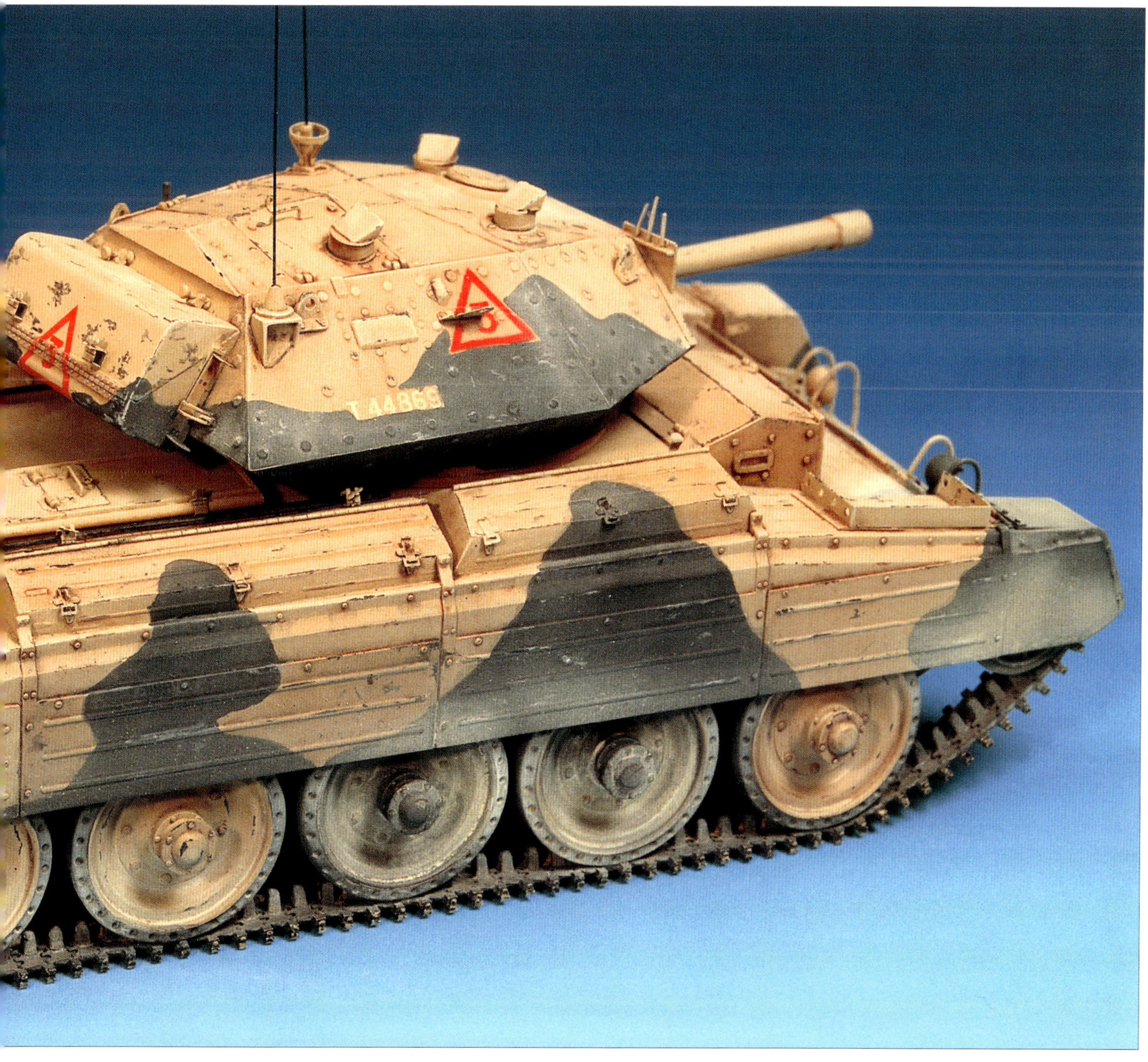

Josef Stalin - 2

VON Marco Campanella und Alessandro Bruschi

Aufhellungen und Eindunkelungen stellen im Modellbau die klassische Kombination aus wechselseitigem Trockenmalen und Washing dar. Richtig eingesetzt können diese Techniken einen erstaunlichen Grad an Realismus bei einem Modell bewirken.

Um dieses Modell zu verwirklichen, waren zwei Bausätze notwendig. Dabei stammten die Wanne von Zvezda, der Turm sowie fast das gesamte Fahrwerk mit Laufrollen, Aufhängungen, Leiträdern und Stützrädern allerdings von Dragon, da sie dort wesentlich detaillierter sind. Ansonsten braucht der Zvezda-Bausatz allerdings keinen Vergleich zu scheuen.

Der Zusammenbau begann am unteren Bereich der Wanne, wo zuerst die quadratischen Aufnahmen für die Aufhängungen in 3 mm starke runde Löcher verwandelt wurden, um sie für die runden Zapfen an den Dragon-Aufhängungen vorzubereiten. Zusätzlich wurden rund um die Aufnahmepunkte Bolzenköpfe angebracht, die mit Hilfe eines Punch & Die-Sets angefertigt worden waren. Auch an den Aufnahmen der Stützräder wurden Bolzenköpfe hinzugefügt. Im nächsten Schritt wurden die beiden angegossenen Kettenspann-Vorrichtungen an den Zvezda-Bauteilen entfernt und durch separat vorliegende Teile aus dem Dragon-Bausatz ersetzt. Nach dem Anbringen der vier Schlepphaken war der Zusammenbau am unteren Teil der Wanne vorerst abgeschlossen.

Um die Schweißnähte nachzubilden, wurden heiß gezo-

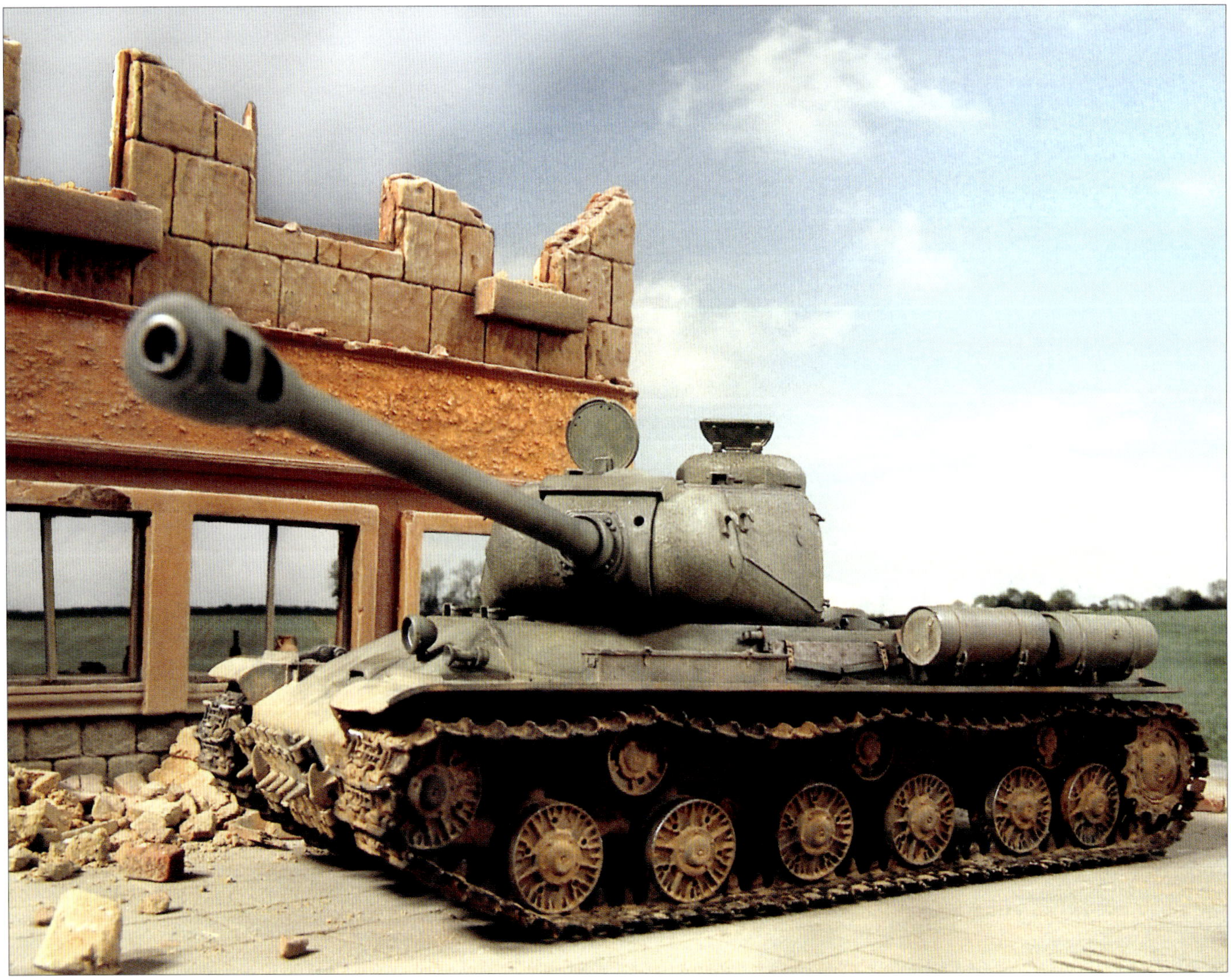

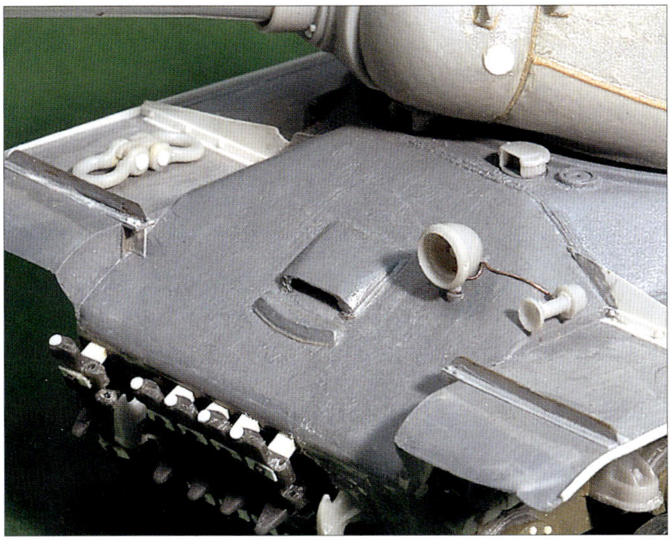

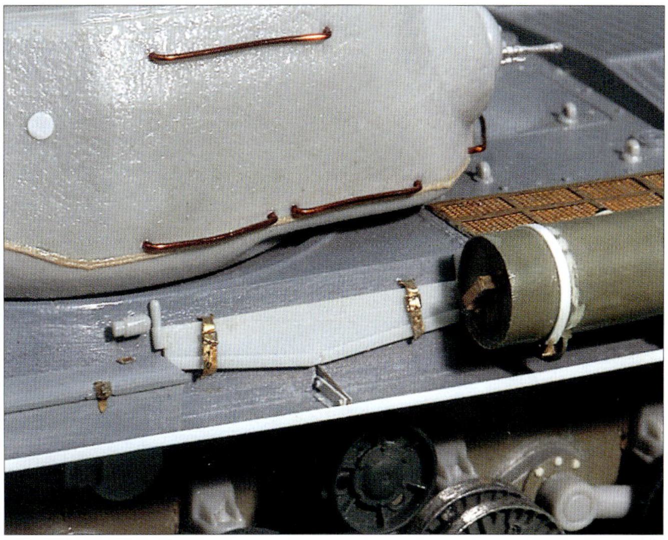

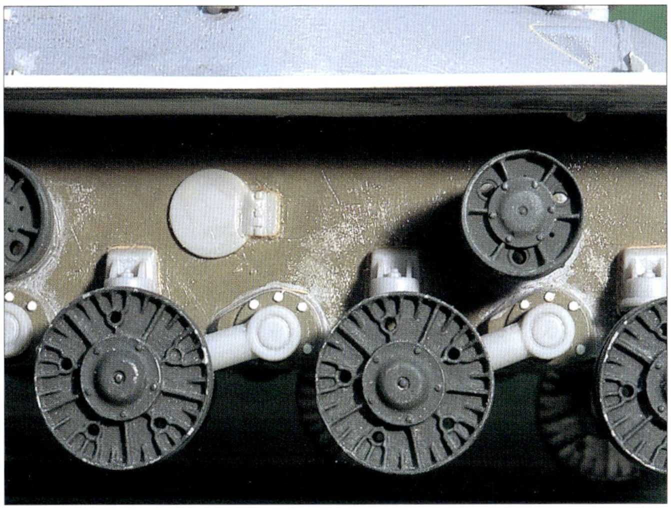

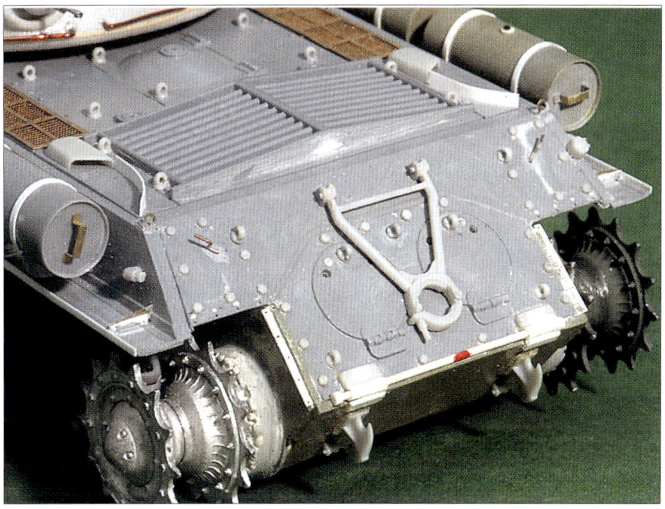

gene Gießäste mit einem Lösungsmittel aufgeweicht und leicht angelöst. Nach dem Trocknen wurden diese Schweißnähte mit dünnflüssigem Plastik-Klebstoff von Tamiya befestigt.
Die Antriebsräder stammen übrigens von Friul, da die Teile von Zvezda zu wenig detailliert und die von Dragon unterdimensioniert sind. Natürlich wurden auch die Metallketten von Friul eingesetzt.
Was das Oberteil der Wanne betrifft, so wurden die Lüftergitter des Motors durch solche aus dem Ätzteileset von Eduard ersetzt. Unter den Gittern wurde schwarz lackiertes Plastiksheet angebracht, um die Öffnungen nach innen zu schließen. Die zum Anheben der Klappen über dem Motor dienenden Ringe wurden entfernt und durch die aus dem Dragon-Bausatz ersetzt. Auch die Auspuffhutzen stammen von Dragon, die zugehörigen

Auf dieser Seite: **Das Modell ist eine Kombination der besten Teile aus den Zvezda- und Dragon-Bausätzen des JS-2. Die Fotoätzteile stammen von Eduard, das Aluminiumrohr von Jordi Rubio und die Antriebsräder von Friulmodel.**

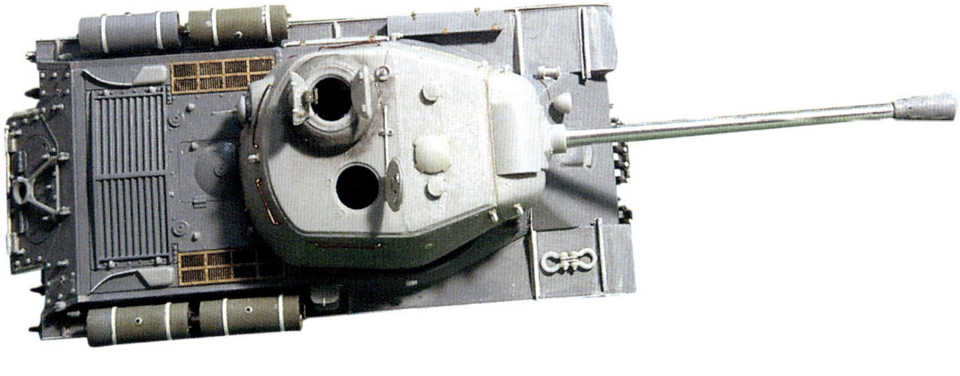

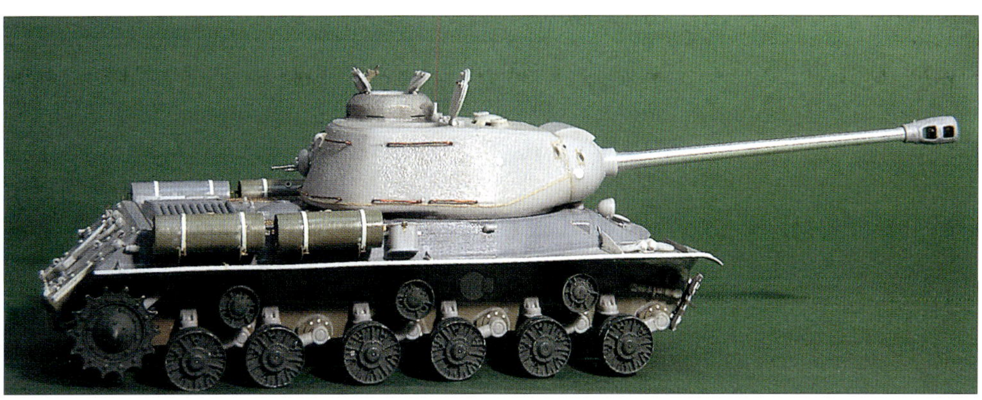

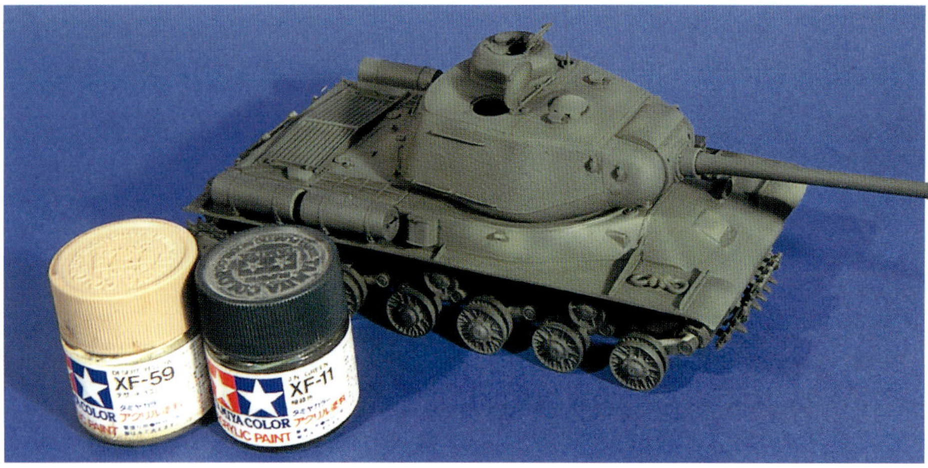

Links:
Das sowjetische Panzergrün wurde mit Japanischem Navy-Grün von Tamiya dargestellt, das mit Wüsten-Gelb des gleichen Herstellers aufgehellt wurde.
Die mit 50% Tamiya-Verdünnung angemischte Grundfarbe wurde mit der Spritzpistole als dünne homogene Schicht aufgetragen.

Unten: Auf die Grundlackierung wird mit dem Pinsel eine dünne Schicht Leinöl aufgetragen. Das Leinöl trocknet langsamer als normale Verdünnung und erlaubt dadurch eine längere Bearbeitungszeit der Farben in den folgenden Arbeitsschritten. Dabei werden verschiedene Ölfarben verwendet, die in reiner Form und in kleinen Mengen an den senkrechten Flächen des Turms aufgebracht und nach einigen Minuten Antrocknungszeit mit einem Flachpinsel nach unten ausgestrichen werden. Damit lässt sich eine Art Verwisch-Effekt erzeugen, der die Gleichförmigkeit der Grundlackierung aufhebt. Das Verfahren kann mehrfach wiederholt werden, bis das gewünschte Ergebnis erreicht ist.

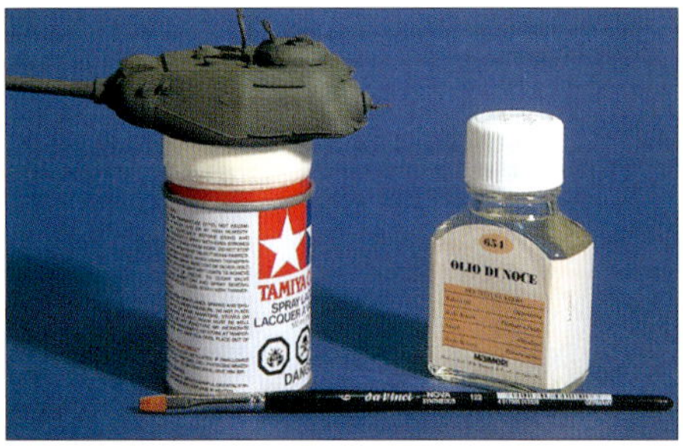

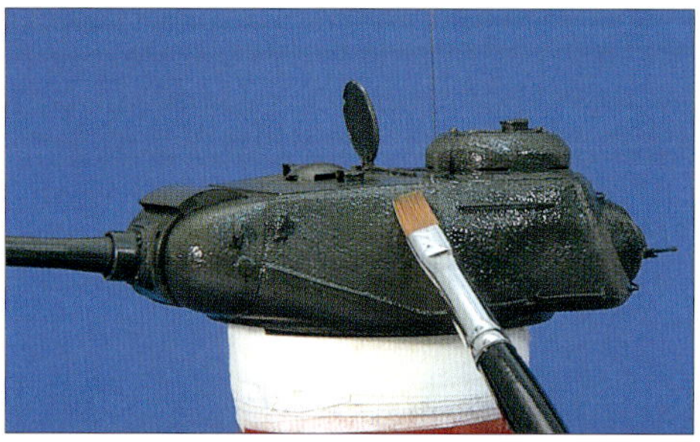

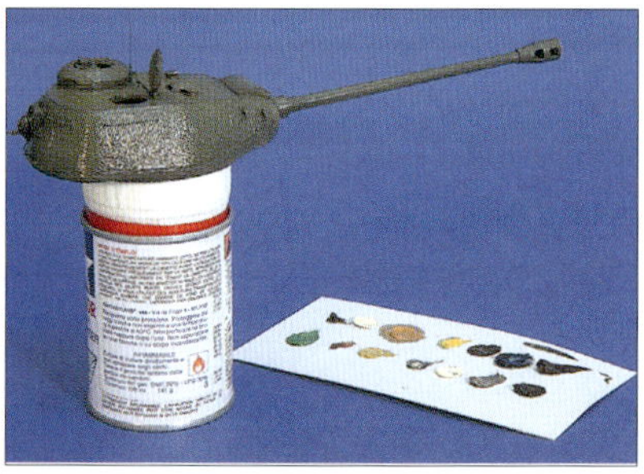

Unten: Die Verwirklichung der Wischeffekte an den waagerechten Flächen. 1) Ein ausgesuchter Bereich (z. B. eine Panzerplatte oder eine andere strukturelle Zone) wird mit Verdünnung eingepinselt. 2) Auf dieser Fläche werden nun Tupfer aus kleinen Farbmengen in verschiedenen Farbtönen aufgebracht.

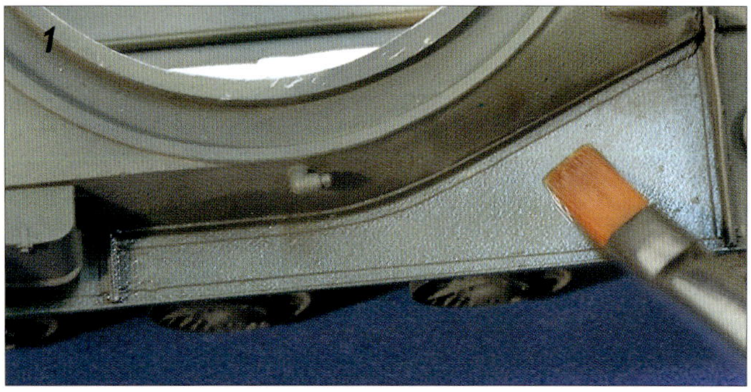

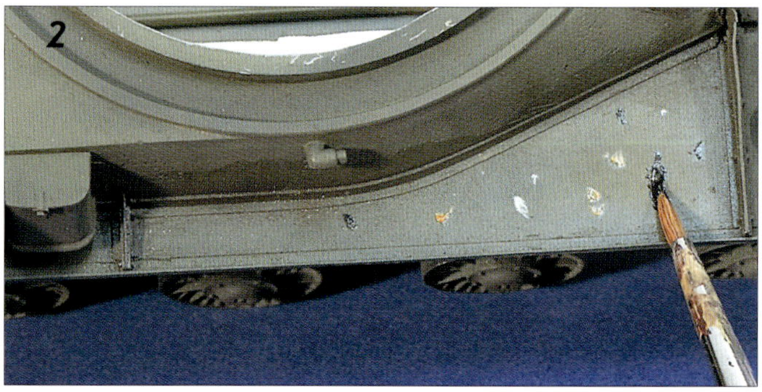

Unten: 3) Nach einigen Minuten wird dieser Bereich mit dem Flachpinsel trommelnd bearbeitet, damit sich die Ölfarben verteilen. 4) So sieht der Bereich nach der ersten Behandlung aus. Die Änderung im Farbton ist deutlich zu erkennen. Nach der Wiederholung des Verfahrens auf der gesamten Wanne kehren wir wieder hierher zurück für eine weitere Behandlung, bis das gewünschte Ergebnis erreicht ist. Es ist notwendig, bei dieser Technik systematisch vorzugehen und keinen Bereich auszulassen, damit nicht zu viele unterschiedliche Farbtöne entstehen.

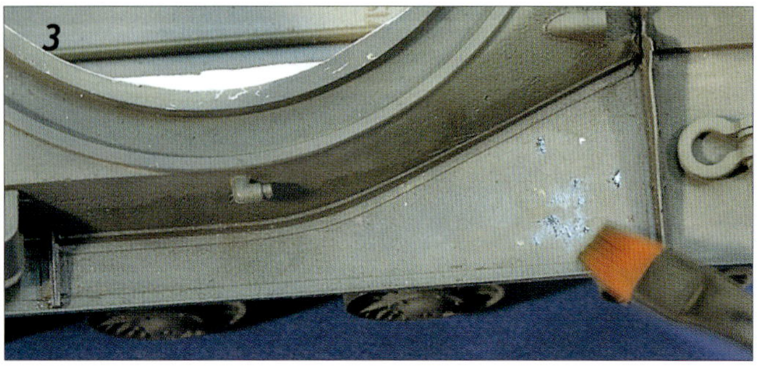

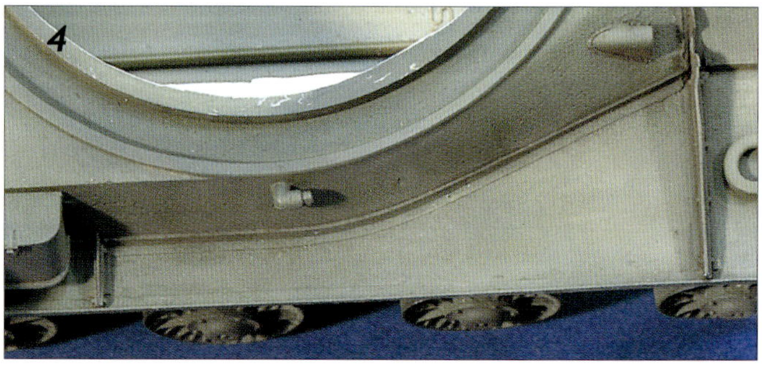

Leitbleche entstanden aus Plastiksheet.

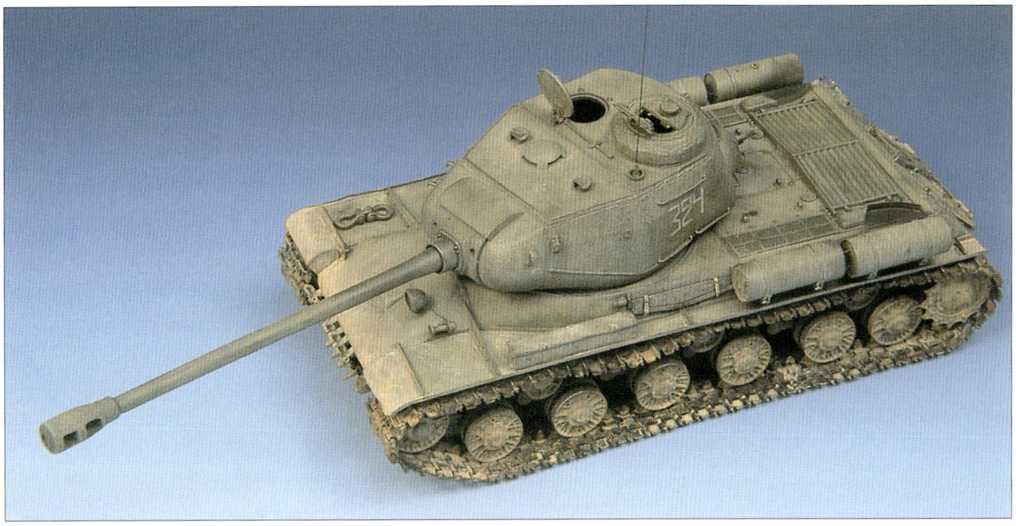

Die Kotflügel wurden auf der gesamten Länge dünner geschliffen und ihre Stützen durch fotogeätzte Teile ersetzt. Die äußere Kante der Kotflügel wurde durch Evergreenprofil mit den Maßen 0,25 x 1 mm neu aufgebaut. Das Scharnier zum Öffnen der Klappe am Heck wurde aus Draht und runden Plastikstückchen angefertigt. Die Zusatztanks stammen aus dem Zvezda-Bausatz, da sie mit in der Form korrekten Stützen und den richtigen Abmessungen ausgestattet sind. Die Behälter selbst wurden noch mit Griffen und neuen Befestigungsbändern versehen.
Der Turm stammt von Dragon und wurde zunächst von allen Schweißnähten befreit, die im Anschluss wieder aus Gießästen neu aufgebaut wurden. Die Haltegriffe für aufgesessene Infanterie und Details an den Klappen wurden aus Kupferdraht in verschiedenen Stärken angefertigt. Das gedrehte Aluminiumrohr stammt von Jordi Rubio, wobei die Mündungsbremse etwas abgeändert wurde.

Grundsätzliches zur Bemalung

Bei der Erstellung eines realistischen Modells ist es in den meisten Fällen notwendig, sich mehr oder weniger intensiv mit dem Vorbild zu beschäftigen. Historische Bilder des Vorbilds stellen dabei eine gute Möglichkeit dar, charakteristische Eigenschaften eines Fahrzeugs zu erkennen, die dann in der Malphase wiedergegeben werden können. Da ist z.B. die Art und Weise, wie sich Schlamm und andere Verschmutzungen an einem Fahrzeug festsetzen und wo sich Schmutzansammlungen bilden. Oder welche Stellen am Fahrzeug durch die eigene Besatzung besonders häufig betreten werden, was seine Spuren an der Lackierung hinterlässt. Es ist also sehr hilfreich, sich verschiedene Vorbildaufnahmen genauer zu betrachten, um diese typischen Eigenschaften erkennen zu können. Uns schwebte bei der Verwirklichung des Modells ein Fahrzeug vor, das schon einige Einsätze hinter sich hatte, die ihre Spuren hinterlassen hatten. Wir betrachteten deshalb auch einige reale Raupenfahrzeuge, wie Bagger und Planierraupen, um uns sozusagen am "lebenden Objekt" ein Bild über Art und Weise der Verschmutzungen zu machen. Ein Linienbus lieferte uns interessante Einblicke über Variationen seiner einfarbigen Karosserie, wie sich der Staub in verschiedenen Winkeln ablagert oder welche Wirkung der Regen auf die Verteilung der Verschmutzungen hat und sich der Schmutz in verschiedenen Bereichen anhäuft.

Unten:
Die verwendeten Farbpulver und Kreiden. Sie werden in den unterschiedlichsten Formen angeboten und sind in der Regel untereinander mischbar. Sehr interessant ist ihre Eigenschaft, nicht zu verklumpen, was sie gut mischbar mit vielen Modellbaufarben und Verdünnung macht.

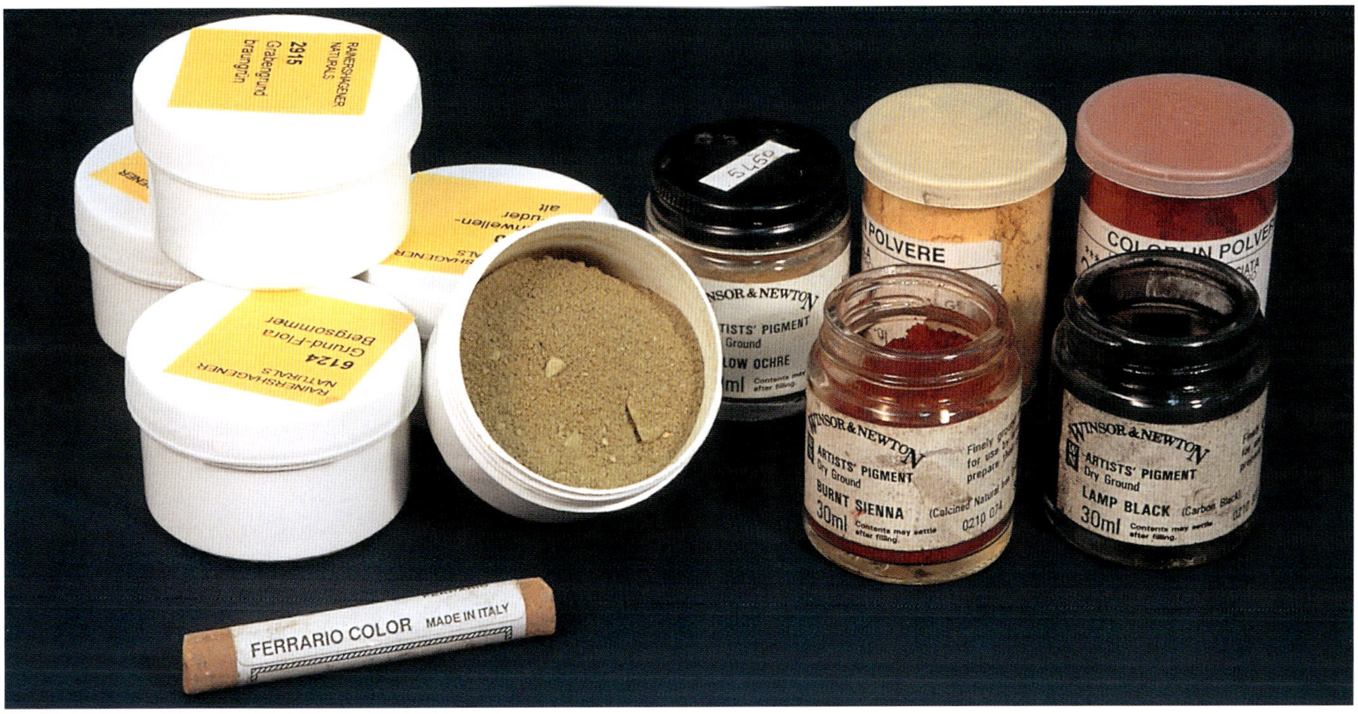

DIE REALISIERUNG VON WISCHEFFEKTEN

Wischeffekte oder Verwischungen können sowohl mit Ölfarben als auch mit Enamelfarben und Farbpulvern durchgeführt werden: *1)* Wir geben Ölfarbe auf einen Karton und warten, bis ein Großteil des Bindemittels aufgesaugt wurde. *2)* An den ausgesuchten Stellen, die vorher mit Leinöl bestrichen wurden, bringen wir dünne senkrechte Striche auf.

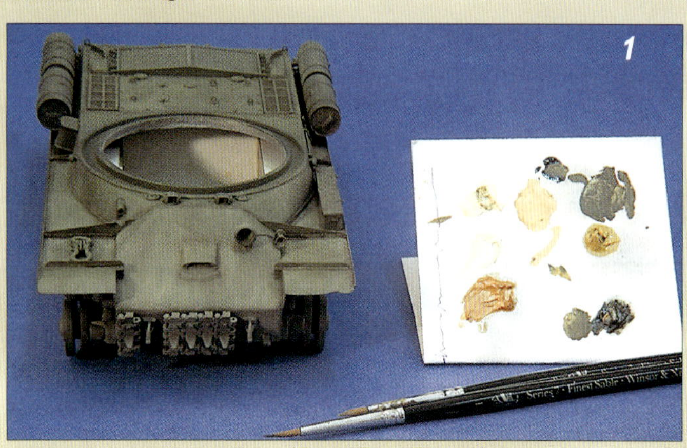

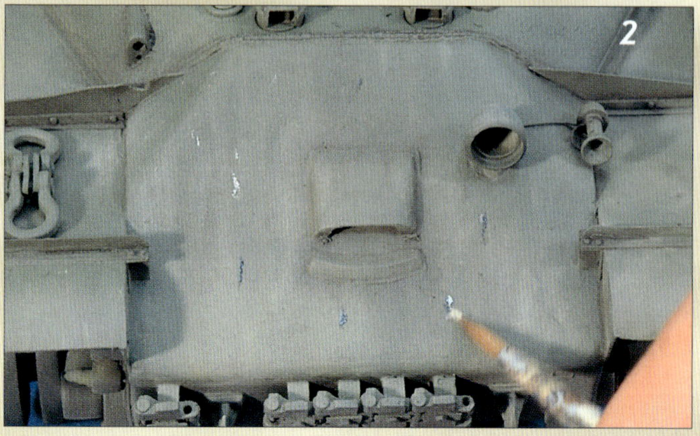

3 + 4) Nach ca. 10 Minuten wird die Farbe nach unten ausgestrichen, so dass sich in ihrem Verlauf verschiedene Ausprägungen des Farbtons ergeben. Nach der ersten Anwendung muß ein dünner Schleier der Farbe an der Modelloberfläche verbleiben, der gerade noch sichtbar ist. Hat man die Sache übertrieben, kann die Farbe - bevor sie getrocknet ist – mit einem mit Verdünnung befeuchteten Pinsel entfernt werden.

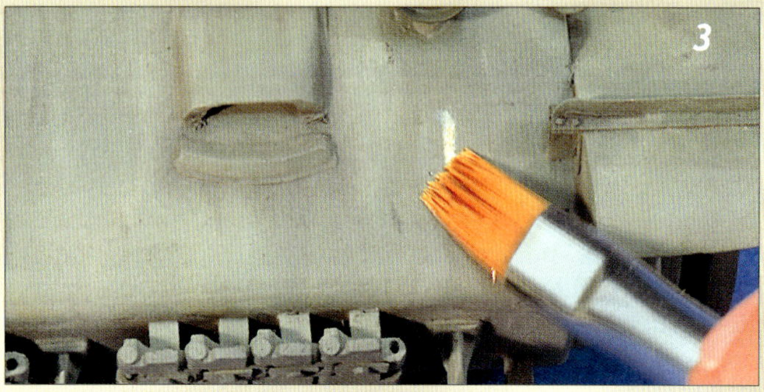

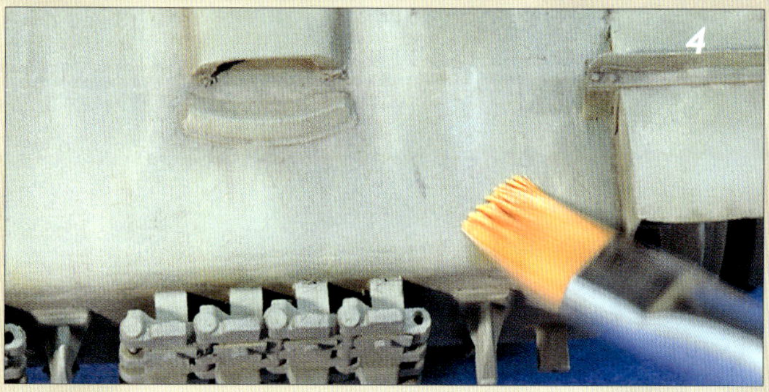

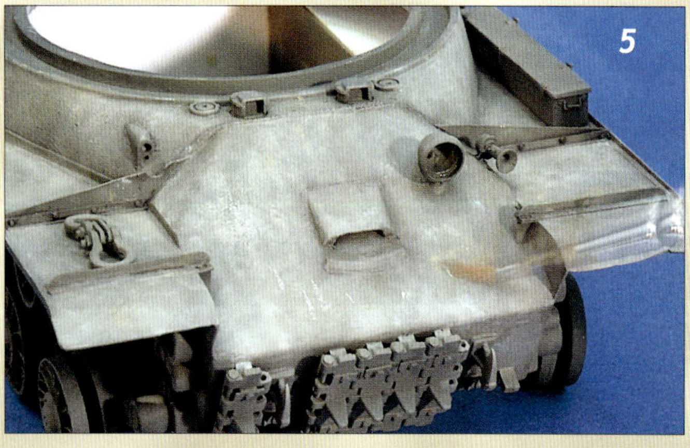

5) Der Vorgang wird bis zum Erreichen des gewünschten Ergebnisses mehrfach wiederholt.

6–8) Man kann auch Farbpulver, pur oder mit Leinöl angemischt, verwenden. Die Ergebnisse sind allerdings unterschiedlich, denn im ersten Fall erhält man ein Bild, ähnlich wie bei den Ölfarben (also eine Art Verschmelzung mit der Untergrundfarbe), im zweiten Fall erinnert das Ganze mehr an das Auftragen von Staub. Da jeweils kein Bindemittel vorhanden ist, sollten Farbpulver erst in den letzten Phasen der Bearbeitung eingesetzt werden.

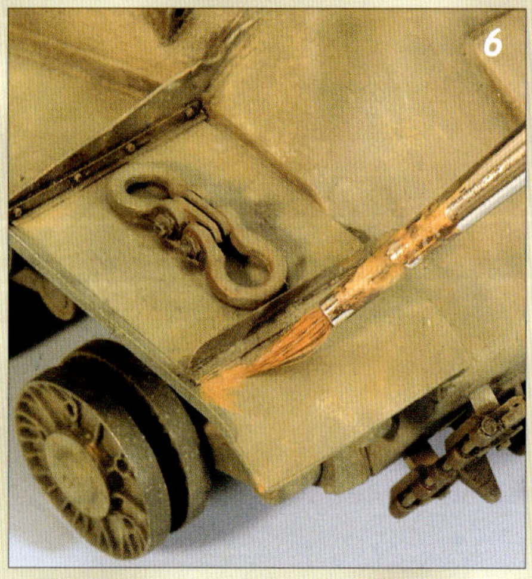

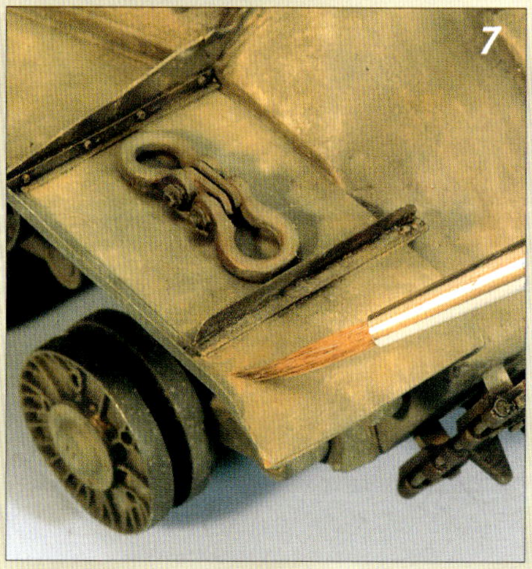

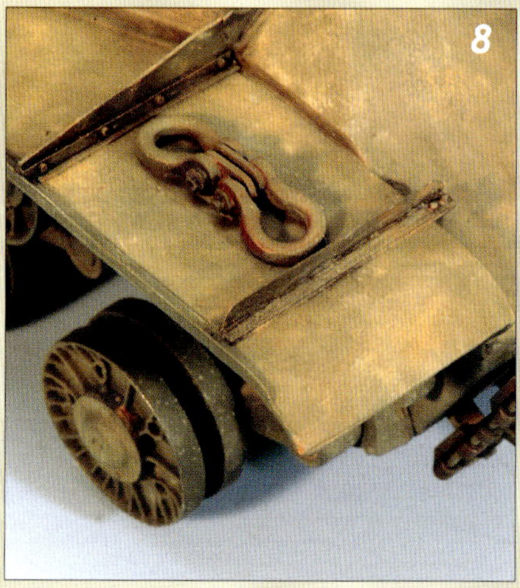

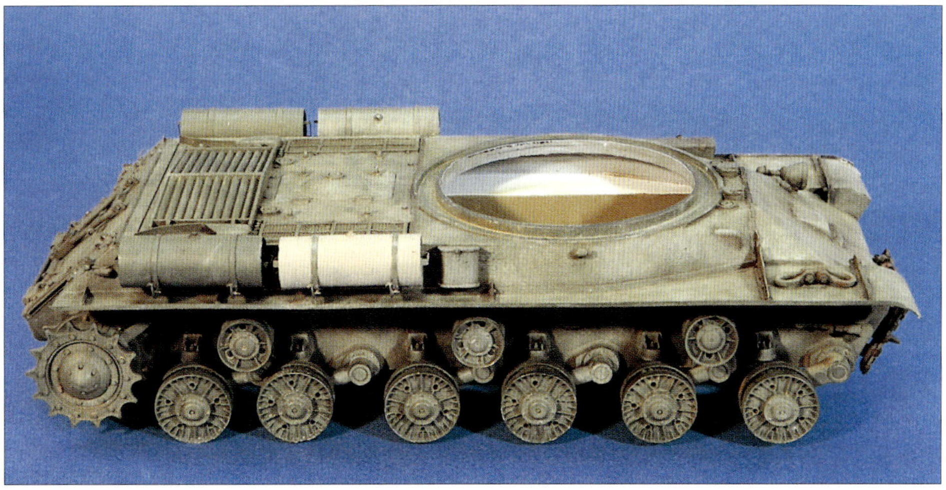

Rechts:
Die Treibstofftanks erhalten einen etwas anderen Anstrich als der Panzer. Der Grund liegt darin, dass dem Betrachter suggeriert werden soll, dass die Behälter von einem anderen Fahrzeug übernommen wurden. Durch die Verwischungen hat die Wanne trotz der Variationen der Grundfarbe ein sehr homogenes Aussehen.

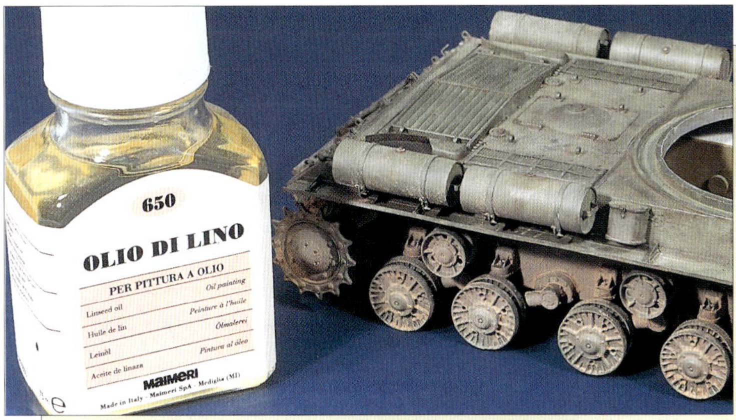

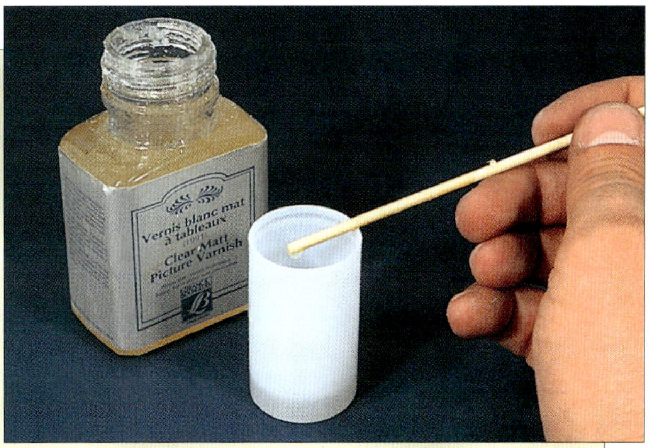

Leinöl hat die Eigenschaft, nach dem Trocknen zu glänzen, wenn es pur verwendet wird. Diese Eigenschaft lässt sich beim Nachbilden der durch übergelaufenen Treibstoff entstandenen Rückstände ausnutzen. Um den Glanz des Leinöls etwas zu vermindern, wird es mit 50% Verdünnung gemischt. Mit etwas schwarzer Ölfarbe wird der Fleck zusätzlich hervorgehoben.

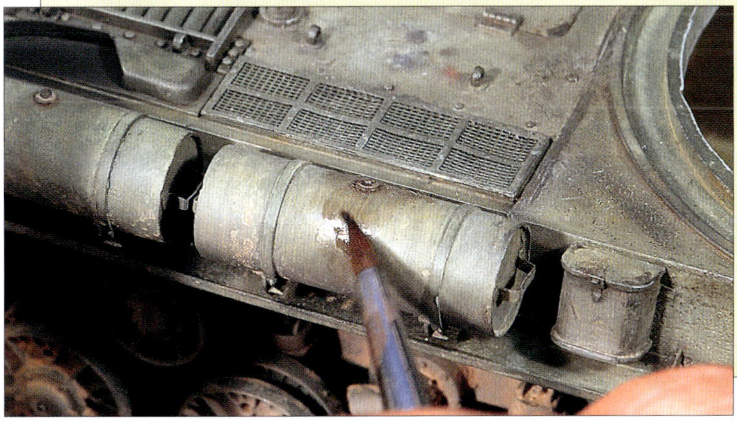

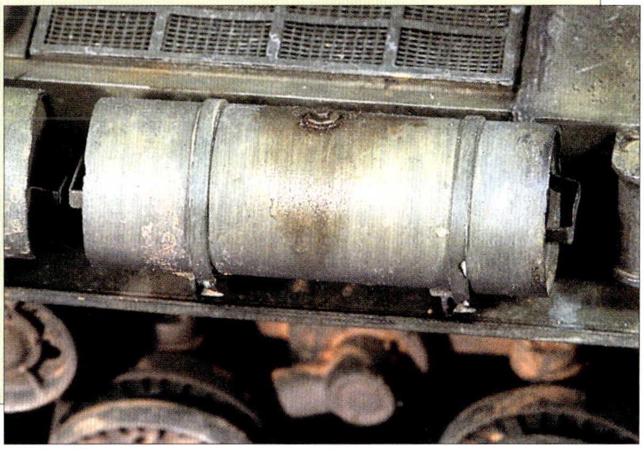

Unten: Die Beschriftung am Turm lässt sich mit einer selbsthaftenden Schablone von Eduard sehr einfach realisieren.

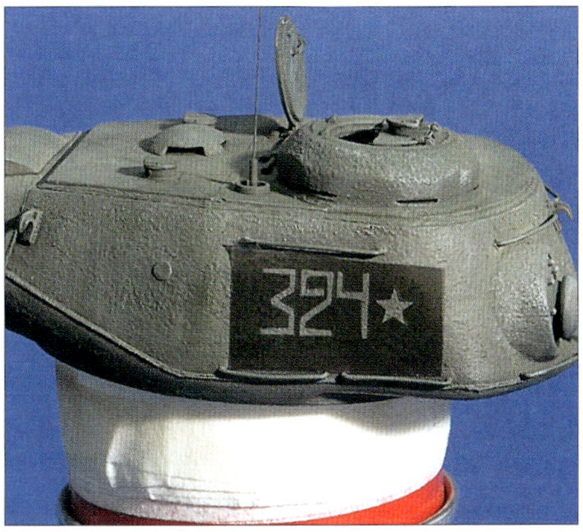

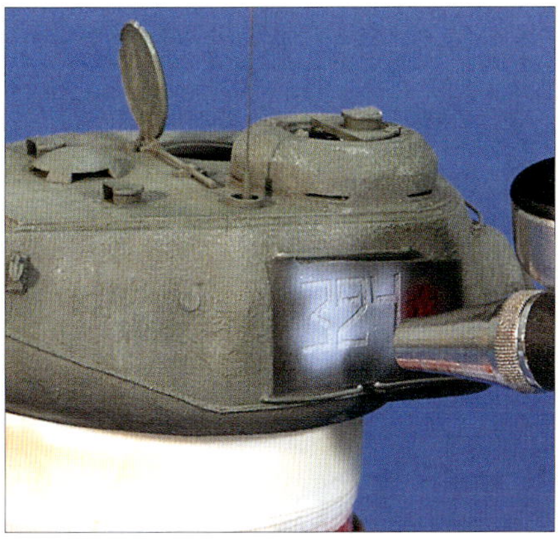

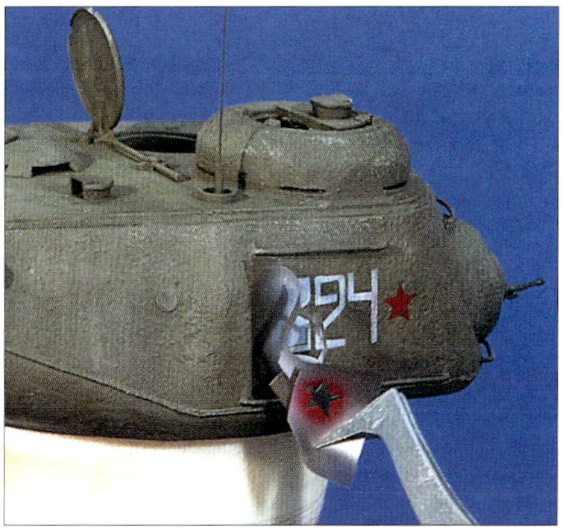

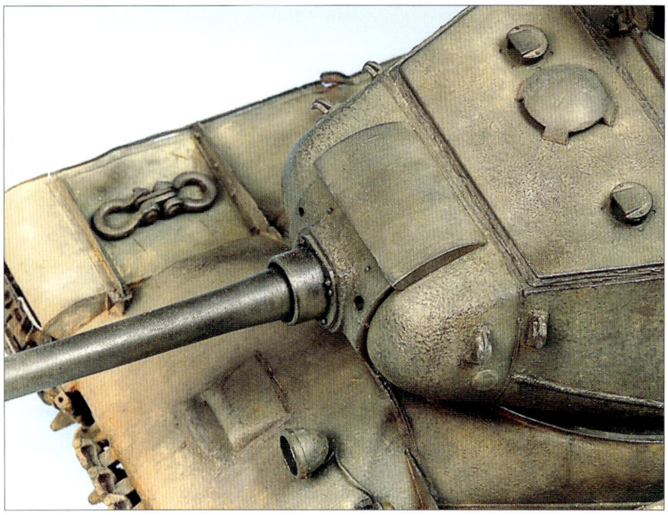

Ein weiterer wichtiger Aspekt ist die nachlassende Farbintensität. Was ist eigentlich darunter zu verstehen? Mit diesem Phänomen haben sich schon in der Vergangenheit viele Maler auseinandergesetzt und in vielen Landschaftsbildern setzten sie eine Technik ein, die auch im Modellbau Verwendung finden kann. Das Ganze beruht darauf, dass mit zunehmender Entfernung von einem Gegenstand seine Farbintensität abnimmt, da die Luftpartikel, die sich zwischen Gegenstand und Betrachter befinden, sozusagen als Filter wirken. Je mehr sich also der Betrachter vom Gegenstand entfernt, um so mehr Luftpartikel liegen zwischen ihm und dem Objekt, was zu einer stetig abnehmenden Intensität der Farben führt. Ein maßstäbliches Modell ist also ein Abbild des Originals, das quasi aus einer bestimmten Entfernung betrachtet wird. Bei einem knallrotem Ferrari wird man diesen Effekt wohl kaum berücksichtigen, bei einem Militärmodell eröffnen sich aber recht interessante Möglichkeiten und Interpretationsspielräume.

Auch das Erscheinungsbild größerer einheitlich lackierter Flächen kann durchaus variieren. Die anfängliche Gleichmäßigkeit kann durch unterschiedliche Einwirkungen verändert werden: die Sonne bleicht bestimmte Zonen stärker aus, der Lack wurde nicht gleichmäßig aufgetragen oder Brennstoff und Auspuffgase haben die Oberfläche angegriffen und auch die vom Motor ausgehende Wärme hat ihren Anteil an der Variabilität der Farbtöne. Natürlich können auch einige Teile ausgetauscht worden sein und sind, wenn sie von anderen Fahrzeugen stammen, vielleicht sogar in einer anderen Farbe lackiert. Auch die Verteilung und Intensität von Verschmutzungen ist eine Ursache für das variierende Erscheinungsbild ursprünglich einheitlich lackierter Flächen oder Fahrzeuge.

Die genannten Erscheinungen und Effekte sind an einem Modell nicht immer einfach zu realisieren und allzu oft werden unsere Mühen nicht mit dem erhofften Erfolg gekrönt. Eine Schicht Staub zu viel könnte z. B. die Alterung übertrieben und das Modell plump wirken lassen. Auch möchte man manchmal umfangreiche und aufwendige Änderungen, die man vorgenommen hat, nicht unter einer Dreckschicht verschwinden lassen. Es ist jedenfalls eine Tatsache, dass auch ohne Alterung optisch sehr ansehnliche Modelle zu verwirklichen sind und es lassen sich schließlich in den Fachzeitschriften viele solcher Modelle bewundern, die mehr oder weniger ohne Alterung auskommen.

Was ist nun aber der Reiz bzw. der Vorteil eines gealterten Modells? Es ist wohl einfach die Geschichte, die von einem solchen Modell erzählt wird. Die zu entdeckenden Beschädigungen, die mehr oder weniger auffälligen Unterschiede im Lack oder die Verschmutzungen können das Ergebnis langer staubiger Marschfahrten, harter Kämpfe und vieler anderer Ereignisse sein, die das Erscheinungsbild unseres Modells nachhaltig geprägt und ihren Teil zur Geschichte des Fahrzeugs beigetragen haben.

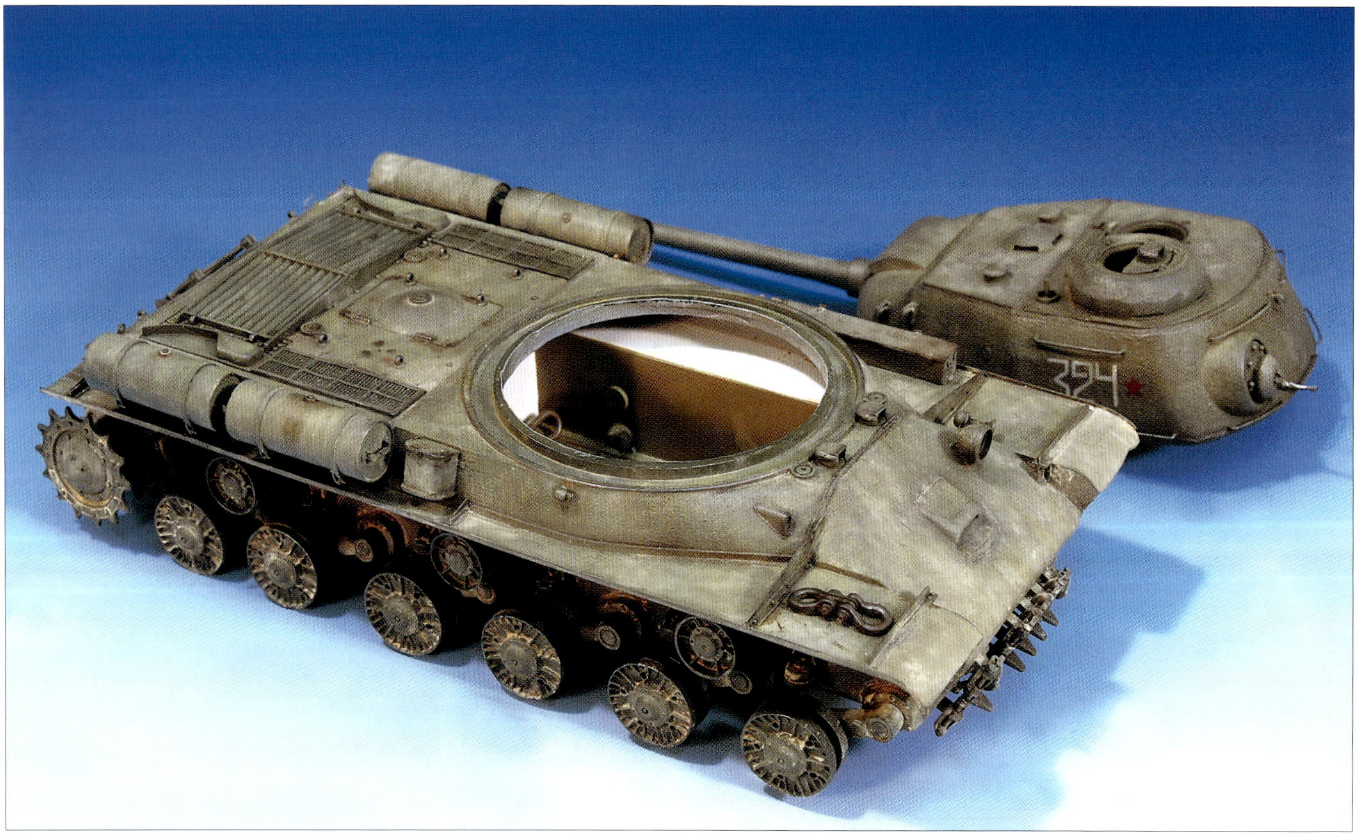

ÖLABLAGERUNGEN

Vor dem Anbringen der Ölablagerungen an den Wartungsklappen des Motors werden die Scharniere mit Maskol abgedeckt, damit sie unbeeinflußt bleiben. Solche Details, die man auf Originalbildern entdecken kann, machen ein Modell realistischer.

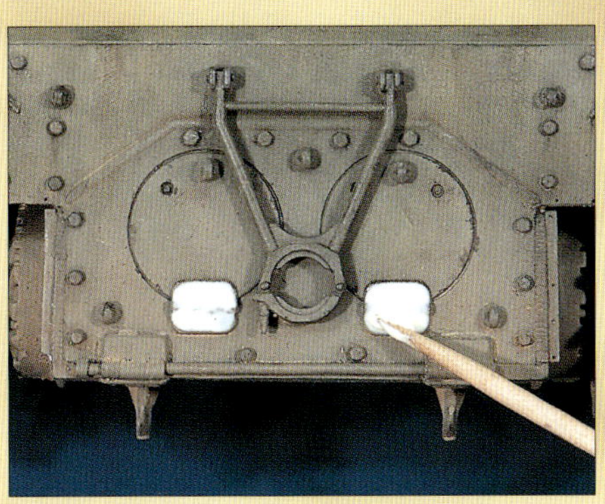

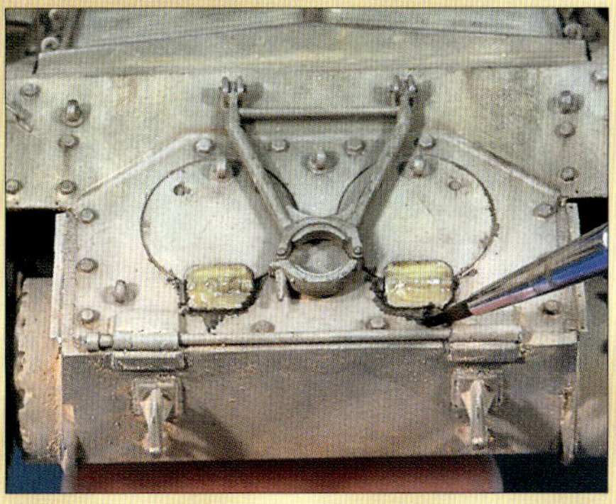

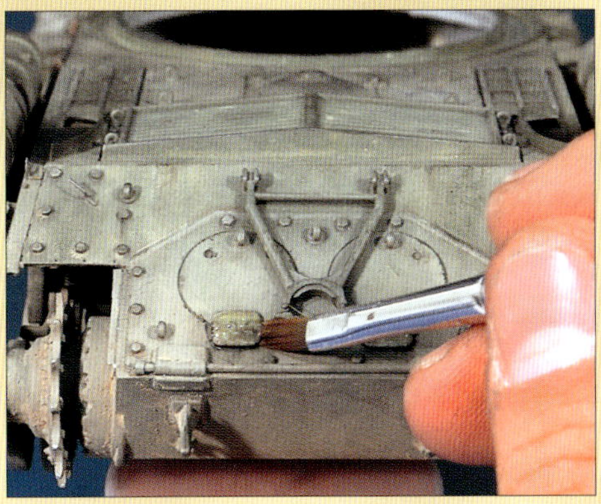

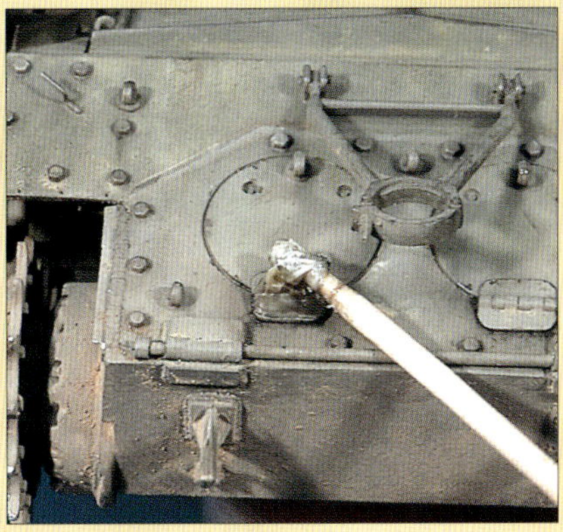

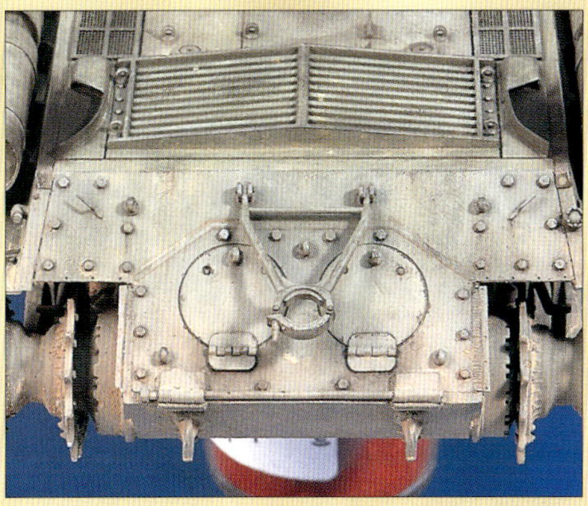

DIE AUSPUFFGASE

Um die Verschmutzungen durch die Auspuffgase zu verwirklichen, wird mit der Spritzpistole schwarzes Farbpulver aufgesprüht, das mit Verdünnung vermischt wurde. Der Bereich, der nicht von den Abgasen beinträchtigt werden soll, wird vorher mit Maskierband sorgfältig abgedeckt.

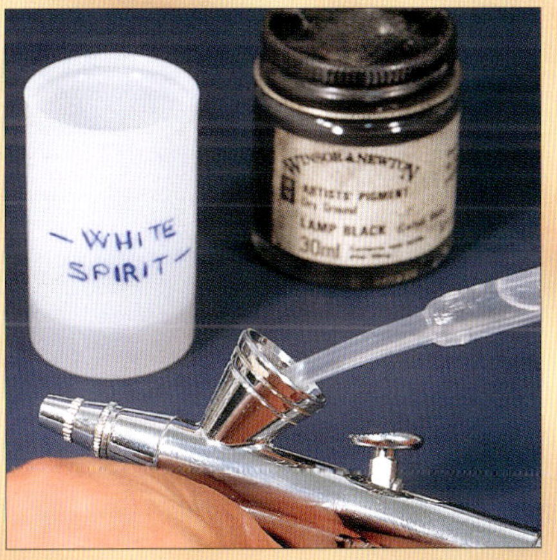

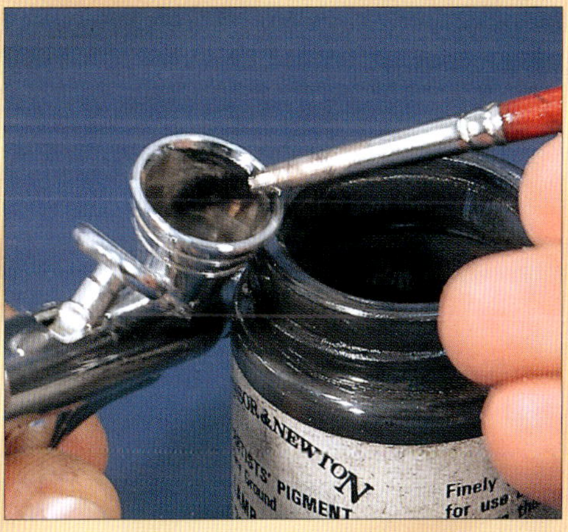

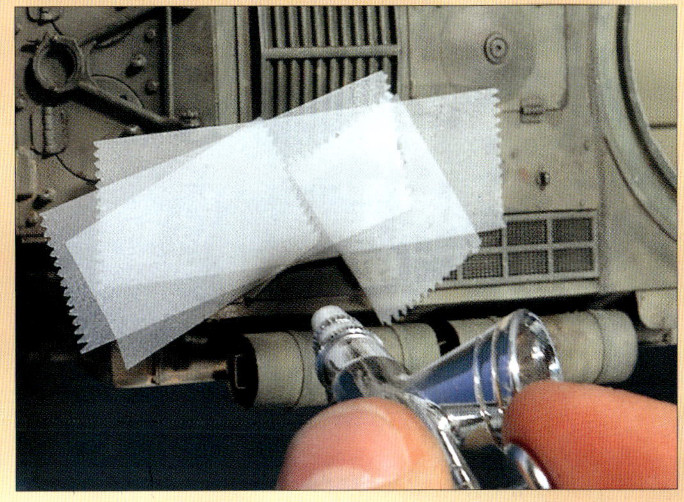

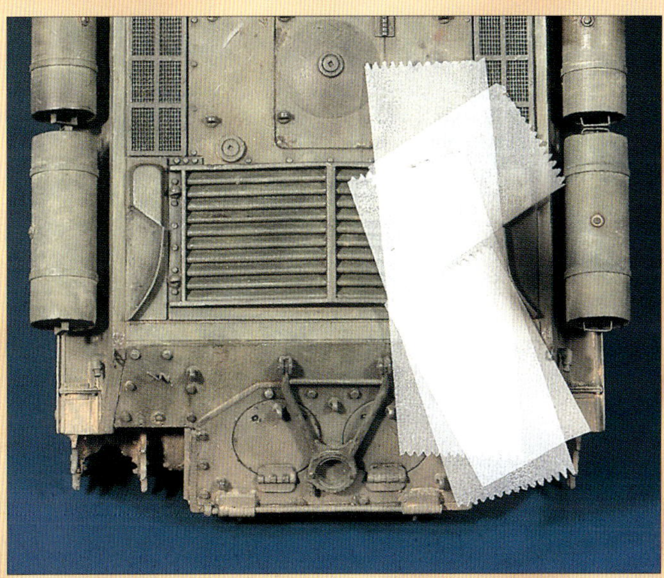

Unten:
Durch Reiben an den Kanten mit einem harten Pinsel wird die Farbe dort etwas aufgehellt.

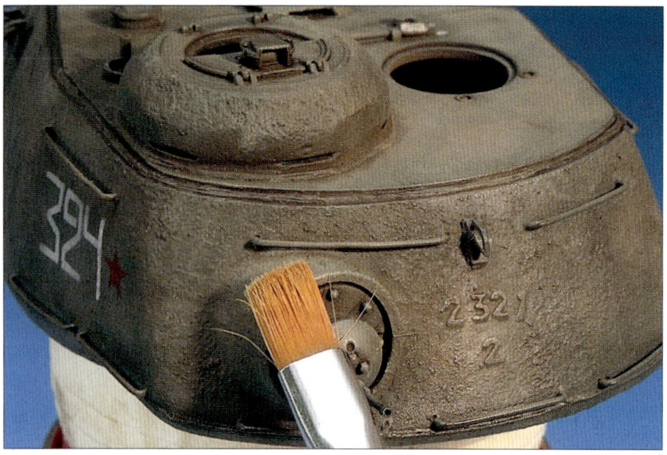

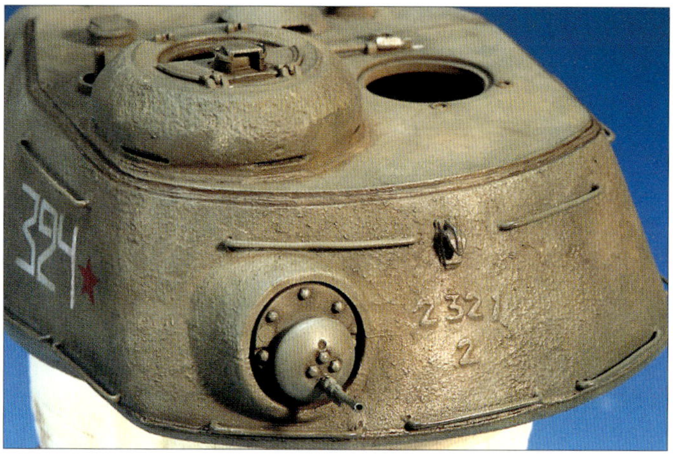

Unten: Um den Lackabrieb darzustellen, wird etwas Graphit an den Kanten und anderen exponierten Stellen aufgetragen. Dies erfolgt mit der Spitze eines weichen Bleistifts, wodurch eine ausreichende Präzision möglich wird.

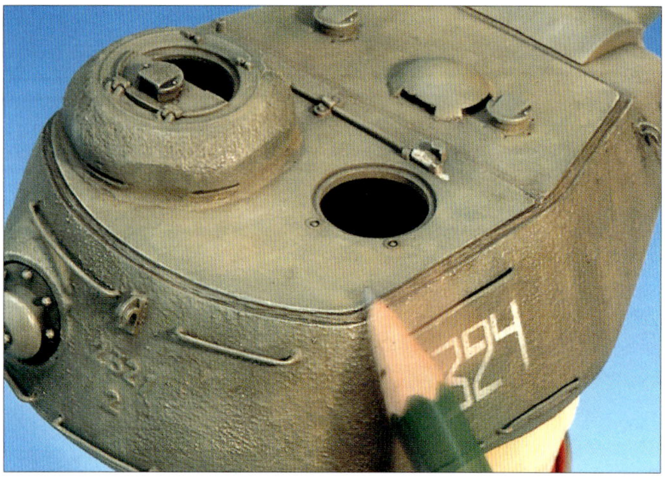

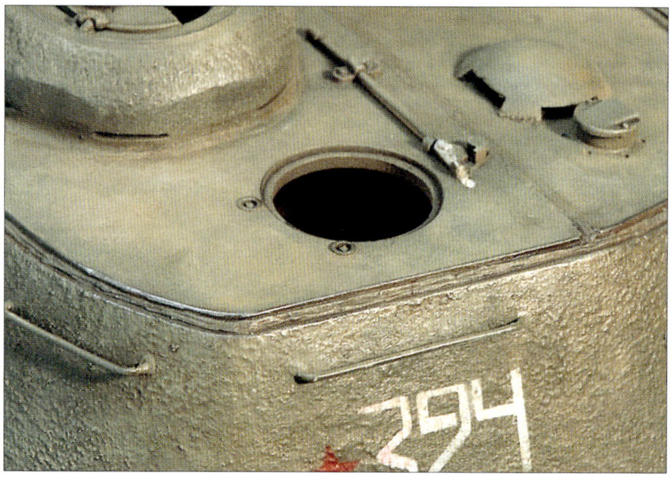

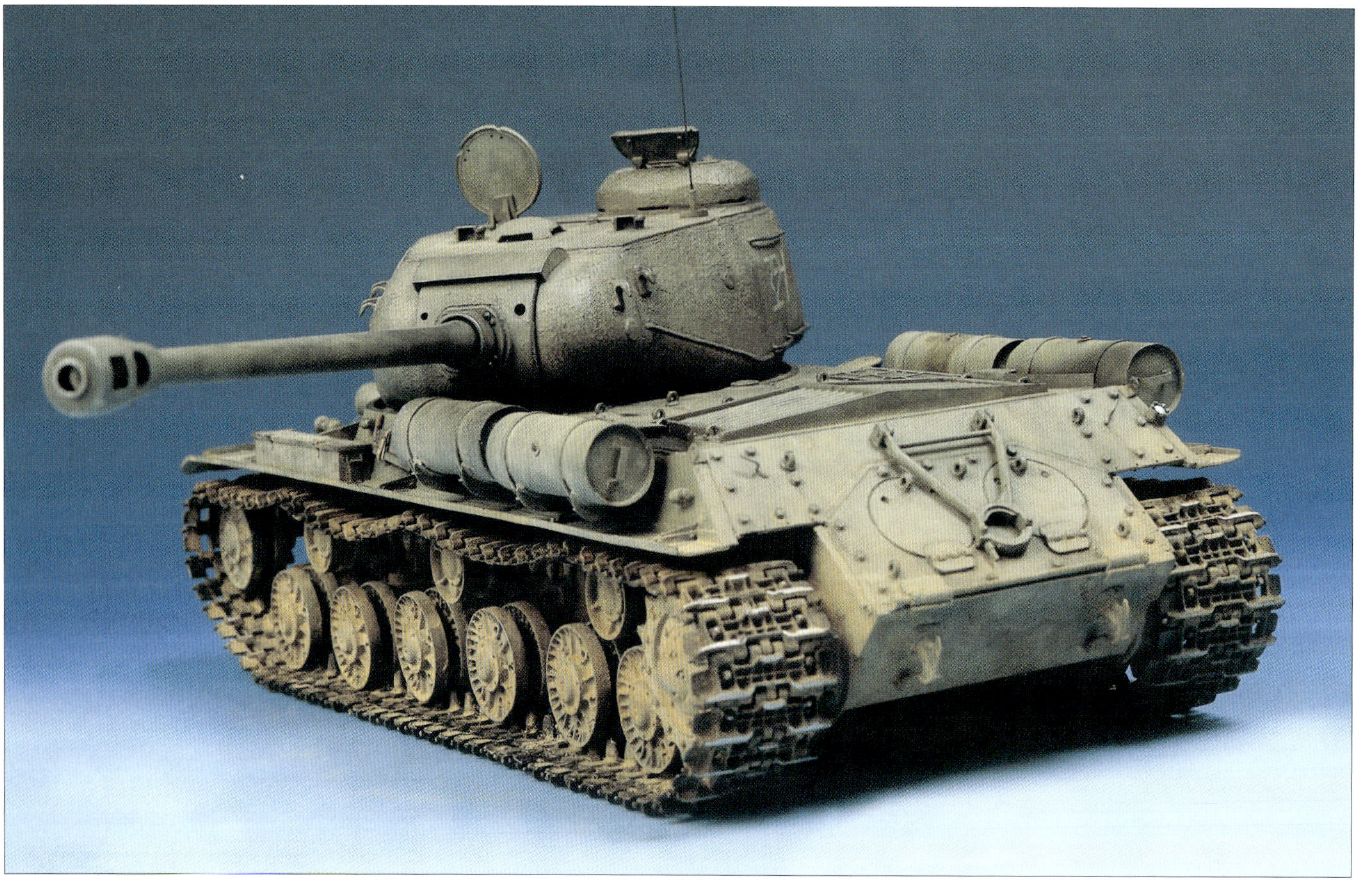

DIE KETTEN

Nachdem die Metallketten mit Braun und Schwarz bemalt sind, können sie durch eine einfache Maßnahme noch realistischer gestaltet werden. Die Teile, die mit dem Boden in Kontakt kommen, werden mit einem Schleifblock so bearbeitet, bis das blanke Metall wieder zum Vorschein kommt.

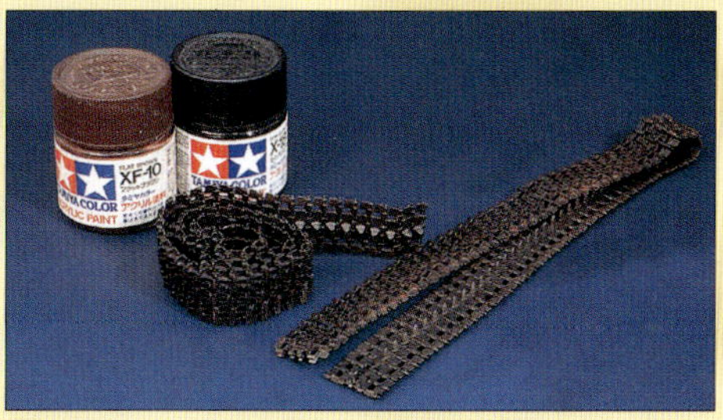

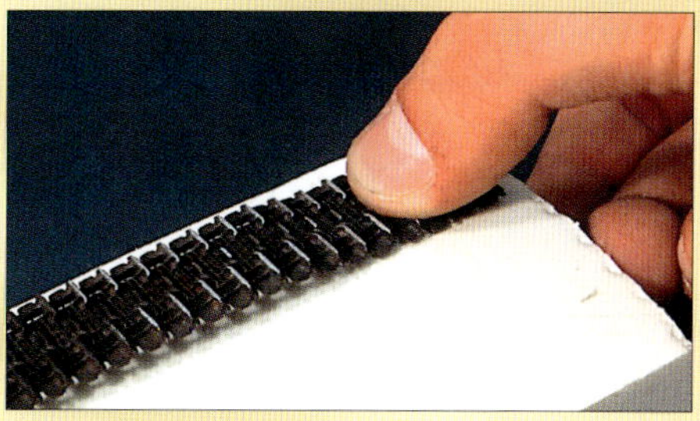

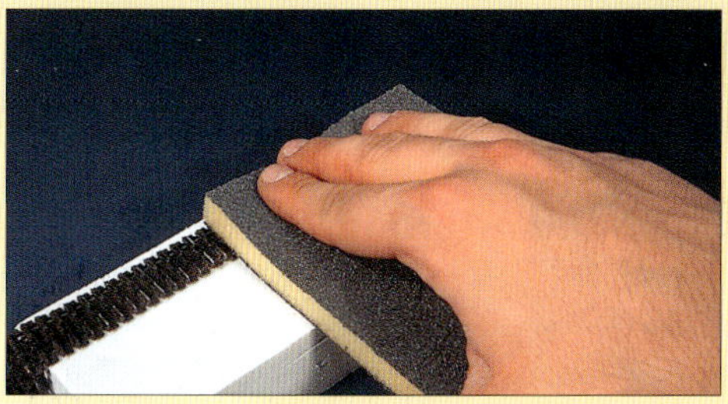

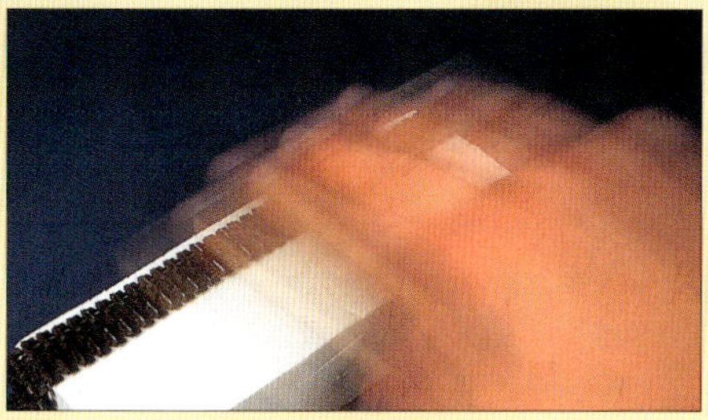

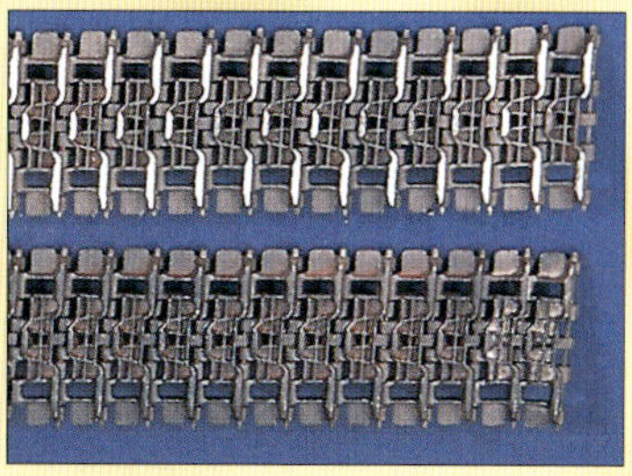

Eine einfarbige Erscheinung

Die meisten von der Sowjetunion im 2. Weltkrieg eingesetzten Panzerfahrzeuge waren ganz in Grün lackiert. Diese Tatsache könnte nun als Beschränkung bei der Gestaltung eines Modells angesehen werden. Doch wir werden sehen, wie sich diese einfarbige Lackierung als interessantes komplexes Schema mit unterschiedlichen Farbtönen darstellen lässt. Die benutzte Technik zum Variieren des Modells beruht dabei auf dem Prinzip, mit der Spritzpistole notwendige Abwandlungen der dunklen Grundfarbe aufzutragen. Die grüne Grundfarbe wird also Schicht für Schicht in ihrem Farbton abgeändert.

Die grüne Grundbemalung

Die grüne Grundfarbe wurde direkt auf das Plastik gespritzt, nachdem das Modell mit Seifenwasser gereinigt und getrocknet war. Es wurde XF-11 Jap. Navy-Grün von Tamiya ausgewählt, das mit 50% Verdünnung des gleichen Herstellers ver-

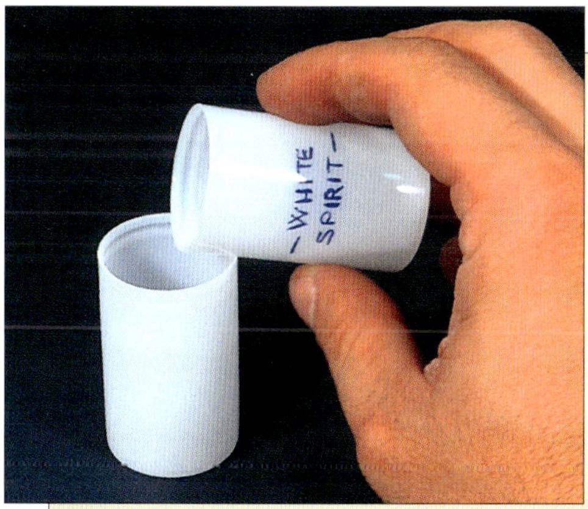

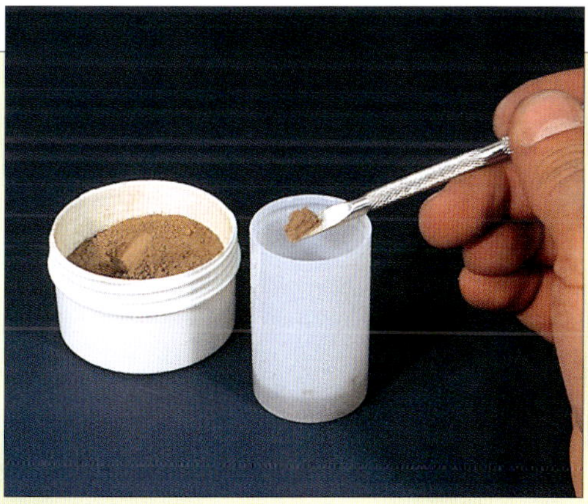

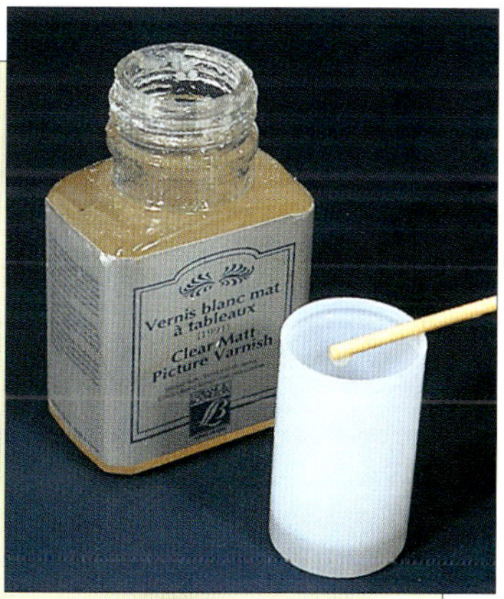

Um den am Laufwerk angesammelten Schmutz darzustellen, wird von schräg unten, aus einer Entfernung von ca. 10 cm, eine Mischung aus Verdünnung, sandfarbenem Farbpulver und Leinöl aufgespritzt.

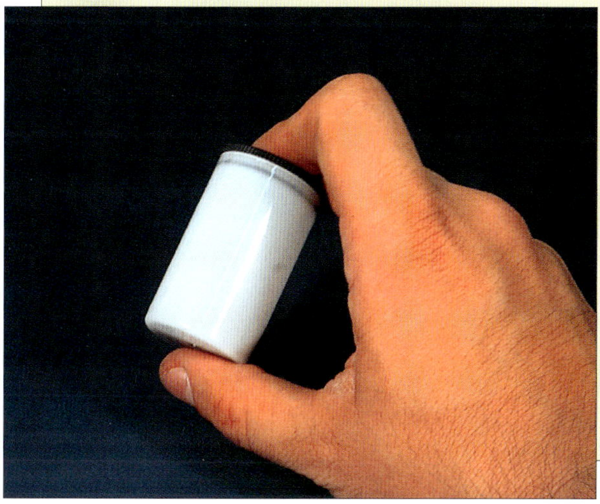

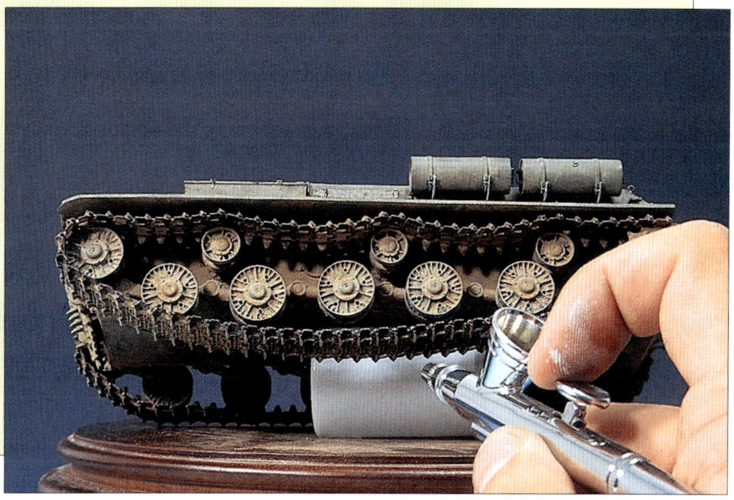

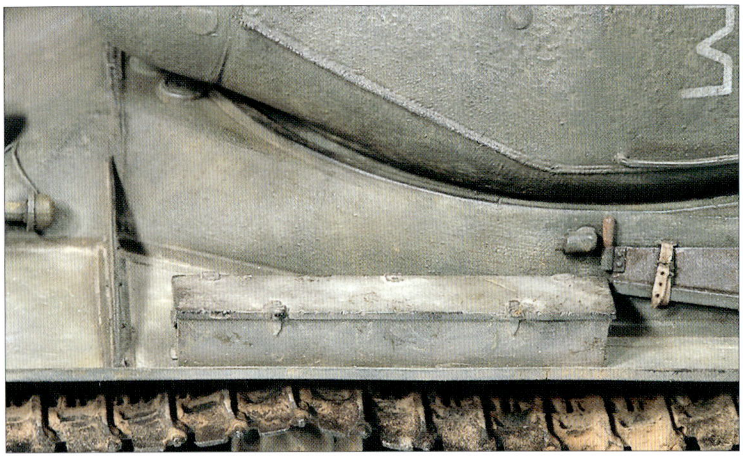

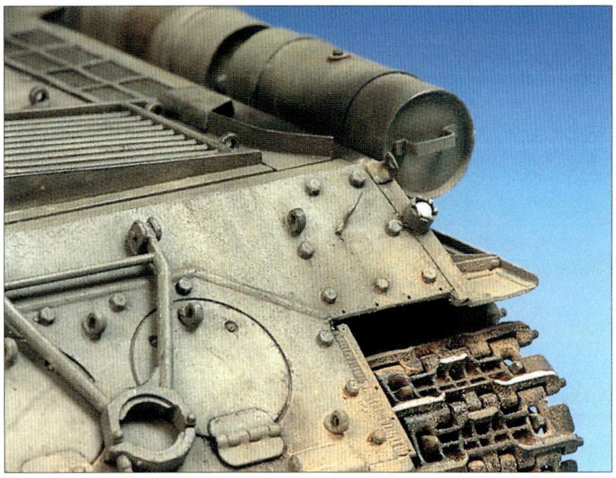

setzt worden war. Diese Farbe ist eigentlich für japanische Marine-Flugzeuge aus dem 2. Weltkrieg gedacht, eignet sich aber auch für das sowjetische Grün sehr gut.
Für die ersten Aufhellungen wurde dieses Grün nun fortlaufend mit zunehmenden Anteilen an XF-59 Wüsten-Gelb versetzt, bis der gewünschte Farbton erreicht war. Damit wurden nun in der Folge ausgesuchte Bereiche des Modells gespritzt.
Der erzielte Effekt an dem Panzer war bis zu diesem Zeitpunkt noch nicht sehr beeindruckend. Der Unterschied zwischen Grundfarbe und Aufhellungen wirkte noch wenig realistisch.

Die Alterung

Um das Altern des Modells, darunter auch die oben erwähnte nachlassende Farbintensität, zu verwirklichen, wurden verschiedene Farbsorten verwendet: Ölfarben, zerriebene Pastellkreide, Enamelfarben und vor allem Farbpulver. Diese Farbsorten wurden mit einer Verdünnung vermischt, die sich aus jeweils 50% Leinöl und Terpentinersatz zusammensetzte. Die Farben wurden teilweise in mehrfach übereinander angeordneten Schichten aufgebracht, bis der

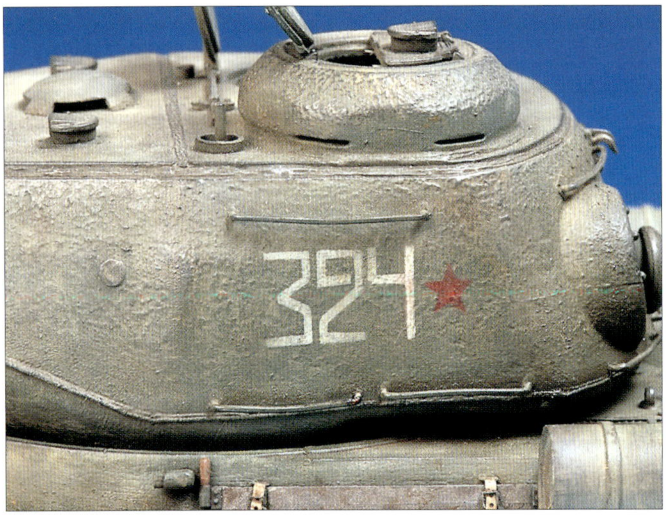

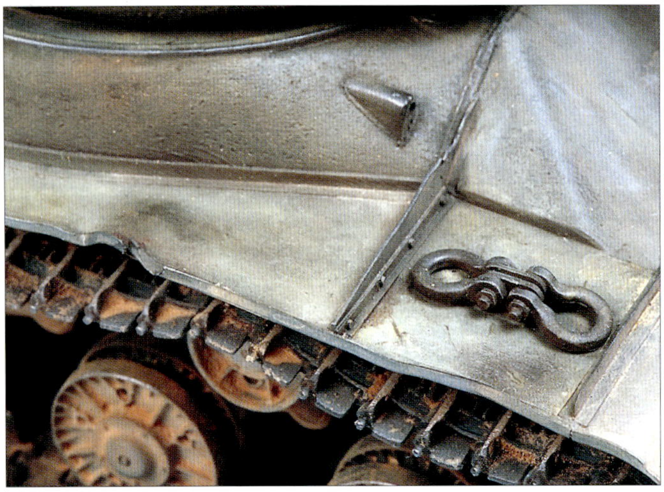

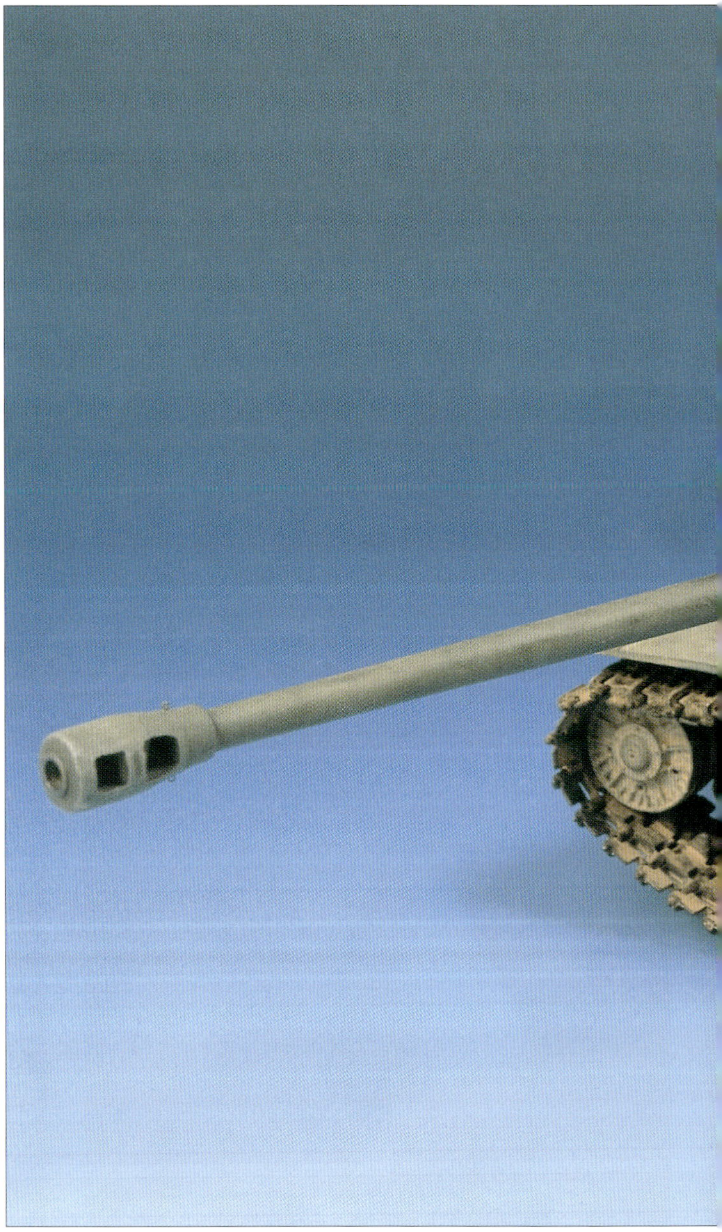

gewünschte Effekt erreicht war. Auch erste Schmutz- und Staub-Ablagerungen wurden damit erzeugt.
Das Modell wird idealerweise in kleine Arbeitsflächen unterteilt, wie z. B. die einzelnen Panzerplatten der Wanne. Während der Bemalungsphase werden diese Flächen dann noch weiter unterteilt, bis sich die Bearbeitung dann jeweils noch auf einige Quadratmilimeter konzentriert. Bei der gesamten Vorgehensweise muss man sich vom eigenen Gefühl leiten lassen, um so ein realistisches Aussehen zu erhalten. Unser Modell erhielt circa 40 verschiedene dünne Farbaufträge, die teilweise übereinander angebracht wurden, bis ein befriedigendes Ergebnis erreicht worden war.
Das ganze Modell wurde anschließend mit einer dünnen Schicht Leinöl bedeckt. Leinöl hat den Vorteil, dass es langsamer trocknet als normale Verdünnung und damit eine längere Bearbeitungszeit ermöglicht wird. Auf der noch feuchten Oberfläche werden nun an den senkrechten Flächen dünne Farbstreifen angebracht. Gewöhnlich werden dafür Öl- oder Enamelfarben verwendet, die auch als Bindemittel für die Farbpulver dienen können.
Wenn die Farbe nun zu trocknen beginnt, wird sie mit Hilfe eines 5-6 mm breiten Flachpinsels nach unten gezogen. Der Pinsel kann dabei trocken oder leicht feucht sein, je nach Wunsch des Modellbauers.
Bei dieser Vorgehensweise gilt es zu beachten, dass die unterschiedlichen Farbtypen auch verschieden während der Bearbeitung reagieren. Der Umgang mit Ölfarben ist dabei am einfachsten und sie werden auch in zahlreichen Farben angeboten. Die Enamelfarben haben den Vorteil, dass sie aus dem Modellbaubereich stammen und deshalb auch viele spezifische Tarn-Farbtöne verfügbar sind. Der Unterschied zu den Ölfarben ist die schnellere Trocknungszeit der Enamelfarben, was eine kürzere Bearbeitungsdauer nach sich zieht.
Farbpulver und zerriebene Pastellkreiden sind sozusagen reine Farbpigmente und da sie ohne Bindemittel auskommen müssen, sind sie bei reiner Anwendung etwas heikel in der Verarbeitung und haften u. U. auch nicht sehr gut.

Literatur

- JS Series, Model Art, japanischer Text
- JS II, Armada Nr. 6, russischer Text
- Stalin's Heavy Tanks 1941-45,
  Concord Publications Nr. 7012, englischer Text
- Ground Power Nr. 41, japanischer Text
- Panzer History Nr. 28 und 29, russischer Text
- J Stalin II, New Vanguard,
  Osprey Publishing, englischer Text

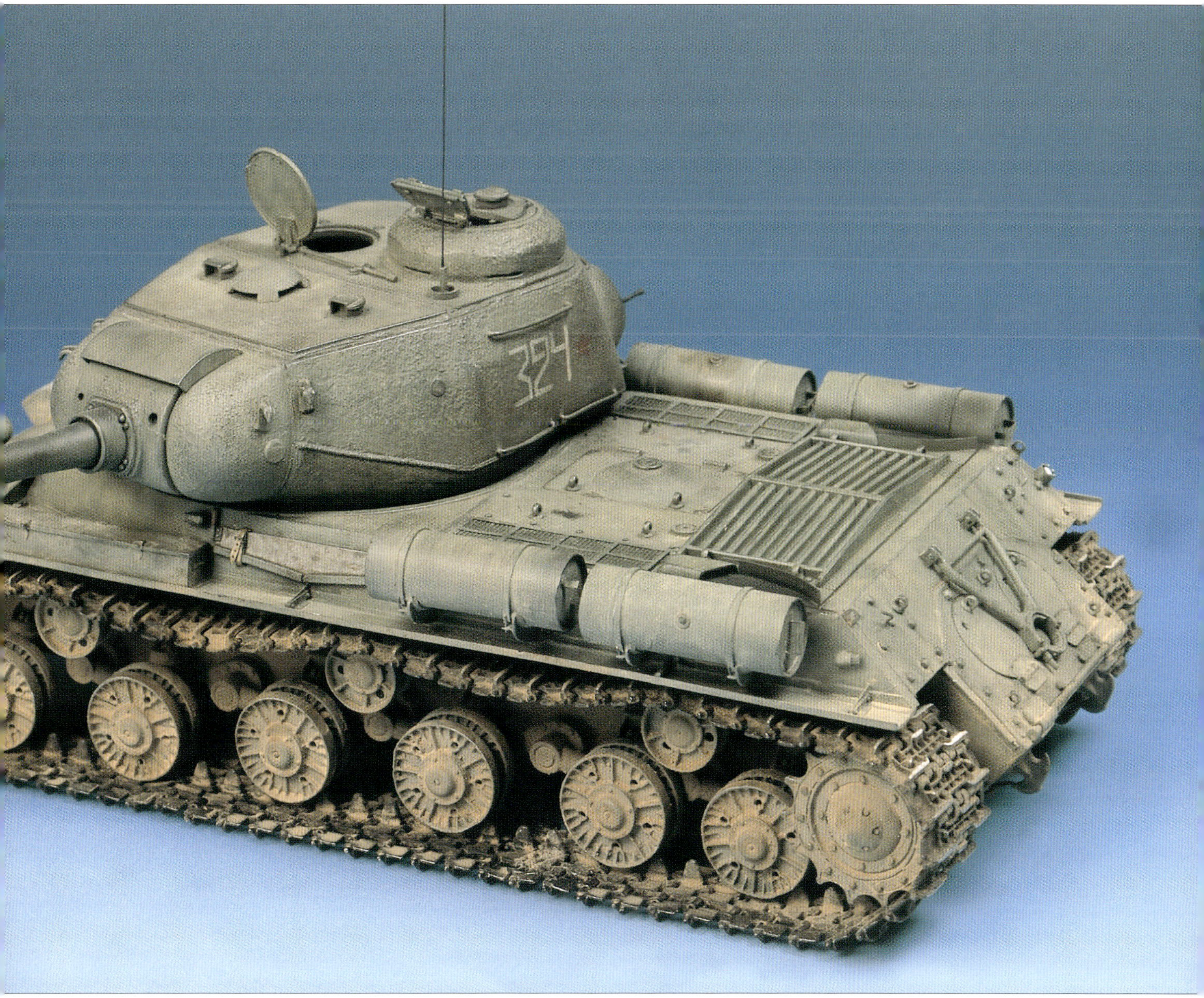

ITALERI/ZVEZDA, 1:35

CARRO ARMATO M13/40

MODELL VON Marco Campanella und Alessandro Bruschi

DARSTELLUNG EINES AUFGEGEBENEN FAHRZEUGES

Die Gründe für die Wahl eines bestimmten Modells können sehr vielfältig sein. Da sind das Interesse für einen bestimmten Zeitabschnitt oder einen spezifischen Kriegsschauplatz, die Bevorzugung einer bestimmten Fahrzeugkategorie oder auch der Reiz, der von einem etwas exotischen Aussehen eines Fahrzeugs ausgeht. Dieser letzte Fall trifft auch bei dem von uns ausgewählten M13/40 zu. Ein Panzer, dessen Konstruktion auf bereits überholten Konzepten beruhte und der unter harten klimatischen und strategisch ungünstigen Bedingungen gegen einen zahlenmäßig und technologisch überlegenen Gegner antreten mußte.

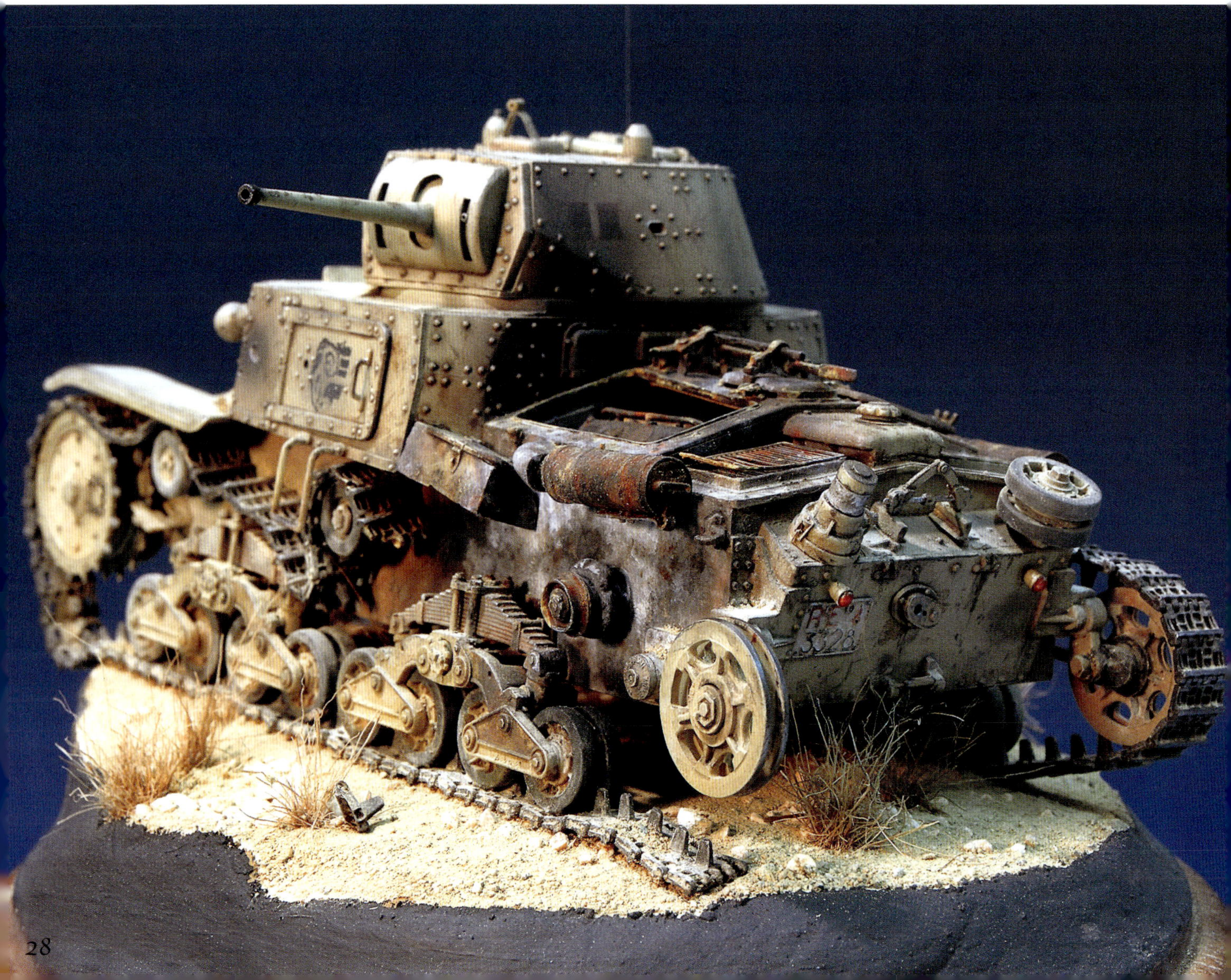

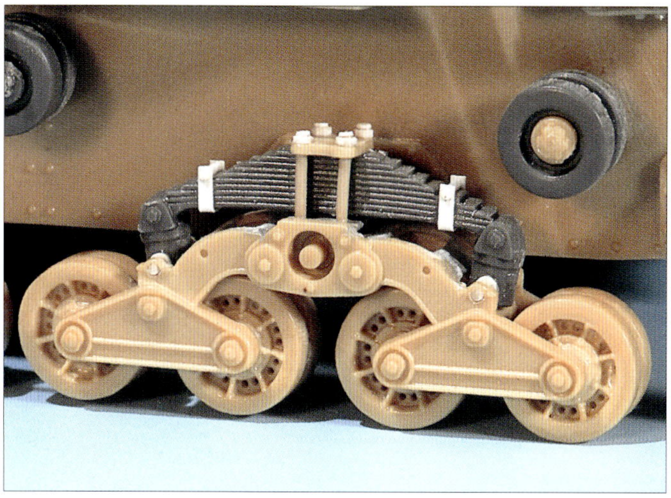

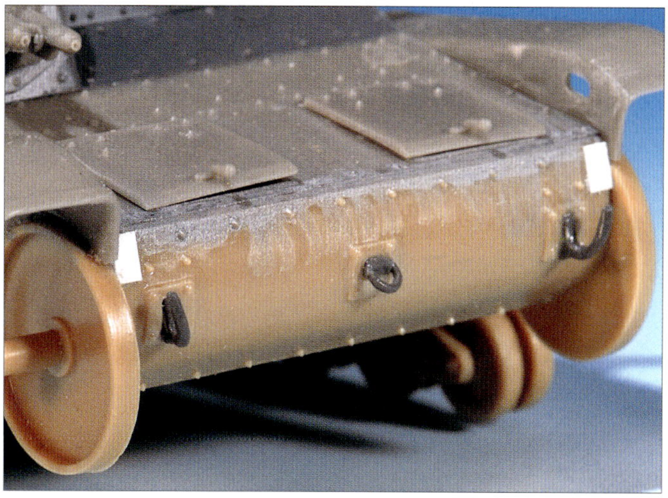

Oben: **Für unser Modell benutzten wir dunkelgelbe Teile aus einem Italeri-Bausatz und graue Plastikteile aus dem ansonsten identischen Zvezda-Bausatz. Die hellgrauen Resinteile stammen aus dem Detailset von Model Victoria.**

Der Zusammenbau

Der ursprünglich von Italeri angebotene Bausatz ist mittlerweile im Programm von Zvezda und kann nach wie vor als recht gelungen bezeichnet werden. Auch wenn der Bausatz, so wie er in der Schachtel ist, eigentlich nur den Bau der Version M14 zulässt. Dieses Problem lässt sich aber glücklicherweise durch einen von Model Victoria angebotenen Umbausatz beheben, mit dem sich ein M13/40 der dritten Serie erstellen lässt. Dank dieses Sets erlebt der alte Italeri-Bausatz praktisch einen zweiten Frühling.

Wir haben für den Bau unseres Modells zwei Bausätze des M13/40 verwendet: einen alten von Italeri mit dunkelgelben Spritzlingen und einen von Zvezda, der in dunkelgrauem Plastik gespritzt ist. In beiden Bausätzen fehlten schon Teile, die anderweitig verwendet worden waren, und so konnten wir aus den Resten ein neues Modell erstellen.

Der Zusammenbau begann am unteren Teil der Wanne mit den Fahrwerksteilen. Der größte Eingriff war hier die Entfernung der Klammern an den Federpaketen und deren Neuaufbau. Dabei kamen Abschnitte eines U-Profils von Evergreen zum Einsatz, die oben an der offenen Seite mit kleinen Plastikstangen verbunden und außen mit Bolzenköpfen versehen wurden.

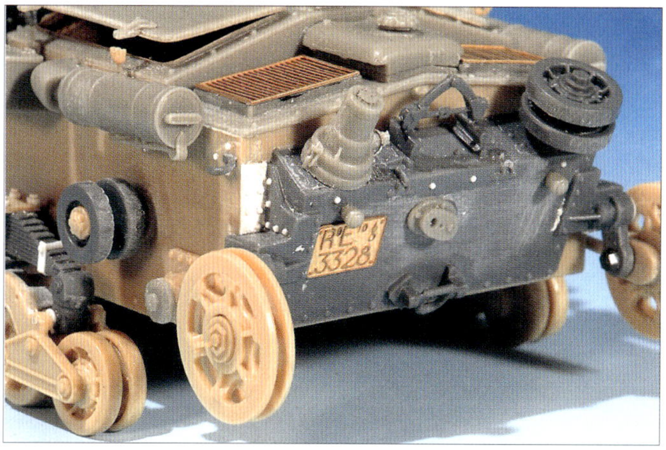

Oben: **Das Set von Model Victoria enthält auch sehr brauchbare Fotoätzteile wie das Nummernschild oder die Kühlergitter.**

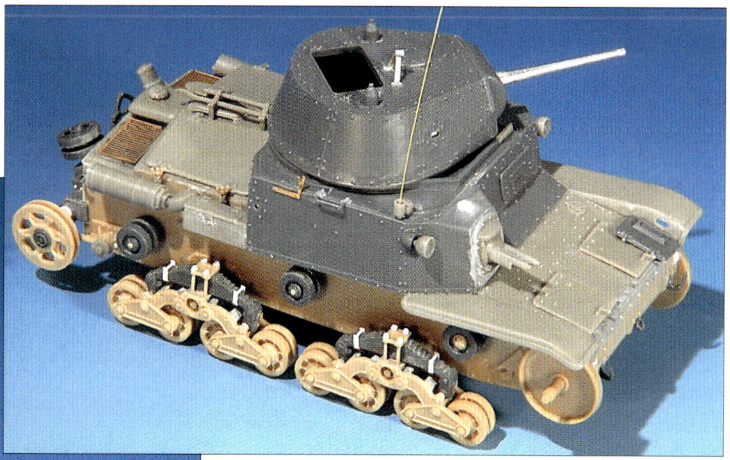

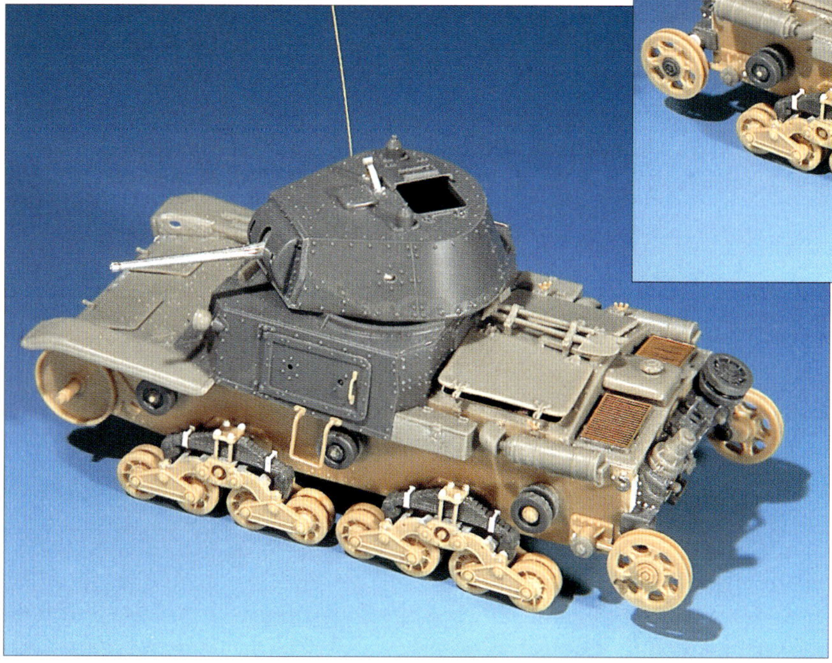

Oben und links:
Zwei verschiedene Ansichten des montierten Modells, bereit zum Lackieren. Das Aluminiumrohr stammt aus der Produktion von RCR, die Halterung für das Breda-MG entstand im Eigenbau. Vor Beginn der Lackierarbeiten wurde das Modell gereinigt, um Verschmutzungen, die während des Zusammenbaus entstanden, zu beseitigen.

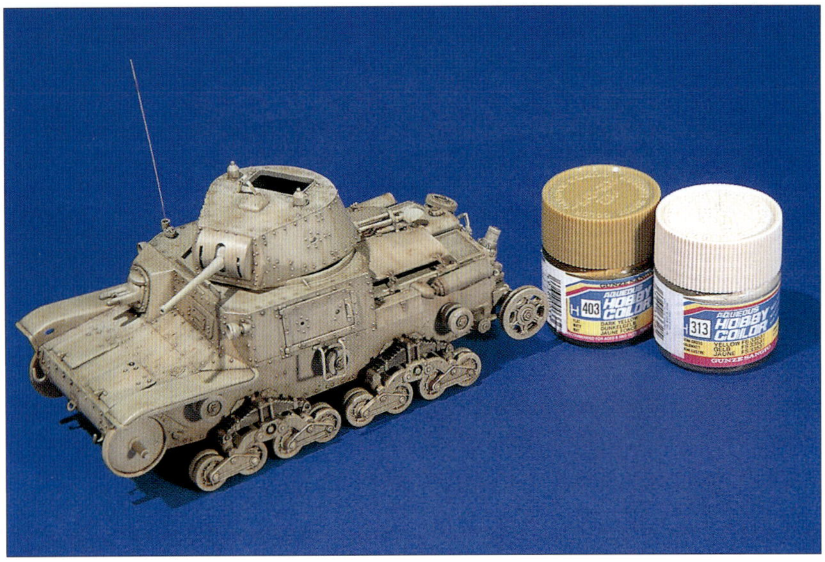

Links: **Das Modell nach dem Aufbringen der beiden Sandfarben von Gunze Sangyo mit der Spritzpistole.**

Auch an den zentralen Verbindungsblöcken der Aufhängungen wurden an den Oberseiten Bolzenköpfe gleichen Ausmaßes angebracht, da die an den Bausatzteilen vorhandenen unterdimensioniert sind. Die Laufräder wurden mit grobem Schleifpapier behandelt und mit Flüssigkleber eingepinselt, um den Verschleiß an den Gummibelägen zu simulieren.

Was die genieteten Verstärkungsplatten betrifft, jeweils zwei vorne und hinten am Fahrzeug, so entstanden diese im Eigenbau aus Plastiksheet und mit Hilfe eines Punch & Die-Sets hergestellten Bolzenköpfen. Diese vier Platten stellen den einzigen Fall dar, in dem wir die sehr guten Fotoätzteile aus dem Set von Model Victoria nicht verwendeten. Am hinteren Teil des Fahrzeugs wurden aber andere Resin- und Fotoätzteile aus diesem Set verwendet und zusätzlich 14 selbst gefertigte hexagonale Bolzenköpfe angebracht.

Der Resinmotor stammt von Historica Production und wurde mit einigen Zusatzteilen wie Kühlerschläuche aus Kupferdraht und einigen Plastikteilen ergänzt. Der Turm erfuhr nur wenige Veränderungen, lediglich die Halterung des Breda-MGs wurde aus Evergreen-Streifen und -Rohren neu aufgebaut. Das gedrehte Aluminium-Geschützrohr des Modells stammt von RCR. Der Zusammenbau endete mit dem Anbringen der Resin-Einzelgliederketten von Model Victoria. Die Teile sind sehr sauber gegossen und bedürfen nach der Abtrennung vom Anguss keiner Nacharbeiten mehr.

Nachdem die Innenseite der Scheinwerfer mit Silber bemalt worden waren, erhielten sie eine Füllung aus einem klaren Zweikomponentenkleber, um so realistische Scheinwerfergläser darzustellen. Schließlich wurde noch eine optische Faser, die wegen ihrer Elastizität dafür sehr gut geeignet ist, als Antenne verwendet.

Warum ein Wrack?

Nachdem wir das Modell soweit montiert und die Bemalung bereits begonnen hatten, waren wir uns einig, dass unser M13-Modell einfach zu wenig Individualität aufzuweisen hatte.

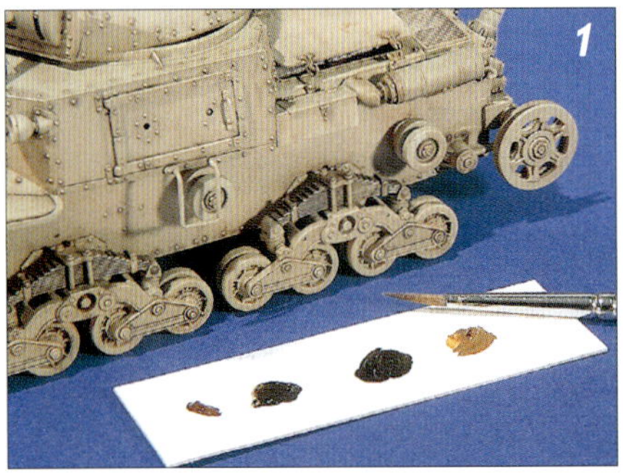

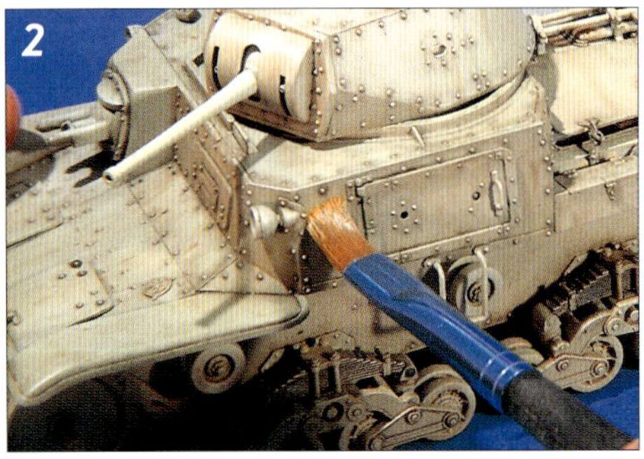

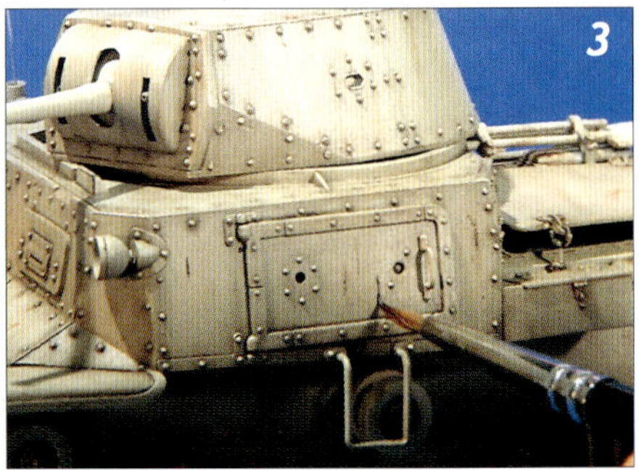

Am Modell wurden mehrere Washings mit verdünnter Ölfarbe vorgenommen. Sie dienen einerseits dazu, die Kontraste zwischen den Farben zu verringern, heben andererseits aber auch die Gravuren und Vertiefungen am Modell hervor. Ein Verfahren, um die Kontraste zu vermindern wird in diesen Aufnahmen gezeigt. *1)* **Die für unseren Zweck geeigneten Farben werden ausgewählt.** *2)* **Das Modell wird mit Verdünnung angefeuchtet.** *3)* **Kleine Farbstreifen aus Ölfarbe werden aufgebracht.** *4)* **Nach einigen Minuten Trocknungszeit wird die Farbe mit einem trockenen Flachpinsel nach unten gezogen.**

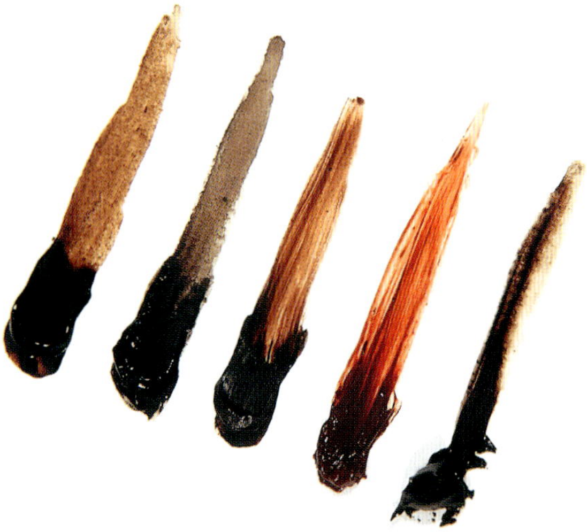

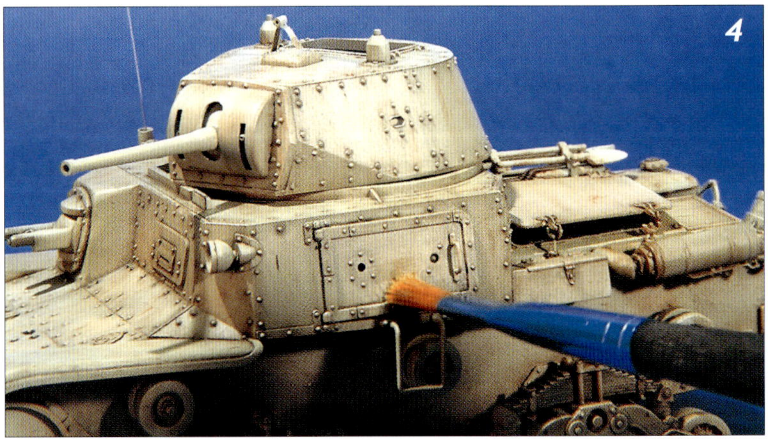

Um dies zu ändern und dem Modell mehr Leben und damit Ausstrahlung zu verleihen, entschieden wir uns, daraus ein beschädigtes und verlassenes Fahrzeug zu machen.

Der Ausdruck “dem Fahrzeug mehr Leben verleihen” scheint im Zusammenhang mit einem zerstörten Fahrzeug wenig glücklich. Aber damit soll ja die Wirkung ausgedrückt werden, die das Modell auf den Betrachter hat. Es soll seine Geschichte auf einem wenig mehr als 10 cm großen Sockel erzählen.

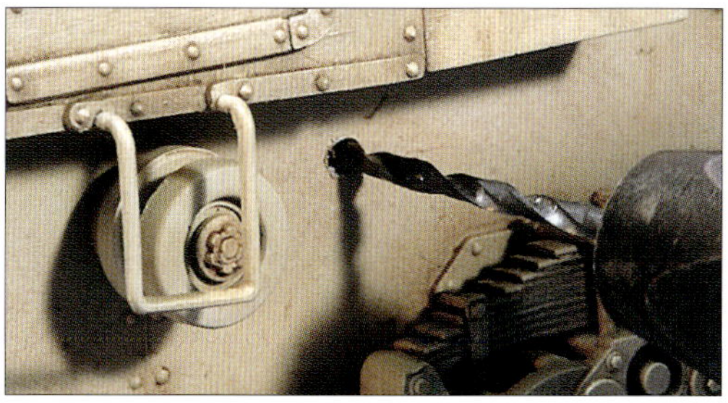

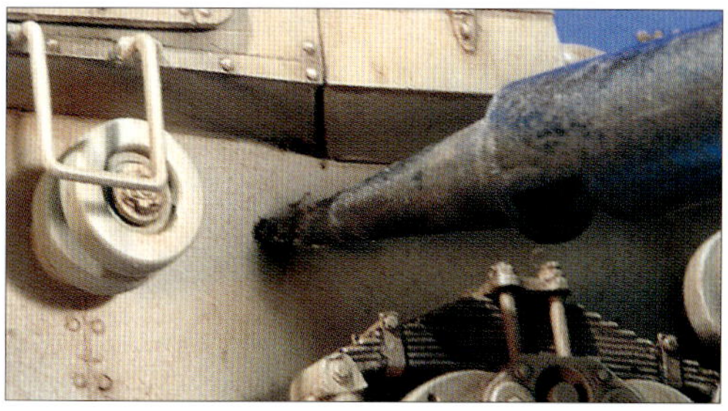

Oben: Die Entscheidung, ein zerstörtes Fahrzeug darzustellen, wurde erst während der Bemalung getroffen. Um die Einschußlöcher zu erzeugen, wurde zuerst ein Bohrer mit dem passenden Durchmesser benutzt. Anschließend wurden die Löcher noch mit Hitze behandelt, um geschmolzenes Metall zu simulieren.

Wir entschlossen uns, einen Panzer darzustellen, der am Motorabteil einen entscheidenden Treffer erhalten hatte. Auch überlegten wir uns, dass aufgrund des Dieselmotors keine allzu großen Brandauswirkungen zu erwarten waren. Um die insgesamt recht verhaltenen Schäden zu rechtfertigen, musste eine recht kleinkalibrige Waffe den Panzer getroffen haben. Ein 12,7 mm-Geschoß hätte nicht gereicht, die am Modell dargestellten Schäden an der Kette und der Wannenseite zu verursachen. Aber die bei den Alliierten in Nordafrika recht weit verbreitete 37 mm-Kanone des M3 Stuart hätte diese Beschädigungen durchaus verursachen können. Es sind zwar keine eklatanten Schäden, aber sie haben ausgereicht, den Panzer unbrauchbar zu machen. Ein weiteres Geschoß traf den Panzer weiter vorne, fast schon unterhalb des Turms, konnte die Panzerung der Wanne zwar nicht durchschlagen, reichte aber aus, einen Bolzen abzusprengen. Ein Vorgang, der an italienischen Panzern häufig zu beobachten war.

Eine Besonderheit an unserem Modell ist, dass wir die Entscheidung für ein beschädigtes Fahrzeug nicht schon beim Zusammenbau, sondern erst während der Bemalung trafen. Die Einschusslöcher wurden deshalb auch erst nach dem Aufbringen der Grundfarbe angelegt. Auch das verbrannte Rad und die verbeulten Zonen wurden erst während der verschiedenen Bemalungsphasen verwirklicht. Aber davon später mehr.

Jedenfalls hat unser Modell sozusagen zwei Seiten: eine rechte ohne sichtbare Beschädigungen und eine linke, die doch recht deutlich in Mitleidenschaft gezogen ist.

Vorbereitung der Bemalung

Zuerst gilt es zu überlegen, noch bevor die Montage der Wanne erfolgt, welche und wie viele Farbschichten am Modell aufgebracht werden müssen. Warum? Ein einfacher Grund: so ein Panzer hat durchaus schon ein bewegtes Leben hinter sich, was sich am Modell in verschiedenen Behandlungen mit unter-

Auf diesem Foto sind alle Produkte zu sehen, die beim Lackieren und Altern des Modells eingesetzt wurden. Viele der Produkte, wie die Farbpulver, die Enamelfarben, die Ölfarben oder die Metallfarbe wurden vor der Verwendung untereinander vermischt.

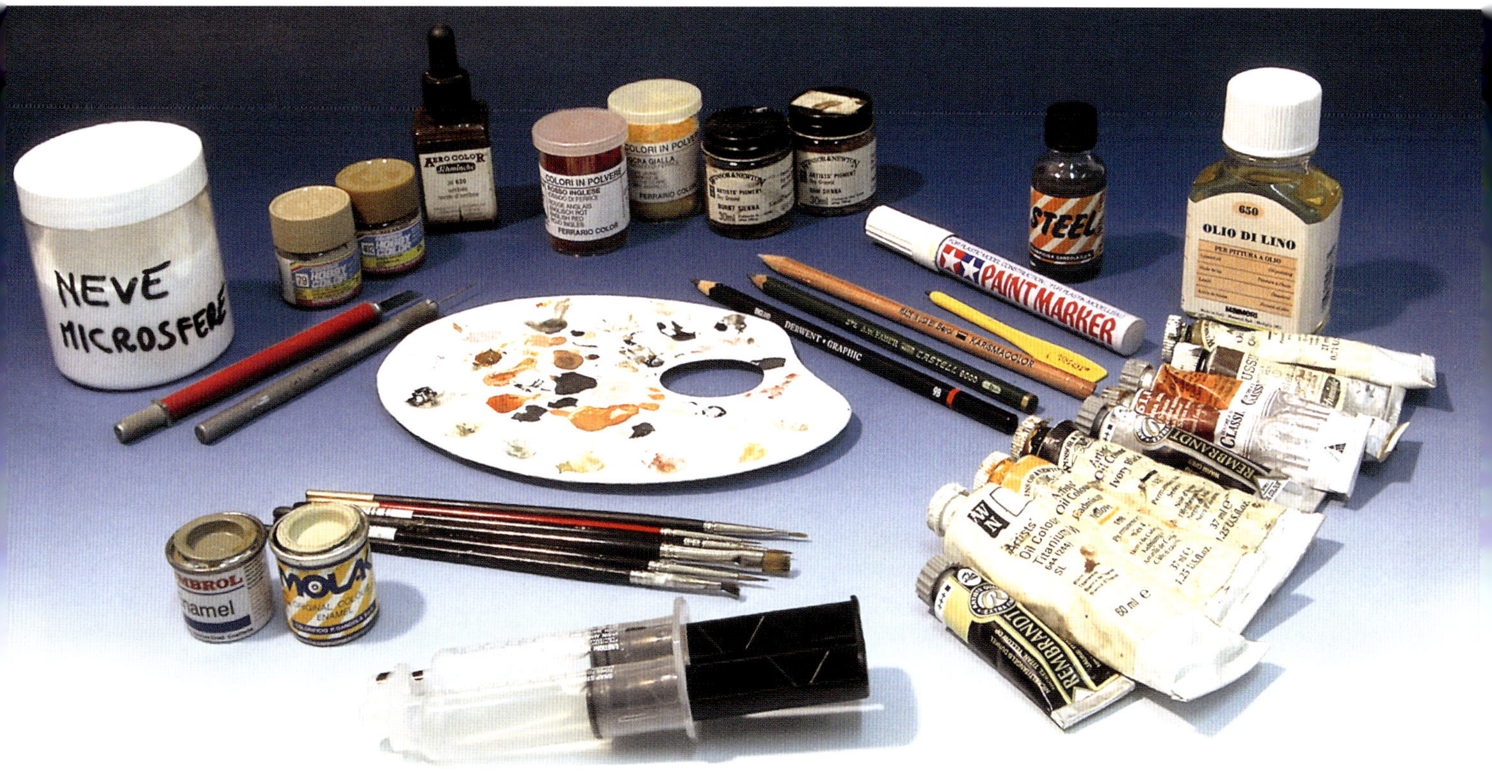

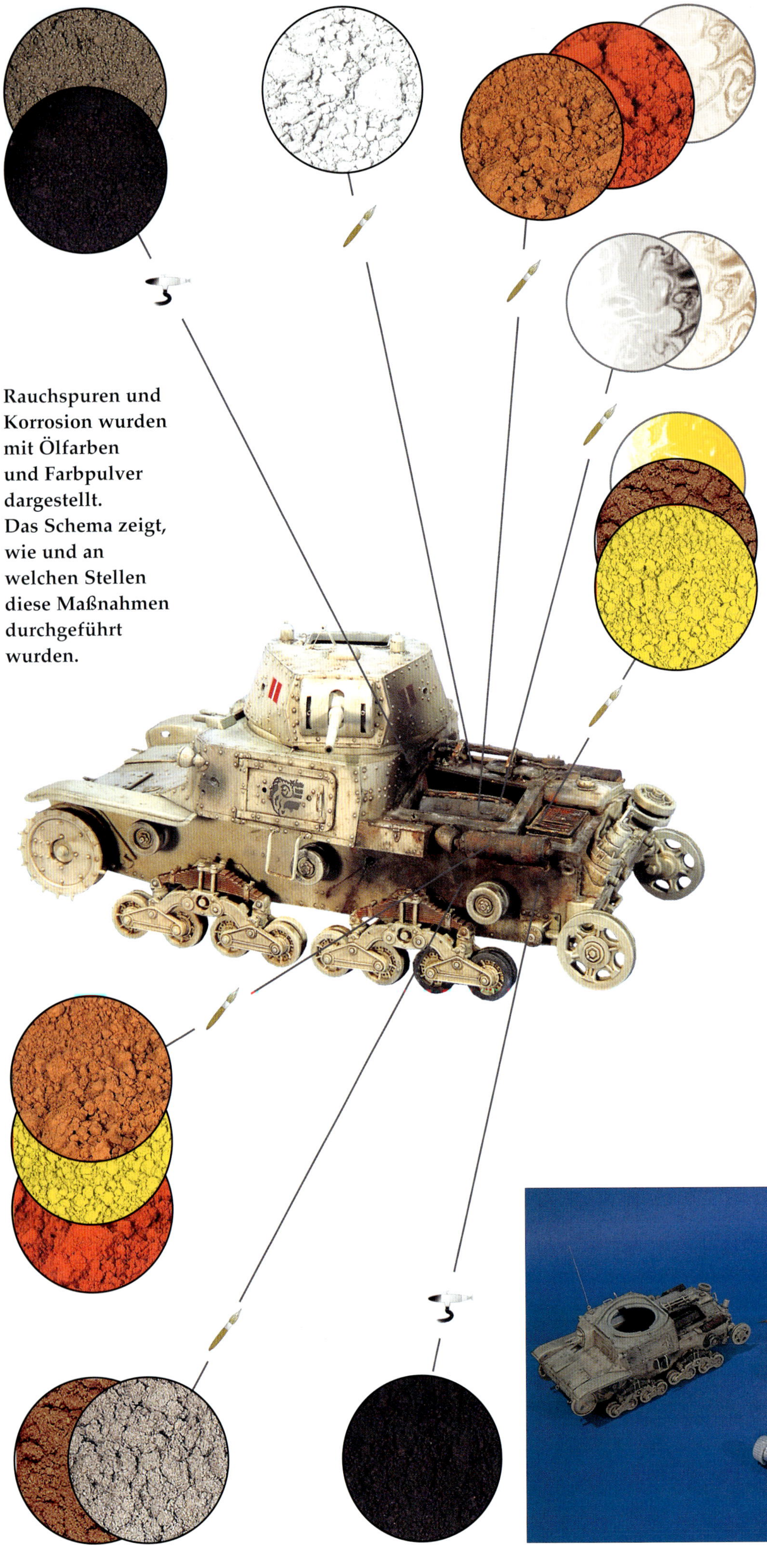

Rauchspuren und Korrosion wurden mit Ölfarben und Farbpulver dargestellt. Das Schema zeigt, wie und an welchen Stellen diese Maßnahmen durchgeführt wurden.

schiedlichsten Farbarten (Öl, Acryl, Enamel, Pulver usw.) ausdrückt. Diese Farbarten können mehrmals und in verschiedenen Bereichen angewendet werden, um die unterschiedlichsten Effekte zu erzielen. Wird aber ein solcher Durchgang an einer, vielleicht später nicht mehr vernünftig zugänglichen Stelle vergessen, dann kann diese unangenehm auffallen und das Modell zumindest teilweise verderben.

Um dies zu vermeiden, sollte das Modell schon einmal probeweise montiert werden, Klappen können dabei z. B. provisorisch mit Maskol in Position gehalten werden. Ist das Modell dann endgültig zusammengebaut, ist es anzuraten, es mit etwas Alkohol oder Seifenwasser zu reinigen, um die eventuell während der Montage angehäuften Verschmutzungen zu entfernen.

Die Bemalung

Die erste Maßnahme ist das Grundieren des Modells, um mögliche Unsauberkeiten der Montage aufzuspüren und den Farben zu einer guten Haftung zu verhelfen. Dafür kam bei unserem Modell die weiße "Grundierung L" für Plastik und Metall von Tamiya zum Einsatz, die sehr fein ist.

Die Basisfarbe Dunkelgelb H403 von Gunze Sangyo, verdünnt mit Tamiya-Acryl-Verdünnung, wurde anschließend mit der Spritzpistole aufgetragen. Dabei ist entscheidend, dass dünne Schichten aufgetragen wer-

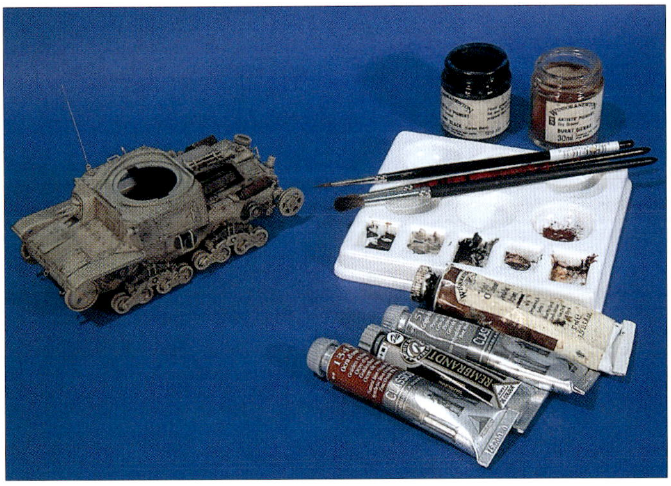

Der Motor wurde zuerst mit den Basisfarben bemalt, um dann mit verschiedenen Farbmischungen (aus Ölfarbe, Farbpulver, Enamelfarbe) die Auswirkungen des Brandes im Motorraum darzustellen.
Im Motorraum wurde vor allem eine dunkle Mischung aus Farbpulver und Verdünnung gespritzt, um den Ruß darzustellen. Auch die anderen Stellen mit Korrosion und Beschädigungen wurden getreu wiedergegeben.

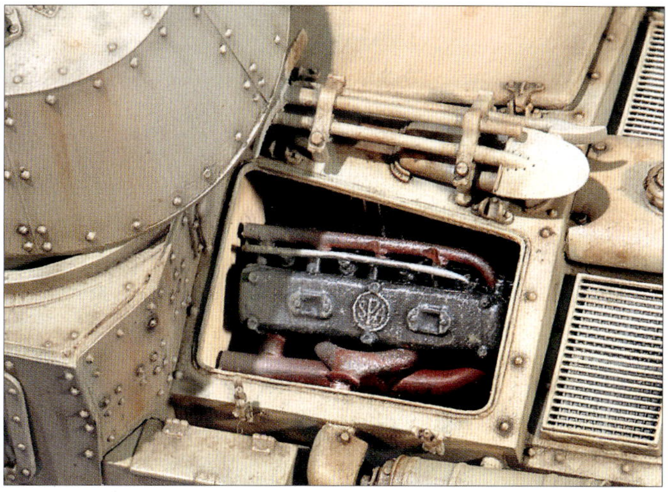

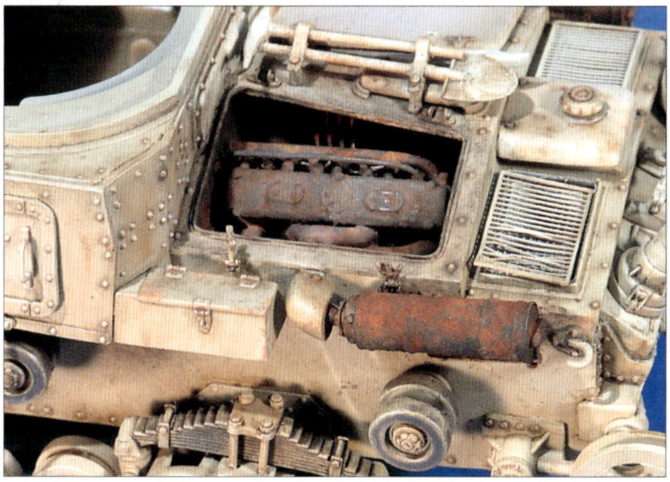

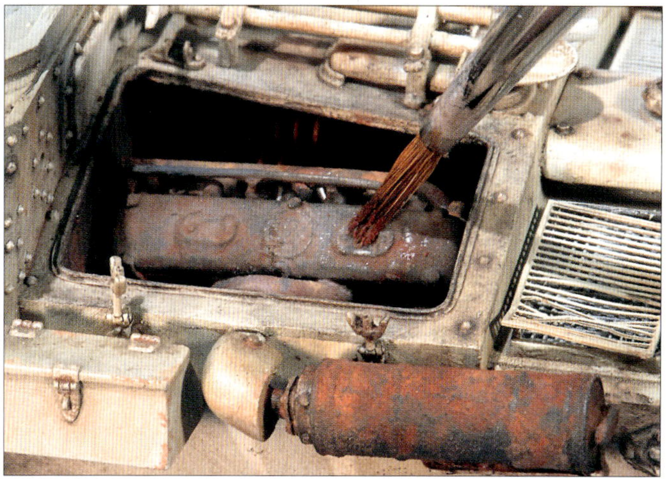

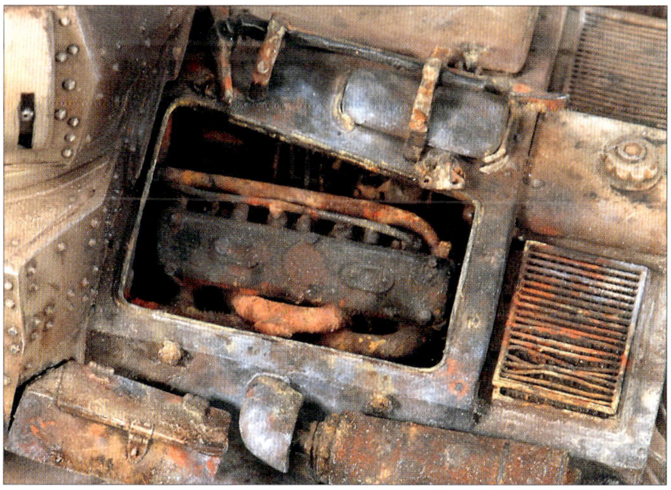

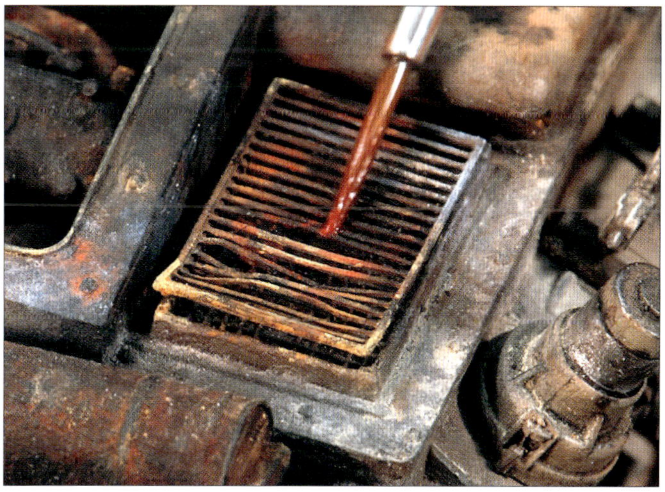

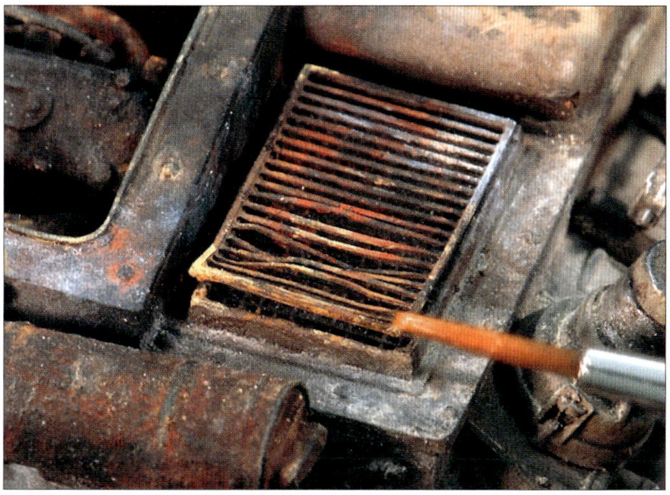

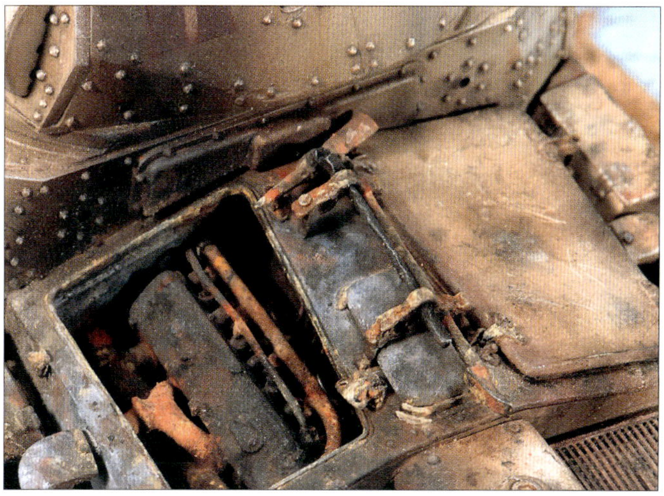

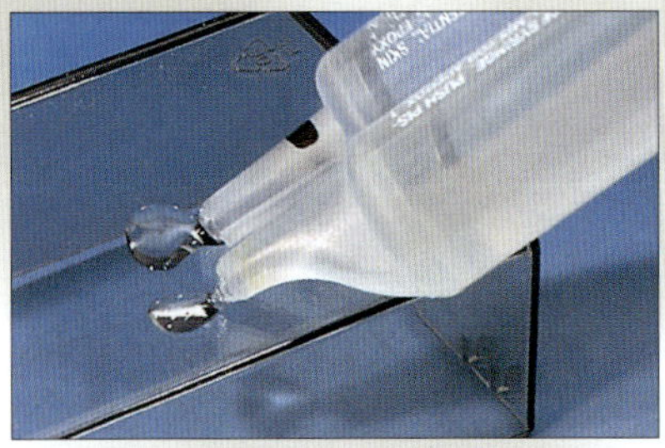
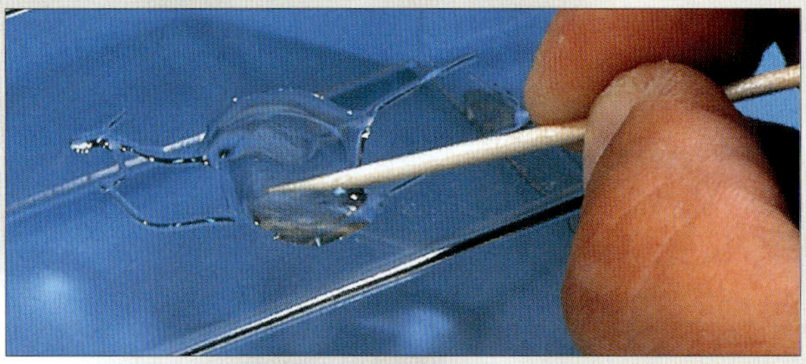
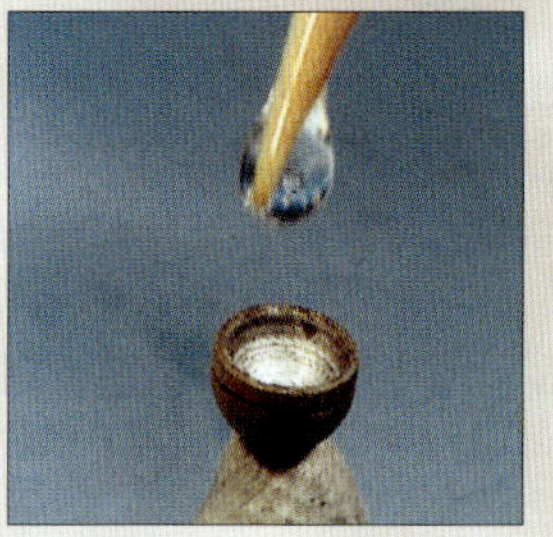

DIE REALISTISCHE DARSTELLUNG DER SCHEINWERFERGLÄSER

Hier wird demonstriert, wie sich Scheinwerfergläser durch die Verwendung eines klaren Zweikomponenten-Klebers sehr schön darstellen lassen. Das wichtigste beim Anmischen des Zweikomponenten-Klebers ist das Vermeiden von Luftblasen. Deshalb müssen die beiden Komponenten langsam und bedächtig vermischt werden. Bevor der Klebstoff in den Scheinwerfer gegossen wird, muß dieser auf der Innenseite natürlich silbern lackiert worden sein. In diesem Fall wurde mit Weiß auch noch eine Glühbirne aufgemalt. Nach dem Trocknen des Klebers erhält das Glas noch seine charakteristischen Rillen mit Hilfe einer Skalpellklinge. Das Ergebnis ist doch recht überzeugend.

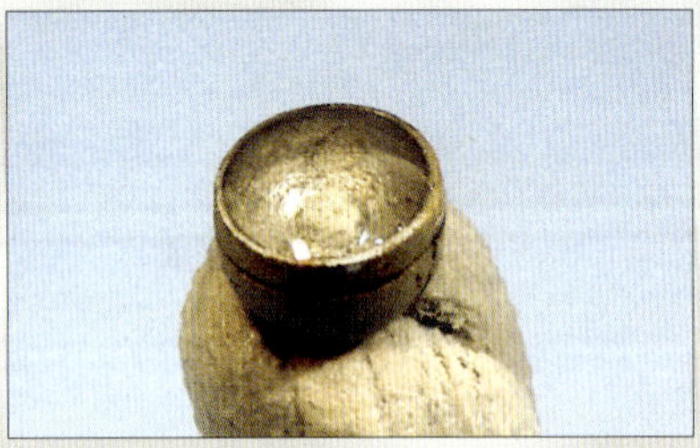
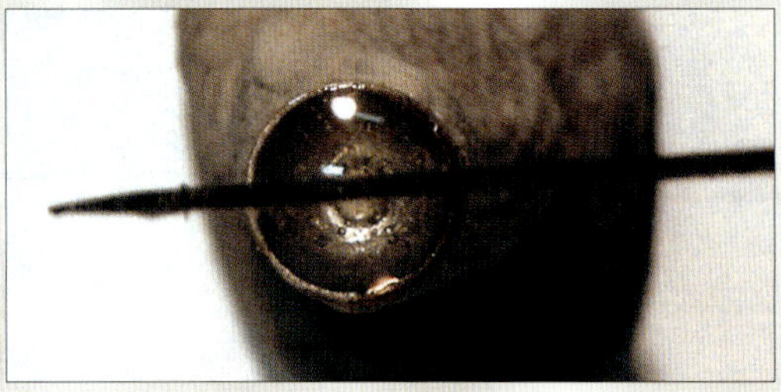
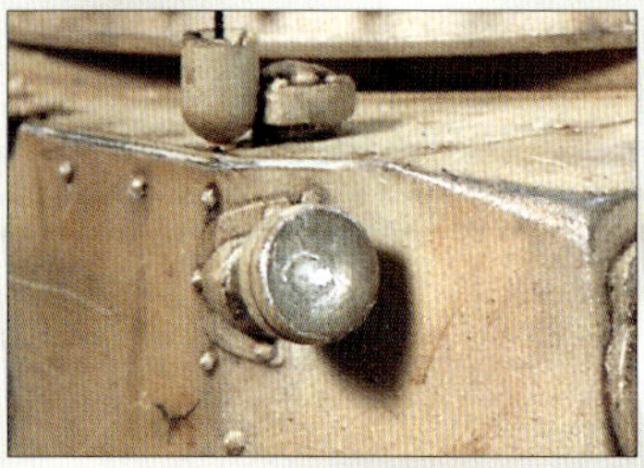

den, um Farbanhäufungen zu vermeiden. Drei Schichten sind im allgemeinen ausreichend, wenn die Farbe zu 70% verdünnt ist. Acryl-Farben haben die positive Eigenschaft, dass sie mehrere Farbaufträge in kurzen Zeitabständen erlauben, da sie kurze Trocknungszeiten aufzuweisen haben. Trotzdem sollte man die Farbe gut durchtrocknen und stabilisieren lassen, bevor man mit dem nächsten Arbeitsschritt beginnt. Um die Trocknungszeit zu verkürzen, kann man sich aus einem Karton eine kleine Trocknungskammer basteln, die mit Alufolie ausgekleidet und mittels einer 40 W-Glühlampe "beheizt" wird. Nach beendeter Trocknung der Grundfarbe erfolgte im nächsten Schritt das Aufbringen einer weiteren Acrylfarbe in Form von Gelb H313 von Gunze Sangyo. Um einen zu starken Kontrast mit der ersten Farbe zu vermeiden, wurden 10% von dieser hinzu gegeben. Diese stark verdünnte Mischung wurde einmal auf das ganze Modell gespritzt. Ein zweiter Durchgang konzentrierte sich auf die mittleren Zonen der Panzer-Platten und andere Bereiche mit starken Aufhellungen. Im dritten Durchgang wurden nur noch Nachbesserungen vorgenommen und bestimmte kleine Bereiche, vor allem an den waagerechten Oberflächen behandelt. Nun kam wieder das Dunkelgelb an die Reihe, das zu 50% verdünnt und mit dem kleine Abdunkelungen vorgenommen wurden, um so kleine unregelmäßige Flecken in den Bereichen mit den stärksten Aufhellungen zu erzeugen. Dazu wurden kurze Sprühstöße verwendet, um die Flecken nicht größer als 1-2 mm werden zu lassen. Was haben wir am Ende dieses recht langwierigen Prozesses erreicht? Es ist ein simpler Kontrasteffekt zwischen zwei sehr ähnlichen Farben, der in den noch folgenden Alterungsprozessen weiter bearbeitet und soweit gedämpft wird, bis er gerade noch wahrzunehmen ist. Nun erfolgte eine Behandlung mit 70-80% verdünnter Ölfarbe (Mars-Schwarz + Van Dyck-Braun + Cassel-Earth in gleichen Anteilen), um die

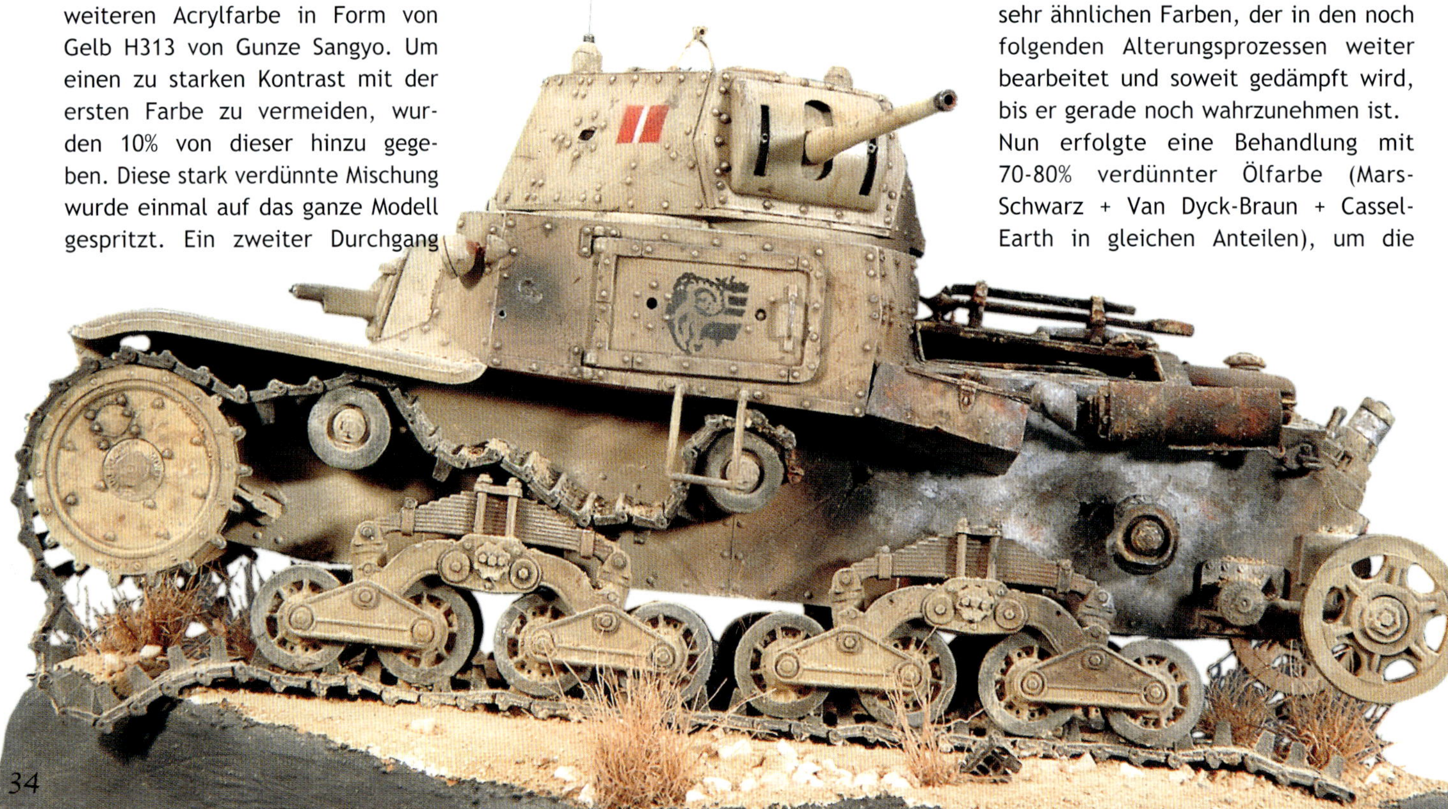

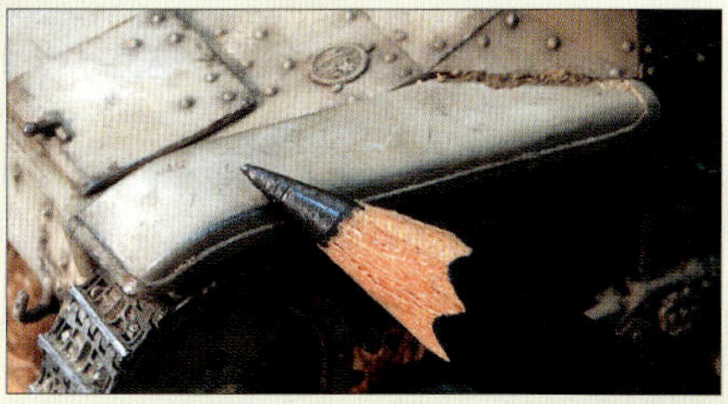

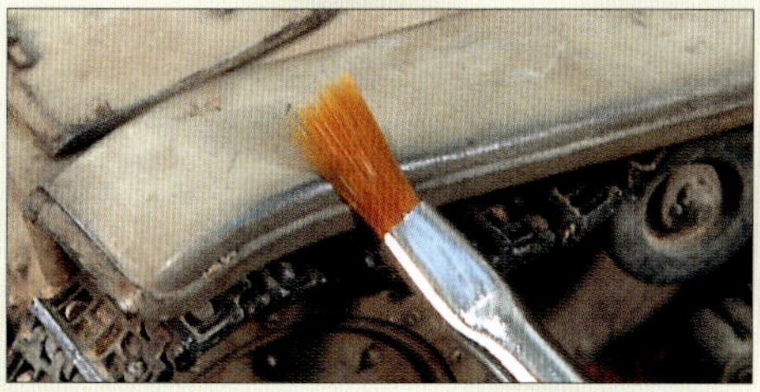

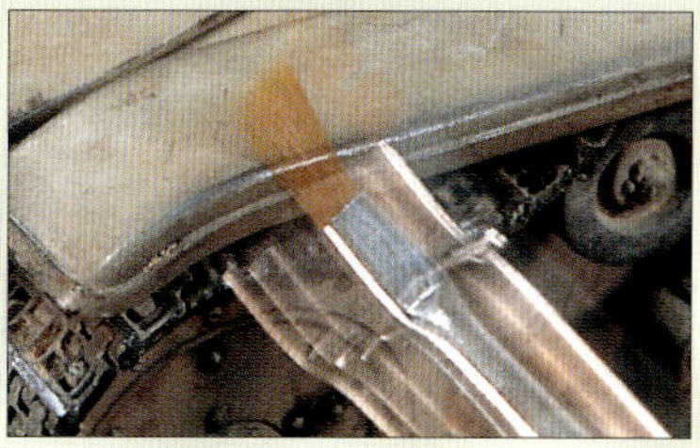

DIE EIGENSCHAFTEN VON GRAPHIT

Graphit besitzt interessante Eigenschaften, mit denen sich Metall-Effekte auf bemalten Oberflächen erzeugen lassen. Mit einem Bleistift 9B (sehr weich) kann Metall simuliert werden, das, wie in unserem Fall, an abgenutzten Oberflächen zum Vorschein kommt. Die Fotos zeigen, wie das Verfahren am Kotflügel und dem Leitrad des Kettenantriebs verwendet wird. Dabei wird in den betreffenden Zonen mit der Spitze des Bleistifts etwas Graphit aufgebracht und anschließend mit einem weichen Pinsel verstrichen, bis eine glänzende Oberfläche entsteht. An Stellen mit starken Aufhellungen kann auf dem Graphit auch mit einem Silberstift (z.B. Berol Charisma Color silver) gearbeitet werden.

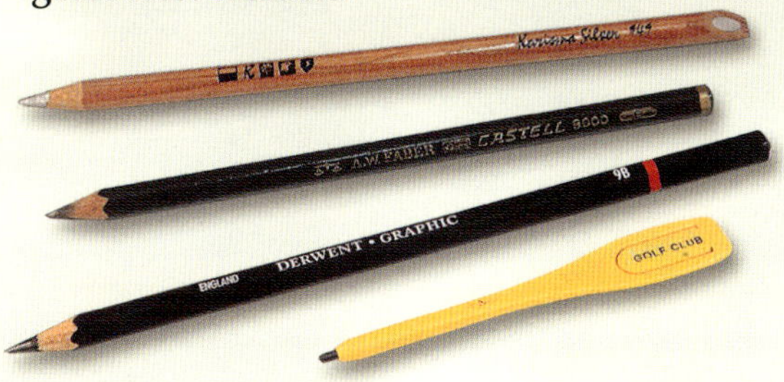

Oben: Beispiele für Bleistifte verschiedener Härten, die bei dieser Methode benutzt werden können.

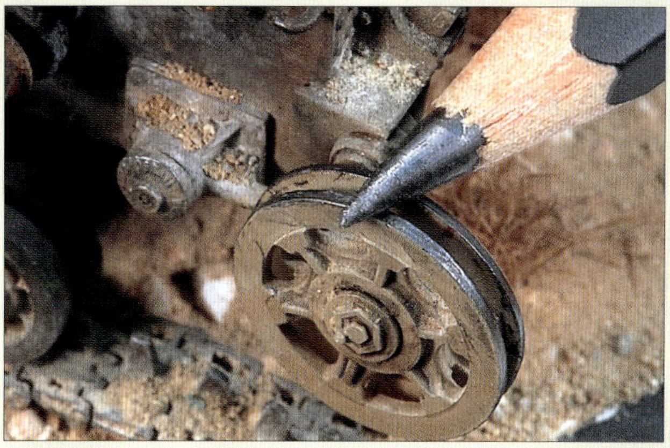

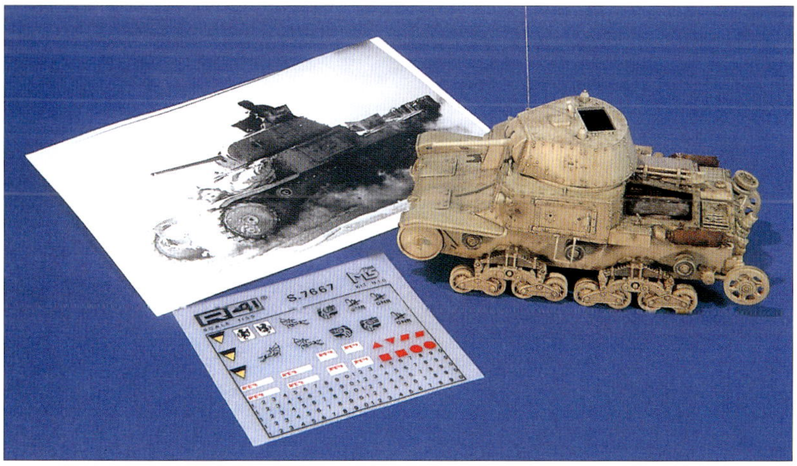

Oben: Auf diesem Bild sind die Transferbilder von MS Trade zu sehen, die für das Divisionsabzeichen benutzt wurden.

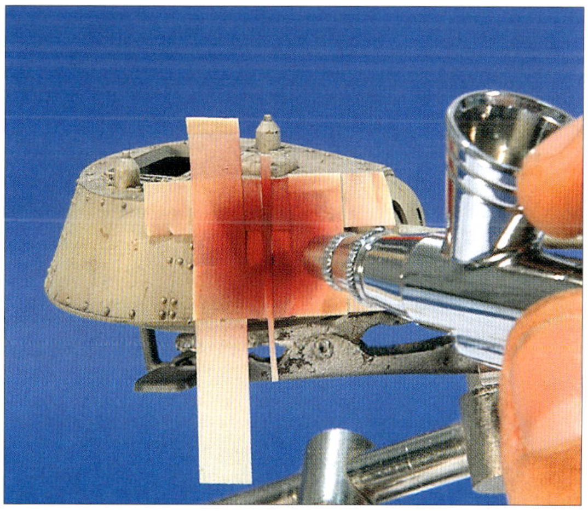

Oben und unten: Um das Abteilungssymbol des Panzers zu erzeugen, wurde auf Maskierband und Spritzpistole zurückgegriffen.

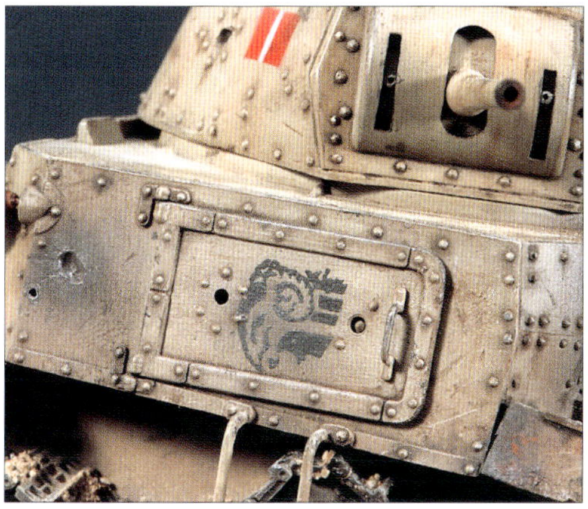

Links: Der aufgebrachte Widderkopf (Ariete) des Divisionsabzeichens. Die Transferbilder lassen sich sehr gut verarbeiten und bedürfen nicht so viel Aufmerksamkeit bei der Verarbeitung wie Decals.

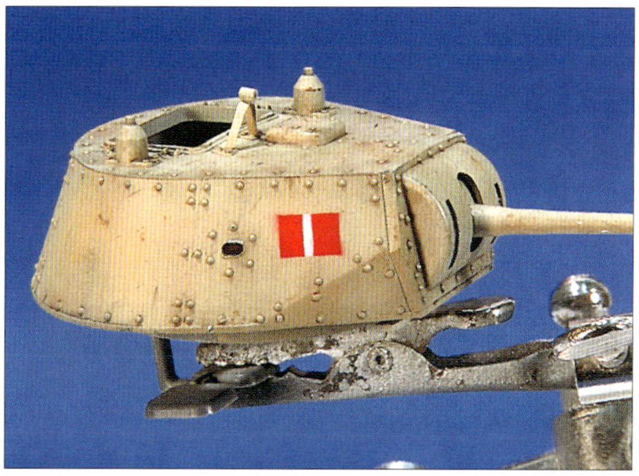

DIE DARSTELLUNG VERBRANNTEN LACKES

Bei der hier dargestellten Maßnahme wurde verdünnte weiße Ölfarbe benutzt, um die Ascheränder an dem verbrannten Lack darzustellen.
Die Bilderabfolge zeigt das Aufbringen der Farbe sowie ihre Verteilung und Abtönung, die in mehreren Durchgängen stattfand, bis ein zufriedenstellendes Ergebnis erreicht war.

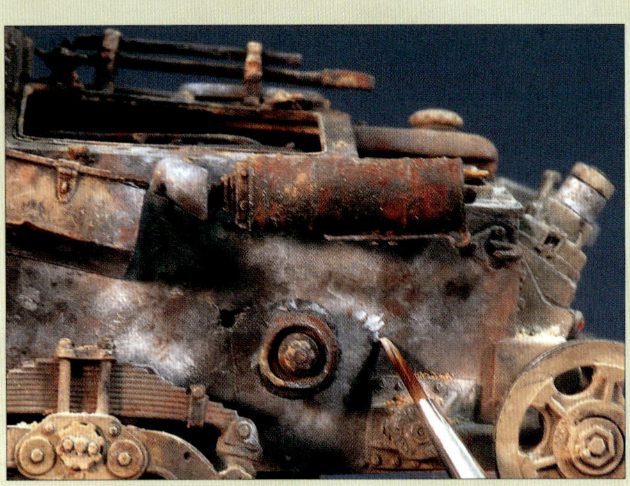

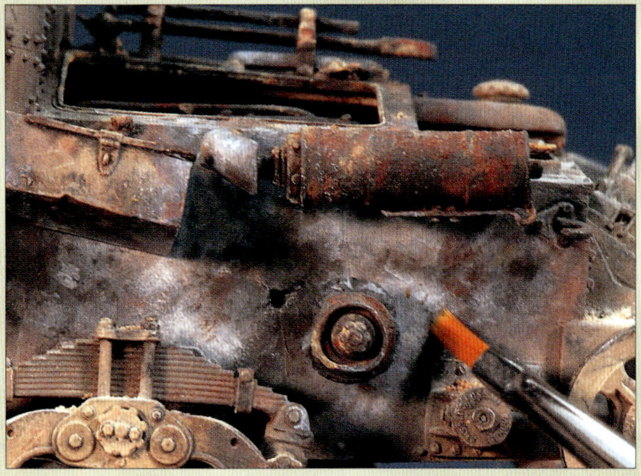

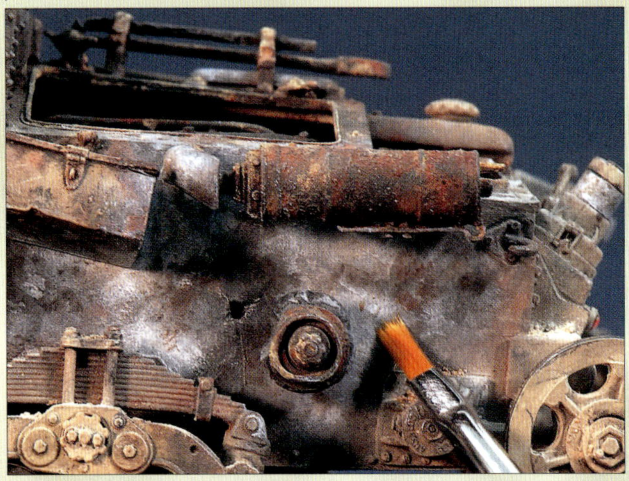

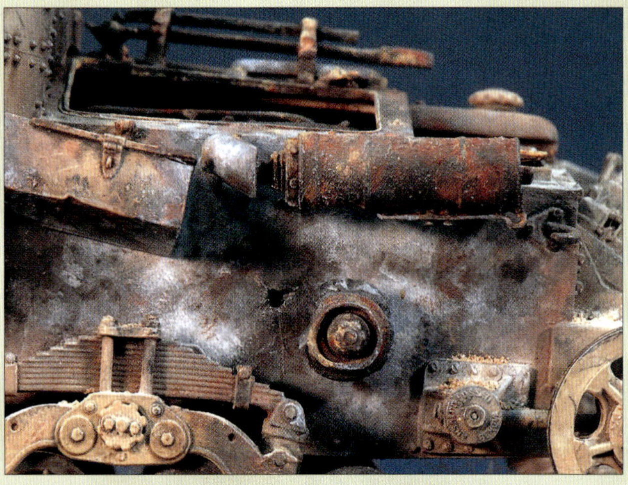

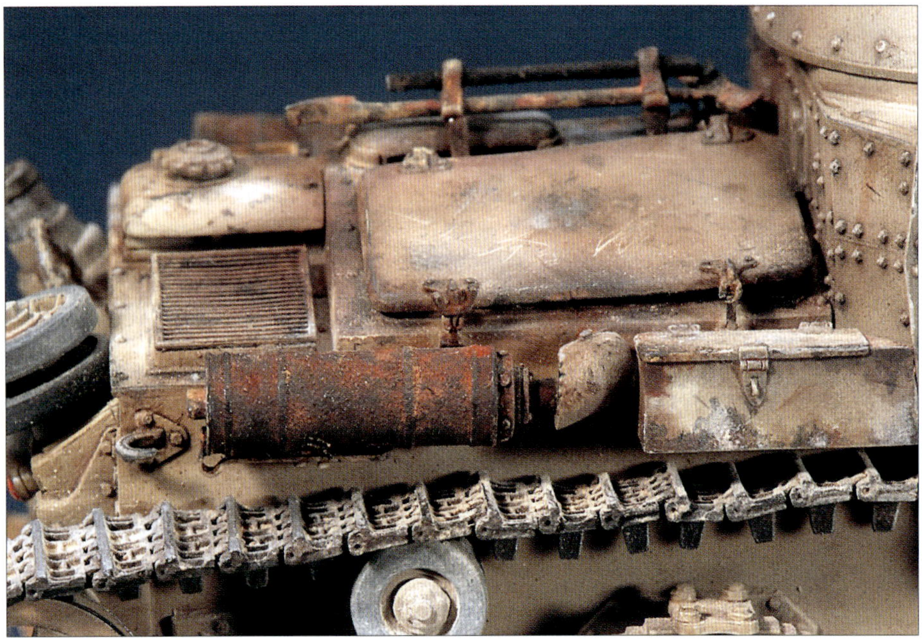

Gravuren am Modell zu betonen und ihnen so eine größere Tiefenwirkung zu verleihen.
Um die Haftungsfähigkeit dieser Mischung zu erhöhen, wurde vorher entlang der Gravuren etwas reine Verdünnung mit dem Pinsel aufgetragen. Es genügt dann, einen mit der Farbe getränkten Pinsel an einem Punkt der Gravur anzusetzen und die Farbe wird in die Vertiefung gezogen. Das vorherige Aufbringen der reinen Verdünnung verhindert das Entstehen lästiger Flecken, was sonst vor allem auf matten Farben zu beobachten ist. Nach etwa zwanzig Minuten nutzt man die lange Trocknungszeit der Ölfarben und streicht entlang der senkrecht verlaufenden Gravuren mit einem trockenen Pinsel von oben nach unten,

um so einen realistischen Verlauf der Verschmutzungen bis in den durchscheinenden Bereich zu erzeugen.
Zu diesem Zeitpunkt wurden die Einschusslöcher der Granaten mit einem Bohrer mit passendem Durchmesser erzeugt. Um bei ihnen das Aussehen geschmolzenen Metalls zu erzeugen, wurden sie noch mit etwas Hitze behandelt.
Wegen seiner schlechten Qualität neigte der bei italienischen Panzern verwendete Stahl dazu, bei solchen Beschädigungen zu brechen, was auf vielen Aufnahmen aus dieser Zeit bestätigt wird. Deshalb wurden um das große Loch noch einige Spalten eingeritzt.
Die Bemalung und Alterung des Motors bedurfte einiger Überlegungen. Der Zylinderkopf bestand aus Gusseisen und erhielt deshalb einen metallisch schwarzen Anstrich, der Motorblock bestand aus Aluminium und wurde folglich in einem Silberton lackiert. Die Auspuffanlage schließlich erhielt eine Bemalung mit brauner Farbe. Die Innenseite des Motorraums wurde rot bemalt.

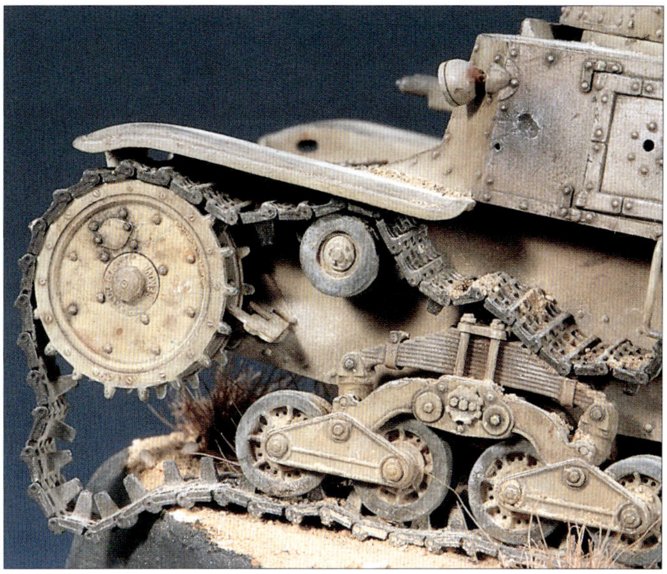

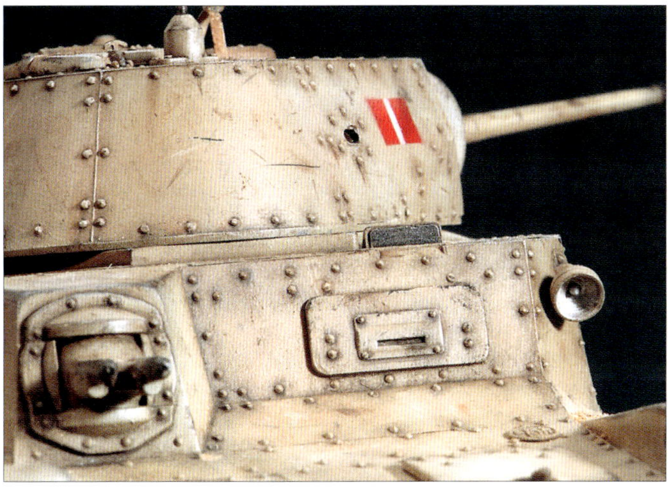

Jetzt machten wir uns noch Gedanken, welche Auswirkungen der Treffer auf das Erscheinungsbild des Motorraums haben konnte. Wir dachten uns, dass der in diesem Fahrzeug verwendete Dieselmotor nur relativ schwer in Brand geriet. Geschah dies allerdings doch, so entwickelte sich ein stark rußhaltiger Rauch, der sich auf alle Oberflächen im Motorraum niederschlug. Um diese Wirkung im Motorraum nachzubilden, entschieden wir uns, mit Verdünnung vermischtes schwarzes Farbpulver von W&N mit der Spritzpistole aufzubringen. Ein paar Rostspuren mit brauner Farbe am Zylinderkopf schlossen die Alterung im Motorraum ab.

Korrosion ja oder nein

Es ist ja bekannt, dass Rost eine Reaktion von Metallen mit Sauerstoff ist, die gerade an Stellen auftritt, die besonders der Feuchtigkeit ausgesetzt sind. In einem Gebiet wie der nordafrikanischen Wüste, das nicht so sehr mit Feuchtigkeit gesegnet ist, tut sich der Rost etwas schwerer. Im Gegensatz zu Fahrzeugen, die im mitteleuropäischen Kriegsschauplatz eingesetzt wurden, beschränkt sich hier die Rostbildung vornehmlich auf Teile, die hohen Temperaturen ausgesetzt sind, wie z.B. der Auspuffanlage.
Dies sind also Überlegungen, die bei der Darstellung eines in der Wüste eingesetzten Fahrzeugs gemacht werden müssen. Wir umgingen dieses kleine Problem aber elegant, indem wir den Ruß des beim Treffer entstandenen Feuers nutzten und den hinteren Bereich um den Motorraum damit behandelten.
Die minderwertigeren Metalle, die bei Werkzeugen, Kisten, aber auch an den Kotflügeln und den Kühlergittern verwendet wurden, sind eher anfällig für Rost und wurden deshalb auch mit etwas Orangebraun bis Gelb behandelt. Um die Rostflecken zu verwirklichen, wurde eine Mischung aus Farbpulver, Ölfarben und Humbrol-Enamelfarben verwendet.
An den Auspufftöpfen wurde eine fortgeschrittene, aber noch oberflächliche Korrosion dargestellt. Dafür wurde eine Mischung aus Microsfere-Pulver und Ölfarbe (Siena gebrannt) auf den Auspufftöpfen aufgetragen. Auf diese noch feuchte Mischung wurden dann noch verschiedene Farbpulver aufgebracht, um einige Variationen bei den Farben zu erhalten.
Auch an anderen Stellen des Modells versuchten wir, verschiedene Korrosionsstufen mit Farbvariationen darzustellen. An der linken Seitenwand des Modells in der Nähe des Motors sollte

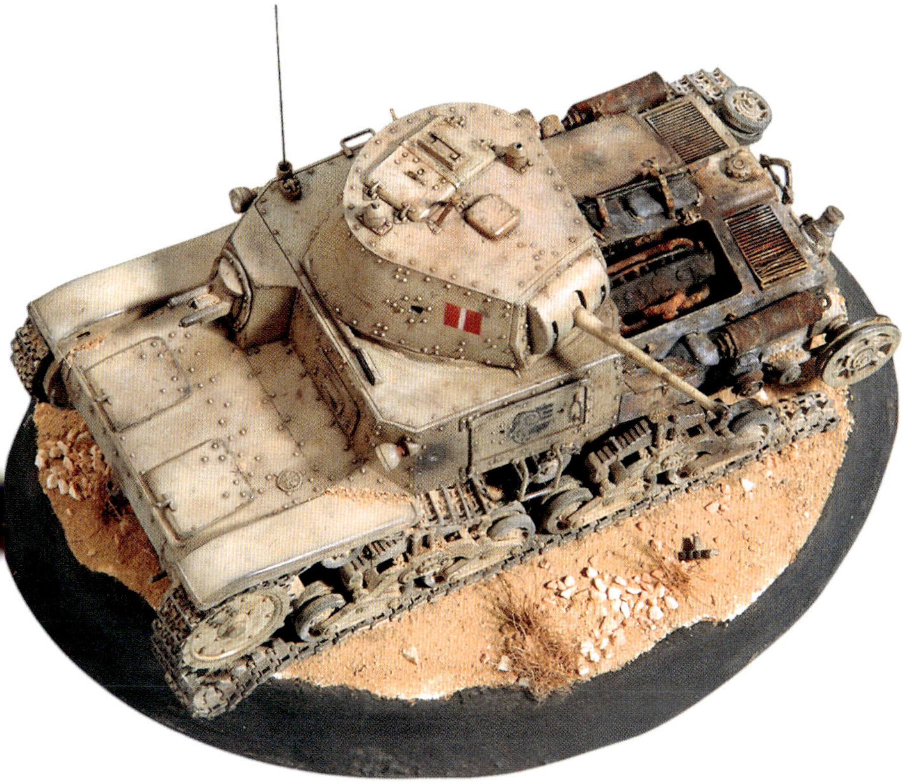

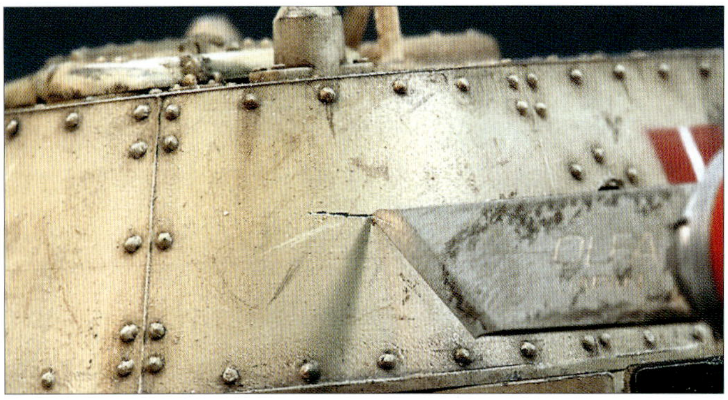

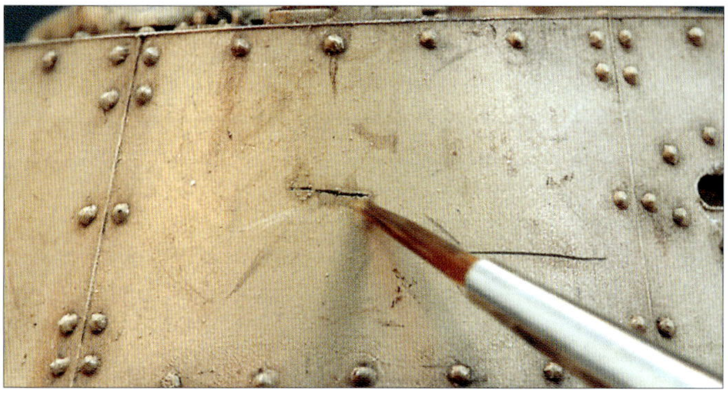

Oben: **Um kleine Kratzer darzustellen, gibt es ein einfaches und sehr wirksames System. Mit einer Messerklinge wird zuerst der Kratzer erzeugt und dann erfolgt ein Washing im Inneren des Kratzers. Allerdings lässt sich hier das graue Plastik nur schwerlich anders gestalten.**

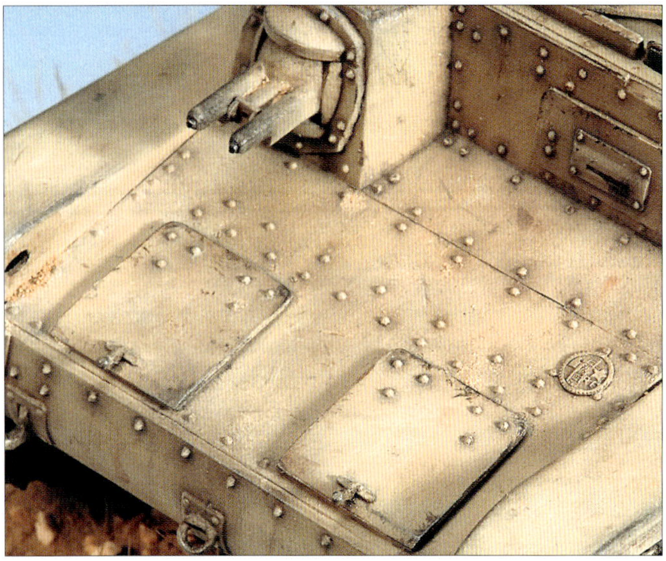

Oben: **Nachdem das Modell auf dem Sockel befestigt war, wurde es vorsichtig mit etwas Sandmaterial eingestaubt, das auch für den Sockel verwendet wurde, um Modell und Umgebung aufeinander abzustimmen.**

die Auswirkung des verbrannten Lacks dargestellt werden. Hier spritzten wir eine graue Mischung auf, die durch Zugabe von etwas weißem zu schwarzem Farbpulver entstand.

Das Pulver wurde dabei mit Verdünnung versetzt, als Bindemittel diente etwas matter Klarlack von Humbrol. Diese Farbmischung wurde in unregelmäßiger Art und Weise aufgespritzt, um auch halbtransparente Zonen zu erzeugen.

Etwas verdünnte weiße Ölfarbe, an den Randzonen in leicht überlagernden Schichten aufgetragen, genügt vollkommen, um Aschenreste zu simulieren. Zusätzlich wurde mit einem sehr feinen Pinsel weiße Lifecolor-Acrylfarbe punkförmig aufgetragen, um die Intensität der Farbe teilweise zu erhöhen und verschiedene weiße Farbabtönungen zu erhalten.

Auf den Bildern lässt sich erkennen, dass die Laufrolle, die am nächsten zum Motorraum ist, ein ziemlich angegriffenes Aussehen hat. Dazu wurde ein großer Teil des Gummibelages des Rades entfernt, der bei dem Feuer verbrannt war. Es genügt dazu das Rad in eine Art kleine Drehbank einzuspannen und das überschüssige Plastik mit einem Bastelmesser abzuschneiden.

Die Markierungen

Die Vorlage für unseren M13/40 lieferte ein historisches Foto dieses Fahrzeugs bei der Fahrt in der Wüste. Wir entschlossen uns, das Modell an diesem Vorbild anzulehnen, ohne das genaue Schicksal dieses Panzers zu erforschen, das vielleicht ganz anders ausgesehen hat, als das, was wir ihm zugedacht hatten. Es handelt sich bei unserem Fahrzeug um einen Panzer der Division Ariete und wir orientierten uns bei den Markierungen an den verfügbaren Fotos. Die Divisionsabzeichen an den Seitenwänden des Panzers stammen von einem Bogen mit Transferbildern von MS Trade. Für das Zeichen der Abteilung reichte etwas Maskierband, eine Spritzpistole und etwas Geduld.

Unten: **Eine weitere Methode zum Erzeugen der Kratzer ist, an den betreffenden Stellen mit einer Nadel entlang zu fahren, nachdem die Basisfarbe mit einer dunkleren Schicht überzogen worden war. So kommt die ursprüngliche Farbe, die vor dem Alterungsprozess zu sehen war, wieder zum Vorschein.**

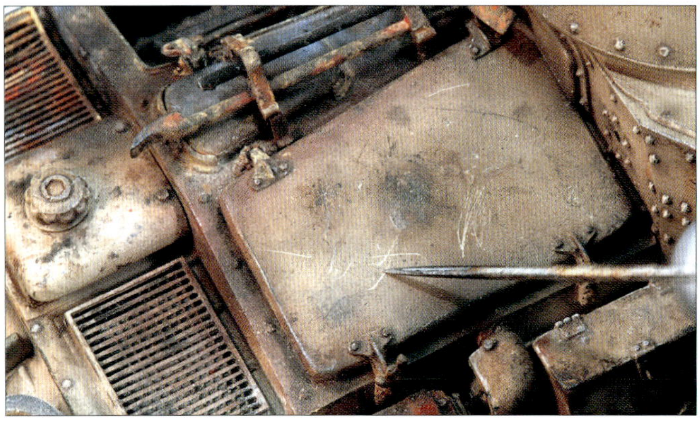

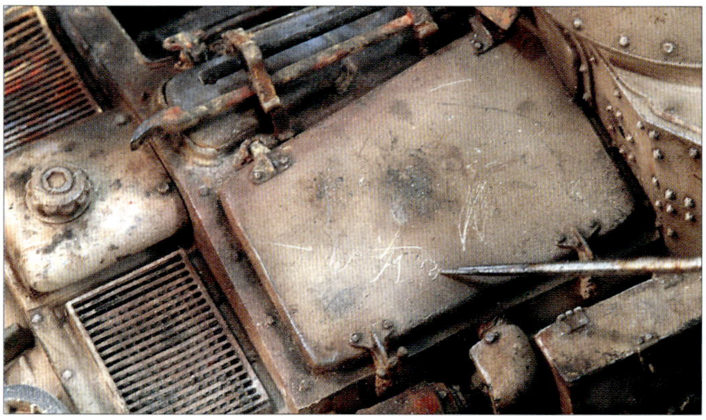

Der letzte Feinschliff

Wir wollten ein Modell darstellen, das sich durch eine größtenteils unversehrte Struktur auszeichnet, aber trotzdem den Eindruck der Unbrauchbarkeit und des Aufgebens ausdrückt.
Wir konzentrierten uns deshalb darauf, die vielen Einzelheiten der Beschädigungen mit größter Sorgfalt darzustellen.
Der Rauch des Feuers im Motorraum hat auch Spuren am Turm hinterlassen. Das Werkzeug, das über dem Motorraum montiert ist, weist deutliche Spuren des Brandes auf, der Holzstiel der Schaufel ist dabei vollständig verbrannt.
Die linke Motorabdeckung wurde durch die Wucht der Explosion der Granate abgesprengt und auch der Motor selbst leicht in seiner Verankerung verschoben.
Auch die Darstellung auf dem kleinen Sockel, auf dem das Modell nur mit Mühe Platz hat, wurde nicht zufällig gewählt. Die kleine Erhöhung und das schwarze Unterteil verleihen dem Modell eine gewisse Dramatik.

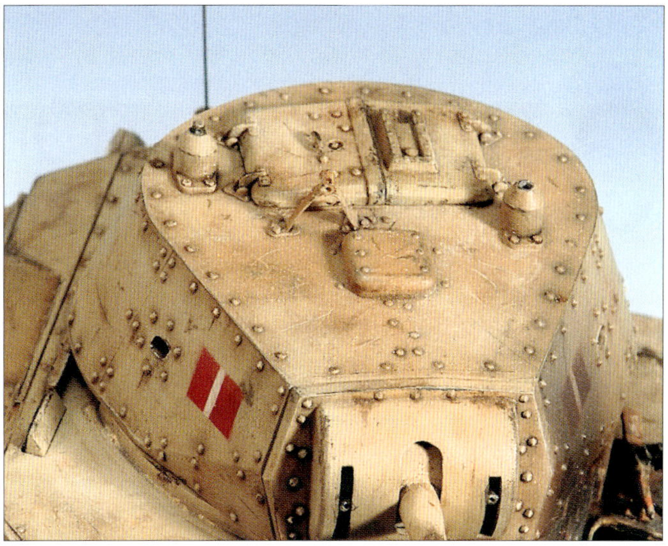

Schlussbemerkungen

Dieses Modell ist ein klassisches Beispiel für sich entwickelnden Modellbau. Die ursprüngliche Idee für das Modell wurde während der Entstehung abgewandelt und so in ein noch vielversprechenderes Ergebnis umgewandelt. Die Autoren dieses Berichts haben den begründeten Verdacht, dass diese Vorgehensweise in der Welt des Modellbaus wohl gang und gäbe ist!

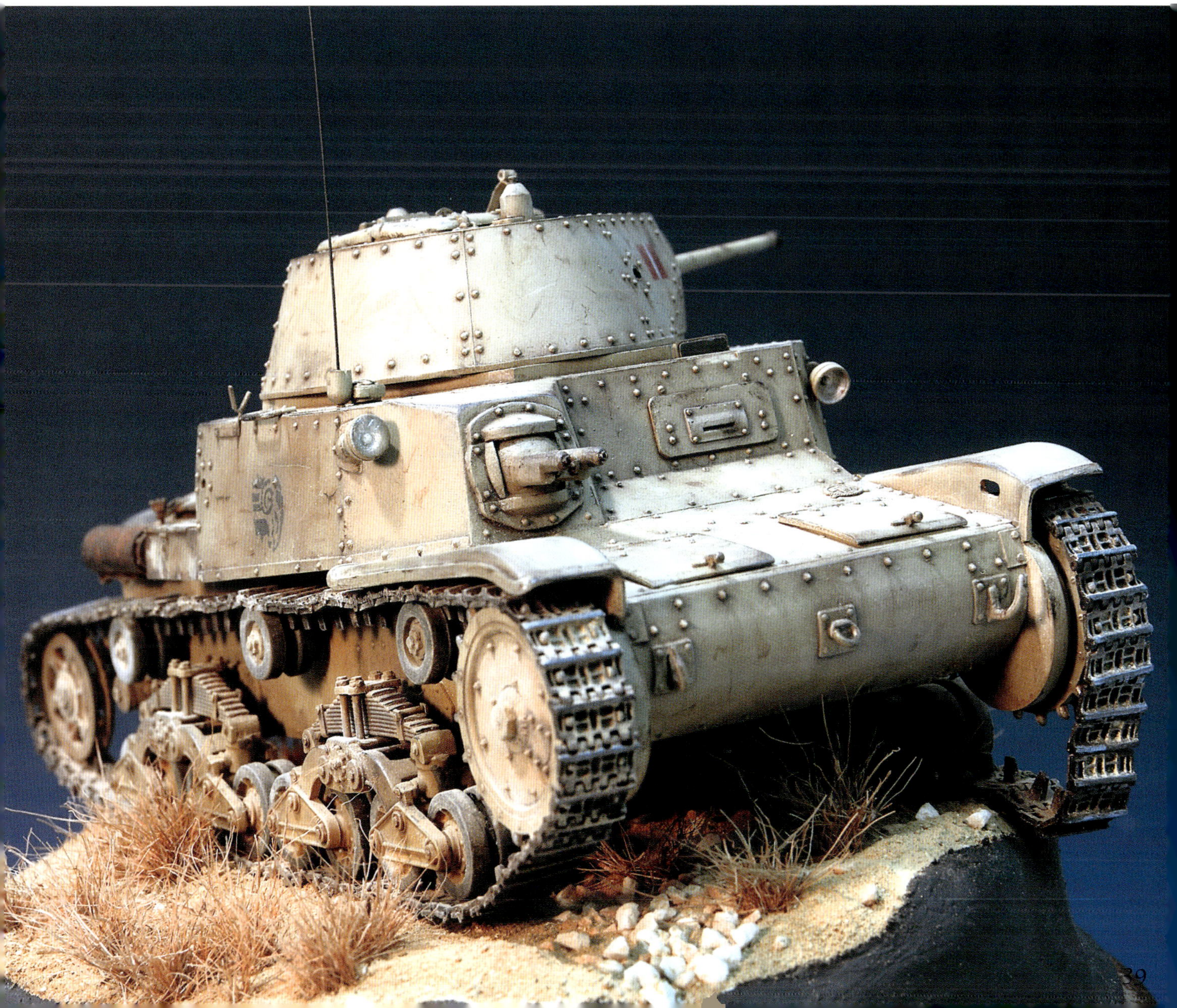

ITALERI 1/24

OPEL BLITZ

VON Stefano Zaghetto

DARSTELLUNG EINES AUSRANGIERTEN FAHRZEUGES

Ich hatte den Wunsch, bis zum äußersten getriebene Alterungsprozesse bei der gleichzeitigen Verwendung neuer modellbauerischer Techniken zu erproben. Da mich Autos und dabei vor allem Lastwagen in den verschiedensten Verfallsstadien schon immer reizten, begann ich damit, mich intensiv mit dieser Thematik zu beschäftigen.

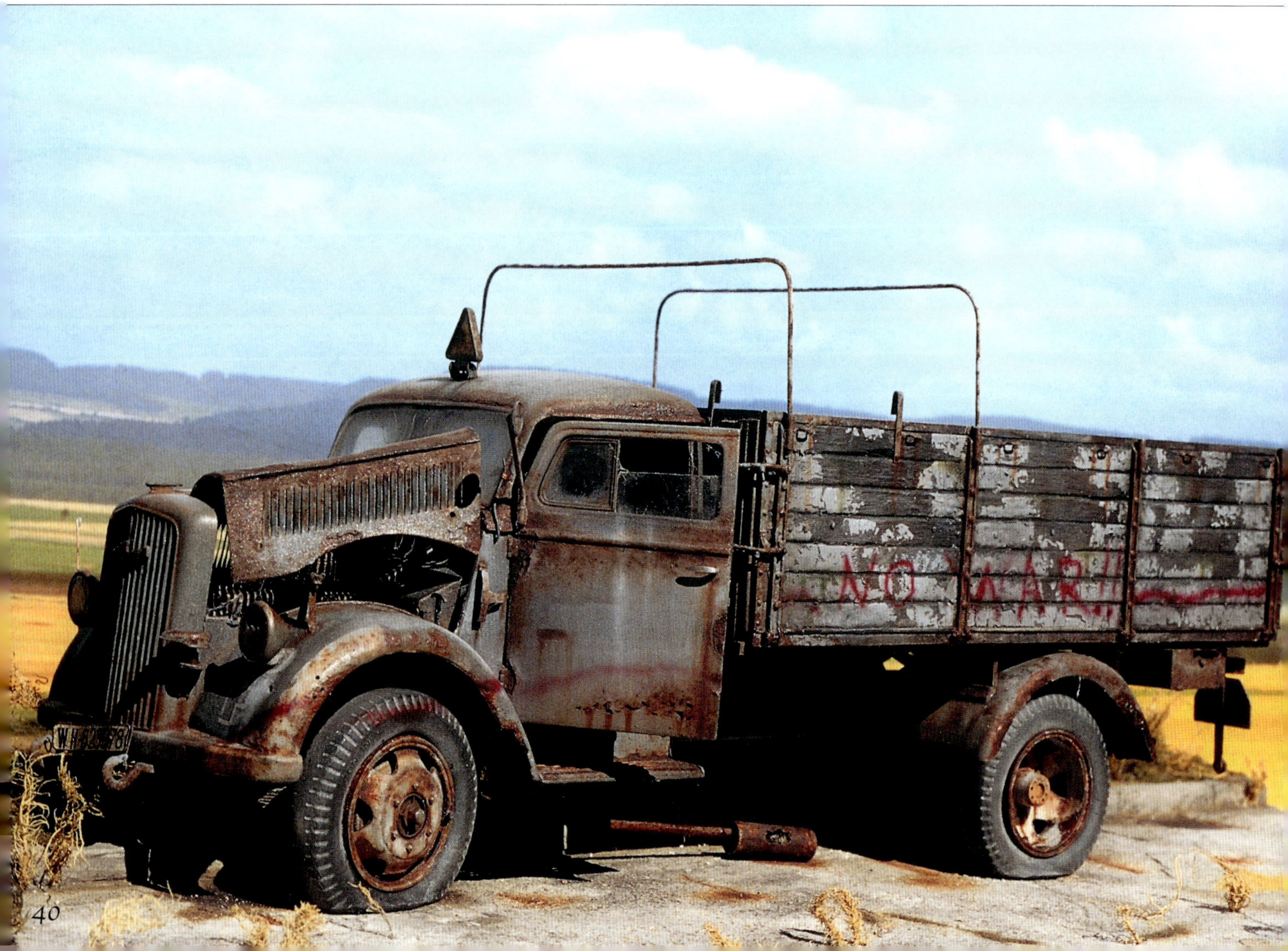

Rechts: **Bei den Felgen wurden Anzahl und Position der Löcher für die Radschrauben korrigiert. Auf der Felgenvorderseite wurden zwei Plastikscheiben hinzugefügt. Die Originalfelgen aus dem Bausatz sind in der oberen Reihe zu sehen.**

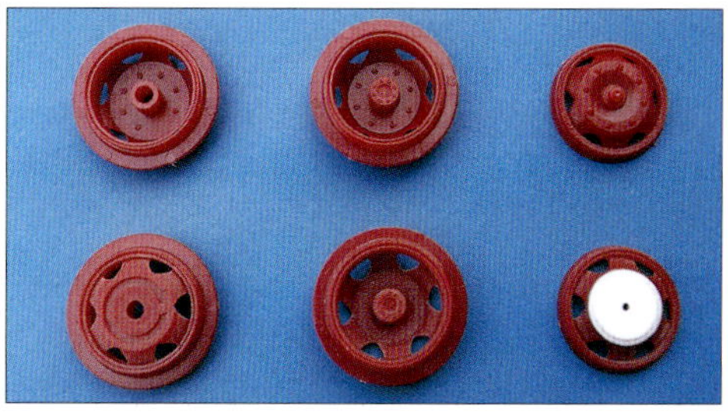

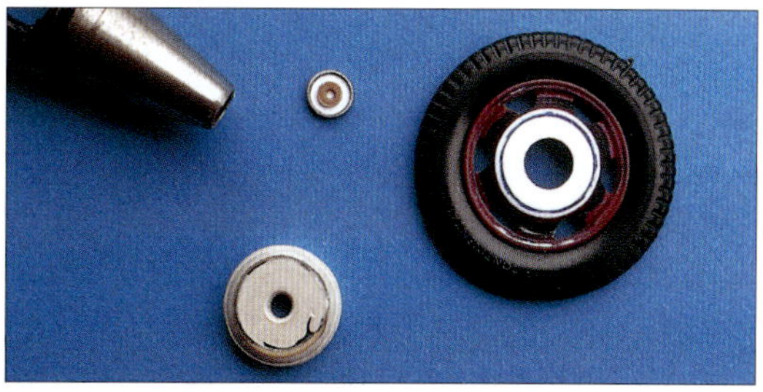

Oben rechts: **Die Radnabe wurde mit einem Locheisen vorsichtig herausgestanzt und dann zusammen mit der Bremstrommel, die im Bausatz fehlt, wieder neu aufgebaut.**

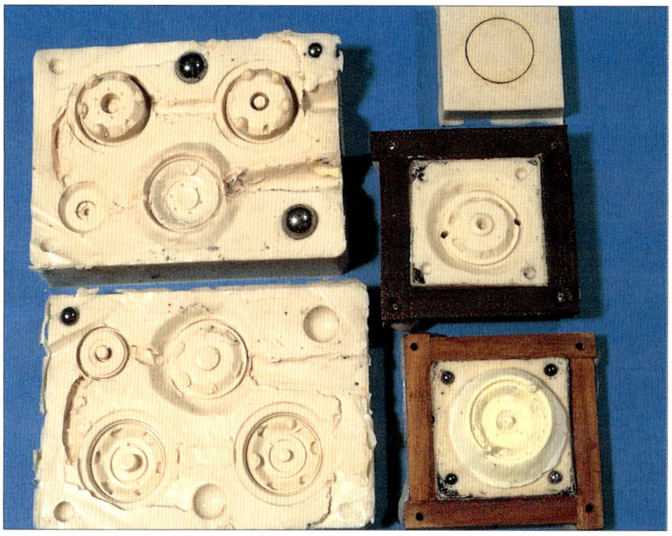

Oben: **Die Silikonformen, die für Reproduktion der Bremstrommeln und Radnaben angefertigt wurden.**

Wo und wie beginnt der Verfallsprozess und mit welchen Mitteln stelle ich diesen Prozess bei verschiedenen Ausgangsstoffen im richtigen Zeitverlauf dar? Was ist mit dem Rost? In wie vielen Variationen zeigt er sich? Welche Farben kann er haben? Und wie wirkt sich der Verfallsprozess auf das Erscheinungsbild von Holz aus?

Ein Fahrzeug, das schon etwa zehn Jahre des Verfalls auf dem Buckel hat, weicht doch schon sehr stark von einem Modell ab, wie es in der Regel aus einem pressfrischem Bausatz erstellt wird. Es bedarf also einiger Maßnahmen, bis das Modell in dem rostigen Zustand "erstrahlt", der mich so sehr fasziniert! Meine Wahl fiel auf einen Bausatz des Opel Blitz in 1:24 von Italeri, einerseits weil es ein für diesen Maßstab recht kleines Modell ist (ca. 25 cm) und man andererseits bei Bedarf aus diesem Modell auch eine militärische Version erstellen kann.

Ich wollte ein ansprechendes Ergebnis erzielen, ohne auf die Techniken zurückzugreifen, die man schon so oft in den verschiedensten Artikeln gesehen hat (Typ: Schlamm und Staub "perfekt simuliert" mit der Spritzpistole oder Trockenmalen mit Humbrol Nr. 72). Auch wollte ich demonstrieren, dass es nicht notwendig ist, die immer gleichen Produkte für das Altern zu verwenden, was nur dazu führt, dass die Modelle dadurch eine gewisse Uniformität erhalten.

Der Plan

Ich entschied mich, einen Opel Blitz mit hohen Bordwänden an der Pritsche zu bauen, wie sie auch am 1:35er Bausatz des gleichen Fahrzeugs von Italeri zu finden sind. Ich stellte den Lastwagen in eine einfache Umgebung, die nicht den Anspruch eines Dioramas erfüllen will, sondern nur dazu dient, den Anschein eines aufgegebenen und verfallenen Fahrzeugs zu verstärken. Diesen Eindruck soll die alte, nicht mehr im Gebrauch befindliche Zapfsäule verstärken. So könnte man sich die Situation vorstellen, in der man irgendwo auf ein ehemaliges Militärfahrzeug stößt, das nur darauf wartet, restauriert zu werden.

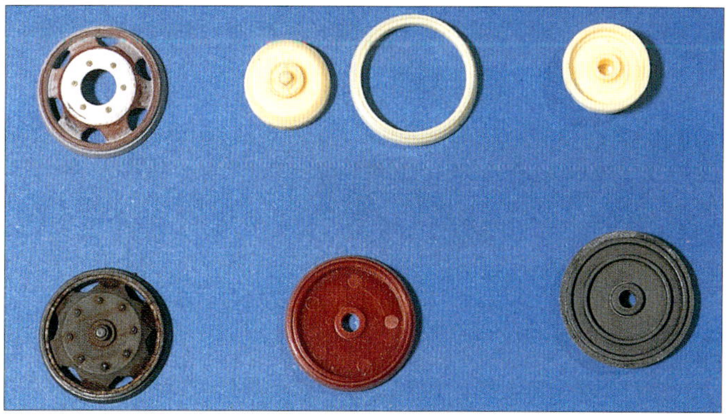

Oben: **Eine Gegenüberstellung der Originalteile und der modifizierten Felgen..**

Links: **Vergleich zweier kompletter Räder.**

Rechts: **Ansicht eines platten Rades nach der Bemalung.**

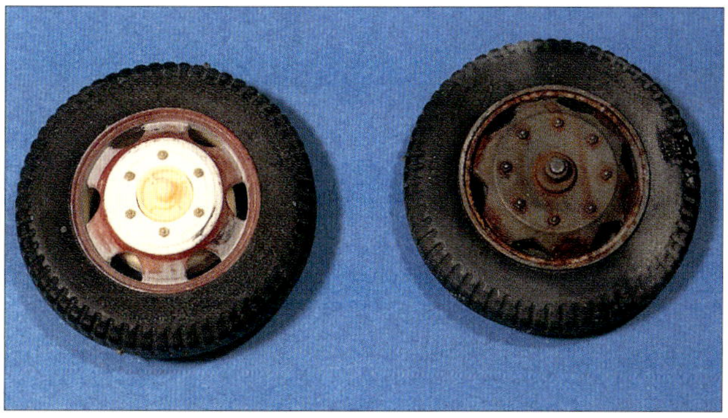

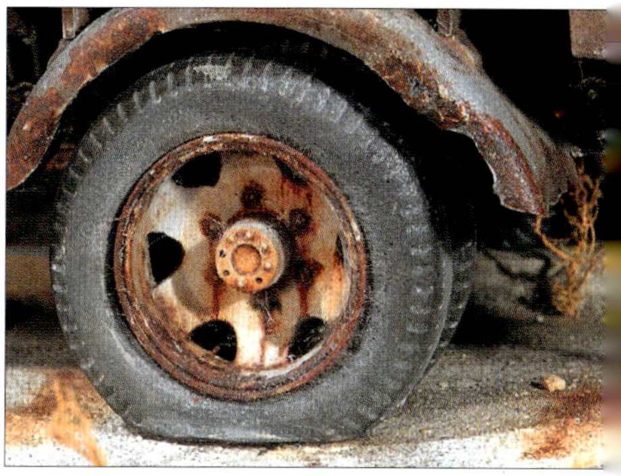

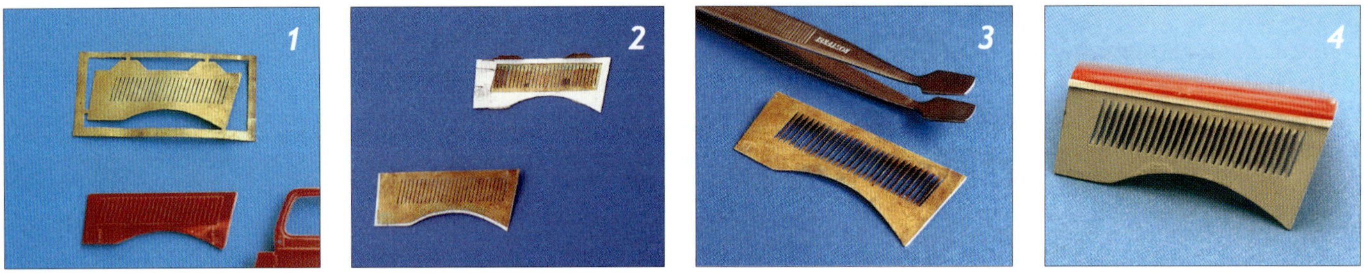

Oben: 1) Die Seitenteile der Motorhaube wurden durch Fotoätzteile ersetzt, um die Haube im offenen Zustand darzustellen. 2) Das Messingmaterial des Fotoätzteils ist mit 0,1 mm sehr dünn und mußte durch 0,5 mm starkes Plastiksheet verstärkt werden. Die beiden Laschen am oberen Rand werden so gebogen, dass die Haube in Faltstellung dargestellt werden kann. 3) Um die Kühlschlitze aufzubiegen, wurde eine breite Pinzette benutzt. 4) Eine Hälfte der Motorhaube ist fertig. Das rote Oberteil wurde aus dem Bausatzteil herausgetrennt, wo es eine Einheit mit der Windschutzscheibe und dem Kabinendach bildet.

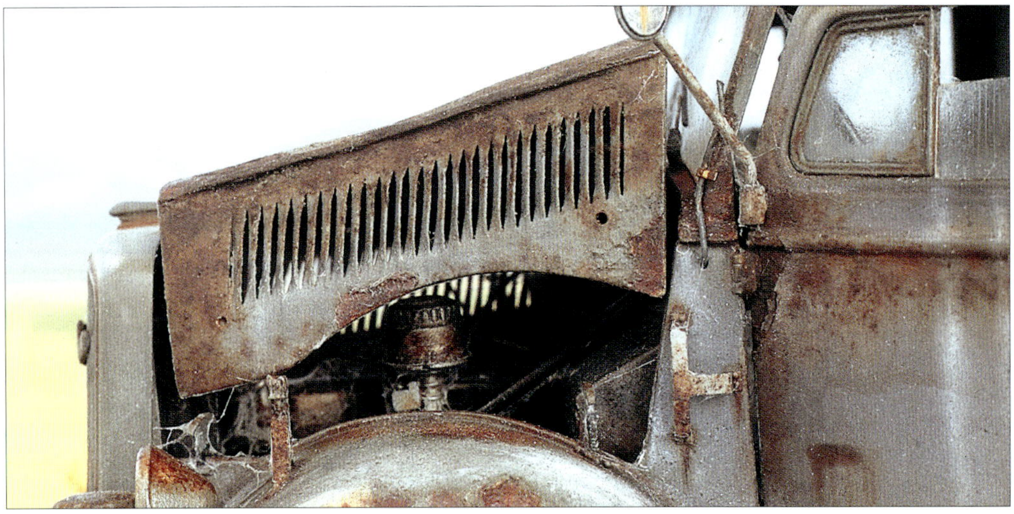

Änderungen und Verbesserungen am Bausatz

Umbau der Felgen

Für die im Bausatz enthaltenen Felgen - sechs Speichen und acht Radmuttern - konnte ich in den Dokumentationen keine Bestätigung finden. Vielmehr wurden anfangs Felgen mit sechs Speichen und sechs Muttern sowie dann später Felgen mit jeweils acht Speichen und Muttern verwendet. Dabei waren bei den Felgen mit sechs Speichen die Muttern deutlich näher an der Radnabe positioniert. Die Felgen aus dem Bausatz sind also schlichtweg falsch und müssen überarbeitet werden. Wie ich dabei vorging, ist den Bildern zu entnehmen. Nachdem ich die vorderen Felgen geändert hatte, baute ich die Bremstrommeln mittels Resinteilen neu auf, in die ich auch die Radnaben integriert hatte.
An der Hinterachse sind die Felgen der Zwillingsbereifung gegeneinander montiert, so dass lediglich die Mutternköpfe der äußeren Felge entfernt und neu aufgebaut werden mussten. Die einzige echte Änderung waren hier die längeren Ventile, die vom jeweiligen inneren Rad nach außen führen.

Bei einem durchgerostetem Schalldämpfer kann man die Gelegenheit nutzen, um sein Innenleben zu detaillieren. Dazu genügt ein gelochtes Röhrchen und ein Stück Scotchbrite-Topfreiniger.

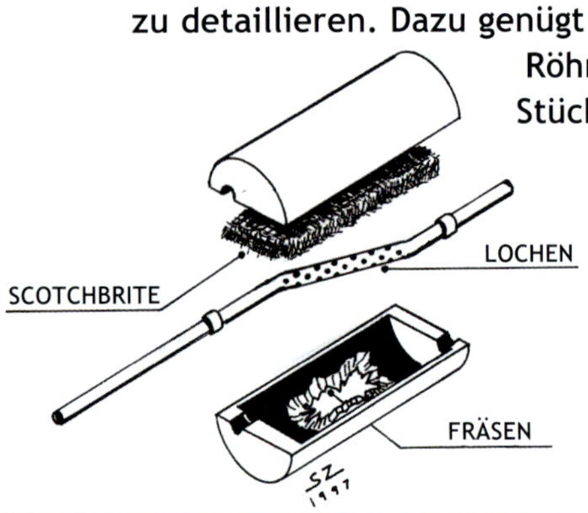

Unten: Nachdem die Sitzflächen mit einer Fräse und einem Bastelmesser aufgebrochen waren, wurde der Sitzrahmen aus 1 mm und die Sitzfedern aus 0,4 mm starkem Draht aufgebaut. Mit etwas Scotchbrite wurde dann noch die Polsterung imitiert.

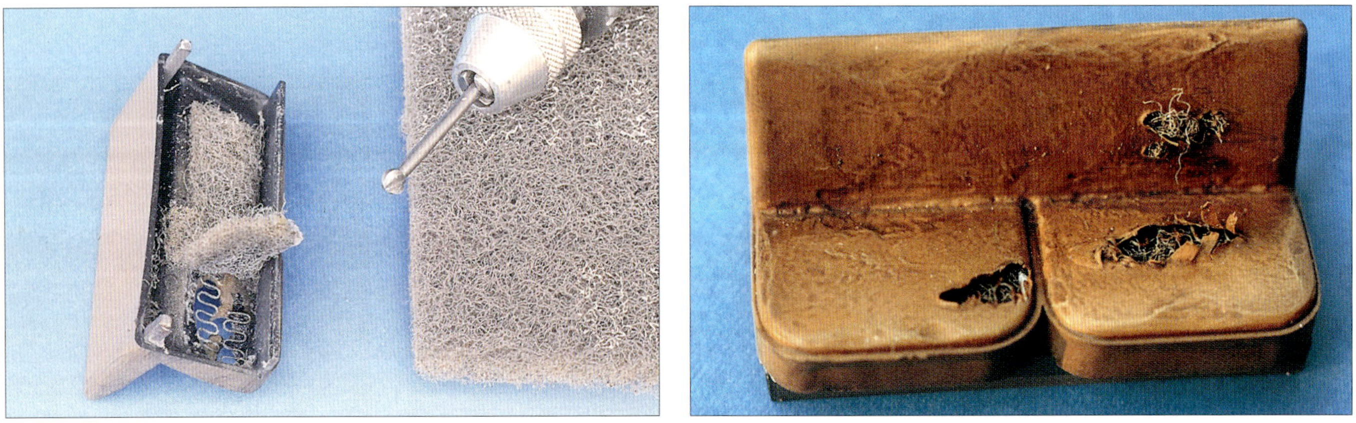

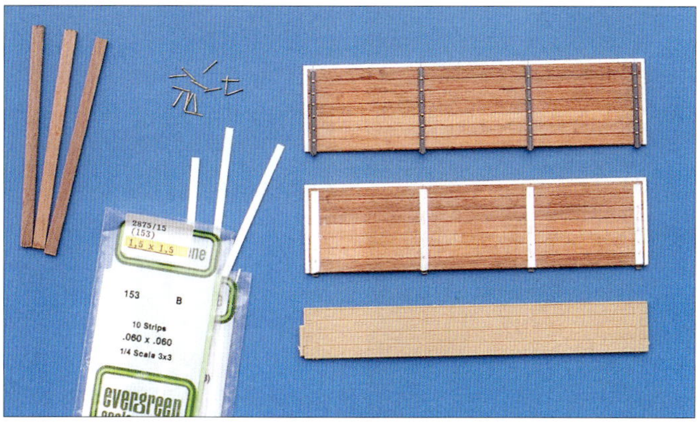

Oben: Die linke und rechte Bordwand entstanden aus Holzleisten und Evergreen-Profilen.

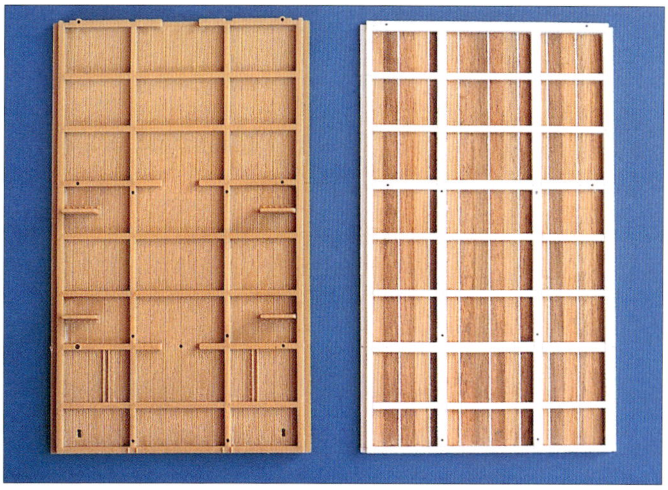

Oben: Links der Pritschenboden aus dem Bausatz und rechts der Eigenbau aus Holz und Plastik-Profilen.

Mit einer Bastelsäge wurden die Holzleisten noch vor dem Zusammenbau in Längsrichtung aufgerauht, um Gebrauchsspuren vorzutäuschen.

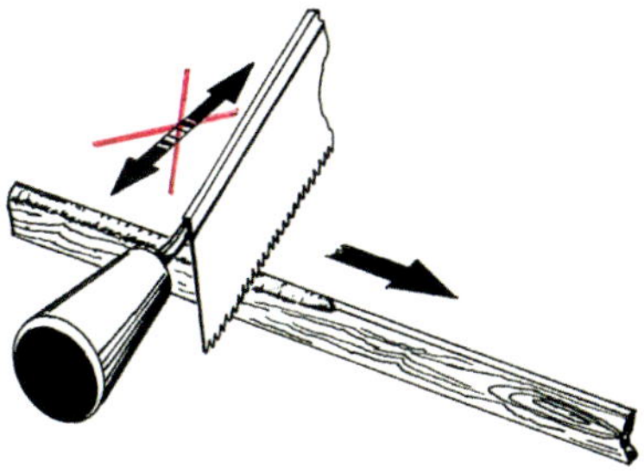

HERSTELLUNG DER BORDWÄNDE

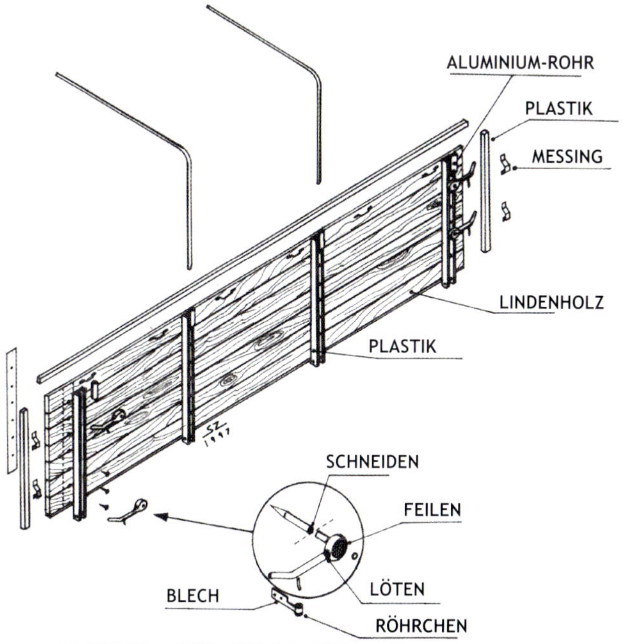

Die Kühlschlitze in den seitlichen Motorabdeckungen

Der Opel Blitz von Italeri ist mit einem sehr schönen Motor ausgestattet, den ich noch zusätzlich verfeinerte, und es wäre eine Schande, diesen Motor unter den Abdeckungen zu verbergen. Diese Abdeckungen öffnen sich flügelartig und werden durch die seitlichen Lüftungsschlitze gekennzeichnet. Ich baute also die linke Abdeckung so um, dass ich sie in geöffnetem Zustand darstellen konnte, um so den Blick auf den ursprünglich von Chevrolet stammenden Sechszylinder-Motor freizugeben. Den Motorraum hatte ich natürlich noch allerlei Einzelheiten wie z. B. der vom Armaturenbrett herrührenden Verkabelung angereichert.

Unten: Links ist einer der vielen Schritte zur Alterung des Holzes zu sehen. Rechts ein Blick auf die Pritsche nach Ende der Arbeiten.

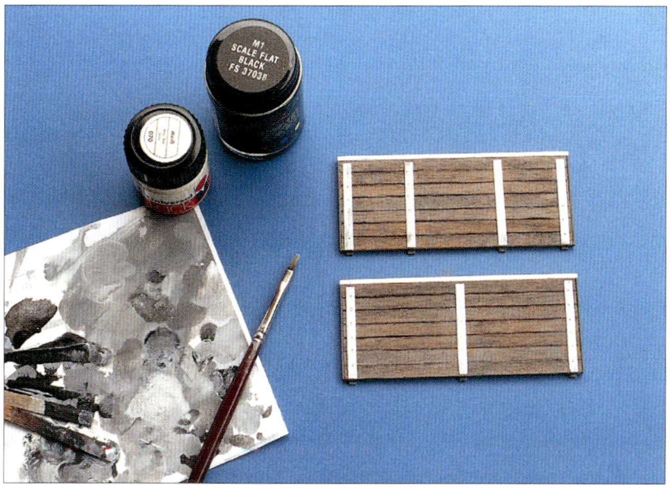

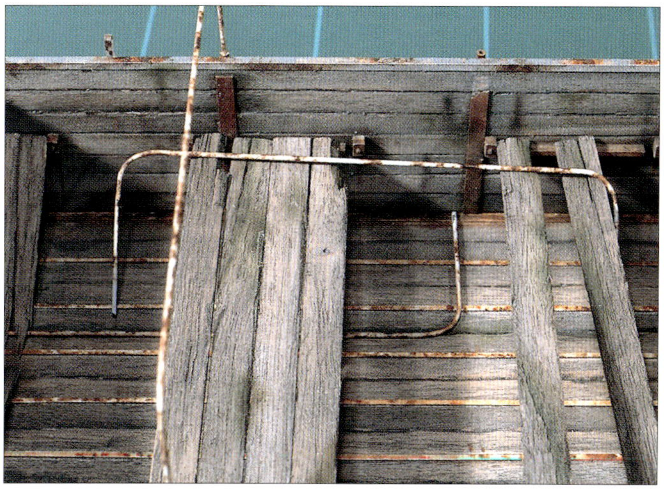

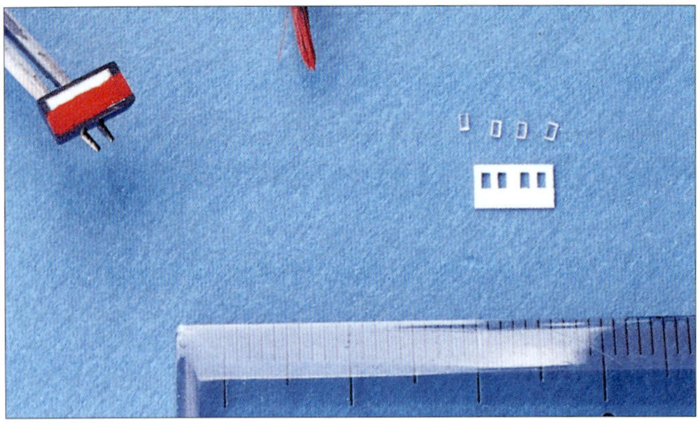

Die typische deutsche, in vier Abschnitte unterteilte Heckleuchte, mit der bei Kolonnenfahrt der Abstand zum vorausfahrenden Fahrzeug abgeschätzt werden konnte. Man beachte auch die vier einzelnen Klarsichtteile.

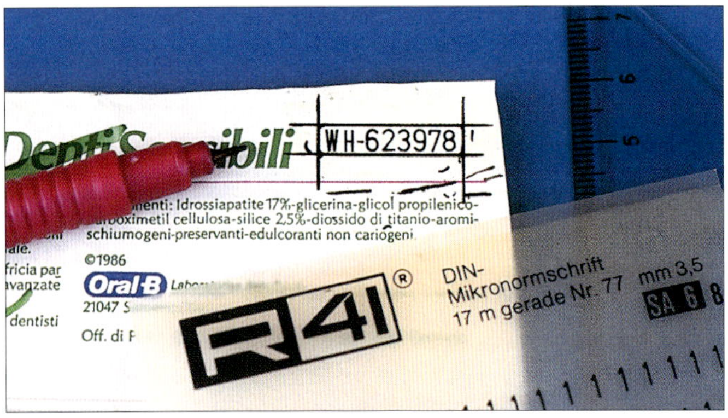

HERSTELLUNG DER WERZEUGHALTERUNGEN

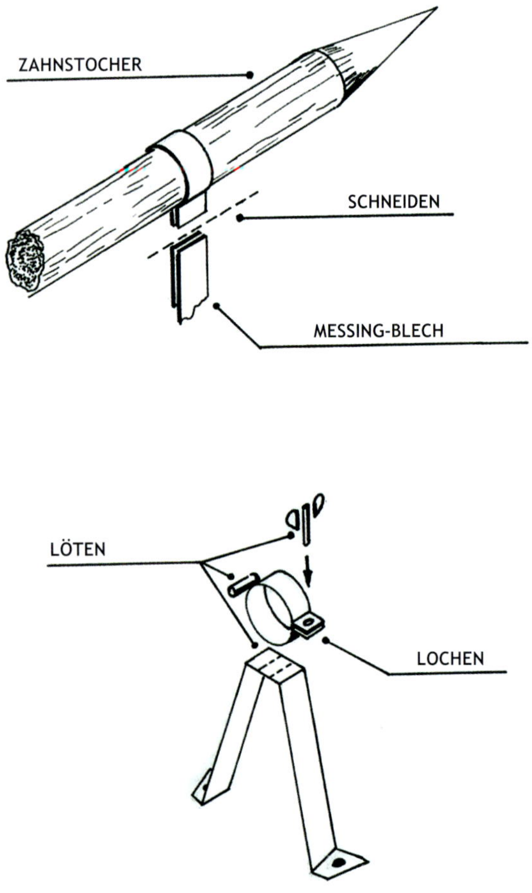

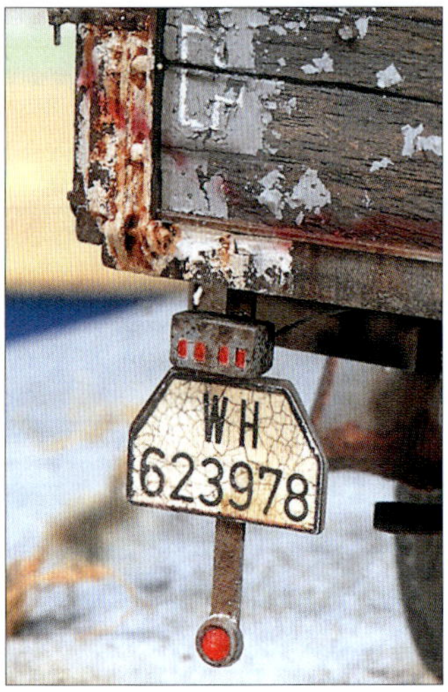

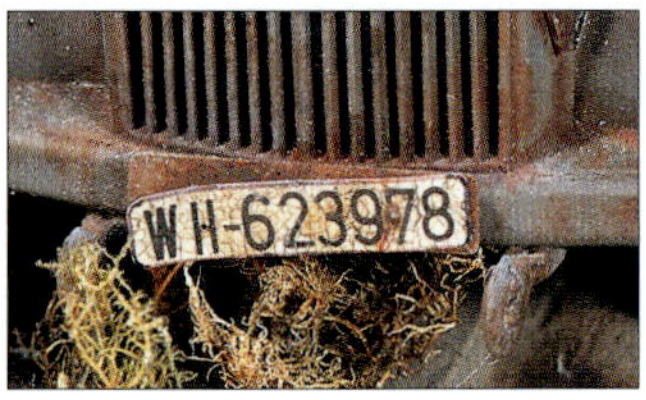

Um die Schilder leichter biegen zu können, wurden sie aus dem Blech einer Zahnpasta-Tube angefertigt. Die Ziffern und Buchstaben lassen sich mit Hilfe einer DIN-Schablone erstellen.

Das Armaturenbrett und die Instrumente

Um die Instrumente in hochwertiger Form darzustellen, verwendete ich einen AGFA Ortho 25-Film. Dieser Film eignet sich perfekt für die Wiedergabe von schwarzen Skalen mit weißen Ziffern usw. Dabei wird natürlich das Negativ und kein Abzug der Fotos verwendet.

Geht man von einem Standard-Film aus, so hat ein Negativ die Größe von 24 x 36 mm. Ein wichtiges Maß, denn damit lassen sich die Relationen zwischen dem Bild im Sucher einer normalen Spiegelreflex-Kamera und dem später auf dem Film erhaltenen Objekt abschätzen. Zum Beispiel möchte man Instrumente mit 6 mm Durchmesser. Diese müssen nun im Sucher ein Viertel der kurzen Seite einnehmen, denn 6 x 4 = 24 und zwar unabhängig davon, wie groß die fotografierten Zeichnungen sind. Es empfiehlt sich natür-

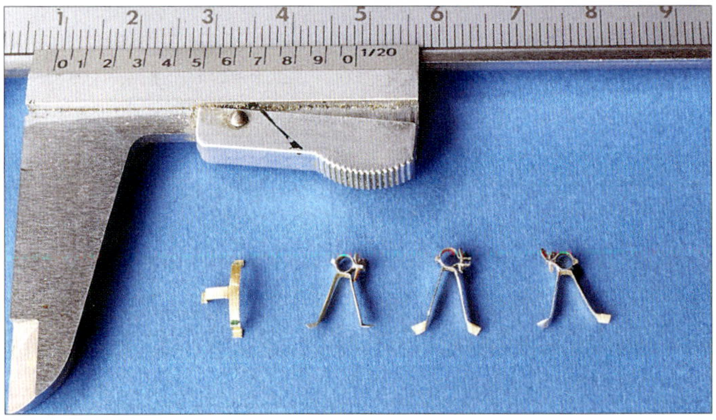

Oben: Einige Halterungen, die mit der links demonstrierten Methode angefertigt wurden.

Unten: Zwei Halterungen am fertigen Modell von oben gesehen.

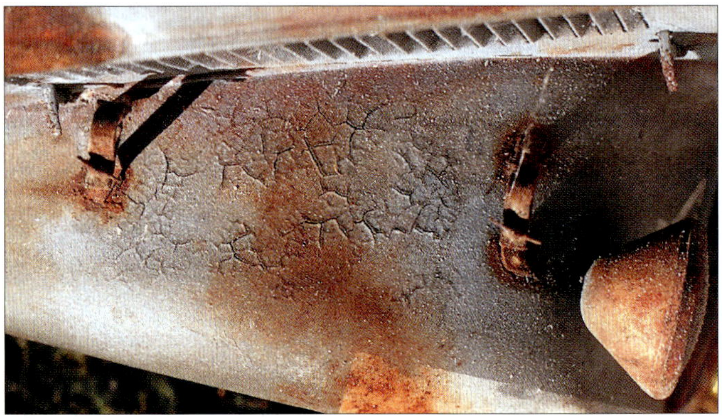

lich mehrere Aufnahmen mit leichten Variationen zu machen, damit darunter auch wirklich genau die gewünschte Größe ist. Alternativ kann natürlich auch mit dem Fotokopierer und Kopierfolie gearbeitet werden. Auch hier gilt es, durch den richtigen Zoom-Faktor die gewünschte Instrumentengröße zu erreichen.

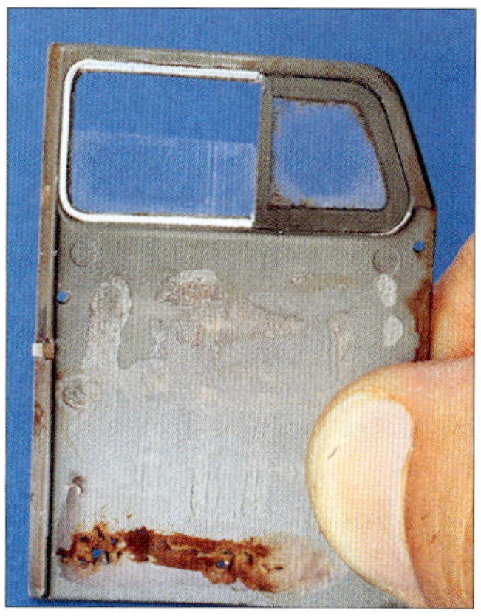

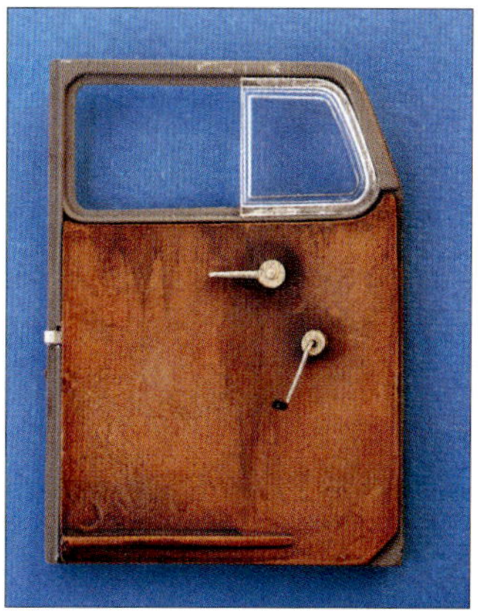

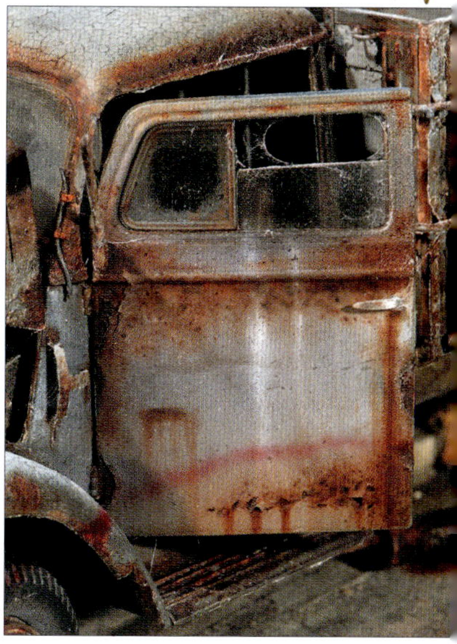

Oben: **Einige Ansichten der Scheiben mit ihren Verschmutzungen. Auch das rostzerfressene Blech am unteren Teil der Tür ist bemerkenswert.**
An der Türinnenseite wurden Kurbel und Griff nachgebildet und durch die Behandlung mit Lösungsmittel erhielt das Plastik das typische Aussehen von Kunstleder.

Die Innenverkleidung und die Sitze

Um das Erscheinungsbild von Kunstleder nachzubilden, wurden die Verkleidungen der Kabinentüren mit einem Lösungsmittel behandelt, welches das Plastik anlöst (z.B. Trichlorethylen) und das ich nach dem Auftragen gut durchtrocknen ließ. Kleine Unebenheiten und andere Spuren arbeitete ich mit einem Washing mit dunkler Acrylfarbe über der Grundfarbe aus haselnussbrauner Enamelfarbe heraus. Die gleiche Behandlung führte ich bei den Sitzen durch, wobei ich einige Stellen anbrachte, an denen die Polsterung durch das aufgerissene Kunstleder bricht. Ich verringerte dafür die Wandstärke des Plastiks von der Unterseite her und brach es mit einem Bastelmesser auf, um den Blick auf das Innenleben mit Polsterung und Federn freizugeben.

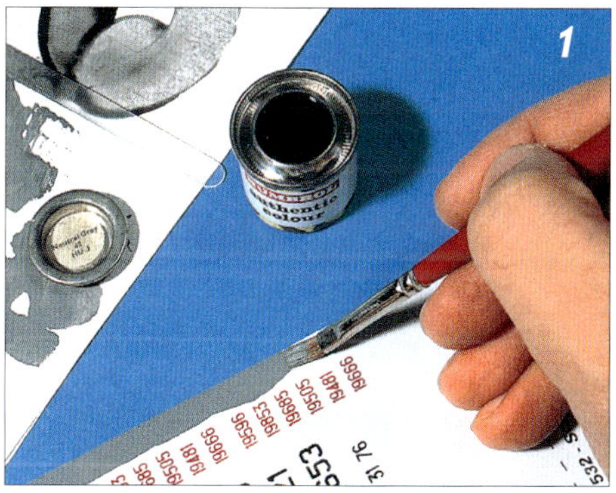

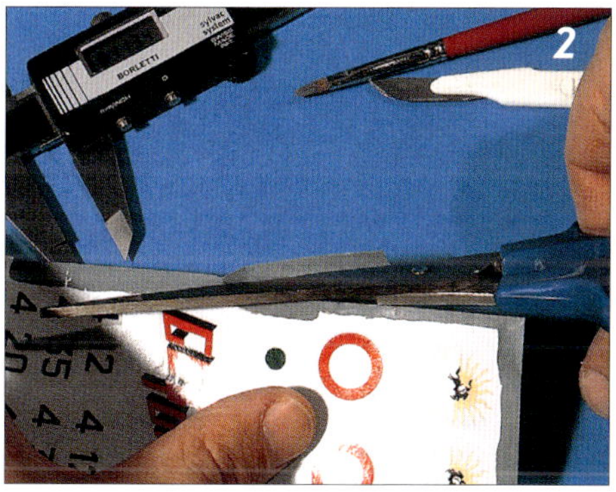

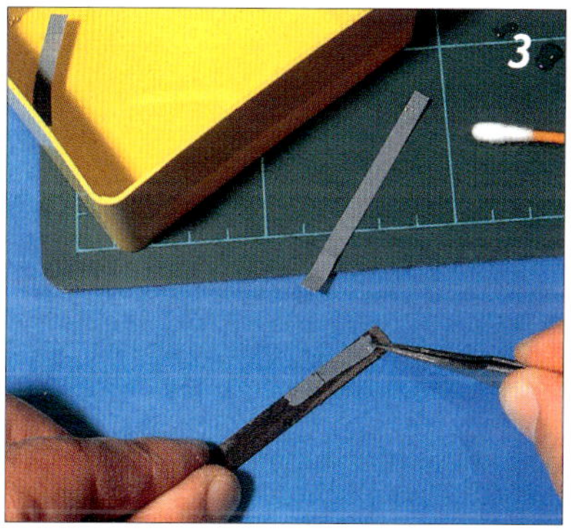

1) Die unbedruckte Blattkante eines Decalbogens wurde mit grauer Enamelfarbe bestrichen. 2) Nach dem Trocknen werden Streifen in der Breite der Holzleisten abgeschnitten. 3) Die Decalstreifen werden ganz normal auf die Holzleisten aufgebracht, vielleicht mit etwas mehr Vorsicht. 4) Sind die Decals getrocknet, lassen sie sich mit einem Bastelmesser sehr schön abblättern und anschließend mit mattem Klarlack fixieren.

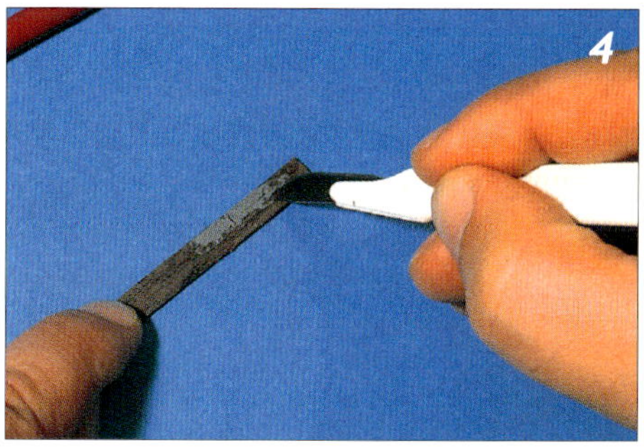

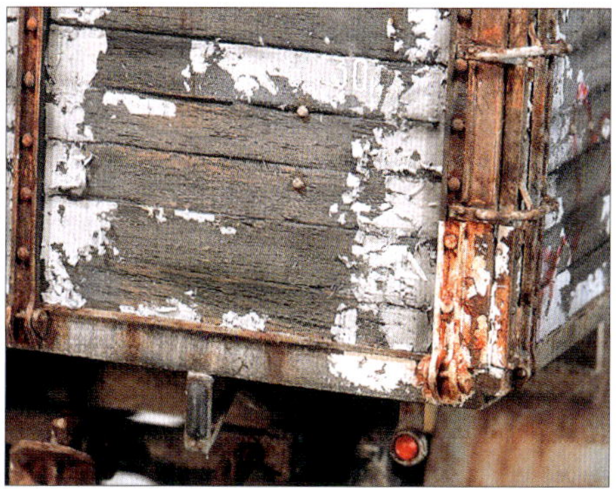

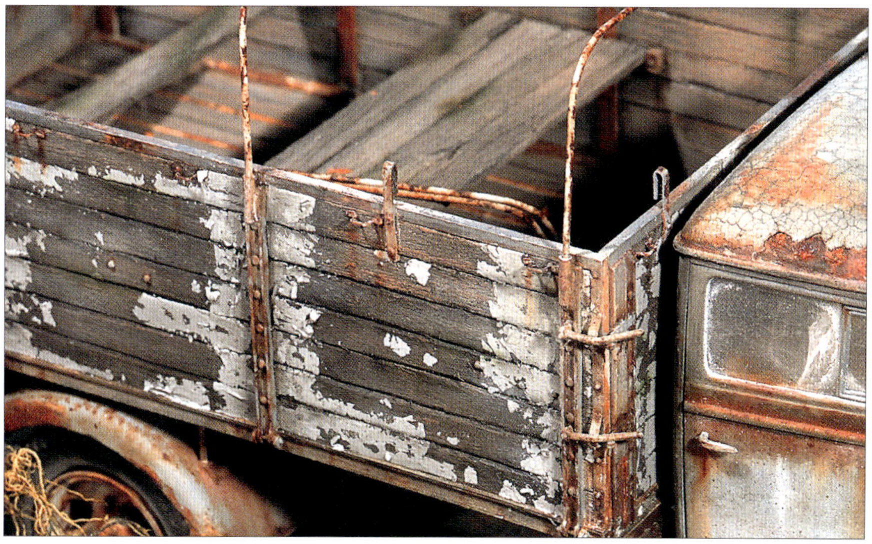

DIE HERSTELLUNG DER SCHEINWERFER

Das kaputte Glas des Scheinwerfers wurde aus transparentem Plastiksheet hergestellt, das wesentlich dünner als das originale Bausatzteil ist (Abb. 1-3). Die Glühbirnen der Scheinwerfer entstanden ebenfalls aus sehr dünnem transparenten Plastiksheet, das unter Wärmeeinfluß über einen Stecknadelkopf gezogen wurde (Abb. 4).

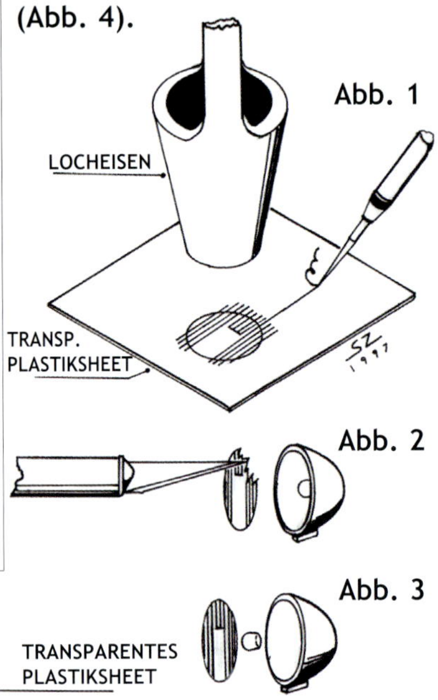

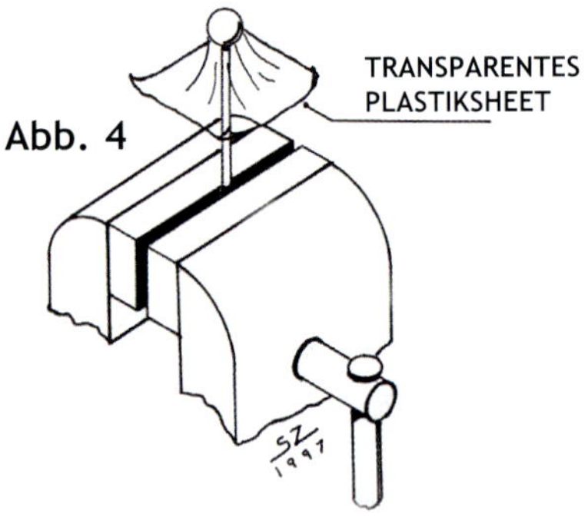

DIE ERSTELLUNG EINIGER GRIFFE

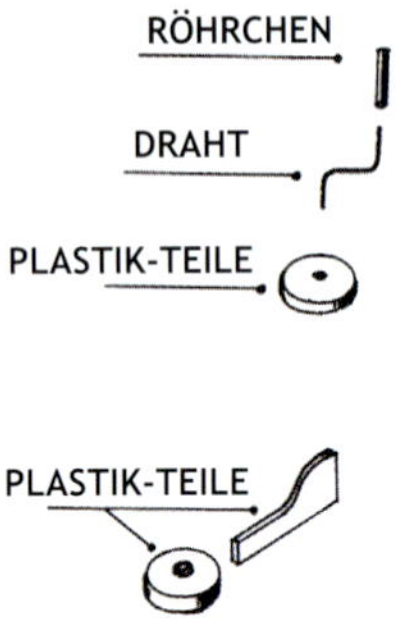

Die Griffe im Fahrzeuginneren lassen sich recht einfach erstellen.

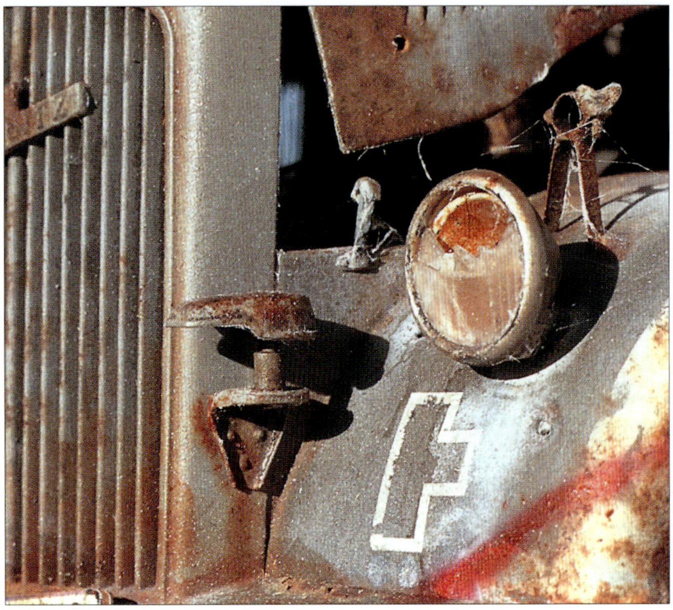

Die Arme der Scheibenwischer aus dem Bausatz sind viel zu grobschlächtig. Mit etwas Metalldraht und anderen Materialien lassen sich aber mit dem gezeigten Verfahren sehr schöne Wischerarme erstellen.

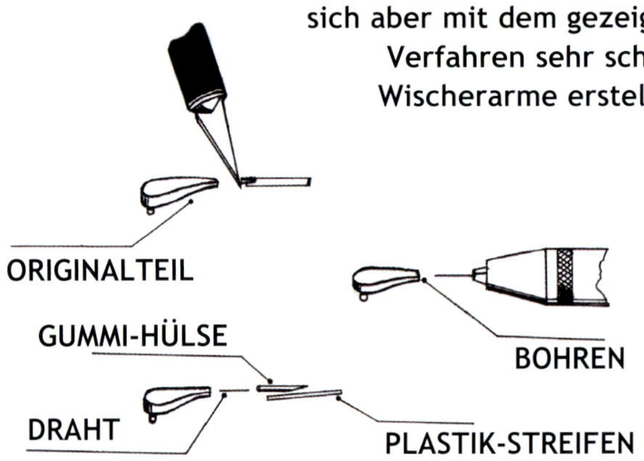

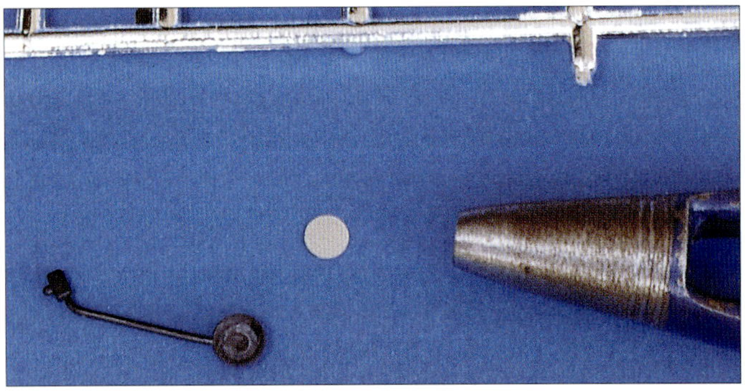

Oben: **Man darf einfach nichts wegwerfen! Was kann man doch für perfekte kleine Rückspiegel aus verchromten Spritzlingsresten machen.**

Der Eigenbau der Pritsche

Die Pritsche aus dem Bausatz ist zwar nicht schlecht gemacht, aber die Bordwände waren mir zu niedrig und auch die "Holz"-Elemente waren mir nicht realistisch genug. Ich baute die Pritsche deshalb neu auf und verwendete dabei Holz, Plastik, Messing und Kupfer als Werkstoffe. So konnte ich eine Pritsche verwirklichen, die meinen Vorstellungen entsprach und durch die Verwendung echter Holzleisten einen deutlich höheren Grad an Realismus erreichte.
Ich orientierte mich bei der Verwirklichung meiner Pritsche an der des "kleinen" Bruders in 1:35 und einigen Originalfotos, auf denen die Einzelheiten der Konstruktion zu erkennen waren. Da ich keine Plane verwendete, wollte ich mit den hohen Bordwänden einen Eindruck der "Leere" verhindern, wie er mit niedrigen Bordwänden leichter hätte entstehen können.

Der Notek-Scheinwerfer und Geräte-Halterungen

Für Nachtfahrten, die unter Verdunkelung stattfanden, wurde der Notek-Scheinwerfer benutzt, den ich aus Plastikteilen selbst herstellte. Die Halterung des Scheinwerfers entstand aus Messingblech. Auch die Gerätehalterungen entstanden aus sehr feinem Messingblech mit einer Stärke von 0,10 mm, das ich zurechtbog und mit Zinn verlötete. Um die Rundungen bei den Halterungen auf den Kotflügeln zu erhalten, bog ich das Messingblech um einen Zahnstocher und entfernte ihn erst nach dem Ankleben an das Modell.

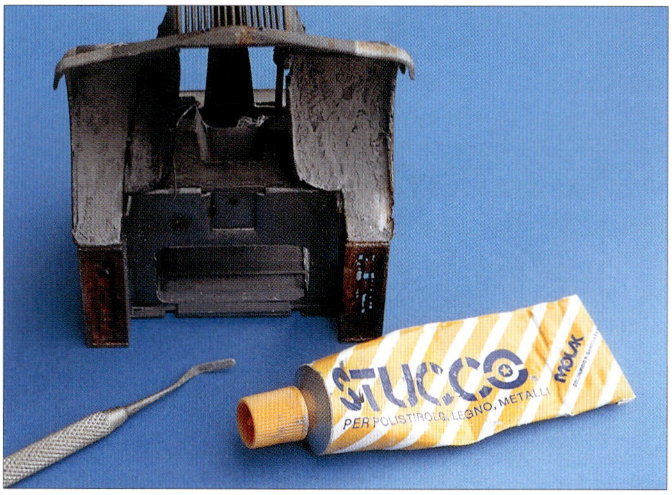

Oben: Mit Spachtelmasse wurden an der Innenseite der Kotflügel Verkrustungen erzeugt.

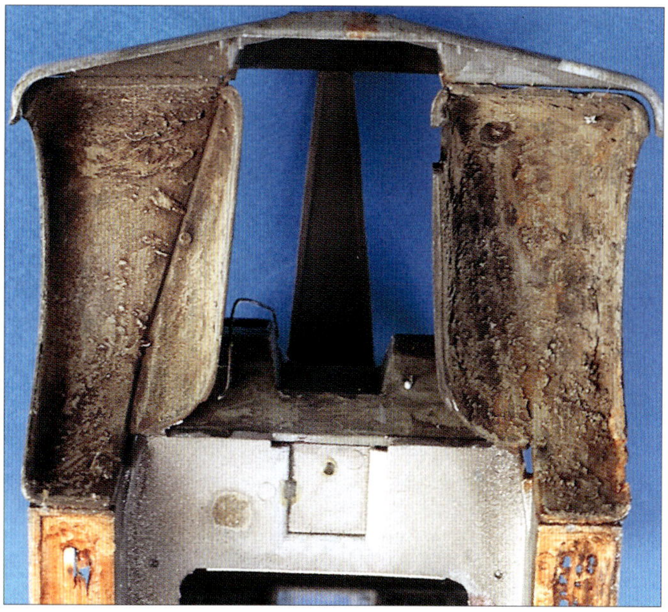

Oben: Bei der Bemalung der Kotflügel-Innenseiten entschied ich mich für gedeckte Farbtöne.

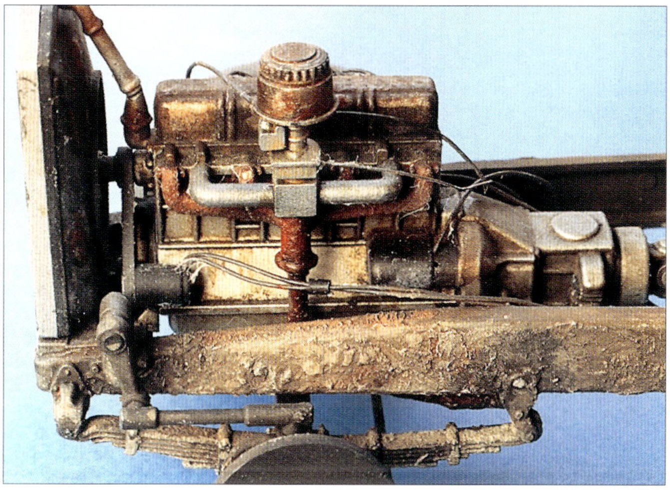

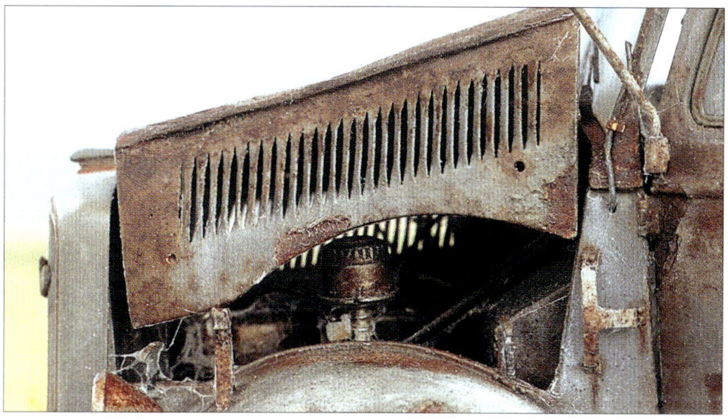

Oben: Der Bausatz enthält eine ausgezeichnete Nachbildung des Motors, der sich durch die Ergänzung mit einigen fehlenden Kabeln und Leitungen in ein sehr ansehnliches Objekt verwandeln lässt.

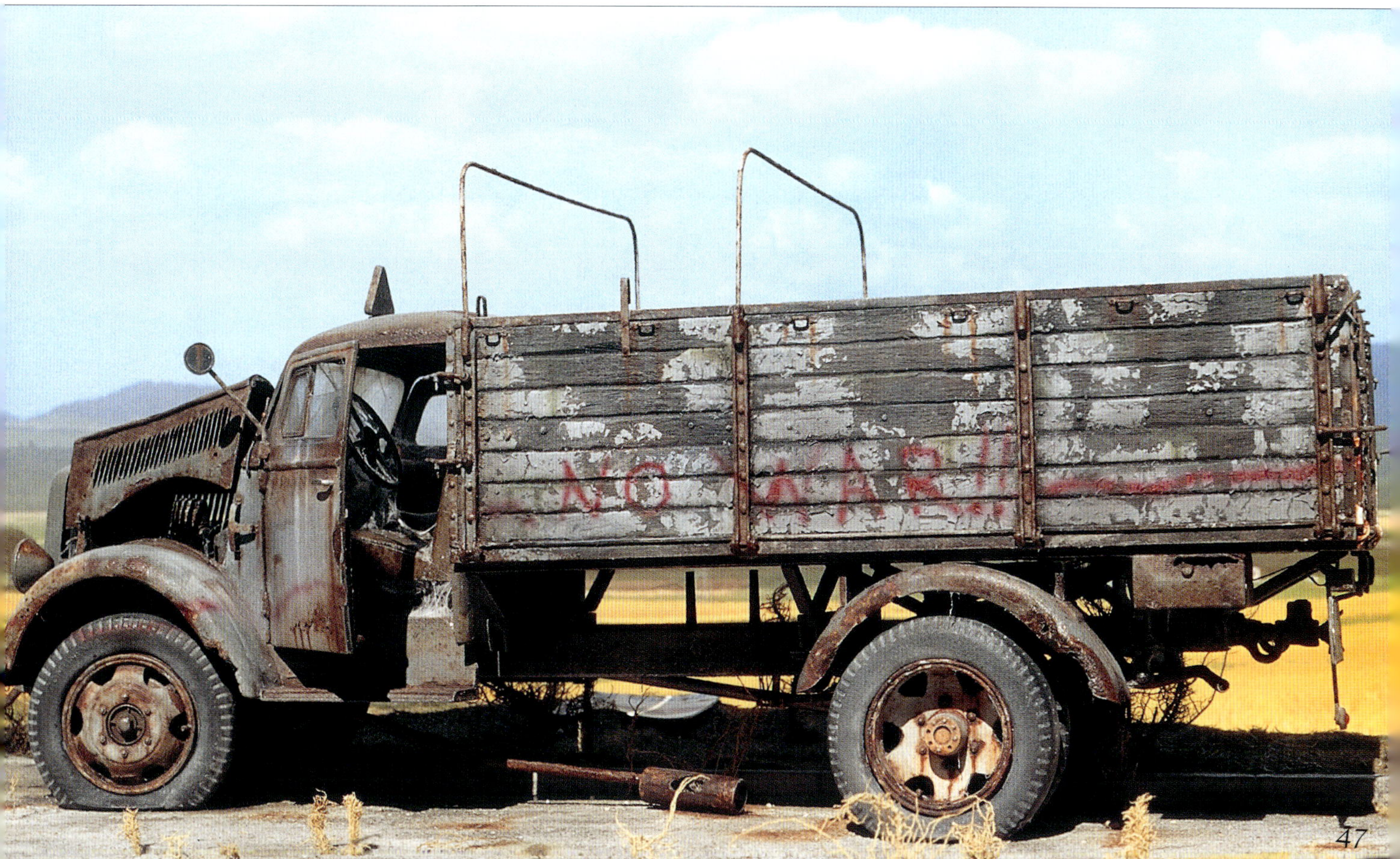

OPEL BLITZ “S” Standard 3t LKW

1/24

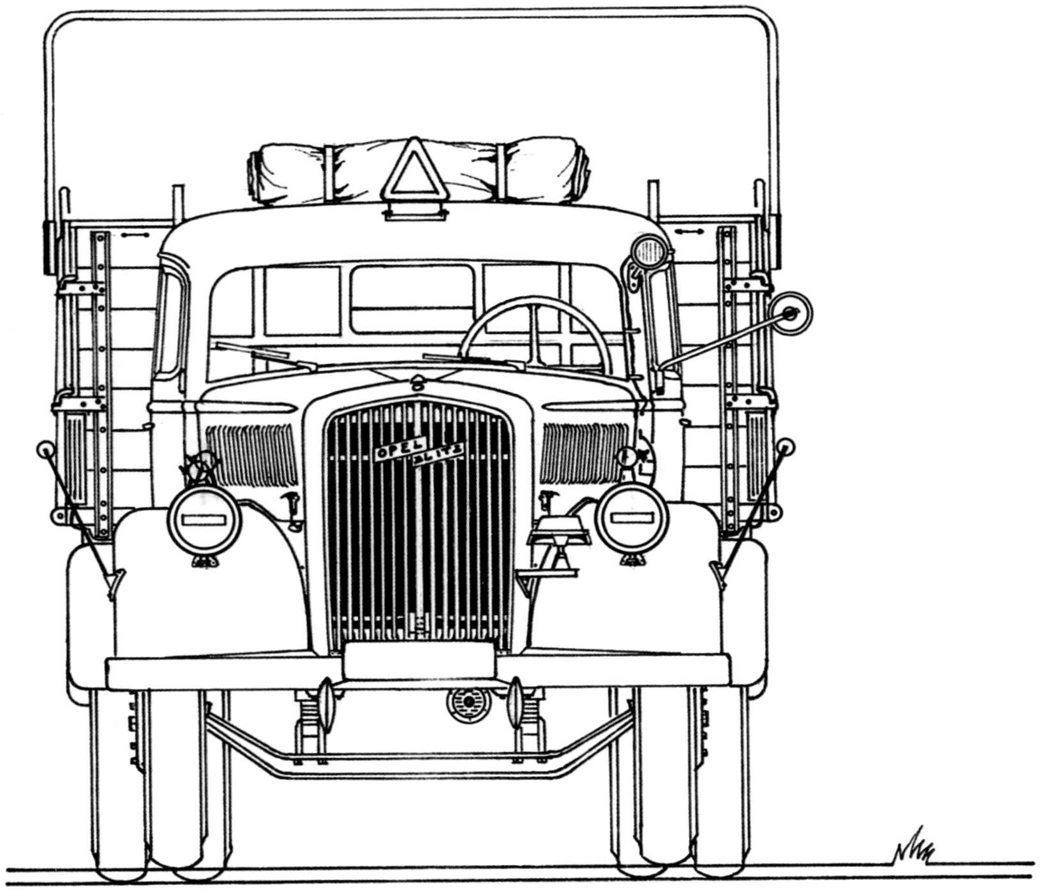

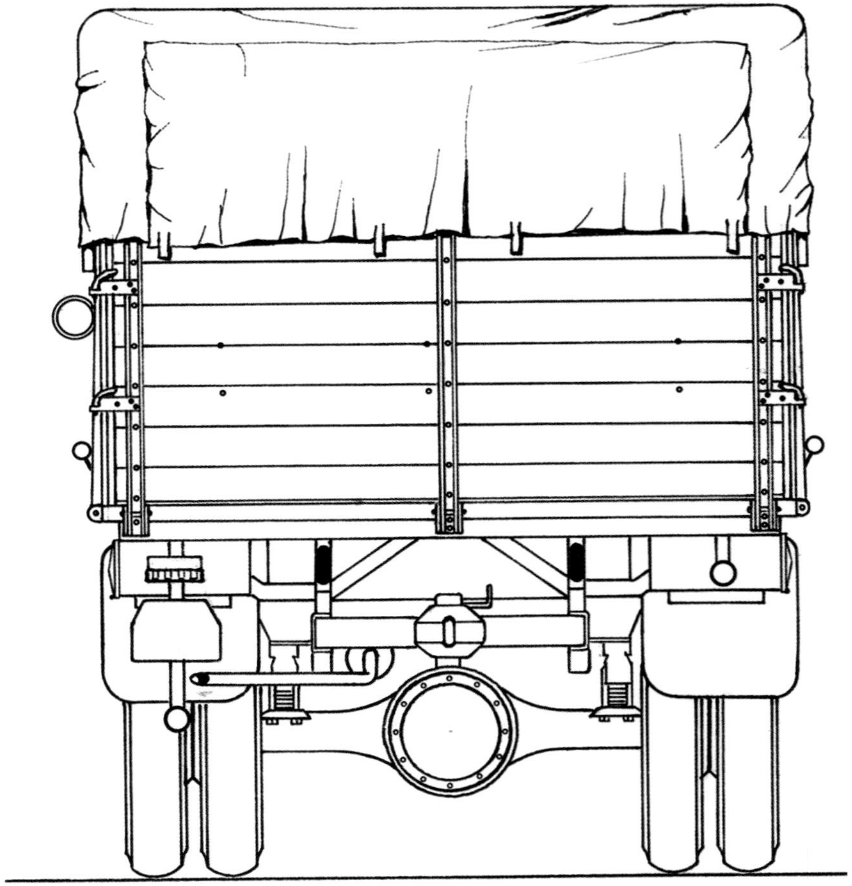

Das Lackieren und einige Spezialeffekte

Der erste Schritt beim Lakkieren der Karosserie bestand darin, eine Schicht Acrylfarbe in einem natürlichen Metallfarbton aufzutragen. Diese Metallfarbe sollte später in den Bereichen wieder zum Vorschein kommen, in denen der graue Fahrzeuglack abgeplatzt oder so dünn geworden ist, dass das blanke Metall bereits durchschimmert.

Die Grundfarbe

Ich trug zuerst mit der Spritzpistole eine Schicht Matt-Aluminium XF-16 von Tamiya an sämtlichen Karosserieflächen auf und erhielt damit eine sehr gleichmäßig helle Oberfläche. Schon in dieser Phase sollte man festlegen, in welchen Bereichen später die stärkeren Rostspuren angesiedelt werden sollen. Ich erstellte mir eine Art Plan, um die interessantesten dafür in Frage kommenden Bereiche festzuhalten. Ich machte mir jetzt auch Gedanken über die graue Basisfarbe, auf die bei den noch folgenden Alterungsmaßnahmen viele weitere, unterschiedlich ausgeprägte Farbschichten folgen sollten, bis das Fahrzeug sein endgültiges Aussehen erhalten hatte.

Die folgenden Farbschichten

Unser Opel Blitz sollte ca. 10 Jahre unbeachtet im Freien gestanden haben, was natürlich seine Spuren hinterlassen hat. In der Abbildung mit dem Schema der einzelnen Lackschichten ist der Aufbau der Lackierung, die verwendeten Farben und ihre Funktion dargestellt. Die unterschiedlichen Farbschichten haben auch die Aufgabe, unverträgliche Farbsorten voneinander zu trennen. So wird z. B. vor dem Auftrag von Ölfarbe eine Schicht Acrylfarbe über eine Enamelfarbe gelegt, damit die Verdünnung der Ölfarbe die Enamelfarbe nicht angreifen kann.

Die Übersicht der verwendeten Farben

Die Übersicht (nächste Seite) kann diesen Farbaufbau wesentlich besser als viele Worte erklären. An manchen Stellen des Modells wird es aber auch so sein, dass die erste Schicht mit Matt-Aluminium und die oberste Schicht mit der Ölfarbe Siena gebrannt direkten Kontakt miteinander haben. Dies ist an den Stellen der Fall, die der Verwitterung durch Sonneneinstrahlung oder Feuchtigkeit verstärkt ausgesetzt sind.

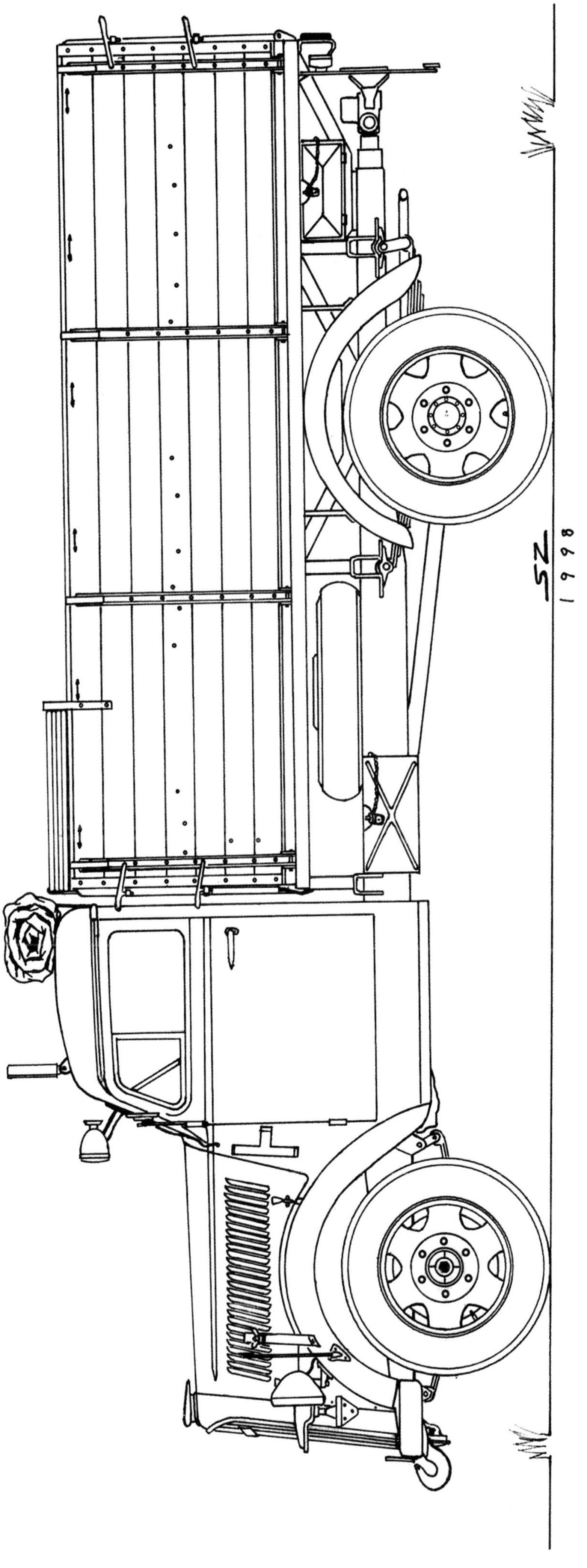

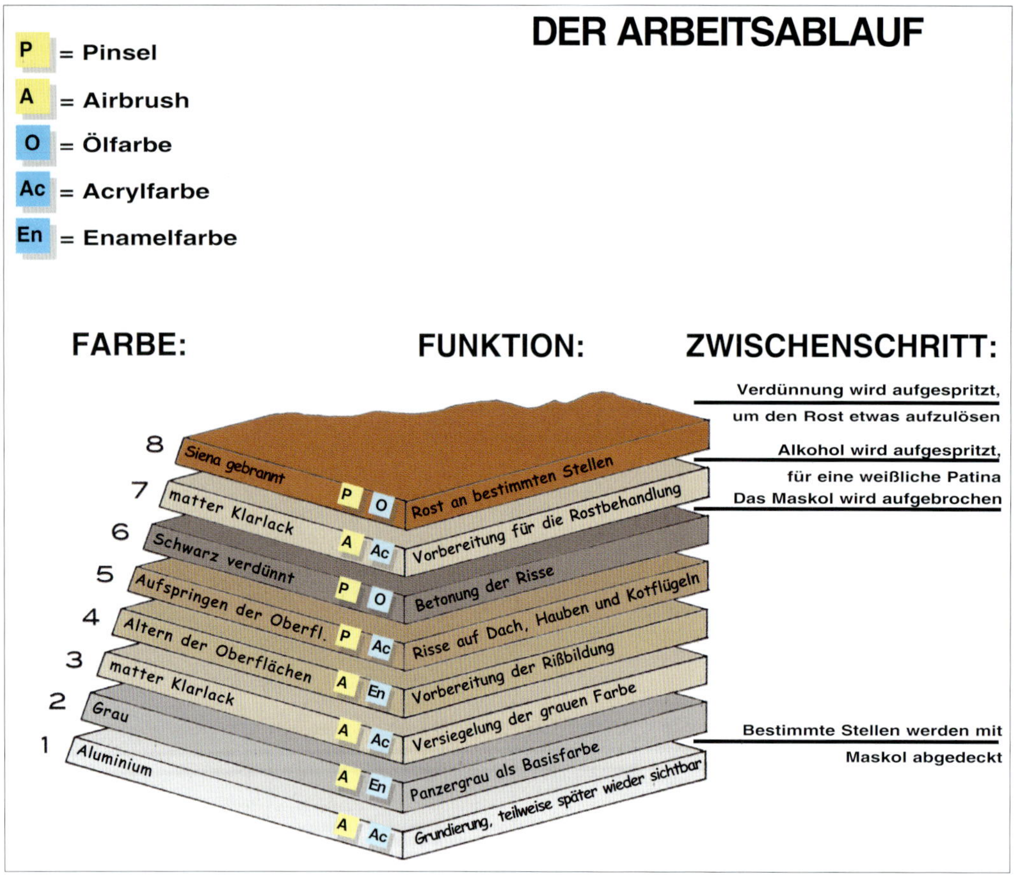

1 - Matt-Aluminium, Tamiya XF-16: Es wurde auf der gesamten Oberfläche aufgebracht und ist später in den Bereichen mit Lackabrieb wieder zu sehen.

2 - Hellgrau, Pactra M31 + weiße Enamelfarbe: Dies ist die graue Grundfarbe, die relativ hell ist, da das Fahrzeug sehr ausgebleicht wirken soll.

3 - Matter Acryl-Klarlack: Diese Schicht versiegelt das Grau für die nächsten Schritte.

4 - Alterung mit Maimeri-Enamelfarbe: Die verwendete Farbe sieht aus wie eine rötliche Lasur und ist mit Terpentinersatz verdünnbar. Sie dient dazu, an Stellen mit besonders starkem Rostbefall das Plastik regelrecht aufzuweichen.

5 - Erzeugung weiterer Risse mit Maimeri-Acrylfarbe: Diese Farbe ist sehr dicht und milchig. Das erstaunlichste an ihr ist die Tatsache, dass sie sich fast “intelligent” verhält. Denn die Dimensionen und das Ausmaß der feinen Risse sind proportional zur Größe der behandelten Oberfläche. So ergeben sich z.B. an der Dachfläche relativ große Verzweigungen der Risse, während die Farbe an den Dachholmen und ihren im Vergleich kleinen Oberflächen in sehr kleinen Rissen aufbricht. Auch die Nummernschilder wurden mit dieser Farbe behandelt.

6 - Schwarze Ölfarbe: Sie wird stark verdünnt und mit viel Umsicht mit einem Lappen aufgetupft. Sie dient dazu, die kleinsten Risse in der Lasur hervorzuheben, da diese sonst unsichtbar bleiben würden.

7 - Matter Acryl-Klarlack: Diese Lackschicht ist sehr wichtig, da sie den Kontakt zwischen der schwarzen und der nachfolgenden Ölfarbe Siena gebrannt verhindert, um die an den Rissen vorgenommene Behandlung nicht zu verfälschen.

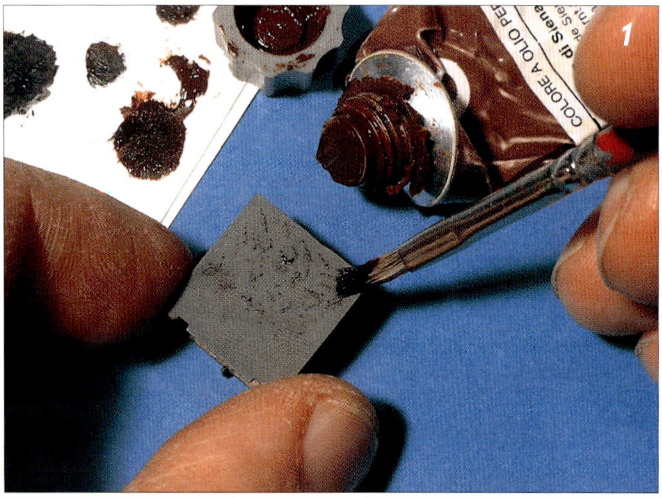

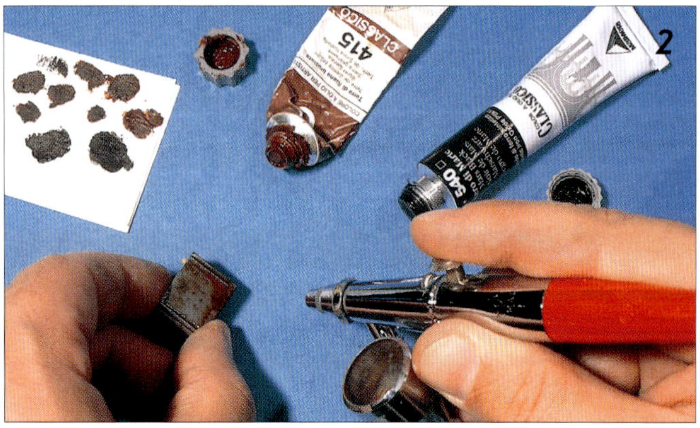

1) Siena gebrannt und Schwarz werden als unterschiedlich zusammengesetzte Mischungen vorsichtig aufgetupft, um Rost darzustellen.
2) Nach dem Trocknen wird mit niedrigem Spritzdruck etwas Verdünnung darüber gesprüht.
3) Bei der Verdunstung bewirkt die Verdünnung einen Effekt mit einer Art Hofbildung um die Rostflecken, der eine sehr realistische Darstellung der Roststellen wie unter Einwirkung von Regenwasser ermöglicht.

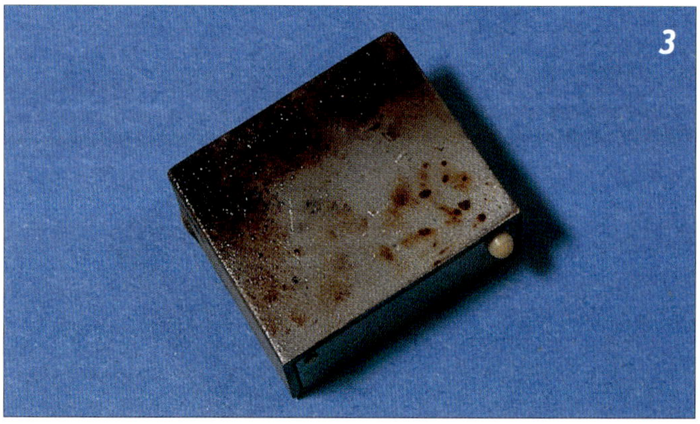

8 - Ölfarbe Siena gebrannt: Dies ist der letzte und wichtigste Durchgang, um den Rost glaubhaft darzustellen. Mit dieser Farbe und etwas Geschick lassen sich die Einwirkungen der Witterung auf die Metallkarosserie sehr gut nachbilden. Die reine, unverdünnte Farbe wird in einigen Bereichen aufgetupft und stellt die Anfangsbereiche des Rostbefalls dar. Mit etwas Verdünnung lässt sich nun das bewerkstelligen, was das Regenwasser im Laufe der Jahre bewirkt: die Rostränder werden aufgelöst und die typische Rostfarbe breitet sich in unterschiedlichen Ausprägungen und Farbtönen aus. Durch die Beimischung von etwas schwarzer Ölfarbe lassen sich noch weitere Nuancen der Zersetzung erzeugen.

Die Folgen der Korrosion

An einer ausgesuchten Stelle wird sehr feiner Sand oder ein anderes vergleichbares Material aufgestreut, das nicht vom darunter befindlichen Klebstoff aufgelöst wird. Damit wird die typische Runzelbildung des Rostes nachgebildet (Abb. 1). Die Stelle wird mit Maskol abgedeckt und die übrigen Lackierarbeiten fortgesetzt (Abb. 2). Der Maskolfilm wird mit Skalpell und Pinzette von innen nach außen aufgebrochen (Abb. 3). Der innere Bereich des entstandenen kleinen "Kraters" wird nun mit stark verdünnter (um einen matten Effekt zu erzielen) Ölfarbe bepinselt (Abb. 4).

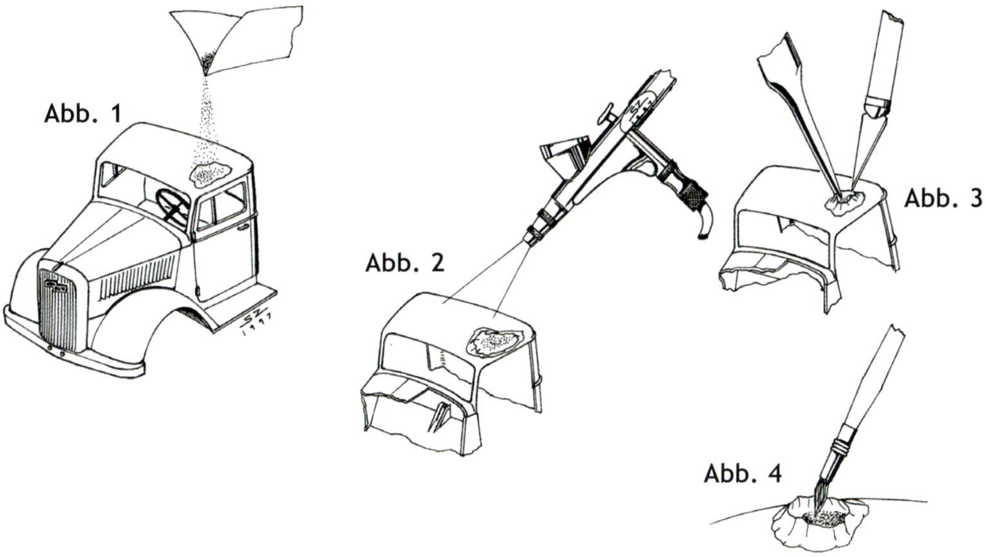

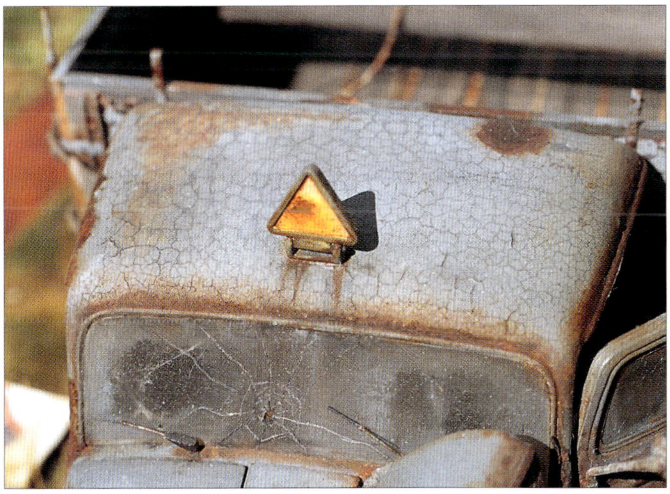

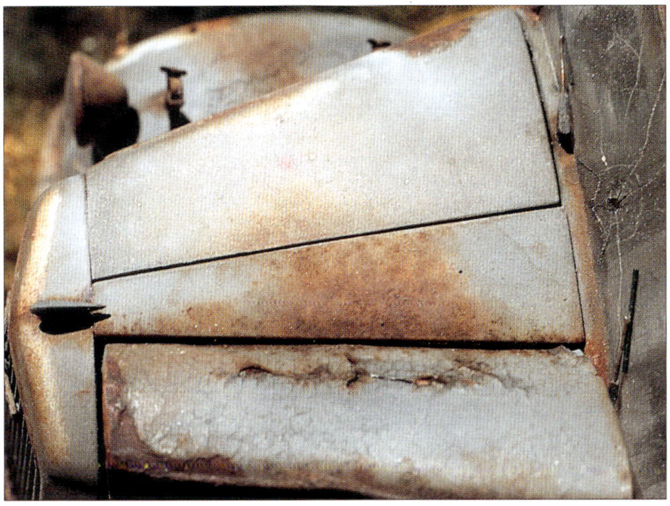

Die Pritsche

Wie schon vorher erwähnt, wollte ich bei der Pritsche eine realistische Verwitterung an den verschiedenen Materialien wiedergeben. Die von mir aus Plastik gefertigten Stangen für das Verdeckgestänge und die verschiedenen aus Messing erstellten Details stellten kein Problem dar. Etwas anders verhielt es sich da schon bei den kleinen Brettchen aus Lindenholz, die ich für die Aufbauten verwendete.

Bevor ich bei ihnen mit dem Alterungsprozess begann, ersann ich ein System, das Holz rissig zu machen und die Farbe abblättern zu lassen. Schon bei der Montage hatte ich den Brettern ein rissiges und verschlissenes Aussehen gegeben, um die Spuren intensiven Gebrauchs zu simulieren. In einem weiteren Arbeitsschritt ließ ich die Lindenbrettchen eine verdünnte Mischung aus den Enamelfarben Schwarz und Grau aufsaugen, um den Eindruck von altem Holz zu erwecken. Die Farbmischung sollte dabei nicht zu dick sein, damit die Farbe auch in das Holz eindringt und nicht nur als Farbschicht an der Oberfläche verbleibt. Wird dieser Schritt richtig durchgeführt, entsteht später der Eindruck, dass das Grau aus dem Inneren des Holzes kommt. Wie die Brettchen mit Rissen usw. versehen wurden, lässt sich am besten den entsprechenden Abbildungen und Bildunterschriften entnehmen. Mit der Spritzpistole trug ich dann noch etwas grüne Farbe an den Stellen auf, die beschattet und feucht sind, um den Bewuchs mit Moos vorzutäuschen.

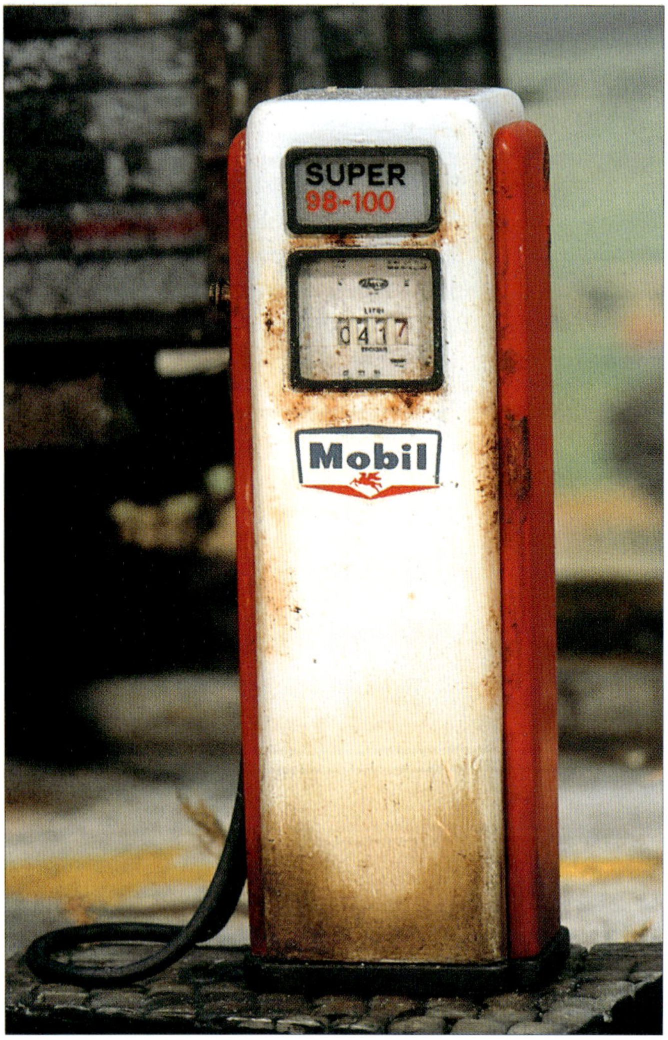

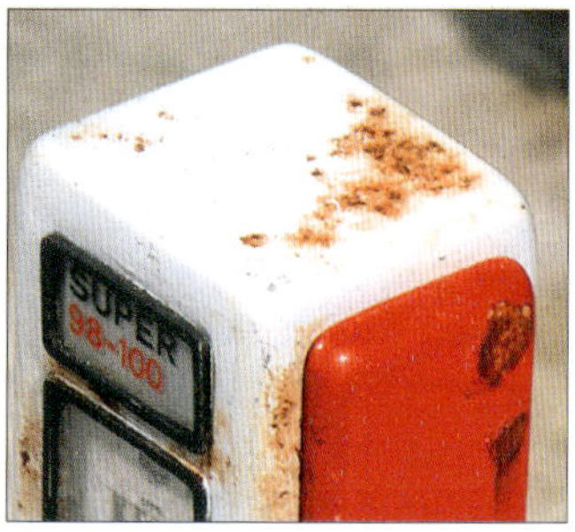

Links: **Zwei Ansichten der im Eigenbau aus Plastiksheet und klarer Plastikfolie entstandenen Zapfsäule.**

Die weiteren Maßnahmen

Die Schlammverkrustungen an den Kotflügeln

Wer hat noch nicht die Verkrustungen gesehen, die sich an den Innenseiten der Kotflügel ablagern, wenn ein Fahrzeug im Gelände bewegt wird? Die Art und Weise der Darstellung der Verkrustung ergibt sich aus einer Kombination von Dreck und den ebenfalls vorhandenen Auflösungserscheinungen der Kotflügel. Ich verwendete dafür grauen, mit Aceton geschmeidig gemachten Kitt, den ich mit einer kleinen Spachtel (aus der Zahnarztpraxis) verteilte. Nun wartete ich, bis der Kitt fast trocken war und begann das Aussehen der Verschmutzungen zu variieren. Dazu trommelte ich mit den Borsten eines harten Pinsels, die ich in Aceton getaucht hatte, auf die Oberfläche der Verkrustungen. Ich wollte die Verkrustungen natürlich matt aussehen lassen und weil sich dies mit Ölfarben nicht verwirklichen lässt, bemalte ich sie in mehreren Durchgängen mit verschiedenen Farben wie Schwarz, Braun oder Orange. Später bröckelte ich dann von dem nun “farbigen” Kitt an einigen Stellen etwas ab, um so ein noch vielfältigeres Aussehen zu erhalten, ohne auf das Trokkenmalen zurückzugreifen.

Die Mechanik

Ich habe relativ oft die Gelegenheit mich in Autowerkstätten umzusehen und es gibt dort genügend Anschauungsmaterial für einen Modellbauer. Dort liegen eigentlich immer alte Dosen, verschmierte Werkzeuge, Austauschteile und Motoren, aber auch Autos, die auf ihre Reparatur oder Restaurierung warten, herum. Um die Verschmutzungen durch Öl und andere Schmiermittel am Modell darzustellen, gibt es wohl nichts besseres als Ölfarbe. Damit lässt sich der Eindruck eines eingefetteten Aussehens gut darstellen. Ich benutze aber an vielen Stellen noch zusätzliche Hilfsmittel, um die gewünschten Effekte darzustellen.
So gab ich an den verschiedenen Teilen der Mechanik (Motor, Differential, Getriebe) etwas Acryl-Aluminiumfarbe in unterschiedlichen Mischungsverhältnissen zu den Ölfarben Siena gebrannt und Schwarz hinzu. Wie bei der bereits beschriebenen Erzeugung von Roststellen gab ich auch hier anschließend mit einem Lappen etwas reine Verdünnung hinzu, um verschiedene Abtönungen und den Effekt des Verschmierens zu erhalten.

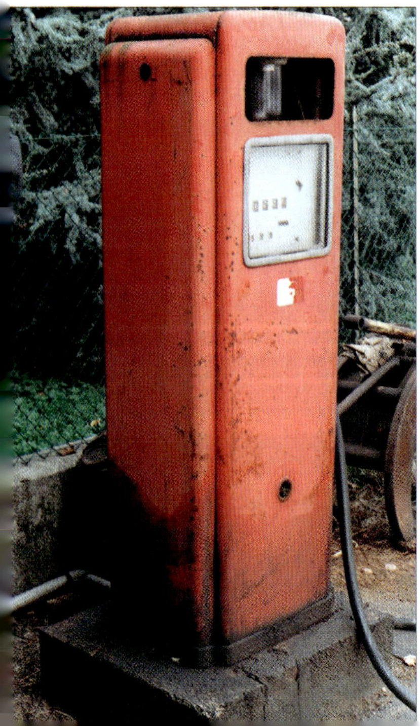

Links und unten: **Einige der realen Objekte, die den Autor bei der Erstellung seines Modells beeinflußten. Die Zapfsäule war nicht mehr in Betrieb und das Fahrzeug zeigte die Spinnweben, wie sie auch im Modell wiedergegeben wurden.**

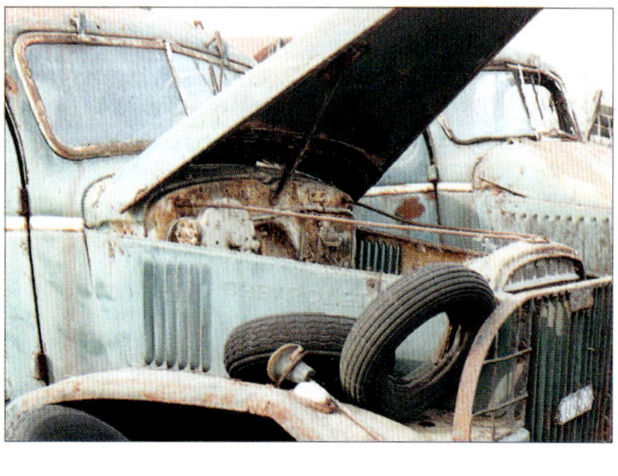

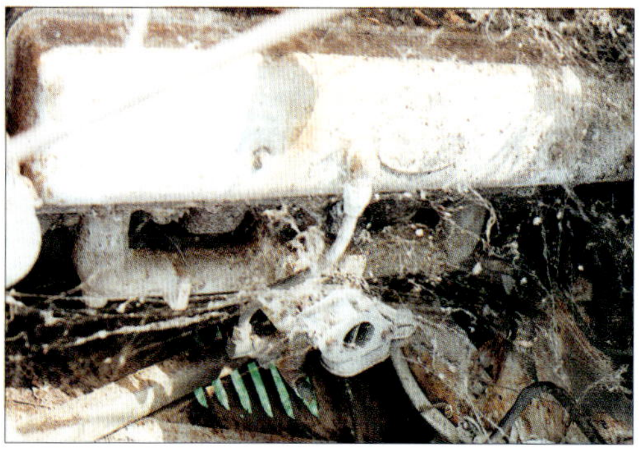

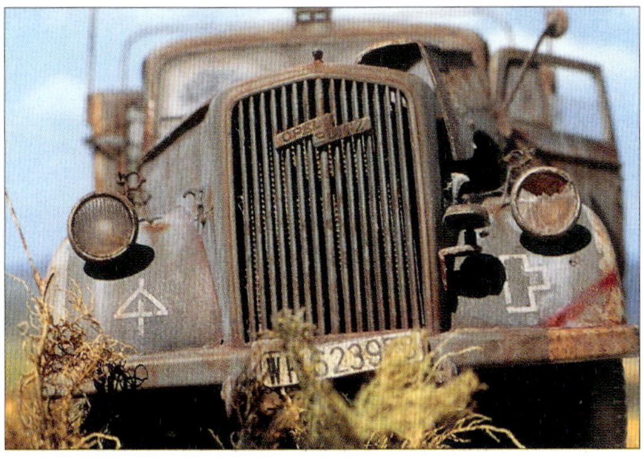

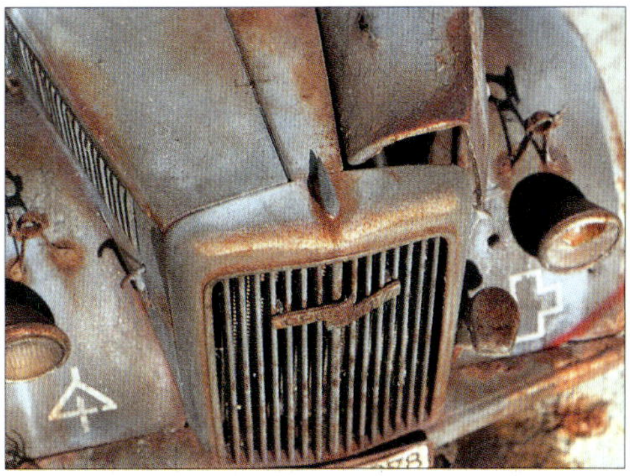

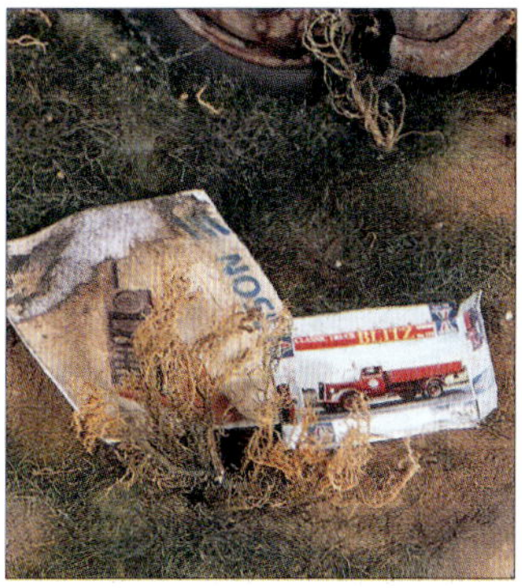

Auf dieser Seite sind nochmals einige Aufnahmen des fertigen Modells zu sehen. Das Ergebnis der verschiedenen benutzten Techniken ist dabei sehr schön zu erkennen. Als kleiner Gag wurde auch eine maßstäblich verkleinerte Schachtel des Bausatzes auf dem Sockel plaziert.

Die Spinnweben

Ich erinnerte mich daran, dass einige glänzende Klarlacke wie z.B. der Enamel-Klarlack von Gunze Sangyo beim Sprühen mit der Spritzpistole Fäden ziehen können. Das würde sich doch für Spinnweben im Fahrerhaus des Opel Blitz eignen, dachte ich mir. Ich probierte das Ganze aus und war selbst davon überrascht, welch gutes Ergebnis ich erhielt. Ehrlich gesagt, war ich begeistert und nach einigen Probedurchgängen ging ich daran, das Innere des Fahrerhauses (Sitze, Lenkrad, Pedale, Hebel usw.) zu "verzieren". Die Wirkung ist tatsächlich so realistisch, ja geradezu abstoßend, wie ich es nicht erwartet hätte.

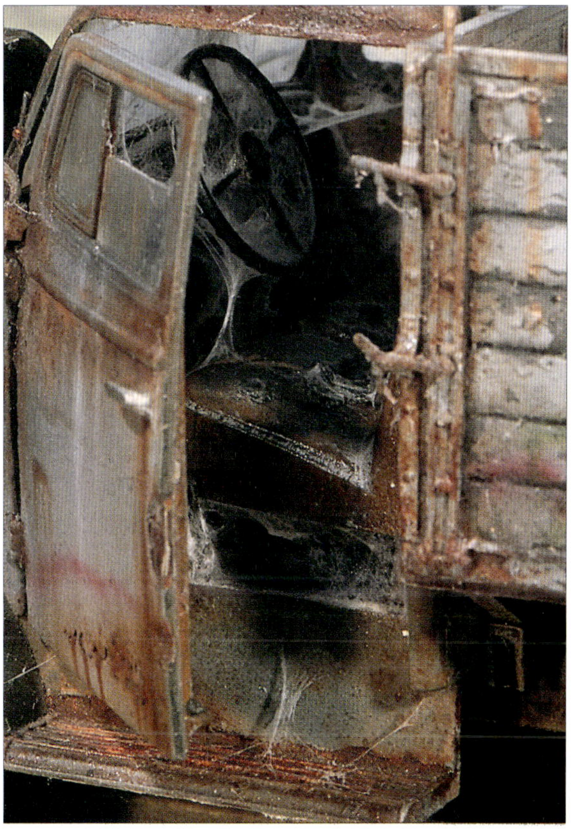

Das i-Tüpfelchen

Ich beschloss, meinem Opel Blitz eine alte ausrangierte Zapfsäule zur Seite zu stellen, wie man sie früher häufig auf dem Land als Zapfstellen finden konnte, um die ländliche Bevölkerung mit Benzin oder auch Zweitaktmischung zu versorgen. Ich habe eine solche Zapfsäule aus Plastiksheet und starker klarer Plastikfolie im Maßstab 1:24 nachgebaut. Die in den Fenstern der Säule zu sehenden Zahlen und Buchstaben entstanden aus Fotokopien oder wie im Fall des "Super 98-100" aus kleinen 1,5 mm großen Transfer-Buchstaben. Um das Glas etwas trübe erscheinen zu lassen, spritzte ich auf die Innenseite der Folie etwas matten Klarlack. Für den schweren Gummi-Benzinschlauch benutzte ich einen dicken Bleidraht, der sehr flexibel ist und sich so in natürlicher Weise legen lässt.

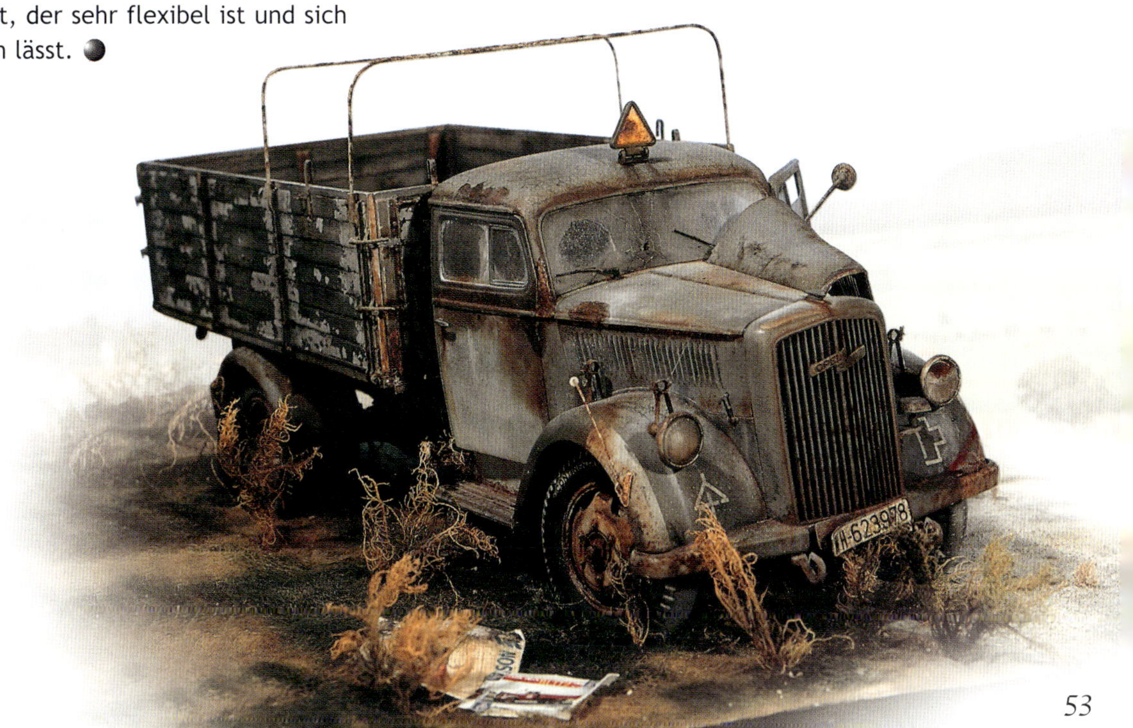

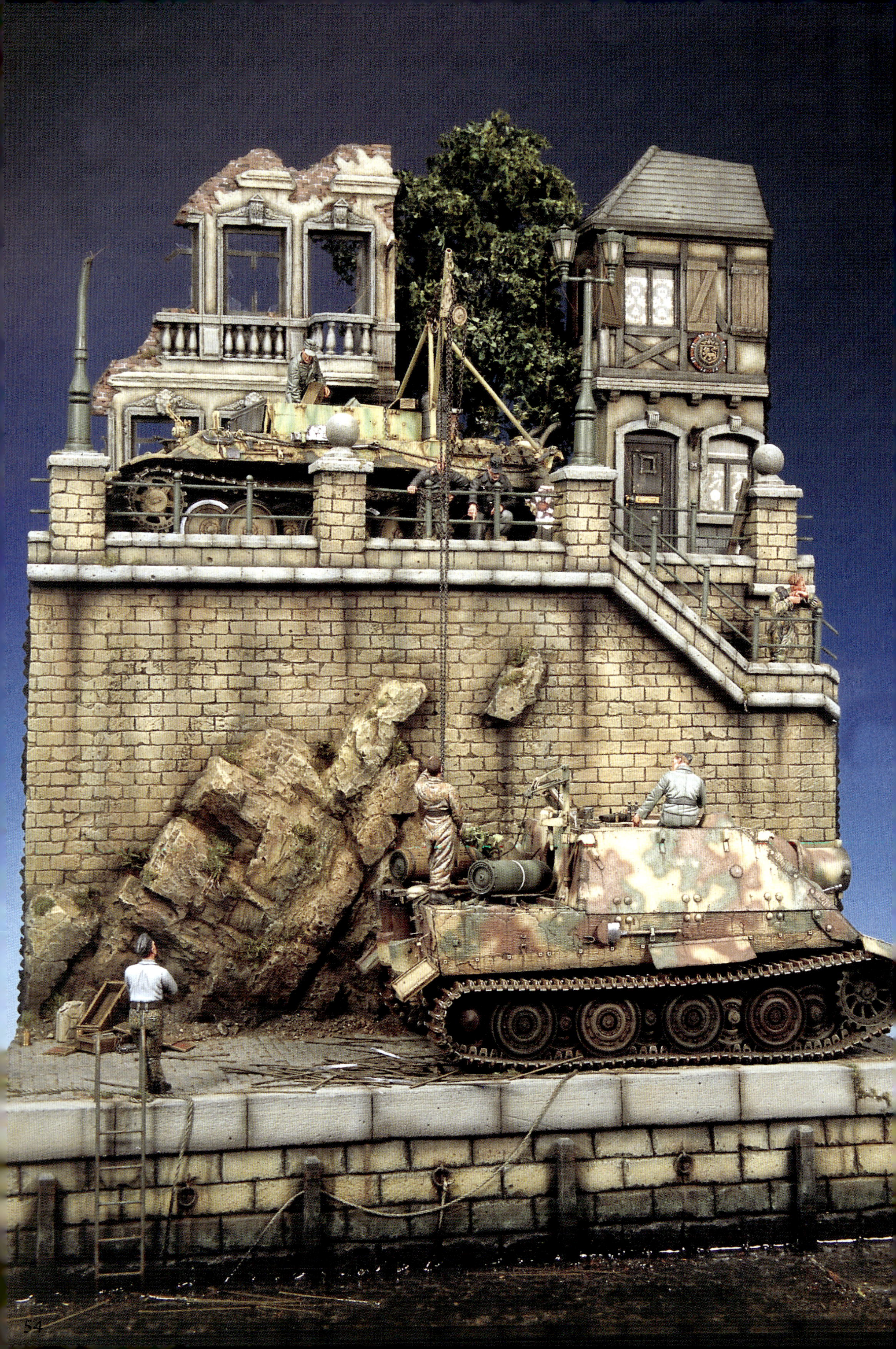

GRUNDLAGEN DES DIORAMENBAUS

MODELLE VON Marijn Van Gils

Warum ein Diorama bauen? Wie sieht die ideale Präsentation eines Fahrzeugs oder Flugzeugs aus? Wie kann man das Erscheinungsbild eines Modells, in das schon viel Zeit und Arbeit investiert wurde, nochmals verbessern? Warum werden Dioramen oft als die vollständigste und eindrucksvollste Form des Modellbaus bezeichnet? Diese Fragen sind alle falsch!!!

Wenn es das Ziel ist, ein Modell aufs Beste zu präsentieren, kann es schon ausreichen, einen etwas ausgestalteten Sockel mit einigen Figuren und etwas Zubehör zu verwenden. Auf diese Art und Weise ist man jedenfalls sicher, dass das Modell im Mittelpunkt steht, die größte Aufmerksamkeit genießt und nicht die Gefahr besteht, dass es sich in einer komplexen Umgebung verliert.

Geschichte und Atmosphäre

Der wichtigste Zweck eines Dioramas sollte hingegen jener sein, dem Betrachter etwas mitzuteilen: eine bestimmte Stimmungslage, eine aufregende Atmosphäre oder kurz gesagt eine Geschichte erzählen. Natürlich kann jedes Modell für sich eine Geschichte erzählen, aber für ein Diorama ist dies wesentlich. Dioramen können das unterschiedlichste Aussehen haben und mit den verschiedensten Mitteln erstellt worden sein. Aber um es als Präsentationsmittel für ein oder mehrere Fahrzeuge zu benutzen, muss es etwas erzählen. Warum sollte man sich auch die ganze Mühe des Figurenbemalens und Gestalten des Dioramas machen, wenn das Ganze nicht dazu beitragen kann, ein Modell ins richtige Licht zu stellen und mit ihm eine Einheit zu bilden. Was will ich damit sagen? Es genügt nicht, ein Modell in ein Diorama zu stellen, sondern das Diorama wird zum Modell!

Die Zusammenstellung

Auch wenn dies schon oft gesagt und gehört wurde, aber entscheidend bei einem Diorama ist es, dass die Geschichte klar und deutlich dem Betrachter dargelegt wird. Die Zusammenstellung des Dioramas hat in diesem Zusammenhang eine sehr bedeutende Rolle, obwohl sie nur einen Teilaspekt des Dioramenbaus darstellt. Dieser Abschnitt der Gestaltung hat einen integrierenden Effekt. Denn das Diorama ist eine Geschichte und die Geschichte ergibt sich aus der Zusammenstellung. Alle anderen Aspekte der Dioramengestaltung haben da eigentlich nur sekundären Charakter. Die Wahl der Fahrzeuge, der Figuren, des Geländes usw. ist immer den Notwendigkeiten der Zusammenstellung untergeordnet.

Links:
Diese Aufnahme des Dioramas "Last Round" demonstriert, wie eine Kette die Verbindung zwischen den beiden Handlungsebenen herstellt. Diese einfache visuelle Verknüpfung genügt, die Zusammenhänge zu erklären.

Unten:
Aufteilung und Größenverhältnisse sind nicht die einzigen Faktoren bei der Dioramengestaltung. Auch die Farben dürfen dabei nicht vernachlässigt werden. Dieses Bild zeigt ein Detail aus dem Diorama "The Goose Meal" und ist ein schönes Beispiel dafür, wie ein Fleck mit heller Farbe - in diesem Fall die Gans - sofort die Aufmerksamkeit auf sich zieht und dem Betrachter die Zusammenhänge erklärt.

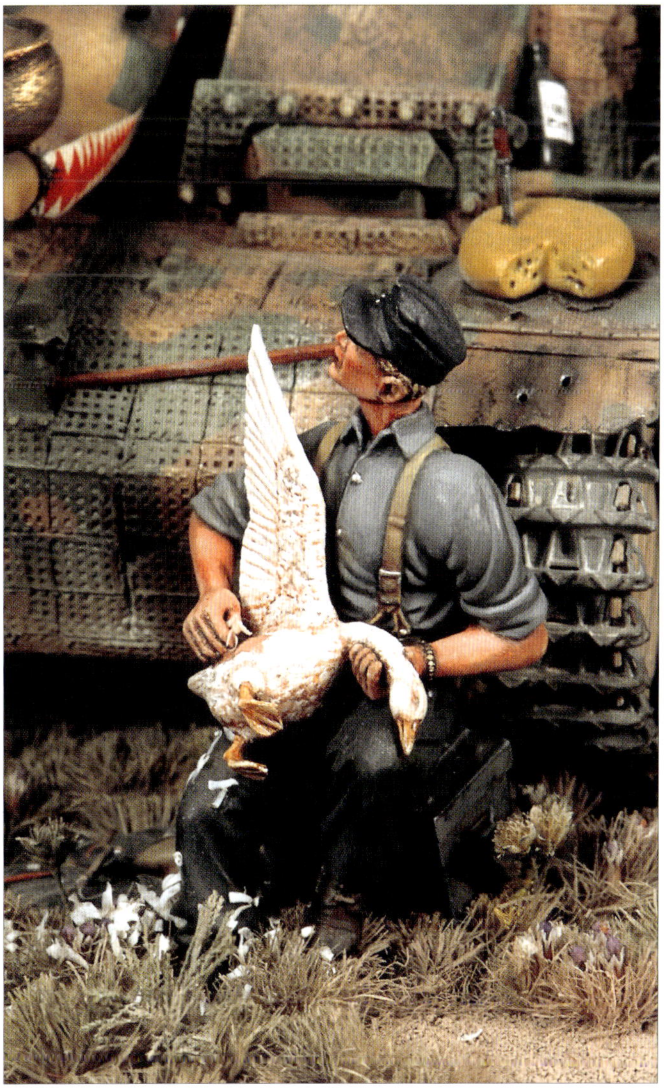

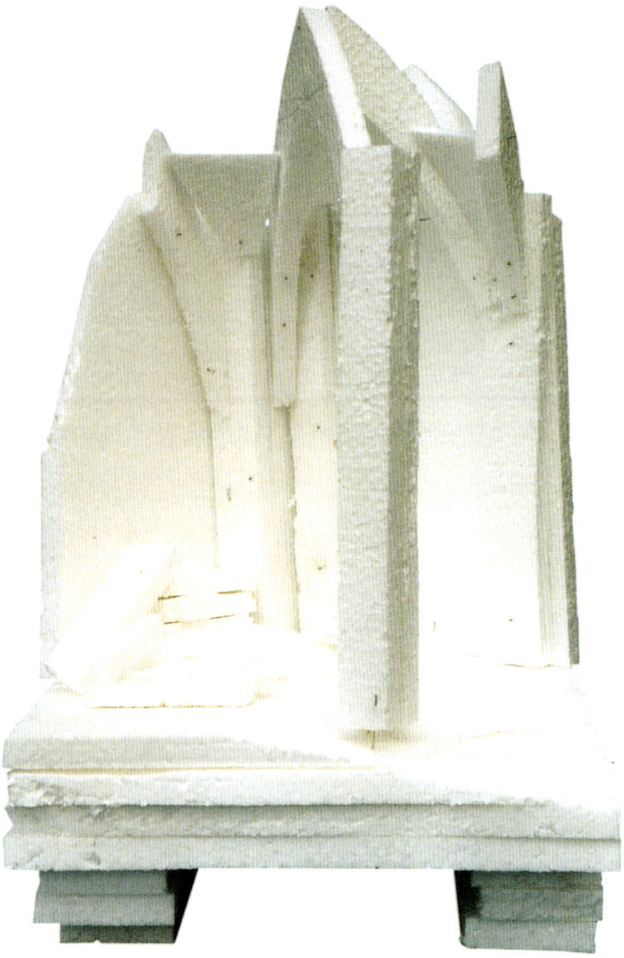

Links:

Eine sehr gute Methode, realistische Zusammenstellungen zu erproben und abzuwägen, ist der probeweise Aufbau mit Styropor und anderen Materialien, um Elemente wie Gebäude, Bäume und Landschaftsformen darzustellen. So erhält man eine Vorstellung vom endgültigen Aussehen und kann notwendige Änderungen vornehmen. Das Bild zeigt ein solches Probeszenario des Dioramas "Godverdomme".

Ein gutes Diorama erfordert nicht nur beeindruckende Fahrzeuge, dutzende Figuren oder komplexe Landschaftselemente. Eine komplexe Geschichte ist aber genauso wenig erforderlich.
Eine einfache Geschichte, erzählt mit Hilfe einer gekonnten Zusammenstellung, genügt vollkommen, dem Betrachter die eigenen Ideen zu vermitteln. Und genau das wollen wir ja erreichen.
Der Modellbau erhält so einen ganz neuen Aspekt, sozusagen etwas vom Flair der Malerei, Fotografie oder Bildhauerei. Denn ein Diorama ist eigentlich ein dreidimensionales Bild - nicht mehr und nicht weniger.

Das Diorama in seiner Gesamtheit

Wie schon angedeutet, ist das Diorama eine Einheit und sollte auch in seiner Gesamtheit betrachtet werden. Deshalb bedarf jedes Element eines Dioramas der gleichen Aufmerksamkeit. Nur wenn ein Element eine besondere Rolle in der zu erzählenden Geschichte einnimmt, und das muss nicht immer ein Panzer sein, verdient es eine verstärkte Aufmerksamkeit, was aber nicht zu Lasten der anderen Bestandteile gehen darf.
Wie eine Kette ist ein Diorama nur so stark wie sein schwächstes Glied. Deshalb darf man die Gebäude, die Vegetation oder die Figuren niemals nur als Beiwerk betrachten. Auch wenn man an deren Verwirklichung vielleicht nicht so viel Spaß hat, kann davon das Gelingen eines Dioramas abhängen.
Das soll jetzt aber nicht bedeuten, dass man ein Fachmann für das Figurenmalen oder das Konstruieren von Gebäuden sein muss, um ein gutes Diorama zu verwirklichen. Was zählt, ist die Geschichte, die von der Gesamtheit des Dioramas erzählt wird. Gekonnte Techniken bei der Erstellung der einzelnen Bestandteile spielen sicher eine Rolle für das realistische Erscheinungsbild eines Dioramas, können aber alleine keine gute Geschichte erzählen.

Realismus

Realismus ist sicherlich ein wichtiger Faktor im Modellbau, was damit natürlich auch für den Dioramenbau gelten muss. Gibt es jetzt aber verschiedene Wege, bei der Erstellung eines Dioramas den richtigen Grad an Realismus zu erzielen? Eine Methode besteht darin, dem "technischen" Aspekt bei der Erstellung größte Sorgfalt zukommen zu lassen und auf korrekte Tarnschemen usw. zu achten. Oftmals ist es aber entscheidender auf eine realistische Atmosphäre zu achten. Der Trick ist also, verschiedene Elemente logisch so anzuordnen und durch die Bemalung und Alterung so aufeinander abzustimmen, dass es gelingt, eine harmonische Gesamtheit zu erzeugen. Dazu gehört natürlich auch, dass die einzelnen Elemente nicht zu weit voneinander entfernt sind oder sich dicht an dicht auf der Dioramenplatte drängeln.
Ich frage mich oft bei den Überlegungen für ein Diorama, welche Bedeutung ich dem Realismus geben soll. Ist eine "wissenschaftliche" Betrachtung notwendig, bei der jedes Detail einer Tarnuniform stimmen muss, oder nehme ich eine gewisse künstlerische Freiheit in Anspruch, um die Emotionen besser zum Ausdruck zu bringen, die von einem Dioramenbestandteil ausgehen.
Wahrscheinlich ist auch hier der Kompromiss die beste Lösung. Planung und Nachforschung für ein Diorama sollten durchaus wissenschaftlich erfolgen, während der Gestaltung kann dann der künstlerische Aspekt zum Zuge kommen.

Schlussbemerkungen

Das Planen eines Dioramas bedarf einer großen Menge Zeit und Aufmerksamkeit. Entscheidend ist dabei nicht die reine Herstellung einzelner Fahrzeuge oder Figuren, sondern das Erfassen der künftigen Zusammenstellung der Szene. Andererseits entstehen gerade aus der Spontanität viele besondere und witzige Dioramen. Die Suche nach Ideen und Quellen der Inspiration ist aber eigentlich immer die Grundlage, um die Voraussetzungen zu schaffen, ein Diorama zu erstellen, das in seiner Gesamtheit überzeugen kann.

Rechts:

In diesem Bild von "Godverdomme" wird wieder die Bedeutung der Farbe bei der Dioramengestaltung und -erzählung deutlich. Die düstere Kirche mit ihren gedeckten Farben gibt einen Eindruck des in Asche liegenden Europas. Zur gleichen Zeit wird aber die Aufmerksamkeit auf den Panther und die Figuren gelenkt, die durch ihre Farbgebung hervorragen.

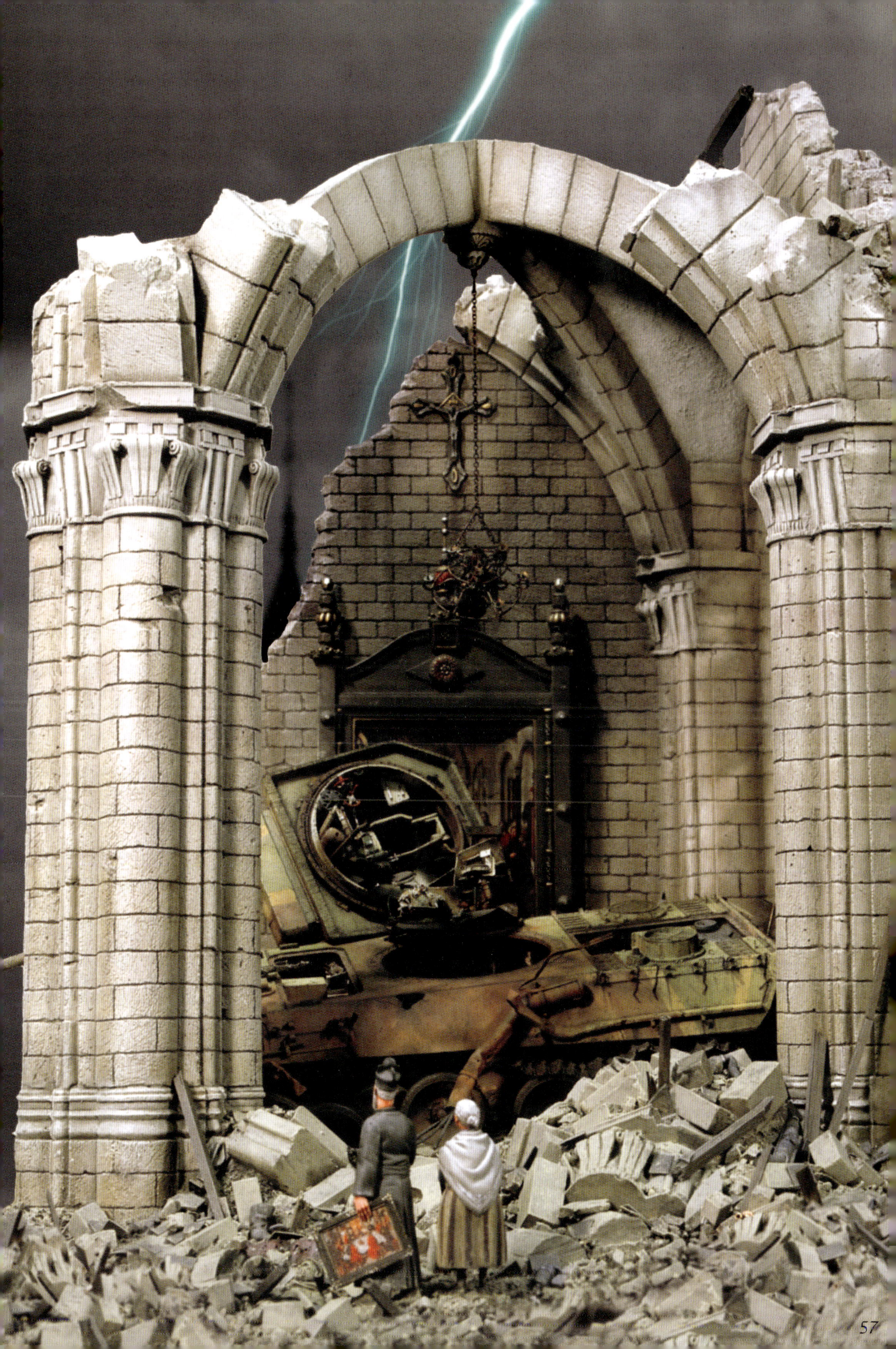

TAMIYA, 1:35

TRINKWASSER

TUNESIEN, FEBRUAR 1943

VON Fabrizio Faggion

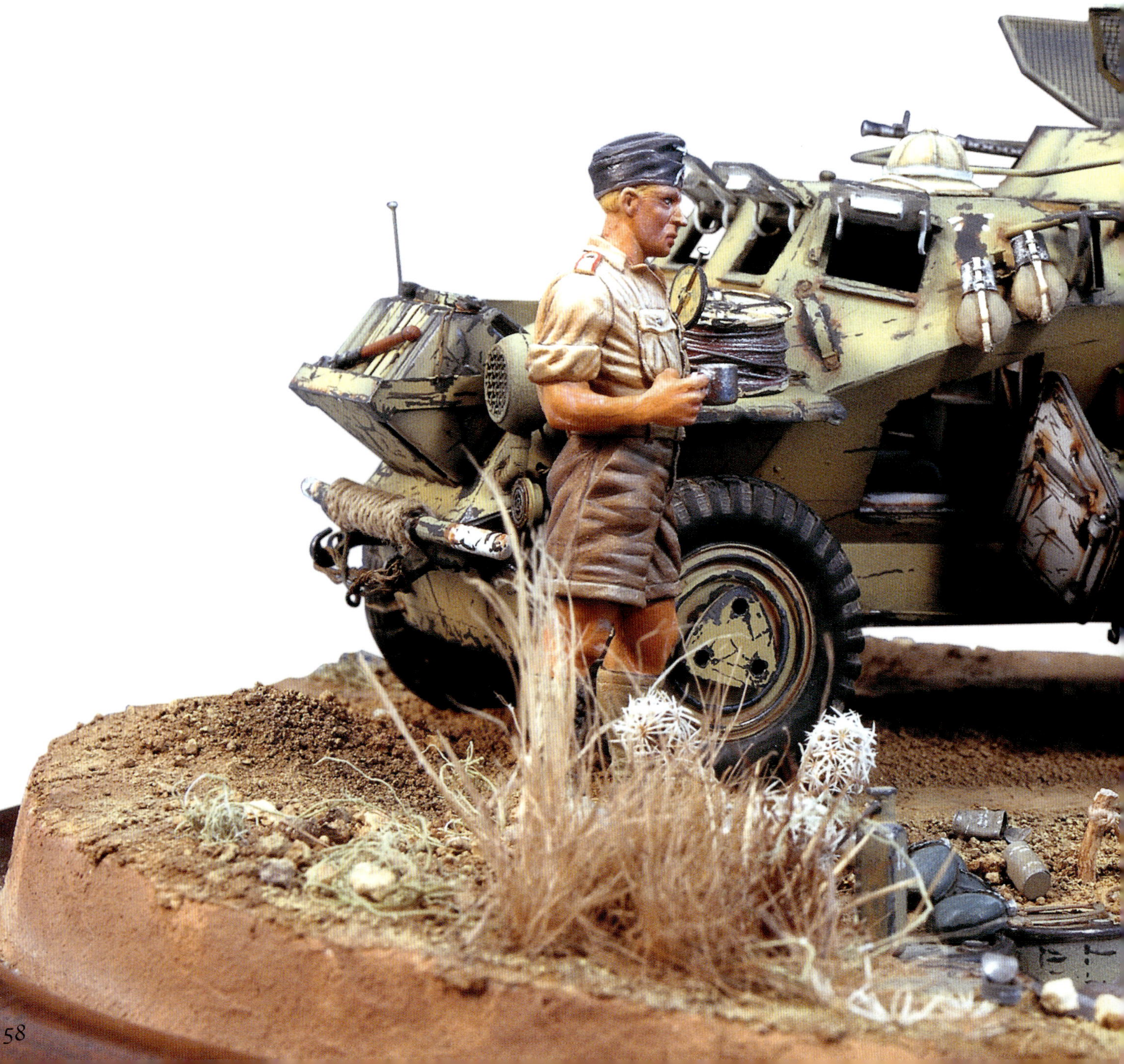

Die Erstellung eines Dioramas, unabhängig von seiner Dimension, verlangt eine Phase sorgfältigen Planens und Studiums der Zusammenhänge. Bei einem Wüstendiorama kann sich dieser Prozess der Zusammenstellung noch komplizieren, da ein vernünftiger Kompromiss zwischen einer der Umgebung angepassten einfachen Ausgestaltung und einer interessanten Gestaltung gefunden werden muss. Der Trick dabei ist, die geographisch korrekte Landschaft mit historisch verbürgten Elementen anzureichern. Das können ein Panzer-Abwehrgraben, eine Verteidigungsstellung oder auch ein Brunnen sein. Sie allein können manchmal schon die Gedanken ausdrücken, die hinter dem Diorama stehen und oft reicht es dabei, nur einen kleinen Teil des Dioramas entsprechend zu gestalten.

Dieser Philosophie folgend, gestaltete ich mein Diorama "Trinkwasser", das zwei Bereiche hat, die die Aufmerksamkeit auf sich ziehen – das Fahrzeug und der Brunnen – und auf einer minimalen Fläche entstand.

Die Wahl des Fahrzeugs wurde durch zwei unterschiedliche Faktoren bestimmt: zum einen mein persönliches Interesse an dem Fahrzeug und zum anderen die Notwendigkeit ein Fahrzeug mit kleinen Dimensionen, aber gleichzeitig attraktivem Aussehen zu verwenden.

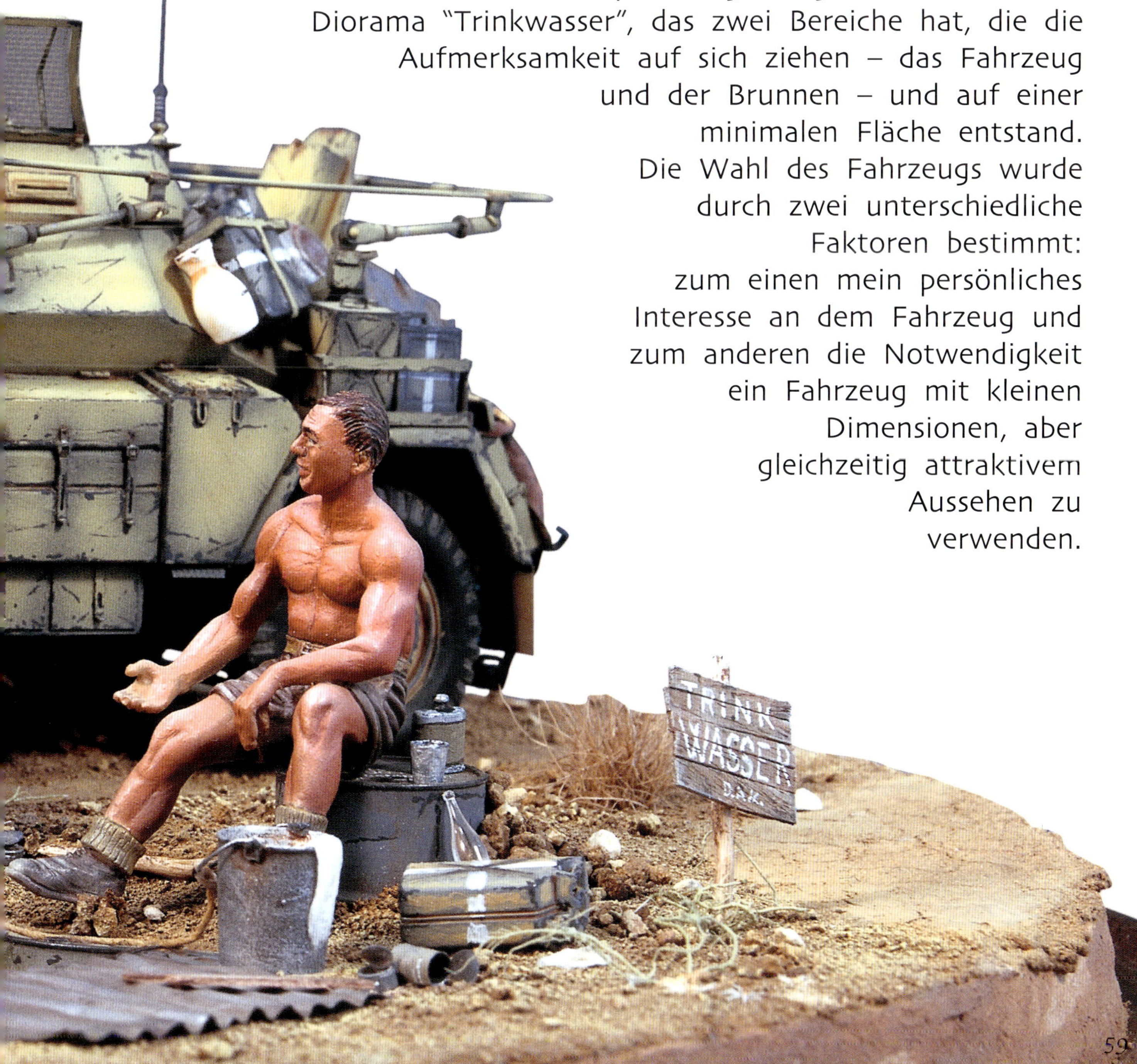

Bau des Sd. Kfz. 223

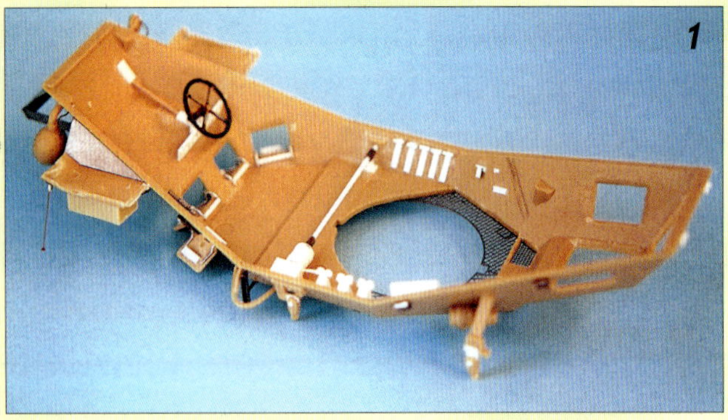

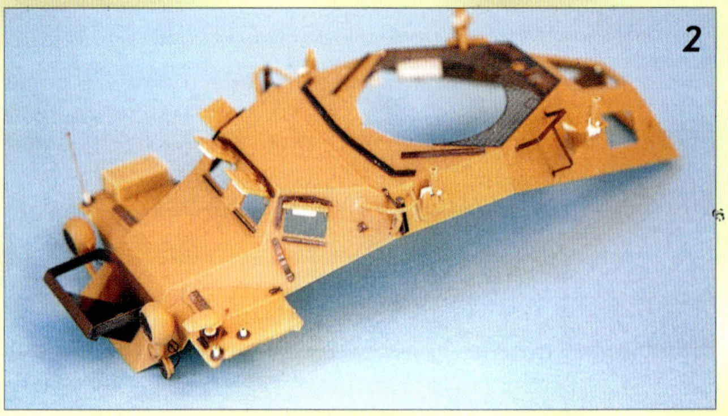

1 und 2) Der obere Teil der Wanne wurde mit Ätzteilen von Eduard und einigen selbst erstellten Teilen detailliert. Darunter ist auch der Mechanismus zum Heben und Senken des Antennenrahmens.

3) Das untere Wannenteil verlangte etwas mehr Eigenbauten, die vor allem im Inneraum eingesetzt wurden. Nur die Riffelbleche und einige andere Ätzteile stammen aus dem Set von Eduard.

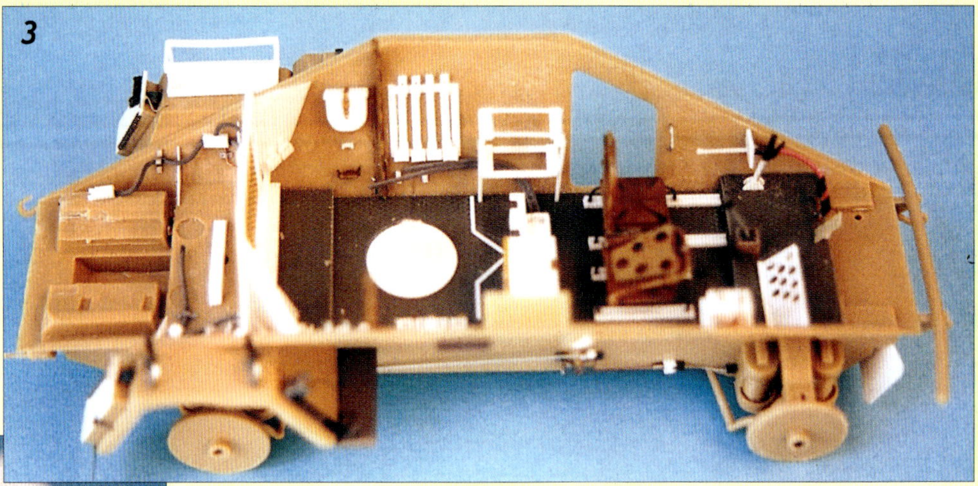

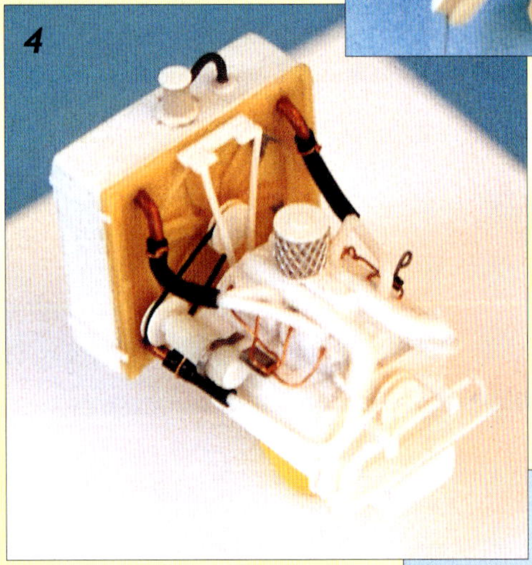

4) Auch der Motor wurde im Eigenbau erstellt. Dabei fanden Plastik-Röhrchen und verschiedene andere Produkte von Evergreen Verwendung. Da die Motorklappen im geöffneten Zustand dargestellt werden sollten, wurde diese Detaillierung notwendig.

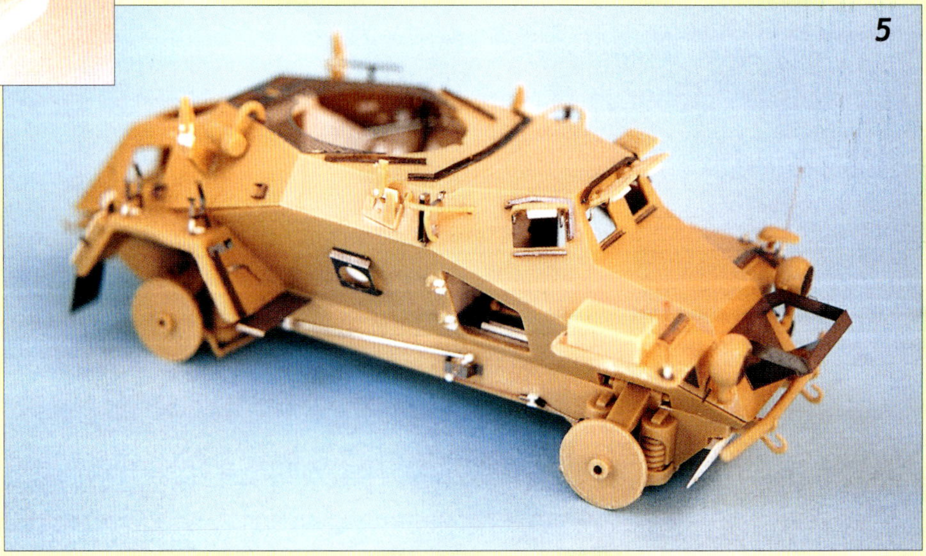

5) Dank der zahlreichen geöffneten Klappen werden viele Details des Innenraums sichtbar. Kein schlechtes Ergebnis bei einem doch schon recht betagten Bausatz.

Das Fahrzeug

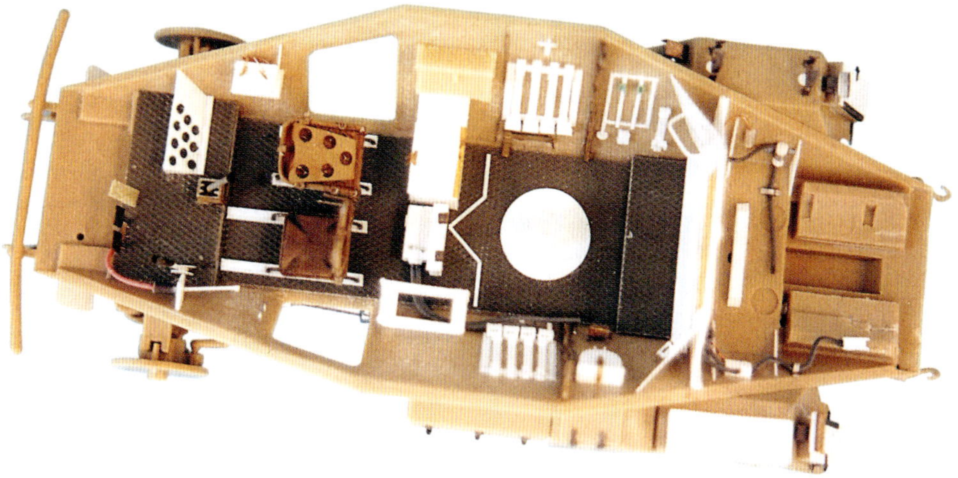

Sd. Kfz. 223 leichter Panzerspähwagen (Fu)

Von Auto Union/Horch auf der Automobil-Ausstellung 1936 in Berlin vorgestellt, wurde dieses Fahrzeug als Sd. Kfz. 221 1937 in Dienst gestellt, um mit zwei weiteren Versionen (222 und 223) mit Deutschland am Krieg teilzunehmen. Sein Einsatzdebut erlebte das Fahrzeug beim Russland-Feldzug und in Nordafrika im Jahre 1942. Das Sd. Kfz. 223 war mit der Funkanlage Fu 8 mit 50 kW ausgerüstet, das einen Frequenzbereich von 850 bzw. von 1130 bis 3000 kHz/s abdeckte, je nach verwendeter Antenne.

Das Fahrzeug hatte einen AU/Horch-V8-Motor mit 3517 ccm und Wasserkühlung. Die Leistung betrug 75 PS bei 3600 U/min. Die Besatzung bestand aus drei Mann und als Bewaffnung wurde ein MG 34 cal. 7,92 mm mitgeführt.

Der Zusammenbau des Innenraums

Zur Verwirklichung dieses Panzerspähwagens wurde der Tamiya-Bausatz mit der Art.-Nr. 35062 verwendet, der trotz seines Alters recht gut detailliert und sehr sauber gefertigt ist. Um die Detaillierung zu verbessern, wurde das Ätzteileset Nr. 35322 von Eduard verwendet, das sehr umfangreich ausgefallen ist und viele brauchbare Teile sowie Schablonen für die Balkenkreuze und taktische Zeichen enthält.

In der ersten Phase des Zusammenbaus wurde die Wanne an bestimmten Stellen, das sind vor allem die Bereiche an den Klappen, die ich offen darstellen wollte, dünner geschliffen, da die Wandstärke etwas übertrieben ausgefallen ist. Ich benutzte dafür eine zylindrische Minifräse, wobei ich mit niedriger Drehzahl arbeitete, damit das

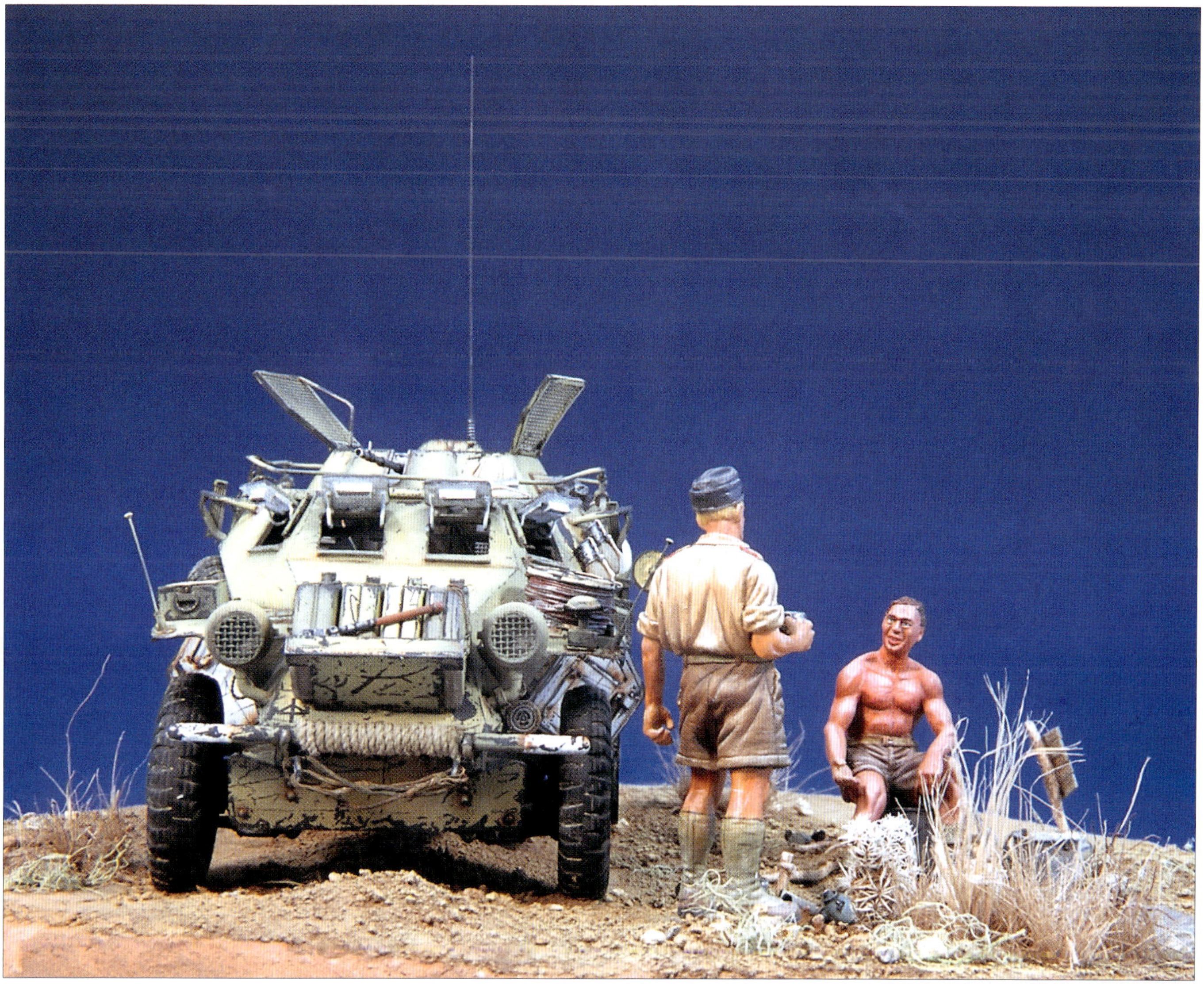

DIE ERSTELLUNG DES BRUNNENS UND DES SOCKELS

1) Der Sockel setzt sich aus einem runden Bilderrahmen und einer kreisförmigen Sperrholzplatte zusammen, in die ein rundes Loch gesägt wurde. Die Rückseite des Sockels bildet ein weißer Karton.
2) Die Fässer wurden mit Spachtelmasse befestigt, mit der auch die Zwischenräume gefüllt wurden.

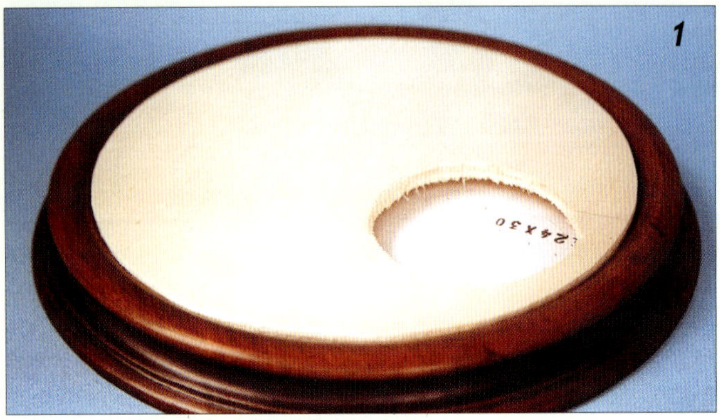
1

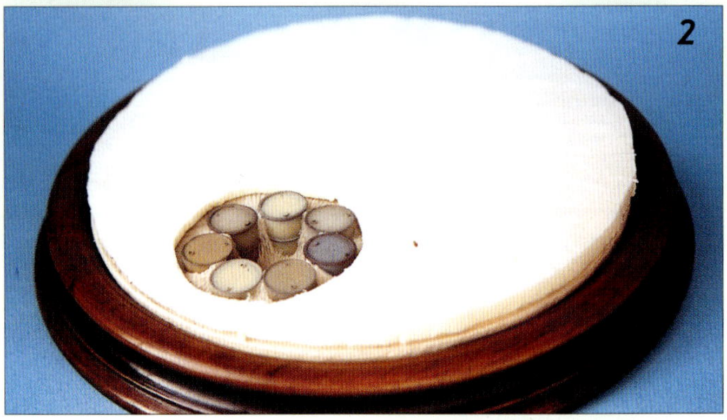
2

3) Auch der Brunnenrand wurde mit Spachtelmasse angelegt.
4 und 5) Eine dünne Hartschaum-Platte wurde auf das Sperrholz aufgeklebt und so bearbeitet, dass der Boden leichte Wölbungen erhielt. Dazu wurden auch dünne Schichten aus Modelliermasse aufgebracht.

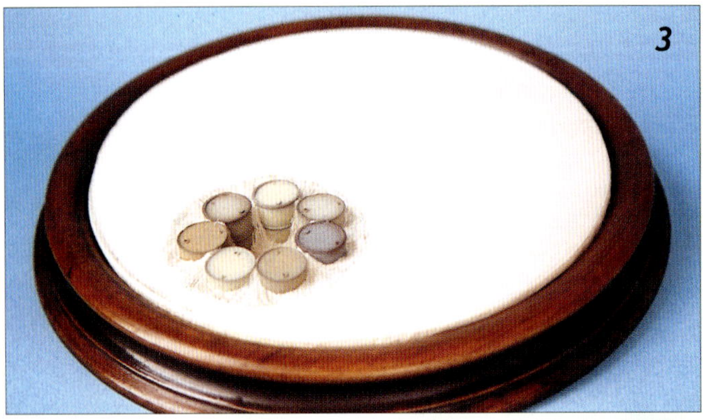
3

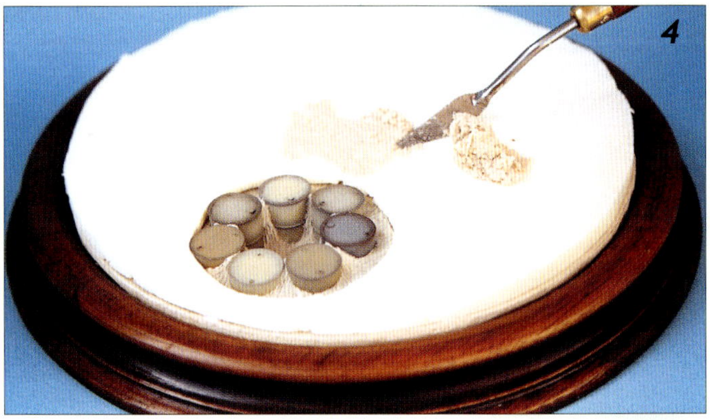
4

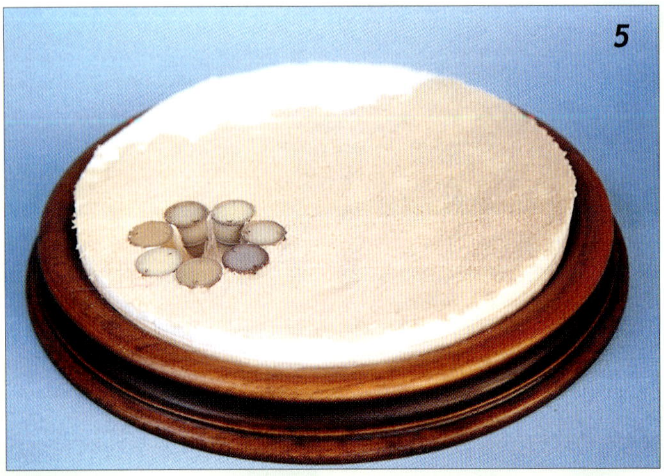
5

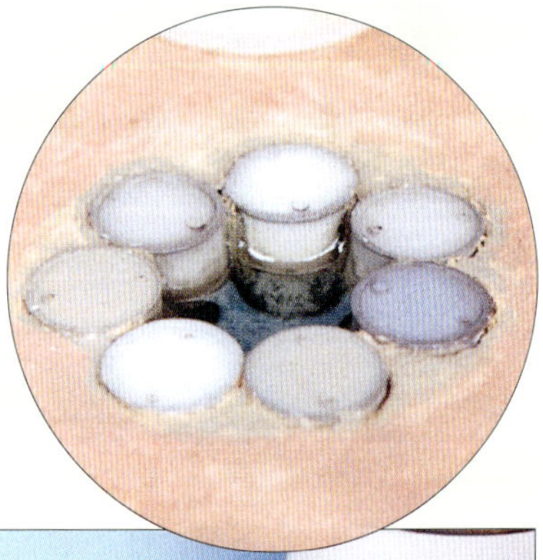

6) Jetzt konnte das "Wasser" im Brunnen erzeugt werden. Ich benutzte dafür transparentes Resin von Prochima, das ich in zwei Lagen einbrachte, wobei die untere leicht gefärbt war.

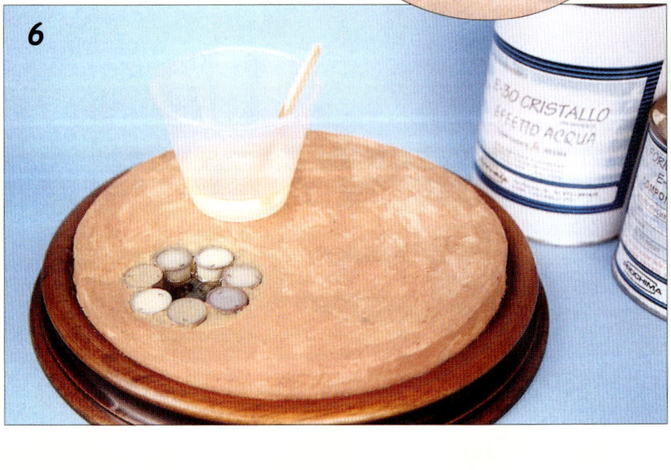

6

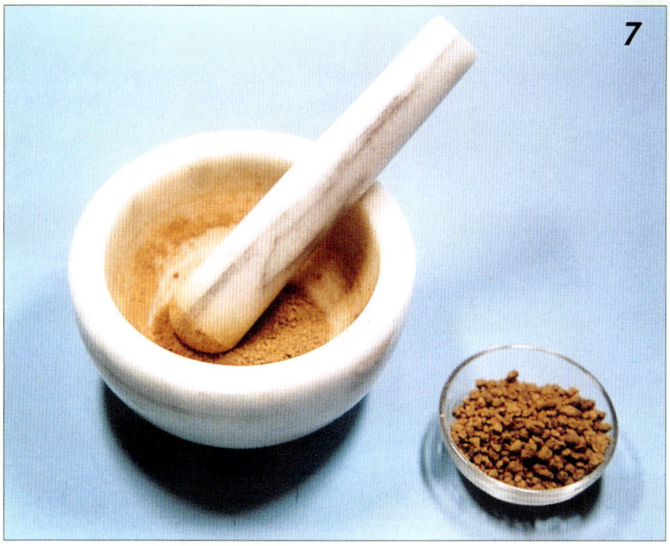

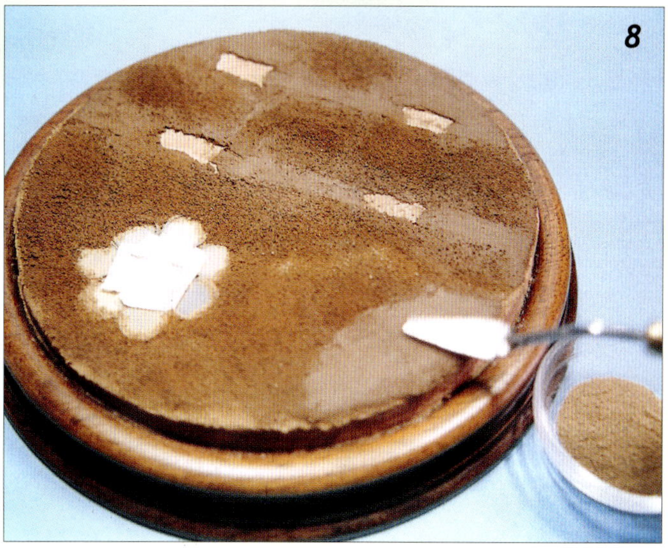

7) Ich zerstieß etwas Pflanzgranulat, bis ich ein feines Pulver erhielt.
8) Dieses Pulver mischte ich mit Wasser und Weißleim, um diese Mischung auf dem Boden zu verteilen. Dabei berücksichtigte ich gleich die Reifenspuren des Fahrzeugs. Während die Mischung noch feucht war, brachte ich auch kleine Steine, Wurzeln usw. an.

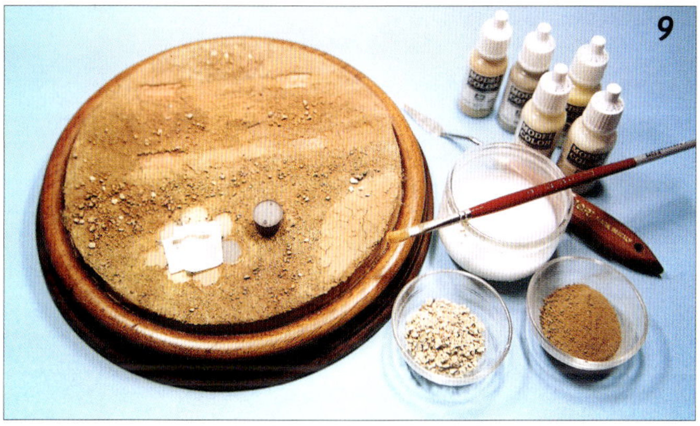

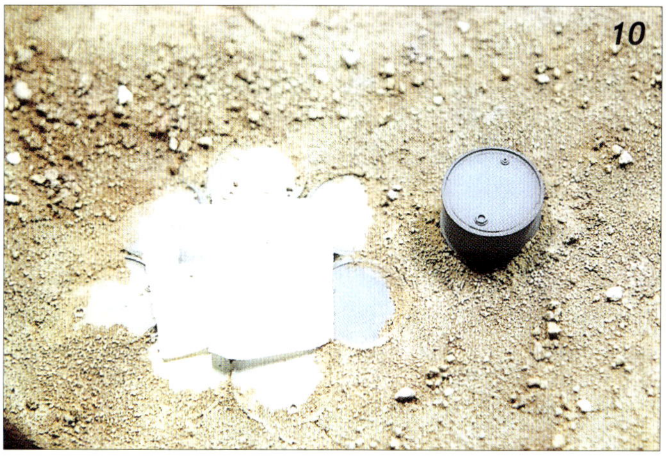

9) Mit einem Washing aus dunkelbrauner Farbe verlieh ich dem Boden eine optische Tiefenwirkung und führte noch ein Trockenmalen mit verschiedenen Sandfarben durch. *10)* Während der Bemalungsarbeiten war der Brunnen abgedeckt, um hier keine störenden Effekte entstehen zu lassen. *11)* Abschließend wurde das Diorama noch mit zahlreichen Kleinteilen bereichert.

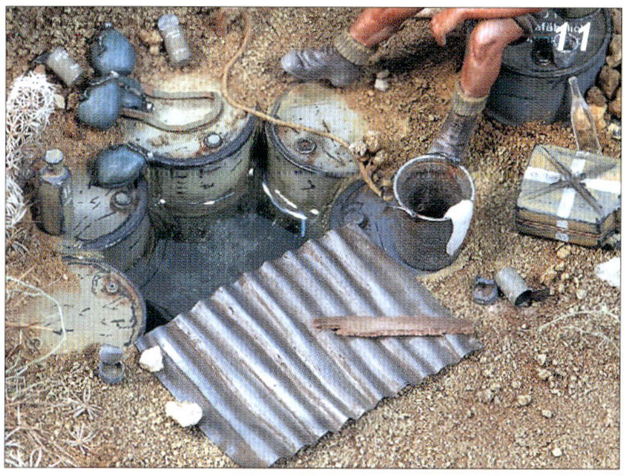

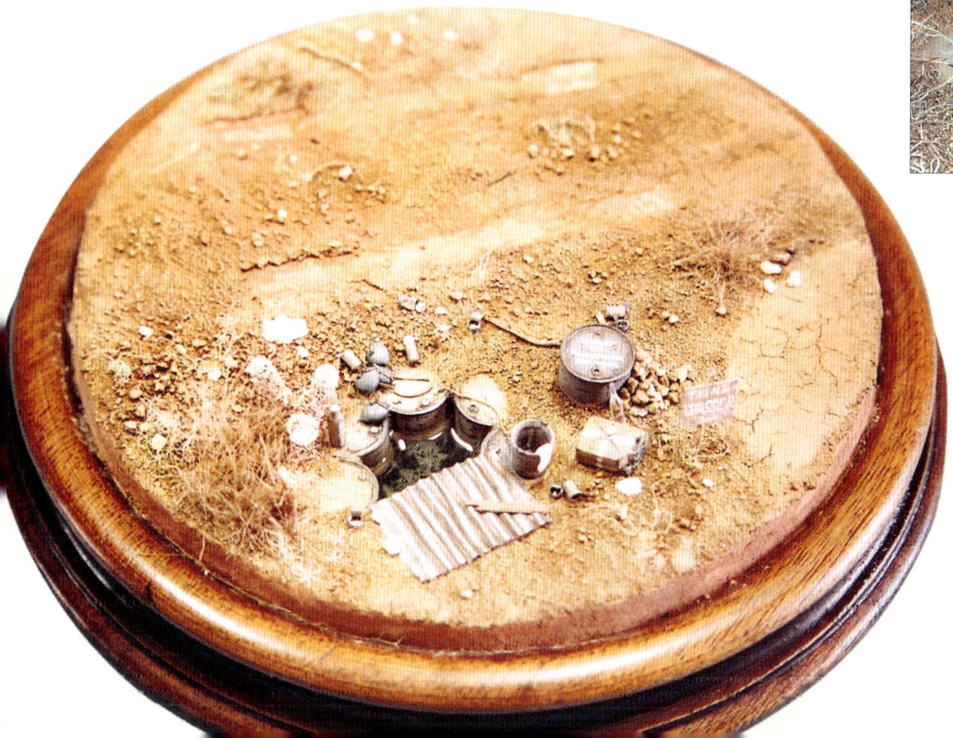

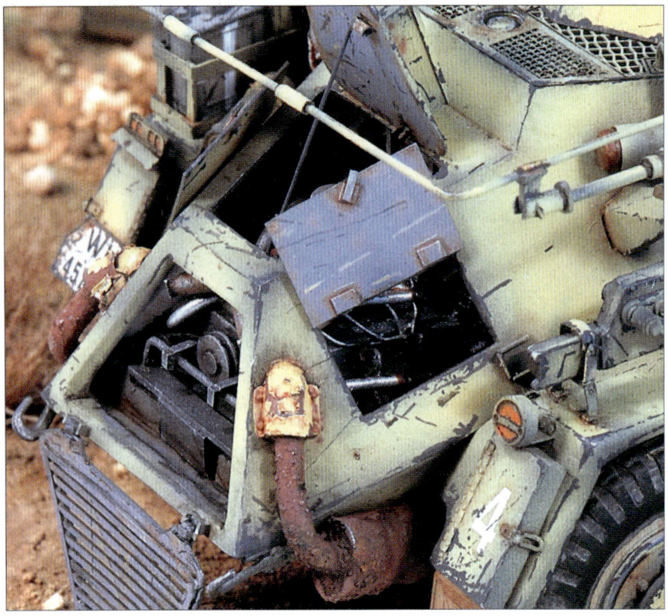

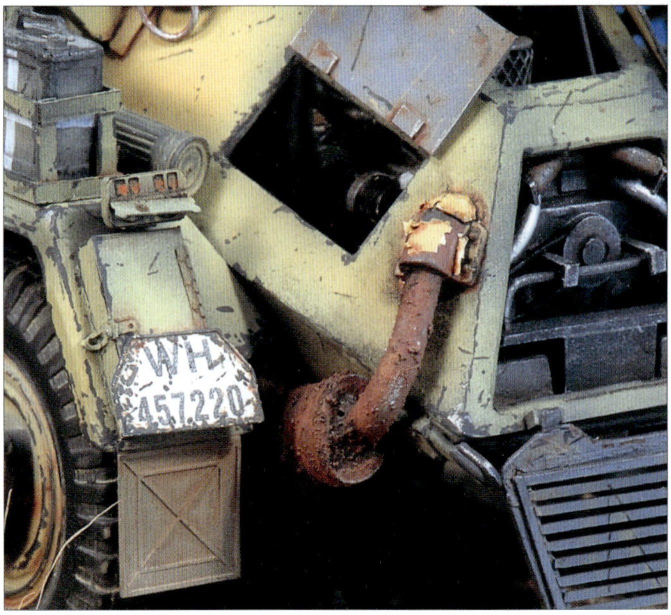

Plastik nicht schmelzen konnte. Anschließend passte ich die im Eduard-Set mitgelieferten Gitter ein und bereitete die geöffneten Klappen am Motor vor. Dabei ist eine gewisse Aufmerksamkeit vonnöten, um bei der Anpassung nicht zuviel Material am Modell abzunehmen. Im Innenraum klebte ich am Boden Riffelbleche ein und fertigte mir aus Plastik-Sheet die Trennwand zwischen Innen- und Motor-Raum an.
Die Sitze entstanden aus Teilen aus meiner Restekiste und das Funkgerät entstand größtenteils im Eigenbau, wie auch dessen Halterungen sowie Bügel und Staukisten im Innenraum. Mit einem Punch & Die-Set lochte ich ein 0,2 mm starkes Stück Plastiksheet und erstellte daraus die Fußstütze des Beifahrers, während die Pedale des Fahrers aus Fotoätzteilresten entstanden. Am Armaturenbrett bildete ich die Instrumente nach, indem ich in entsprechender Größe die Löcher ausstanzte und fotokopierte Skalen einsetzte. Am Vorbild bestand die Möglichkeit, die Antenne bei Bedarf einzuziehen und ich wollte auch diesen Mechanismus nachbilden. Ich benutz-

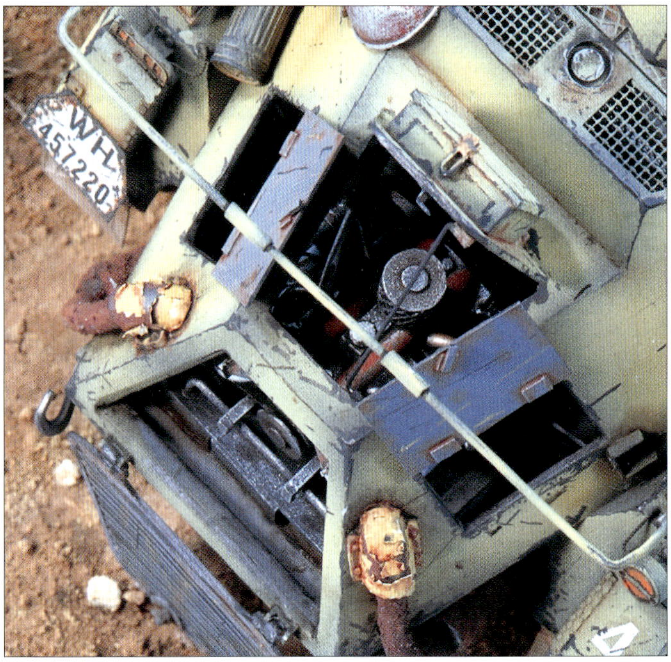

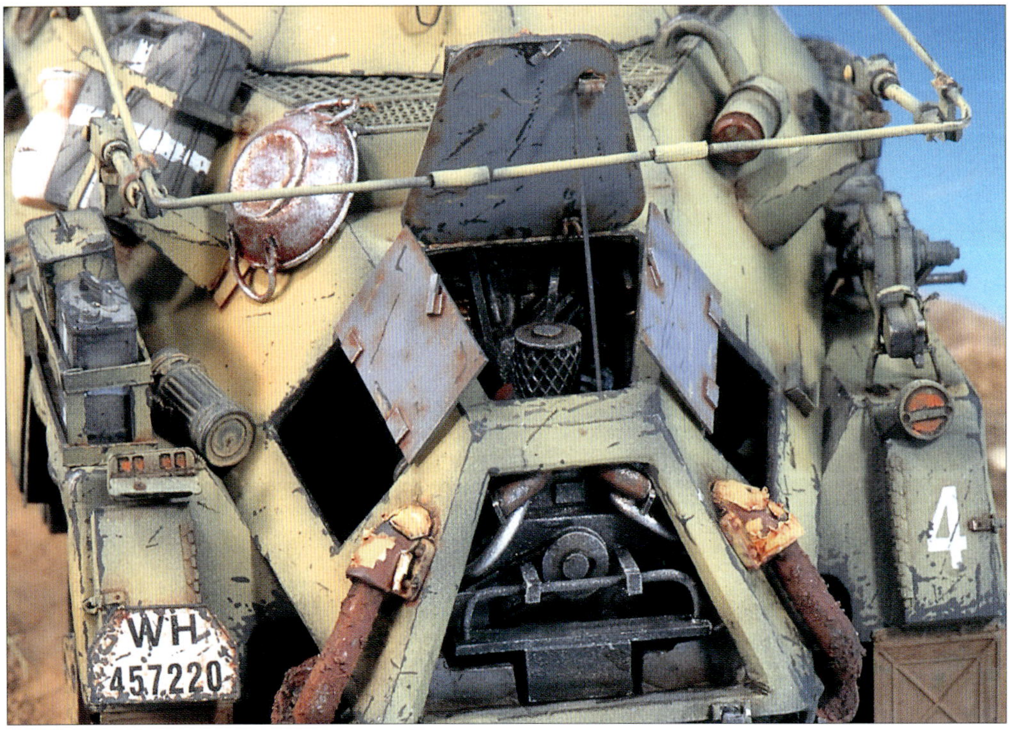

Auf dieser Seite:
Der Motor aus verschiedenen Blickwinkeln. Hier sind auch die unterschiedlichen Gebrauchsspuren am Fahrzeug gut zu erkennen. Der Panzerspähwagen trägt zahlreiche Lackkratzer, die die graue Grundfarbe durchscheinen lassen und teilweise bis auf das blanke Metall reichen. Die Auspuffanlage wurde so behandelt, dass sie ein stark verrostetes Aussehen erhielt, was durch die starke Wärmeentwicklung verursacht wird.

te dafür dünne Plastikröhrchen und andere Plastik-Teile. Den schwierigsten Teil beim Zusammenbau stellte der kleine Drehturm dar, was sich aus der geringen Größe und den recht empfindlichen, verwendeten Teilen ergab. Der Turm und seine untere Plattform wurden mit fotogeätzten Stützen verbunden. In diese zylindrische Struktur mussten nun der Sitz des MG-Schützen, die Halterungen für das MG 34 und die Munitionsbehälter eingepasst werden.

Das MG aus dem Bausatz ersetzte ich durch ein besser detailliertes Teil aus meinem Fundus und verfeinerte die ganze Einheit noch mit weiteren Plastik- und Fotoätz-Teilen.

Der Motor entstand komplett im Eigenbau aus Plastikteilen und mit einer vorbildgerechten Bemalung ergab sich daraus ein schönes Abbild des V8-Motors. Als große Hilfe erwies sich dabei der Band 04 aus der Nuts & Bolts-Reihe, der eine ganze Zahl sehr schöner Aufnahmen und Zeichnungen zu diesem Thema enthält.

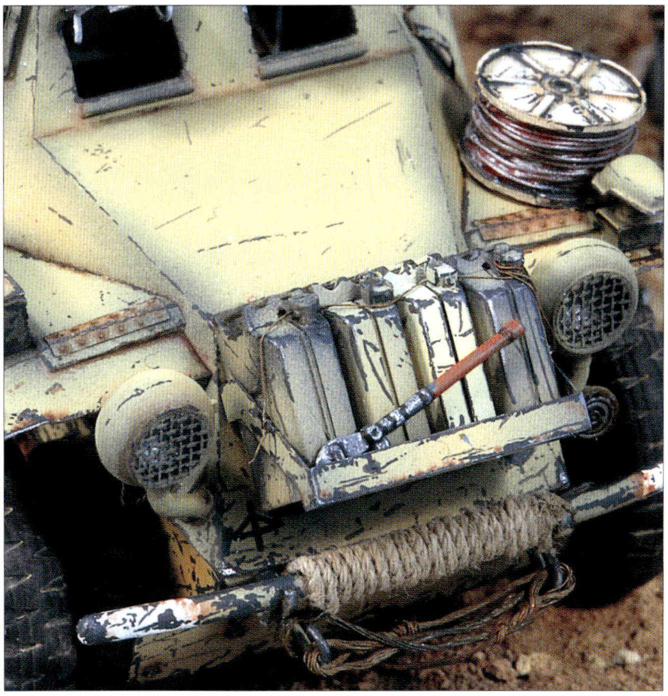

Die Bemalung des Innenraums

Ich musste Innenraum und Motor natürlich bemalen und altern, bevor ich die Wanne schloss. Zuerst brachte ich eine Schicht Dunkelgrau auf, wobei ich auch den Motorraum einschloss. Nachdem ich diesen abgedeckt hatte, spritzte ich den Innenraum mit Mattweiß, wobei ich allerdings die Winkel und Ecken bewusst nicht zu intensiv mit Farbe bedachte, um schon so eine gewisse Tiefenwirkung zu erreichen. Zum Altern verwendete ich Künstler-Ölfarben und Pastellkreiden. Beim Motor brachte ich eine leichte braune Rostschicht an, die ich teilweise mit Silber aufhellte. Verschmutzungen durch austretendes Öl usw. bildete ich mit der Ölfarbe Siena gebrannt nach.

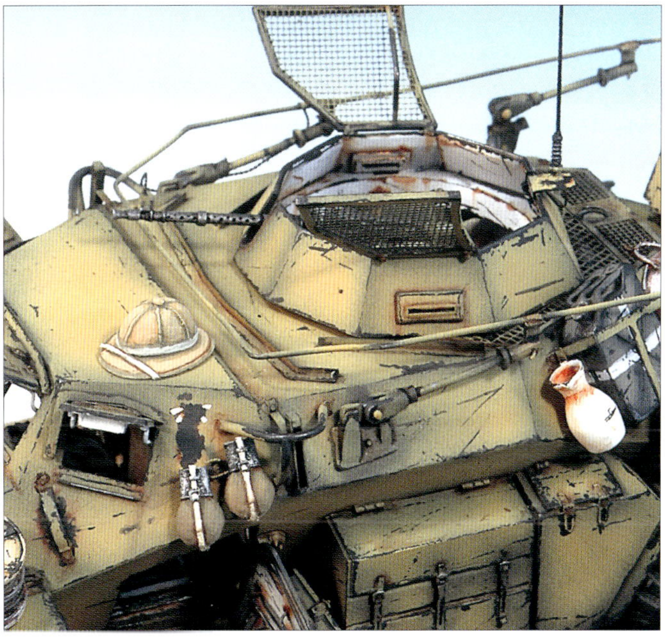

Der Zusammenbau und die Bemalung der Außenseite

Auch der Außenbereich des Modells erfuhr zahlreiche Änderungen, die vor allem aus dem Hinzufügen von Fotoätzteilen bestanden. Die wichtigste Maßnahme war allerdings das Ersetzen der bügelförmigen Antenne. Im Bausatz besteht dieses Teil aus einem einzigen Stück, das nun mit einer Konstruktion aus Messingdraht und

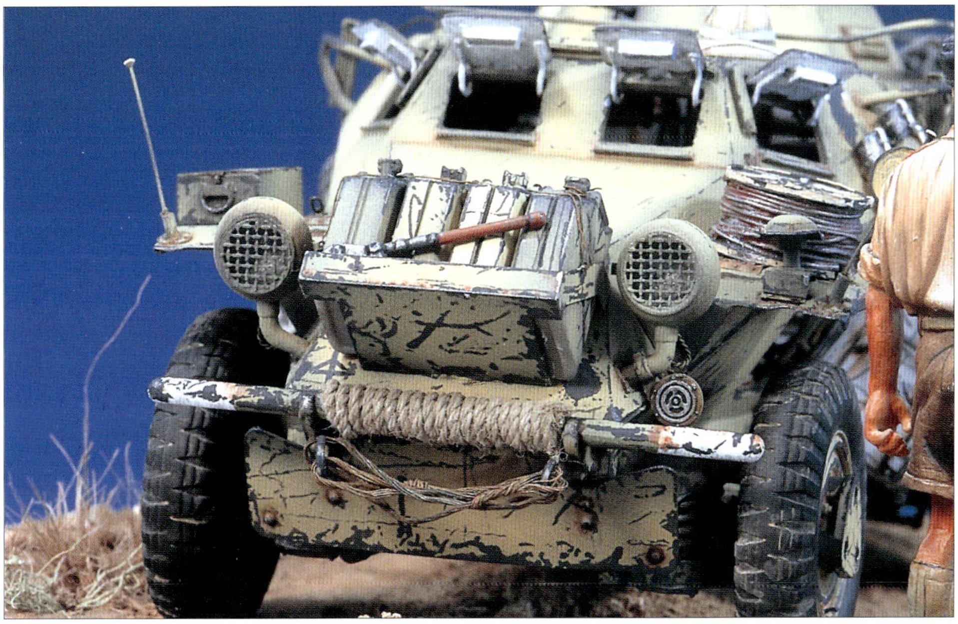

Auf dieser Seite:
Die Plazierung der verschiedenen Zubehörteile, wie dieser Drahtschere, muß durchdacht sein, um Glaubwürdigkeit zu erzeugen. Auch das Ausmaß der Alterungserscheinungen darf nicht übertrieben werden, um nicht grotesk zu wirken. Historische Vorbildaufnahmen liefern dazu sehr wertvolle Hinweise.

Stützen aus Plastikteilen ersetzt wurde. Auch hier dienten wieder Vorbildaufnahmen als Vorlage.

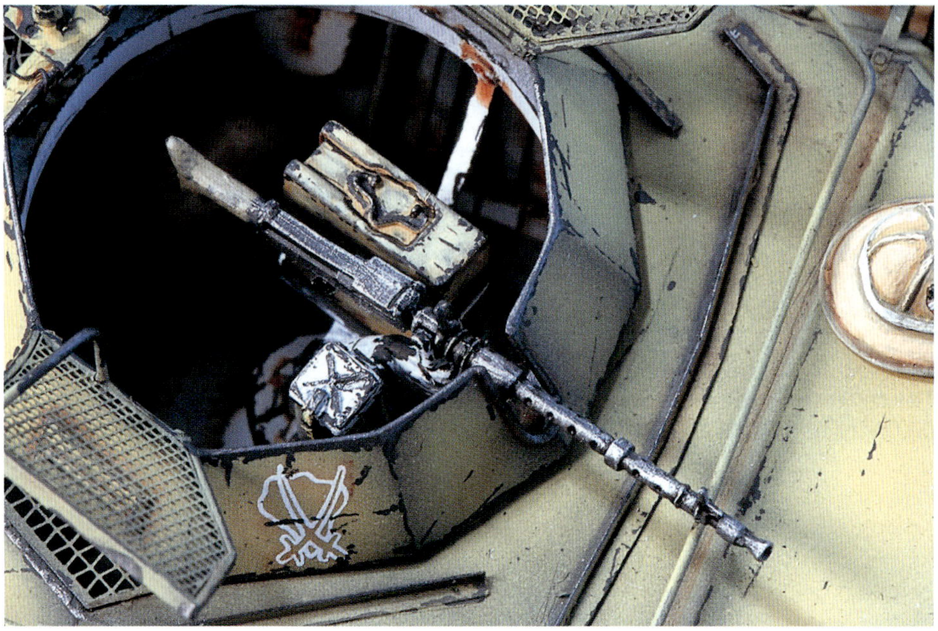

Die Klappen des Motorraums wurden aus 0,2 mm starkem Plastik-Sheet erstellt und mit entsprechenden Stützen versehen, die sie offen hielten. Das Schild unterhalb der vorderen Stoßstange entstand ebenfalls aus Plastik-Sheet und wurde noch vorbildgerecht mit einigen Bolzen versehen.

Um dem Fahrzeug das Aussehen intensiven Gebrauchs zu verleihen, kürzte ich die beiden vorderen Kotflügel. Mit diesem Notbehelf wurde die Zugänglichkeit bei Wartungsarbeiten deutlich verbessert. Ich ersetzte weiterhin alle Stützen und Befestigungen an der Außenseite der Wanne durch fotogeätzte Teile und erstellte aus Plastik-Profilen die Halterungen für die Benzinkanister auf dem hinteren linken Kotflügel. Bevor ich jetzt weitere Anbauteile anbrachte, begann ich mit der Lackierung des Modells. Zuerst trug ich einen mittelgrauen Grundanstrich aus XF-53 von Tamiya auf. Darauf ließ ich einen Anstrich mit gelber Sandfarbe von Vallejo folgen, wobei ich vor allem die Hauptflächen des Modells intensiver mit dieser Farbe bedachte. Allein dadurch erzielte ich wieder eine gewisse Tiefenwirkung an meinem Modell, die ich durch die folgenden Alterungsprozesse noch verstärken wollte.

Nachdem die Farbe komplett durchgetrocknet war, begann ich mit dem Anbringen verschiedener Abnutzungsspuren. Dazu erzeugte ich mit dunkelgrauer Farbe Lackbeschädigungen in den Bereichen, die verstärkter Abnutzung ausgesetzt waren. Später verstärkte ich diese Wirkung teilweise noch mit Graphit an den grauen Stellen. Schmutz und Rost ahmte ich mit stark verdünnter Ölfarbe nach (Siena gebrannt), die bei Berührung des Modells mit dem Pinsel die Einzelheiten umfloss. Mit wenigen Maßnahmen war es mir so gelungen, dem Modell ein sehr realistisches Aussehen zu verleihen.

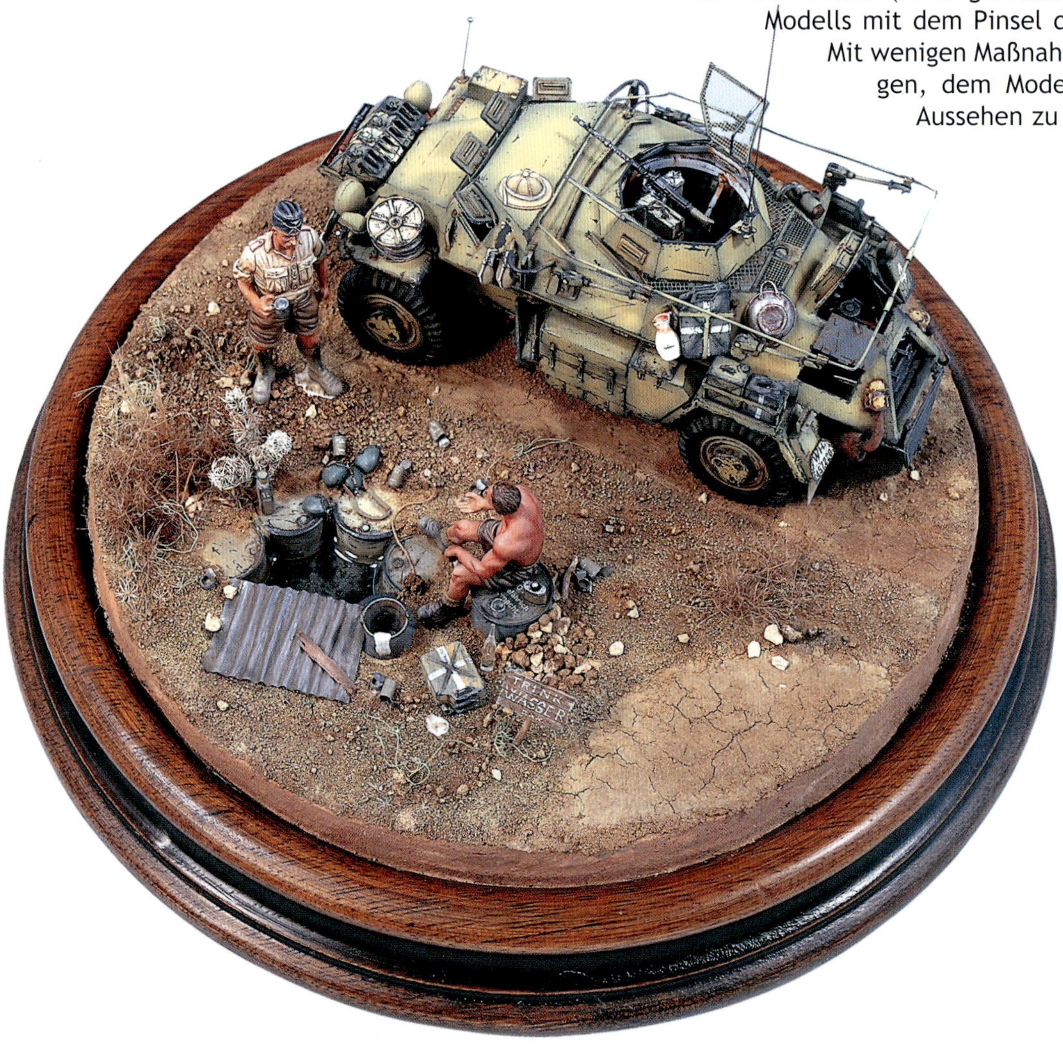

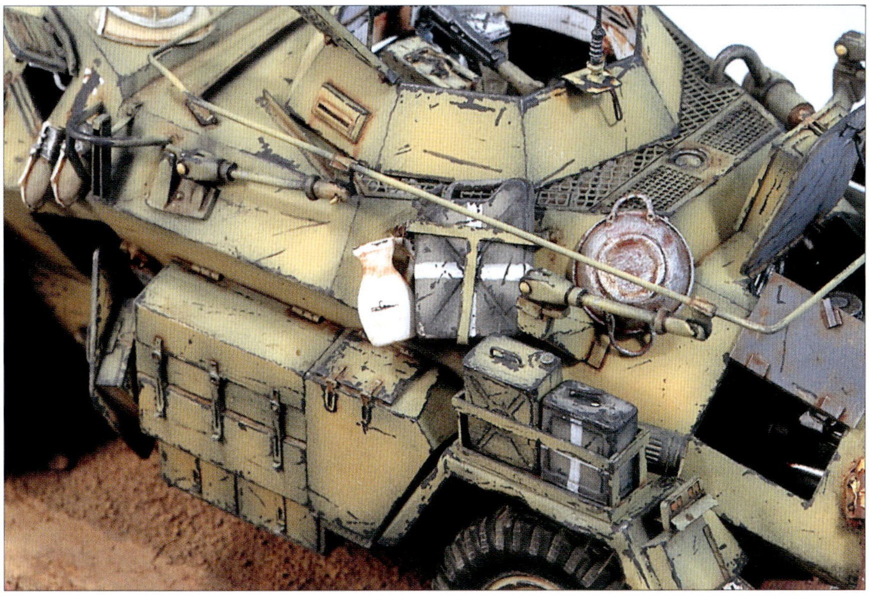
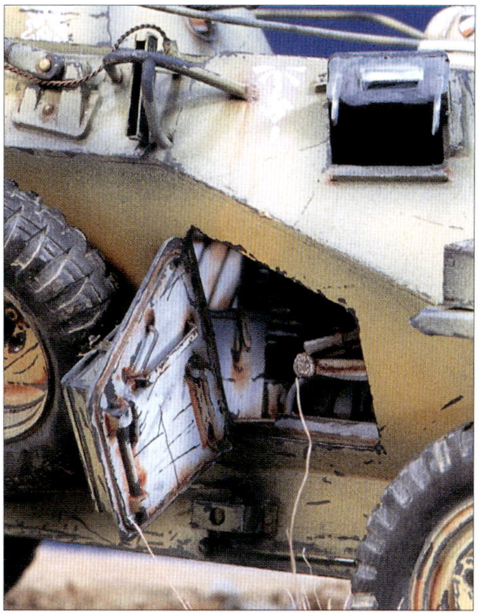
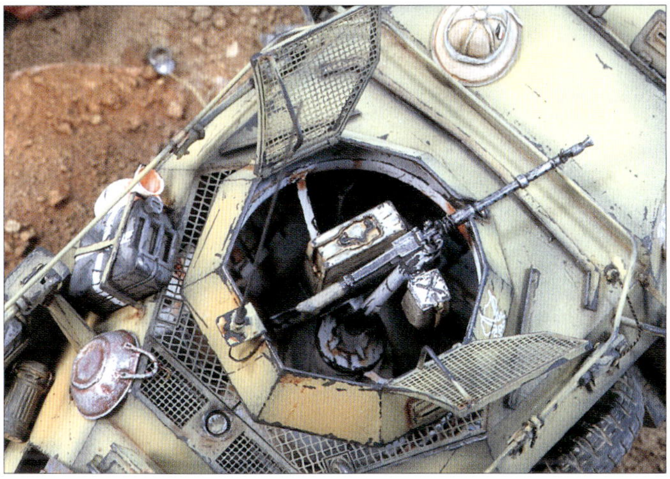
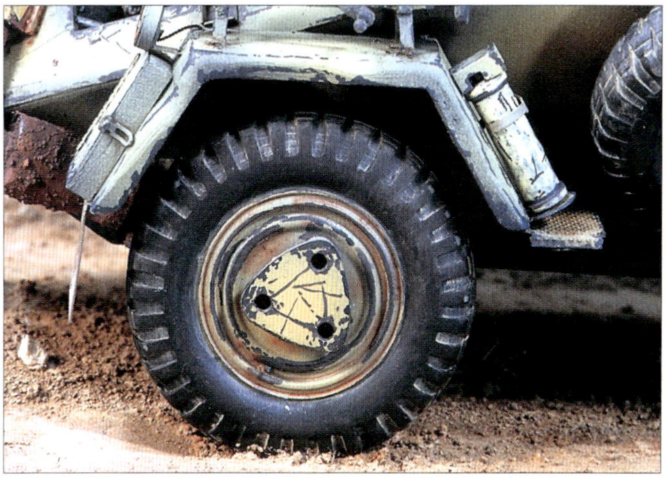
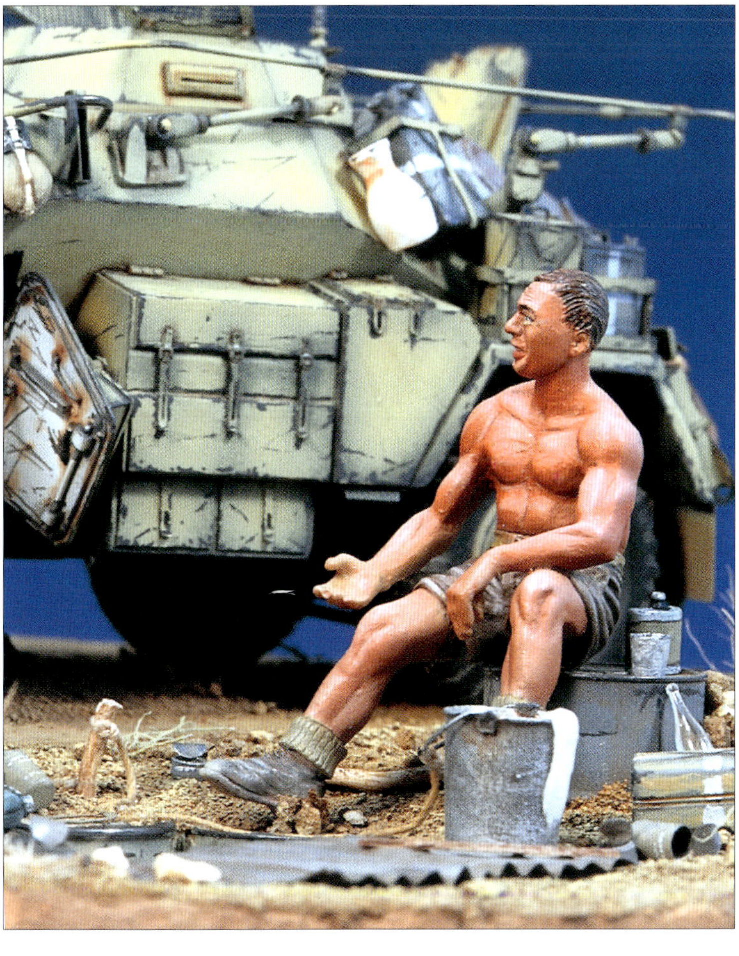
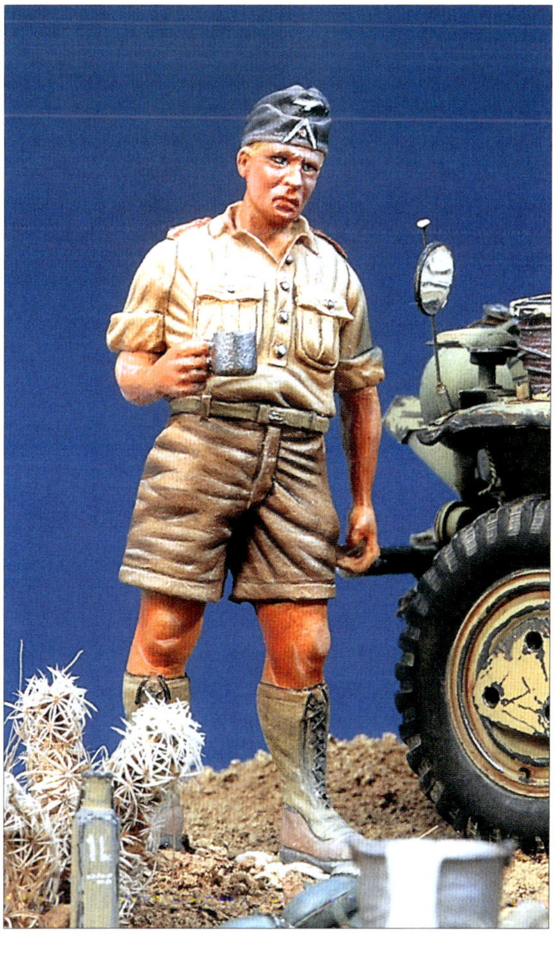

Die Erstellung des Dioramas

Da ich keinen passenden vorgefertigten Sockel für mein Vorhaben finden konnte, kaufte ich mir einen runden Bilderrahmen mit 20 cm Durchmesser, in den ich ein zurechtgeschnittenes Holzbrett mit 5 mm Dicke einpasste. Zuvor hatte ich noch ein Loch mit 6 cm Durchmesser für den Brunnen in diese Platte gesägt. Die Unterseite des so entstandenen Sockels fertigte ich aus weißem Karton an.

Für die Fässer, die als Einfassung des Brunnens dienen, eignen sich die Plastik-Fässer von Italeri oder Tamiya ausgezeichnet, da sich diese sehr einfach auf die gewünschte Länge kürzen lassen. Ich bemalte die Fässer, bevor ich sie in den Ausschnitt im Sockel einpasste.

Ich füllte die Zwischenräume mit etwas Spachtelmasse, befestigte damit auch die Fässer am Sockel und gestaltete den Boden des Ausschnitts. Aus einer dünnen Hartschaum-Platte, die ich nun aufklebte, erzeugte ich die leichten Wölbungen des Wüstenbodens auf dem Sockel. Die Hartschaum-Platte wurde anschließend mit Sandfarbe von Vallejo eingefärbt, bis die ursprüngliche Farbe komplett verdeckt war.

Um das Wasser im Brunnenloch darzustellen benutzte ich transparentes Resin von Prochima. Dieses Produkt ist sehr brauchbar, sollte aber bezüglich der Mischungsverhältnisse der Komponenten genau nach den Herstellerangaben verarbeitet werden.

Hat man so eine vollständige Katalyse des Resins erreicht, ist das Ergebnis wirklich sehenswert. Den Boden des Brunnens hatte ich mit dunklem Grün bemalt, um die Tiefe des Brunnens vorzutäuschen. Zum gleichen Zweck hatte ich der ersten Resinschicht einige Tropfen olivgrüner Vallejo-Farbe beigemischt. Nachdem diese erste Schicht ausgehärtet war, ließ ich eine zweite folgen, diesmal aber ohne Farbbeimischung.

Es werden im Handel zahlreiche Produkte angeboten, um natürlich aussehenden Oberflächen bei der Gestaltung von Dioramenflächen zu erzeugen. Nach einigen Versuchen erzielte ich mit Pflanzgranulat, das in Blumengeschäften erhältlich ist, sehr schöne Ergebnisse. Dieses Granulat wird in unterschiedlich großen Beuteln angeboten und besteht aus kleinen Kügelchen, die sich mit einem Werkzeug leicht zerstoßen lassen, bis ein feines, für unseren Zweck passendes Pulver entsteht.

Ich mischte dieses Pulver mit Wasser und Weißleim in einer Schüssel, bis ein cremiger Brei entstanden war, und verteilte diesen mit einer Spachtel auf dem Sockel. Kleine Steinchen, Wurzeln und anderes Beiwerk können nun in diese Schicht gedrückt werden, bevor sie sich verfestigt.

Mit einem feuchten Pinsel lassen sich dabei auch noch kleine Nachbesserungen vornehmen. Da die Trocknungszeit sehr lange ist, empfiehlt sich der Gebrauch eines Föhns. Zudem werden durch die schnelle Abgabe des Wassers an den glatten Teilen des Bodens kleine Risse erzeugt, die sehr gut zum Wüstenambiente passen.

Um dem Boden mehr optisches Volumen zu verleihen, führte ich ein dunkelbraunes Washing durch, wobei die Farbe in die kleinsten Risse drang und eindrucksvolle Schattenzonen schuf. Danach malte ich den Boden noch mit verschiedenen Sandfarben trocken.

Vegetation ist in einer Wüste eher spärlich, es ist aber anzunehmen, dass in der Nähe einer Wasserquelle einige, wenn auch magere Büsche zu finden sind. Die beste Methode, solche Büsche nachzubilden, besteht in der Verwendung von Hanffasern, wie sie zum Abdichten von Wasserleitungsrohren verwendet werden. Ich formte daraus kleine Büschel, die ich in vorbereitete kleine Löcher steckte, nachdem ich die unteren Enden mit etwas Weißleim bestrichen hatte.

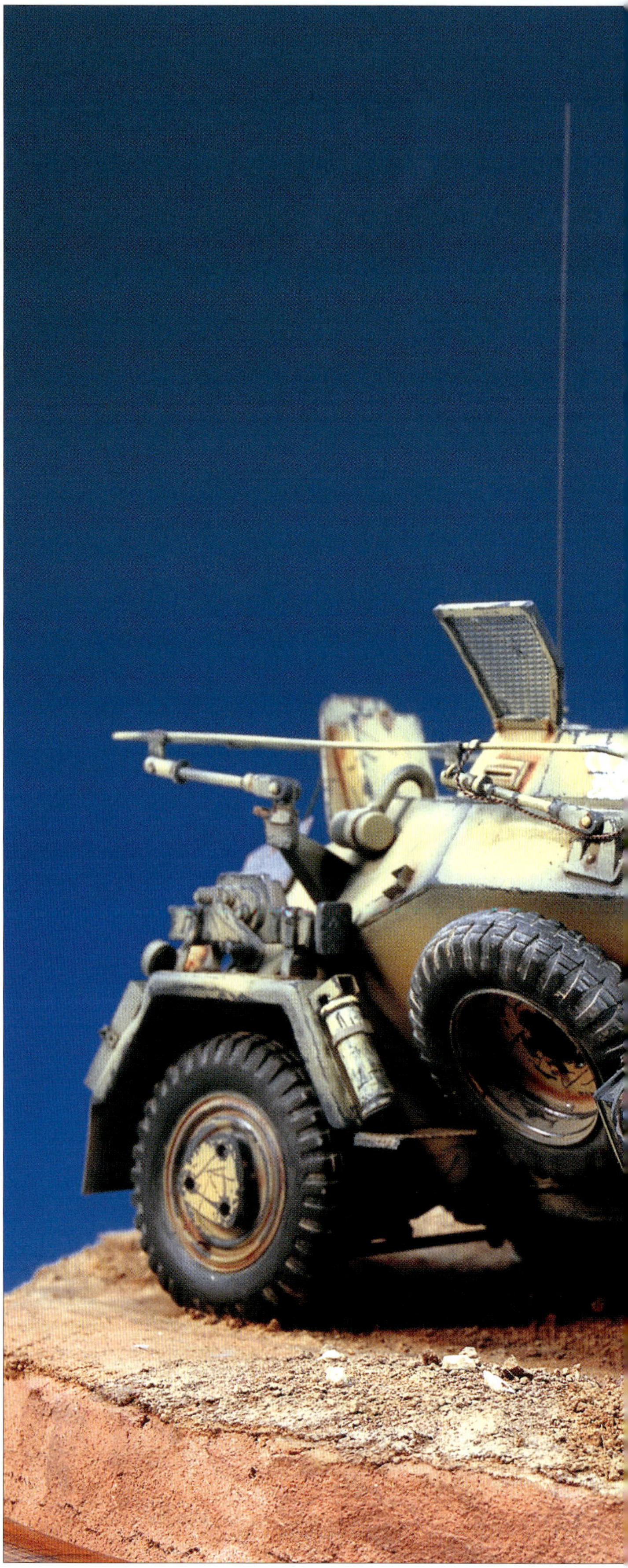

Nachdem ich sie dann in die endgültige Form gebracht hatte, bemalte ich sie vorsichtig mit etwas Umbra gebrannt. Sobald ich noch das Fahrzeug und die Figuren mit etwas Weißleim befestigt hatte, besserte ich die Klebestellen abschließend noch mit etwas Granulatpulver nach.

Literatur

- Nuts & Bolts Vol. 04
- Armes Militaria Hors-Reihe Nr. 28 Guerre in Tunisie 1 u. 2
- Afrika Korps 1941-43, Osprey publishing
- Automezzi della seconda guerra mondiale, Herausgeber Albertelli
- World War two AFVs

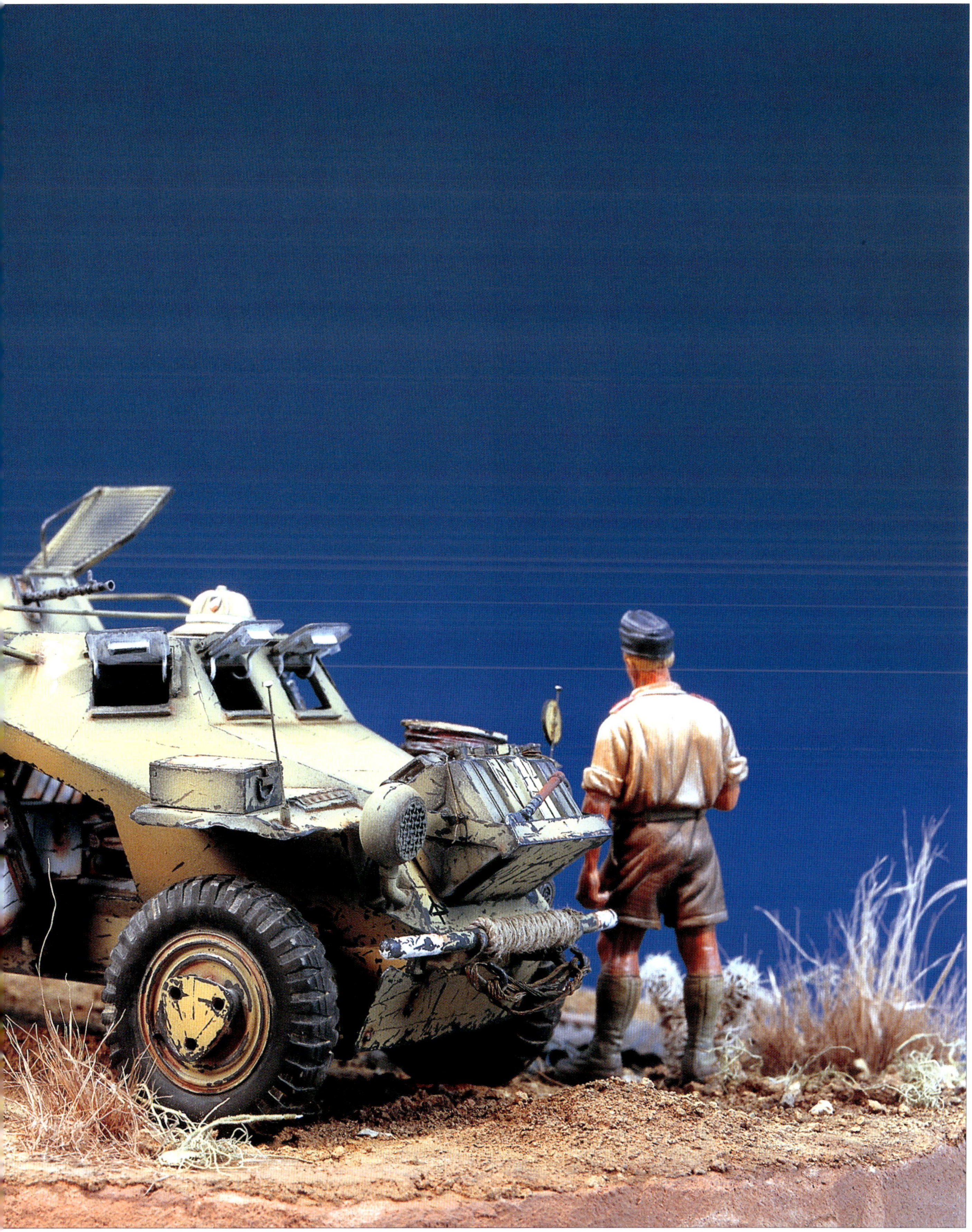

SOVEREIGN, AIRES 1:35

DIE MARETHLINIE

TUNESIEN, MÄRZ 1943

VON **Fabrizio Faggion**

Die Idee zu diesem Diorama entstand, als ich die mit vielen Bildern versehenen Hefte des "Armes Militaria Magazine" nach tunesischen Motiven durchsuchte. Nachdem ich ein Foto gefunden hatte, das mir gefiel, begann ich mit der Planung meines Dioramas. Dieses Bild zeigt ein Fahrzeug, das nicht weit von einem Gebäude steht, dessen Fassade von den vorangegangenen Kämpfen gezeichnet ist und einige Beschriftungen trägt.

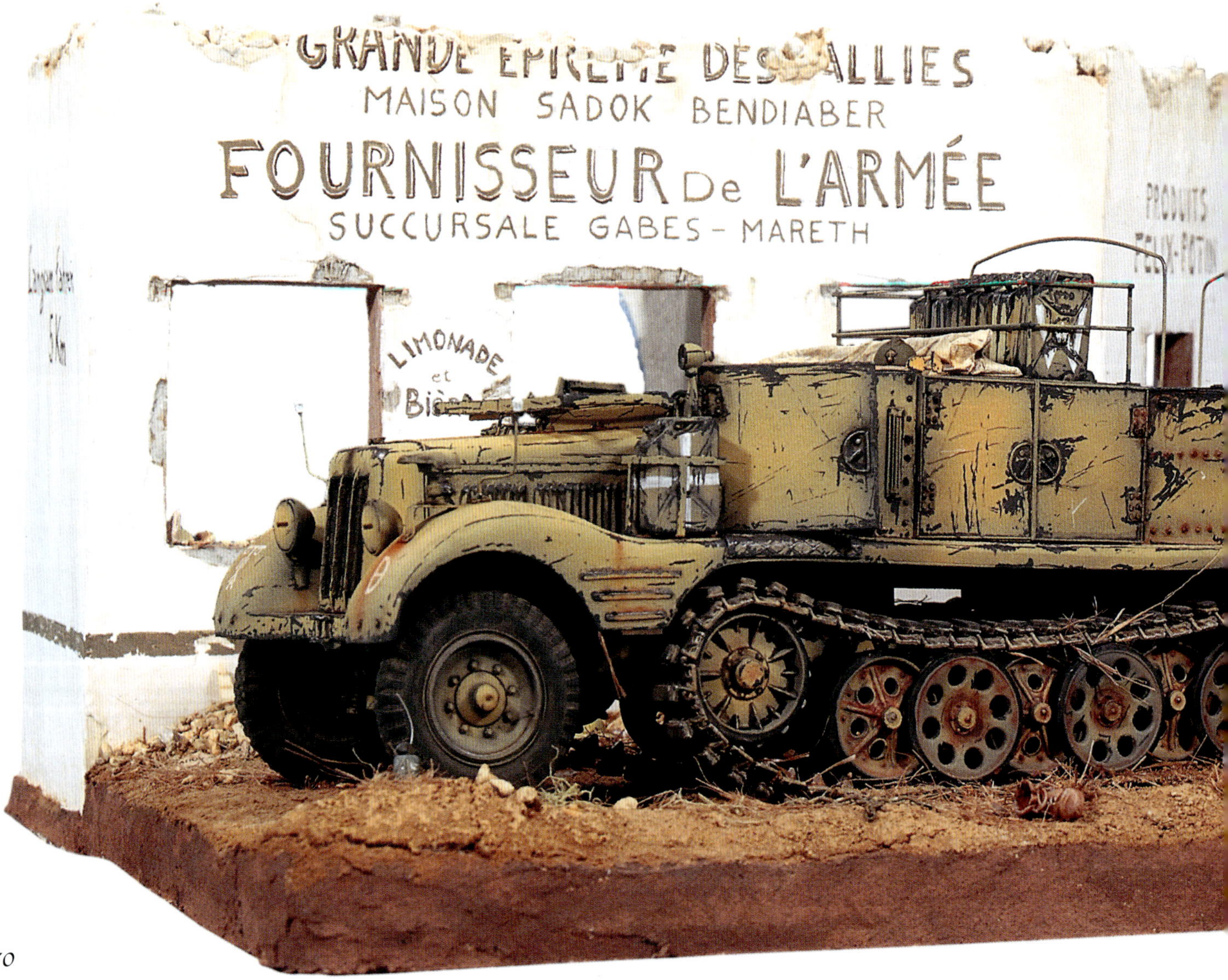

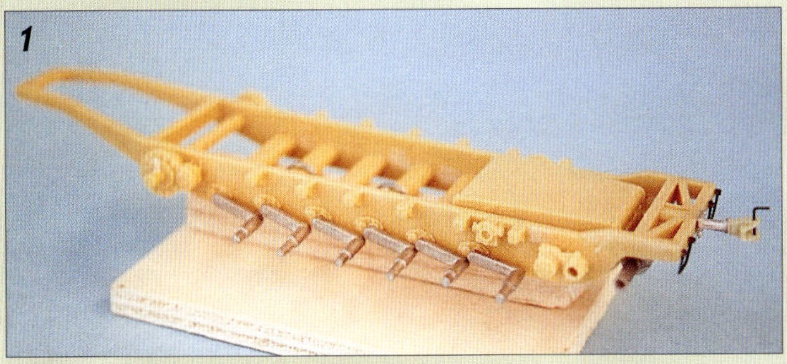

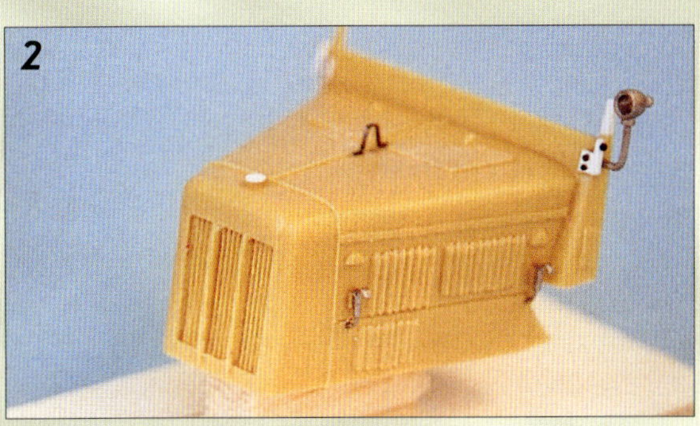

1) **Der Rahmen des Sd. Kfz.11 wurde mit Hilfe eines Holzunterbaus erstellt, um damit eine bessere Zugänglichkeit zu ermöglichen.** *2)* **Die Qualität des Bausatzes ist ausgezeichnet und es sind nur wenige zusätzliche Verbesserungen notwendig.** *3 und 4)* **Die Türen des Staufachs wurden aus Plastik-Sheet neu erstellt, da die Metallteile aus dem Bausatz in geschlossener Position nicht passten. Die anderen Anbauteile aus Metallstreifen und Draht sorgen für ein vorbildgerechtes Aussehen des Modells.**

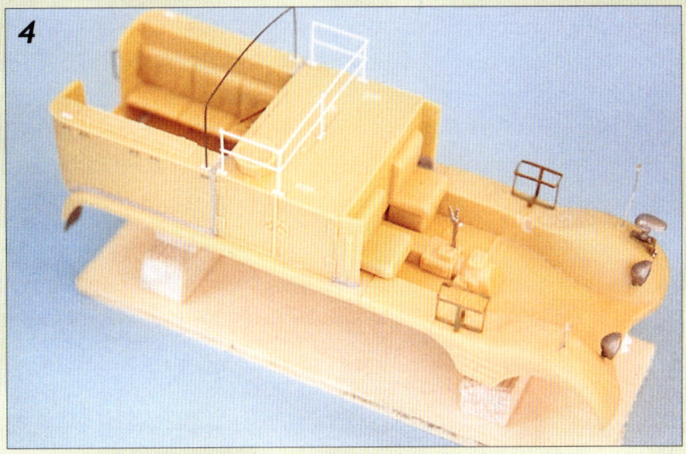

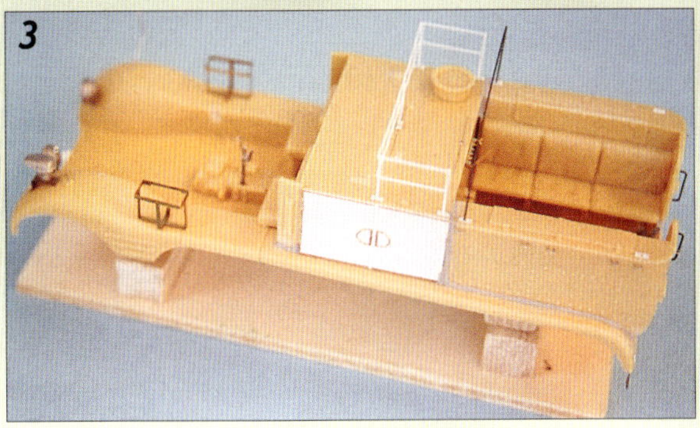

Das Fahrzeug

Leichter Zugkraftwagen 3t Sd. Kfz.11

Dieses 3 t-Halbkettenfahrzeug wurde in der Version HL kl6 von einem Maybach-Motor HL42 TUKRM mit 6 Zylindern angetrieben, der eine Leistung von 100 PS hatte. Das Viergang-Getriebe wies ein Untersetzungsgetriebe für Geländefahrten auf. Die Dimensionen des Fahrzeugs waren in der Länge 5,50 m, in der Breite 2,00 m und in der Höhe 2,20 m bei einem Gewicht von 5550 kg. Der 3 t-Zugwagen wurde 1938 eingeführt und erhielt später im Kriegsverlauf ein hölzernes Einheitsführerhaus.

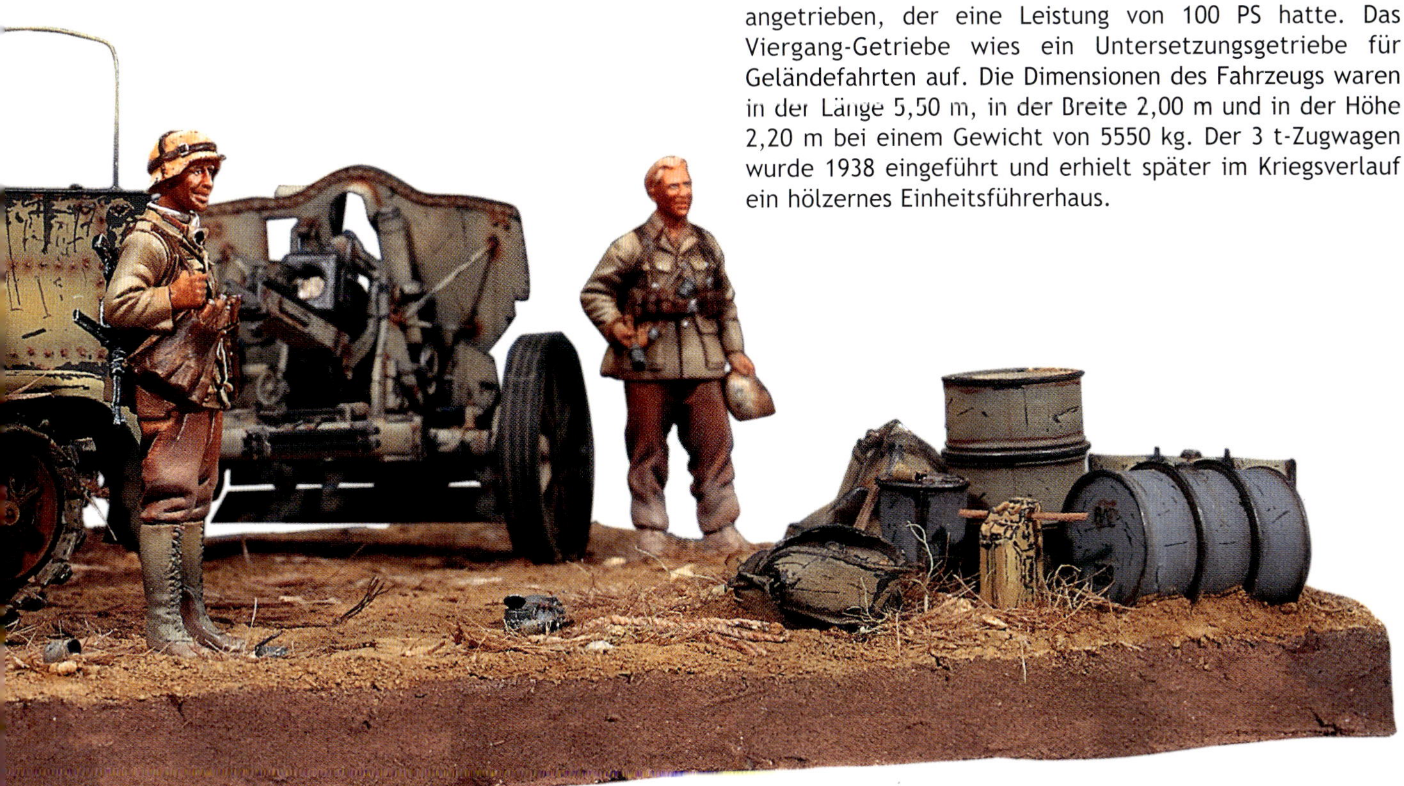

DIE ERSTELLUNG DES GEBÄUDES UND DES UNTERGRUNDES

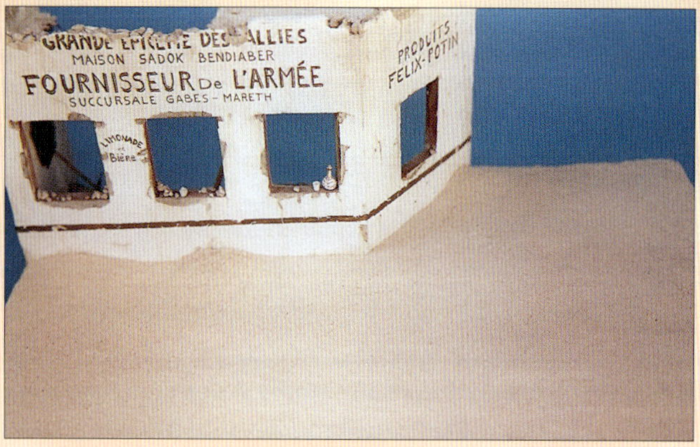

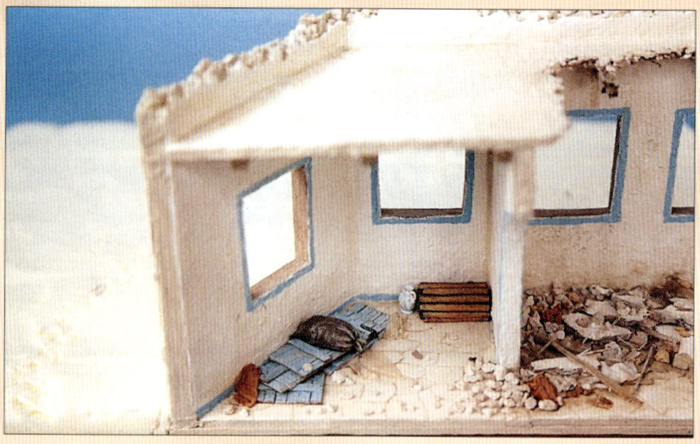

Das Gebäude wurde aus dünnen Sperrholzplatten erstellt, die mit Mauer-Spachtelmasse bestrichen wurden. Auch die Innenseite des Gebäudes wurde nach einem bestimmten Schema gestaltet, wodurch hier ein sehr glaubwürdiger Eindruck entstand. So setzen sich die Trümmer aus den Teilen des eingestürzten Dachs und der Einrichtung zusammen. Eine dünne Schicht Modelliermasse wurde auf eine Hartschaumplatte aufgetragen und anschließend mit einer Mischung aus zerstoßenem Pflanzgranulat, Wasser und Weißleim bedeckt. Die von Hand aufgetragenen Beschriftungen am Gebäude bringen einen zusätzlichen Farbtupfer in die Szene.

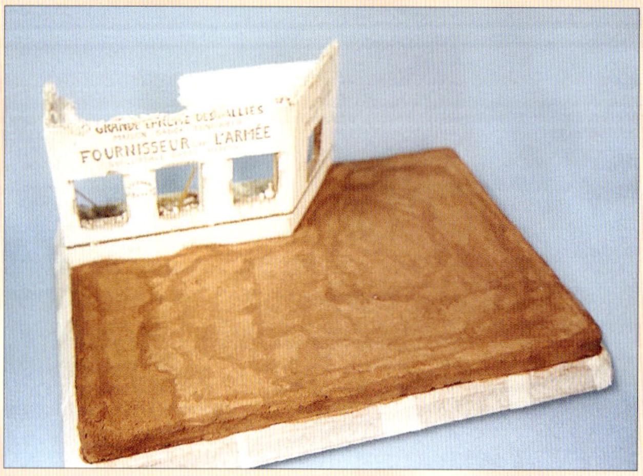

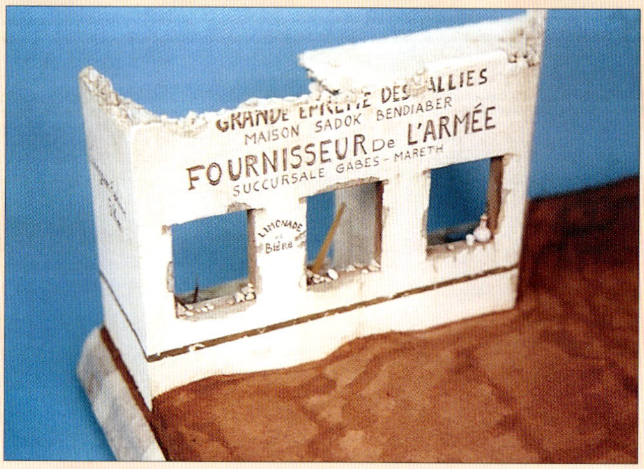

Das Modell

Als ich dieses Diorama erstellte, war der ausgezeichnete Plastik-Bausatz von AFV-Club noch nicht auf dem Markt und ich musste auf den Resin-Bausatz von Sovereign zurückgreifen. Es war mein erstes Modell dieses Herstellers und ich war überrascht von der gebotenen guten Qualität. Denn oft beinhalten Resin-Modelle einige "Überraschungen" und auch ein hoher Preis schützt nicht vor konzeptionellen Mängeln. In diesem Fall konnten aber sowohl die Resin- als auch die Metall-Teile mit sehr guter Qualität aufwarten. Sie hatten eine gute Passgenauigkeit und keine Fabrikationsfehler.

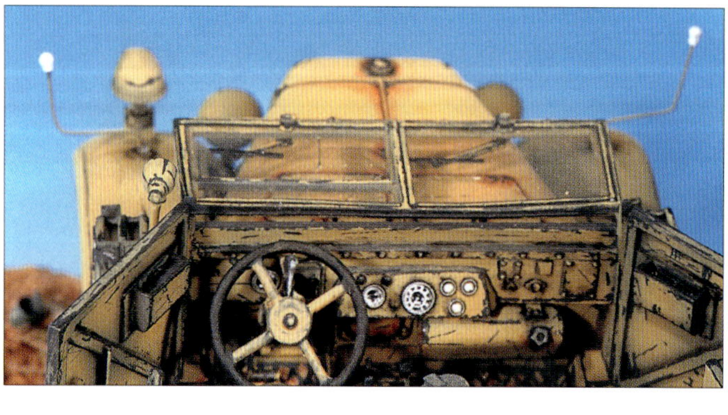

Der Zusammenbau

Nach dem Säubern der einzelnen Teile begann ich mit der Montage, wobei der Rahmen samt Laufwerke separat angefertigt werden kann. Ich baute mir auch eine Art Rahmen aus Holz, auf den ich das Modell während der Montage befestigen konnte. Ich startete mit den Ketten und stand vor der Wahl, die im Bausatz enthaltenen Plastikketten von Modelkasten oder die Metallketten von Friulmodel für das Sd. Kfz. 251 zu verwenden. Der mit den Metallketten erzielbare höhere Grad an Realismus ließ mich schließlich die Ketten von Friulmodel wählen.

Nun folgte die Karosserie. Der Bausatz enthält Metalltüren für das Staufach in der Fahrzeugmitte, die aber unglücklicherweise in geschlossener Position nicht einwandfrei passen. Ich entschloss mich also, die Türen aus Plastik-Sheet neu aufzubauen. Die Halterungen für die Benzinkanister fertigte ich aus Plastikstangen an, für das Verdeckgestänge verwendete ich Metalldraht. Die Kanister-Halterungen auf den Kotflügeln entstanden aus Ätzteilresten, während die Peilstäbe aus Messingdraht und kleinen Plastikkügelchen angefertigt wurden. Das geöffnete Verdeck bildete ich mit einer Drahtstruktur nach, über die ich dünne Lagen mit Wasser und Weißleim getränkter Papiertaschentücher legte. Die Spritzlappen am hinteren Ende der Kotflügel entstanden aus Bleifolie, die ich mit Sekundenkleber befestigte.

Die Scheiben der Windschutzscheibe aus kräftiger steifer Klarsichtfolie wurden genau zugeschnitten und mit etwas Sekundenkleber vorsichtig in die Rahmen eingeklebt. Dünne Plastikstreifen auf die Folie geklebt, bilden den Rahmen wieder nach und verdecken die Klebestellen an den Scheiben.

Die Bemalung

Während der ersten Phase des Afrika-Feldzugs waren die Fahrzeuge der Wehrmacht mit dem typischen Panzergrau lackiert und wurden im Feld mit unterschiedlichsten Mitteln, wie Schlamm oder Mischungen aus Sand und Öl getarnt. Im März 1941 wurde eine Richtlinie erlassen, die eine Standardfärbung der Fahrzeuge aus Braungelb RAL 8000 und Grüngrau RAL 7008 vorgab, wobei letztere Farbe nur sporadisch eingesetzt wurde. Wegen der harten klimatischen Bedingungen waren die Fahrzeuge des Afrika Korps nicht nur starken mechanischen Beanspruchungen ausgesetzt, sondern kämpften auch mit großen Abnutzungserscheinungen bei den Fahrzeuglackierungen. Um diese Abnutzung auch an einem Modell im Maßstab 1:35 darzustellen, liegt es nahe, dieselben Prozeduren durchzuführen, denen auch das Vorbild ausgesetzt war. Ich verpasste meinem Modell also zuerst eine Lackierung mit Panzergrau auf Acrylbasis. Nachdem diese erste Farbschicht getrocknet war, ließ ich eine Lackierung mit gelber Sandfarbe von Vallejo folgen, wobei ich zuerst mit der reinen Farbe arbeitete, um diese dann aber fortlaufend mit hellem Gelb und schließlich Weiß aufzuhellen. Ich ging dabei so vor, dass ich die inneren Bereiche der Flächen intensiver mit der Sandfarbe behandelte und die Randbereiche nur leicht übersprühte, so dass die graue Grundfarbe noch durchschimmern konnte. Mit diesem einfachen Trick erzeugte ich eine erste Tiefenwirkung an meinem Modell, die ich später noch durch Alterungsmaßnahmen verstärken wollte.
Um alle Zwischenräume, Nieten und andere Details des Fahrzeugs hervorzuheben, führte ich am ganzen Modell ein Washing mit stark verdünnter Ölfarbe (Siena gebrannt) durch, indem ich mit einem feinen Pinsel diese Mischung in alle Ritzen und um die vorspringenden Details fließen ließ. Mit Trockenmalen folgte dann noch eine weitere Hervorhebung verschiedener Einzelheiten. Dazu verwendete ich die gelbe Sandfarbe und hellte sie mit Weiß stärker auf, als ich es bei der Verwendung mit der Spritzpistole tat. Den Lackabrieb erzeugte ich mit einem Pinsel und Humbrol Nr. 67 Panzergrau matt. Mit der Spitze eines weichen Bleistifts behandelte ich zusätzlich die Stellen (Kanten, Griffe usw.), an denen das blanke Metall zum Vorschein kommen sollte.

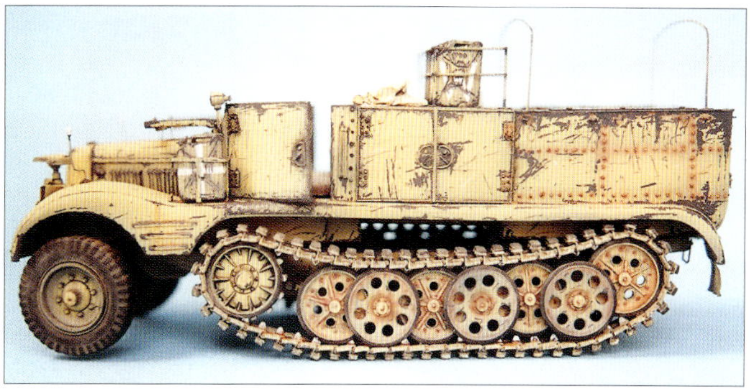

Das Fahrzeug wurde stark gealtert, um den starken Klima-Einflüssen auf diesem Kriegsschauplatz Rechnung zu tragen.

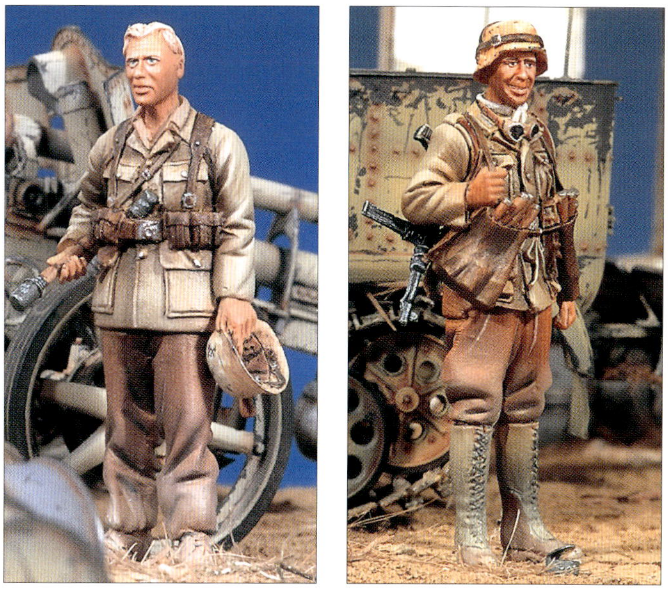

Die Figuren ermöglichen einen Größenvergleich der Dioramenbestandteile und verleihen der Szene zusätzliches Leben.

Das Geschütz

Das Modell der Feldhaubitze FH 18 10,5 cm ist aus dem Programm der Firma Aires und es handelt sich dabei um einen sehr gut gelungenen Bausatz, der kaum Anpassungsarbeiten verlangt. Allerdings handelte es sich um einen Bausatz der Haubitze für den Transport mit einem Pferdegespann, die sich doch in einigen Details von der Version für eine Zugmaschine unterscheidet.

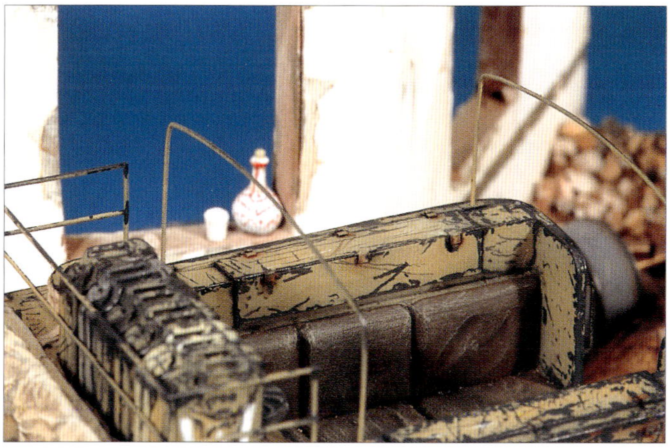

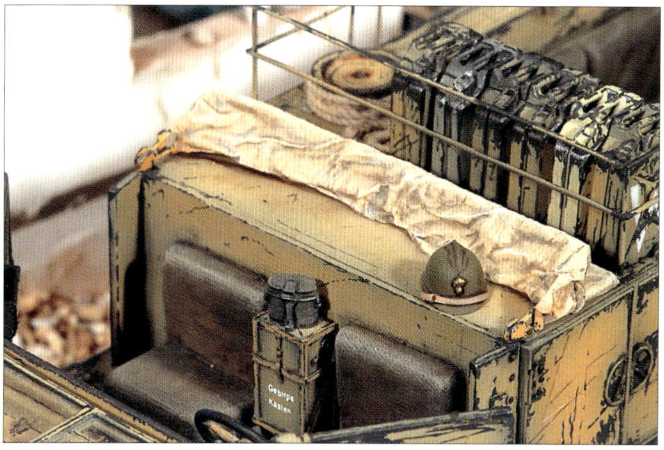

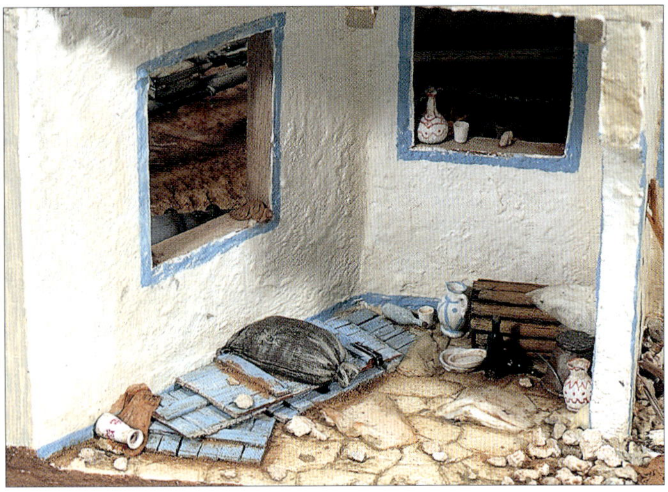

Im Inneren des Gebäudes sind Einrichtungsgegenstände und andere Utensilien verteilt, die auf seine frühere Nutzung hindeuten.

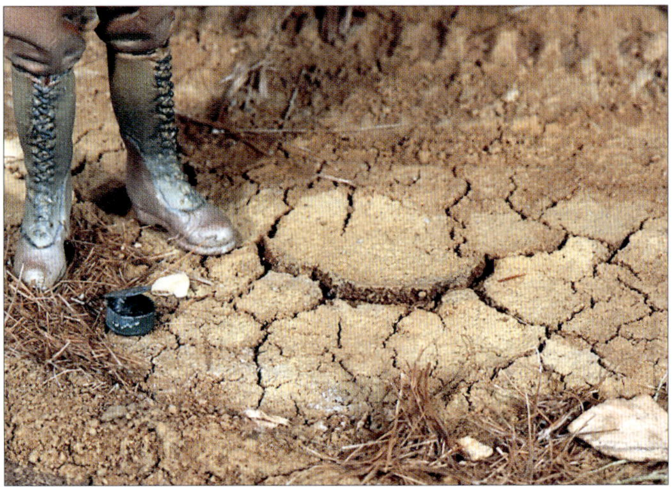

Die Risse des ausgedörrten Bodens wurden durch das Trocknen der geglätteten, feuchten Oberfläche mit einem Föhn erzeugt.

Ich nahm also die notwendigen Änderungen vor, wozu auch andere Räder gehören, die ich mir aus Resin anfertigte. Auch nahm ich die Zielvorrichtung am Geschütz ab, da während des Transports diese empfindlichen Geräte in der Zugmaschine aufbewahrt wurden, um Beschädigungen zu vermeiden. Bei der Lackierung benutzte ich die gleichen Verfahren wie bei der Zugmaschine, also eine graue Grundlackierung und die darauf folgende Sandfarbe. Auch für die Lackbeschädigungen und Verschmutzungen wählte ich die gleichen Mittel und Methoden wie beim Fahrzeug.

Das Gebäude

Für die Gebäudemauern verwendete ich dünne Sperrholzplatten, aus denen ich die vorher ausgemessenen Fenster aussägte. Um die Schnittstellen zu verdecken, klebte ich dünne Holzleisten in die Fensterausschnitte, die somit gleichzeitig als Fensterrahmen dienten.
Nachdem ich die Platten für Boden, Decke und Wände miteinander verklebt hatte, ergab sich ein stabiles Gebilde, das ich weiter bearbeiten konnte.
Um den Wänden die richtige Maueroberflächenstruktur zu verleihen, strich ich sie mit gewöhnlicher Mauer-Spachtelmasse ein. Diese Spachtelmasse bildet nach der Trocknung eine matte porige Oberfläche, die der von Putz in diesem Maßstab sehr ähnlich ist und sich leicht einritzen lässt, um Beschädigungen, Risse usw. darzustellen.
Bei Stellen, an denen der Putz abgebröckelt ist und an den Mauerbrüchen stellte ich die dort zum Vorschein kommenden Steine dar. An den Bruchkanten der Decke bildete ich mit Metalldraht die Armierung nach.

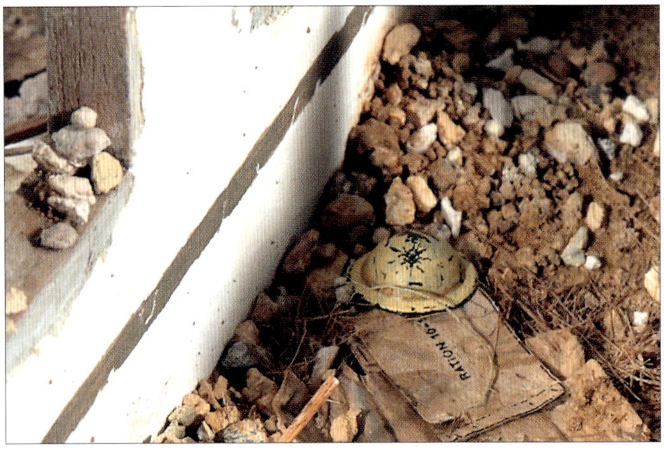

Links und unten: **Die Gesamtheit der auf dem Diorama verteilten Einzelteile und Details gehört zum Gesamtkonzept der Szene und trägt mit zu ihrer Geschichte bei. Hier fand ohne Zweifel ein heftiger Kampf statt, was sich auch an dem durch ein Geschoss beschädigten britischen Helm zeigt. Die zahlreichen Benzinfässer lassen erahnen, dass sich hier ein Versorgungsstützpunkt befunden hatte.**

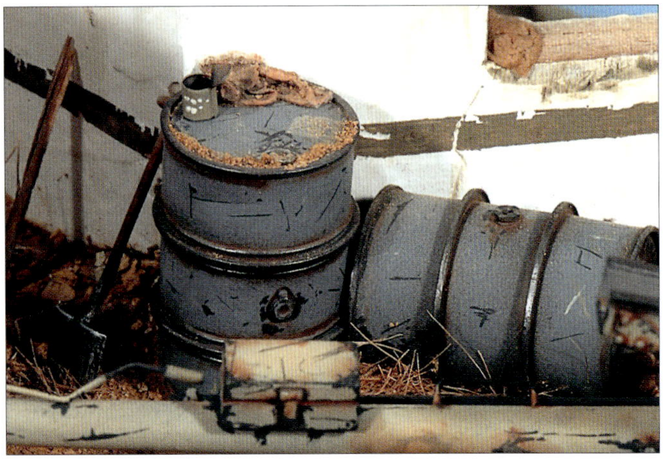

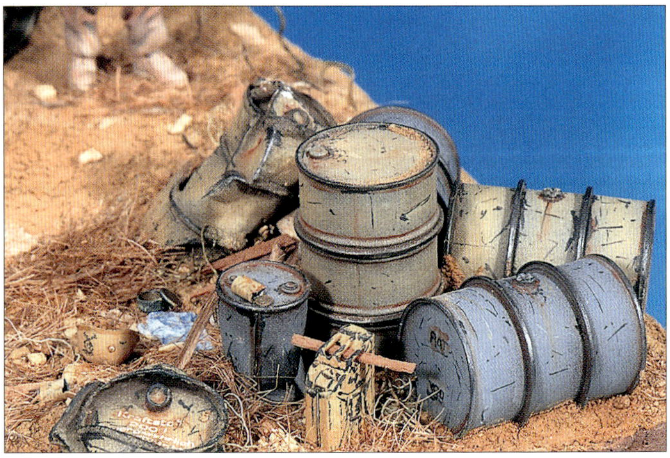

Man darf auch nicht vergessen, Trümmer und Schutt der eben erwähnten Materialien im Inneren des Gebäudes darzustellen.
Nachdem Putz und Verklebungen gut getrocknet waren, begann ich mit der Bemalung des Gebäudes. Die Aufschriften malte ich frei Hand, wobei ich die Umrisse zuerst mit einem weichen Bleistift vorzeichnete und vorher auf einem Karton einige Übungen absolviert hatte, um die richtigen Dimensionen herauszufinden. Als nächstes malte ich die einzelnen Buchstaben mit einem weichen Pinsel und wenig Acrylfarbe von Vallejo. Ich verwendete dafür mehrere Pinselstriche, bis ich bei jedem Buchstaben die gewünschte Größe erreicht hatte. Anschließend dunkelte ich die ursprüngliche Farbe etwas ab und schuf damit einige dunklere Bereiche an den Buchstaben.

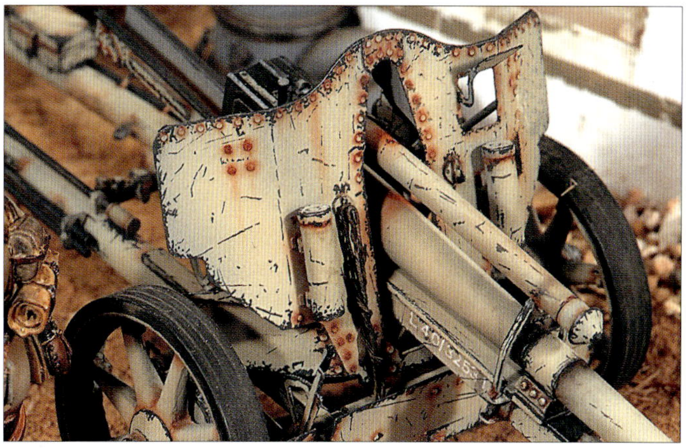

Oben und unten: **Die Feldhaubitze FH 18 wurde in Transportstellung dargestellt. Deshalb wurde auch die Zielvorrichtung abmontiert, die im Zugfahrzeug untergebracht wurde.**

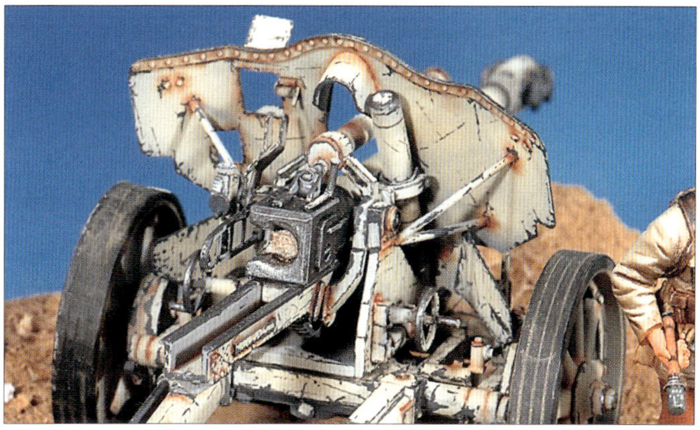

Links: **Bevor man ein Fahrzeug altert, ist es unerlässlich, sich klar zu machen, welche Bereiche dafür in Frage kommen. Auch der Aufbau der Lackschichten spielt wie hier eine wichtige Rolle, wo die graue Grundfarbe unter der Sandfarbe wieder zum Vorschein kommt.**

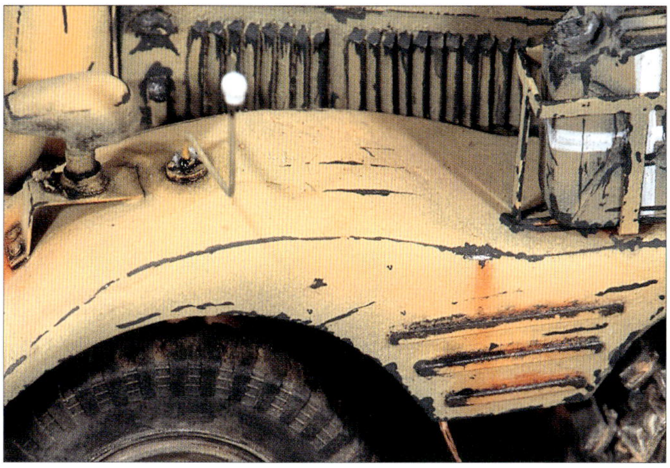

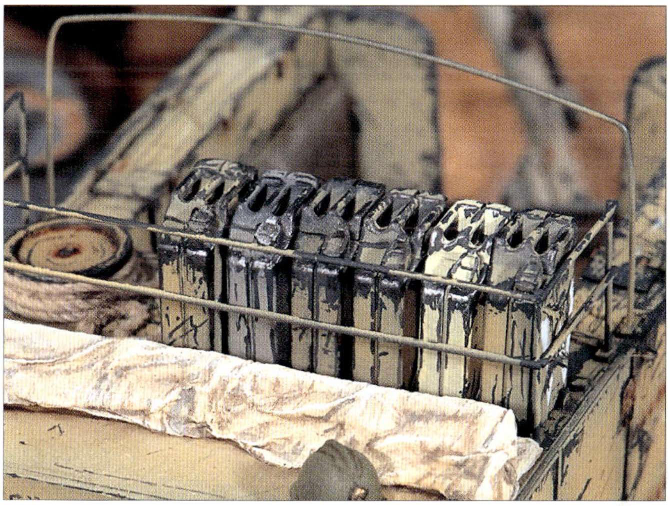

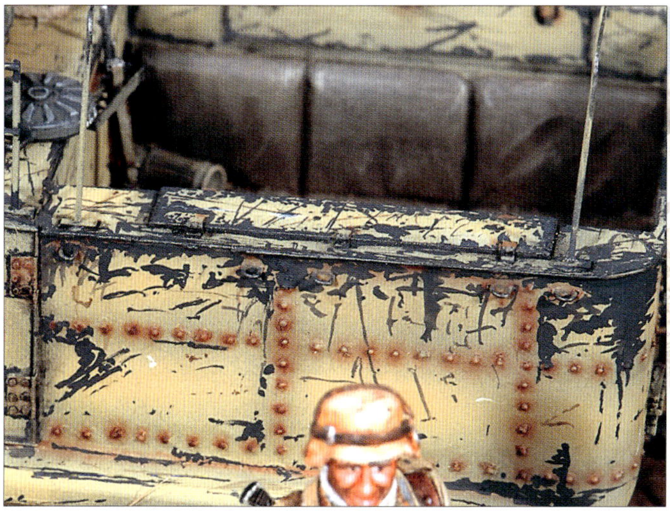

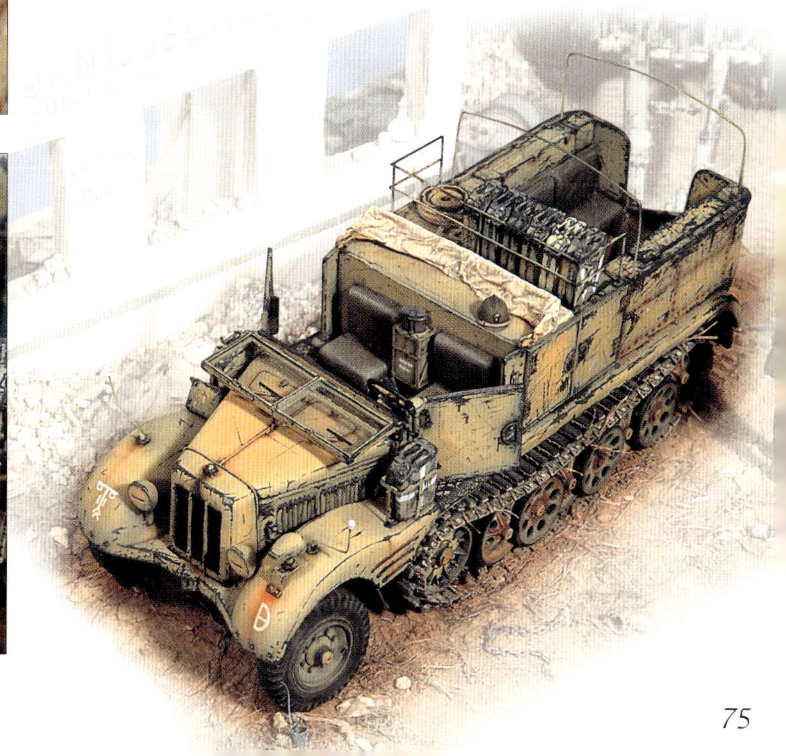

Falls beim Malen der Buchstaben ein Fehler unterläuft, muss man die Farbe trocknen lassen und dann vorsichtig an den entsprechenden Stellen die oberste Schicht des Putzes abkratzen. Anschließend kann man einen neuen Versuch wagen.

Jetzt konnte ich mit dem Gebäudeinnerem fortfahren. Die Trümmer und den Schutt am Boden, die von der eingestürzten Decke und Einrichtungsgegenständen stammen, bildete ich aus kleinen Holzteilen, Gipsstücken und Plastikröhrchen nach, die ich nach einem realistisch wirkenden Schema verteilte. Natürlich hatte ich die Teile vor der endgültigen Positionierung bemalt und dabei verschiedene Farbabstufungen benutzt, um Eintönigkeit zu vermeiden.

In den von Trümmern verschonten Bereich legte ich verschiedene Gegenstände und achtete auch hier darauf, dass dies glaubwürdig war. Es sollte der Eindruck erweckt werden, dass die Gegenstände in aller Eile zurückgelassen wurden, aber trotzdem schlüssig in dieses Umfeld passen.

Die Alterungsprozesse bilden die Endphase bei der Erstellung des Gebäudes. Die Bauten in Tunesien hatten in dieser Zeit häufig einen weißen Anstrich mit hellblauen Fensterrahmen. Die verschiedenen Stadien des Verfalls und der Zerstörung lassen sich recht einfach darstellen. Zuerst wurden mit stark verdünnter Farbe einige dunkle Stellen in verschiedenen Winkeln und Vertiefungen erzeugt. Auch die Risse und Spalten wurden damit behandelt, und so dem Gebäude ein realistisches Aussehen verliehen.

Der Dioramensockel

Ich befestigte eine ca. 1 cm dicke Hartschaumplatte auf einer Holzplatte und formte diese bereits grob in der gewünschten Geländeform, wobei ich bereits die Position des Gebäudes mit einkalkulierte. Mit einer dünnen Schicht Modelliermasse füllte ich nun vorhandene Zwischenräume und Löcher in der Hartschaumplatte.

Als Grundfarbe für den Boden wählte ich Matt-Erde XF-52 von Tamiya, das ich gleichmäßig mit der Spritzpistole auftrug, nachdem ich das inzwischen angebrachte Gebäude und den Sockelrand abgeklebt hatte. Die Nachbildung einer natürlichen Bodenoberfläche ist eine sehr reizvolle, wenn auch teilweise schwierige Phase bei der Erstellung eines Dioramas. Ich verwendete dafür Pflanzgranulat, das ich zerkleinerte und mit Wasser und Weißleim zu einem cremigen Brei vermischt auf dem Sockel mit einem kleinen Spachtel verteilte.

Man sollte dabei immer bedenken, dass ein natürlicher Boden nie einheitlich ausfällt und daher immer unterschiedlich beschaffene Bereiche vorhanden sind. So glättete und feuchtete ich einige flache Stellen zusätzlich mit einem nassen Pinsel an und trocknete sie mit einem Föhn.

Die Folge war eine sehr realistisch wirkende Rissbildung in diesen Bereichen, wie sie oft bei von der Sonne ausgetrockneten Böden zu finden ist. Die Fahrzeuge lassen sich in der noch feuchten Schicht ebenfalls gut verankern. Mit etwas Druck und einigen Tropfen Weißleim werden selbst schwere Resinmodelle so sicher befestigt.

Ein paar Kunstgriffe

Die Bemalung ist eine der wichtigsten Maßnahmen, dem Boden ein gewisses Maß an optischer Tiefe und Räumlichkeit zu verleihen. Alle Vertiefungen, Steine und anderes hervorstehendes Beiwerk werfen bei einer von oben kommenden Beleuchtung (Sonne) natürlich einen Schatten, der auch im Modell nachgebildet werden sollte.

Es ist auch notwendig bei einem sehr dunklen Boden die Bereiche, die dem Licht ausgesetzt sind, etwas aufzuhellen. Es kann auch nicht schaden, wenn sich die Färbung des Bodens und der darauf stehenden Fahrzeuge voneinander abheben, um eine gewisse Vielfalt bei den Farbtönen zu erhalten.

Der Gebrauch von ausschmückendem Beiwerk und Vegetation spielt auch eine wichtige Rolle. Dabei dürfen diese Gestaltungselemente aber nicht den Eindruck erwecken, als seien sie unkoordiniert auf dem Diorama verteilt, sondern sie müssen vielmehr einer gewissen Logik folgen, die auf das Motto der Szene abgestimmt ist.

Von großer Bedeutung ist auch ihre farbliche Gestaltung. Sie sollten neben den Hauptelementen, wie z. B. einem Fahrzeug, auch eine gewisse Aufmerksamkeit auf sich lenken, ohne aber zu stark hervorzutreten. Sie können damit entscheidend zur Lebendigkeit eines Dioramas beitragen. Zu guter Letzt ist es natürlich auch die Haltung der Figuren in einem Diorama, die viel zum Gelingen einer Szene beiträgt. Ich stellte den Unteroffizier in den Vordergrund, um dahinter das Halbketten-Fahrzeug zu positionieren. Der Soldat im Hintergrund, neben dem Geschütz, schließt das Diorama sozusagen ab und sorgt dafür, dass auch das Geschütz das Interesse des Betrachters erregt. Beide Figuren stehen also recht nahe an einem Fahrzeug und setzen damit Schwerpunkte, die dem Diorama Tiefe und Stetigkeit verleihen.

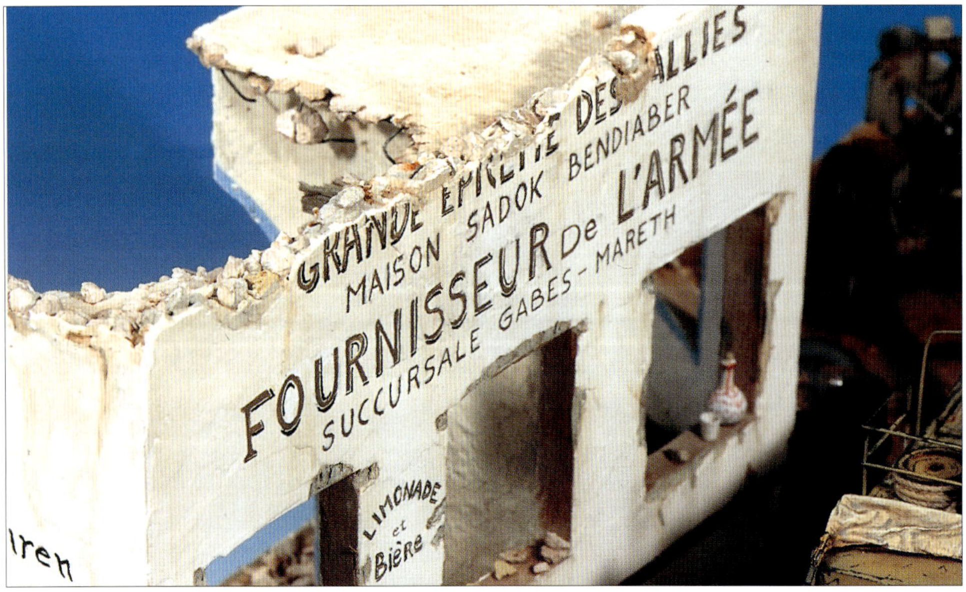

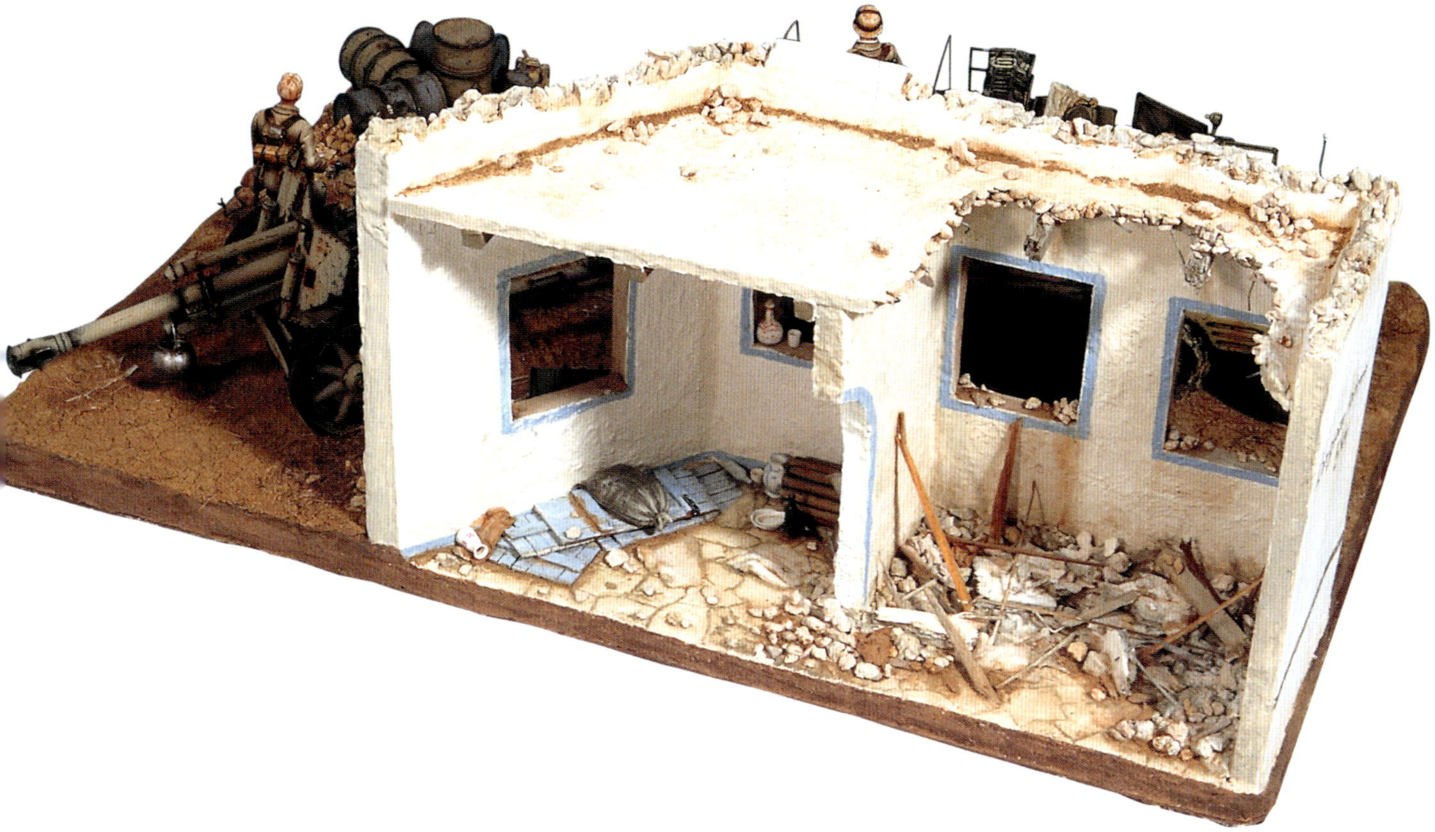

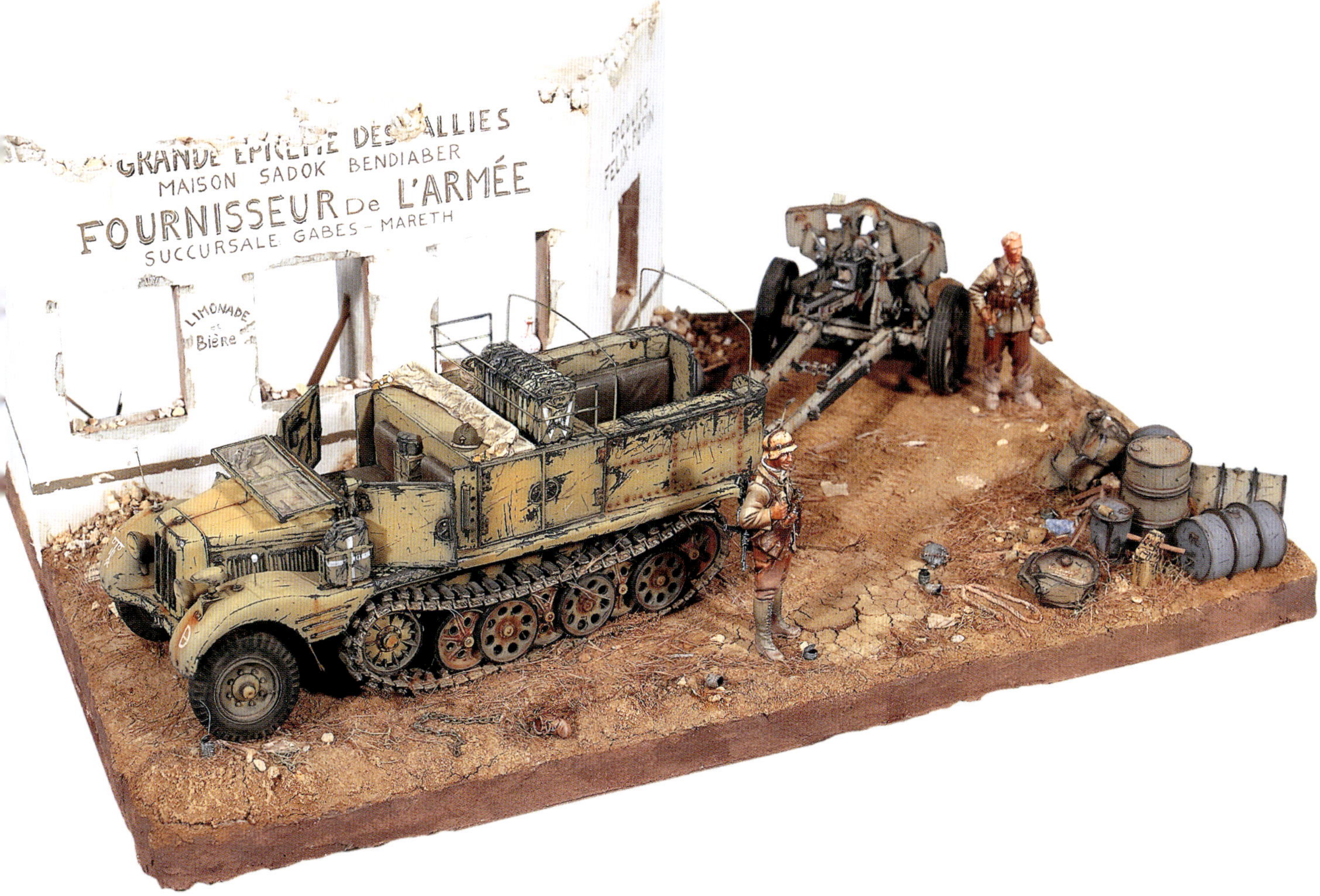
MAISON SADOK BENDIABER
FOURNISSEUR De L'ARMÉE
SUCCURSALE GABES - MARETH
LIMONADE et Bière

WÜSTEN-DIORAMEN MODELL-GALERIE

VON Fabrizio Faggion

Die Darstellung von Wüstenszenen ist eine richtige Leidenschaft von Fabrizio Faggion. Seine Dioramen zeigen mit großer Ausdruckskraft Szenen aus dem Leben der Soldaten während des Afrika-Feldzugs.

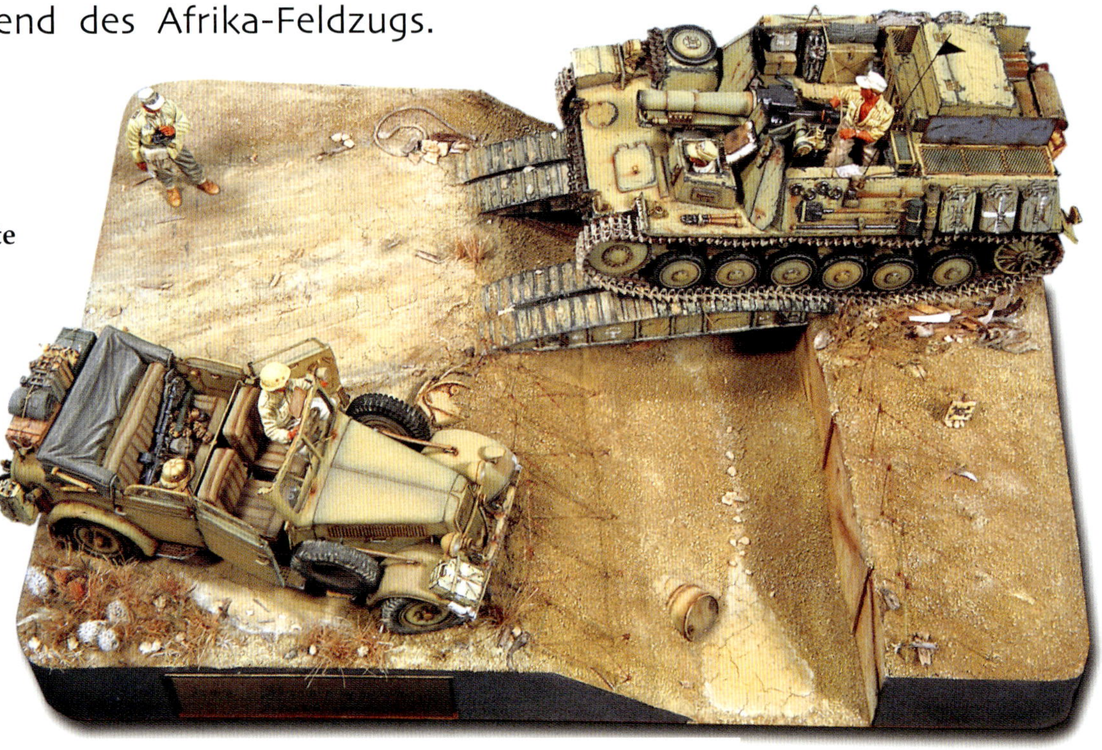

Der Übergang

Eine Selbstfahrlafette Bison II überquert auf einer Behelfsbrücke einen Panzerabwehrgraben. Ein Offizier ist aus dem Skoda, Typ 92 ausgestiegen und beobachtet den Vorgang.

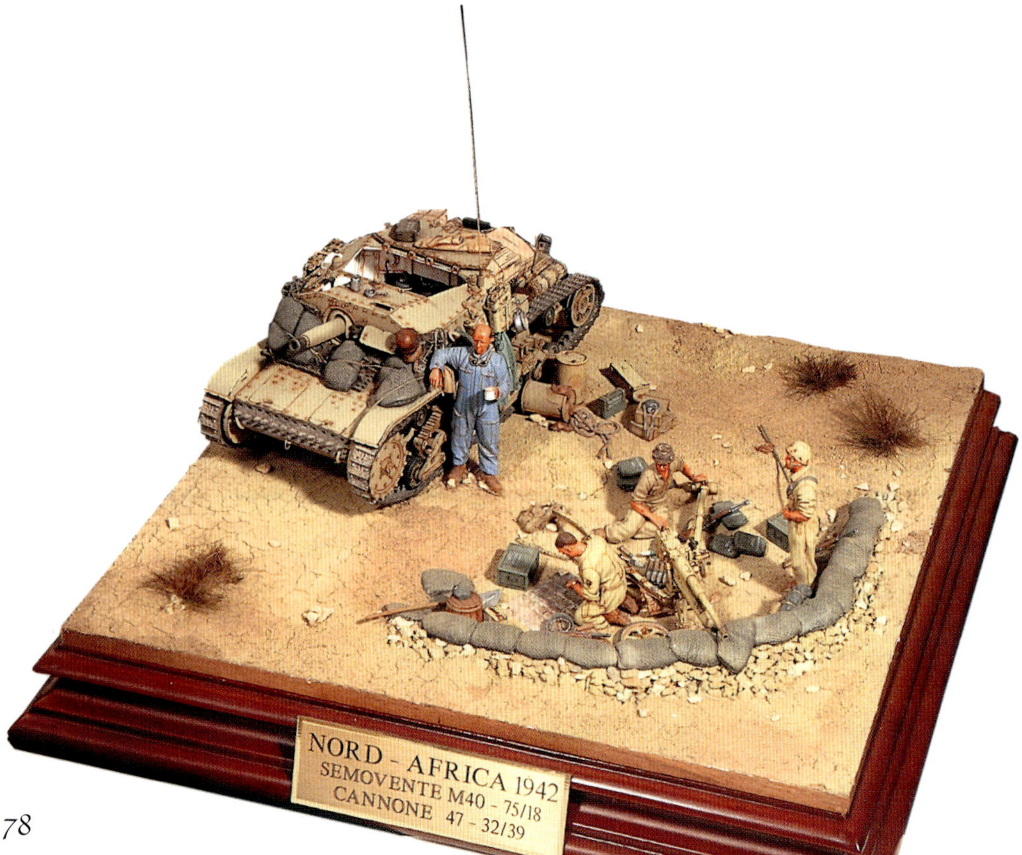

Nordafrika 1942

Die Besatzung einer Selbstfahrlafette M40 mit einem 75/18-Geschütz gönnt sich einige Momente der Ruhe an einer von Fallschirmjägern besetzten Stellung.

El Alamein

Dieser Name steht für eine der erbittertsten Schlachten in Nordafrika. Die Szene zeigt die Entdeckung eines britischen Valentine-Panzers durch die Besatzung eines SPA-Lastkraftwagens, der mit einem 20 mm-Geschütz bewaffnet ist.

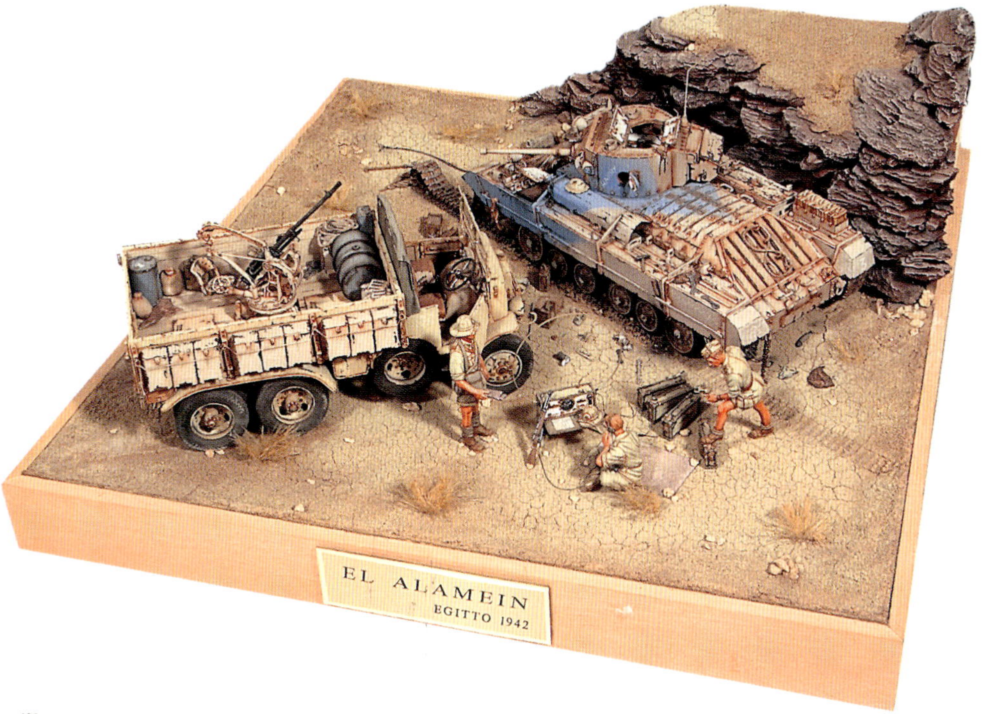

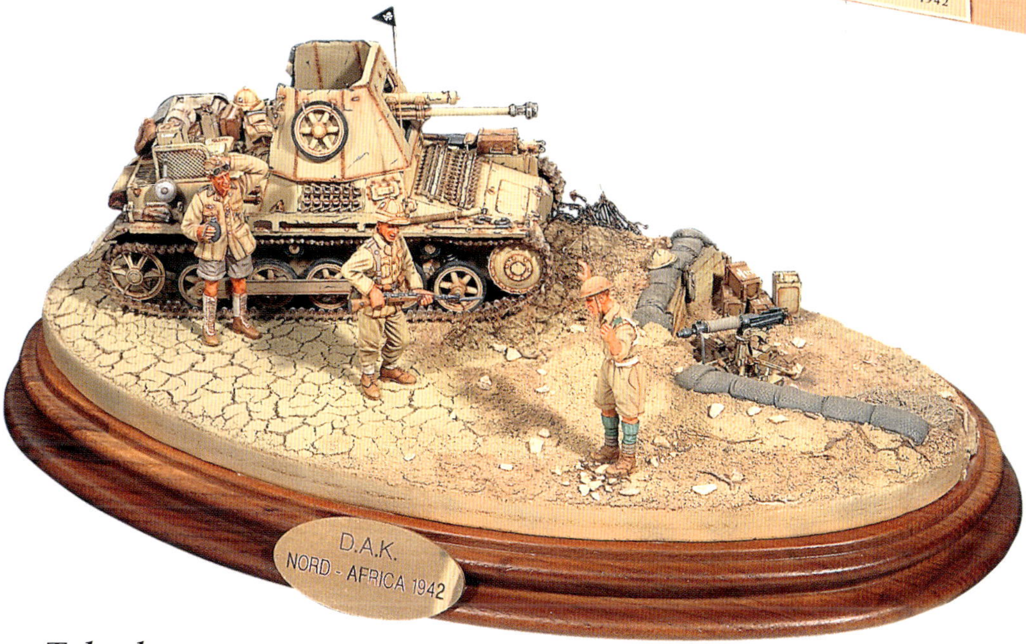

D.A.K.

Diese Abkürzung steht für das Deutsche Afrika Korps und natürlich bildet in dieser Szene ein deutsches Fahrzeug den Mittelpunkt. Es ist die Besatzung eines Panzerjäger I, die einen britischen Kriegsgefangenen aus seiner eben eroberten Stellung abführt.

Tobruk

Die Szene zeigt einen AB41-Panzerspähwagen, der eine Brücke befährt und dabei von einem italienischen Soldaten auf seinem Motorrad beobachtet wird. Das Diorama demonstriert, welche Vielfalt an Gestaltungselementen in einem Wüstendiorama zum Einsatz kommen können. Die Farbgebung erscheint auf den ersten Blick etwas eintönig, aber der aufmerksame Betrachter erkennt schnell die wahrnehmbaren Farbunterschiede und die unterschiedlichen Abstufungen in den Gebrauchsspuren der Fahrzeuge. So entstehen feine, aber doch sehr entscheidende Unterschiede in der Farbgebung.

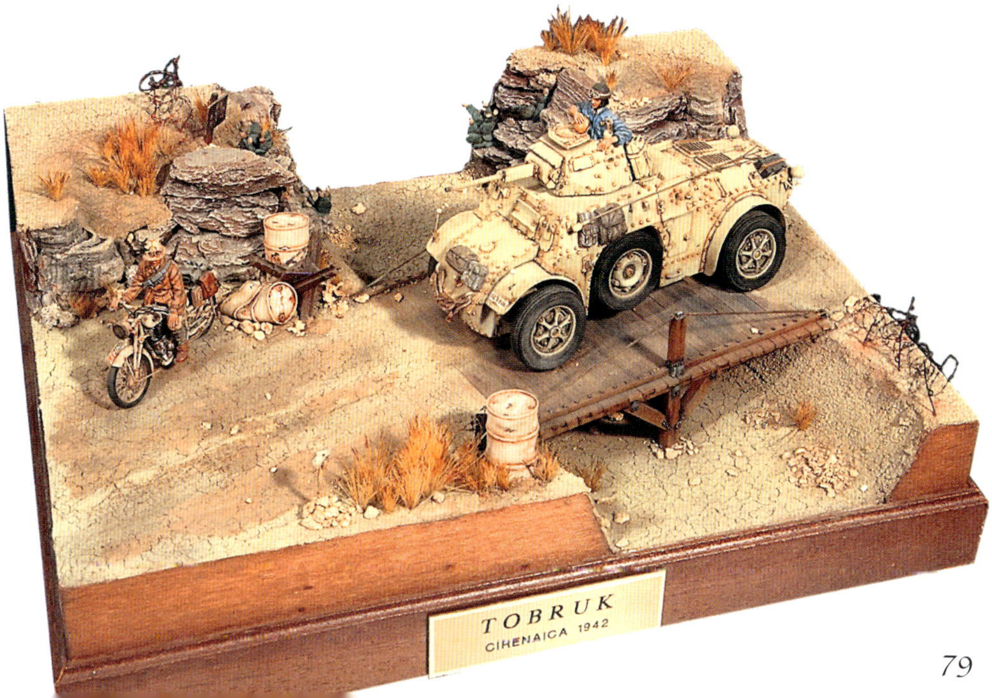

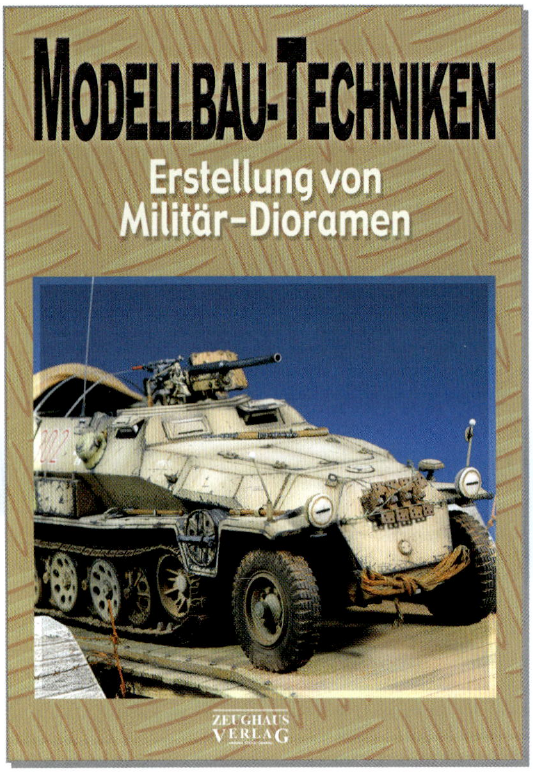

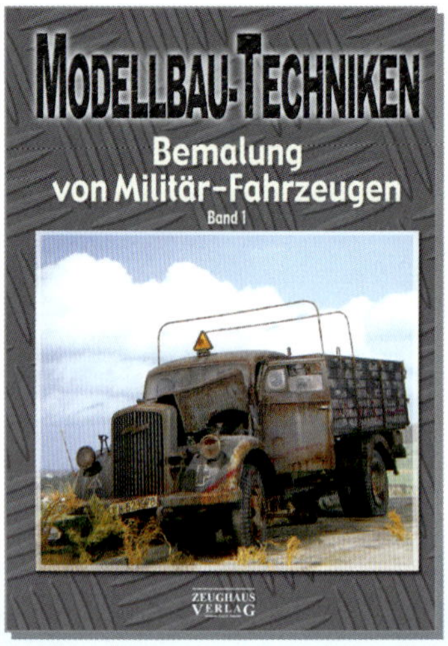

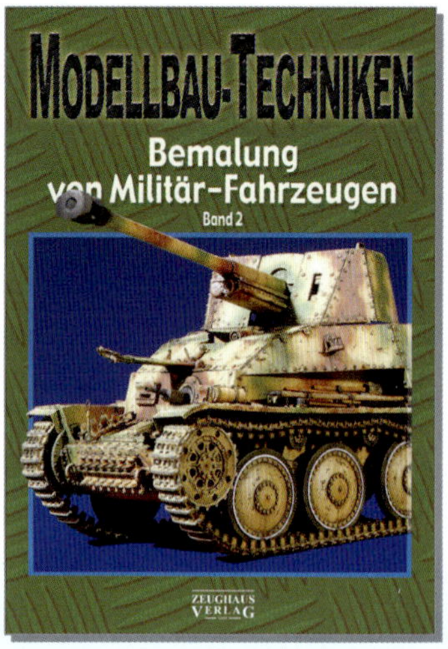

Modellbau-Techniken
Erstellung von Militär-Dioramen

Es wird demonstriert, welche Methoden angewendet werden können, um ein Diorama zu planen, zu erstellen und zu bemalen. Auch die Integration von Fahrzeugen, Figuren und anderen Gegenständen in ein Diorama wird behandelt.

Paperback, sehr viele farbige Fotos, A4 Format. 80 Seiten.

ISBN 978-3-938447-58-1

16.95 € (D)

Modellbau-Techniken ~ Bemalung von Militär-Fahrzeugen

TEIL 1: Dieses ist das erste von zwei Heften über die Bemalung von Militär-Fahrzeugen. Sie als Leser erfahren hier die grundlegenden Methoden, um Militärfahrzeuge zu bemalen und zu altern.

Paperback, sehr viele farbige Fotos, A4 Format. 80 Seiten.

ISBN 978-3-938447-63-5

16.95 € (D)

TEIL 2: Die Autoren zeigen in diesem zweiten Heft, was mit oft einfachen Mitteln im Modellbau möglich ist und auch wer nicht ganz so weit gehen möchte, der findet unzählige Hinweise, die alle einen Schritt hin zum besseren Modell bedeuten.

Paperback, sehr viele farbige Fotos, A4 Format. 80 Seiten.

ISBN 978-3-938447-64-2

16.95 € (D)

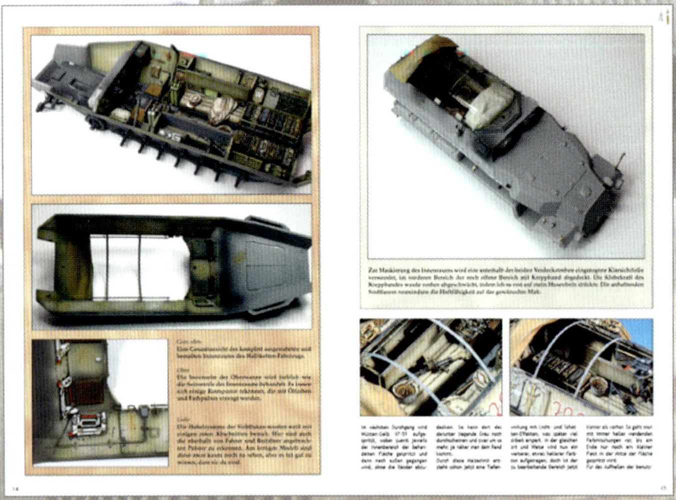

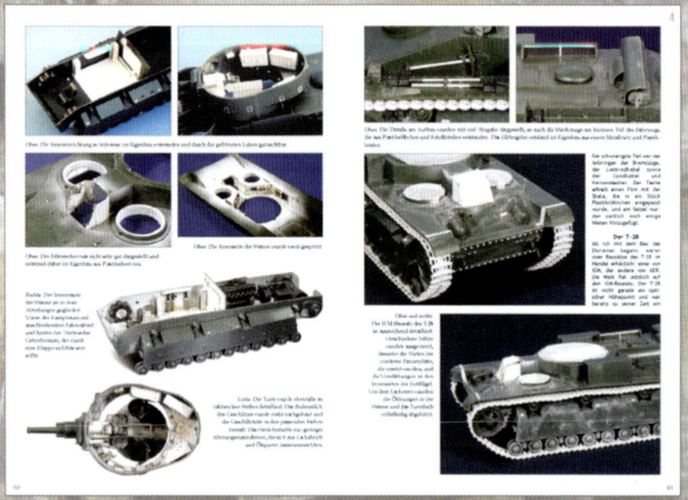

Die Bücher sind im Buchhandel und in vielen Modellbau-Fachgeschäften erhältlich.

Zeughaus Verlag GmbH

Knesebeckstr. 88
10623 Berlin

Telefon: 0049 (0)30 315 700 30
Telefax: 0049 (0)30 315 700 77
Email: info@zeughausverlag.de
www.zeughausverlag.de